ÉLÉMENTS

DE

CHIRURGIE OPÉRATOIRE

OU

TRAITÉ PRATIQUE DES OPÉRATIONS.

Voyez le Catalogue général à la fin du volume.

Paris. — Imprimerie de E. MARTINET, rue Mignon, 2.

ÉLÉMENTS

DE

CHIRURGIE

OPÉRATOIRE

OU

TRAITÉ PRATIQUE DES OPÉRATIONS

PAR

Alphonse GUÉRIN

chirurgien de l'hôpital Saint-Louis,
membre titulaire de la Société de chirurgie, ancien aide d'anatomie à la Faculté,
ex-prosecteur de l'amphithéâtre des hôpitaux,
Commandeur de Pie IX, de Frédéric de Würtemberg,
et chevalier de plusieurs ordres.

———

Avec 306 figures intercalées dans le texte

DESSINÉES PAR LÉVEILLÉ ET GRAVÉES SUR BOIS PAR BADOUREAU.

TROISIÈME ÉDITION

REVUE, CORRIGÉE ET AUGMENTÉE.

———

PARIS

F. CHAMEROT, LIBRAIRE-ÉDITEUR

RUE DU JARDINET, 13

1864

PRÉFACE

DE LA PREMIÈRE ÉDITION.

Après avoir fait des cours de chirurgie opératoire pendant plus de dix ans, tant à l'école pratique qu'à l'amphithéâtre des hôpitaux, j'ai reconnu que peu de médecins seraient impropres au manuel des opérations, s'ils avaient les notions précises d'anatomie, sans lesquelles il ne peut y avoir pour un opérateur qu'erreur et incertitude.

Aussi, depuis longtemps déjà, ai-je pris l'habitude, dans mes leçons, d'indiquer aux élèves les rapports importants de la région sur laquelle une opération doit être pratiquée.

Cette manière de faire facilite beaucoup le manuel opératoire, c'est celle que j'adopterai pour ce livre ; et comme les images sont plus facilement comprises que les mots, des figures accompagneront les descriptions qui pourraient manquer de clarté.

D'autres avant moi, dans leurs cours et dans leurs ouvrages, ont rapproché l'anatomie et la médecine opératoire, mais personne jusqu'ici n'a mis sous les yeux du lecteur une figure simple représentant, non une région tout entière, mais seulement les rapports les plus indispensables.

Si, en donnant de longues descriptions anatomiques, on fatigue bientôt l'esprit de ceux qui ont beaucoup oublié, on s'expose également à produire des dessins trop compliqués, quand on représente tous les éléments anatomiques d'une région comme s'il s'agissait d'enseigner l'anatomie topographique.

Les régions ne seront donc ni décrites ni représentées dans l'acception que les anatomistes donnent à ce mot ; j'indiquerai seulement les parties absolument indispensables pour la pratique des opérations. De cette manière le chirurgien n'aura pas besoin d'une longue étude pour comprendre les figures, et fixant son esprit sur un petit nombre d'objets, il pourra plus facilement en garder le souvenir.

Ce sont surtout les temps les plus difficiles des opérations que j'ai tâché de reproduire par des gravures.

Je n'ai point pensé qu'un ouvrage destiné à l'enseignement du manuel chirurgical dût traiter de l'art du dentiste (1), de l'art du pédicure, de la saignée, des exutoires, etc.; tout cela est du ressort de la *petite chirurgie*, et ferait hors-d'œuvre dans un livre qui ne doit servir à guider le chirurgien que dans la pratique des grandes opérations.

(1) On m'a reproché de ne pas avoir décrit les opérations que l'on pratique sur les dents, et j'aurais probablement comblé cette lacune, si ma première détermination n'avait été justifiée récemment par M. le professeur Malgaigne qui vient de supprimer dans sa dernière édition le chapitre relatif à l'art du dentiste. — *Mars* 1864.

Je me suis efforcé de réduire le nombre des procédés, qui ajoutent aux difficultés de la chirurgie sans
profit pour l'habileté de l'opérateur.

J'ai voulu cependant consigner dans ce livre tous les
modes opératoires entre lesquels un chirurgien peut
être appelé à choisir. Je n'ai repoussé que ceux qui,
abandonnés par tous les opérateurs de nos jours, ne
sont que du ressort de l'érudition pure. Mais j'engage
les élèves à ne point chercher à tout apprendre en commençant, car j'ai la conviction qu'on ne peut devenir
habile qu'en répétant souvent le même procédé avant
d'en essayer un autre. Si l'on veut tout de suite comparer deux modes opératoires, le plus souvent on ne
tarde pas à les confondre, et au bout de quelques jours
on est tout surpris de son inhabileté. Il faut d'abord
avoir un terme de comparaison bien connu, pour pouvoir juger des qualités et des défauts des diverses opérations que l'on essaie.

Je trouve juste qu'on désigne certaines opérations
par le nom du chirurgien qui en a eu la première idée ;
mais comme il est souvent difficile de se prononcer
dans les questions de priorité, et comme, d'ailleurs,
cette nomenclature est très-fatigante pour l'esprit, je
me suis attaché à ne désigner par des noms propres
que les opérations qui, comme celles de *Chopart* et de
Lisfranc, ont une notoriété trop bien établie pour
qu'on songe à les débaptiser.

Si je trouve des imitateurs, la même opération n'étant
plus désignée en France par un nom et en Angleterre

par un autre, le langage de la chirurgie opératoire ne tardera pas à devenir intelligible pour tout le monde.

J'ai exprimé mon opinion dans l'article *Appréciation*, qui termine la plupart des paragraphes, ne voulant point, à l'exemple de beaucoup de chirurgiens, désigner sous le nom de *procédé de l'auteur* le mode opératoire auquel je donne la préférence. Les auteurs qui se servent de cette dénomination veulent dire qu'ils ont adopté le procédé, et non qu'ils l'ont inventé ; puisque, le plus souvent, la même opération est décrite par deux personnes différentes sous la désignation de *procédé de l'auteur*. Mais cette intention n'étant pas comprise par tout le monde, je crois qu'il est plus convenable de ne pas exposer le lecteur à ces sortes d'équivoques.

Ce livre n'est point une œuvre d'érudition, je me suis efforcé de le rendre élémentaire, en m'abstenant de toute discussion qui serait de nature à distraire l'esprit de la pratique même des opérations. J'ai pensé que, pour remplir le but que je me suis proposé, il fallait d'abord savoir me borner, au risque de mécontenter le lecteur qui chercherait dans ce livre autre chose que des leçons d'amphithéâtre.

ÉLÉMENTS

DE

CHIRURGIE OPÉRATOIRE

OU

TRAITÉ PRATIQUE DES OPÉRATIONS.

Le mot *chirurgie* étant devenu synonyme de *pathologie externe*, on peut aujourd'hui, sans pléonasme, désigner sous le nom de *chirurgie opératoire* l'ensemble des opérations que l'on pratique sur le corps humain.

Nous dirons, avec M. Velpeau, qu'une *opération* est une *action mécanique dirigée par la main, à titre de remède, sur l'homme infirme ou malade.*

SECTION PREMIÈRE.

Nous traiterons, dans cette première partie, des opérations qu'on pratique sur les *systèmes veineux, artériel, osseux, musculaire* et *cutané.*

CHAPITRE PREMIER.

DIVISION DES OPÉRATIONS.

Sans nous occuper des classifications proposées depuis Galien jusqu'à nos jours, nous dirons que parmi les opérations il y en a qui sont soumises à des règles fixes, *opérations réglées*, tandis que d'autres ne le sont pas, *opérations non réglées.*

Nous nous occuperons surtout des premières.

L'*ordre topographique* qui est généralement adopté depuis Boyer nous semble le plus commode pour le lecteur; mais nous

1

formerons en outre, à l'exemple des autres auteurs, de grands groupes dans chacun desquels nous rangerons toutes les opérations qui ont entre elles la plus grande analogie. C'est ainsi que nous décrirons dans un même chapitre toutes les amputations ; nous ferons de même pour les résections et les ligatures.

Tous les chirurgiens n'ont pas recours à un mode opératoire unique : s'il s'agit, par exemple, d'une tumeur à enlever, les uns emploient la ligature, d'autres le bistouri, quelques-uns la cautérisation, etc. ; s'il faut amputer un membre, on peut conseiller une section circulaire, ou bien la formation d'un ou de plusieurs lambeaux, etc.

Ces différentes manières de faire une opération constituent les *méthodes* et les procédés.

ARTICLE Iᵉʳ.

MÉTHODES ET PROCÉDÉS.

Roux est, je crois, le premier chirurgien qui ait convenablement distingué ces deux mots que l'on confond encore bien souvent, quoiqu'ils n'aient pas pourtant la même signification.

Le mot *méthode* donne l'idée d'une grande classe dans laquelle viennent se ranger toutes les modifications appelées *procédés*.

Ainsi l'*amputation à lambeaux* est une *méthode* qui compte autant de *procédés* qu'elle a de modifications.

L'*amputation à deux lambeaux* est un *procédé* ; il en est de même de l'*amputation à lambeaux externe, interne* ou *postérieur*.

La *ligature des polypes* est une *méthode* ; la manière dont on l'opère, les instruments que l'on emploie, constituent les *procédés*.

La *ligature pour la fistule à l'anus* est également une *méthode* ; la nature du fil employé constitue les *procédés*.

Si nous appliquons les mots *méthode* et *procédé* aux opérations auxquelles on a recours pour l'anévrysme, nous dirons que l'ouverture du sac est une *méthode,* que la ligature entre le sac anévrysmal et le cœur en est une autre ; mais que le point où la ligature est placée constitue les *procédés.* En prenant l'artère du membre inférieur pour exemple, nous dirons que, pour un anévrysme de la région poplitée, si on lie l'artère, c'est la *méthode de la ligature* ; si on la lie auprès de l'anneau du troisième adducteur, c'est le *procédé d'Anel* ; si l'on fait la ligature à quatre travers de doigt du ligament de Poupart, c'est le *procédé de Scarpa.*

ARTICLE II.

INSTRUMENTS.

Les instruments dont les chirurgiens se servent le plus sont les *bistouris*, les *scalpels*, les *couteaux*, les *ciseaux* et les *pinces*.

§ 1er. — Bistouri et scalpel.

Le *bistouri* est un petit couteau dont la lame étroite se ferme sur le manche. Le scalpel n'en diffère que par la fixité de la lame qui est enchâssée dans le manche, sans pouvoir se fermer. Les bistouris sont *droits*, *convexes* ou *boutonnés*.

On tient ces instruments de diverses manières, qu'on appelle *positions*.

§ 2. — Position du bistouri.

Les positions du bistouri sont au nombre de cinq pour quelques auteurs, au nombre de six ou sept pour d'autres. On pourrait les multiplier beaucoup. Voici celles qu'il importe de reconnaître :

A. *Comme un couteau à découper, le tranchant en bas* (1). — Dans cette position (fig. 1), le médium et le pouce tiennent l'instru-

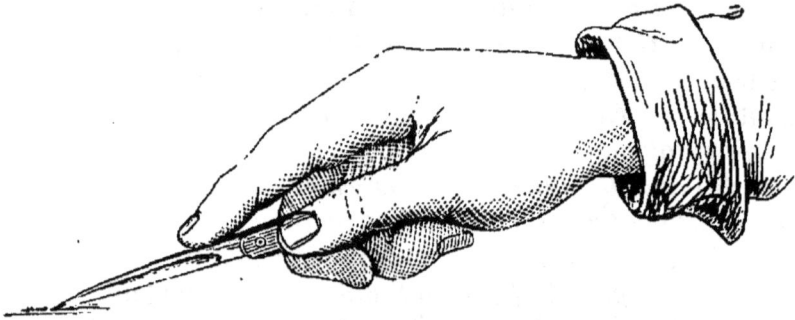

FIG. 1.

ment par ses deux faces latérales, au niveau de l'articulation de la lame avec le manche, pendant que la pulpe du doigt indicateur

(1) Je ne me servirai jamais des nombres pour désigner les positions, parce qu'il est difficile que le lecteur sache précisément la signification des expressions *première*, *seconde*, etc., puisque les auteurs ne s'entendent pas à ce sujet. Ainsi, pour M. Velpeau, la première position est celle dans laquelle l'instrument est tenu comme un couteau à découper, tandis que pour M. Malgaigne c'est celle dans laquelle il est tenu comme une plume à écrire.

appuie sur le dos de la lame, et que les deux derniers doigts, en
se repliant sous le manche, l'assujettissent contre le creux de
la main.

B. *Comme un couteau à découper, le tranchant en haut* (fig. 2).

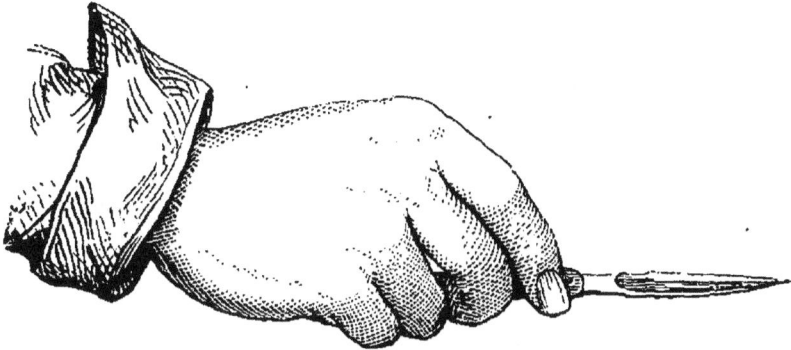

FIG. 2.

— C'est la même position que la précédente, avec cette différence
que, le tranchant étant tourné en haut, le doigt indicateur se
place sur la face externe de la lame, ordinairement très-près de
son articulation avec le manche.

C. *Comme une plume à écrire, le tranchant en bas, la pointe
en avant.* — Le bistouri étant entre le pouce et le médius (fig. 3),

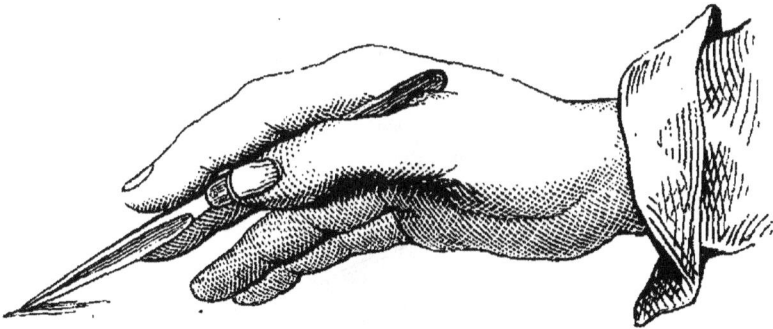

FIG. 3.

son talon en haut, au-dessus de la main, et son tranchant regardant en bas, le pouce et le médius le tiennent au niveau de
l'articulation de la lame avec le manche, pendant que la pulpe
du doigt indicateur appuie sur le dos de la lame; l'un des deux
derniers doigts sert à prendre un point d'appui.

D. *Comme une plume à écrire, le tranchant en haut.* —
C'est la même position que la précédente, avec cette seule diffé-

rence que le tranchant étant en haut (fig. 4), le doigt indicateur doit appuyer sur le côté de la lame.

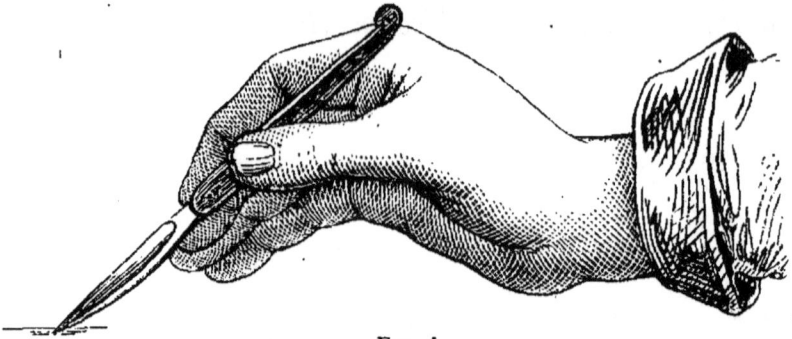

FIG. 4.

E. *Comme une plume à écrire, la pointe en arrière.* — Le doigt médius et l'indicateur, en se fléchissant, tournent la pointe du bistouri en arrière et son tranchant en haut (fig. 5).

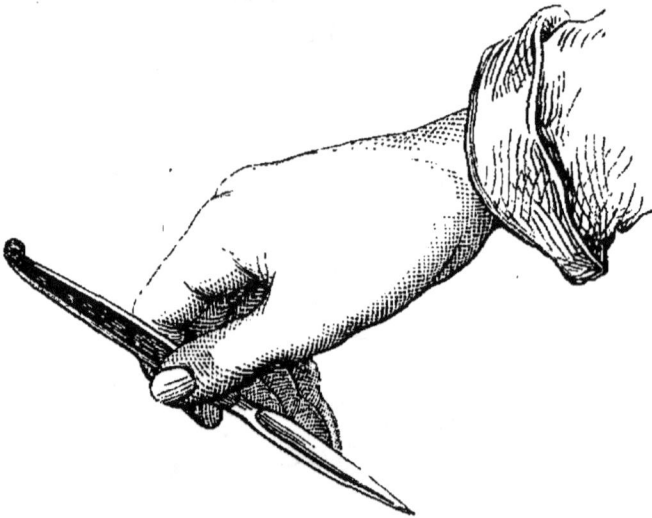

FIG. 5.

F. *Comme un archet de violon.* — Le pouce est appliqué sur l'articulation du manche avec la lame, le doigt médius lui est opposé ; l'indicateur est près du médius sur le plat de la lame, l'annulaire repose sur le côté du manche ou est tenu en l'air comme le petit doigt (fig. 6).

Toutes ces positions sont plus ou moins modifiées, suivant les circonstances ; mais il importe de les connaître pour comprendre les descriptions, qui seraient d'une longueur fatigante s'il fallait

1.

pour chacune d'elles indiquer minutieusement la manière dont le bistouri est tenu.

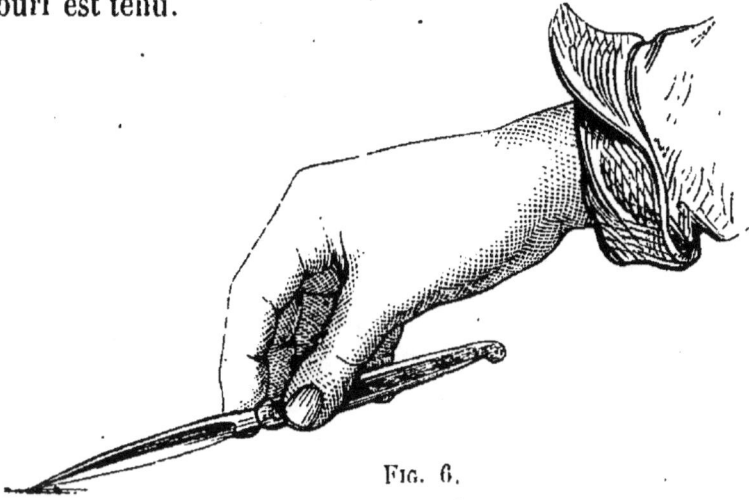

Fig. 6.

§ 3. — **Position du couteau**.

Le couteau est tenu *comme un couteau à découper* (voy. la fig. 1),

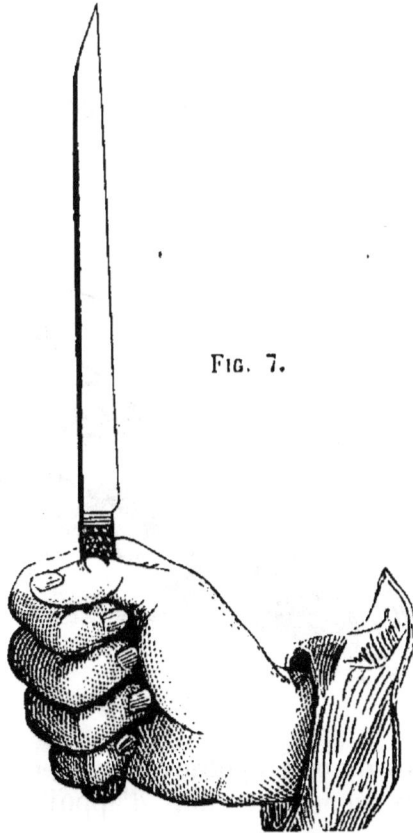

Fig. 7.

ou à *pleine main* (fig. 7) ; mais toujours il doit couper en sciant.

§ 4. — **Manière de tenir les ciseaux.**

Un chirurgien ne tient pas les ciseaux comme une couturière : le pouce et l'annulaire étant passés dans les anneaux, le médius

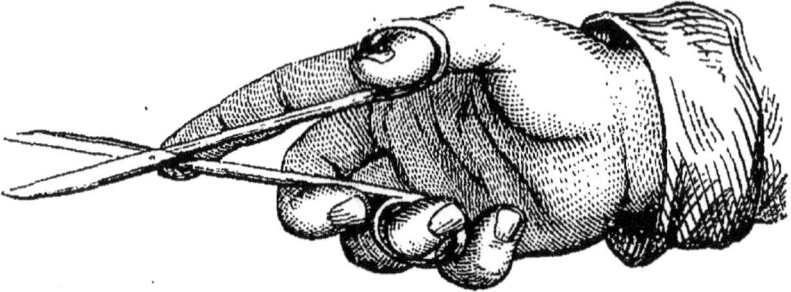

FIG. 8.

appuie sur la partie de l'anneau dans lequel est l'annulaire ; le doigt indicateur est étendu vers la lame pour la soutenir et la diriger (fig. 8).

§ 5. — **Pince à disséquer.**

La pince à disséquer est tenue de la main gauche, très-près de ses mors, par le pouce appliqué d'un côté et par le médius et l'in-

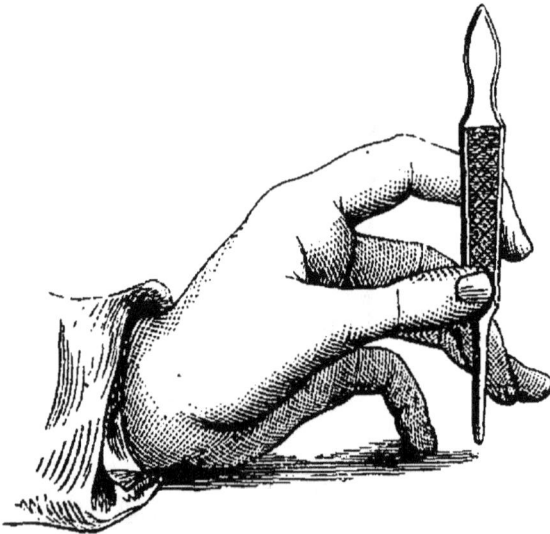

FIG. 9.

dicateur placés du côté opposé, à peu près à la même hauteur, pendant qu'on prend un point d'appui avec le petit doigt ou l'annulaire, et quelquefois avec les deux (fig. 9).

ARTICLE III.

INCISIONS.

Les incisions se font : 1° *de dehors en dedans*, c'est-à-dire de la peau vers les parties profondes ; 2° *de dedans en dehors*, c'est-à-dire des parties profondes vers la peau.

L'incision est *simple*, quand on l'opère d'un seul coup de bistouri, qu'elle soit droite ou courbe.

Les incisions sont appelées *multiples* ou *composées*, quand elles résultent de la réunion de plusieurs incisions simples.

Les incisions *composées* sont dites : en V, en T, en L, en croissant C, en ellipse ⬭, en ovale (), etc.

Quand on veut faire une incision, on doit tendre la peau pour s'opposer à ce qu'elle se plisse sous le tranchant du bistouri.

On peut *tendre la peau :*

1° Avec le bord cubital, de la main gauche et le petit doigt appliqués d'un côté, pendant que le pouce agit en sens inverse.

2° Avec l'indicateur d'un côté, et le pouce de l'autre.

3° Avec les quatre derniers doigts dont les extrémités sont appliquées dans la direction de l'incision.

On objecte que, par cette dernière manière de tendre la peau, on s'expose à la tirailler; mais cette objection n'a de valeur que pour les cas où la tension est mal faite; car si l'on applique les doigts sur la peau en pressant seulement, cette pratique est excellente.

4° En tirant la peau d'un côté, pendant qu'un aide la tire du côté opposé.

5° En saisissant la partie en-dessous et à pleine main.

6° En faisant tendre les tissus par des aides, pour avoir les deux mains libres.

La *direction* des incisions doit, autant que possible, être celle des vaisseaux et nerfs principaux de la région sur laquelle se fait l'opération.

Quand on doit faire plusieurs incisions, il faut commencer par l'incision inférieure, parce que si l'on commençait par la supérieure, le sang qui s'en écoulerait gênerait pour faire la seconde.

Incision de dehors en dedans. — Quand on veut couper de dehors en dedans, la pointe du bistouri est portée sur la peau sous un angle presque droit, pour commencer l'incision; puis l'instrument se rapproche de la direction horizontale à mesure qu'il incise, et enfin on le relève perpendiculairement en terminant.

Sans ces précautions, on s'expose à couper au delà du point où l'incision doit finir, ce qui constitue une *échappée*, ou à terminer par une section incomplète de la peau, qu'on appelle une *queue*. Les *échappées* peuvent causer de véritables accidents ; les queues ne seraient une faute que si elles forçaient à faire deux incisions pour une.

Incision de dedans en dehors. — Pour faire une incision de dedans en dehors, le bistouri étant plongé au-dessous des parties qu'on veut inciser, on relève son talon ou sa pointe, suivant qu'on veut couper du talon à la pointe ou de la pointe au talon.

Dans quelques cas, on se sert d'une *sonde cannelée* préalablement enfoncée sous les tissus qu'on va inciser ; on glisse le bistouri dans toute la longueur de sa cannelure jusqu'à son cul-de-sac, et l'on coupe en le relevant perpendiculairement à la direction de la sonde.

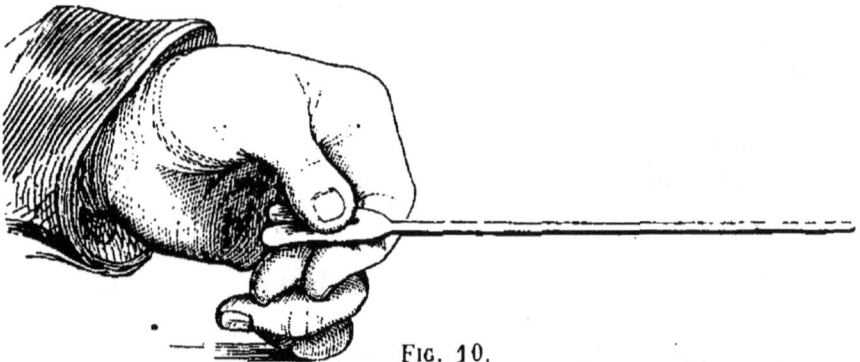

Fig. 10.

Il importe beaucoup de bien tenir le conducteur du bistouri, et c'est un temps des opérations qui est généralement mal fait : beaucoup de chirurgiens se contentant d'appliquer les doigts de la main gauche sur le pavillon de la sonde, cet instrument bascule quand on achève la section des parties que sa pointe soulevait, et il arrive quelquefois qu'il s'échappe des mains de l'opérateur. Pour que la sonde cannelée soit tenue solidement, elle doit être fixée entre le pouce de la main gauche appliqué sur son pavillon, et le médius et l'indicateur placés au-dessous (fig. 10).

ARTICLE IV.

RÉUNION.

La réunion des parties divisées peut être obtenue au moyen de *bandages*, d'*emplâtres*, du *collodion*, par les *serres-fines* ou les *sutures*.

Nous ne nous occuperons ici que des sutures et des serres-fines.

§ 1er. — Sutures.

Les *sutures* sont, dans la plupart des cas, le meilleur moyen auquel on puisse avoir recours pour obtenir la réunion immédiate d'une solution de continuité récente.

Avant de procéder à cette petite opération, on doit laver la plaie et la débarrasser des caillots de sang et de tout autre corps qui serait de nature à s'opposer à la réunion.

On commence ordinairement par le milieu de la division, à moins que celle-ci n'aboutisse à un bord libre, comme dans l'opération du bec-de-lièvre ; dans ce cas, le premier point de suture est appliqué près de ce bord.

1° *Suture entortillée.* — On s'est servi d'aiguilles et d'épingles variables par leur forme et par la substance dont elles étaient faites ; aujourd'hui on emploie généralement des épingles d'Allemagne, qui piquent bien et ne se courbent pas facilement.

Tantôt un aide rapproche les lèvres de la division, et le chirurgien les traverse dans un seul temps ; ou bien, ce qui vaut mieux, tenant une des lèvres de la plaie et la tendant, il enfonce l'épingle de dehors en dedans ; puis, saisissant l'autre lèvre, il la fait traverser de dedans en dehors, en ayant grand soin que les deux piqûres soient exactement à la même hauteur.

Comme la tête de l'épingle presse douloureusement le doigt qui la pousse, on a imaginé un *porte-épingle* que l'on trouve maintenant sur toutes les pinces à torsion qui sont fabriquées en France (fig. 11). Il consiste dans une rainure pratiquée sur la face interne des deux mors de la pince, et surmontée par une petite cavité destinée à loger la tête de l'épingle. La pince étant fermée, l'épingle est maintenue solidement, et peut être enfoncée, sans difficulté, à travers des parties très-résistantes.

Dès que la première épingle est placée, on passe au-dessous

de ses deux extrémités une anse de fil dont les deux chefs sont confiés à un aide; puis le chirurgien continue à appliquer les autres épingles, dont le nombre varie suivant l'étendue de la plaie.

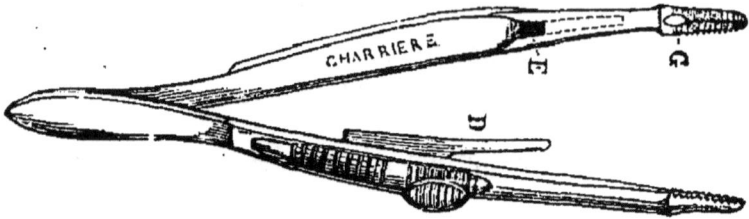

Fig. 11.

Quand elles sont toutes appliquées, les deux mains du chirurgien tenant chacune, entre le pouce et l'indicateur, un des chefs de la ligature, portent la partie intermédiaire au-dessus de la première épingle; puis, engageant sous sa pointe le chef qui correspond à cette extrémité, et sous sa tête celui de l'autre côté, l'opérateur les entrecroise sur la ligne médiane, en prenant de la main droite le bout que tenait la main gauche, et de la main gauche celui que tenait la main droite (fig. 12).

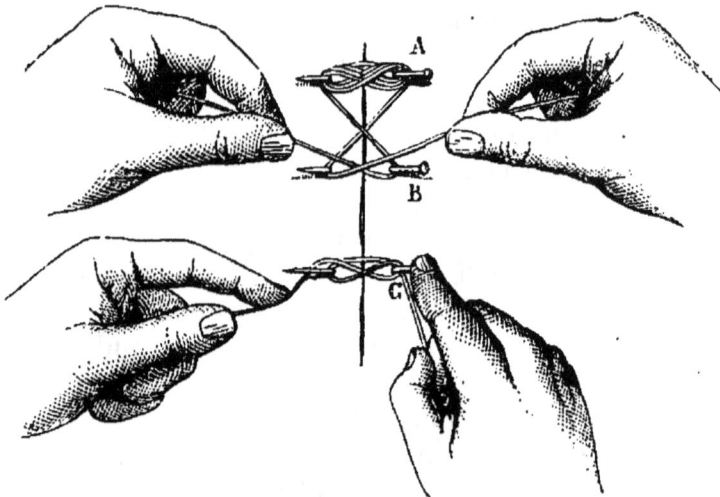

Fig. 12.

Après cet entrecroisement en X des deux chefs, celui qui vient de passer sous la pointe de l'épingle est porté au-dessus de sa tête, et celui qu'on a fait passer au-dessous de la tête est porté au-dessus de la pointe.

Ramenés ensuite de haut en bas au-dessous de ces extrémités,
les deux chefs s'entrecroisent de nouveau sur la ligne médiane
pour continuer à décrire des huit de chiffre dont la partie rétrécie correspond au point de réunion des lèvres de la plaie. Pour
passer d'une épingle à l'autre, les deux chefs du fil sont croisés
en X sur la partie de la plaie qui est intermédiaire aux deux
épingles, et l'on continue ainsi les huit de chiffre jusqu'à ce
qu'on soit arrivé à l'extrémité opposée à celle par laquelle on a
commencé. Pour ne pas s'exposer à enfoncer les épingles dans la
peau, il est bon, au moment où l'on passe le fil au-dessous de
leur pointe, d'appuyer l'indicateur sur leur tête, pour relever
par un mouvement de bascule leur extrémité pointue (fig. 12, C).

On arrête la suture par un double nœud ou par une rosette.
Une bandelette de linge ou de sparadrap est ensuite passée sous
les extrémités des épingles, pour prévenir la pression qu'elles
pourraient exercer sur la peau. On coupe leur pointe avec de
forts ciseaux, pendant qu'un aide, si ce n'est le chirurgien, soutient leur tête entre le pouce et l'indicateur.

2° *Suture enchevillée.* — On prend autant de liens qu'on peut
faire de points de suture, et on les enfile chacun dans une
aiguille ; ils sont doubles, et l'une de leurs extrémités représente
une anse. Tenant une de ces aiguilles comme une plume à écrire,
le chirurgien l'enfonce à travers les deux lèvres de la plaie, rapprochées par un aide, ou bien successivement à travers la droite,
de dehors en dedans, puis de dedans en dehors, à travers la
lèvre opposée. L'aiguille, en passant, entraîne le fil double
après elle.

Tous les fils ayant été passés de cette manière, on glisse dans
leurs anses un bout de sonde, une plume ou tout autre corps
analogue, et les dédoublant à leur autre extrémité, on les noue
sur une autre sonde, de manière à tenir en contact les lèvres de
la plaie (fig. 13).

3° *Suture entrecoupée.* — Cette suture n'est que le premier
temps de celle que nous venons de décrire. Quand les fils, qui
dans ce cas sont simples, ont traversé les deux lèvres de la plaie,
en nouant ensemble les deux chefs de chacun d'eux, on fait autant de nœuds séparés qu'il y a de fils (fig. 14) (1).

4° *Suture à surjet.* — Une aiguille entraînant un long fil derrière elle traverse les deux lèvres de la plaie à la même hauteur ;

(1) La suture métallique, dite méthode américaine, est une espèce de suture entrecoupée ; on en trouvera la description à l'article relatif aux opérations que l'on pratique
pour la fistule vésico-vaginale

puis étant reportée un peu plus loin, du côté qui a été traversé le premier, elle pique de nouveau les deux lèvres de la plaie, de

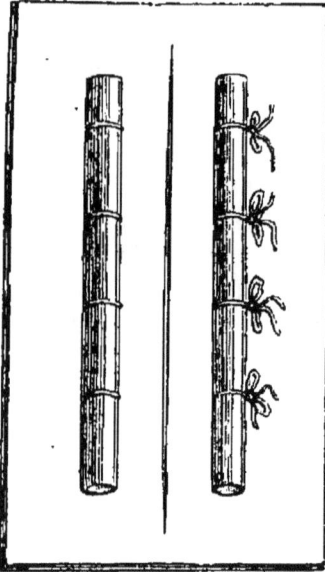

FIG. 13.

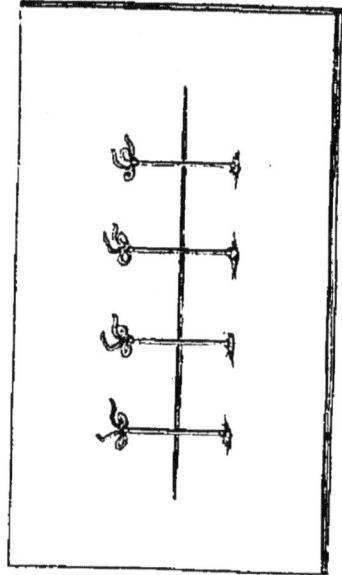

FIG. 14.

telle sorte qu'un fil passant obliquement sur la ligne de jonction des deux bords, réunit les deux points de suture, en faisant avec

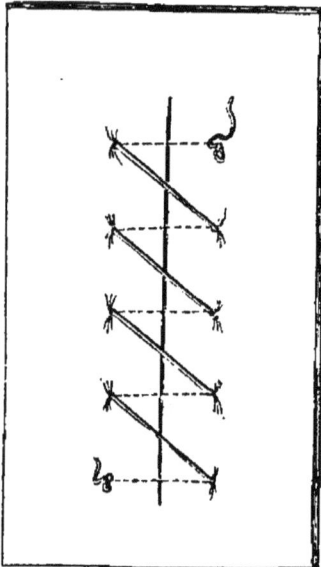

FIG. 15.

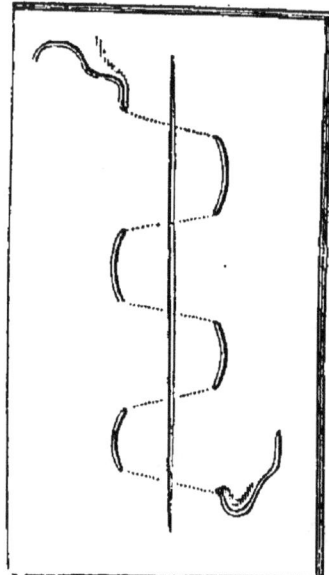

FIG. 16.

eux une sorte de spirale. On continue ainsi jusqu'à la fin, et l'on arrête les extrémités en les nouant à la spirale voisine (fig. 15).

2

5° *Suture à points passés.* — Cette suture est *continue* comme la précédente, et elle n'en diffère que parce que, au lieu de passer au-devant de la plaie pour aller d'un point à l'autre, et d'entrer toujours du même côté, l'aiguille et le fil traversent les deux lèvres de la division, successivement de droite à gauche et de gauche à droite (fig. 16).

On voit que dans cette suture le fil ne passe jamais au-devant de la plaie. Elle est connue aussi sous le nom de *faufil.*

6° *Suture à anse.* — Elle n'est guère employée que pour les plaies des intestins. (Voy. *Entéroraphie.*)

Appréciation. — La *suture entortillée* est la plus employée ; elle réunit très-exactement, sans faire bâiller la plaie.

Lorsqu'on craint une déchirure des bords de l'incision, ou lorsqu'on veut réunir des parties profondes, il vaut mieux avoir recours à la *suture enchevillée.* Cette dernière est presque la seule qu'on emploie pour la périnéoraphie. Elle a l'inconvénient de déjeter en dehors la partie la plus superficielle des bords de la plaie, mais elle est solide et elle n'expose pas à la déchirure des parties réunies.

La *suture entrecoupée* n'est employée que pour l'autoplastie et pour les opérations dans lesquelles on n'a besoin que de soutenir les parties rapprochées, et encore est-elle rarement mise en usage depuis l'invention des serres-fines, qui peuvent souvent la remplacer avantageusement.

La *suture à surjet* et la *suture à points passés* sont généralement abandonnées.

§ 2. — Serres-fines.

Les *serres-fines* sont de petites pinces dont les mors se rapprochent, dès qu'on cesse de presser la partie moyenne des branches qui sont croisées à la manière des pinces à feu dont se servent les fumeurs. Elles ont été inventées par Vidal (de Cassis).

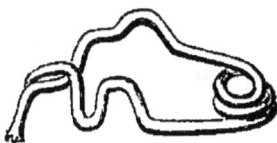

Fig. 17.

Leur application est fort simple : un aide rapproche les lèvres de la division, soit avec des pinces à disséquer, soit avec ses doigts, de manière qu'elles soient toutes les deux saisies par l'instrument, et quand elles sont bien engagées, le chirurgien cesse de comprimer le milieu de la serre-fine, dont les mors se referment sur elles (fig. 17).

Le volume et la force de ces petites pinces varient suivant la nature des parties dont on veut obtenir la réunion. Le nombre qu'on en emploie est en raison de l'étendue de la plaie ; elles sont généralement séparées les unes des autres par un intervalle de 1 à 2 centimètres.

Souvent, après dix heures de leur application, on peut les retirer ; on ne doit que rarement les laisser appliquées plus de vingt-quatre heures. Au bout de ce temps, elles exposent à la mortification les tissus qu'elles compriment.

C'est un excellent moyen pour maintenir en contact les parties qui n'ont pas grande tendance à se séparer ; mais je lui préfère les sutures quand on a besoin d'une certaine force pour mettre les lèvres d'une plaie en contact.

CHAPITRE II.

DE L'ANESTHÉSIE.

Épargner la douleur dans les opérations, disait en 1840 un des chirurgiens les plus habiles de notre époque, est une chimère qu'il n'est plus permis de poursuivre ; et pourtant, depuis quelques années, on ne pratique plus de graves opérations sans avoir recours à l'anesthésie : tant il est vrai de dire que, dans les sciences, le temps se charge souvent de donner un démenti aux mots *jamais* et *toujours*.

Jusqu'en 1856 on s'est généralement servi de l'éther ou du chloroforme pour obtenir l'insensibilité chez les opérés. Tout récemment M. Snow a publié des observations qui tendent à prouver que l'*amylène* est un anesthésique plus prompt, aussi sûr dans ses effets et moins dangereux que le chloroforme. M. Giraldès, M. Debout et quelques autres médecins ont fait des expériences qui ne permettent pas de douter des propriétés anesthésiques de ce liquide ; mais les essais tentés jusqu'à ce jour ne suffisent pas pour qu'on puisse espérer qu'il sera préférable au chloroforme et à l'éther (1).

Entre ces deux derniers agents, on préfère généralement le premier, à cause de la promptitude avec laquelle il agit. Cette qualité du chloroforme devient, à la vérité, un danger chez les malades affaiblis par une hémorrhagie ou par une grande commotion.

(1) Depuis l'époque où ces lignes ont été écrites, l'amylène a été abandonné comme l'éther, et l'on ne se sert plus guère que du chloroforme.

Au début de l'emploi du chloroforme et de l'éther, on a imaginé pour l'administration des agents anesthésiques un grand nombre d'instruments dont quelques chirurgiens continuent à se servir ; celui de M. Charrière est un des meilleurs (fig. 18).

Au moyen de cet instrument, le chloroforme inspiré se mélange sûrement d'une certaine quantité d'air ; mais, comme on ne l'a pas toujours sous la main, on peut se servir d'une simple compresse ou d'une éponge.

On se sert le plus ordinairement d'une éponge concave sur laquelle on verse de 4 à 8 grammes de la liqueur anesthésique et qu'on approche du nez et de la bouche du malade, sans pourtant que l'entrée de l'air atmosphérique dans la poitrine puisse en rien être gênée.

Au bout de quelques larges aspirations, la personne qui est soumise aux inhalations chloroformiques contracte ses muscles presque convulsivement (période d'excitation) ; puis s'affaisse dans un sommeil pendant lequel on peut couper, distendre et déchirer les parties les mieux pourvues de nerfs, sans occasionner la moindre douleur (période de collapsus ou d'insensibilité).

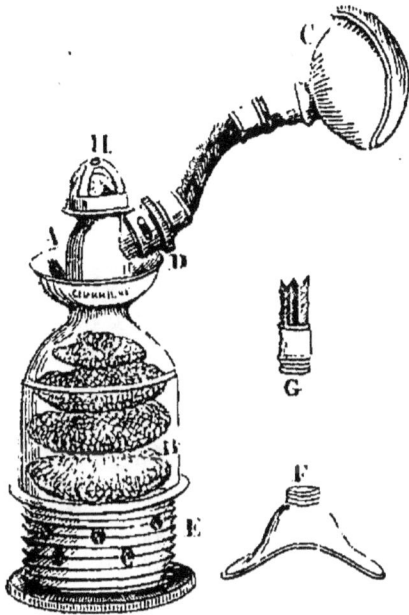

FIG. 18.

Quand on a recours aux anesthésiques, on ne doit presque jamais s'arrêter à la période d'excitation pendant laquelle la plupart des opérations seraient impossibles.

Les contre-indications des inhalations anesthésiques sont : une grande faiblesse du malade, une lésion organique du cœur, toute gêne de la respiration, et enfin une invincible appréhension de ce moyen.

ANESTHÉSIE LOCALE.

Tout dernièrement, M. Hardy, examinateur du collége des chirurgiens d'Irlande, a imaginé de produire l'anesthésie locale. Pour cela, il emploie un appareil composé : 1° d'un tube étroit destiné à conduire la vapeur du chloroforme sur la partie qui est le siége d'une douleur, ou sur laquelle on doit pratiquer une opération ; 2° d'un réservoir contenant une éponge imbibée de chloroforme ; 3° d'une vessie de caoutchouc (fig. 19).

En pressant avec les mains sur la vessie de caoutchouc, on chasse l'air à travers le réservoir qui contient l'éponge, jusqu'à l'embouchure du tube.

Ce procédé a échoué plusieurs fois. Il est donc au moins infidèle.

L'oxyde de carbone et l'acide carbonique ont été, depuis quelque temps, considérés comme jouissant de propriétés anesthésiques locales, qui s'exercent sur toute surface dépouillée de son épiderme.

C'est un moyen puissant de calmer les douleurs vives du cancer ou de toute autre maladie dans laquelle la peau n'empêche pas l'action de ces gaz.

On a aussi tenté de produire l'anesthésie de la peau au moyen de l'éther qu'on verse goutte à goutte sur la partie qu'on doit inciser, et dont on a soin d'activer l'évaporation par l'insufflation (Roux , Richet).

Mais cette anesthésie locale ne pourra jamais remplacer l'anesthésie générale que pour

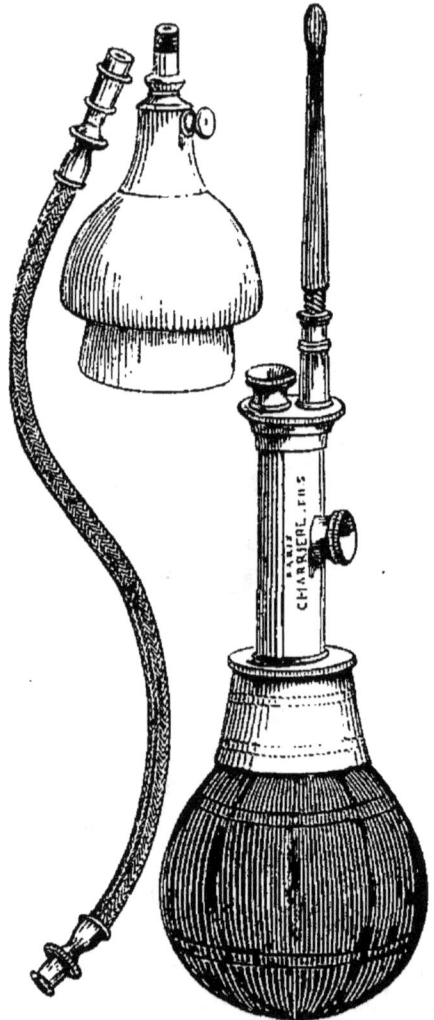

Fig. 19.

les opérations légères qui n'atteignent pas les tissus sous-cutanés.

Il n'en est pas de même de celle qu'on obtient par l'application d'un mélange de quatre parties de sel et d'une partie de glace (Arnott et Velpeau). Plusieurs fois j'ai eu recours à cette réfrigération dans des cas où j'aurais produit une grande douleur, et les malades m'ont dit ne pas avoir souffert. Ce mode d'anesthésie est surtout utile pour la cautérisation de la peau avec le fer rouge ; il est plus promptement et plus sûrement efficace que celui qui consiste à faire volatiliser de l'éther sur la partie qu'on veut rendre insensible.

Précautions. — Comme plus de quatre-vingts cas de mort à la suite de l'emploi du chloroforme avaient déjà été publiés en 1855, on doit toujours surveiller le pouls et la respiration du malade. Quand les pulsations artérielles faiblissent, on suspend l'action de l'agent anesthésique, et dans tous les cas, il faut que la compresse ou l'éponge dont on se sert soit à une distance suffisante de la bouche et du nez du malade, pour que l'air se mélange avec le chloroforme.

Le malade doit être couché, la plupart des accidents ayant été observés chez des personnes que l'on opérait dans la position assise.

Moyens de remédier aux accidents. — Quand il arrive que la respiration et la circulation se suspendent, le chirurgien, après avoir rejeté le chloroforme, incline en bas la tête du malade, abaisse sa langue avec une cuiller, ou, la saisissant avec une pince, il l'attire en dehors de la bouche ; puis il s'efforce de produire une respiration artificielle par des pressions successives du ventre et de la poitrine. On peut encore avoir recours à la flagellation ou à tout autre excitant de la peau.

CHAPITRE III.

ACCIDENTS QUI PEUVENT SURVENIR PENDANT UNE OPÉRATION.

Les principaux accidents qui peuvent se produire pendant une opération sont : l'*hémorrhagie*, l'*entrée de l'air dans les veines* et la *syncope*.

La *syncope* est un accident trop connu pour que nous ayons besoin de nous y arrêter. L'*entrée de l'air dans les veines* s'opère si vite et si inopinément, que le chirurgien n'a plus rien à faire quand elle s'est produite. On prévient cet accident en faisant exercer une compression entre le cœur et la partie sur laquelle on opère ; malheureusement cette compression n'est pas toujours facile, parce que l'entrée de l'air dans les veines ne se produit que très-près du thorax, là où ces vaisseaux sont tenus béants par une disposition aponévrotique bien connue.

Les *hémorrhagies* peuvent être *prévenues* ; elles peuvent être *suspendues* ou définitivement *arrêtées*. Nous traiterons successivement des moyens *préventifs* et des moyens *suspensifs* des hémorrhagies.

ARTICLE Ier.

HÉMOSTATIQUE PRÉVENTIVE.

Pour prévenir les hémorrhagies qui peuvent se manifester pendant une opération, il faut suspendre le cours du sang dans la partie malade. Pour cela, on peut recourir à la ligature préalable de l'artère principale qui porte le sang à la région sur laquelle on opère ; c'est ce qui a été fait pour la désarticulation de la cuisse, pour l'amputation de la langue, etc. Mais c'est un moyen auquel on a rarement recours, et dans l'immense majorité des cas, on se contente d'exercer la compression médiate de ce vaisseau.

§ 1er. — Compression des artères.

Pour que la compression d'une artère soit efficace, pour que le cours du sang y soit arrêté, le vaisseau doit reposer sur un os, dans le point où il est comprimé. La compression peut être faite avec les *doigts*, avec une *pelote* ou un *cachet*, avec le *garrot* ou un *tourniquet*.

1° *Les doigts.* — Les quatre derniers doigts sont appliqués sur l'artère, parallèlement à sa longueur, pendant que le pouce repose sur une partie voisine. Avant d'exercer aucune pression, il importe beaucoup de bien s'assurer que les battements de l'artère répondent à la pulpe des doigts, et il faut que la compression se fasse graduellement, de manière que le doigt indicateur du chirurgien, appuyé sur un point inférieur à celui de la compression, sente les pulsations artérielles faiblir peu à peu et disparaître. (Lisfranc.)

La pression exercée par les doigts doit être perpendiculaire au plan osseux sur lequel l'artère repose ; elle doit être modérée et seulement suffisante pour effacer le calibre du vaisseau. Quand on presse avec trop de force, les doigts s'engourdissent et ne peuvent plus retrouver les battements de l'artère, si un mouvement du malade vient à les déplacer.

2° *Le cachet ou la pelote.* — Quand l'artère est située profondément, on se sert d'un *cachet de bureau* matelassé, ou bien d'une pelote montée sur un manche ; mais cet instrument est susceptible de se déplacer facilement, par cela même qu'on appuie avec force sur un vaisseau recouvert ou entouré de muscles qui se contractent.

3° *Le garrot.* — Le garrot, inventé à la fin du XVII° siècle, est encore employé dans le cas où le nombre des aides est insuffisant et lorsqu'on n'a pas de tourniquet à sa disposition.

Il se compose : 1° d'une pelote qu'on applique sur l'artère ; 2° d'une plaque de corne ou de cuir qui est placée du côté opposé ; 3° d'un lacs dont on entoure le membre et dont on noue les bouts ; 4° d'un garrot ou bâtonnet qui, au niveau de la plaque, est noué au lacs qu'il tord par des mouvements de moulinet, et exerce ainsi une constriction par laquelle la pelote, tendant à se rapprocher de la plaque ne tarde pas à effacer le calibre de l'artère.

Quand le bâtonnet a été suffisamment tordu, on le fixe au lacs avec une corde.

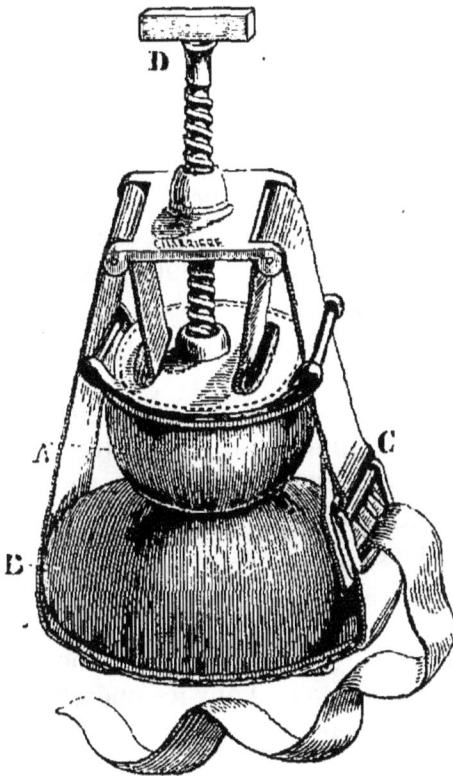

Fig. 20.

4° *Le tourniquet.* — Le tourniquet le plus employé est celui de J. L. Petit ; il se compose de deux parties, dont l'une résulte de l'assemblage de deux plaques qui peuvent être éloignées ou rapprochées l'une de l'autre par une vis de pression. La surface qui doit s'appliquer sur l'artère est doublée d'un coussin recouvert d'un cuir mou. La seconde partie du tourniquet est une pelote qui s'applique sur le côté opposé et qu'un lacs unit au reste de l'appareil. La vis de pression est destinée à serrer le lacs qui rapproche plus ou moins la pelote et les plaques, suivant qu'on la tourne dans un sens ou dans l'autre (fig. 20).

Appréciation. — Le *tourniquet* et le *garrot* peuvent rendre de grands services à l'armée ou à la campagne, là où les aides intelligents ne sont pas en nombre suffisant ; mais, toutes les fois qu'on le peut, on doit avoir recours à la compression faite par les doigts d'un aide.

Le *cachet* est utile pour comprimer l'artère sous-clavière sur la première côte, parce que la compression, en ce point, nécessite l'emploi d'une force qu'on ne peut pas continuer suffisamment en ne se servant que des doigts.

Quel que soit l'agent employé, on doit éviter de le faire porter sur les veines satellites des grosses artères.

§ 2. — Point où l'on doit exercer la compression.

1° *Pour la tête*, on peut comprimer l'*artère temporale* au-dessus de l'apophyse zygomatique; la *faciale*, en avant du masséter, à 2 ou 3 centimètres de l'angle de la mâchoire inférieure.

C'est une prétention exagérée que celle des chirurgiens qui soutiennent qu'on peut exercer la compression médiate des *artères carotides*.

2° *Membre supérieur.* — On peut comprimer l'*artère sous-clavière* sur la première côte avec le pouce ou un cachet garni qu'on enfonce derrière a clavicule, un peu en dehors des muscles scalènes.

La compression de l'*artère axillaire* n'est possible qu'au niveau de la tête de l'humérus.

Pour le reste du membre supérieur, c'est toujours l'*artère humérale* qu'on doit comprimer, en appliquant les quatre derniers doigts de la main droite sur le trajet du vaisseau, sous le bord interne du muscle biceps. Le milieu du bras est le point où il est le plus facile d'exercer la compression.

Quoiqu'il soit très-facile de comprimer l'*artère radiale* à la partie inférieure de l'avant-bras, on a rarement recours à cette compression, parce que son efficacité serait empêchée par les anastomoses de cette artère avec la cubitale. Pour les opérations que l'on pratique sur la main, c'est donc encore l'artère humérale qu'il faut comprimer.

3° *Membre inférieur.* — Ce n'est qu'avec la plus grande peine, et seulement chez les sujets maigres, que la compression des *artères iliaques primitive* et *externe* est possible.

Le calibre de l'*artère fémorale* est facilement effacé par une pression exercée perpendiculairement sur la branche horizontale du pubis, dans le point qui correspond à l'éminence iléo-pectinée. C'est à cette compression qu'on doit avoir recours pour toutes les opérations que l'on pratique sur le membre inférieur.

ARTICLE II.

HÉMOSTATIQUE PENDANT ET APRÈS LES OPÉRATIONS.

Lorsqu'on pratique une opération sur une partie qui reçoit des vaisseaux de plusieurs points différents, ou bien lorsque la compression faite par l'aide est insuffisante, les branches artérielles que le bistouri coupe laissent jaillir du sang en plus ou moins grande abondance, suivant le volume de ces vaisseaux.

On peut s'opposer à cette hémorrhagie par la *compression directe*, par la *compression indirecte*, par la *ligature*, la *torsion*, la *cautérisation* ou les *agents chimiques*.

La *compression directe* consiste à appliquer sur l'orifice béant de l'artère, soit la pulpe du doigt indicateur, soit un morceau d'éponge, jusqu'à ce qu'on puisse en faire la ligature.

La *compression indirecte* est celle qu'on exerce en saisissant avec force les chairs au milieu desquelles sont les artères qui donnent lieu à l'hémorrhagie.

Ces moyens hémostatiques ne servent que pour suspendre l'écoulement du sang pendant l'opération.

Ceux dont nous allons nous occuper maintenant peuvent aussi être employés dans ce but; mais on y a plus souvent recours pour s'opposer d'une manière définitive aux hémorrhagies auxquelles expose la section d'une branche artérielle.

§ 1er. — **Ligature**.

Pour faire la *ligature* d'une artère qui a été coupée *pendant une opération*, le chirurgien en saisit l'orifice béant avec une pince à disséquer ordinaire, ou mieux avec une pince fixe, appelée aussi *pince à torsion*.

L'extrémité libre de l'artère étant un peu tirée en dehors du plan des chairs, un aide passe une anse de fil ciré autour d'elle, fait un premier nœud, immédiatement au-dessous des mors de la pince qu'il doit avoir soin de ne pas saisir, et il le serre en faisant de ses deux doigts indicateurs ou de ses deux pouces une espèce de poulie de renvoi (fig. 21), qui permet d'étreindre horizontalement l'artère, sans s'exposer à la lâcher. Un second nœud ayant été fait de la même manière, on coupe près de lui une des extrémités du fil.

Il est souvent difficile de ne pas saisir avec l'artère les veines qui l'accompagnent, mais cela est sans le moindre inconvénient lorsqu'elles sont d'un petit calibre. Pour être plus sûr de ne pas manquer l'artère qui donne du sang, on est parfois obligé de comprendre dans la ligature un peu des tissus qui avoisinent le vaisseau. Dans ce cas, le *tenaculum*, inventé par Bromfield, est bien préférable à la pince. On s'en sert en piquant l'extrémité de l'artère et en l'attirant contre soi, ou, ce qui est plus facile,

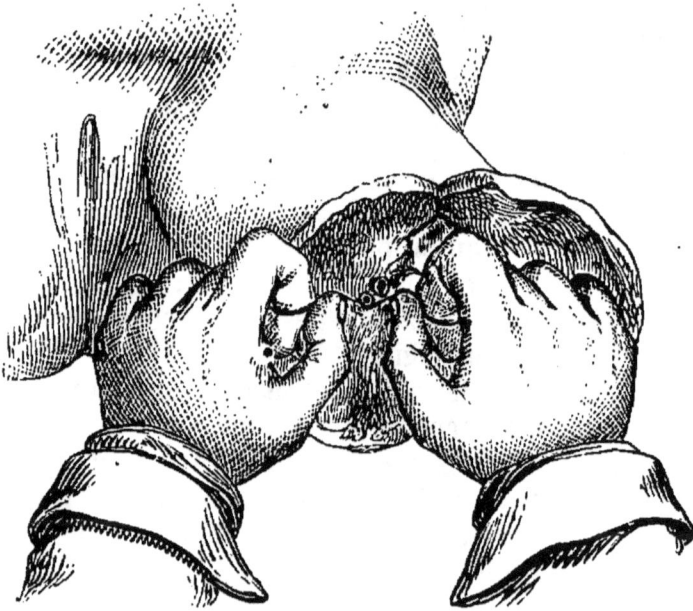

Fig. 21.

en passant la pointe de l'instrument à travers les parties molles qui la recouvrent en partie. Pendant que le chirurgien soulève l'artère, avec ou sans les tissus qui l'enveloppent, un aide passe une anse de fil autour d'elle et fait la ligature avec deux nœuds, comme lorsqu'on se sert de la pince.

Les *fils* dont on se sert sont simples pour les petits vaisseaux ; il vaut mieux qu'ils soient *doubles* pour les artères d'un gros calibre.

§ 2. — Torsion.

La *torsion* consiste à saisir l'artère qui donne lieu à l'écoulement du sang et à la tordre sur elle-même de manière à rompre les membranes interne et moyenne.

Quelques chirurgiens, M. Thierry entre autres, se contentent de saisir le vaisseau avec la pince fixe et de la faire rouler sur elle-même une demi-douzaine de fois, comme s'il s'agissait de tourner une corde.

Les autres veulent que l'on fasse saisir l'artère avec une pince qui, en la serrant au point où elle se cache dans les chairs, limite l'étendue de la torsion qui lui est imprimée par une autre pince avec laquelle on tient son extrémité libre.

Amussat emploie jusqu'à quatre pinces pour opérer la torsion; mais cela étant superflu, je ne décrirai pas son procédé.

§ 3. — Refoulement.

Amussat imagina de faire saillir l'artère en dehors des chairs au milieu desquelles elle se cache, et, pendant qu'une pince en tenait l'extrémité libre, d'étreindre la portion voisine avec une autre pince dite *à baguettes*, de manière à rompre les tuniques interne et moyenne. Quand il pensait que cette rupture était opérée, il pressait le vaisseau de bas en haut avec la pince à baguettes, refoulant ainsi dans l'intérieur de l'artère les tuniques rompues qui, se roulant sur elles-mêmes, opposaient un obstacle à l'écoulement du sang.

§ 4. — Acupressure.

M. Simpson désigne sous ce nom un mode de compression qu'il exerce sur les artères à l'aide d'aiguilles. Voici comment il opère : le bout de l'artère étant comprimé entre les doigts, le chirurgien enfonce une aiguille à quelques millimètres du vaisseau dans un pli des chairs, de manière que la pointe sortant d'un côté de l'artère puisse passer entre le vaisseau et les parties sous-jacentes et s'enfoncer dans les chairs voisines du côté opposé; les parties qui ont été soulevées par l'aiguille tendent à revenir sur elles-mêmes et par cette élasticité elles appliquent ce petit instrument sur le vaisseau.

Au bout de quarante-huit heures, on retire l'aiguille, et le vaisseau ne livre plus passage au sang, bien que les tuniques interne et moyenne n'aient point été rompues.

L'aiguille, portant à son chas un fil métallique dont l'un des bouts reste dehors, peut être retirée sans que l'on éloigne les lèvres de la plaie. Mais, comme si plusieurs artères étaient ainsi comprimées, les aiguilles et les fils en se mêlant les uns aux autres en rendraient l'extraction difficile, M. Simpson se borne à conseiller ce mode opératoire pour l'artère principale, abandonnant les vaisseaux moindres à la ligature ordinaire.

Les expériences faites en France ne me permettent pas encore de me prononcer sur la valeur de ce moyen, mais j'augure mal de son avenir par cela seul qu'il ne rompt pas les tuniques interne et moyenne, rupture qui joue un rôle si important pour l'oblitération des artères.

§ 5. — Cautérisation.

Percy cautérisait les artères avec un fer chauffé *à blanc*; mais les expériences de M. Bouchacourt ont démontré qu'en opérant ainsi, il reste au centre du vaisseau un pertuis qui suffit pour donner lieu à une hémorrhagie. D'après ce chirurgien, quand on croit devoir recourir à la cautérisation, il faut que le fer soit chauffé jusqu'au *rouge obscur*, porté sur l'orifice du vaisseau, afin de le retourner par recroquevillement, puis retiré et réappliqué de nouveau à de courts intervalles.

§ 6. — Styptiques et agents chimiques.

La glace a été, jusque dans ces derniers temps, le styptique le plus sûr pour arrêter une hémorrhagie. L'amadou, recouvert ou non de colophane, surtout quand on y joint une légère compression, a souvent réussi à arrêter un écoulement de sang modéré.

Il en est de même de l'eau de Brocchieri et de quelques autres agents astringents.

Mais, depuis que M. Pravaz a attiré l'attention des chirurgiens sur la propriété que possède le *perchlorure de fer* de coaguler le sang, nous devons considérer cet agent comme un des plus énergiques auxquels on puisse avoir recours. Sans doute il serait extravagant d'employer le perchlorure de fer quand on aperçoit dans une plaie un vaisseau d'où le sang s'écoule et que l'on peut saisir; mais lorsque plusieurs artérioles donnent lieu à une hémorrhagie, ou bien lorsque celle-ci se produit dans une cavité trop profonde ou trop étroite à son entrée pour que la ligature soit facile, le meilleur agent hémostatique est le perchlorure de fer en dissolution concentrée, marquant 30 degrés à l'aréomètre. Il suffit de barbouiller la surface saignante avec un pinceau, ou un peu de charpie imbibée de cette solution, pour arrêter l'hémorrhagie. Quand on se sert avec modération du perchlorure de fer, son mélange avec le sang qui s'écoule l'empêche d'agir comme caustique.

Appréciation. — La torsion peut suffire pour les petites artères ; mais la ligature a sur toutes les autres méthodes une supériorité incontestable ; elle n'a d'autre inconvénient que de gêner
la réunion par première intention.

La cautérisation doit être définitivement abandonnée, et le
perchlorure de fer en solution concentrée, dans tous les cas,
sans exception, réussira plus sûrement et sans produire autant
de douleur.

Quelle que soit la cause qui suspende l'écoulement du sang
pendant une opération, il arrive souvent qu'on ferme une plaie
en croyant avoir lié ou tordu tous les vaisseaux et qu'une hémorrhagie se produise lorsque le malade a été reporté dans son lit.
Pour obvier à cet accident, Dupuytren a donné le conseil d'attendre
qu'une demi-heure se soit écoulée depuis le moment où l'on a
fait les ligatures, avant de procéder au pansement et à la réunion
définitive des lèvres de la plaie.

Je crois qu'il n'est pas nécessaire d'attendre aussi longtemps :
mais je pense que dix ou quinze minutes ne sont pas de trop,
surtout quand on s'est servi du chloroforme, agent sous l'influence
duquel le cours du sang est sensiblement ralenti pendant quelques instants.

ARTICLE III.

HÉMORRHAGIES VEINEUSES.

Pour arrêter l'écoulement du sang veineux qui se fait par la
surface d'une plaie, il suffit le plus souvent que l'opéré respire à
pleine poitrine ; mais si ce moyen est insuffisant, on ne tarde
point à réussir avec la solution de perchlorure de fer. Quand un
tronc veineux d'un très-gros calibre est ouvert, on doit exercer
la compression sur son bout périphérique.

CHAPITRE IV.

MALADIES DES ARTÈRES.

A côté des hémorrhagies viennent se ranger tout naturellement
les maladies des vaisseaux sanguins. Nous nous occuperons
d'abord des moyens de remédier aux lésions des artères.

ARTICLE Iᵉʳ.

ANÉVRYSMES.

Les moyens employés pour guérir les anévrysmes sont : 1° la *campression* ; 2° les *applications froides* ou *styptiques* ; 3° l'*électro-puncture*; 4° les *injections de perchlorure de fer* ; 5° la *ligature des artères.*

1° *Compression.* — La compression *directe*, c'est-à-dire celle qui porte directement sur la tumeur, est abandonnée. Il n'en est plus de même de la compression.*indirecte* qui s'exerce sur l'artère, au-dessus de l'anévrysme, à une distance plus ou moins grande de la tumeur.

Ce moyen, essayé à diverses reprises, a toujours fini par être rejeté tant qu'on n'a comprimé l'artère qu'en un point, parce que la douleur devenait intolérable. On peut espérer, d'après les faits nombreux recueillis jusqu'à ce jour, que la compression faite au-dessus de l'anévrysme en plusieurs points du trajet du vaisseau n'aura pas le même sort. Voici en quoi consiste cette méthode, connue en Angleterre sous le nom de *méthode irlandaise.*

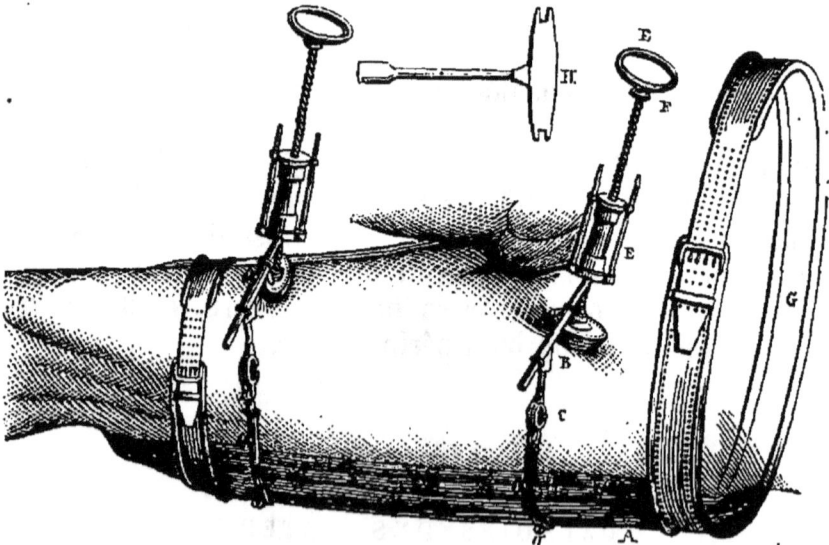

FIG. 22.

A. *Compression mécanique.* — Un appareil représenté fig. 22, fait par M. Charrière, d'après les données de mon ami M. Broca, est appliqué sur le membre qui est le siége de l'anévrysme; une pelote comprime d'abord sur le point supérieur, tant que le malade ne souffre pas; et, lorsque la douleur force à suspendre la compression en ce point, la pelote inférieure est serrée contre le vaisseau par quelques tours de vis, de manière à empêcher le sang d'arriver dans la poche anévrysmale.

En moyenne, trois jours de cette compression suffisent pour obtenir la guérison. Si des 163 faits que M. Broca a notés dans un remarquable travail sur cette méthode, on ne prend que les 127 qui sont bien probants, on voit qu'il n'y a eu sur ce nombre que 6 morts, dont 4 consécutives à la compression seule, et 2 à la ligature ultérieure. De pareils résultats n'ont pas besoin de commentaires.

M. Carte, en ajoutant des lames de caoutchouc à l'appareil, est parvenu à exercer une compression non interrompue, que les malades endurent sans se plaindre, alors même qu'elle ne porte que sur un point du vaisseau. C'est ce qu'on appelle la *compression élastique*.

La compression indirecte doit toujours s'exercer sur les surfaces les moins mobiles et les plus planes.

B. *Compression digitale.* — M. Vanzetti, professeur à l'Université de Padoue, conçut dès 1846 l'idée que, au lieu des moyens mécaniques employés pour la compression dans le traitement des anévrysmes, on pourrait se servir de la main de plusieurs aides qui se succéderaient. Après un insuccès, il resta sept ans sans tenter de nouveau ce procédé; en 1854, ayant été appelé près d'un malade qui était affecté d'un anévrysme au creux poplité, il comprima l'artère fémorale à la pointe du triangle de Scarpa, par conséquent au-dessous de la fémorale profonde; la personne chargée de la compression l'exerçait doucement, mais de manière à mettre les parois du vaisseau en contact, six aides se remplaçant dès que la fatigue leur donnait la crainte que la compression fût insuffisante, suspendirent pendant deux jours et deux nuits le cours du sang dans l'artère malade; au bout de ce temps, tout battement ayant disparu dans la tumeur, on cessa la compression.

Peu à peu la tumeur durcit, s'affaissa et le malade guérit.

Depuis que M. Vanzetti a communiqué cette observation et une autre semblable à la Société de Chirurgie (séance du 30 octobre 1857), plusieurs anévrysmes ont été guéris par la compression digitale, et l'on ne peut nier que l'on a réussi dans quelques cas où la compression mécanique avait échoué.

Pour réussir, il importe d'avoir des aides intelligents et consciencieux; il faut, en outre, qu'avant qu'un aide se retire, les doigts de celui qui le remplace compriment exactement l'artère, de manière à s'opposer à la pénétration du sang dans la poche anévrysmale. La durée de la compression varie depuis deux heures jusqu'à quarante-huit, mais généralement la compression digitale est plus promptement efficace que la compression mécanique.

3° *Electro-puncture.* — Depuis les travaux de Pravaz, plusieurs chirurgiens ont tenté de guérir les anévrysmes au moyen de l'électro-puncture. Quelques faits publiés dans ces derniers temps prouvent que, par cette méthode, il est possible d'obtenir la coagulation du sang qui est contenu dans une poche anévrysmale. Pour pratiquer l'électro-puncture, on commence par introduire dans le sac anévrysmal des aiguilles d'acier ou de fer doux, dont le diamètre doit être d'un tiers de millimètre environ. Pour éviter que les aiguilles, en s'échauffant par l'électricité, ne brûlent les tissus qu'elles traversent, il est prudent de les faire enduire d'une couche de résine, de laque, ou toute autre substance non conductrice de l'électricité.

Le nombre des aiguilles varie suivant le volume de l'anévrysme ; en les multipliant, on dissémine l'action caustique de l'électricité, sans que la force coagulatrice soit diminuée : si l'on emploie six aiguilles, trois seront en rapport avec le pôle positif et les trois autres avec le pôle négatif.

L'électricité *dynamique* doit être seule employée ; la pile de Bunsen à deux ou trois éléments paraît être l'appareil le plus sûr : on peut aussi avoir recours à une pile à colonne, dont les couples ont de 4 à 5 centimètres de diamètre et dont le nombre varie de 40 à 50 (voy. Broca, *Des anévrysmes*).

4° *Perchlorure de fer en injection.* — Une petite seringue s'adaptant à un tube effilé, comme celui de la seringue d'Anel, sert à injecter dans la poche anévrysmale quelques gouttes d'une solution de perchlorure de fer marquant 30 degrés à l'aréomètre. Le piston représente une vis, et chaque tour de piston injecte une goutte de liquide. Dix à vingt gouttes sont nécessaires suivant le volume de l'anévrysme.

Avant de faire cette injection, on doit empêcher le sang d'arriver dans la tumeur, en comprimant l'artère dans un des points les plus élevés du membre. Quand elle est faite, on ferme les piqûres avec du collodion, et le membre est tenu dans l'immobilité.

Appréciation. — La ligature et la compression en plusieurs points du trajet de l'artère sont les deux seules méthodes entre

3.

lesquelles il soit permis d'hésiter. Un chirurgien prudent ne peut
plus recourir à la première de ces méthodes avant d'avoir tenté
la compression mécanique et la compression digitale, mais nous
devons reconnaître qu'il existe déjà dans la science quelques
faits qui prouvent que la ligature peut réussir quand les autres
méthodes ont échoué. — Si, après ce premier jugement, on
compare la ligature à l'électro-puncture et à l'injection de perchlorure de fer, il deviendra bien difficile de donner la préférence
à ces derniers moyens ; car, outre leur efficacité moins grande
que celle de la ligature, ils ont déjà produit assez d'accidents
pour qu'on se tienne en garde contre leurs conséquences et pour
qu'on n'y ait recours que dans les cas où l'altération morbide
des tuniques artérielles laisse peu de chance à la méthode de la
ligature.

<h2 style="text-align:center">ARTICLE II.</h2>

LIGATURE DES ARTÈRES.

La première condition d'une bonne ligature d'artère est d'obtenir l'épanchement d'une certaine quantité de lymphe plastique
et sa coagulation dans la partie du vaisseau dont on veut produire l'oblitération. Cette opinion, soutenue en Angleterre par
Jones, et par Béclard en France, est aujourd'hui généralement
adoptée.

La constriction exercée par le fil sur l'artère dont on fait la
ligature a pour effet, en rompant les tuniques interne et moyenne
du vaisseau, de déterminer un épanchement de matière plastique
et coagulable qui devient un obstacle au passage du sang, lorsque
le fil est tombé après avoir coupé les parois du vaisseau.

C'est là toute la théorie de l'oblitération des artères après la
ligature ; car il n'est plus, je pense, un chirurgien qui, adoptant
les idées de Scarpa, puisse soutenir que les artères s'oblitèrent
par l'agglutination de leurs parois opposées qui serait la conséquence d'une inflammation adhésive.

La lymphe plastique étant d'abord liquide et n'étant susceptible d'acquérir qu'au bout de quelques jours une coagulation
suffisante pour résister à l'ondée sanguine, il est indispensable
que la ligature soit appliquée le plus loin possible de l'origine des
branches collatérales qui naissent de l'artère liée. Autrement le
sang, rapporté par les anastomoses dans la partie du vaisseau où
la lymphe doit s'épancher, se mêlerait à cette substance encore

liquide et empêcherait sa coagulation, sans laquelle l'oblitération de l'artère est impossible.

Nature du fil. — Je n'attache aucune importance à la discussion à laquelle ont pris part un grand nombre de chirurgiens, pour déterminer la nature du fil qui doit servir à la ligature des artères.

Malgré les succès obtenus par M. Lawrence et par quelques autres chirurgiens, qui, s'étant servis de fils de matière animale, ont eu le bonheur d'obtenir une réunion immédiate dans toute l'étendue de l'incision, en laissant le nœud du fil au fond de la plaie, il n'est pas moins vrai que cette pratique a eu d'assez notables revers, pour qu'on soit en droit de lui préférer la méthode ordinaire dans laquelle on conserve au dehors l'un des chefs de la ligature.

Ligature médiate. — Ce que j'ai dit du mécanisme de l'oblitération des artères ne permet pas qu'on ait recours à la *ligature médiate* que Scarpa pratiquait avec un rouleau de toile qu'il interposait à l'artère et au cordon plat dont il se servait, dans le but de prévenir la rupture des tuniques interne et moyenne.

Cette rupture étant nécessaire pour que l'épanchement de lymphe coagulable s'opère, tous les chirurgiens de nos jours, si ce n'est pourtant le professeur Roux, ont adopté la ligature avec un fil ciré que l'on prend simple ou double, suivant la constriction qui doit être exercée pour rompre les deux tuniques interne et moyenne de l'artère.

Ligature d'attente. — Desault, Pelletan et d'autres chirurgiens d'un mérite incontesté, ont employé des *ligatures d'attente* ou de précaution. Ce procédé consistait à mettre au-dessus et au-dessous de la ligature principale d'autres fils qu'on se réservait de serrer, s'il survenait une hémorrhagie.

Béclard, Dupuytren, etc., ont démontré que ces fils, incapables de produire l'oblitération du vaisseau tant que le nœud n'est pas serré, donnent souvent lieu à une inflammation ulcérative des parois artérielles et déterminent ainsi l'accident contre lequel on les a employés.

§ 1er. — Méthodes opératoires.

Les méthodes opératoires pour la ligature des artères sont au nombre de trois : 1° *méthode ancienne ;* 2° *méthode d'Anel ;* 3° *méthode de Brasdor.*

1° La *méthode ancienne* consistait à faire la ligature de l'artère au-dessus de l'anévrysme et quelquefois au-dessous en même temps ; après quoi, *ayant incisé le sac* et l'ayant débarrassé du sang qui le remplissait, on faisait un pansement avec de la charpie, comme pour une plaie ordinaire.

Ce qui caractérise cette méthode, c'est l'*ouverture du sac*, dont l'inutilité n'a été reconnue qu'au commencement du XVIII° siècle.

2° C'est depuis une opération qui fut pratiquée par Anel sur un missionnaire du Levant, que les chirurgiens ont généralement rejeté la méthode ancienne. Dans ce cas, Anel porta la ligature au-dessus de l'anévrysme, *sans ouvrir et sans toucher la poche anévrysmale.* Son succès lui donna des imitateurs, et aujourd'hui c'est cette méthode qui est universellement employée..

Hunter ayant donné le conseil de porter la ligature à une plus grande distance du sac anévrysmal qu'on ne l'avait fait avant lui, ses compatriotes ont prétendu que la méthode moderne devait porter son nom ; mais il ne faut pas confondre les mots *méthode* et *procédé* : la modification de Hunter n'est qu'un procédé de la méthode qui consiste à lier l'artère au-dessus de l'anévrysme sans faire l'ouverture de la poche anévrysmale.

3° L'impossibilité de placer une ligature entre le cœur et l'anévrysme, réduisant le chirurgien à assister, les bras croisés, au développement de certaines tumeurs anévrysmales, Brasdor eut la pensée que, dans ce cas, on pourrait porter la ligature entre l'anévrysme et la périphérie du corps. D'abord jugée très-sévèrement, cette méthode fut tentée par Deschamps, A. Cooper, Wardrop, etc. Un insuccès sembla d'abord de nature à la faire condamner définitivement : mais Wardrop, Bush, Evans, etc., ayant réussi, on pensa que sous l'influence d'une ligature placée entre la périphérie du corps et l'anévrysme, le sang peut se coaguler dans la poche anévrysmale devenue une espèce de cul-de-sac où la circulation se fait à peine sentir. M. Berard aîné, en appréciant la méthode de Brasdor, fait une distinction très-judicieuse : il y a chance de succès, d'après lui, lorsqu'il n'existe pas de collatérales qui puissent apporter le sang entre l'anévrysme et la ligature, comme dans le cas d'un anévrysme de la carotide primitive ; tandis que s'il y une collatérale qui puisse entretenir la circulation entre la ligature et l'anévrysme, cela suffira pour empêcher la coagulation du sang, sans laquelle la guérison est impossible.

La méthode de Brasdor peut être conservée pour quelques

cas exceptionnels dans lesquels la méthode d'Anel est impraticable. Mais peut-être devrait-elle être exclusivement réservée pour les anévrysmes de l'extrémité inférieure de la carotide primitive.

§ 2. — Mode opératoire.

Il y a dans une ligature d'artère trois temps dans lesquels : 1° on *découvre* le vaisseau ; 2° on le *dénude* ; 3° on l'*entoure d'une ligature.*

1er TEMPS. — L'anatomie topographique nous a indiqué entre les artères et les parties voisines des rapports d'une telle précision, qu'une ligature est devenue, pour les chirurgiens anatomistes, une opération facile.

Points de repère. — Les parties saillantes sur lesquelles on se guide pour découvrir l'artère, sont appelées *points de repère* ou *de ralliement.*

Les points de repère sont tantôt des muscles, tantôt des saillies osseuses. Avec eux il n'est plus permis d'avoir recours aux incisions obliques que Lisfranc avait conseillées d'une manière générale, à une époque où la science des points de repère n'était pas encore ce qu'elle est devenue depuis quelques années. L'obliquité des incisions a le grand inconvénient de restreindre, dans le sens longitudinal, le champ dans lequel doivent agir les instruments de l'opérateur. Ses avantages ne sont pas d'ailleurs ce qu'on pourrait croire ; car, si une incision oblique découvre un plus grand nombre d'interstices musculaires, elle n'indique pas celui où se trouve le vaisseau qu'on cherche : tandis qu'une incision longitudinale, si elle est faite d'après les indications que fournissent les points de repère, ne découvrant qu'un interstice, ne donnera pas l'embarras du choix.

La direction de l'incision étant indiquée, d'après les points de ralliement que nous ferons connaître pour chaque artère en particulier, le chirurgien doit la maintenir tracée avec les doigts de la main gauche, dont les extrémités servent de règle au bistouri et qui ont, en outre, l'avantage de tendre la peau sans la déplacer.

Pour que la peau soit tendue ainsi, il faut que les doigts l'appliquent sur les parties sous-jacentes, comme ferait une vis de pression sans exercer la moindre traction. La peau est ainsi fixée dans autant de points qu'il y a de doigts appliqués sur elle, et à moins d'une laxité extrême des tissus, cette tension des téguments, dans le sens longitudinal, est suffisante.

On coupe alors la peau, seulement la peau, si l'artère est superficielle, ou s'il y a en dehors de l'aponévrose quelque partie importante à ménager ; dans le cas contraire, on incise la peau et le tissu cellulaire sous-cutané ; puis, saisissant l'aponévrose avec une pince tenue perpendiculairement et près de ses mors, on lui fait une boutonnière avec le tranchant d'un bistouri porté à plat et coupant en dédolant (fig. 23).

On passe par cette ouverture une sonde cannelée que l'on glisse avec soin contre la face profonde de l'aponévrose, pour ne

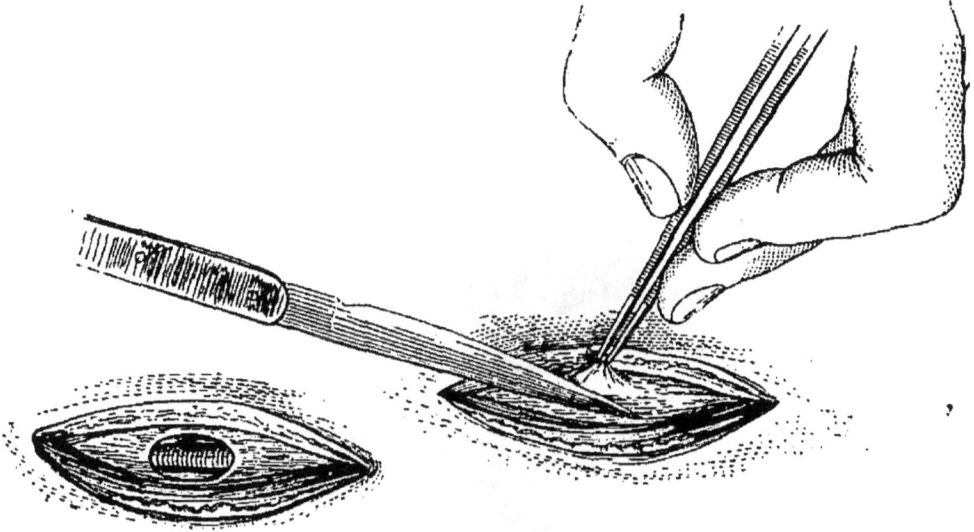

Fig. 23.

pas s'exposer à l'introduire au-dessous de quelque autre partie qu'il faut ménager. Un bistouri droit est alors engagé dans la cannelure de la sonde et relevé perpendiculairement, de manière à couper l'aponévrose dans toute l'étendue de l'incision faite à la peau.

Il est très-important que le pavillon de la sonde soit maintenu solidement entre le pouce placé sur sa face supérieure, l'indicateur et le médius appliqués sur la face opposée (voy. fig. 10). De cette manière on préviendra le mouvement de bascule qui fait sauter la sonde quand on se contente de peser sur une des faces de son pavillon.

En passant la sonde cannelée à l'une des extrémités de la plaie, on peut couper l'aponévrose d'un seul coup, tandis qu'il faut un temps de plus quand on fait la boutonnière de l'aponévrose au milieu de l'incision.

2ᵉ TEMPS. — *Dénudation de l'artère.* — Beaucoup de chirurgiens pensent que l'opération est presque finie, quand ils ont découvert l'artère, et pourtant avant de lier ce vaisseau, il faut ouvrir sa gaîne, et le séparer avec soin des veines qui l'accompagnent. Cette partie de l'opération, qu'on appelle la *dénudation de l'artère*, est un temps auquel on doit accorder la plus grande importance.

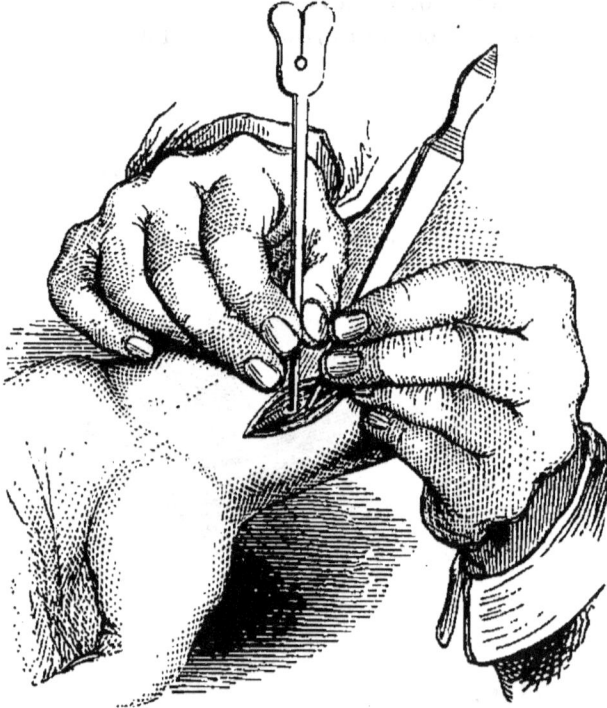

FIG. 24.

Saisissant avec une pince à disséquer le feuillet superficiel de l'aponévrose dont le dédoublement forme la gaîne de l'artère, le chirurgien lui fait une boutonnière en le coupant en dédolant. Prenant alors avec la pince l'un des bords de cette boutonnière, il isole l'artère en glissant parallèlement à elle une sonde cannelée qu'il tient près de son bec et qu'il porte perpendiculairement entre l'artère et le bord correspondant de sa gaîne (fig. 24). Quand on fait la dénudation à droite, la pince doit tenir le bord droit de la boutonnière ; elle saisit au contraire le bord gauche, lorsqu'on dénude du côté gauche, et, au moment où l'on veut passer la sonde cannelée sous l'artère, il faut que la gaîne soit tendue par la pince du côté par lequel cet instrument va être introduit.

Pour séparer l'artère de ses veines et nerfs satellites, on pince avec précaution le tissu cellulaire qui les unit, et avec la pointe de la sonde cannelée, que l'on fait aller et venir entre ces parties, on isole complétement l'artère. Dans aucun cas on ne doit toucher aux veines et aux nerfs pour les éloigner; on peut toujours les écarter en pinçant le tissu cellulo-fibreux qui leur forme une gaîne dans laquelle nerfs et veines sont contenus avec l'artère.

La dénudation ne doit pas se faire dans plus d'un centimètre de longueur. En faisant autrement, on romprait un grand nombre de *vasa vasorum*, et l'on diminuerait la vitalité de l'artère.

3e TEMPS. — *Application de la ligature.* — Quand l'artère est dénudée, saisissant avec la pince l'un des bords de l'ouverture faite à sa gaîne, on glisse entre ce bord et le vaisseau un stylet qui entraîne un fil double ciré; puis ayant fait un nœud, on le serre, en faisant de ses deux pouces ou de ses deux indicateurs une espèce de poulie de renvoi qui permet d'étreindre horizontalement l'artère (fig. 25). Un second nœud, fait de la

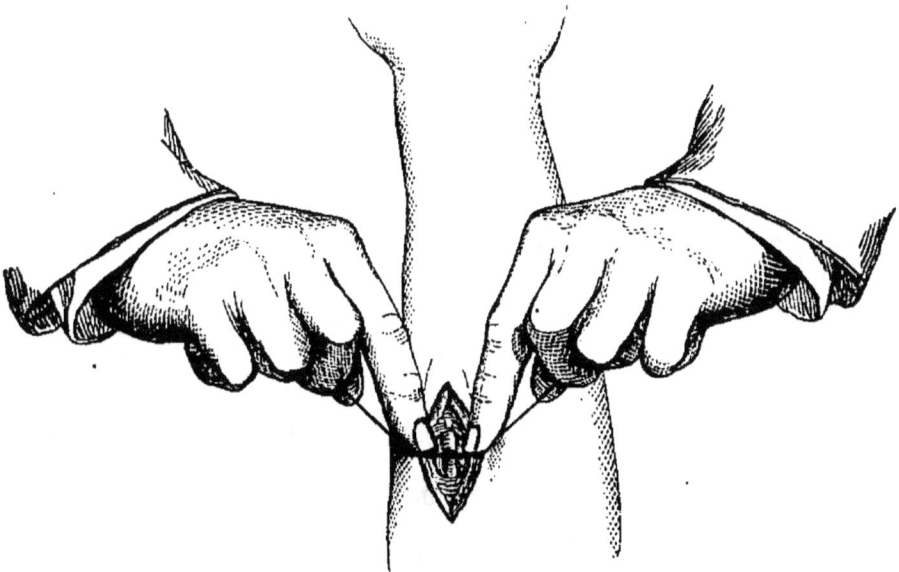

FIG. 25.

même manière, sert à consolider le premier. Dans cette dernière partie de l'opération, il faut avoir un grand soin de laisser flottants les chefs du fil pour être bien sûr qu'on ne desserrera pas le premier nœud. Quoique ce précepte soit donné par tous les chirurgiens, il est fort rare de touver un aide qui, au moment de commencer le second nœud, ne tire pas plus ou moins sur les fils.

Quand il y a un nerf auprès de l'artère, on doit introduire le stylet entre eux et faire sortir la pointe du côté opposé. Si l'artère a pour satellite une veine volumineuse, dont la blessure aurait de la gravité, c'est entre ces deux vaisseaux que le stylet doit pénétrer.

§ 3. — Soins consécutifs à la ligature.

Quand on a lié une artère un peu volumineuse, le malade doit rester couché et à peu près immobile pendant un temps qui varie de quinze à trente jours. S'il s'agit de l'artère principale d'un membre, il faut s'efforcer de maintenir la chaleur dans toutes les parties qui recevaient du sang du vaisseau qu'on a lié. Pour cela, des coussins ou des linges chauds, de la ouate, etc., recouvriront le membre; dans ce but, quelques chirurgiens conseillent même d'avoir recours à des frictions.

ARTICLE III.

LIGATURE DES ARTÈRES DU MEMBRE SUPÉRIEUR.

Nous commencerons par les branches les plus éloignées du cœur, et nous remonterons dans cette étude, de l'artère radiale à l'artère sous-clavière.

§ 1er. — Artère radiale.

Anatomie. — Le trajet de l'artère radiale est indiqué par la direction d'une ligne qui, partant du milieu du pli du coude, viendrait aboutir entre le tendon du grand palmaire et celui du long supinateur (fig. 26).

En haut, l'artère radiale est située *au niveau de l'interstice qui existe entre le long supinateur et le long pronateur* (voy. fig. 26). Une aponévrose qui la recouvre immédiatement la sépare de ces muscles.

Le nerf radial est placé à son côté externe, mais dans une gaîne distincte et assez loin d'elle, contrairement à ce que

4

disent certains auteurs mal informés ; deux veines sont accolées
à l'artère, l'une en dedans, l'autre en dehors. Au-dessous de la
couche cellulo-graisseuse sous-cutanée, l'aponévrose d'enveloppe de l'avant-bras fait une sorte de pont entre les bords des
muscles rond pronateur et long supinateur. C'est au-dessous de
cette aponévrose que se trouve l'artère radiale, mais recouverte
par un feuillet de l'aponévrose profonde.

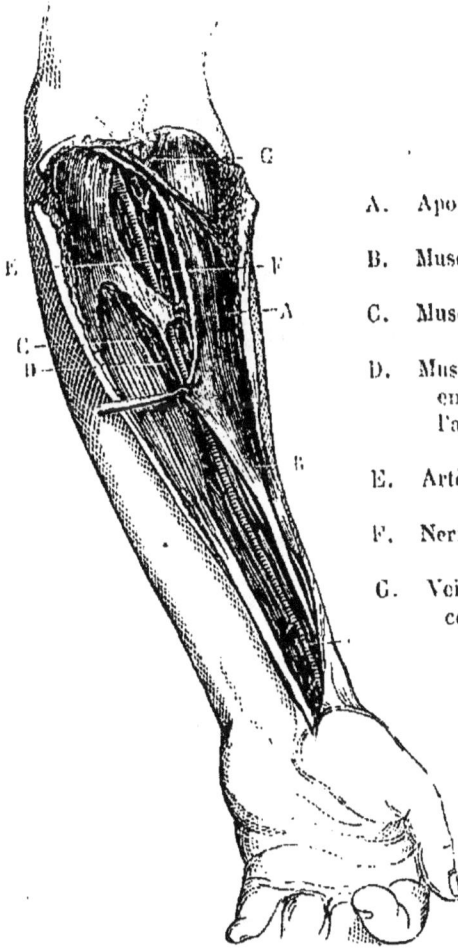

A.   Aponévrose antibrachiale.

B.   Muscle long supinateur.

C.   Muscle grand palmaire.

D.   Muscle rond pronateur, recouvert
     en partie par des lambeaux de
     l'aponévrose.

E.   Artère radiale.

F.   Nerf radial.

G.   Veines superficielles du pli du
     coude.

FIG. 26.

En bas, l'artère radiale est située *entre le tendon du grand
palmaire et celui du long supinateur* (voy. fig. 26). En arrière,
elle repose sur le long fléchisseur propre du pouce dans le tiers
moyen de l'avant-bras : un peu plus bas elle est en rapport
avec le carré pronateur, au-dessous duquel elle n'est séparée
de la face antérieure du radius que par du tissu cellulaire. Au

niveau du carré pronateur, l'artère radiale est à plus d'un demi-centimètre de son nerf satellite, qui longe son côté externe et qui lui est accolé au milieu de l'avant-bras. La peau et l'aponévrose antibrachiale la recouvrent en avant; une autre aponévrose la sépare des parties situées derrière elle. Ces deux aponévroses sont minces et peuvent être déchirées facilement.

Branches collatérales. — L'artère radiale fournit trois bran-

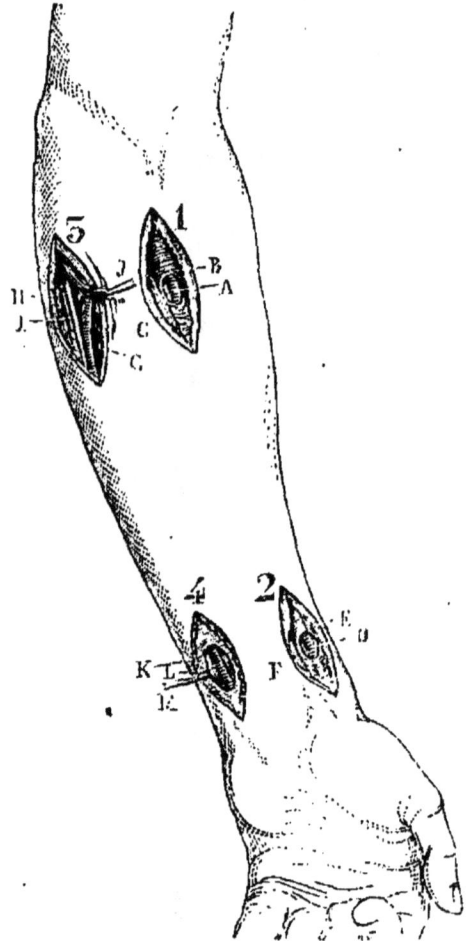

No 1.
A. Artère radiale dénudée
B. Gaine de l'artère.
C. Muscle rond pronateur.

No 2.
D. Artère radiale.
E. Tendon du long supinateur.
F. Tendon du grand palmaire.

No 3.
G. Artère cubitale.
H. Nerf cubital.
I. Muscle cubital antérieur.
J. Érigne écartant le muscle fléchisseur sublime.

No 4.
K. Gaine de l'artère ouverte.
L. Artère cubitale.
M. Érigne écartant le muscle cubital antérieur sous lequel on voit le nerf.

FIG. 27.

ches collatérales, dont le volume peut avoir de l'importance au point de vue des ligatures d'artères : ce sont la *récurrente radiale antérieure*, qui naît immédiatement au-dessous de l'origine de l'artère radiale ; la *transverse antérieure du carpe*, qui réunit les artères radiale et cubitale au niveau du bord inférieur du carré pronateur ; la *radio-primaire*, qui naît du côté interne de l'artère radiale, au point où cette artère s'infléchit sur le côté externe du radius pour arriver dans la tabatière anatomique.

Opération. — La ligature de la radiale peut être faite depuis un point situé à six lignes au-dessous de la naissance de l'artère récurrente antérieure, jusqu'à six lignes au-dessus de l'origine de la radio-palmaire.

On pratique généralement cette opération, *en haut*, à trois travers de doigt du pli du coude ; *en bas*, on doit la faire à deux ou trois travers de doigt au-dessus de l'articulation radio-carpienne.

En haut de l'avant-bras. — Faites une incision de 7 centimètres dans la direction d'une ligne qui, partant du milieu du pli du coude, viendrait aboutir entre le tendon du grand palmaire et celui du long supinateur (fig. 27).

Cette incision doit être pratiquée au niveau de l'interstice cellulo-fibreux qui sépare le long supinateur du rond pronateur, interstice qu'il est facile de reconnaître en déprimant la peau sur le bord antérieur du premier de ces muscles.

La peau et le tissu cellulaire ayant été incisés dans un premier temps, coupez l'aponévrose antibrachiale sur la sonde cannelée, au niveau d'une ligne jaunâtre qui indique l'interstice musculaire au-dessous duquel l'artère est située. Incisez de la même manière l'aponévrose qui sépare les muscles de la couche superficielle de ceux de la couche profonde, et vous trouverez l'artère entre ses deux veines satellites dont vous la séparerez avec soin ; après quoi la ligature sera passée au-dessous d'elle, au moyen d'un stylet aiguillé que l'on introduira de dehors en dedans, pour éviter de léser le nerf radial, bien que cette lésion soit peu à craindre ici, le nerf étant, en ce point, placé en dehors de l'artère, à plus d'un demi-centimètre de ce vaisseau.

En bas. — Faites une incision longue de 5 centimètres, qui, commençant un travers de doigt au-dessus de l'articulation radio-carpienne, se prolongera vers le pli du coude, dans la direction déjà indiquée de l'artère radiale (voy. ANATOMIE, *trajet de l'artère*, p. 38).

L'artère étant immédiatement au dessous de l'aponévrose antibrachiale, on devra inciser la peau et le tissu cellulaire en deux temps, pour ne pas s'exposer à couper du premier coup le vaisseau dont on veut faire la ligature.

C'est une faute que j'ai vu commettre très-fréquemment par les élèves qui ont opéré sous ma direction. On pourrait même dire que c'est le seul danger et la seule difficulté de cette opération.

Dans la tabatière anatomique. — Sur le vivant, on ne doit jamais pratiquer la ligature de l'artère radiale en ce point pour les cas de lésion dans la paume de la main, parce que n'ayant alors aucun avantage sur l'opération que nous venons de décrire, elle a le grave inconvénient d'exposer à blesser la céphalique du pouce et à ouvrir les gaînes des tendons extenseurs de ce doigt. Cette ligature doit être exclusivement réservée pour les blessures qui atteignent l'artère radiale dans cette partie de son trajet. Dans ce cas, le chirurgien, agrandissant la plaie dans la direction de la tabatière anatomique, c'est-à-dire parallèlement aux tendons des muscles grand et petit extenseurs du pouce et entre ces deux muscles, fait éloigner par un aide la veine céphalique du pouce, et cherchant avec la pince et la sonde cannelée, il découvre l'artère radiale dans la direction oblique d'une ligne qui irait de l'extrémité inférieure de l'apophyse styloïde du radius à l'extrémité supérieure du premier métacarpien.

§ 2. — Artère cubitale.

Anatomie. — L'artère cubitale est une des deux branches terminales de l'artère humérale qui se devise en artères radiale et cubitale, à quelques lignes au-dessous du pli du coude. Assez souvent la bifurcation se fait plus haut, à une distance qui varie du creux de l'aisselle à la partie inférieure du bras. Dans ce cas, l'artère cubitale est ordinairement beaucoup plus superficielle qu'à l'état normal, et elle ne reprend sa position au-dessous de son muscle satellite qu'à la partie inférieure de l'avant-bras.

Dans l'état normal, elle se sépare de la radiale à peu près au niveau de la ligne médiane du membre, et se porte obliquement de haut en bas et de dehors en dedans en passant au-dessous des muscles qui viennent s'insérer à l'épitrochlée. Elle ne devient verticale qu'au-dessous du quart supérieur de l'avant-bras.

A partir de ce point, elle est située sous le bord externe du muscle cubital antérieur (fig. 28). En haut, elle correspond à l'interstice étroit qui sépare ce muscle du fléchisseur superficiel. Plus bas, elle est placée plutôt au-dessous du tendon du muscle cubital antérieur qu'entre lui et les tendons du fléchisseur sublime.

Superficielle en bas, l'artère cubitale est située profondément, à sa partie supérieure.

Le nerf cubital est en dedans de l'artère, qui lui est accolée dans toute sa portion verticale.

4.

L'artère a deux veines satellites, l'une en dedans, l'autre en dehors.

Elle se termine en passant en dehors de l'os pisiforme, au-dessous duquel elle se réfléchit de dedans en dehors, pour constituer l'arcade palmaire superficielle que l'aponévrose palmaire recouvre immédiatement.

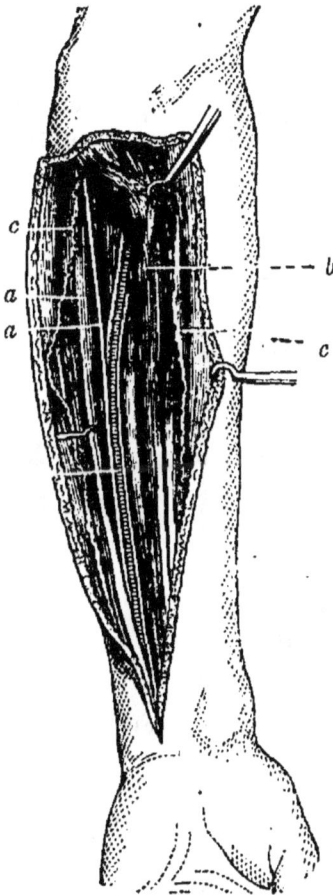

a. Muscle cubital antérieur tiré en dedans par une érigne.

b. Muscle fléchisseur sublime porté en dehors par une érigne.

cc. Aponévrose d'enveloppe des muscles de l'avant-bras.

d. Nerf cubital.

e. Artère cubitale avec ses deux veines satellites.

FIG. 23.

Les branches collatérales qu'elle fournit sont, immédiatement au-dessous de son origine, les *artères récurrentes cubitales antérieure* et *postérieure;* au niveau de la tubérosité bicipitale du radius, l'*artère interosseuse,* dont la bifurcation postérieure (artère interosseuse postérieure) fournit la *récurrente radiale postérieure.*

De là jusqu'à l'arcade palmaire, l'artère cubitale ne fournit pas de branches qui méritent d'être mentionnées.

Opération. — L'artère cubitale ne doit pas être liée dans son quart supérieur ; sa situation profonde et son obliquité obligeraient à couper transversalement les muscles au-dessous desquels elle est placée, ce qui constituerait une sorte de mutilation.

On en fait la ligature dans sa portion verticale seulement.

La direction de cette portion de l'artère étant celle d'une ligne qui, *partant de l'épitrochlée*, *irait aboutir en dehors du pisiforme*, c'est dans cette direction qu'il faudra inciser (voir fig. 28).

1° *En haut*, l'incision sera longue de 8 à 9 centimètres ; elle comprendra la peau et le tissu cellulaire jusqu'à l'aponévrose. On cherchera, dans la direction de l'incision, une ligne jaunâtre indiquant l'interstice fibreux qui sépare le muscle cubital antérieur du muscle fléchisseur sublime (fig. 29).

L'aponévrose ayant été coupée et les muscles cubital antérieur et fléchisseur sublime étant écartés, on apercevra le nerf cubital contre le côté externe duquel l'artère est appliquée. La dénudation étant faite, le fil sera passé de dedans en dehors.

Cette opération est facile, quand on a le soin d'introduire la sonde cannelée au-dessous de l'aponévrose, *un peu en avant de l'interstice* (fig. 29), tandis qu'elle présente une véritable difficulté, lorsque la sonde passe derrière la ligne jaunâtre qui correspond au point où un grand nombre des fibres d'origine du muscle cubital antérieur s'insèrent sur l'aponévrose.

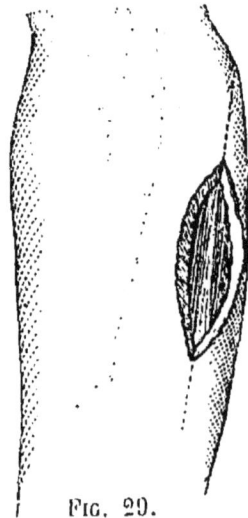

FIG. 29.

2° *En bas*, une incision de 6 à 7 centimètres est suffisante ; elle doit comprendre la peau et le tissu cellulaire. L'aponévrose anti-brachiale est coupée sur la sonde cannelée, immédiatement en dehors du tendon du muscle cubital antérieur (fig. 28). Ce tendon étant écarté en dedans, il faut couper, également sur la sonde, l'aponévrose qui sépare les muscles superficiels de ceux de la couche profonde au-dessous de laquelle l'artère est placée.

Comme c'est un dédoublement de cette dernière aponévrose qui constitue la gaîne de l'artère, il est important d'introduire la sonde cannelée dans la direction du vaisseau, et non à côté, car l'aponévrose, n'étant pas double en ce dernier point, serait coupée dans toute son épaisseur, et, après cette section, elle n'offrirait plus le degré de tension qui est nécessaire pour qu'on opère facilement la dénudation du vaisseau qu'on veut lier.

§ 2. — Artère humérale.

Anatomie. — L'artère humérale a la direction d'une ligne qui, partant du milieu du pli du coude, aboutirait au bord interne du muscle coraco-brachial.

1° *En bas*, elle est placée immédiatement au-dessous de l'expansion aponévrotique du biceps, qui la sépare de la veine médiane basilique ; en dehors du nerf médian (fig. 30) ; en avant du muscle brachial antérieur qui la sépare de l'articulation du coude.

2° *Le long du bras*, l'artère humérale est placée, en haut, sous le bord interne du muscle coraco-brachial, et, plus bas, sous le bord interne du muscle biceps. En arrière, elle répond au triceps en haut, en bas au brachial antérieur. Elle est placée dans l'interstice celluleux qui existe entre le biceps et le muscle brachial antérieur. Au haut du bras, elle est placée un peu en dedans du nerf médian ; au milieu, le nerf passe au-devant d'elle, pour se placer à son côté interne, au niveau du pli du coude (fig. 30). Le nerf cutané interne, d'abord situé un peu au-devant de l'artère, puis au dedans d'elle, s'en écarte peu à peu et traverse l'aponévrose brachiale, vers le milieu du bras, pour devenir sous-cutané.

L'artère humérale a souvent deux veines satellites, dont la plus grosse est ordinairement en dedans de l'artère. Ces deux veines communiquent par des branches transversales qui rendent difficile la dénudation de l'artère.

La veine basilique, qui suit à peu près le même trajet que l'artère humérale, est sous-cutanée ; mais dans quelques cas je l'ai rencontrée alternativement en dedans et en dehors de l'aponévrose dans les différents points de son étendue. Cette disposition anatomique, très-importante au point de vue des opérations, n'est pas indiquée par les auteurs (fig. 30).

Les branches fournies par l'artère humérale sont : *l'artère humérale profonde*, la *collatérale interne*, les *branches superficielles du vaste interne* et du *branchial antérieur*. Les seules vraiment importantes sont l'artère humérale profonde, qui se détache de l'humérale au niveau du bord inférieur du grand rond, et la collatérale interne, qui, s'anastomosant avec les récurrentes cubitales, établit une communication entre l'artère humérale et les artères de l'avant-bras.

Opération. — 1° *Le long du bras.* Faites une incision de 6 à 7 centimètres en dedans du bord interne du muscle biceps; coupez successivement la peau, le tissu cellulaire, et, arrivé à

A. Muscle grand pectoral coupé et renversé en dehors.
B. Nerf médian.
C. Muscle biceps.
D. Muscle coraco-brachial.
E. Nerf cutané interne.
F. Artère humérale.
G. Veine basilique communiquant avec les deux veines humérales.
H. Veine basilique au moment où elle va se jeter dans la veine axillaire.
I. Aponévrose d'enveloppe du bras.
J. Veine basilique traversant l'aponévrose.
K. Expansion aponévrotique du biceps.
L. Muscle rond pronateur.
M. Artère humérale au pli du bras.

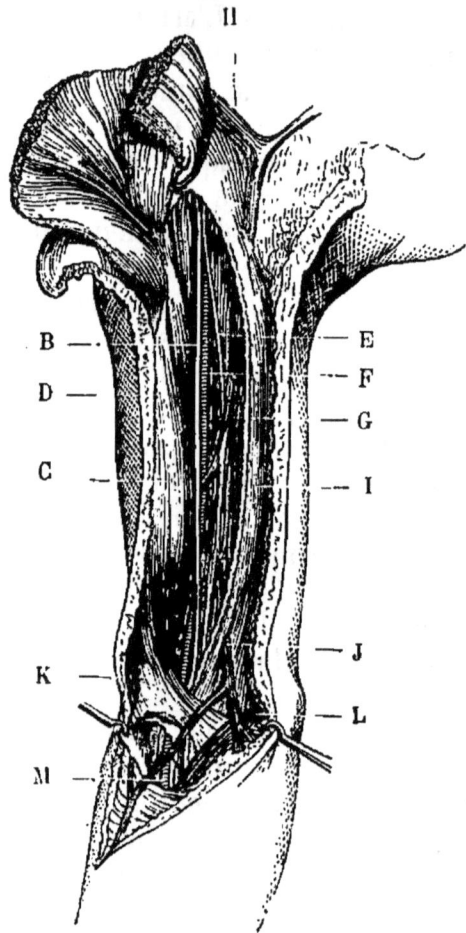

Fig. 30.

l'aponévrose brachiale, incisez-la sur la sonde cannelée. Vous apercevrez alors le nerf médian, derrière lequel se trouve l'artère (fig. 31). Pour dénuder plus facilement et passer le fil au-dessous du vaisseau, on doit fléchir l'avant-bras sur le bras, afin d'écarter plus aisément le muscle biceps et le nerf médian entre lesquels l'artère est située.

.J'ai vu souvent les élèves prendre la veine basilique pour la veine humérale, parce que, dans ce point, la veine peut être, comme l'artère, sous l'aponévrose brachiale; en se guidant sur le nerf médian qui recouvre l'artère, on évitera cette erreur. Il

faut, autant que possible, ne pas ouvrir la gaîne du muscle biceps,
ce que l'on ne manquerait pas de faire, si l'on n'y prenait garde.
En ouvrant cette gaîne, il serait peut-être plus facile d'arriver
sur l'artère; mais on exposerait le malade à des fusées purulentes
que l'on évite en faisant l'incision de l'aponévrose en dedans du
bord interne du muscle biceps.

2° *Au pli du bras.* — Faites une incision de 6 centimètres,
qui, partant du milieu du pli du bras, vienne se rendre au bord
interne du muscle biceps. Cette première incision ne doit comprendre que la peau, au-dessous de laquelle se trouve la veine
médiane basilique qu'il faut respecter. La veine est écartée par
un aide et portée en dedans, parce que si on la portait en dehors,
on couperait les veines cubitales qui viennent s'y jeter un peu
au-dessus du pli du coude (fig. 30). On soulève l'expansion aponévrotique du biceps en la saisissant avec une pince; on lui fait
une ouverture avec le bistouri porté à plat, puis on l'incise sur
la sonde cannelée dans toute l'étendue de la plaie extérieure,
au-dessous de l'expansion aponévrotique. On trouve l'artère
placée en dehors du nerf médian (fig. 31). Le plus souvent elle

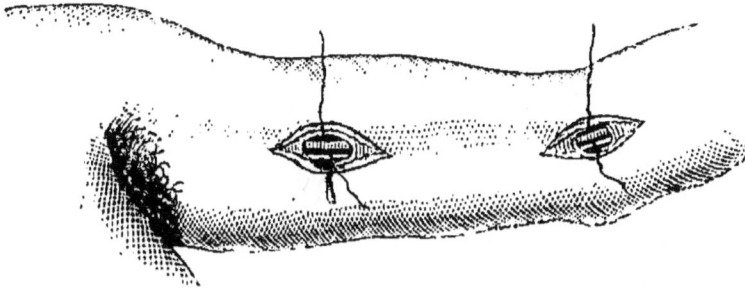

FIG. 31.

a, dans ce point, deux veines satellites. C'est de dedans en dehors qu'il faut introduire le stylet aiguillé, pour ne pas s'exposer
à blesser le nerf avec la pointe de cet instrument.

§ 4. — Artère axillaire.

Anatomie. — L'artère axillaire est cette partie de l'arbre artériel qui existe entre l'artère sous-clavière et l'artère humérale.
Elle s'étend par conséquent, de la clavicule jusqu'au niveau du
bord inférieur du tendon du grand pectoral. La portion supérieure (que l'on pourrait appeler thoracique) s'étend obliquement de la portion moyenne de la clavicule au côté interne de la

tête de l'humérus, dont elle est séparée par le tendon du muscle sous-scapulaire. La portion inférieure suit le bord interne du muscle coracobrachial.

1° *En haut*, elle est placée entre le plexus brachial et la veine axillaire, par laquelle elle est en partie recouverte. C'est dans un espace triangulaire formé par la clavicule, la paroi thoracique et le muscle petit pectoral, qu'on la rencontre. Elle est, par conséquent, recouverte par le grand pectoral et les deux aponévroses de ce muscle.

Elle est croisée par les veines acromiale et céphalique qui passent au-devant d'elle pour venir se jeter dans la veine sous-clavière (fig. 32).

2° *En bas*, elle est placée sous le bord interne du muscle coraco-brachial ; plus profondément que les nerfs médian et cutané interne, au niveau de l'interstice qui les sépare (fig. 32). La veine axillaire est en dedans de l'artère. La veine basilique étant parfois dans le creux de l'aisselle, comme au bas du bras, située dans le tissu cellulaire sous-cutané, pourrait être facilement blessée par le chirurgien qui ne se souviendrait pas de cette disposition anatomique (fig. 30).

Les branches collatérales sont : l'*acromio-thoracique*, qui naît au niveau du bord supérieur du petit pectoral ; la *thoracique longue*, qui naît derrière le muscle ; la *scapulaire inférieure* et les *circonflexes antérieure* et *postérieure* qui se séparent du tronc axilaire au niveau du bord inférieur du muscle sous-scapulaire.

Opération. — On lie l'artère axillaire dans le *creux de l'aisselle* et *au-dessous de la clavicule*.

1° *Dans le creux de l'aisselle.* — Le malade étant couché sur le dos, le bras écarté du corps et l'avant-bras légèrement fléchi (pour rendre la position moins pénible), le chirurgien fait au niveau du bord interne du muscle coraco-brachial une incision de 7 à 8 centimètres, qui, commençant sur la tête de l'humérus, se prolonge vers le bras, dans la direction du bord interne du muscle biceps. Si l'on avait quelque difficulté à sentir le muscle coraco-brachial, on ferait l'incision à la jonction du tiers antérieur avec les deux tiers postérieurs du creux de l'aisselle.

Cette première incision ne doit atteindre que la peau à cause de la veine basilique que l'on pourrait blesser en coupant sans précaution. Le tissu cellulaire étant ensuite incisé, on coupe l'aponévrose sur la sonde cannelée, et l'on trouve, d'avant en arrière, le muscle coraco-brachial, le nerf médian, le nerf cutané interne, etc. C'est entre ces deux nerfs, mais profondément, que l'on rencontre l'artère (fig. 32).

Ces derniers points de repère sont faciles à reconnaître, puisque le nerf le plus rapproché du muscle coraco-brachial est le nerf médian, et que le nerf cutané interne, placé immédiatement en dedans du médian, est remarquable par sa ténuité plus grande que celle des autres branches terminales du plexus brachial.

Si l'on n'avait pas le soin de chercher les points de repère *d'avant en arrière* et sans écarter les nerfs, avant de les avoir bien reconnus, on aurait grande chance de se tromper. Je vois

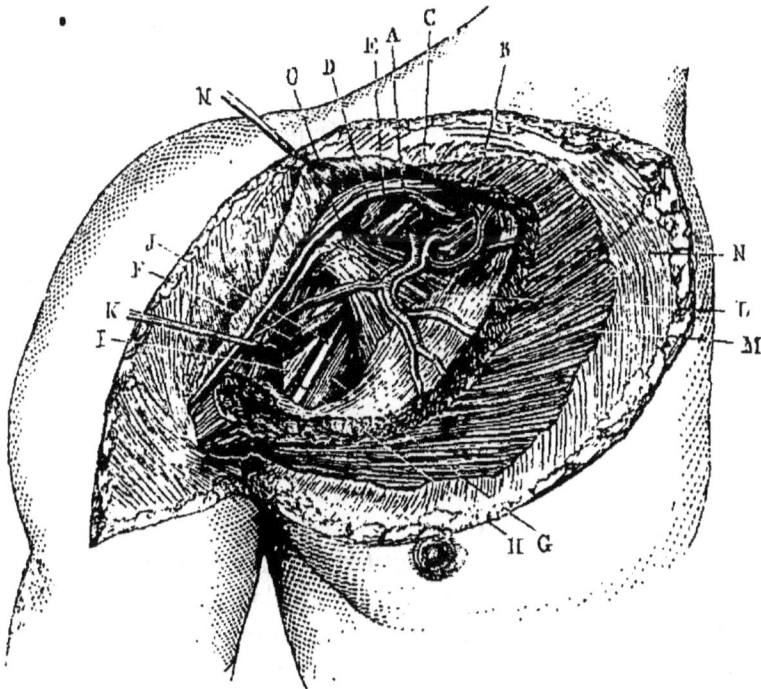

FIG. 32.

M. Muscle grand pectoral.
N. Aponévrose superficielle du grand pectoral.
L. Aponévrose profonde du même muscle.
O. Muscle petit pectoral.
K. Muscle coraco-brachial écarté en dehors par une érigne.
C. Artère axillaire au-dessus du muscle petit pectoral.
B. Veine axillaire au-dessus du même muscle.

E. Plexus brachial.
J. Nerf cutané interne.
H. Artère axillaire au-dessous du petit pectoral.
I. Nerf médian.
A. Veine céphalique.
D. Vaisseaux acromio-thoraciques.
G. Veine axillaire au-dessous du muscle petit pectoral.
F. Branche de la veine axillaire.

tous les jours les élèves qui négligent ce précepte confondre le nerf médian avec le nerf cubital.

2º Desault et Delpech ont lié l'artère axillaire derrière le *muscle petit pectoral*, en faisant une incision entre le deltoïde et le grand pectoral.

Ce procédé, dans lequel on recherche l'artère dans un interstice où l'on doit ouvrir presque nécessairement la branche descendante de l'artère acromiale et la veine céphalique qui l'accompagne, et dans lequel on coupe, en outre, le petit pectoral, me semble avoir trop d'inconvénients pour qu'il soit utile de le décrire.

3º *Au-dessous de la clavicule.* — Le malade étant couché sur le dos, son épaule étant un peu élevée par un aide qui pousse le bras de bas en haut, le chirurgien fait une incision de 8 centimètres, qui, commençant à 3 centimètres de l'extrémité sternale de la clavicule, et près du bord inférieur de cet os, se termine au niveau du bord antérieur du muscle deltoïde, en décrivant une courbe à convexité inférieure.

On peut, sans imprudence, couper du premier coup la peau, le tissu cellulaire, l'aponévrose supérieure du grand pectoral, et incisant avec précaution le muscle, arriver sur son aponévrose profonde, qui est ordinairement incisée sur la sonde cannelée, mais que j'aime mieux couper, comme dans une dissection délicate, à cause des nombreux vaisseaux qui lui sont presque accolés.

Toutes ces parties ayant été divisées, on arrive dans le triangle limité en haut par la clavicule, en dedans par la paroi thoracique, en bas et en dehors par le petit pectoral, espace restreint dans lequel on trouve d'abord la veine sous-clavière qui se gonfle pendant l'expiration et recouvre complétement l'artère (fig. 32). On sépare alors avec le plus grand soin le bord supérieur de la veine de l'aponévrose qui, partant du muscle sous-clavier, vient lui former une gaîne et la tient béante.

Cela étant fait, un aide abaisse ce vaisseau avec un crochet mousse, et l'on peut apercevoir profondément et au-dessous du plexus brachial, l'artère axillaire que le chirurgien entoure d'une ligature en passant le fil de bas en haut, pour ne pas être exposé à ouvrir la veine (fig. 33).

Les veines acromiale et céphalique, dont on aperçoit l'origine dès que l'aponévrose profonde du grand pectoral a été divisée, doivent être abaissées, et c'est au-dessus d'elles qu'il faut chercher l'artère.

Appréciation. — Dans cette opération, les rameaux thoraciques antérieurs de l'artère acromio-thoracique sont nécessairement coupés, et il faut en faire la ligature avant d'aller plus loin.

Outre les difficultés excessives et le danger immédiat que présente cette opération dans laquelle la veine axillaire pourrait être ouverte et donner lieu à l'entrée de l'air dans les veines, elle a

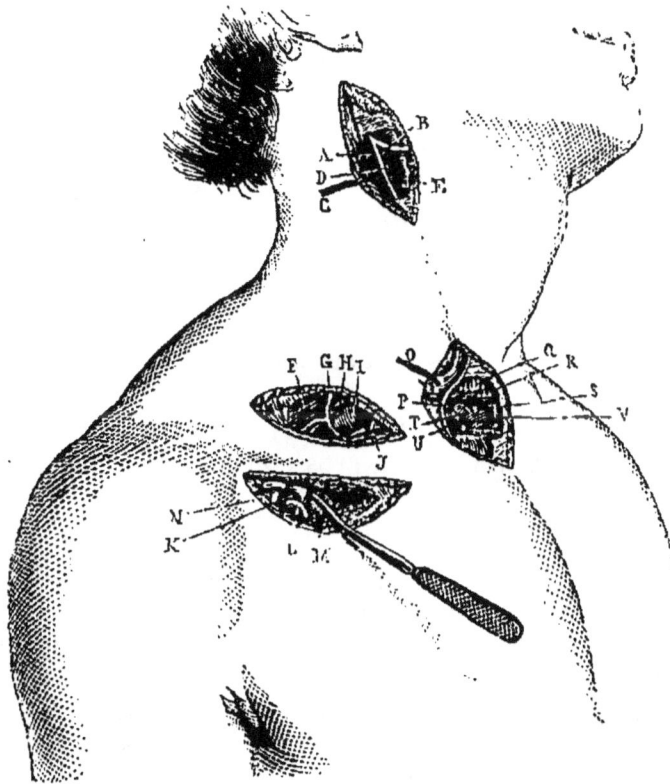

Fig. 33.

K. Artère axillaire.
M. Veine axillaire.
N. Plexus brachial.
L. Artère acromio-thoracique.

I. Artère sous-clavière.
J. Veine sous-clavière séparée de l'artère par le muscle scalène antérieur.
H. Plexus brachial.
F. Muscle scapulo-hyoïdien.
G. Veine jugulaire externe.
A. Veine jugulaire interne.
B. Nerf grand hypoglosse.

C. Érigne écartant le muscle sterno-cléido-mastoïdien.
D. Carotide interne.
E. Carotide externe.

O. Tendon coupé du muscle sterno-mastoïdien.
P. Veine jugulaire antérieure.
Q. Muscle sterno-thyroïdien.
R. Muscle sterno-hyoïdien.
S. Origine de la carotide primitive.
T. Origine de l'artère sous-clavière.
U. Tronc veineux brachio-céphalique.
V. Veine thyroïdienne inférieure.

encore le grave inconvénient d'être pratiquée auprès de l'origine des branches collatérales, dont plusieurs naissent, comme je l'ai dit plus haut, au niveau du petit pectoral.

Je pense donc que l'artère axillaire ne doit être liée que dans le creux de l'aisselle. Dans les cas où la lésion est située plus haut, on doit recourir à la ligature de l'artère sous-clavière.

4° *Procédé de Lisfranc.* — Lisfranc a donné le conseil de faire l'incision dans l'interstice qui existe entre la portion sternale du grand pectoral et son faisceau claviculaire; mais c'est se créer des difficultés très-grandes sur le vivant, pour épargner la section transversale du muscle grand pectoral, qui ne peut avoir d'autre gravité que celle qui serait la suite de l'hémorrhagie causée par l'ouverture d'un grand nombre de petits vaisseaux, si l'opérateur n'avait pas la précaution de les tordre ou de les lier, avant de passer outre.

§ 5. — Artère sous-clavière.

Anatomie. — L'artère sous-clavière s'étend du tronc innominé à droite (fig. 33), de la crosse de l'aorte à gauche, jusqu'à la clavicule.

Elle décrit par conséquent une courbe à concavité inférieure.

Il faut lui distinguer deux portions, l'une en dedans des muscles scalènes, l'autre en dehors.

L'artère sous-clavière s'appuie sur la première côte immédiatement derrière le tubercule d'insertion du scalène antérieur, au-dessous du plexus brachial, placé comme elle entre les scalènes, en arrière de la veine sous-clavière, dont elle est séparée par le muscle scalène antérieur (fig. 34).

En dehors des scalènes, l'artère sous-clavière est placée au milieu de l'espace qui sépare les bords correspondants des muscles trapèze et sterno-mastoïdien, au-dessous de la peau, du tissu cellulaire, du muscle peaucier, de l'aponévrose qui va du sterno-mastoïdien au trapèze, et immédiatement au-dessous de l'aponévrose profonde qui enveloppe le muscle omoplat-hyoïdien.

Elle est séparée du muscle sous-clavier par la veine sous-clavière, à laquelle elle est accolée auprès de la clavicule.

La clavicule et le muscle omo-hyoïdien forment, avec le scalène antérieur, un triangle dans lequel se trouve l'artère (fig. 34).

La veine jugulaire externe croise sa direction pour se jeter dans la veine sous-clavière au milieu de la clavicule.

Les branches collatérales de l'artère sous-clavière sont: la *vertébrale*, la *thyroïdienne inférieure*, la *mammaire interne* et l'*intercostale supérieure*, la *scapulaire supérieure*, la *scapulaire postérieure* et la *cervicale profonde*, qui naissent au niveau des scalènes ou à peu de distance de ces muscles.

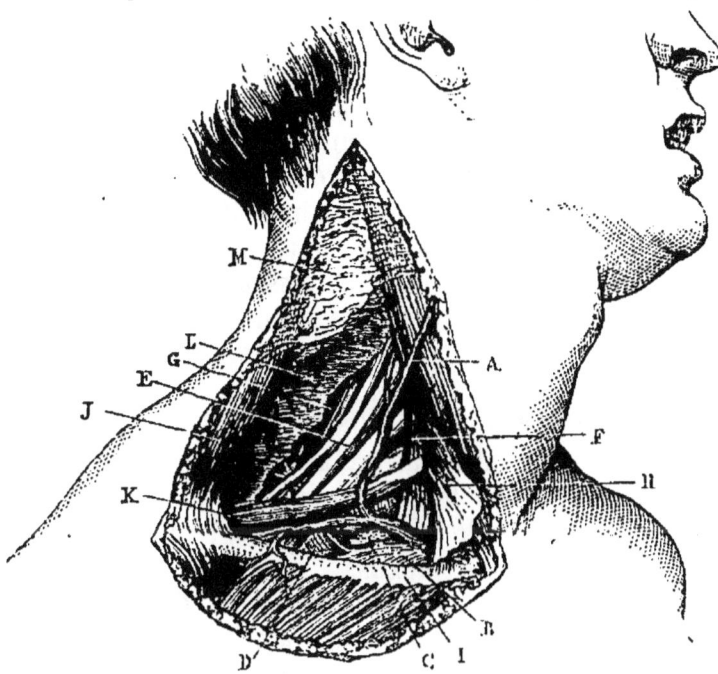

FIG. 34.

A. Veine jugulaire externe.	H. Faisceau sternal du muscle sterno-mastoïdien, renversé en avant.
B. Veine sous-clavière.	I. Clavicule.
C. Première côte.	J. Trapèze.
D. Artère sous-clavière.	K. Muscle omo-hyoïdien.
E. Plexus brachial.	L. Aponévrose profonde du cou.
F. Scalène antérieur.	M. Aponévrose superficielle.
G. Scalène postérieur.	

Opération. — On a lié l'artère sous-clavière *en dehors* et *en dedans des muscles scalènes*, et dans le point *où le muscle scalène antérieur la recouvre*.

1° *En dehors des scalènes.* — Le malade étant couché et son épaule étant abaissée, le chirurgien fait, à 1 centimètre au-dessus de la clavicule et parallèlement à cet os, une incision qui, partant du bord externe du muscle sterno-mastoïdien, est continuée jusqu'au bord voisin du muscle trapèze. Cette incision ne doit diviser que la peau ; dans un second temps, on coupe le tissu cellulaire et le muscle peaucier avec précaution, pour ne point blesser la veine jugulaire externe qu'il ne faut pas confondre avec deux petites branches collatérales qu'on pourrait appeler *claviculaires*, et qui, croisant la direction de la clavicule, vont se jeter dans la veine jugulaire externe. On coupe alors sur la sonde cannelée l'aponévrose qui va du trapèze au muscle sterno-mastoïdien; puis divisant avec le bec de la sonde l'aponévrose profonde, on porte le doigt sur le bord antérieur du muscle scalène antérieur, et le glissant de haut en bas, on arrive sur le tubercule de la première côte sur lequel ce muscle s'insère.

Le doigt indicateur de la main gauche restant sur ce tubercule, avec la main droite armée de la sonde cannelée on déchire l'aponévrose qui recouvre l'artère; après quoi, prenant la pince de la main gauche, on dénude le vaisseau derrière lequel on introduit la ligature en passant une aiguille courbe de haut en bas et d'arrière en avant, parce que la veine est, immédiatement en dehors des scalènes, suffisamment éloignée de l'artère pour qu'on n'ait pas à craindre de la blesser (fig. 33).

Pour éviter de confondre l'artère avec une branche du plexus brachial, on doit dénuder le cordon aplati qui se trouve le plus rapproché du tubercule de la première côte, car l'artère est interposée entre cet os et le plexus.

Ce procédé est celui que Lisfranc a fait adopter par tout le monde. On fait aujourd'hui à peine mention de l'incision en T de Marjolin; mais on pourrait sans doute, comme le veut Roux, faire une incision oblique de haut en bas et un peu de dedans en dehors, allant de l'interstice des deux scalènes au milieu de la clavicule. Par cette incision on aurait l'avantage de ne pas être gêné par la veine jugulaire externe; mais je crois que sur le vivant on arriverait moins sûrement sur l'artère.

2° *Entre les scalènes.* — Faites parallèlement au bord supérieur de la clavicule une incision qui, commençant à 1 centimètre en avant du muscle trapèze, vienne jusqu'auprès du bord antérieur du muscle sterno-mastoïdien; divisez le faisceau externe de ce dernier muscle, puis le muscle scalène antérieur; et ayant dénudé l'artère, entourez-la d'une ligature que vous passez ici de haut en bas, pour éviter de léser le plexus brachial.

Outre le danger de couper le nerf diaphragmatique, on porte, par ce procédé, la ligature du côté droit, près de l'origine de l'artère; et, des deux côtés, au voisinage des branches thyroïdienne inférieure, mammaire interne et cervicale ascendante.

En dedans des scalènes. — Je regarde cette opération comme une de celles qu'on peut répéter sur le cadavre, mais qu'on ne doit pas faire sur le vivant.

5.

§ 6. — Artère mammaire interne.

Anatomie. — Née de la sous-clavière, au niveau des muscles scalènes, l'artère mammaire interne s'enfonce tout de suite dans la cavité thoracique, et descend vers l'appendice xiphoïde, où elle se divise en deux branches anastomotiques.

Avant son entrée dans la poitrine, elle est séparée de l'extrémité sternale de la clavicule par le tronc veineux brachio-céphalique; plus bas, elle est située entre la plèvre pariétale et le muscle triangulaire du sternum, qui sont en arrière, et les muscles intercosteux internes qui sont au-devant d'elle. Elle est à un demi-centimètre du bord du sternum, et croise la direction des cartilages des côtes.

Opération. — Une incision oblique allant du point où le troisième cartilage s'implante sur le sternum, jusqu'au milieu du cartilage de la quatrième côte, et comprenant la peau, le tissu cellulaire et les muscles intercostaux, permet de découvrir facilement l'artère mammaire interne. J'indique le troisième espace intercostal, parce qu'il est le plus large; mais ce n'est pas le seul point où l'on puisse faire la ligature de l'artère mammaire. Il faut seulement se souvenir qu'au-dessous d'elle se trouve la plèvre, qu'il serait dangereux d'ouvrir.

Appréciation. — C'est une opération d'amphithéâtre. Si cette artère était lésée, il serait plus facile de la comprimer par tamponnement que d'en faire la ligature, à moins que la cause vulnérante n'eût, par hasard, respecté la plèvre.

§ 7. — Artère carotide primitive.

Anatomie. — L'artère carotide primitive, née de l'aorte à gauche, du tronc innominé à droite, se termine au niveau du bord supérieur du cartilage thyroïde.

Sa direction est celle d'une ligne qui, partant du bord antérieur de l'apophyse mastoïde, irait aboutir à 2 centimètres en dehors de l'extrémité sternale de la clavicule.

Placé, *en haut*, sous le bord antérieur du muscle sterno-cléidomastoïdien, elle correspond, *en bas*, à l'interstice celluleux qui existe entre les deux faisceaux sternal et claviculaire de ce muscle. La veine jugulaire interne est accolée à sa face externe. Le nerf pneumogastrique est situé entre la veine et l'artère, et un peu derrière ces vaisseaux. Le rameau descendant du grand hypoglosse, qui s'anastomose avec une branche du plexus cervical, descend au-devant de la gaîne de l'artère (fig. 35).

L'artère est croisée, vers son milieu, par le muscle omo-hyoïdien, au-dessous duquel elle est recouverte par les muscles sterno-hyoïdien et sterno-thyroïdien qu'une aponévrose résistante réunit en ce point. En arrière, elle repose sur la colonne vertébrale dont elle est séparée par les muscles prévertébraux. Son rapport avec le tubercule de l'apophyse transverse de la sixième vertèbre est assez rapproché pour servir de point de repère, quand on fait la ligature à ce niveau (Chassaignac).

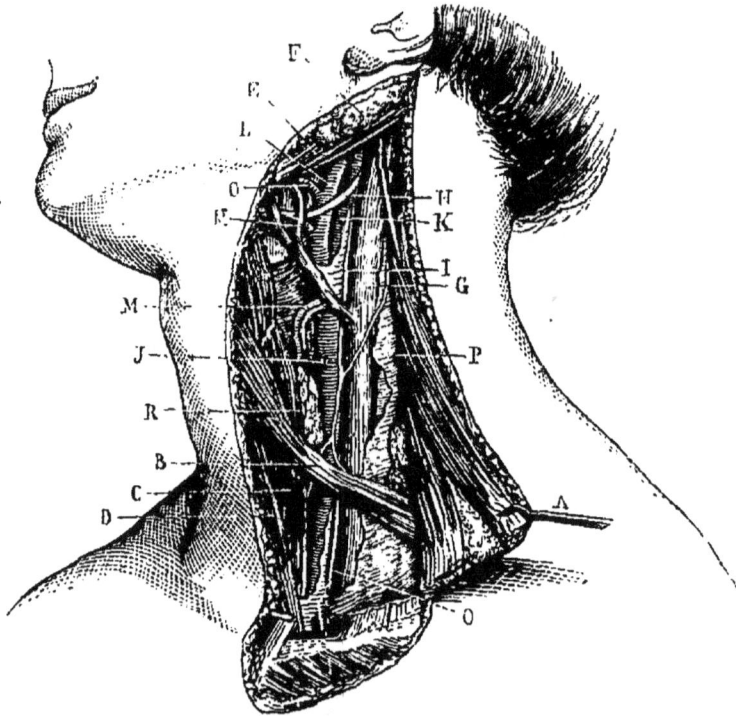

Fig. 35.

A. Muscle sterno-mastoïdien tiré en dehors par une érigne.
B. Muscle omo-hyoïdien.
C. Muscle sterno-thyroïdien.
D. Muscle sterno-hyoïdien.
E. Muscle digastrique.
F. Glande parotide.
G. Veine jugulaire interne.
H. Nerf grand hypoglosse.
I. Branche descendante du grand hypoglosse.
J. Artère carotide primitive.
K. Artère carotide interne.
L. Artère carotide externe.
M.
N. } Branches de la carotide externe.
O.
P. Aponévrose profonde du cou.
Q. Nerf pneumogastrique entre la veine et l'artère, mais plus superficiel qu'il ne l'est en réalité.
R. Corps thyroïde.

Opération. — Toutes les fois qu'on le peut, on doit lier l'artère au-dessus de son entrecroisement avec le muscle omo-hyoïdien, en ayant soin de porter la ligature très-près de ce muscle, c'est-à-dire à 3 centimètres environ de la bifurcation de la carotide primitive ; mais comme on n'a pas toujours la possibilité de choisir le point le plus favorable, je décrirai l'opération :

1° Au-dessus de l'omo-hyoïdien ; 2° au-dessous de ce muscle; 3° dans l'interstice des deux faisceaux du muscle sterno-cléido-mastoïdien.

1° *Partie supérieure* (au-dessus du muscle omo-hyoïdien). — La tête étant légèrement étendue, on pratique une incision de 8 centimètres au niveau du bord antérieur du muscle sterno-cléido-mastoïdien. Cette première incision comprend la peau, le tissu cellulaire et même le muscle peaucier. Dans une seconde incision, on coupe l'aponévrose qui va du bord antérieur du muscle sterno-mastoïdien d'un côté à celui du côté opposé. Puis, mettant ce muscle satellite de l'artère dans le relâchement, on le fait tirer en dehors par un aide armé d'érignes, ce qui permet d'apercevoir l'aponévrose profonde qui recouvre l'artère et la veine. Cette aponévrose ayant été incisée sur la sonde cannelée avec les plus grandes précautions, il sera facile d'écarter la veine jugulaire interne et le nerf pneumogastrique, pour passer de dehors en dedans une aiguille de Cooper, entraînant le fil ciré qui doit servir à faire la ligature (fig. 36).

2° *Partie inférieure* (au-dessous du muscle omo-hyoïdien. — Quand on est forcé de lier l'artère au-dessous de l'omo-hyoïdien, on ne peut plus avoir recours au procédé que je viens de décrire, parce qu'il donnerait lieu à une plaie en zigzag, d'où le pus pourrait fuser jusque dans le médiastin antérieur.

Le muscle sterno-cléido-mastoïdien recouvrant l'artère carotide primitive à sa partie inférieure, je crois que le procédé le plus facile et le plus exempt de dangers consiste à faire une incision longitudinale au niveau du bord antérieur du muscle sterno-mastoïdien, et à faire tomber sur elle, près du bord supérieur de la clavicule, une incision transversale figurant une L par sa rencontre avec la première. Le lambeau de peau ainsi circonscrit étant détaché, on coupe transversalement le faisceau sternal du muscle sterno-mastoïdien, puis soulevant le muscle sterno-thyroïdien avec une pince, on le coupe également en travers. On arrive de cette manière sur l'artère, que l'on dénude sans difficulté (Val. Mott, Graefe).

3° *Dans l'interstice des faisceaux du muscle sterno-cléido-*

mastoïdien. — M. Sédillot pratique une incision correspondant à l'interstice des faisceaux sternal et claviculaire du muscle sterno-cléido-mastoïdien ; faisant ensuite écarter les deux faisceaux du muscle, il arrive sur l'artère à travers leur interstice.

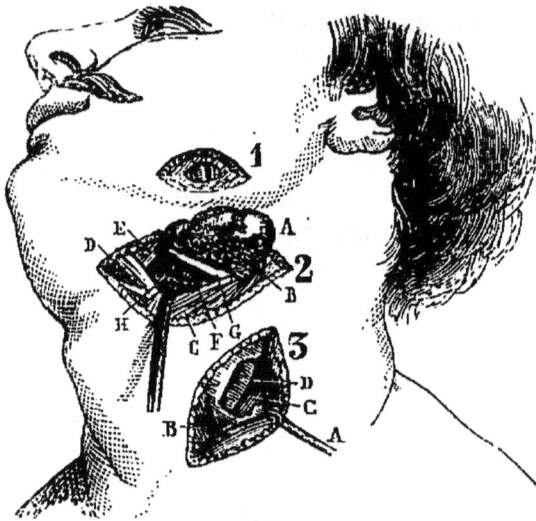

No 1.
Artère faciale avec ses deux veines satellites.

No 2.
A. Glande sous-maxillaire.
B. Veine faciale.
C. Ventre postérieur du muscle digastrique.
D. Ventre antérieur du même muscle.
E. Bord postérieur du muscle mylo-hyoïdien.
F. Muscle hyo-glosse divisé.
G. Nerf grand hypoglosse.
H. Artère linguale.

No 3.
A. Muscle sterno-mastoïdien écarté par une érigne.
B. Muscle omo-hyoïdien.
C. Veine jugulaire interne.
D. Artère carotide primitive.

FIG. 36.

Appréciation. — Le procédé de M. Sédillot est facile sur le cadavre ; mais, sur le vivant, il serait fort difficile de dénuder l'artère et de la lier au fond d'une plaie dont les bords se contracteraient avec force.

D'un autre côté, une simple incision longitudinale, faite au niveau du bord antérieur du muscle sterno-mastoïdien, donne une plaie en zigzag dont tous les chirurgiens ont signalé les inconvénients. Je crois donc que le meilleur procédé est celui qui consiste à couper en travers le faisceau interne du muscle sterno-cléido-mastoïdien.

§ 8. — Tronc innominé ou brachio-céphalique.

Anatomie. — Le tronc innominé ou brachio-céphalique naît de la partie antérieure de la convexité de la crosse de l'aorte et se termine au niveau de la fossette sus-sernale, près de l'extrémité sternale de la clavicule droite.

Chez quelques sujets, surtout chez les vieillards, il déborde de 8 ou 10 millimètres l'extrémité supérieure du sternum. Dans tous les cas, on l'attire un peu au dehors de la poitrine en renversant la tête en arrière.

Oblique de bas en haut et de dedans en dehors, il répond, en avant, au tronc veineux brachio-céphalique (fig. 33, U) qui croise sa direction, et aux muscles sterno-hyoïdien et sterno-thyroïdien qui le séparent du sternum (fig. 33, Q, R). En arrière, il est en rapport avec la trachée et le nerf pneumogastrique ; en dehors, avec la plèvre ; en dedans, avec la carotide primitive gauche dont il est séparé par toute la largeur de la trachée.

Le tronc innominé ne fournit aucune branche collatérale, si ce n'est dans les cas rares où il émet l'artère thyroïdienne de Naubauer.

Opération. — On ne peut lier cette artère, presque entièrement cachée dans la cavité thoracique, qu'en faisant une large ouverture. Le procédé suivant, auquel MM. Mott et Graefe ont eu recours, est celui qui expose le moins à blesser les organes importants qui avoisinent l'artère innominée.

La tête du malade étant maintenue dans l'extension, sa figure tournée un peu à gauche, le chirurgien fait une incision composée, dont une des branches, parallèle au bord supérieur de la clavicule droite, commence près de la ligne médiane et se termine près du bord externe du muscle sterno-mastoïdien ; l'autre branche, à peu près verticale, longe le bord interne de ce muscle. Au moyen de cette incision, on peut facilement détacher du sternum le faisceau du muscle sterno-mastoïdien qui s'y insère, arriver sur le muscle sterno-thyroïdien que l'on coupe également en travers, et dénuder sans danger le tronc brachio-céphalique (fig. 33).

Cette dénudation doit être faite avec la plus grande précaution, à cause du voisinage du nerf pneumogastrique et du tronc veineux brachio-céphalique.

On doit aussi se rappeler que la plèvre peut être ouverte, car j'ai vu souvent commettre cette faute par des élèves qui répétaient cette opération sur le cadavre.

§ 9. — Artères carotides interne et externe.

Anatomie. — Ces deux vaisseaux résultent de la bifurcation de l'artère carotide primitive. Ils naissent donc au niveau du bord supérieur du cartilage thyroïde.

Les artères carotides interne et externe sont à peu près sur le même plan, près de leur origine ; plus haut, l'interne (c'est-à-dire celle qui se distribue à l'intérieur du crâne) est placée en dehors de l'externe. Mais ce n'est pas par leurs rapports mutuels qu'elles seront le plus sûrement distinguées, il existe entre elles une différence qui suffira toujours à un chirurgien : la carotide interne ne fournit pas une branche, depuis son origine jusqu'à son entrée dans le crâne, tandis que la carotide externe donne naissance à la thyroïdienne supérieure, à la linguale, etc. (fig. 35).

Toutes les deux sont situées près du bord antérieur du muscle sterno-cléido-mastoïdien dont elles s'éloignent de plus en plus, à mesure qu'on les étudie plus loin de leur origine.

Elles sont situées en dedans de la veine jugulaire interne dont elles sont séparées par le nerf grand hypoglosse qui croise leur direction, à la partie supérieure du cou (fig. 35). Le nerf pneumogastrique est en arrière d'elles.

Plusieurs couches aponévrotiques les séparent de la peau. Après avoir coupé l'aponévrose cervicale qui part du bord antérieur du muscle sterno-mastoïdien, on arrive sur plusieurs ganglions lymphatiques, au-dessous desquels l'aponévrose profonde se dédouble pour former des gaînes propres à tous les nerfs et vaisseaux de cette région.

Opération. — Faites à la peau une incision longue de 8 centimètres, commençant au niveau du milieu du cartilage thyroïde et se continuant, en haut, le long du bord antérieur du muscle sterno-mastoïdien. Incisez le tissu cellulaire sous-cutané, le muscle peaucier, l'aponévrose cervicale superficielle, puis, écartant les ganglions lymphatiques, ou les enlevant, s'ils sont trop volumineux, saisissez avec une pince le feuillet superficiel de l'aponévrose profonde, que vous couperez d'abord en dédolant et que vous inciserez ensuite sur la sonde cannelée dans toute l'étendue de la plaie.

Vous arriverez alors sur les deux artères carotide interne et externe que vous isolerez de la veine jugulaire interne avec d'autant plus de facilité que le nerf grand hypoglosse les sépare de ce vaisseau (fig. 33).

Vous distinguerez la carotide interne de la carotide externe, par les branches collatérales qui naissent de celle-ci, tandis que l'interne n'en fournit pas hors du crâne.

§ 10. — Artère faciale.

Anatomie. — Née de la carotide externe, au niveau de l'os hyoïde, l'artère faciale se dirige obliquement vers la commissure correspondante des lèvres. Dans le point où l'on en fait la ligature,

elle repose sur le maxillaire inférieur, en avant du muscle masséter, au-dessous du muscle peaucier. Elle est très-flexueuse et
enveloppée d'une couche assez épaisse de tissu cellulo-graisseux.

Opération. — On peut la lier en faisant une incision dans la
direction de son trajet; mais à cause de ses flexuosités, je crois
qu'il est plus prudent de faire une incision transversale, qui,
commençant un centimètre et demi en avant de l'angle de la
mâchoire, est prolongée, du côté de la symphyse du menton,
dans une étendue de 3 centimètres (fig. 36, n° 1).

La peau, le tissu cellulaire sous-cutané et le muscle peaucier
sont incisés successivement. Abandonnant alors le bistouri, le
chirurgien dénude l'artère en se servant de la pince et de la sonde
cannelée.

Appréciation. — Ce n'est qu'une opération d'amphithéâtre,
car on pourra toujours, par la compression, obtenir le résultat
que l'on demanderait à la ligature.

§ 11. — Artère linguale.

Anatomie. — L'artère linguale, née de la carotide externe,
entre la faciale et la thyroïdienne supérieure, se porte en haut et
en avant pour gagner le bord inférieur de la langue.

Dans la première partie de son trajet, c'est-à-dire près de son
origine, l'artère linguale est profondément placée sous les muscles
digastrique et stylo-hyoïdien, et sous le nerf grand hypoglosse.

Au niveau de l'os hyoïde, elle offre des rapports très-importants, au point de vue de la chirurgie opératoire. Longeant le bord
supérieur de la grande corne de l'os hyoïde, elle est située entre
le muscle hyo-glosse qui est en avant et le constricteur moyen du
pharynx qui est en arrière; plus superficiellement, elle a des rapports qui sont des guides sûrs dans l'opération de la ligature : le
muscle digastrique, en se réfléchissant au niveau de l'os hyoïde,
forme les deux côtés d'un triangle dont la base est représentée
par le nerf grand hypoglosse. Dans ce triangle, on trouve toujours l'artère au-dessous du muscle hyo-glosse qu'il ne faut pas
confondre avec le muscle mylo-hyoïdien qui déborde souvent la
partie antérieure du triangle que nous venons d'indiquer.

Pour ne pas commettre cette erreur, il suffit de se souvenir que
le muscle hyo-glosse répond à toute l'aire du triangle et qu'il est
sur un plan plus profond que le nerf grand hypoglosse, dont la
partie antérieure est recouverte par le muscle mylo-hyoïdien.

Une aponévrose mince recouvre le muscle hyo-glosse.

Souvent il n'y a qu'une veine linguale, qui est séparée de l'artère par l'épaisseur du muscle hyo-glosse ; quelquefois aussi l'artère a une veine satellite qui lui est accolée.

La glande sous-maxillaire, avec sa gaîne aponévrotique qui se continue avec celle du muscle digastrique, recouvre cet espace triangulaire dont nous venons de parler et le déborde plus ou moins en bas (fig. 36, n° 2).

Les branches collatérales fournies par l'artère linguale sont au nombre de trois ; mais il n'y a que la branche *sublinguale* qui offre quelque intérêt, au point de vue de la chirurgie opératoire. Dans quelques cas, on a pu lier cette artère au lieu du tronc principal ; il faut donc savoir qu'elle se trouve souvent, comme l'artère linguale, dans le triangle digastrique ; elle est généralement en avant de l'artère linguale, et se cache bientôt entre les muscles mylo-hyoïdien et hyo-glosse.

Opération. — Le malade étant couché sur le dos, la tête un peu étendue, on fait une incision légèrement convexe en bas, commençant au niveau du sommet de la petite corne de l'os hyoïde, et s'étendant en arrière dans une étendue de 4 centimètres. La peau, le tissu cellulaire et le muscle peaucier ayant été divisés, on découvre la glande sublinguale. Cette glande ayant été relevée avec les pinces, et son aponévrose ayant été séparée de celle du muscle digastrique, on aperçoit le triangle sus-hyoïdien, formé en avant, en bas et en arrière par le muscle digastrique et en haut par le nerf grand hypo-glosse.

Le muscle hyo-glosse, qui forme le fond de ce triangle, étant saisi avec des pinces, on le coupe en dédolant, et immédiatement au-dessous on trouve l'artère linguale (fig. 36, n° 2).

La veine faciale croisant la région sus-hyoïdienne vers la pointe de la grande corne de l'os hyoïde (fig. 36), il faut prendre garde de la léser dans l'incision qui s'étend plus ou moins vers cette partie du cou.

Appréciation. — C'est un procédé d'une précision telle, que, sur le cadavre, la ligature de l'artère linguale devient presque aussi facile que celle de l'artère radiale. Sur le vivant, les mouvements de déglutition entraînant sans cesse l'os hyoïde de bas en haut, augmentent les difficultés de l'opération. Pour obvier à cet inconvénient, je conseille de faire saisir et tirer en bas le muscle digastrique avec une érigne qui servira à le maintenir immobile.

Le procédé ancien était beaucoup moins sûr que le précédent

qui, depuis quelques années, est généralement adopté. On se
guidait sur l'os hyoïde, et après avoir fait une incision parallèle
à cet os, on détachait le muscle digastrique et le stylo-hyoïdien
de leurs insertions avec l'os hyoïde, et coupant le muscle hyo-
glosse, on arrivait sur l'artère.

On voit que, par ce procédé, cherchant l'artère dans un espace
moins bien déterminé que le petit triangle qui sert de guide aux
chirurgiens de nos jours, il était bien plus facile de s'égarer.

ARTICLE IV.

LIGATURE DES ARTÈRES DU MEMBRE INFÉRIEUR.

Comme pour les artères du membre supérieur, nous commencerons par les vaisseaux les plus éloignés du cœur.

§ 1er. — Artère pédieuse.

Anatomie. — Le trajet de l'artère pédieuse est indiqué par
la direction d'une ligne qui, partant du milieu de l'espace intermalléolaire, irait aboutir à la partie postérieure du premier
espace intermétatarsien.

Placé sous le bord interne du muscle pédieux (court extenseur des orteils), l'artère est en dehors de la gaîne du tendon
de l'extenseur propre du gros orteil.

Elle a deux veines satellites qui sont, l'une en dedans,
l'autre en dehors. Le nerf tibial antérieur accompagne l'artère
pédieuse au-dessus de laquelle il est situé (fig. 37).

Elle est recouverte immédiatement par l'aponévrose, qui,
partant du bord interne du muscle pédieux, va se continuer
avec la gaîne de l'extenseur propre du gros orteil; mais elle
est encore séparée de la peau par une autre aponévrose dans un
dédoublement de laquelle se trouve le *nerf-musculo-cutané*
(fig. 37, L), qu'il ne faut pas confondre avec le nerf tibial antérieur, nerf satellite de l'artère, placé comme ce vaisseau au-
dessous de l'aponévrose profonde.

Anomalies. — L'artère pédieuse n'existe pas constamment,
j'ai vu souvent l'artère tibiale antérieure n'être continuée au-
delà du ligament annulaire dorsal du tarse que par une petite
branche qui venait former l'interosseuse dorsale du premier
métatarsien; tandis que l'*artère dorsale du tarse*, se portant

transversalement, comme à l'état normal (fig. 37), au-dessous
de la partie charnue du muscle pédieux, était, par son volume,
la véritable continuation de l'artère tibiale antérieure.

A. Tubercule du muscle jambier antérieur.

B. Tubérosité antérieure du tibia.

C. Tête du péroné.

D. Muscle tibial antérieur tiré en
dedans par une érigne.

E. Muscle extenseur commun des
orteils tiré en dehors.

F. Muscle extenseur propre du gros
orteil.

G. Ligament annulaire antérieur du
tarse.

H. Muscle pédieux.

I. Artère tibiale antérieure.

J. Nerf satellite de l'artère.

K. Artère pédieuse en dehors et un
peu au-dessous du nerf.

L. Nerf musculo-cutané.

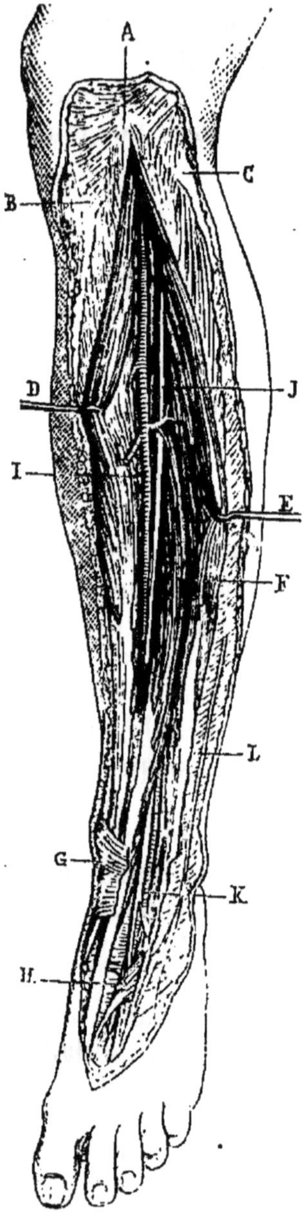

FIG. 37.

Opération. — Faites une incision de 5 centimètres dans la
direction d'une ligne qui, partant du milieu de l'espace intermalléolaire, irait aboutir à l'extrémité postérieure du premier

espace intermétatarsien. Cette incision doit commencer immédiatement au-dessous du ligament annulaire dorsal du tarse, point dans lequel l'artère pédieuse est plus volumineuse, et par conséquent plus facile à trouver qu'au voisinage de l'espace intermétatarsien, où elle se termine.

La première incision comprendra la peau et le tissu cellulaire. Dans une seconde, on incisera l'aponévrose superficielle sur la sonde cannelée, en tâchant d'éviter la section du nerf musculo-cutané; puis, recherchant le bord interne du muscle pédieux, on devra inciser, encore sur la sonde cannelée, l'aponévrose profonde qui va du bord interne de ce muscle à la gaîne de l'extenseur propre du gros orteil. On arrivera ainsi sur l'artère, qu'il faudra séparer avec soin de ses deux veines satellites et du nerf tibial antérieur.

Pour rendre l'opération plus facile, il faudra éviter de mettre le pied dans une extension forcée qui gênerait le chirurgien pour écarter le bord interne du muscle pédieux.

Appréciation. — Cette petite opération n'est pas sans difficultés sur le cadavre. Heureusement, je ne sache pas de cas où il ne soit point possible de l'éviter.

La compression est, en effet, pour une plaie de cette artère un moyen bien préférable.

On peut donc dire que cette ligature est une opération d'amphithéâtre.

§ 2. — Artère tibiale antérieure.

Anatomie. — Une ligne étendue du tubercule d'insertion du muscle tibial antérieur à la partie moyenne de l'espace intermalléolaire indique la direction du trajet de l'artère tibiale antérieure.

Appliqué sur le ligament interosseux dans ses trois quarts supérieurs, elle répond, en bas, à la partie antérieure du tibia.

Elle a deux veines satellites, et le nerf tibial antérieur, situé d'abord à son côté externe, la croise bientôt pour venir se placer au devant d'elle.

Dans la moitié supérieure de la jambe, elle occupe l'espace celluleux qui sépare le muscle tibial antérieur de l'extenseur commun des orteils; dans la moitié inférieure, c'est entre le muscle tibial antérieur et l'extenseur propre du gros orteil qu'elle est située (fig. 37).

Branches collatérales. — Les branches collatérales, un peu volumineuses, fournies par l'artère tibiale antérieure, sont : la

récurrente tibiale antérieure, qui naît au niveau de l'extrémité supérieure du ligament interosseux, et les *malléolaires interne* et *externe,* qui ont leur origine au niveau du ligament
annulaire dorsal du tarse.

Opération. — On fait la ligature de l'artère tibiale antérieure au tiers moyen et au tiers inférieur de la jambe.

1° *Au tiers moyen.* — Un coussin étant appliqué sous le
creux poplité du côté malade, un aide fléchit le pied sur la
jambe, de manière à mettre dans le relâchement les muscles
entre lesquels l'artère est située. Puis, le chirurgien, ayant dé-
primé la peau au niveau du bord externe du muscle tibial antérieur, fait une incision de 8 centimètres dans la direction
d'une ligne qui réunirait le tubercule d'insertion du jambier
antérieur au milieu de l'espace intermalléolaire.

Après la première incision qui comprend la peau et le tissu
cellulaire, on incise l'aponévrose en long, puis en travers, pour
rendre plus facile l'écartement des lèvres de la plaie.

On trouve alors, en bas de l'incision, l'interstice celluleux au
fond duquel est l'artère. On l'agrandit en glissant le doigt
jusqu'au ligament interosseux, et en faisant des mouvements
de va-et-vient, pour éloigner l'un de l'autre les muscles tibial
antérieur et extenseur commun des orteils.

Si l'incision est bien dans la direction indiquée, on trouvera
toujours l'interstice celluleux ; mais pour plus de sûreté encore, il
est bon de déprimer le muscle tibial antérieur, en glissant le doigt
indicateur de la crête du tibia vers le bord externe de ce muscle.

Les muscles étant écartés par des crochets confiés à des aides,
le chirurgien dénude l'artère et passe un fil au-dessous d'elle
au moyen d'une aiguille de Cooper qui doit être introduite de
dehors en dedans.

Ce procédé est infiniment préférable à celui de Lisfranc ;
dans lequel on fait une incision oblique allant de la crête du
tibia vers le péroné, procédé qui, à côté de l'avantage qu'il
offre de découvrir plus facilement l'interstice musculaire, a le
grand inconvénient de limiter considérablement le champ dans
lequel on peut apercevoir l'artère.

2° *Au tiers inférieur.* — L'incision est la même qu'au tiers
supérieur, elle est seulement plus courte de 2 centimètres, et il importe qu'elle n'atteigne pas le ligament annulaire-dorsal du tarse.

On arrive facilement dans l'interstice celluleux, en portant
l'indicateur sur la crête du tibia et le ramenant en dehors du
muscle tibial antérieur.

6.

L'artère est située derrière et un peu en dedans du muscle extenseur propre du gros orteil. On pourra facilement la dénuder et la saisir en mettant ce muscle dans le relâchement, par la flexion du pied sur la jambe.

§ 3. — Artère tibiale postérieure.

Anatomie. — L'artère tibiale postérieure, branche interne de bifurcation du tronc tibio-péronier, se dirige d'abord obliquement de haut en bas et de dehors en dedans, mais, au-dessous du tiers supérieur de la jambe, elle devient verticale jusqu'à la voûte calcanéenne, au-dessous de laquelle elle se divise en *branches plantaires interne* et *externe*.

1° Le *long de la jambe*, l'artère tibiale postérieure est éloignée du bord interne du tibia de la largeur d'un travers de doigt. Placée entre les muscles de la couche profonde et le soléaire, elle est séparée de ce dernier par une aponévrose mince dans un dédoublement de laquelle elle est contenue. Le nerf tibial postérieur est en dehors d'elle ; deux veines satellites sont placées l'une en dedans, l'autre en dehors (fig. 38).

Dans les deux tiers supérieurs, l'artère tibiale postérieure et la veine saphène interne descendent verticalement à la même distance du bord interne du tibia ; mais, tandis que l'artère est placée au-dessous du muscle soléaire, la veine saphène est située dans le tissu cellulaire sous-cutané.

2° *Dans le tiers inférieur de la jambe*, l'artère est toujours recouverte par le feuillet postérieur de l'aponévrose des muscles de la couche profonde de la jambe ; mais le soléaire en ce point n'existe plus à l'état charnu ; en se réunissant aux jumeaux, il a constitué le tendon d'Achille, et c'est au milieu de l'espace qui sépare ce tendon et le bord interne du tibia que se trouve l'artère tibiale postérieure.

Comme une aponévrose réunit le tendon d'Achille au tibia, il résulte de là que deux aponévroses, l'une superficielle, l'autre profonde, recouvrent l'artère. Au niveau de la malléole interne, l'aponévrose superficielle, en se renforçant, constitue le ligament annulaire du tarse. Cette partie épaissie de l'aponévrose forme les gaînes des muscles tibial postérieur et fléchisseur des orteils, dont l'artère n'est séparée que par une cloison.

L'artère tibiale postérieure est à peu près cachée en ce point, par ses deux veines satellites qui sont souvent accolées l'une à l'autre.

Dans toute son étendue, elle ne fournit pas de branches collatérales dont il faille tenir compte pour le lieu d'élection de la ligature.

A. Section de la peau.

B. Bord interne du tibia.

C. Muscle soléaire.

D. Aponévrose jambière superficielle.

E. Aponévrose profonde.

F. Artère tibiale postérieure au tiers
supérieur.

G. Nerf tibial postérieur.

H. Veine saphène interne.

I. Tendon du muscle tibial postérieur
dont la gaîne a été ouverte.

K. Tendon du muscle fléchisseur
commun des orteils.

. Ligament annulaire interne du
tarse.

F'. Artère tibiale derrière la malléole
interne.

G'. Nerf tibial correspondant.

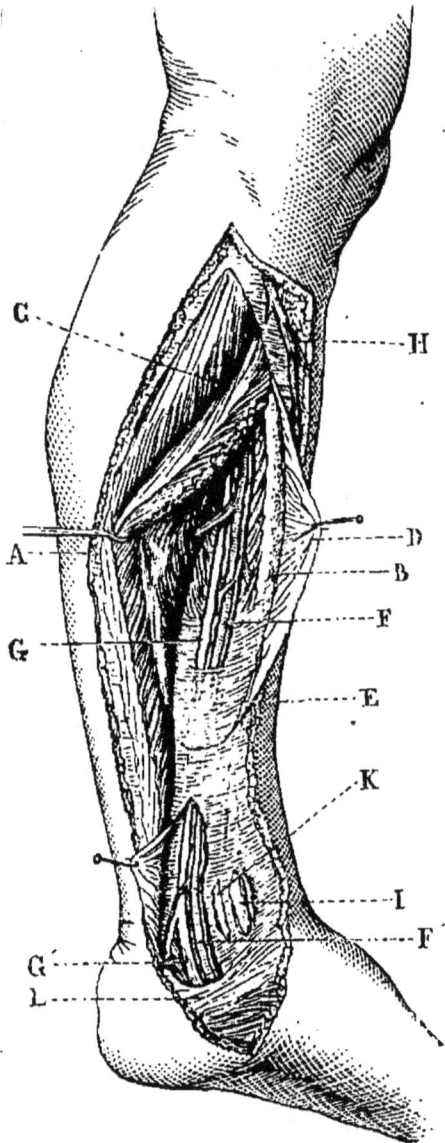

FIG. 38.

Opération. — On lie l'artère tibiale postérieure le long de la jambe et près de la malléole interne.

1° *Le long de la jambe.* — Le malade étant couché sur le dos, un peu incliné du côté du membre sur lequel on doit opérer, la jambe fléchie et reposant sur sa face externe, le chirurgien fait, à un travers de doigt du bord interne du tibia et parallèlement à ce bord, une incision longue de 9 à 10 centimètres, qui ne dépasse pas la peau, à cause de la présence de la veine saphène interne dans cette direction.

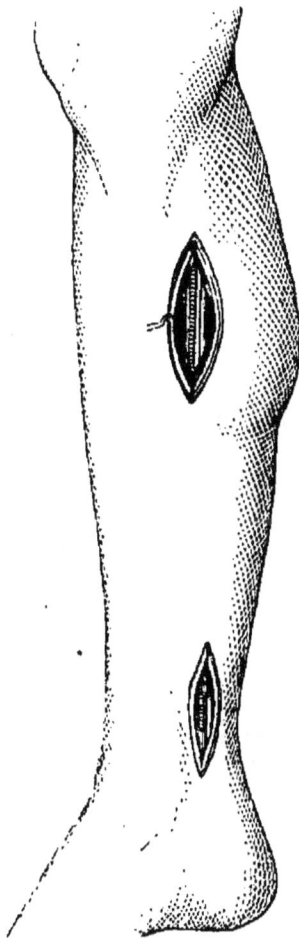

FIG. 39.

Le tissu cellulaire et l'aponévrose jambière ayant été incisés, on écarte en dehors le bord interne du muscle jumeau interne, et portant le bistouri comme si l'on voulait arriver vers le milieu de la face postérieure du tibia, on coupe le muscle soléaire dans toute l'étendue de la plaie. Après avoir incisé une couche épaisse de fibres charnues du muscle soléaire, on arrive sur l'aponévrose médiane qui, le plus souvent, donne insertion, par sa face antérieure, à une couche de fibres charnues qu'il faut couper avec précaution jusqu'à l'aponévrose mince qui sépare le muscle soléaire de la couche profonde des muscles de la jambe. Cette dernière aponévrose ayant été incisée sur la sonde cannelée, on aperçoit l'artère tibiale postérieure placée entre les deux veines satellites, en dedans du nerf tibial postérieur (fig. 39).

Dans ce procédé, qui appartient à M. Manec, on coupe les rameaux des artères jumelles ; plusieurs branches veineuses musculaires sont aussi coupées, ce qui rend cette ligature d'une grande difficulté. Si l'on ajoute que souvent la veine saphène interne étant variqueuse, il est impossible d'arriver sur le muscle soléaire sans couper plusieurs des sinuosités de ce vaisseau, on comprendra combien, sur le vivant, il doit être difficile de lier l'artère tibiale postérieure.

L'aponévrose jambière étant coupée, au lieu d'inciser le muscle soléaire de haut en bas, comme dans le procédé que nous venons de faire connaître, les chirurgiens ont longtemps détaché les insertions de ce muscle au bord interne du tibia. Par ce procédé on a beaucoup moins de sang, puisque les artères et veines jumelles ne sont pas ouvertes ; mais on court le risque de s'égarer en avant des muscles profonds de la jambe.

Appréciation. — En résumé, sur le cadavre, le premier procédé est beaucoup plus facile ; sur le vivant, le second aurait moins d'inconvénients, si l'on se souvenait que les insertions du soléaire au tibia sont bien près de celles du fléchisseur commun des orteils, et qu'on eût le soin de ne pas dépasser l'interstice qui existe entre les muscles de la couche superficielle et ceux de la couche profonde.

2° *Au bas de la jambe.* — La jambe, fléchie sur la cuisse, étant couchée sur la face externe, le chirurgien fait à la peau, au milieu de l'espace qui sépare le tendon d'Achille du bord interne du tibia, une incision longue de 6 à 8 centimètres, commençant au niveau de la malléole interne et se prolongeant en haut (fig. 39). En la faisant plus bas, on couperait le ligament annulaire interne du tarse, ce qui affaiblirait les moyens d'union du pied et de la jambe.

L'aponévrose qui va du bord interne du tibia au bord correspondant du tendon d'Achille ayant été coupée, on incise dans un second temps sur la sonde cannelée l'aponévrose profonde, dans le dédoublement de laquelle se trouvent l'artère, les veines satellites et le nerf tibial postérieur. Pour inciser le feuillet superficiel de cette aponévrose au niveau du paquet des vaisseaux et nerfs, il faut avoir soin, tout en restant au milieu de l'intervalle qui existe entre le tibia et le tendon d'Achille, de se rapprocher du tendon un peu plus que de l'os ; car si l'on incisait l'aponévrose trop près du tibia, on ouvrirait la gaîne des muscles fléchisseurs et tibial postérieur, ce qui pourrait donner lieu à des fusées purulentes (fig 30).

En dénudant l'artère en ce point, il faut se souvenir qu'elle est à peu près cachée par les deux veines satellites accolées l'une à l'autre.

Incision oblique. — On peut aussi découvrir l'artère tibiale postérieure au bas de la jambe en faisant une incision étendue obliquement du bord postérieur de l'extrémité de la malléole interne au bord supérieur du calcanéum (Robert).

Appréciation. — Je préfère l'incision longitudinale à l'incision oblique, parce que si, par cette dernière, on découvre plus facilement l'artère, on s'expose plus aussi à ouvrir la gaîne des tendons voisins.

4. — Artère péronière.

Anatomie. — L'artère péronière, branche externe de bifurcation du tronc tibio-péronier, se termine au niveau de la malléole externe en se divisant en deux branches : l'une antérieure,
qui traverse le ligament interosseux et s'anastomose avec l'artère

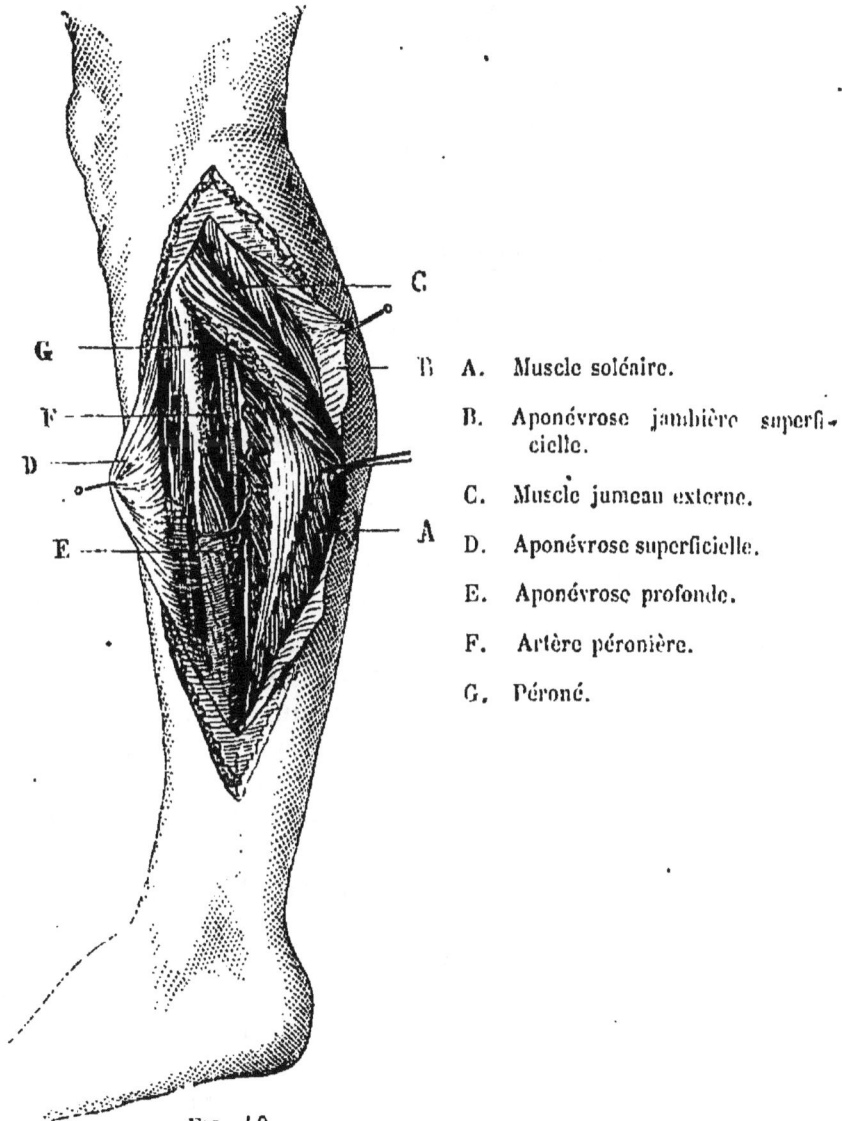

A.   Muscle soléaire.

B.   Aponévrose jambière superfi-
     cielle.

C.   Muscle jumeau externe.

D.   Aponévrose superficielle.

E.   Aponévrose profonde.

F.   Artère péronière.

G.   Péroné.

FIG. 40.

tibiale antérieure ; l'autre, postérieure, qui se distribue dans les
muscles de la région calcanéenne et s'anastomose avec la tibiale
postérieure.

En haut, elle est séparée de la face postérieure du péroné par le muscle fléchisseur propre du gros orteil et recouverte par le muscle soléaire (fig. 40).

Au milieu de la jambe, elle s'enfonce entre le *fléchisseur propre du gros orteil et le jambier postérieur*, pour venir s'appliquer contre le ligament interosseux. Elle est côtoyée par le nerf tibial postérieur à 6 ou 8 millimètres de son côté interne.

Opération. — Faites, parallèlement au péroné et un travers de doigt en dedans de lui, une incision longue de 8 à 10 centimètres, qui comprenne la peau et le tissu cellulaire; écartez le bord externe du muscle jumeau externe, et incisez longitudinalement le muscle soléaire dans toute l'étendue de la plaie extérieure. Les bords de la plaie étant écartés par des aides, le chirurgien dénude l'artère et passe le stylet aiguillé de dedans en dehors.

Cette artère se cachant sous les muscles, au milieu de la jambe, on ne peut la lier que dans sa moitié supérieure.

§ 5. — Artère poplitée.

Anatomie. — L'artère poplitée s'étend depuis l'anneau du troisième adducteur jusqu'au bord supérieur du muscle soléaire. Sa direction est celle d'une ligne qui réunirait l'angle supérieur à l'angle inférieur de la figure losangique formée par les muscles qui bornent le creux poplité.

1° *En haut*, elle est en rapport : en avant, avec la face postérieure du fémur où l'on peut la comprimer ; en arrière, elle est recouverte par l'aponévrose dont elle est séparée par des ganglions lymphatiques et par une grande quantité de graisse ; en dehors, elle répond au biceps ; en dedans, au muscle demi-membraneux.

2° *En bas*, elle repose sur le muscle poplité ; en dehors, elle est en rapport avec le jumeau externe ; en dedans avec l'interne.

Les rapports de l'artère poplitée avec le nerf sciatique poplité interne et la veine sont très-importants. Ces trois parties sont situées de manière à représenter un plan incliné d'arrière en avant et de dehors en dedans, le nerf étant le plus superficiel et le plus externe, l'artère sur le plan le plus interne et le plus profond, et la veine étant entre le nerf et l'artère sur un plan intermédiaire (fig. 41).

J'insiste sur ces rapports qui sont constants, quoi qu'en dise M. Malgaigne, qui met l'artère en dehors de la veine, à la partie inférieure du creux poplité. La veine, quand elle est remplie de sang, recouvre l'artère, mais elle n'est jamais en dedans d'elle.

Les branches collatérales sont : les *articulaires supérieures interne* et *externe*, les *articulaires inférieures externe* et *interne*, les *articulaires moyennes*, et enfin les *artères jumelles*. Toutes ces artères s'anastomosent ensemble, ainsi qu'avec la grande anastomotique qui naît de la fémorale au niveau de l'anneau du troisième adducteur.

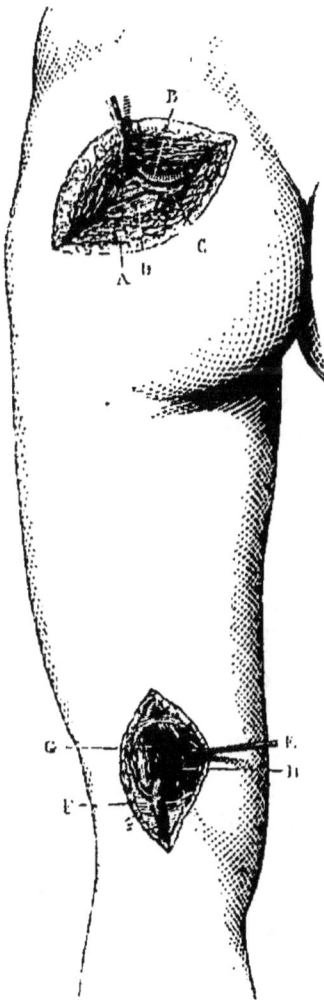

A. Muscle grand fessier divisé dans la direction de ses fibres. Une érigne relève le bord supérieur de cette division.

B. Artère fessière.

C. Veine fessière.

D. Muscle pyramidal.

E. Muscle demi-membraneux écarté en dedans par une érigne.

F. Veine saphène externe.

G. Veine poplitée.

H. Artère poplitée.

On aperçoit le nerf en dehors de la veine.

FIG. 41.

Opération. — L'existence des nombreuses branches collatérales qui naissent de l'artère poplitée dans un espace trop restreint pour qu'il soit possible de porter une ligature loin de toutes les branches, ne permet pas à un chirurgien prudent de tenter cette opération pour tout autre cas que celui dans lequel il faut lier les deux bouts de l'artère divisée.

Le malade étant couché sur le ventre et ayant la jambe étendue, le chirurgien fait une incision de 8 à 10 centimètres au milieu de l'espace poplité, dans la direction d'une ligne qui réunirait les deux angles supérieur et inférieur de cette région. On ne coupe d'abord que la peau, pour pouvoir écarter la veine saphène externe, si elle se trouve sous le scalpel, ce qui arrive le plus ordinairement ; puis on incise l'aponévrose sur la sonde cannelée, et avec ce dernier instrument, divisant le tissu cellulo-adipeux, on arrive sur le paquet que forment le nerf et les vaisseaux. Alors, un aide fléchissant la jambe sur la cuisse, le chirurgien écarte la veine et le nerf pour passer une aiguille de Cooper ou de Deschamps derrière l'artère, qui est en dedans et en avant de la veine (fig. 41).

§ 6. — Artère fémorale.

Anatomie. — L'artère fémorale commence au niveau du ligament de Poupart et se termine à l'anneau du troisième adducteur. Elle se continue, en bas avec l'artère poplitée, en haut avec l'iliaque externe.

Sa direction est celle d'une ligne qui, partant du milieu du ligament de Poupart, aboutirait au bord postérieur du condyle interne du fémur. Elle a, dans toute son étendue, des rapports avec le muscle couturier : en haut, elle est située à son côté interne, et d'autant plus rapprochée de lui, qu'on l'examine plus près de la pointe du triangle de Scarpa ; au milieu de la cuisse, ce muscle la recouvre, et près de l'anneau du troisième adducteur, c'est sous son bord externe qu'elle est située (fig. 42). L'artère fémorale est accolée à sa veine satellite d'une manière si intime, que leur séparation constitue un temps difficile de la ligature. D'abord placée *en dedans* de l'artère en haut, la veine lui devient un peu postérieure en bas. Quand on trouve une veine en avant de l'artère, c'est qu'il y en a deux, et la seconde est en arrière.

Le nerf saphène interne accompagne l'artère jusqu'à l'anneau du troisième adducteur ; une même gaîne aponévrotique les enveloppe.

La veine saphène interne est à peu près parallèle à l'artère fémorale, mais elle est plus rapprochée qu'elle de la ligne médiane du corps. Quand on incise la peau dans la direction de la plaie, il ne faut pourtant pas oublier qu'il existe assez souvent une bifurcation de la veine saphène interne, plus externe que le tronc principal et que le bistouri pourrait atteindre. Mais la veine étant sous-cutanée, l'artère et elle sont toujours séparées l'une de l'autre par le fascia cribriforme.

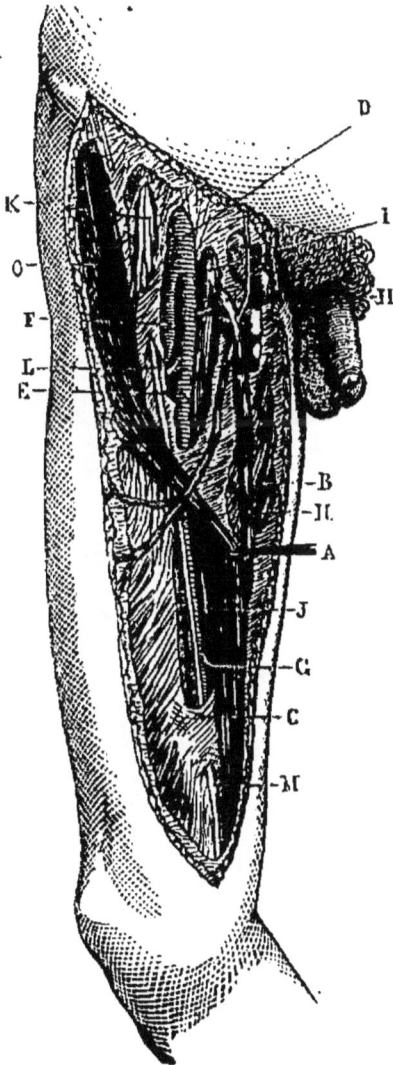

A. Érigne tirant en dedans la partie inférieure du muscle.

B. Muscle moyen adducteur.

C. Aponévrose concourant à la formation de l'anneau du troisième adducteur.

D.E. Artère fémorale.

F. Artère fémorale profonde.

G. Naissance de la grande anastomotique.

H.H'. Veine saphène interne.

I.J. Veine fémorale.

K. Nerf crural.

L. Nerf saphène interne.

Fig. 42.

1° *En haut*, l'artère fémorale est placée au milieu du triangle de Scarpa que limitent le muscle couturier en dehors, le muscle moyen adducteur en dedans. Elle fournit plusieurs branches col-

ARTÈRE FÉMORALE. 75

latérales, dont la plus importante (artère fémorale profonde), naît à 6 centimètres environ au-dessous du ligament de Pour part.

2° *En bas*, au niveau de l'anneau du troisième adducteur, elle donne naissance à la *grande anastomotique*.

Opération. — Scarpa a donné le conseil de faire la ligature de l'artère fémorale à quatre travers de doigt au-dessous du ligament de Poupart. Je pense qu'il vaut mieux la faire un peu plus bas encore, à cause de la naissance de l'artère fémorale profonde, qui a lieu généralement à 2 pouces du ligament de Poupart. Dans aucun cas, je ne consentirais à pratiquer l'opération entre la fémorale profonde et la fin de l'iliaque externe.

1° *Dans le triangle de Scarpa.* — Ayant fléchi la jambe sur la cuisse et la cuisse sur le bassin, faites à la peau, dans la direction de l'artère, une incision de 8 centimètres, dont la partie moyenne sera située à cinq travers de doigt du ligament de Poupart. Dans un second temps incisez le tissu cellulaire avec précaution, de manière à ne pas courir le risque d'ouvrir la veine saphène interne, qui quelquefois se bifurque en deux branches dont l'une suit à peu près la direction de l'artère. Arrivé

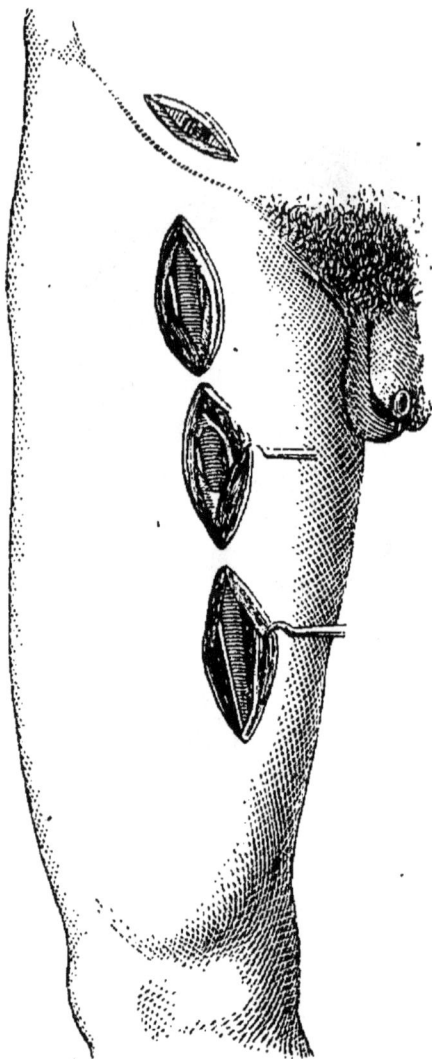

Fig. 43.

au fascia cribriforme, incisez cette aponévrose sur la sonde cannelée, et vous trouverez, en dedans du bord interne du muscle couturier, l'artère accolée à sa veine satellite et enveloppée d'une gaîne dont il faudra l'éloigner avec d'autant plus de précaution, qu'il importe de ne pas comprendre le nerf saphène interne dans la ligature (fig. 43).

2° *Au milieu de la cuisse* (Hunter). — Faites, dans la direction déjà indiquée de l'artère, une incision de 9 centimètres jusqu'au muscle couturier. Éloignez ce muscle en dehors (Lisfranc) ou en dedans (Roux), suivant que vous cherchez l'artère près de la pointe du triangle de Scarpa, ou bien à peu de distance de l'anneau du troisième adducteur. Vous apercevez alors l'aponévrose épaisse, qui, après avoir donné insertion aux fibres du muscle vaste interne, vient recouvrir la face antérieure des tendons des muscles deuxième et troisième adducteurs (fig. 43). C'est au-dessous de cette aponévrose que vous trouverez l'artère, ayant avec la veine satellite et le nerf saphène interne les mêmes rapports qu'elle a dans le triangle de Scarpa.

Cette opération n'est pas pratiquée assez souvent; le milieu du membre est peut-être le point le plus avantageux pour la ligature de l'artère fémorale, à cause du petit calibre des branches collatérales fournies dans cette région.

La difficulté de l'opération qu'on pourrait objecter n'existe plus dès qu'on a la précaution de mettre le muscle couturier dans le relâchement par la flexion de la jambe sur la cuisse, et jamais on n'a besoin de recourir à la section transversale de ce muscle, conseillée par Desault.

3° *Au niveau de l'anneau du troisième adducteur.* — La ligature dans ce point du trajet de l'artère est une opération facile, et cette facilité est sans doute la raison pour laquelle on se plaît à la pratiquer sur le cadavre. Bien qu'elle ait été vantée dans la plupart des ouvrages de médecine opératoire, je n'hésite pas à déclarer qu'elle doit être rejetée, et je lui préférerai toujours la ligature au milieu de la cuisse. S'il est, en effet, une chose bien prouvée en chirurgie, c'est qu'il est dangereux de porter une ligature au voisinage d'une grosse collatérale. Or, la *première branche articulaire interne*, mieux nommée *grande anastomotique*, naît, dans l'immense majorité des cas, au niveau de l'anneau du troisième adducteur. Ceux qui se rappellent le calibre de cette branche comprendront pourquoi je condamne les ligatures qui seraient faites dans ce point de la longueur de l'artère fémorale.

Pour me conformer à l'usage de l'amphithéâtre, je décrirai le manuel de cette opération.

Opération. — Faites dans la direction d'une ligne allant du milieu du ligament de Poupart à la partie postérieure du condyle interne du fémur, une incision de 8 à 9 centimètres dont l'extrémité inférieure ne devra jamais atteindre le quart inférieur de la cuisse. Écartez en dedans le muscle couturier, après avoir incisé sa gaîne (fig. 43) ; puis portant l'indicateur de la main gauche sur le tendon du muscle troisième adducteur, vous sentirez une *dépression* au niveau de laquelle vous glisserez la sonde cannelée au-dessous de l'aponévrose qui recouvre l'artère en passant du muscle vaste interne sur la face antérieure du tendon du muscle grand adducteur.

Cette aponévrose ayant été incisée et l'artère ayant été séparée de sa veine satellite et du nerf saphène interne, on passera l'aiguille de Cooper, munie d'un fil, de dedans en dehors, afin de ne pas courir le risque de blesser la veine. Ce dernier vaisseau et l'artère sont tellement unis en ce point, qu'il faut de grandes précautions pour faire la dénudation d'une manière convenable. Il ne faut pas surtout se croire à l'abri d'un accident, dans le cas où une veine est placée devant l'artère, car toujours il y en a une autre immédiatement derrière.

Souvent, avant d'avoir incisé l'aponévrose, on voit le nerf saphène interne dans le point où il perfore la gaîne de l'artère ; on peut alors se guider sur lui pour glisser la sonde cannelée dans la gaîne des vaisseaux. De cette manière, il est impossible de se tromper.

On ne lie jamais l'artère crurale au niveau du ligament de Poupart.

§ 7. — Artère iliaque externe.

Anatomie. — L'artère iliaque externe s'étend de la symphyse sacro-iliaque à 7 millimètres en dehors du milieu du ligament de Poupart.

Elle est en rapport, en dehors, avec le bord interne du muscle psoas ; en dedans et un peu en arrière, avec sa veine satellite (fig. 44) ; en avant, elle est séparée du péritoine par du tissu cellulaire lâche et peu abondant, qui lui constitue une espèce de gaîne d'une ténuité excessive.

Une branche du nerf génito-crural passe en avant de l'artère et la croise un peu, de haut en bas et de dehors en dedans.

L'artère iliaque externe ne fournit de branches qu'auprès du ligament de Poupart. Ces branches sont l'*épigastrique* et la *circonflexe iliaque*.

Pour parvenir sur cette artère, il faut diviser la paroi abdominale antérieure, qui se compose de dehors en dedans : de la

peau, du tissu cellulaire sous-cutané, du fascia superficialis, de
l'aponévrose du grand oblique, des muscles petit oblique et transverse. Au-dessous de ce dernier muscle, on trouve une aponévrose mince appelée *fascia transversalis* (fig. 44, K), qui n'est
séparée du péritoine que par un peu de tissu cellulaire filamen-
teux. L'artère est en outre recouverte par la portion du paquet
intestinal qui existe dans cette région.

Opération.— 1° Faites parallèlement au ligament de Poupart
une incision légèrement convexe en bas, qui s'étende du milieu
de ce ligament à 15 millimètres, en avant et au-dessus de l'épine
iliaque antérieure et supérieure (fig. 44, C); divisez couche par
couche le tissu cellulaire sous-cutané, l'aponévrose du grand

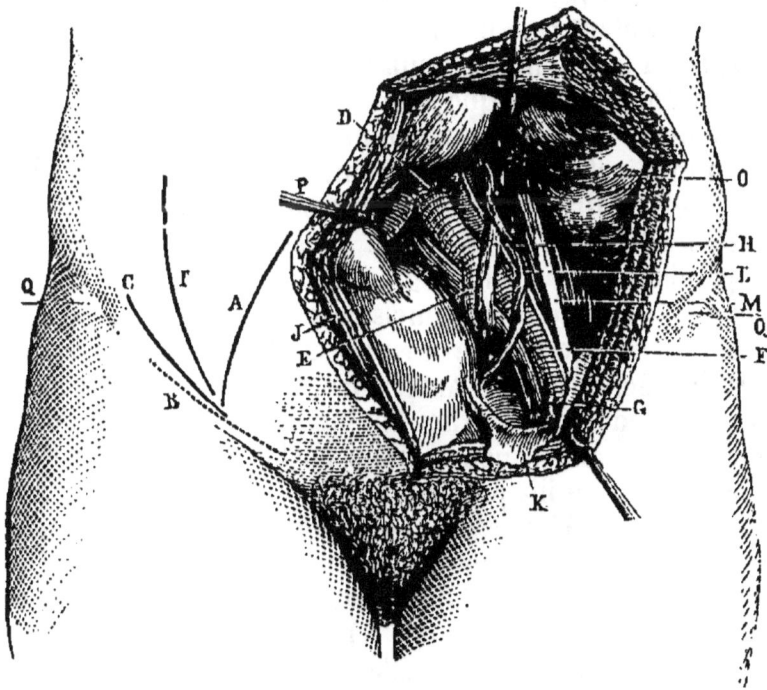

FIG. 44.

A. Procédé d'Abernethy, ⎫ ligature de
B. Procédé de Bogros, ⎬ l'art. iliaque
C. Procédé de Roux,   ⎭ externe.
I. Ligature de l'iliaque interne.
D. Artère iliaque primitive.
E. Artère iliaque interne ou hypogas-
    trique.
F. Artère iliaque externe.
G. Artère épigastrique.

A. Uretère.
J. Veine iliaque.
K. Fascia transversalis coupé et renversé.
L. Vaisseaux spermatiques ou ovariens.
M. Muscle psoas.
O. Intestins recouverts par le péritoine.
P. Érigne éloignant les lèvres de la plaie.
Q. Épine iliaque antérieure et supé-
    rieure.

oblique, les muscles petit oblique et transverse, et lorsque vous apercevez le fascia transversalis qui sépare le muscle transverse et le péritoine, soulevez cette aponévrose avec une pince pour lui faire une boutonnière en coupant avec le bistouri porté à plat ; puis, passant une sonde cannelée par l'ouverture ainsi faite, incisez le fascia transversalis dans toute l'étendue de la plaie.

Refoulant alors le péritoine du côté de la ligne médiane et le séparant avec les doigts des parties sous-jacentes, vous arriverez sur l'artère iliaque externe, au-dessous de laquelle vous passerez une ligature de dedans en dehors avec une aiguille de Cooper.

On passe ici la ligature de dedans en dehors pour deux raisons : pour ne pas s'exposer à blesser la veine, et pour que le bec de l'aiguille ne soit pas dirigé du côté du paquet intestinal.

On doit, autant que possible, porter la ligature 3 centimètres au-dessus du ligament de Poupart.

Ce procédé est celui que l'on attribue à Roux. Il diffère peu de celui de A. Cooper, qui commençait l'incision au niveau de l'anneau inguinal interne et la terminait à 5 centimètres en dedans de l'épine iliaque antérieure et supérieure.

2° *Procédé de Bogros.* — Le procédé de Bogros consiste à faire, parallèlement au ligament de Poupart, et 1 centimètre au-dessus de ce ligament, une incision qui se termine, en dedans, à 2 centimètres de l'épine du pubis, et, en dehors, à 2 centimètres de l'épine iliaque antérieure et supérieure) fig. 44, B).

La paroi abdominale ayant été incisée, comme nous l'avons dit plus haut, le chirurgien se guide sur l'artère épigastrique pour arriver sur l'artère iliaque externe.

3° *Procédé d'Abernethy.* — Généralement abandonné, ce procédé consiste à faire une grande incision partant du milieu du ligament de Poupart et se dirigeant en haut dans la direction de l'artère iliaque externe (fig. 44, A).

Appréciation. — Le procédé d'Abernethy expose plus que les deux autres à ouvrir le péritoine, qui est uni d'autant plus intimement à la paroi abdominale, qu'on l'examine plus loin du ligament de Poupart.

Par le procédé de Bogros, on coupe inévitablement la sous-cutanée abdominale.

Le premier procédé (Roux) me semble le meilleur, qu'on le pratique tel que je l'ai décrit, ou bien en modifiant plus ou moins l'incision, à la manière de A. Cooper.

§ 8. — **Artère épigastrique.**

Anatomie. — L'artère épigastrique est placée dans un dédoublement du fascia transversalis; elle est, par conséquent, située entre le péritoine et la paroi abdominale antérieure.

Sa direction est celle d'une ligne qui, partant du milieu du ligament de Poupart, se dirigerait vers l'ombilic.

Opération. — Une incision longue de 5 centimètres, faite 1 centimètre au-dessus du ligament de Poupart et parallèlement à ce ligament, comprenant toute l'épaisseur de la paroi abdominale, permet de découvrir l'artère épigastrique (fig. 43). Mais comme cette artère se trouve dans un *dédoublement* du fascia transversalis, il faut avoir soin de laisser intact, derrière elle, le feuillet qui la sépare du péritoine.

§ 9. — **Artère fessière.**

Anatomie. — Cette artère sort du bassin au niveau de la partie la plus élevée de l'échancrure sciatique; recouverte par toute l'épaisseur du muscle grand fessier; elle répond en bas au bord supérieur du muscle pyramidal; les deux veines satellites la recouvrent en partie (fig. 44, B).

Opération. — Le malade étant couché sur le ventre, et sa cuisse étant étendue, le chirurgien fait à la peau une énorme incision, commençant 3 centimètres en dehors de l'épine iliaque postérieure, et se dirigeant vers le bord supérieur du grand trochanter à 3 centimètres duquel elle se termine.

Le muscle grand fessier est ensuite incisé au niveau d'un des interstices qui résultent du rapprochement de deux de ses faisceaux. Les bords de cette incision étant écartés, le chirurgien porte son doigt indicateur gauche sur la partie la plus élevée de l'échancrure sciatique où les battements de l'artère fessière sont faciles à percevoir, et s'étant assuré, par le toucher, de la position de ce vaisseau, il opère sa dénudation avec d'autant plus de précaution, que les veines satellites de l'artère fessière ont parfois un énorme développement (fig. 44, B).

Appréciation. — C'est une opération qui peut servir d'exercice sur le cadavre; mais les nombreux rameaux artériels qu'il faut nécessairement couper pour arriver sur l'artère arrêteront toujours un chirurgien prudent.

S'il fallait recourir à une ligature pour un anévrysme de la région fessière, j'aimerais mieux lier l'artère iliaque interne. Alors, du moins, je n'aurais pas l'inquiétude de lier une branche voisine de celle qui est le siége de l'anévrysme (1).

§ 10. — Artère ischiatique.

Elle sort du bassin au-dessus du muscle pyramidal.

L'incision de la ligature de l'artère fessière pourrait servir pour l'ischiatique. Il vaut pourtant mieux la faire 2 centimètres plus bas.

§ 11. — Artère iliaque interne.

Anatomie. — L'artère iliaque interne provient, comme l'externe, de la bifurcation de l'iliaque primitive : elle s'en sépare au niveau de la symphyse sacro-iliaque. Aussitôt après, elle plonge dans le bassin, un peu obliquement de haut en bas et d'arrière en avant. Une grosse veine l'accompagne ; l'uretère descend dans le bassin, un peu au-devant d'elle (fig. 44) ; les nombreuses branches collatérales qu'elle fournit et sa situation profonde rendent sa ligature dangereuse et difficile. On a pourtant pu la pratiquer, et quelques-unes de ces opérations ont eu des résultats heureux.

Opération. — Faites une incision partant du milieu du ligament de Poupart, 2 centimètres au-dessus de ce ligament et venant, par une courbure légèrement convexe en dehors, se terminer 5 centimètres en dedans et au-dessus de l'épine iliaque antérieure et supérieure (fig. 44, I). Divisez successivement toutes les parties qui composent la paroi abdominale ; puis les lèvres de la plaie étant écartées par un aide, en même temps que le paquet intestinal, enveloppé du péritoine, est refoulé du côté de la ligne médiane, passez un fil double au-dessous de l'artère au moyen d'une aiguille de Deschamps ou de A. Cooper. Il faut éviter avec le plus grand soin de toucher la veine satellite de l'artère.

Appréciation. — D'une exécution difficile et dangereuse, cette ligature ne doit pourtant pas être rejetée dans tous les cas, puisqu'elle a pu être pratiquée avec succès.

_____

(1) Je ne crois pas, en effet, qu'il soit possible de dire, dans un cas d'anévrysme de la région fessière, que la lésion dépend plutôt de l'artère fessière que de l'ischiatique.

§ 12. — **Artère iliaque primitive.**

Anatomie. — Branche de bifurcation de l'aorte, cette artère naît de chaque côté, au niveau du bord inférieur de la quatrième vertèbre lombaire et se termine au niveau de la symphyse sacro-iliaque, en se bifurquant en iliaques interne et externe (fig. 43).

Sa direction est oblique de haut en bas et de dedans en dehors. Elle longe le bord interne du muscle psoas. Sa veine satellite est située derrière elle, *à droite*, un peu derrière elle, mais à son côté interne, *à gauche*. L'artère iliaque droite recouvre en outre l'extrémité supérieure de la veine iliaque gauche. Elle est côtoyée par l'uretère et par les vaisseaux testiculaires. Cette artère ne fournit aucune branche dans tout son trajet.

Elle est recouverte par le paquet intestinal, qu'il faut refouler très-loin pour parvenir jusqu'à elle.

Opération. — L'incision que nous avons indiquée pour la ligature de l'iliaque interne, est celle qui convient le mieux pour la ligature de l'iliaque primitive; elle doit seulement être prolongée en haut et un peu en dedans dans une étendue de 2 centimètres environ.

Cette opération a été pratiquée plusieurs fois avec succès. Ce qui ne m'empêche pas de la regarder comme une des plus dangereuses auxquelles on puisse avoir recours.

AORTE.

La ligature de l'aorte a été faite une fois par A. Cooper; mais les éminents services rendus à la science par ce chirurgien peuvent seuls faire pardonner une pareille tentative.

J'ai vu le tronçon de l'aorte, avec la ligature qui l'entoure, tel qu'il a été enlevé à l'autopsie. On vous montre avec orgueil un caillot dans l'artère; mais ce caillot ne démontre pas la possibilité du rétablissement de la circulation dans les membres inférieurs, après l'opération.

CHAPITRE V.

OPÉRATIONS QU'ON PRATIQUE SUR LES VEINES.

Parmi les maladies des veines, les varices sont celles qui exigent le plus souvent l'intervention du chirurgien.

ARTICLE 1er.

VARICES.

Depuis les temps les plus reculés, les chirurgiens ont eu recours, pour guérir les varices, à des opérations qui toutes se rapportent à l'une ou à l'autre des méthodes suivantes.

§ 1. — Acupuncture.

On pique la veine variqueuse avec une aiguille d'or ou d'acier, pour en faire sortir le sang, et quand cette piqûre ne suffit pas, on ouvre la veine avec une lancette, comme dans la saignée.

§ 2. — Electro-puncture.

Elle se fait comme l'électro-puncture des artères (Voy. ANÉVRYSME. p. 29.)

§ 3. — Incision.

C'est à l'incision, et non à l'acupuncture, comme le dit M. Velpeau par inadvertance, qu'avait recours Hippocrate, qui conseillait d'inciser les varices en long, *plus largement que dans la phlébotomie* (Velpeau, *Méd. opér.*). C'est la méthode qui a été suivie par la plupart des chirurgiens de l'antiquité.

Richerand faisait sur les paquets variqueux des incisions profondes dont la longueur atteignait jusqu'à 8 pouces. Après avoir exprimé le sang liquide ou coagulé que les veines contenaient, il appliquait un pansement simple avec de la charpie ou du cérat qu'il ne remplaçait qu'au bout de quatre ou cinq jours. On continuait ce pansement à plat, jusqu'à ce que la plaie fût guérie.

§ 4. — Section.

Au lieu d'inciser sur les paquets variqueux, M. Velpeau a pratiqué la section transversale des veines au-dessus du point qui est le siége de la plus grande dilatation. Pour cela, la veine étant soulevée dans un repli de la peau, on passe au-dessous d'elle un bistouri étroit qu'on fait sortir, en coupant d'un seul coup la veine et la peau qui la recouvre. Le pansement consiste dans des boulettes de charpie introduites dans la plaie, où elles sont maintenues par un bandage roulé, modérément serré.

Carmichaël et M. B. Brodie ont eu recours à la section sous-cutanée des veines variqueuses. Cette incision sous-cutanée se fait d'ailleurs comme celle des muscles.

§ 5. — Excision.

Pour pratiquer l'excision, on fait une incision qui met à nu les veines variqueuses, et l'on resèque toute la partie qui est le siége d'une dilatation anormale. Cette méthode est celle à laquelle se soumit Marius (Plutarque). On la pratiquait du temps de Celse et d'Avicenne.

§ 6. — Ligature.

Faites à la peau, au-dessus des paquets variqueux, sur le trajet du tronc veineux qui en sort, un pli transversal que vous inciserez jusqu'à sa base; passez ensuite un fil au-dessous de la veine que vous étreindrez par un double nœud, et coupez le vaisseau immédiatement au-dessus de la ligature.

Le pansement est celui des plaies qu'on peut réunir par première intention.

C'est la méthode de Béclard et de Everard Home.

M. Reynaud (de Toulon) passe, au moyen d'une aiguille, derrière les vaisseaux embrassés dans un repli de la peau, un fil dont les deux chefs sont ensuite serrés sur un rouleau de diachylon ou sur une compresse. Chaque jour on ajoute à la constriction de la veille, jusqu'à ce qu'on ait produit la section complète des parties comprises dans la ligature.

§ 7. — Séton.

M. Fricke (de Hambourg) traverse la veine variqueuse dans plusieurs points de son étendue, avec une aiguille qui entraîne après elle un fil auquel on imprime, matin et soir, des mouvements de va-et-vient pendant un temps qui varie de un à quatre jours, suivant l'intensité de l'inflammation.

§ 8. — Pince.

Sanson a eu recours à la compression des veines au moyen

d'une pince analogue à celle dont Breschet se servait pour le varicocèle (fig. 45).

§ 9. — Épingles.

M. Davat a employé un moyen qui agit un peu à la manière du séton. Ayant d'abord passé une épingle derrière la veine qu'il soulève dans un repli de la peau, il en introduit une autre d'avant en arrière à travers les parois du vaisseau, et il la fait ressortir en passant derrière la première, dont la direction est perpendiculaire à celle de la seconde. Pour passer facilement la seconde épingle, on soulève la première en la tenant par ses deux extrémités. Ces épingles forment une croix dont l'une des branches traverse le vaisseau de part en part en deux points différents. Un fil ciré passant au-dessous des deux épingles sert à les maintenir en place (fig. 46, n° 1).

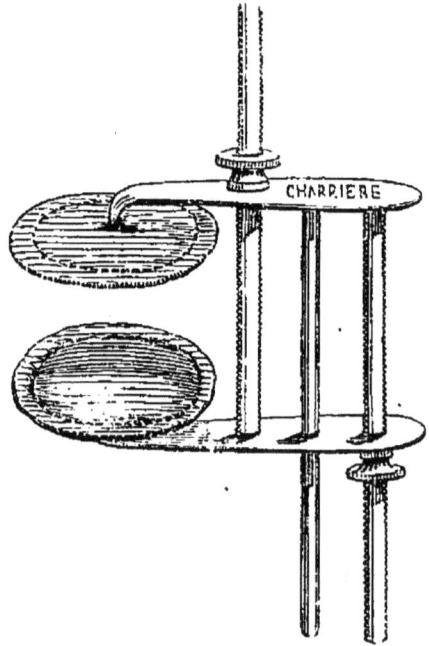

Fig. 45.

M. Velpeau passe une épingle (fig. 46, n° 2, G) au-dessous de

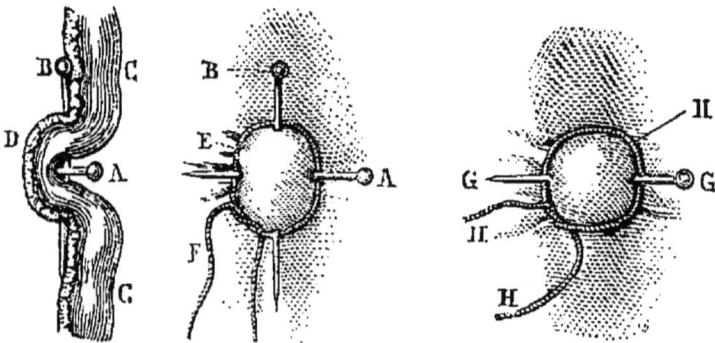

Fig. 46.

A. Épingle passant horizontalement derrière la veine.
B. Épingle traversant la peau et la veine et passant derrière l'épingle transversale.

C. Veine.

D. Peau.

E.F. Fil fixant les deux épingles.

8

la veine, comme la première de M. Davat, et il étrangle le vaisseau et les parties molles qui le recouvrent, avec un fil passé au-dessous des deux extrémités de l'épingle. M. Velpeau attend que la constriction ait mortifié les parties étranglées par le fil.

§ 10. — Cautérisation.

1° *Cautère actuel.* — Dès l'antiquité, on cautérisait les varices avec le fer rouge, après avoir fait une incision à la peau qui les recouvrait. Cette méthode, remise en honneur de nos jours pour les varices du rectum (hémorrhoïdes), est complétement aban-donnée pour les varices des membres.

2° *Cautère potentiel.* — M. Bonnet (de Lyon) produit avec la potasse caustique, sur le trajet de la veine, une eschare longue de 1 à 3 centimètres, qu'il incise crucialement au bout de quelques jours, pour faire une seconde application de potasse caustique qui pénètre jusqu'aux parois de la veine.

Auguste Bérard se servait de la pâte de Vienne, dont il appliquait une couche assez épaisse pour atteindre du premier coup les parois des veines variqueuses.

M. Laugier se sert aussi de la pâte de Vienne, mais il incise la peau préalablement, de manière que le caustique arrive plus vite aux parois du vaisseau.

§ 11. — Débridement des orifices aponévrotiques des veines variqueuses.

M. Herapath (Malgaigne, *Méd. opérat.*), se fondant sur ce que les varices dépendent d'un obstacle apporté au cours du sang des veines superficielles dans les troncs profonds, a pratiqué sur un malade le débridement de l'aponévrose crurale au point où la veine variqueuse la traversait. Cette observation unique est encore incomplète en ce qu'on a cessé de voir le malade peu de temps après l'opération.

§ 12. — Injection de perchlorure de fer.

Depuis les expériences de Pravaz sur la coagulation du sang par le perchlorure de fer, on a obtenu à l'aide de ce liquide la guérison des varices. Voici comment on opère :

Le malade étant debout, on applique autour du membre une ligature circulaire au-dessus du point où l'on veut opérer ; puis, on en fait une autre au-dessous. Alors on pique la veine avec un trocart, par lequel sortent quelques gouttes de sang, et adaptant la seringue de Pravaz au trocart, on injecte le perchlorure en solution au 30e degré, en comptant les gouttes par les tours de vis du piston. Deux ou trois gouttes sont généralement suffisantes.

On ferme la piqûre avec du collodion, et le membre est tenu dans une position horizontale. S'il y a de la réaction, on applique des cataplasmes, ou des compresses imbibées d'eau blanche. (*Gazette médicale*, 1853.)

Appréciation. — Toutes les opérations pratiquées dans le but de produire la coagulation du sang dans les veines, l'oblitération ou la destruction de ces vaisseaux, ont produit des accidents mortels. Pour ma part, j'ai vu mourir des malades qui avaient été opérés par la ligature, d'autres qui avaient été soumis à l'incision ; et je crois que la cautérisation, qui est encore la méthode la moins dangereuse, a fait plus de victimes qu'on ne le croit généralement.

Quoique l'injection de perchlorure de fer dans les veines variqueuses ait été répétée un certain nombre de fois, je crois les expériences trop peu nombreuses et trop peu concluantes pour que j'ose compter beaucoup sur cette opération.

Je repousse toute opération tendant à guérir les varices, non-seulement parce que la mort peut en être la conséquence, mais aussi parce qu'en opérant, on ne cherche qu'à détruire l'effet d'une cause inconnue, et que le mal, rendu moins apparent par l'opération, ne tarde pas à reparaître.

A quoi bon, d'ailleurs, opérer pour une maladie qu'une compression méthodique réussit toujours à rendre très-supportable.

§ 13. — Compression.

M. Bourjeaurd a imaginé de faire avec du tissu de caoutchouc vulcanisé des bas qui, n'étant élastiques que dans le sens de la largeur, peuvent être mis avec la plus grande facilité, sans que la peau soit tiraillée, comme elle l'est par les bas Leperdriel et autres. En ayant la précaution de rendre la compression plus douce des extrémités vers le tronc, on parvient à réduire les varices et à supprimer entièrement les douleurs et la gêne qui sont la conséquence ordinaire de cette infirmité.

Je n'ai point encore vu de cas qui aient été réfractaires à ce moyen. Si quelques malades n'en ont pas, dès les premiers jours, ressenti les bons effets, c'est que presque tous croient avoir un appareil insuffisant, quand il n'est pas trop serré. On ne saurait trop recommander aux fabricants d'exercer une compression extrêmement modérée.

ARTICLE II.

TRANSFUSION DU SANG.

Cette opération paraissait abandonnée pour toujours, lorsque, tout récemment, des chirurgiens qui ne manquent pas de prudence en ont publié quelques observations.

Voici comment on la pratique.

La veine médiane céphalique d'une personne forte et bien portante ayant été ouverte, on reçoit 100 ou 150 grammes de sang dans une seringue à hydrocèle, dont la température a été préalablement élevée, au moyen de l'eau chaude, jusqu'à 30 ou 35 degrés du thermomètre centigrade, et on les injecte aussitôt dans la veine médiane céphalique du malade, que le chirurgien a ouverte, et dans laquelle il a introduit un petit tube qui s'adapte exactement à la canule de la seringue. Depuis quelques années, on a eu l'idée de défibriner le sang injecté, mais cette défibrination est difficile à faire complétement et il est à craindre que le sang ainsi modifié n'ait pas la même vertu reconstituante que lorsqu'il contient l'élément fibrineux.

La quantité du sang injecté varie de 40 à 100 grammes.

Appréciation. — Malgré les nombreuses tentatives qui se sont renouvelées de temps en temps, l'utilité de la transfusion reste encore à démontrer.

CHAPITRE VI.

DES AMPUTATIONS EN GÉNÉRAL.

On donne le nom d'*amputation* à une opération par laquelle on sépare, du reste du corps, une partie ou la totalité d'un membre.

Les amputations se font *dans la continuité* ou *dans la contiguïté*. Ces dernières portent le nom de *désarticulation*. On pratique les amputations par quatre méthodes, qui ont reçu les noms de *circulaire, ovalaire, elliptique* et *à lambeaux*.

§ 1. — Méthode circulaire.

La méthode circulaire se fait différemment, suivant qu'il y a un ou deux os dans le segment de membre sur lequel on opère.

A. *Quand il y a deux os,* comme à la jambe et à l'avant-bras, le chirurgien, étant placé en dedans du membre afin de pouvoir scier convenablement les deux os, incise circulaire-ment la peau, puis il la dis-sèque de bas en haut, en la retroussant à la manière d'une manchette, et en coupant les brides celluleuses qui la fixent aux parties sous-jacentes. Pour faire cette dissection de la peau, j'ai l'habitude de la commencer par la partie la plus éloignée de moi (fig. 47), et quand ma main gauche quitte un point pour en saisir un autre et le relever, je laisse mon couteau immobile sur la partie qu'il vient d'inciser jusqu'à ce que la peau ait été assez rétractée pour qu'elle ne se trouve plus sur la voie que devra suivre l'incision. Cette dissection de la manchette se fait dans une étendue proportionnée à l'em-bonpoint et à l'état musculeux du malade. Quand la peau a été disséquée et relevée dans une étendue suffisante, le chi-rurgien, portant son couteau perpendiculairement sur les mus-cles, opère la section de cette partie au niveau de la peau rétractée.

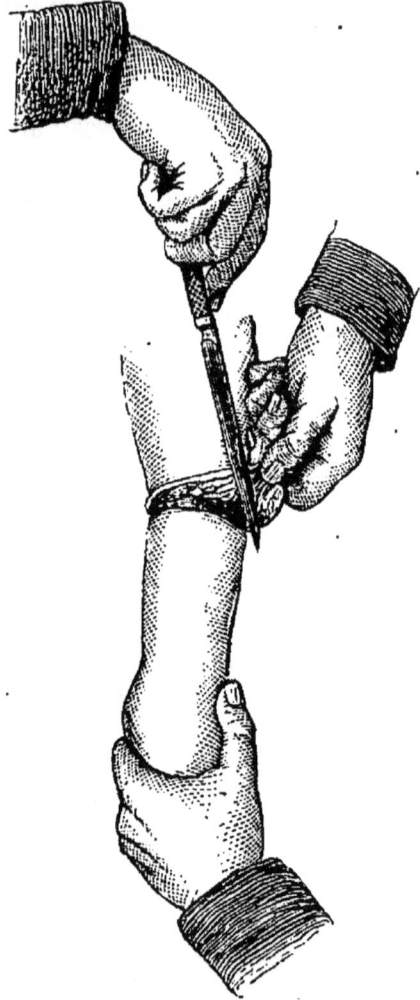

Fig. 47.

Pour inciser circulairement la peau et les muscles (que l'am-putation porte sur une partie n'ayant qu'un os ou en ayant deux), le chirurgien tenant son couteau à pleine main, s'effaçant et se

8.

pliant sur ses jarrets, ayant le pied droit en avant, le gauche en arrière, le corps placé comme lorsqu'on se met en garde pour l'escrime, passe l'instrument au-dessous du membre et le ramène par dessus, le plus loin possible, en portant la main dans la pronation forcée (fig. 48). Alors il incise, en sciant de la base à la pointe du couteau, et de la pointe à la base, n'abandonnant un côté du membre que lorsque la section est complète.

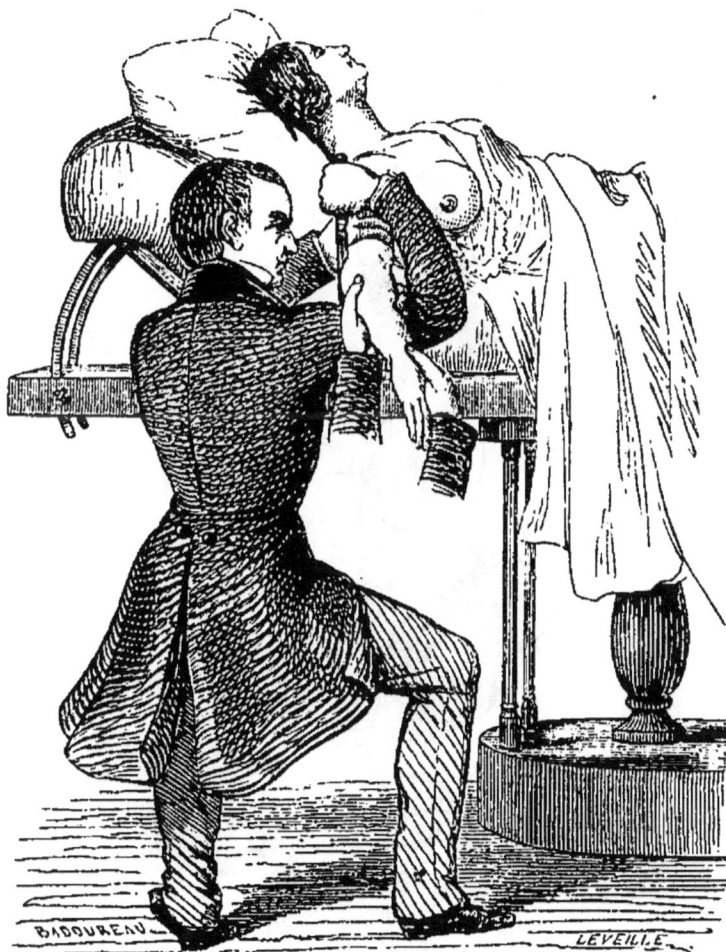

FIG. 48.

A mesure qu'on incise, la main de l'opérateur passe par des degrés successifs de la pronation forcée à la supination, et quand, dans cette dernière position, le chirurgien a de la peine à rejoindre le commencement de son incision, il faut qu'il retourne son couteau de manière que le dos soit en haut, le tranchant en bas, pour opérer la jonction des deux extrémités de l'incision, en coupant vers soi.

Quand la peau et les muscles ont été divisés par une incision circulaire, il reste encore entre les os des portions de muscles qu'on ne peut bien atteindre qu'en décrivant avec un couteau interosseux une espèce de huit de chiffre que nous décrirons pour chaque amputation.

B. Quand la partie qu'on doit amputer *n'a qu'un os*, l'opération est plus facile ; on peut la pratiquer de plusieurs manières.

1° *Procédé de Bruninghausen.* — La peau ayant été incisée circulairement, disséquée et relevée à la manière d'une manchette, dans une étendue qui varie avec le volume du membre, le chirurgien coupe les muscles perpendiculairement, au niveau de la peau rétractée, après quoi il scie l'os.

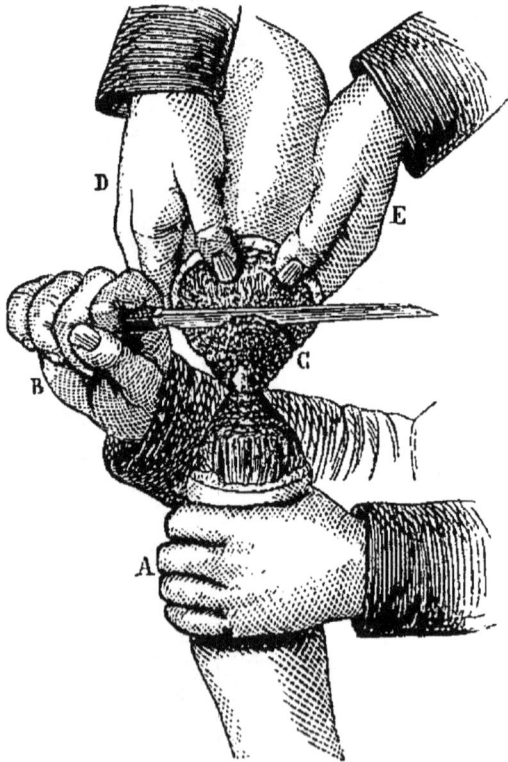

Fig. 49.

Ce procédé de la méthode circulaire, dans lequel on ne conserve que la peau pour fermer la plaie, est celui auquel beaucoup de chirurgiens ont encore recours. Il est décrit par la plupart des auteurs modernes sous le nom de *procédé de Bruninghausen.*

C'est pourtant, d'après M. Velpeau, Alanson qui, le premier, a donné le conseil de relever la peau en manchette.

2° *Procédé de Béclard et de Dupuytren.* — Dans un premier temps, la peau est incisée avec le tissu cellulaire et l'aponévrose d'enveloppe du membre, de manière qu'un aide puisse la tirer en haut dans une étendue de 3 centimètres environ.

Au niveau de la peau ainsi rétractée, on incise les muscles jusqu'à l'os ; puis l'aide, s'en emparant, les rétracte en formant ainsi un cône au milieu duquel le couteau doit décrire jusqu'à l'os un dernier mouvement circulaire autour du membre (fig. 49).

C'est au niveau de cette dernière section que l'os doit être scié.

M. J. Cloquet dit que c'est par Béclard qu'il a vu pratiquer ce procédé pour la première fois. Il est pourtant généralement attribué à Dupuytren.

3° *Procédé de Desault.* — Le procédé de Desault ne diffère du précédent que par la section des muscles. Dans le procédé de Béclard et de Dupuytren on incise les muscles jusqu'à l'os, et l'on coupe le sommet du cône formé par les chairs rétractées ; dans celui de Desault, la couche superficielle des muscles est seule coupée dans le premier temps, et l'incision de la couche profonde constitue un temps séparé. L'os est scié au niveau de cette dernière section.

4° *Procédé de Louis.* — Louis divisait ensemble la peau et les muscles jusqu'à l'os ; puis les muscles étant tirés en haut par un aide, il incisait leur couche profonde dans un point plus élevé, au niveau duquel il sciait l'os.

Ce procédé avait déjà été décrit par Celse.

5° *Procédé de J.-L. Petit.* — J.-L. Petit divisait en un premier temps la peau et le tissu cellulaire sous-cutané, ce qui permettait à un aide d'entraîner en haut ces téguments, et au chirurgien de couper les muscles jusqu'à l'os, à 3 ou 4 centimètres au-dessus de la première incision.

Il coupait l'os au niveau de la section des muscles.

Dans ce procédé on *rétracte* la peau ; dans celui de Bruninghausen, on la dissèque en la retroussant en manchette. C'est la seule différence qu'il y ait entre ces deux procédés.

6° *Procédé d'Alanson.* — Dans un premier temps, on coupe la peau circulairement, à trois ou quatre travers de doigt au-dessous du point où l'os doit être scié, et l'ayant fait relever par un aide, après avoir divisé les brides qui l'unissent aux parties sous-jacentes, on plonge la pointe du couteau obliquement de bas en haut dans les muscles, de manière à les couper jusqu'à l'os et à y creuser un cône dont le sommet doit être situé à trois travers de doigt au-dessus de sa base.

On scie l'os dans le point le plus élevé du cône.

7° *Procédé de Bell.* — La peau et les muscles ayant été coupés perpendiculairement, on porte la pointe du couteau parallèlement à l'axe du membre, de manière à diviser dans une étendue de 6 centimètres environ les muscles qui s'insèrent à la circonférence de l'os.

On voit que ce procédé ne diffère guère du précédent qu'en ce qu'Alanson coupe seulement la peau avant de faire un cône creux dans les muscles, tandis que Bell incise perpendiculairement la peau et les muscles avant de couper les attaches musculaires qui se font autour de l'os.

Appréciation. — Le procédé de Desault, qui diffère fort peu de celui de Béclard et de Dupuytren, est celui auquel on a généralement recours.

Dans ce procédé les muscles superficiels, étant coupés dans un temps séparé, peuvent se rétracter et permettre au chirurgien de diviser plus haut la couche profonde des muscles.

C'est là un avantage sur le procédé de Dupuytren, puisque dans celui-ci toute l'épaisseur des muscles étant coupée dans un même temps, il peut arriver quelquefois que le cône ne soit pas assez profond ; cela a lieu lorsque les chairs ont une densité qui empêche de les rétracter suffisamment.

L'*évidement* des procédés d'Alanson et de Bell ne doit être employé que dans les cas où, après avoir opéré à la manière de Desault ou de Dupuytren, on craindrait d'avoir un cône d'une profondeur insuffisante.

Quant au procédé qui consiste à ne conserver que de la peau pour fermer la plaie, je suis loin d'en être partisan : la peau qui forme la manchette peut se gangrener, quand on exerce sur elle une pression un peu considérable ; il y a entre elle et les os une cavité que rien ne remplit et dans laquelle s'amassent le sang et le pus ; enfin la réunion immédiate étant, par suite de cette disposition, à peu près impossible, il y a de grandes chances pour que la nécrose frappe les os qui baignent dans le pus et restent longtemps au contact de l'air.

§ 2. — Méthode à lambeaux.

A. *Un lambeau.* — 1° *Procédé de Garengeot.* — Garengeot faisait une incision semi-circulaire à la peau, du côté du membre

opposé à celui sur lequel il prenait le lambeau, et passant un
couteau interosseux entre les chairs et les os, à travers les deux
extrémités de son incision, il taillait le lambeau de haut en bas
et de la profondeur du membre à sa superficie.

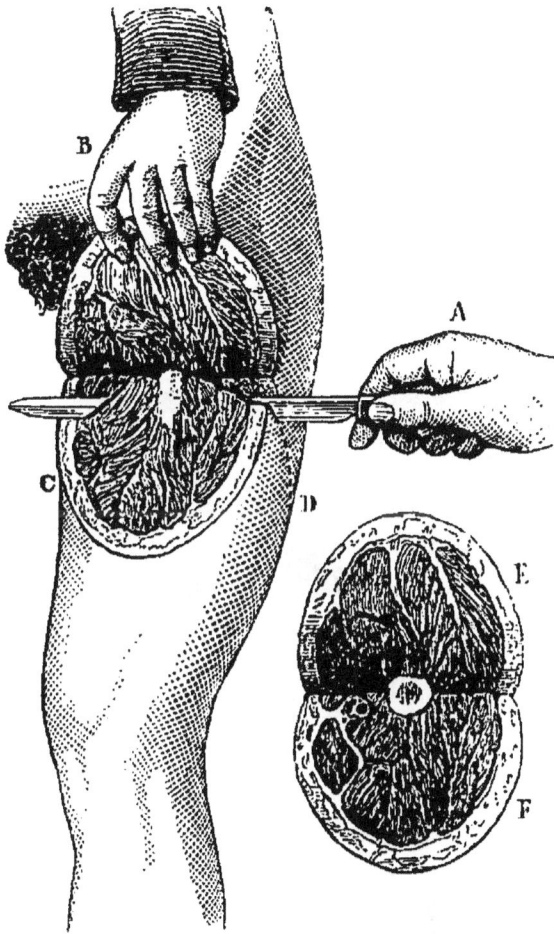

FIG. 50.

2° *Procédé de Verduin et de Lowdam.* — Saisissant avec la
main gauche les parties molles que l'on destine à faire un lambeau, on introduit entre elles et les os un couteau interosseux
que l'on glisse de haut en bas jusqu'au point où l'on veut que
se termine le lambeau, qui est ensuite relevé par un aide, pendant qu'on réunit du côté opposé les deux bords de sa base par
une incision demi-circulaire.

Ce procédé ne diffère de celui de Garengeot, que parce que
l'un commence par où l'autre finit.

Appréciation. — Le procédé de Garengeot est peut-être plus brillant que celui de Verduin; mais celui-ci est d'une exécution beaucoup plus sûre.

B. *Deux lambeaux.* — 1° *Procédé de Vermale.* — Un premier lambeau ayant été pratiqué comme dans le procédé de Verduin, le chirurgien passe son couteau entre l'os et ce qui reste des chairs, pour tailler un second lambeau semblable au premier (fig. 50).

2° *Procédé de M. Sédillot.* — M. Sédillot, au lieu de *raser*

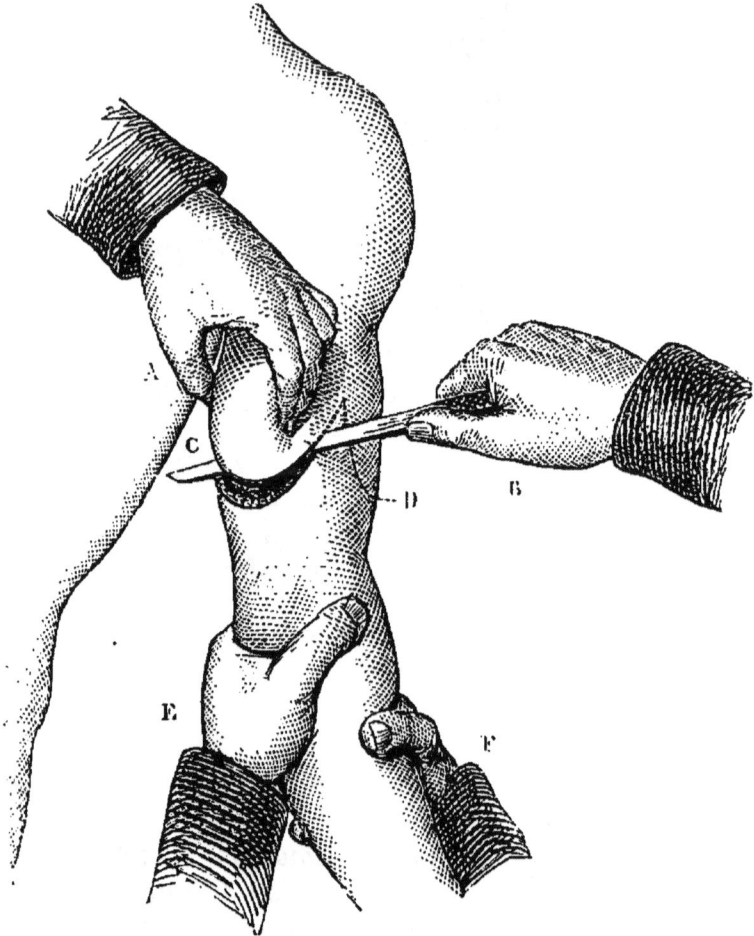

Fig. 51.

les os, pour comprendre dans les lambeaux toute l'épaisseur des muscles, s'en éloigne le plus possible, en ayant soin, cependant, de traverser la peau en deux points diamétralement opposés; puis, les deux lambeaux étant portés en haut par un aide qui les tire en ce point, le chirurgien coupe circulairement le cône que forment les muscles qui adhèrent aux os. On a ainsi, dit M. Sédillot, les avantages de l'amputation circulaire et ceux de l'amputation à lambeaux.

3° *Procédé de Ravaton.*—Ravaton taillait ses deux lambeaux en faisant une incision circulaire sur laquelle tombaient deux incisions verticales comprenant, comme les premiers, toute l'épaisseur des parties molles.

4° *Procédé de Langenbeck.* — Saisissant de la main gauche la peau et les muscles d'un côté du membre, le chirurgien coupe ces parties obliquement de bas en haut jusqu'à l'os, en allant de la peau vers les parties profondes. Le second lambeau est taillé de la même manière, pour le bras, l'avant-bras et la cuisse (fig. 51).

Appréciation.— Le procédé de Vermale est préférable à tous les autres, si ce n'est à celui de M. Sédillot, qui n'en diffère pas notablement.

Le procédé de Ravaton est plus long et il a l'inconvénient que la peau ne dépasse pas suffisamment les muscles.

Quant au procédé de Langenbeck, il donnerait le même résultat que celui de Vermale, dont il ne diffère guère que par une modification qui le rend moins sûr et moins facile.

Depuis longtemps, je fais, dans mes cours, répéter les désarticulations du pied, de la main et de l'épaule en taillant les lambeaux de dehors en dedans comme M. Langenbeck ; mais avec cette différence que je les sculpte avant de les détacher, et que, le plus souvent, après avoir tracé leur forme par une incision faite de dehors en dedans, c'est de dedans en dehors que je les sépare des os (voyez les amputations du pied et de l'épaule). On reconnaîtra, j'espère, que c'est le seul moyen sûr d'avoir des lambeaux qui s'adaptent exactement à certaines surfaces.

Pour la jambe, le procédé de Verduin et de Lowdam est celui auquel je donne la préférence ; parce que là il serait difficile d'avoir deux lambeaux qui eussent les mêmes dimensions.

§ 3. — Méthode ovalaire.

Cette méthode, qui n'a été généralisée qu'en 1827 par M. Scoutteten, consiste à faire aux parties molles une incision ayant la forme d'un ovale, dont la petite extrémité correspond, en générale, un peu au-dessus du point où l'os doit être scié ou désarticulé.

Le plus ordinairement, le couteau trace un ovoïde complet; dans les désarticulations, il arrive pourtant qu'ayant fait deux incisions obliques qui se réunissent au-dessus de l'articulation dans laquelle on doit pénétrer, le chirurgien ne réunit leurs autres extrémités qu'après avoir terminé la désarticulation, et quand un aide a saisi l'artère qu'on eût pu couper si, en commençant, on avait décrit l'ovoïde en incisant toute la circonférence du membre (fig. 52).

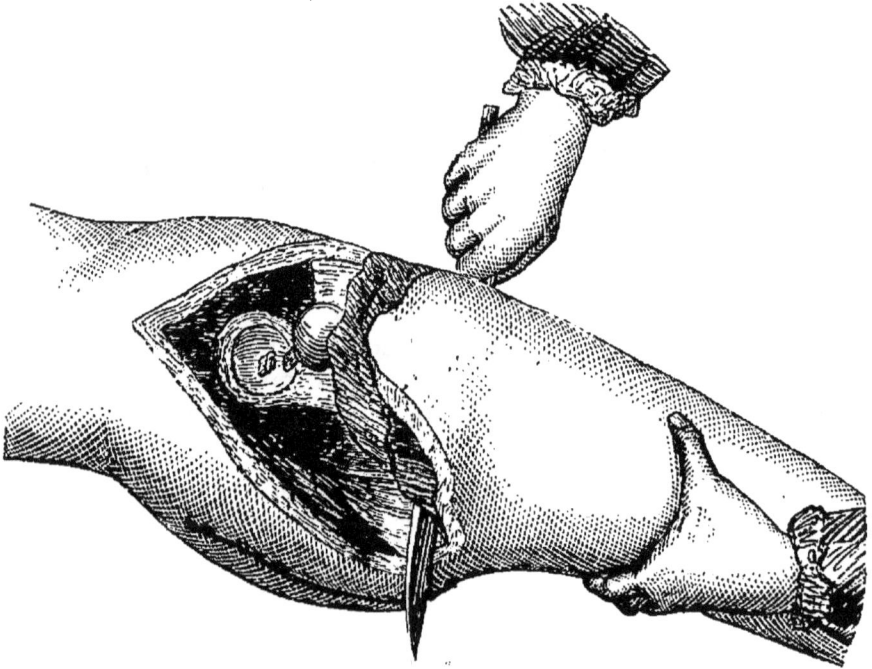

FIG. 52.

On modifie quelquefois la méthode ovalaire en ne commençant l'ovoïde qu'à l'extrémité inférieure d'une petite incision parallèle à l'axe du membre. Cette modification porte le nom d'*amputation en raquette*.

§ 4. — Méthode elliptique.

Depuis quelques années, on décrit sous le nom de *méthode elliptique* (Soupart), une amputation donnant à peu près le même résultat que les amputations à un lambeau, dont elle se distingue seulement par la continuation des bords de son lambeau avec l'autre côté de la plaie, sans qu'il y ait d'angle entre ces parties.

9

La section opposée au lambeau est d'ailleurs concave, de telle sorte que cette méthode ne diffère de la méthode ovalaire que parce que la plaie de cette dernière est à l'une de ses extrémités beaucoup plus étroite que l'autre, tandis qu'elles ont à peu près la même largeur dans la méthode elliptique.

§ 5. — Position des aides pendant une amputation.

Les couteaux, la scie, les pinces, un sécateur, une compresse fendue et les autres linges du pansement étant placés sur une table, un aide s'empare de l'extrémité du membre, pendant qu'un autre soutient la partie voisine du tronc ; un troisième comprime l'artère ; d'autres maintiennent le malade et l'empêchent de remuer.

Un aide est préposé aux instruments qu'il passe à l'opérateur, en ayant soin de les lui présenter de manière que la poignée soit toujours libre. Quand il donne un couteau, il le tient au niveau de l'articulation du manche avec la lame, le tranchant dirigé du côté opposé à la main qui le présente au chirurgien, et la pointe en bas. Quand l'aide passe une scie, il la tient par son arc, pour que l'opérateur en saisisse la poignée sans difficulté.

L'assistance des aides a surtout besoin d'être intelligente pendant l'action de scier. Celui qui tient l'extrémité du membre doit tirer dans la direction de l'axe de l'os qu'on va couper, tandis que l'autre se contente de maintenir la partie supérieure en s'opposant au jeu des articulations. Si les aides pressent un peu trop dans un sens l'une des extrémités du membre, la scie est serrée et peut être faussée ou cassée, si le chirurgien emploie trop de force.

§ 6. — Position du chirurgien dans l'action de scier.

L'opérateur doit s'effacer de telle sorte que le côté externe de sa jambe gauche soit tourné vers le membre qu'il va scier, ses deux pieds étant parallèles l'un à l'autre ; avec la main gauche saisissant la partie du membre à laquelle elle correspond, il fixe la scie avec l'ongle du pouce, et, de la main droite qu'il élève en fléchissant l'avant-bras (fig. 53), il imprime à la scie inclinée de haut en bas, des mouvements de va-et-vient qui, d'abord lents s'accélèrent peu à peu jusqu'à ce que l'os soit à peu près scié. En finissant, on doit ralentir la vitesse de la scie, pour ne pas s'exposer à rompre brusquement la partie d'os qui tient encore.

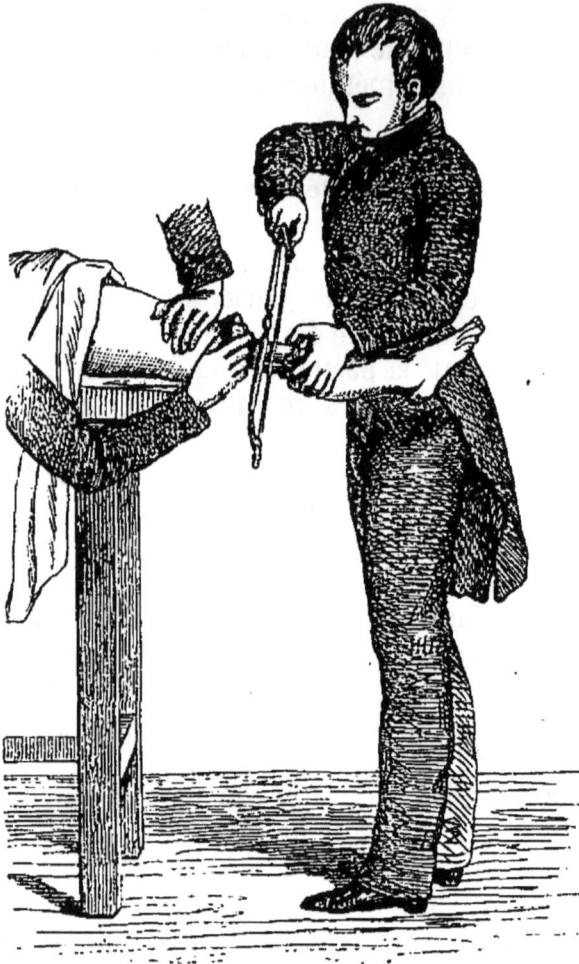

FIG. 53.

Dans la position indiquée plus haut, et représentée fig. 53, le chirurgien coupe l'os transversalement, tandis que cette section est presque fatalement oblique, lorsque le chirurgien n'a pas soin de se placer comme nous l'avons dit. Cette position est d'ailleurs celle des ouvriers qui ont l'habitude de se servir de la scie.

PANSEMENT DES AMPUTATIONS.

Les caillots de sang ayant été enlevés avec une pince, avec les doigts ou avec une éponge, on lave avec de l'eau tiède les parties voisines de la plaie qui ont été salies par le sang ; puis, les fils des ligatures ayant été réunis en un ou deux faisceaux et enveloppés dans un pli de sparadrap dont une partie les fixe à la peau voisine de l'un des angles de la plaie, le chirurgien rapproche les parties molles ou les tient écartées, suivant qu'il veut obtenir une *réunion par première* ou *par seconde intention.* C'est là du moins la pratique généralement suivie. Quant à moi, au lieu de réunir les fils à ligatures, je les place isolément entre les lèvres de la plaie dans le point le plus rapproché du vaisseau lié.

§ 1. — Réunion immédiate ou par première intention.

Pour obtenir une réunion par première intention, il faut que les bords de la plaie soient rapprochés et maintenus en contact chacun. Les moyens de contention ne sont pas les mêmes pour tous les chirurgiens : pendant longtemps on s'est servi, dans ce but, de bandelettes emplastiques qui, de nos jours, sont encore généralement employées dans les hôpitaux de France. Je préfère à ces bandelettes la réunion au moyen de la suture, parce que la suture, seule, peut maintenir solidement et sans constriction les parties mises en contact, et parce que les bandelettes emplastiques se collent mal sur la peau encore humide ou froide du moignon ; parce qu'enfin, si elles restaient collées, elles auraient encore l'inconvénient de laisser, quand elles tombent, la peau couverte de matières emplastiques qui ont été considérées par les chirurgiens mêmes qui y ont recours, comme prédisposant à l'érysipèle et de nature à gêner la nutrition de la peau.

Des chirurgiens anglais, Liston entre autres, conseillent la *suture à points séparés.* Je pense qu'on peut employer cette suture dans les amputations dans lesquelles les lambeaux n'ont que peu de tendance à se séparer : et encore, depuis que Vidal a inventé les serres-fines, j'emploie plus volontiers en pareil cas ces petits instruments ; mais j'ai toujours recours à la *suture entortillée,* ou même à la *suture enchevillée,* lorsqu'il faut maintenir en contact des lambeaux qui sont sollicités en sens inverse soit par leur poids, soit par l'action musculaire.

Quand on cherche à obtenir la réunion par première intention au moyen de la suture, il faut se contenter de recouvrir le moignon avec des compresses imbibées d'eau froide, et même, si une grande réaction se produit, on doit ajouter à ces compresses une vessie remplie de glace, qu'on fait reposer doucement contre le moignon.

Si, au contraire, on se sert de bandelettes, il faut les recouvrir d'un linge troué qu'on a graissé de cérat, et par-dessus appliquer des plumasseaux de charpie que l'on maintient avec des compresses longuettes, qui elles-mêmes sont fixées par des tours de bande roulée.

Quand on emploie les serres-fines, on ne doit jamais les laisser plus de vingt-quatre heures en place ; tandis que les épingles dont on se sert pour la suture entortillée doivent rester pendant quatre ou cinq jours. Les fils des sutures enchevillées et à points séparés ne sont généralement enlevés que du cinquième au sixième jour. Dans tous les cas, il est bon de ne pas enlever le même jour toutes les aiguilles ou tous les fils. Les bandelettes emplastiques doivent être continuées jusqu'au moment où la réunion semble parfaitement consolidée.

Appréciation. — Je suis convaincu que, dans l'immense majorité des cas, la suture aidée de l'eau froide ou de la glace constitue le pansement par excellence des grandes plaies. Le cérat et le diachylon me paraissent si nuisibles dans le pansement des amputations, que je leur attribue l'insuccès des chirurgiens qui, y ayant recours, disent n'avoir jamais obtenu la réunion par première intention.

§ 2. — Réunion par seconde intention.

Quand on juge à propos de recourir à la réunion par seconde intention, on peut rapprocher les lèvres de la plaie ; mais, le plus ordinairement, on interpose entre elles des boulettes ou des plumasseaux de charpie recouverts de cérat ; ou bien on met de la charpie sèche par-dessus un linge fin troué et cératé, qu'on applique sur le fond de la plaie. Quelques chirurgiens français n'imaginent rien de supérieur à un pareil traitement !

Dans les deux cas, des gâteaux de charpie sont ajoutés par-dessus les plumasseaux, et le tout est maintenu au moyen de compresses longuettes, qui se croisent sur les bords de la plaie et qu'une bande roulée fixe solidement.

Au lieu de la bande roulée, on peut se contenter d'appliquer le moignon sur un mouchoir plié en triangle (Mayor), dont la base correspond à la racine du membre qu'elle entoure, et dont la pointe est ramenée d'arrière en avant sur l'extrémité du moignon et fixée au moyen d'une épingle sur l'entrecroise me des deux autres extrémités du mouchoir.

9.

Appréciation. — Depuis longtemps je n'ai plus recours à la réunion par seconde intention que dans les cas où la réunion par première intention n'a pas réussi, et encore je me garde bien de bourrer la plaie avec de la charpie, et je n'emploie le cérat qu'autant que les bourgeons charnus ne fournissent pas assez de pus pour empêcher les bords de la plaie de s'agglutiner aux pièces du pansement. Un linge troué et cératé, que l'on recouvre de plumasseaux de charpie, est alors suffisant.

Quelle que soit la réunion à laquelle on ait recours, il est prudent de ne procéder au pansement que lorsqu'on s'est bien assuré qu'aucun vaisseau ne donne plus de sang. Dupuytren conseillait même d'attendre une demi-heure. Ce conseil est surtout utile quand on veut obtenir la réunion par première intention, que le moindre caillot pourrait empêcher.

Lorsque le pansement est terminé, le malade doit être reporté doucement dans son lit, et il faut que le moignon repose sur un coussin mou de balle d'avoine. Tant qu'il n'y a pas de suppuration, le membre doit être incliné de manière que sa racine soit moins élevée que son autre extrémité. Si la suppuration s'établit, on doit disposer le moignon de façon que le pus s'écoule facilement.

CHAPITRE VII.

DES AMPUTATIONS EN PARTICULIER.

ARTICLE Ier.

AMPUTATIONS DU MEMBRE SUPÉRIEUR.

Désarticulations des phalanges.

Anatomie. — L'extrémité supérieure de la *première phalange* présente une petite cavité glénoïde dont le grand diamètre est transversal et qui reçoit la tête du métacarpien correspondant dont la plus grande dimension est antéro-postérieure.

Les surfaces articulaires sont maintenues en place par un ligament palmaire et par deux ligaments latéraux externe et interne. Le tendon de l'extenseur envoie sur les côtés de l'articulation des expansions qui font de ce tendon une espèce de ligament dorsal.

— L'extrémité supérieure de la *deuxième phalange* est aplatie
d'avant en arrière et présente deux petites cavités glénoïdes
séparées par une crête antéro-postérieure qui se prolonge en
avant, un peu au-dessus du niveau du reste de la surface articulaire (fig. 54). Elle s'articule avec l'extrémité inférieure de la

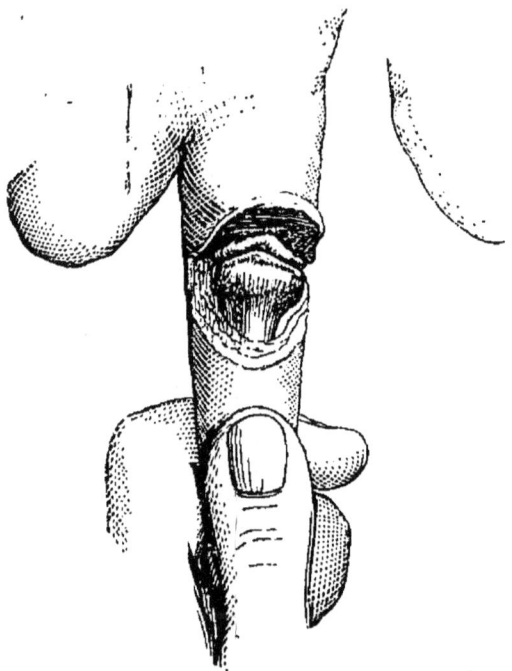

Fig. 54.

première phalange, qui présente une poulie aplatie d'avant en
arrière et se prolongeant beaucoup plus dans le sens de la flexion
que dans celui de l'extension.

Les moyens d'union sont les mêmes que pour l'articulation
métacarpo-phalangienne.

— L'articulation de la *deuxième phalange avec la troisième*
est absolument semblable à celle que nous venons de décrire.

J'indiquerai ici, d'une manière toute spéciale, deux petits
tubercules latéraux que surmontent les surfaces articulaires.
Ce sont d'excellents guides pour la désarticulation.

Quand on saisit une phalange par sa partie moyenne, qui est
concave, on trouve, immédiatement au-dessus de la concavité,
les petits tubercules au-dessus desquels se trouve l'interligne
articulaire (fig. 54).

En avant des phalanges, les tendons des muscles fléchisseurs glissent dans une gaîne fibro-séreuse très résistante. La facilité de ce glissement fait que le chirurgien a toujours de la peine à couper les tendons d'un seul coup et dans le point correspondant à la section de la peau.

En arrière, les tendons extenseurs glissent aussi, mais c'est surtout latéralement, de sorte qu'on peut les couper plus sûrement que s'ils fuyaient dans le sens de la longueur. Leurs mouvements sont d'ailleurs bornés par l'insertion des muscles interosseux qui viennent s'entrecroiser sur la surface dorsale de la première phalange pour la fléchir, et dont l'un sollicite le tendon en dedans, tandis que l'autre le tire en dehors.

La peau des doigts est doublée en avant d'une grande quantité de tissu cellulo-adipeux, qui est plus rare à la face dorsale. Dans ce tissu, sur les parties latérales, mais plus près de la face palmaire que de la face dorsale, existent les artères collatérales, qui sont accompagnées par les veines et par les branches nerveuses correspondantes.

Les plis de la peau des doigts ont beaucoup occupé l'esprit des chirurgiens qui se sont guidés sur eux pour pénétrer dans les articulations. Je n'y attache aucune importance, parce qu'ils varient dans leurs rapports, et qu'en les prenant pour guides, on doit se tromper presque toujours. On peut en juger par la figure 55, qui représente les rapports des plis du doigt avec la phalange correspondante. Il faut aussi se méfier de l'exploration qui consiste à chercher l'articulation de la deuxième phalange avec la troisième en portant cette dernière successivement dans l'extension et dans la flexion, car la facette articulaire de la phalange inférieure, en glissant sur la partie dorsale de la poulie articulaire de la phalange supérieure, pourrait faire croire que l'interligne articulaire se trouve plus haut qu'il n'est réellement. La figure 55 montre, en effet, que, dans l'extension forcée, la partie la plus concave de la face dorsale se trouve un peu au-dessus de l'articulation.

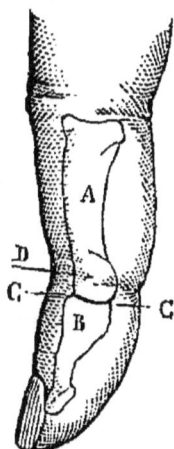

FIG. 55.

Dans la flexion forcée, au contraire, on est toujours sûr que l'articulation correspond à l'angle droit formé par les deux phalanges ; mais dans cette position la peau est trop tirée en bas pour qu'on puisse faire sûrement une incision convenable.

Opération. — Nous décrirons successivement la désarticulation des trois phalanges.

§ 1. — Désarticulation de la dernière phalange, appelée aussi phalangette.

Amputation à lambeau palmaire. — Quand on tient entre le pouce et le médius la partie concave des faces latérales de la phalange, l'extrémité des doigts correspond aux deux tubercules que surmontent les surfaces articulaires. La main du malade étant en pronation, c'est à ce niveau qu'il faut porter le scalpel et couper jusqu'à l'os, d'abord sur la face dorsale, puis successivement en dehors et en dedans, de manière à couper les ligaments dorsal, interne et externe. De cette façon, en se guidant sur les deux tubercules que j'ai indiqués, on arrive inévitablement dans l'interstice articulaire, tandis que les plis sur lesquels se guident presque tous les chirurgiens sont d'une infidélité telle, que j'aimerais mieux ne pas avoir de points de repère que de me guider sur ceux-là.

L'articulation étant ouverte, on passe le scalpel entre les surfaces articulaires, puis, le portant à plat entre l'os de la phalange et ses téguments, on taille un lambeau que l'on termine à 8 millimètres de l'extrémité du doigt.

Comme la face palmaire de cette partie des doigts est arrondie, pour avoir un lambeau convenable, il suffit, lorsque le bistour est passé sous la phalange, de remettre cet os en place, de couper parallèlement à sa face antérieure, et de terminer en portant le tranchant du bistouri obliquement vers la peau.

Dans ce temps de l'opération, on maintient les surfaces articulaires en contact, au moyen du pouce et de l'index de la main gauche, dont les extrémités seules correspondent au niveau de l'articulation, tandis que leur racine est portée en arrière par une flexion de la main sur l'avant-bras, de manière que le bistouri ne puisse, dans aucun cas, atteindre la main qui maintient les os en place. La figure 56, quoique représentant un doigt dans la supination, montre comment la main gauche du chirurgien doit être placée au moment où le bistouri termine le lambeau. Si l'on craignait de ne pas avoir un lambeau suffisamment arrondi, on devrait le tailler par transfixion avant de désarticuler, et pour le finir, incliner le bistouri de manière que, le manche étant en arrière, le tranchant de la lame vînt arrondir le côté opposé à la

main qui opère (fig. 56) ; puis, reportant le manche du bistouri
en avant, arrondir avec la partie de la lame qui est voisine du

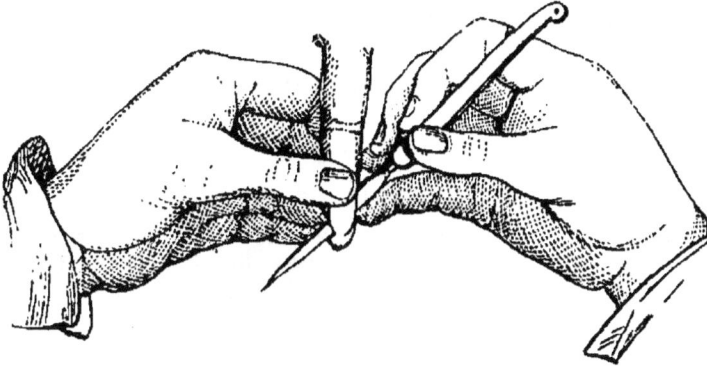

FIG. 56.

talon le côté du lambeau qui correspond à la main droite de
l'opérateur (fig. 57).

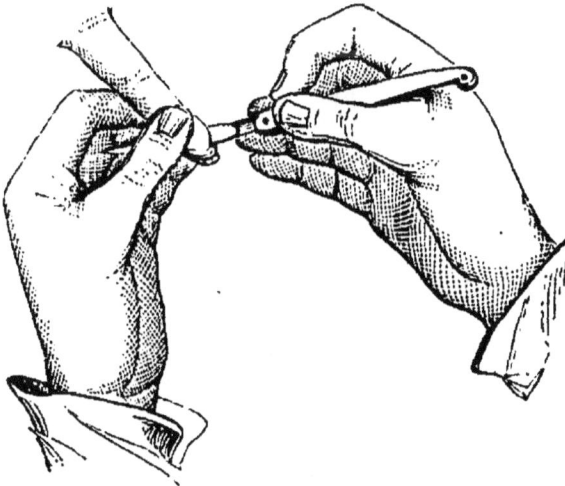

FIG. 57.

§ 2. — Désarticulation de la deuxième phalange ou phalangine.

Les points de repère sont, comme pour la troisième phalange,
deux tubercules latéraux que surmontent les petites cavités glénoïdes.

On peut faire cette désarticulation comme la précédente ; mais
comme la face palmaire de cette région est plane, le lambeau ne

s'arrondit pas par une simple section légèrement oblique. Pour le tailler, il faut, lorsqu'on a passé son bistouri entre l'os et les parties molles (tissu adipeux et peau) dans une étendue suffisante, saisir la phalange entre le pouce et l'index de la main gauche, et, par une traction modérée, tendre la peau que l'on coupera en arrondissant l'extrémité du lambeau.

1° *Procédé de Lisfranc.* — Cette manière de faire le lambeau étant assez difficile, Lisfranc a donné le conseil de le tailler par transfixion, avant d'avoir désarticulé, pendant que la peau offre une résistance qui permet de donner à sa section une forme arrondie. Pour cela, la main du malade étant dans la supination (fig. 58), le chirurgien, tenant comme une plume à écrire un

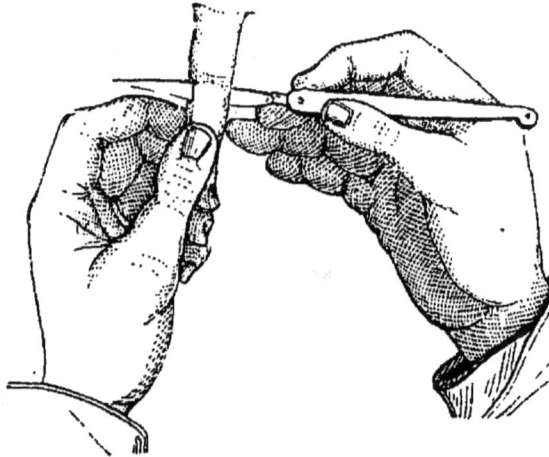

FIG. 58.

bistouri droit dont la direction est perpendiculaire au pouce qui sert à le tenir, introduit cet instrument à plat, au niveau des deux tubercules indiqués, entre la phalange et la peau qui la recouvre en avant, et le glissant de haut en bas (fig. 58), il termine le lambeau à l'union du tiers inférieur avec les deux tiers supérieurs de la face palmaire de la phalange, c'est-à-dire tout près du pli de flexion. C'est pour arrondir le lambeau de cette phalange qu'il est surtout utile de recourir au mode opératoire indiqué dans les figures 56 et 57. On peut continuer l'opération en laissant la main dans la supination et en attaquant l'articulation par la face palmaire. Mais il faut alors se souvenir du petit tubercule qui dépasse de ce côté le niveau de la surface articulaire, pour que bistouri ne soit pas arrêté par cette saillie. On évite la difficulté qui résulte de cette disposition anatomique, en commençant à désarticuler par un côté de l'articulation.

Je préfère encore, lorsque le lambeau a été taillé comme il vient d'être dit, tourner la main du malade en pronation, réunir les deux côtés de la base du lambeau par une incision rectiligne, et désarticuler par la face dorsale.

2° On peut désarticuler cette phalange par la méthode circulaire : mais, outre que dans ce cas l'opération est plus difficile que la méthode à lambeau, cette manière d'opérer a l'inconvénient de placer la cicatrice au bout de la partie restante du doigt, c'est-à-dire dans le point où elle est le plus exposée aux violences extérieures.

3° On a quelquefois eu recours au procédé de Ravaton, qui consiste à faire une section circulaire sur laquelle tombent deux incisions verticales. On obtient de cette manière deux lambeaux parfaitement égaux; mais à cause du siége de la cicatrice, je préfère à ce procédé la désarticulation avec un lambeau palmaire.

Autrefois on faisait aussi cette amputation avec un lambeau dorsal, pour que la cicatrice ne fût pas visible sur le dos de la main, et comme le résultat eût pu gêner, si l'opération avait été pratiquée sur un ouvrier, on l'appelait *amputation des riches*. Aujourd'hui l'amputation avec un lambeau dorsal est rejetée toutes les fois qu'il est permis de faire autrement.

§ 3. — Désarticulation de la première phalange.

Méthode ovalaire. — La main du malade étant dans la pronation et un aide éloignant les doigts voisins de celui sur lequel l'opération doit être pratiquée, le chirurgien saisit le doigt malade avec la main gauche, le fléchit légèrement, et portant le bistouri sur la tête du métacarpien correspondant, il fait une incision qui, commençant à 1 centimètre en arrière de l'articulation, se dirige obliquement vers le point où finit le repli cutané interdigital. A partir de ce point, le bistouri contourne tranversalement toute la face palmaire, et étant reporté par-dessus le doigt dans l'extrémité de cette dernière partie de l'incision, il est ramené obliquement sur la face dorsale à 4 ou 5 millimètres en deçà du point où l'on a commencé (fig. 59, n° 1)

Les lèvres de la plaie ayant été disséquées vivement et éloignées, le chirurgien ouvre l'articulation par la face dorsale, coupe les ligaments, et, passant son bistouri au-dessous de l'os, il le fait sortir par la plaie palmaire en coupant le tendon des muscles fléchisseurs.

Si l'on a eu soin de ne pas trop ouvrir les branches du V que figure la partie dorsale de l'incision, la tête du métacarpien est suffisamment recouverte par les lèvres de la plaie (fig. 59, nº 2), qu'on maintient rapprochées au moyen de deux serres-fines ou de deux points d'une suture entrecoupée.

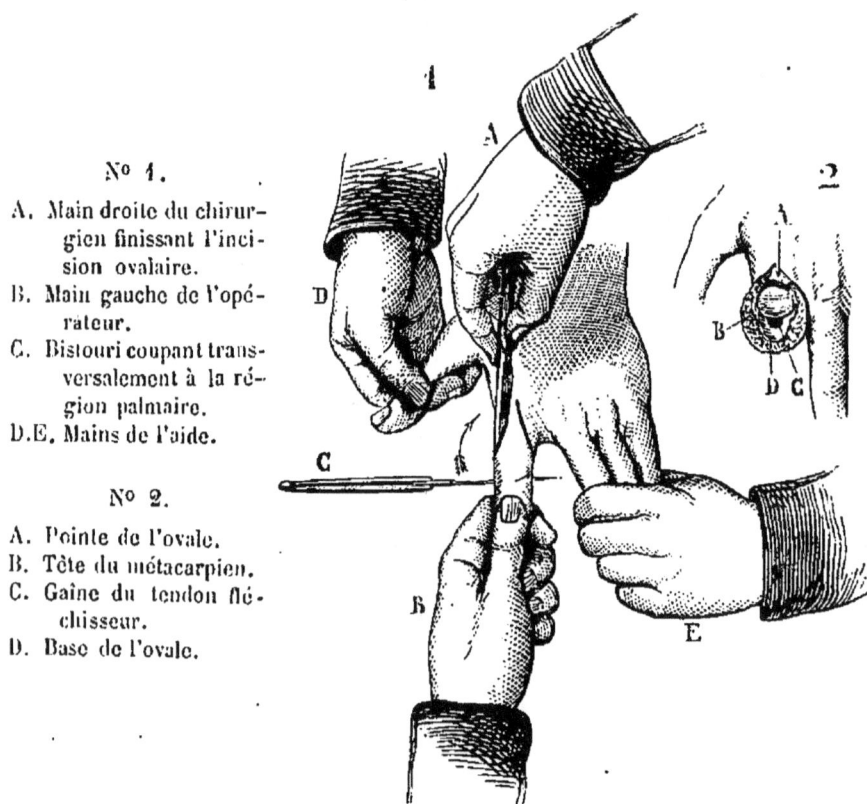

Nº 1.

A. Main droite du chirur-
   gien finissant l'inci-
   sion ovalaire.
B. Main gauche de l'opé-
   rateur.
C. Bistouri coupant transversalement à la ré-
   gion palmaire.
D.E. Mains de l'aide.

Nº 2.

A. Pointe de l'ovale.
B. Tête du métacarpien.
C. Gaine du tendon flé-
   chisseur.
D. Base de l'ovale.

FIG. 59.

1º Pour le premier doigt, on peut faire l'incision sur le côté externe, la base de l'ovale répondant à l'insertion du repli cutané interdigital.

2º Pour le cinquième, l'ovale, peut être fait de sorte que, sa base répondant au repli interdigital, sa pointe soit tournée en arrière et sur le bord cubital de la main.

Quelques chirurgiens coupent avec un sécateur la tête du métacarpien, pour que, la main offrant moins de largeur au niveau des articulations métacarpo-phalangiennes, l'absence d'un doigt soit moins apparente. Dupuytren faisait cette section obliquement; mais il ne faut pas oublier que la force est ainsi sacrifiée à la beauté.

Méthode à lambeaux. — Tenant de la main gauche le doigt qu'il veut enlever, et le faisant basculer de manière à faire saillir son extrémité métacarpienne, le chirurgien commence, sur la tête du métacarpien correspondant, une incision qui, se prolongeant d'abord dans l'axe du doigt, devient bientôt oblique, puis transversale au delà du point où finit le repli interdigital, pour devenir de nouveau oblique, et enfin longitudinale à mesure qu'elle s'approche du milieu de la face palmaire, où elle se termine au niveau de la tête du métacarpien.

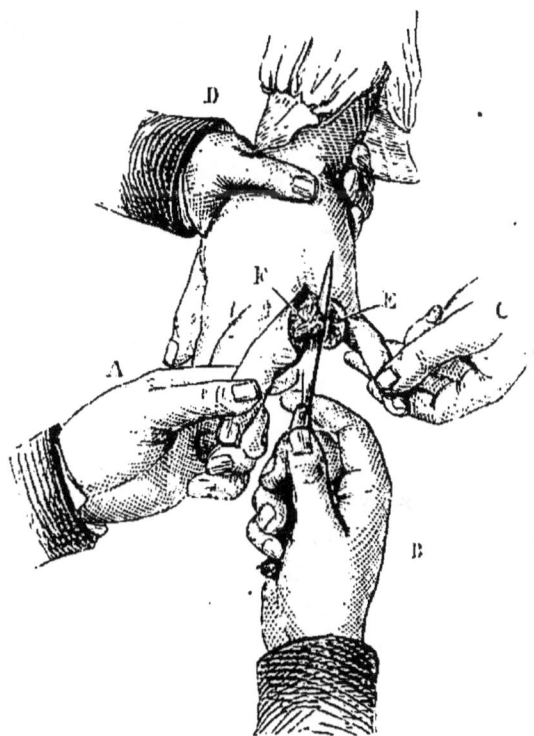

A. B. Mains de l'opérateur.

C. D. Mains de l'aide.

E.   Premier lambeau.

F.   Tête de la première phalange.

Fig. 60.

Un premier lambeau étant ainsi circonscrit, on taille le second au côté opposé, soit de dedans en dehors, soit de dehors en dedans. Lisfranc avait adopté le premier mode opératoire, qui a l'avantage d'être plus expéditif. Voici comment on l'exécute (fig. 60) :

Le bistouri, étant tenu la pointe en haut et le tranchant dirigé vers le malade, est introduit entre l'os de la phalange et le lambeau, jusqu'au niveau de l'articulation métacarpo-phalangienne, où on le fait pénétrer en le portant transversalement pour le glisser, du côté opposé, entre la phalange et les téguments de cette partie, qui doivent être coupés de manière que les deux lambeaux soient égaux en longueur.

H. Main gauche de l'opérateur.

F. Main droite de l'opérateur.

G. Main de l'aide.

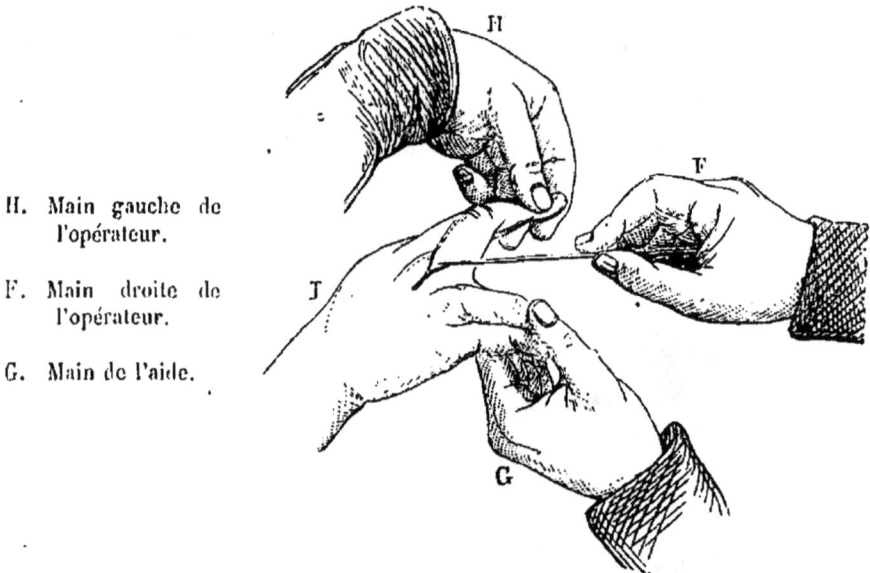

FIG. 61.

On est plus sûr d'avoir deux lambeaux de même forme et d'égale longueur, en taillant le second comme le premier, c'est-à-dire de dehors en dedans (procédé de J.-L. Petit). Cette partie de l'opération n'est pas plus difficile que la première. Il faut seulement, pour pouvoir faire le second lambeau par une incision non interrompue, saisir le doigt malade avec la main gauche portée par-dessus le membre sur lequel on pratique l'opération (fig. 61). Les deux lambeaux ayant été circonscrits par les incisions, on désarticule en glissant le bistouri entre la phalange et le lambeau le plus rapproché de la main qui opère.

Pour tailler les lambeaux de dehors en dedans, sans les couper en biseau à leur pointe, voici comment il faut opérer. On commence sur la tête du métacarpien avec le tranchant du bistouri; mais dès qu'on arrive sur la phalange, c'est la pointe qui trace le lambeau jusqu'à ce qu'elle arrive sur la limite des faces dorsale et latérale du doigt, où l'instrument est porté perpendiculairement à la direction de la phalange jusqu'à la jonction de la face latérale avec la face palmaire, où l'on recommence à couper avec la pointe du bistouri.

J'insiste sur les différents temps de cette section, parce que j'ai remarqué que presque toujours les commençants font la pointe du premier lambeau trop étroite, et que cette partie est très-souvent taillée en biseau aux dépens du derme.

Dans la désarticulation par la méthode à lambeaux, on a de la tendance à chercher l'articulation trop en arrière, et il arrive souvent que le bistouri est porté au delà de la tête du métacarpien.

Pour obvier à cette tendance, il faut glisser l'instrument contre la phalange, parallèlement à cet os, jusqu'à ce qu'il heurte contre le tubercule au-dessus duquel est l'interligne articulaire, puis contourner cette saillie, au delà de laquelle le bistouri, porté transversalement, entrera dans l'articulation.

Méthode circulaire. — La méthode circulaire consiste ici à disséquer une manchette dont la longueur est indiquée par le point où les replis interdigitaires se terminent sur le doigt, mais il est toujours difficile de la relever assez haut pour pouvoir désarticuler facilement, ce qui est cause que cette méthode est, pour cette région, généralement abandonnée.

On pourrait, après la section circulaire, faire deux incisions longitudinales aux deux extrémités opposées du diamètre du doigt, et par ce procédé, appelé *procédé de Sharp*, qui n'est autre que celui de Ravaton, on aurait deux lambeaux parfaitement égaux, qu'il serait facile de relever au-dessus de l'articulation.

Appréciation. — La méthode circulaire ne peut, en aucune manière, supporter la comparaison avec les méthodes ovalaire et à lambeaux, qui, toutes les deux, sont d'une exécution facile et donnent un beau résultat.

Je donne à la méthode à lambeaux la préférence sur l'ovalaire, parce que celle-ci fait à la région palmaire un cul-de-sac dont le fond correspond à la gaîne des tendons fléchisseurs, et où le pus, en s'accumulant, peut donner lieu à des fusées purulentes.

§ 4. — Amputation simultanée des quatre derniers doigts.

Amputation à lambeaux. — La main du malade étant portée dans la pronation, le chirurgien la saisit, de la main gauche, entre le pouce et les quatre derniers doigts qui sont placés transversalement, le premier sur la face dorsale des doigts qu'on veut enlever, les autres sous leur face palmaire.

Fléchissant un peu les doigts du malade et faisant rétracter en haut la peau de la face dorsale de la région métacarpienne, il pratique avec un bistouri long et étroit une incision convexe dont les deux extrémités correspondent, l'une au bord interne de l'extrémité antérieure du cinquième métacarpien, l'autre au bord externe du deuxième, et dont la convexité est au niveau du repli interdigital.

Le lambeau que circonscrit cette incision ayant été disséqué, ou simplement tiré en haut par un aide, pendant que le chirurgien coupe les brides qui le font adhérer aux parties sous-jacentes, l'opérateur ouvre les articulations en coupant tous les ligaments, et, passant son bistouri au-dessous des têtes des phalanges, il termine l'opération par une section de la peau faite au niveau du pli de flexion qui établit la ligne de démarcation entre les doigts et la paume de la main.

Au lieu de couper la peau de la face palmaire de dedans en dehors quand on a déjà désarticulé, j'aime mieux réunir (à la manière de M. Caillard) les deux extrémités de l'incision dorsale par l'incision palmaire avant de commencer la désarticulation. En opérant ainsi, il est plus facile de couper les tendons fléchisseurs au niveau des articulations métacarpo-phalangiennes, et l'on est plus sûr d'avoir une section régulière de la peau.

Quand on pratique cette opération, il faut avoir soin que les deux extrémités des incisions soient parallèles aux bords des phalanges auxquels elles correspondent, et qu'elles dépassent en arrière l'interligne articulaire d'un centimètre environ.

Méthode circulaire (Cornuau). — Une incision transversale, faite au niveau du pli qui sépare les doigts et la paume de la main, est continuée circulairement sur la face dorsale. Puis la main du malade étant portée dans la pronation, un aide retire en haut, par glissement, la partie dorsale de la manchette qui résulte de cette section. Alors apparaissent les interstices articulaires dans lesquels le chirurgien, glissant un bistouri long et étroit, détache les doigts, séparément ou l'un après l'autre, et termine l'opération en faisant sortir son instrument à travers l'incision palmaire.

Il faut lier les huit artères collatérales, quand elles laissent écouler une certaine quantité de sang; mais il arrive souvent que la compression légère des lambeaux sur les têtes des métacarpiens est suffisante pour prévenir l'hémorrhagie.

Pansement. — On doit réunir par première intention avec les serres-fines ou au moyen des bandelettes agglutinatives.

Les gaînes tendineuses des muscles fléchisseurs étant ouvertes, le pus qui se produit dans la plaie peut donner lieu à des fusées purulentes. A cause de cela, il faut placer la main horizontalement et ne pas l'élever au-dessus de l'avant-bras. C'est aussi pour obvier à cet accident que Garengeot, J.-L. Petit, etc., ont donné le conseil de débrider les gaînes fibrineuses.

Je crois le débridement utile, parce que la gaîne tendineuse ne représente plus ensuite un corps de pompe dans lequel le tendon joue le rôle de piston.

Méthode elliptique (Soupart). — Faites avec un bistouri étroit, sur la face dorsale de la main, une incision, convexe en haut, dont la partie moyenne corresponde aux articulations métacarpo-phalangiennes, et dont les extrémités se terminent au niveau du pli qui sépare les doigts et la paume de la main. A mesure que vous approchez de la fin de cette incision, portez peu à peu la main et l'avant-bras dans la supination, de manière à pouvoir, sans désemparer, continuer l'incision dans le pli digito-palmaire.

Vous décrivez ainsi une sorte d'ellipse dont la partie inférieure ou palmaire constitue un lambeau qu'on peut disséquer avant d'opérer la désarticulation.

L'ellipse ayant été décrite par l'incision que je viens d'indiquer, j'ai l'habitude de faire rétracter les extrémités de sa partie dorsale, ce qui me permet de désarticuler. Je glisse alors mon bistouri dans l'articulation, puis au devant des phalanges, et je termine en détachant les doigts au niveau de l'incision palmaire.

Appréciation. — La méthode à lambeaux est préférable aux deux autres, mais il peut être utile de recourir à la méthode elliptique, quand la peau de la face dorsale ayant été détruite jusqu'auprès des articulations métacarpo-phalangiennes, celle de la face palmaire est conservée jusqu'au pli digito-palmaire.

AMPUTATION DES OS MÉTACARPIENS.

Cette amputation peut être pratiquée *dans la contiguïté* ou *dans la continuité* des os.

§ 1. — Amputation, dans la continuité, d'un métacarpien isolé.

Anatomie. — Les os métacarpiens, convexes à leur face palmaire, sont renflés à leurs deux extrémités (fig. 62); leur partie moyenne, étant la moins volumineuse, peut être coupée facilement avec un sécateur. Les muscles interosseux sont accolés à leurs faces externe et interne, sur lesquelles ils s'insèrent dans leur moitié postérieure. Les tendons des muscles fléchisseurs n'ont point ici leurs gaînes adhérentes aux os métacarpiens. Ils séparent les os de l'arcade palmaire superficielle que forme la terminaison de l'artère cubitale ; mais l'arcade profonde est appliquée transversalement sur la face antérieure du métacarpe, à 1 centimètre et demi environ de son extrémité supérieure.

Opération. — *Méthode à lambeaux.* —La main du malade étant en pronation, un aide soutenant ses deux bords externe et interne, ainsi que les doigts voisins de celui qui correspond au métacarpien qu'on veut amputer, l'opérateur saisit ce dernier, plonge perpendiculairement dans l'espace interosseux, en rasant le métacarpien malade, un bistouri tenu comme un couteau à découper, et le glisse d'arrière en avant pour le faire sortir au niveau du point où le repli cutané interdigital se termine sur le doigt. Un premier lambeau est ainsi taillé par transfixion : on fait le second de la même façon, en plongeant le bistouri de l'autre côté du métacarpien par la première incision, dont les bords sont écartés de manière à faciliter le passage de l'instrument.

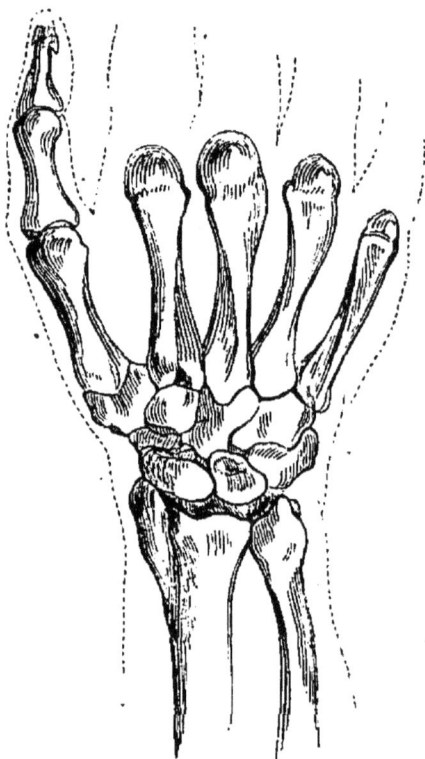

Fig. 62.

Les lambeaux étant éloignés par un aide, le chirurgien coupe l'os avec la pince de Liston ou avec la scie à chaîne. Une scie ordinaire serait très-incommode, excepté pour le premier et le cinquième métacarpien. La pince de Liston est préférable à la scie à chaîne, qui ébranle l'articulation carpo-métacarpienne.

Méthode ovalaire. — Ayant fait une incision ovalaire dont le sommet dépasse un peu le point où l'os doit être coupé, et dont la base correspond au pli digito-palmaire, détachez les muscles interosseux en glissant le bistouri entre eux et le métacarpien que vous voulez amputer, et, passant l'instrument au-dessous de l'os, faites-le sortir par la base de l'incision. Il ne reste plus, après cela, qu'à couper le métacarpien avec la pince de Liston ou avec une-chaîne.

Appréciation. — Cette dernière méthode répond à toutes les exigences d'une bonne opération et est de tout point préférable à la méthode à lambeaux. Le pansement consiste à maintenir les lèvres de la plaie au contact, et à s'opposer à l'inflammation par la position élevée de la main et par des réfrigérants. Si du pus se formait, il faudrait en prévenir la stagnation, soit par une compression légère, soit au moyen d'une contre-ouverture.

§ 2. — Amputation en masse de tous les métacarpiens.

Méthode à deux lambeaux. — Deux incisions convexes en bas, comprenant toute l'épaisseur des parties molles qui recouvrent les os, l'une antérieure, l'autre postérieure, circonscrivent deux lambeaux qui, étant relevés, permettent de scier les os, ou de les couper l'un après l'autre avec une pince de Liston.

Méthode à un lambeau. — Nous empruntons à M. Velpeau (*Méd. opérat.*) la description d'un procédé qu'il attribue à Van Onsenort : «On fait à la paume de la main, placée en supination, une incision voisine des doigts, à convexité antérieure, comprenant toute l'épaisseur des parties molles. On prolonge obliquement les deux extrémités de cette incision vers les bords radial et cubital du poignet; les extrémités supérieures de cette incision ainsi prolongée sont réunies par une incision transversale qui comprend toute l'épaisseur des tissus de la face dorsale du métacarpe. Avec un bistouri étroit, on dégage ensuite les os de leurs muscles et du périoste; on soutient les parties divisées au moyen d'un releveur à cinq chefs, et l'on scie le squelette. »

Méthode elliptique. — On voit que le procédé dont nous venons de reproduire la description ne diffère de la méthode elliptique que par l'incision de la face dorsale, qui, dans celle-ci, est convexe en haut, tandis qu'elle est transversale dans le procédé de Van Onsenort.

Pansement. — Les artères ayant été liées, on doit tenter la réunion par première intention par les moyens que nous avons déjà indiqués plusieurs fois.

Appréciation. — On peut avoir recours indifféremment à l'une ou à l'autre de ces méthodes que l'on a rarement l'occasion de pratiquer.

§ 3. — **Amputation des métacarpiens dans la contiguïté.**

On pratique surtout l'amputation du premier et du cinquième métacarpien.

Amputation du premier métacarpien.

Anatomie. — La face dorsale du premier métacarpien n'est séparée de la peau que par les tendons des muscles long et court extenseurs du pouce, tandis que la face palmaire est en rapport avec la masse charnue qui forme l'éminence thénar. L'artère radiale traverse la tabatière anatomique obliquement de haut en bas et de l'apophyse styloïde du radius vers le premier espace interosseux, où elle pénètre pour venir, à la paume de la main, constituer l'arcade palmaire profonde ; de sorte qu'elle est tout près du bord interne de l'extrémité supérieure du premier métacarpien, et pourrait être ouverte dans la désarticulation de cet os.

Le premier métacarpien s'articule avec la face inférieure du trapèze (fig. 62). Cette articulation est isolée des autres articulations voisines, ce qui rend la désarticulation du premier métacarpien moins grave que celle des autres. Elle a son siége immédiatement au-dessus d'un tubercule sur lequel s'insère le tendon du long abducteur du pouce, et que l'on sent à travers la peau en glissant la pulpe d'un doigt indicateur le long du bord externe de cet os. Il faut prendre garde de confondre cette saillie osseuse, qui dépend du premier métacarpien, avec un autre qui appartient au trapèze et qui n'est séparée de la première que par un interstice articulaire.

Cette articulation carpo-métacarpienne est lâche à sa face dorsale ; elle est plus serrée à sa face palmaire, où une apophyse saillante du premier métacarpien ajoute aux difficultés de la désarticulation.

Opération. — 1° *Méthode ovalaire.* — La main du malade étant portée dans la pronation, un aide soutenant le poignet et écartant les quatre derniers métacarpiens de celui sur lequel on va pratiquer l'opération, le chirurgien, avec un bistouri long et étroit qu'il tient comme un couteau à découper, commence, au milieu de l'espace qui existe entre l'apophyse styloïde du radius et l'extrémité supérieure de la face dorsale du premier métacarpien (fig. 63), une incision qui, se dirigeant d'abord un peu

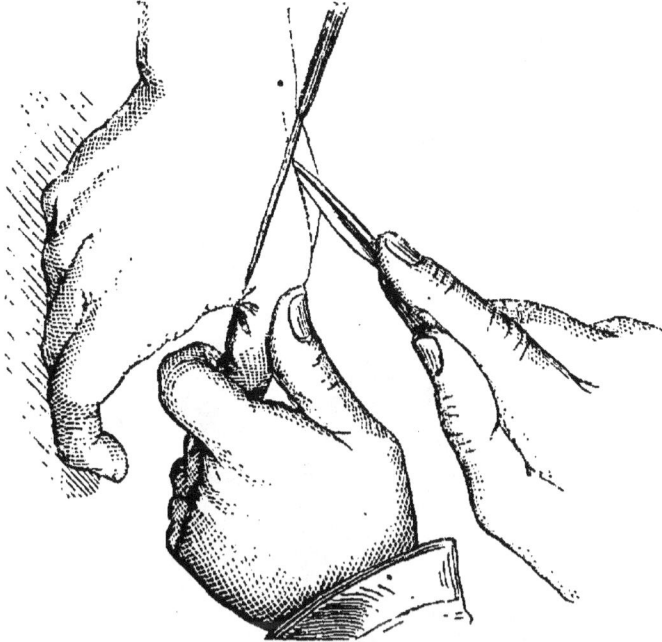

FIG. 63.

dans l'axe de l'os, s'infléchit bientôt du côté de la main qui

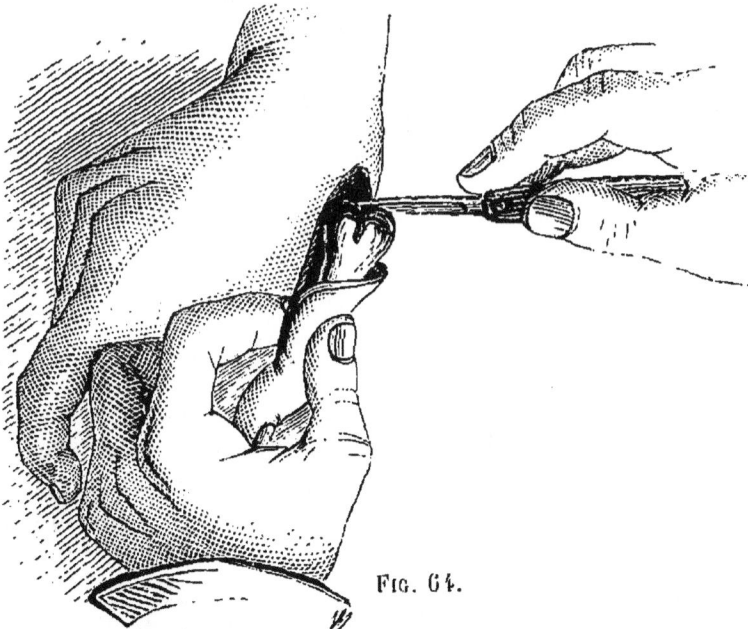

FIG. 64.

opère, de manière à venir tomber obliquement sur le bord correspondant de la première phalange, au niveau du pli qui sépare

le pouce et la paume de la main. Le chirurgien porte alors le
bistouri transversalement sur la face palmaire, puis le ramenant
par-dessus la main du malade, il fait une incision oblique semblable à la première, depuis le point où l'incision palmaire s'est
terminée jusqu'à un demi-centimètre au-dessous du commencement de la première incision.

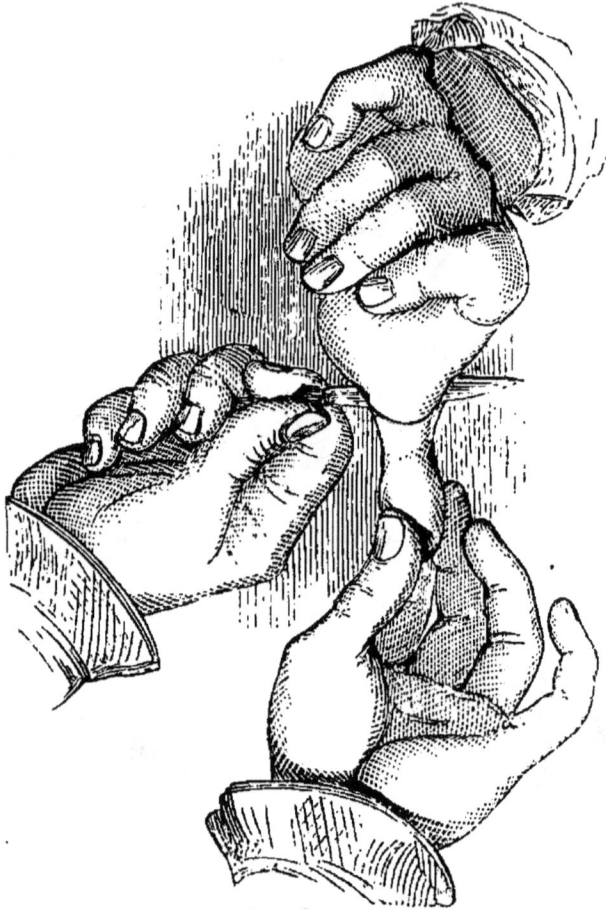

FIG. 65.

Les lèvres de cette plaie ovale étant disséquées et écartées, on
détache de l'os les muscles qui s'y insèrent ; puis on ouvre l'articulation (fig. 64), et, passant l'instrument au-dessous de la tête
du métacarpien, on le fait sortir par la partie transversale de
l'incision. Dans ce dernier temps de l'opération, pour ne pas
s'exposer à couper au delà ou en deçà de l'incision déjà faite à la
face palmaire, le chirurgien doit voir sortir son bistouri ; il y
parvient en élevant de la main gauche le pouce sur lequel il
opère (fig. 65).

Les artères ayant été liées, et il ne faut pas oublier que la radiale peut être ouverte, on rapproche les lèvres de la plaie au moyen de bandelettes de diachylon, qui, outre qu'elles servent à mettre en contact les bords de la plaie, ont encore ici l'avantage d'exercer sur les muscles de l'éminence thénar une compression qui tend à effacer la cavité que remplissait l'os qui a été enlevé.

2° *Modifications de la méthode ovalaire.* — Au lieu de détacher les muscles en dedans et en dehors du métacarpien, avant de désarticuler, j'ai l'habitude de plonger mon bistouri du côté opposé à la main, qui opère en dedans, si j'opère sur la main droite, en dehors, s'il s'agit de la main gauche, jusqu'au tubercule de l'extrémité supérieure du métacarpien, que je contourne pour entrer tout de suite dans l'articulation. L'articulation étant largement ouverte, je continue à couper de dedans en dehors, et je fais sortir mon bistouri comme il a été dit plus haut.

De cette manière, l'os est séparé par une incision qui n'est point décomposée et qui se fait dans un seul temps.

Cette modification de l'incision a l'avantage d'abréger l'opération et de donner une section très-nette.

Liston avait l'habitude, quand l'incision ovalaire était faite, d'écarter les bords de la plaie, de plonger son bistouri au-dessous de la partie moyenne du métacarpien, et de détacher d'un seul coup toutes les chairs qui adhèrent à la moitié inférieure de cet os (voyez plus loin, *Désarticulation du deuxième métacarpien*, la figure 70). En opérant ainsi, on a l'avantage de rendre la désarticulation plus facile, parce que le métacarpien ne tient plus guère au carpe que par les ligaments articulaires et par le tendon du long abducteur du pouce.

Appréciation. — On peut avoir recours aux trois procédés que je viens d'indiquer ; mais si l'on s'exerce à détacher les muscles et à désarticuler en un seul temps, on n'hésitera pas à préférer ce procédé aux autres.

3° *Méthode à lambeaux.* — La main du malade étant en *pronation pour le côté gauche*, en *supination pour le côté droit*, étant, en un mot, dans une position telle que le chirurgien, tenant le pouce dans sa main gauche, puisse, sans se gêner, plonger son bistouri dans le premier espace intermétacarpien ; l'instrument, tenu à pleine main, ayant sa pointe en haut, son tranchant tourné vers le malade, est porté perpendiculairement sur le bord concave du repli qui unit le pouce à l'indicateur, et rasant la face interne du premier métacarpien, il arrive sur le tubercule interne de l'extrémité supérieure de cet os. A cette époque de l'opération, le chirurgien porte le pouce dans l'abduction, de manière à luxer le métacarpien, et, passant son bistouri à travers l'articulation, il le fait sortir entre la face externe de l'os et les chairs qui lui correspondent, en taillant un lambeau dont l'extrémité inférieure est à 1 centimètre au-dessous de l'articulation métacarpo-phalangienne.

Appréciation. — Si je devais pratiquer la désarticulation du premier métacarpien par cette méthode, je taillerais le lambeau de dehors en dedans, et quand il serait circonscrit par une incision, portant la main du malade comme il a été dit plus haut, je désarticulerais en plongeant mon bistouri entre la face interne de l'os et les chairs qui la recouvrent. La désarticulation se ferait comme dans le procédé ordinaire, et je serais sûr d'avoir un lambeau irréprochable, sécurité qu'on ne peut pas avoir quand on taille le lambeau de dedans en dehors.

Mais la méthode ovalaire est, en tout point, préférable à la méthode à lambeaux, pour la désarticulation du pouce.

Désarticulation du cinquième métacarpien.

Anatomie. — Le cinquième métacarpien s'articule avec l'os crochu ; il existe en outre entre les deux têtes du quatrième et du cinquième métacarpien une articulation latérale très-importante au point de vue de la chirurgie opératoire : si l'on glisse un bistouri sur la face externe du cinquième métacarpien, quand on arrive près de la tête de l'os, on est arrêté par une saillie osseuse qu'il faut contourner pour ouvrir l'articulation (fig. 62).

Les deux métacarpiens sont unis entre eux par des ligaments qui vont transversalement de l'un à l'autre.

Ces deux articulations du cinquième métacarpien communiquent avec les articulations voisines par une synoviale commune, et en cela elles diffèrent de celle du premier métacarpien.

1° *Méthode à lambeaux*. — La méthode à lambeaux a l'avantage de permettre l'écoulement facile du pus, dont le séjour dans la plaie aurait pour conséquence de déterminer dans les articulations voisines des dégâts qu'on n'a pas à redouter pour l'articulation du premier métacarpien, qui est complétement solée. Voici comment on pratique cette opération :

La main du malade étant en *pronation pour le côté droit*, en *supination pour le côté gauche*, le chirurgien, saisissant l'auricu-

laire, pendant qu'un aide éloigne les autres doigts et soutient
le poignet, porte perpendiculairement sur la commissure interdigitale un bistouri étroit, dont le tranchant, tourné du côté du
malade avec la pointe en haut, glisse contre la face externe du
cinquième métacarpien jusqu'à son extrémité carpienne. Là le
bistouri est arrêté par la saillie qui supporte la facette articulaire destinée à s'articuler avec une facette correspondante du
quatrième métacarpien (fig. 62). Pour entrer dans cette articulation latérale, le chirurgien porte le tranchant de son instrument obliquement en dehors, vers le quatrième métacarpien,
direction dans laquelle il rencontre les ligaments interosseux
qui, étant coupés, laissent luxer sans effort le cinquième métacarpien qu'on achève de désarticuler. Portant alors le bistouri
au-dessous de la tête de l'os, on le glisse entre le métacarpien et
les parties molles qui le recouvrent en dedans, pour le faire sortir
à 1 centimètre de la seconde phalange, en taillant un lambeau
interne arrondi à son extrémité libre.

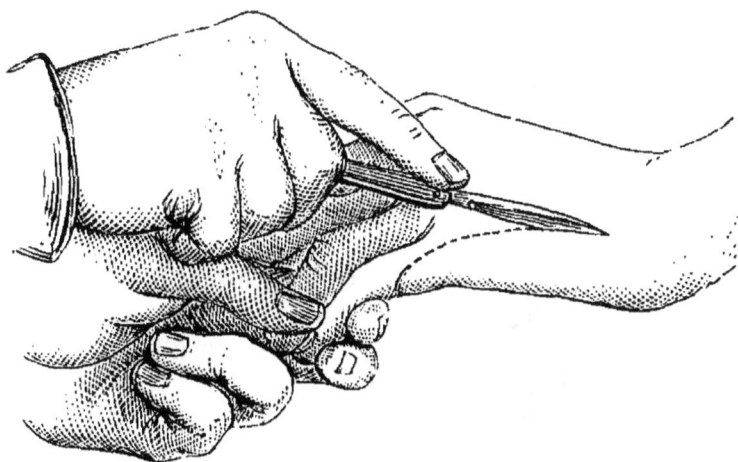

Fig. 66.

Modifications. — *a.* Au lieu de ne tailler le lambeau qu'après
avoir désarticulé, on peut faire de cette section le premier temps
de l'opération. Saisissant avec les doigts de la main gauche les
parties molles qui recouvrent la face interne du cinquième métacarpien, on enfonce un bistouri perpendiculairement entre les
chairs et l'os, et l'on taille par la transfixion un lambeau qui doit
se prolonger au-dessous de la partie moyenne de la première
phalange. Il ne reste plus alors qu'à désarticuler comme il est
dit plus loin, en coupant entre les deux métacarpiens (fig. 69).

b. Au lieu de tailler le lambeau par transfixion, je préfère le tracer par une incision pratiquée de dehors en dedans, c'est-à-dire de la peau vers les parties profondes. Pour cela, la main du malade étant en *pronation pour le côté gauche* (fig. 66), en *supination pour le côté droit* (fig. 67), tenant mon bistouri comme

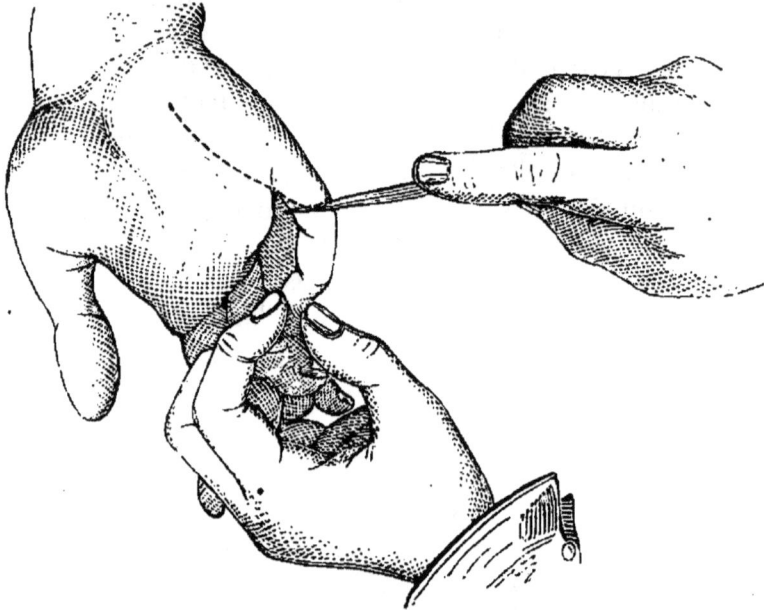

FIG. 67.

un couteau à découper, je fais avec la pointe une incision qui, commençant à l'extrémité supérieure du dernier espace interosseux, vient tomber insensiblement sur le bord interne de la première phalange du petit doigt, à 1 centimètre de la seconde. Là le bistouri est porté transversalement, pour ne pas couper la peau en biseau (fig. 67), et, à mesure qu'on approche de la face qui est opposée à celle sur laquelle on a déjà fait une incision, on recommence à se servir de la pointe pour faire, dans cette région, une incision semblable à la première, et qui, comme elle, vienne aboutir au niveau de l'extrémité supérieure du dernier espace intermétacarpien. Pour pratiquer ce dernier temps du tracé du lambeau, la main gauche du chirurgien doit relever la main du malade, comme la figure 68 le représente, de telle sorte que le bistouri, qui a commencé l'incision à la face dorsale, la continue à la face palmaire presque sans interruption. Quand le lambeau a été ainsi circonscrit, je mets la main en *pronation pour le côté droit*, en *supination pour le côté gauche*, et faisant écarter les autres doigts par un aide, j'introduis le bistouri entre les deux métacarpiens, en ayant grand soin de rejoindre le plus vite possible les incisions palmaire et dorsale qui circonscrivent le lambeau (fig. 69). Je désarticule comme il a été dit dans le premier procédé, et passant l'instrument au-dessous du métacarpien, je le fais sortir par l'incision qui limite le lambeau.

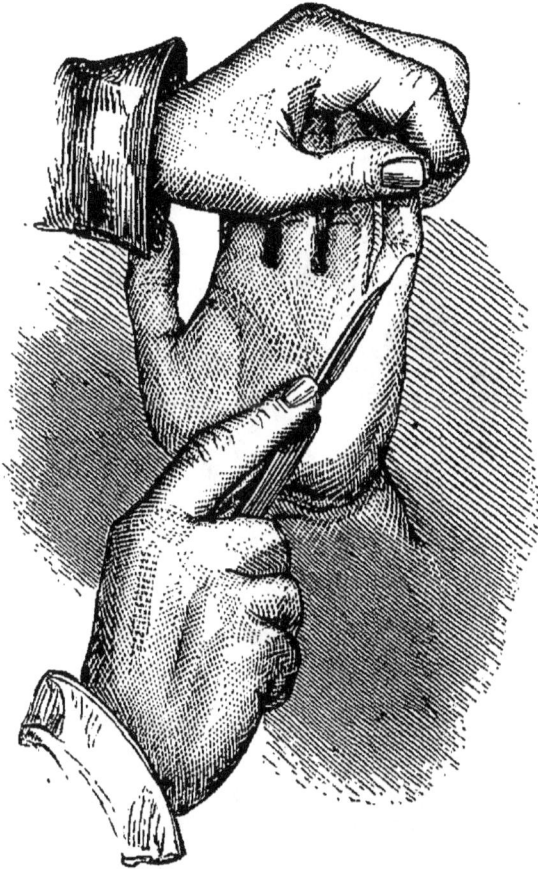

FIG. 68.

De cette manière, il est toujours facile d'avoir un lambeau régulier et suffisamment long ; tandis qu'il est rarement irréprochable, quand il est taillé des parties profondes vers la peau, surtout lorsque le métacarpien a été préalablement désarticulé.

Pansement. — Le pansement consiste à réunir au moyen de bandelettes agglutinatives.

2° *Méthode ovalaire*. — La désarticulation du cinquième métacarpien par la méthode ovalaire se fait comme celle du pre-

mier. On commence, 1 centimètre au-dessous de l'apophyse
styloïde du cubitus, une incision qui, après avoir contourné le
pli qui sépare la première phalange du petit doigt de la paume
de la main, vient se terminer en mourant, 4 ou 5 millimètres
au-dessous du point où on l'a commencée. Écartant alors les
lèvres de la plaie, on passe le bistouri au-dessous de la partie
moyenne de l'os, et l'on détache d'un seul coup toutes les chairs

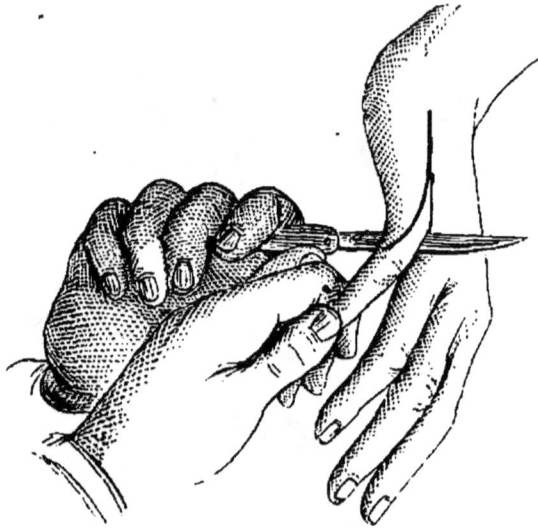

FIG. 69.

qui s'y insèrent (Liston). La désarticulation devient après cela
une chose très-facile. Comme dans la méthode à lambeaux, il
faut avoir soin de couper les ligaments qui unissent les côtés du
quatrième et du cinquième métacarpien, avant d'ouvrir l'articulation carpo-métacarpienne. On aura pour passer un bistouri
entre les deux métacarpiens une facilité d'autant plus grande,
que l'incision aura été faite plus près de l'espace interosseux ;
c'est pour cela que je conseille de renoncer au procédé qui met
la pointe de l'ovale sur le bord interne de la main, dans le but
de rendre la cicatrice moins visible.

Appréciation. — J'ai déjà dit que la méthode à lambeaux
est préférable, pour l'amputation du cinquième métacarpien, à
la méthode ovalaire, parce que dans cette dernière le pus, s'écou-
lant moins facilement, pourrait s'infiltrer dans des articulations
voisines.

Désarticulation du deuxième métacarpien.

Anatomie. — L'articulation carpienne du deuxième os métacarpien se fait par quatre facettes articulaires qui sont maintenues par des ligaments palmaires et dorsaux en contact avec les
facettes correspondantes : 1° du trapèze, 2° du trapézoïde, 3° du
grand os, 4° du troisième métacarpien (fig. 62).

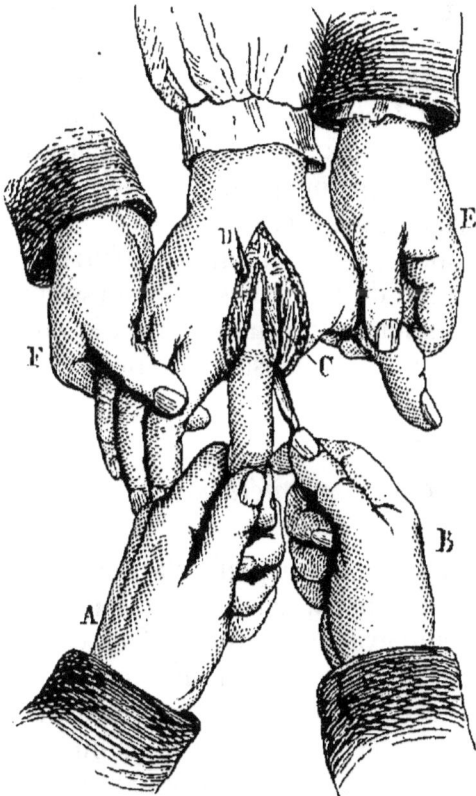

A. B. Mains du chirurgien.

E. F. Mains de l'aide.

C. Entrée du bistouri.

D. Pointe traversant l'espace
    interosseux du côté op-
    posé.

FIG. 70.

Ce qui rend difficile la désarticulation du deuxième métacarpien, c'est surtout un prolongement osseux qui est circonscrit
par les facettes articulaires du trapézoïde, du grand os et du
troisième métacarpien.

Opération. — *a.* On peut pratiquer cette désarticulation en
faisant par transfixion, ou de dehors en dedans, sur la face
externe du deuxième métacarpien, un lambeau qui, étant relevé,

permet d'entrer facilement dans l'articulation de cet os avec le trapèze.

On rendra la désarticulation plus facile en commençant par détacher les chairs qui s'attachent à l'os du côté opposé au lambeau.

b. La désarticulation par la méthode ovalaire du deuxième métacarpien se fait comme celle du premier ; mais son articulation avec le carpe étant plus intime, il importe, surtout pour cet os et pour le troisième, de détacher à la manière de Liston les chairs qui s'y insèrent (fig. 70). Pour cela, quand les lèvres de l'incision ovalaire ont été écartées, un aide tenant les doigts voisins, le chirurgien glisse son bistouri entre l'os et les chairs qui le recouvrent sur les côtés et à sa face palmaire, puis ramenant l'instrument contre soi, il le fait sortir par la base de l'incision. Les métacarpiens étant très-rapprochés à leur partie supérieure, il ne faut pas chercher à passer le bistouri horizontalement, on y réussirait difficilement ; mais ayant incisé le muscle interosseux du côté de la main qui opère, on introduit son instrument de manière que le plat du milieu de la lame soit au-dessous de l'articulation métacarpo-phalangienne, au moment où la pointe traverse l'espace interosseux du côté opposé, tout près de son extrémité supérieure (fig. 70).

Désarticulation du troisième métacarpien.

Anatomie. — Le troisième métacarpien s'articule : en dedans, par une facette plane avec le quatrième ; en dehors, par une facette irrégulièrement convexe, avec une surface concave du deuxième ; en haut, avec le grand os, dont une surface déprimée au niveau de son axe reçoit une apophyse très-saillante du troisième métacarpien. C'est cette apophyse, plus ou moins développée suivant les sujets (fig. 62), qui oppose le plus grand obstacle à la désarticulation.

N'oublions pas aussi que des ligaments dorsaux et palmaires maintiennent les surfaces articulaires en contact, et que ces derniers suffisent pour s'opposer à la désarticulation, tant qu'ils n'ont pas été coupés.

Opération. — On a conseillé de recourir à la méthode à lambeaux ; mais il suffit de l'avoir répétée une fois, pour comprendre que la méthode ovalaire est la seule qu'on puisse raisonnablement pratiquer.

Méthode ovalaire. — Les doigts voisins du médius étant écartés par un aide qui soutient solidement les bords externe et interne du métacarpe, le chirurgien décrit avec un bistouri long et étroit une incision ovalaire dont la pointe dépasse de 1 centimètre au moins l'extrémité supérieure du métacarpien, et dont la base répond au pli digito-palmaire du médius. Les bords de cette incision étant écartés, l'opérateur passe son bistouri au-dessous de l'os, le plus près possible de son extrémité supérieure, et, en le faisant sortir par la plaie qui correspond au pli digito-palmaire, il détache d'un seul coup toutes les chairs qui s'insèrent au métacarpien, comme s'il voulait tailler un lambeau par transfixion (voy. la figure 70, qui représente le temps pour la désarticulation du deuxième métacarpien).

Saisissant alors le métacarpien par sa partie libre, il passe son bistouri entre sa tête et les métacarpiens qui s'articulent avec lui ; puis les articulations latérales étant ouvertes, il entre dans celles qui se font avec le grand os et l'apophyse du second métacarpien, par deux incisions qui, partant de l'extrémité supérieure des articulations latérales, viennent se joindre à 8 millimètres plus haut, dans l'axe du troisième métacarpien.

On peut alors tordre l'os, de manière que le bistouri vienne couper en dedans et en dehors les ligaments palmaires qui, seuls, opposent encore quelque résistance à la désarticulation.

Pansement. — Comme cette désarticulation laisse un grand espace vide, il est impossible d'espérer une réunion par première intention. Les artères étant liées, on met un peu de charpie dans la plaie, et l'on rapproche les deuxième et quatrième métacarpiens au moyen de bandelettes agglutinatives.

Appréciation. — Je comprends qu'on désarticule le cinquième métacarpien (le premier est hors de cause), parce que c'est une opération facile et après laquelle on peut espérer une prompte réunion. Mais je ne vois pas dans quel cas on pourrait avoir à désarticuler les deuxième, troisième et quatrième métacarpiens. Serait-ce pour une carie ou une nécrose? Il serait bien extraordinaire que le mal, atteignant les surfaces articulaires du métacarpien, n'eût pas gagné les surfaces correspondantes du carpe. Dans une fracture avec broiement, il faudrait que la solution de continuité eût pénétré dans l'articulation, et l'on aurait alors à pratiquer plutôt une extraction d'esquilles qu'une désarticulation.

En résumé, quand la lésion n'atteint pas les articulations carpo-métacarpiennes, il faut avoir recours à l'amputation dans continuité, et si les surfaces articulaires sont malades, on a de grandes chances pour faire une désarticulation inutile.

Désarticulation des trois métacarpiens du milieu.

Méthode elliptique. — La méthode elliptique permet de recouvrir les surfaces articulaires après la désarticulation des trois métacarpiens du milieu. Voici comment on pratique cette opération. Faites sur la face dorsale de la main, mise en pronation, une incision demi-circulaire à convexité tournée vers l'épaule ; prolongez les extrémités de cette incision dans le pli digito-palmaire ; puis, ouvrant les articulations carpo-métacarpiennes, en suivant les zigzags qu'elles représentent (fig. 62), achevez l'opération en détachant le lambeau palmaire.

Pour que les surfaces articulaires soient recouvertes, l'incision dorsale doit porter sur le milieu de la longueur du métacarpe. La peau de cette région est assez rétractile pour qu'un aide la rétracte ensuite au delà des articulations carpo-métacarpiennes.

La main sur laquelle on a pratiqué cette opération ressemble aux pinces d'un homard ; mais cette difformité est bien préférable à une amputation qui priverait le malade de deux doigts qui, à eux seuls, peuvent rendre presque les mêmes services qu'une main entière.

Méthode en Y (Soupart). — La main du malade étant en pronation, le pouce et le petit doigt étant écartés par un aide, le chirurgien commence, 8 ou 10 millimètres au-dessous de l'articulation radio-carpienne, une incision verticale correspondant à l'axe du troisième métacarpien, au milieu duquel elle se termine. De ce dernier point on fait deux incisions obliques, dont l'une vient tomber sur le milieu du bord libre de la commissure du pouce et du doigt indicateur, tandis que l'autre aboutit à la commissure de l'annulaire et de l'auriculaire.

La main du malade étant ensuite portée en supination, le chirurgien pratique sur la face palmaire une incision en V, dont esommet se trouve un peu au-dessous du milieu de la longueur du troisième métacarpien, et dont les deux extrémités se confondent avec les incisions dorsales.

La main étant remise en pronation, on dissèque les lambeaux qui résultent de ces incisions, on désarticule en suivant la ligne en zigzag des articulations carpo-métacarpiennes, et passant le bistouri au-dessous des métacarpiens, on détache les chairs qui les unissent aux lambeaux palmaires.

Appréciation.—Ce dernier mode opératoire a sur la méthode elliptique l'avantage de mieux recouvrir les surfaces articulaires et de permettre une réunion plus facile de la plaie.

Désarticulation des quatre derniers métacarpiens.

Au moyen d'une incision elliptique, on arriverait assez facilement à désarticuler les quatre derniers métacarpiens ; mais, d'après ce que je viens de dire de la désarticulation de chacun de ces os et de celle des trois métacarpiens du milieu, je crois inutile de décrire cette opération dans tous ses détails.

AMPUTATION DU POIGNET, OU DÉSARTICULATION RADIO-CARPIENNE.

Anatomie.—La surface articulaire du radius, en se continuant avec le ligament triangulaire qui recouvre la tête du cubitus, forme une concavité dont les points extrêmes sont les deux apophyses styloïdes, et qui s'adapte exactement à la convexité représentée par la face supérieure du scaphoïde, du semi-lunaire et du pyramidal. L'apophyse styloïde du radius, descendant un peu plus bas que celle du cubitus, *correspond à l'articulation médio-carpienne*, tandis que l'articulation radio-carpienne est dans sa partie moyenne située 1 centimètre au-dessus d'une ligne transversale qui réunirait les sommets des deux apophyses.

La peau de la face dorsale de cette région est unie par un tissu cellulaire lâche aux parties sous-jacentes, de sorte qu'on peut la rétracter au lieu de la disséquer ; tandis que celle de la face palmaire est intimement adhérente à l'aponévrose.

Il ne faut pas oublier, quand on taille un lambeau à la face palmaire du poignet, que l'os pisiforme est sur un *plan antérieur à celui des autres os du carpe.*

On trouve l'artère radiale auprès de l'apophyse styloïde du radius ; l'artère cubitale est en dehors du pisiforme. Les tendons des muscles fléchisseurs sont si nombreux et si glissants, qu'il est toujours difficile de les couper.

Méthode circulaire. — La main du malade étant entre la pronation et la supination, le chirurgien, placé de manière à la tenir dans sa main gauche, fait une incision circulaire de la peau, au niveau des extrémités carpiennes du premier et du cinquième métacarpien. La manchette ayant été disséquée et relevée, l'opérateur coupe les tendons et les ligaments dorsaux, en faisant parcourir à son couteau une direction curviligne à convexité supérieure, dont les extrémités correspondent aux sommets des apophyses styloïdes, et dont la partie moyenne est située 1 centimètre plus haut.

Les surfaces articulaires ayant été éloignées, le couteau est introduit dans l'articulation, et on le fait sortir à la face palmaire, en coupant les tendons fléchisseurs.

Modifications. — *a.* Comme la dissection de la manchette est toujours longue, à cause des adhérences de la peau à l'aponévrose palmaire, plusieurs chirurgiens se contentent de faire rétracter la peau de la face dorsale, ce qui est facile à cause de la laxité du tissu cellulaire ; ils désarticulent et font sortir leur couteau de dedans en dehors par l'incision palmaire, comme s'ils taillaient un lambeau.

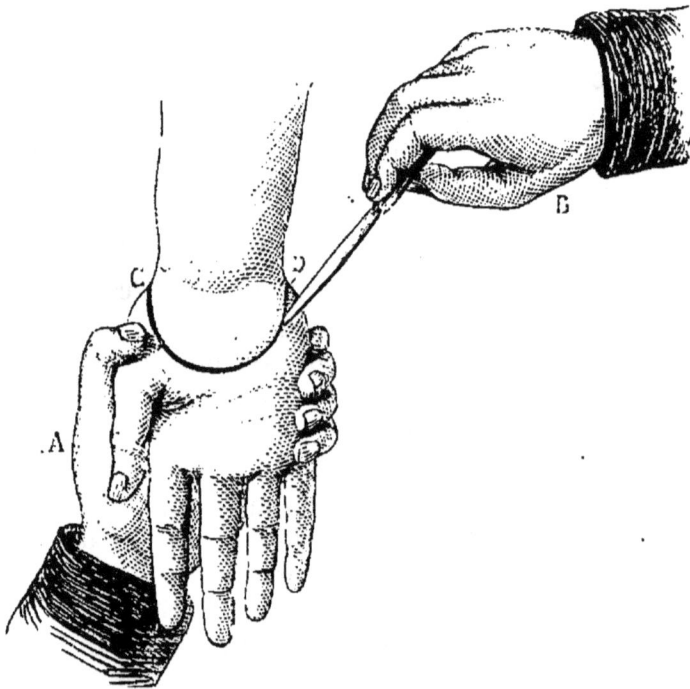

Fig. 71.

b. Au lieu de faire tourner le couteau autour du membre, on peut, en portant la main du malade successivement en pronation et en supination, mettre tous les points de la périphérie du poignet en contact avec le couteau, qui taille ainsi la manchette par la seule pression de la main du chirurgien.

Méthode elliptique. — La main du malade étant en supina

tion, on fait à sa face palmaire, avec la pointe d'un long scalpel, une incision convexe en bas, dont la partie moyenne descend à 4 centimètres de l'articulation radio-carpienne, et qui se termine, en dehors et en dedans, à la pointe des apophyses styloïdes (fig. 71).

Portant ensuite la main du malade en pronation, on réunit les extrémités de l'incision palmaire par une incision dorsale, légèrement convexe en haut. On coupe les tendons extenseurs, les ligaments dorsaux, et l'on entre dans l'articulation en se souvenant de sa direction courbe et de sa situation (fig. 72). Puis, les surfaces articulaires étant éloignées et les ligaments antérieurs ayant été incisés, on glisse le couteau entre les os et les parties molles, et on le fait sortir par la partie palmaire de l'incision.

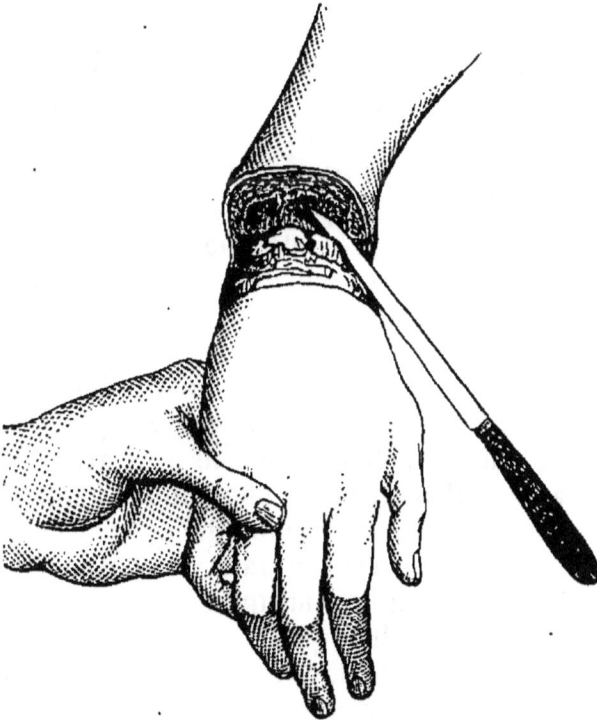

FIG. 72.

J'ai l'habitude de couper les tendons palmaires de bas en haut en passant mon couteau entre eux et la peau, ce qui facilite beaucoup ce temps de l'opération. Lorsqu'on les divise de haut en bas, on est exposé à couper la peau, si l'on n'a pas un bon couteau ou si l'on appuie un peu trop sur l'instrument, qui, dans ce cas surtout, doit couper en sciant.

Les artères radiale et cubitale ayant été liées, on réunit le lambeau palmaire à la peau de la face dorsale, et on le maintient au moyen de serres-fines ou à l'aide de bandelettes agglutinatives.

Méthode à lambeaux. — L'opération qui précède pourrait être rangée parmi les amputations à lambeaux, dont elle n'est qu'un procédé. La méthode à lambeaux proprement dite se pratique de la manière suivante :

Passant un couteau interosseux au niveau des apophyses sty loïdes, à travers les chairs de la région antérieure du poignet, taillez par transfixion, comme le faisait Lisfranc, un lambeau palmaire dont vous tâcherez d'arrondir les bords ; puis, portant la main du malade en pronation, décrivez un lambeau dorsal en réunissant les bords du lambeau palmaire par une incision à convexité tournée en bas. Le lambeau dorsal ayant été disséqué au delà de l'articulation radio-carpienne, désarticulez comme nous l'avons dit en décrivant les autres procédés.

Quand on pratique la désarticulation du poignet, si l'on ne veut pas que son couteau soit arrêté au côté externe de l'articulation, il faut se souvenir que l'apophyse styloïde du radius descend un peu plus bas que celle du cubitus, et que l'ensemble des surfaces articulaires représente une concavité que l'incision des ligaments doit suivre. Au lieu de tailler le lambeau par transfixion, il est plus facile de le faire en incisant de dehors en dedans, comme il a été dit pour la méthode elliptique.

Appréciation. — La méthode circulaire donne un résultat contre lequel il n'y a rien à dire, si ce n'est que la cicatrice se trouve à l'extrémité du membre où elle peut avoir à subir une pression irritante et douloureuse. La méthode à lambeaux, telle que la pratiquait Lisfranc, est rendue difficile par la présence de l'os pisiforme qui se trouve sur le trajet du couteau, et d'ailleurs le lambeau dorsal est inutile, puisqu'il a une forme opposée à celle des surfaces articulaires qu'il est destiné à recouvrir. La méthode elliptique est la meilleure de toutes, et depuis plus de dix ans que je la fais répéter par les élèves, je n'ai encore trouvé personne qui n'en ait pas été partisan après l'avoir pratiquée.

AMPUTATION DE L'AVANT-BRAS.

Anatomie. — Les deux os occupent les deux extrémités du diamètre transversal de l'avant-bras. Les chairs forment une couche mince à la région dorsale ; à la face antérieure, les mus-

cles sont volumineux dans la moitié supérieure de l'avant-bras ;
en bas, ils sont remplacés par des tendons.

Les artères sont au nombre de quatre. Ce sont : la *radiale*,
qui longe le bord interne du long supinateur ; la *cubitale*, qui
est placée sous le bord externe du muscle cubital antérieur ;
l'*interosseuse antérieure*, qui est accolée contre le ligament
interosseux ; et l'*interosseuse postérieure*, qui est située en haut
entre la couche superficielle et la couche profonde des muscles
de la face dorsale, dans lesquels elle se perd au-dessous de la
partie moyenne de l'avant-bras.

Ces vaisseaux sont accompagnés par des nerfs de mêmes noms.

Méthode circulaire. — Comme il y a deux os dans l'avant-
bras, le chirurgien doit se mettre en dedans du membre et soutenir avec sa main gauche la partie inférieure, s'il ampute le
membre droit, la partie supérieure, s'il s'agit du membre gauche.

L'avant-bras du malade est tenu dans une position intermédiaire à la pronation et à la supination, pour qu'après la guérison
il n'y ait pas, dans l'une ou l'autre de ces positions, une trop
grande inégalité dans la longueur des deux os.

Un aide comprime l'artère humérale, un autre soutient le
bras, et la main est confiée à un troisième.

Fléchissant les cuisses sur les jambes et penchant un peu son
corps en avant, le chirurgien passe son couteau par-dessous le
membre du malade et le ramène par-dessus, dans le point le plus
près de lui (fig. 48). Il commence alors une section circulaire
de la peau, qu'il doit faire par des mouvements de va-et-vient,
et, autant que possible, dans un seul temps.

Quelques chirurgiens se contentent alors de faire tirer la peau
en haut (J.-L. Petit) ; quand le membre est volumineux, il est
indispensable de disséquer et de relever la manchette (procédé
de Bruninghausen). Pour faire commodément cette dissection
pour le côté droit, l'opérateur doit changer la position de ses
pieds, mettre le gauche en avant, le droit en arrière, afin de
faire face à la partie qu'il veut disséquer.

La manchette ayant été disséquée, retroussée et confiée à un
aide, le chirurgien coupe les muscles au niveau de la peau rétractée, en reportant son couteau au-dessous du membre, puis
par-dessus, comme pour la section de la peau. Dans ce temps
de l'opération, les parties charnues placées entre le radius et le
cubitus fuient sous l'instrument ; c'est pour achever de les couper qu'on fait décrire au couteau une espèce de huit de chiffre,
qui constitue la partie la plus difficile de l'opération. Portant le

couteau *par-dessus l'avant-bras du malade* (fig. 73), le chirurgien en applique le tranchant successivement sur la face interne du cubitus, sur sa face dorsale, le plonge entre les deux os, coupe sur le bord externe du cubitus, sur le bord interne du radius, puis retire l'instrument et ne le fait basculer que lorsque sa pointe n'est plus engagée dans l'espace interosseux; coupe

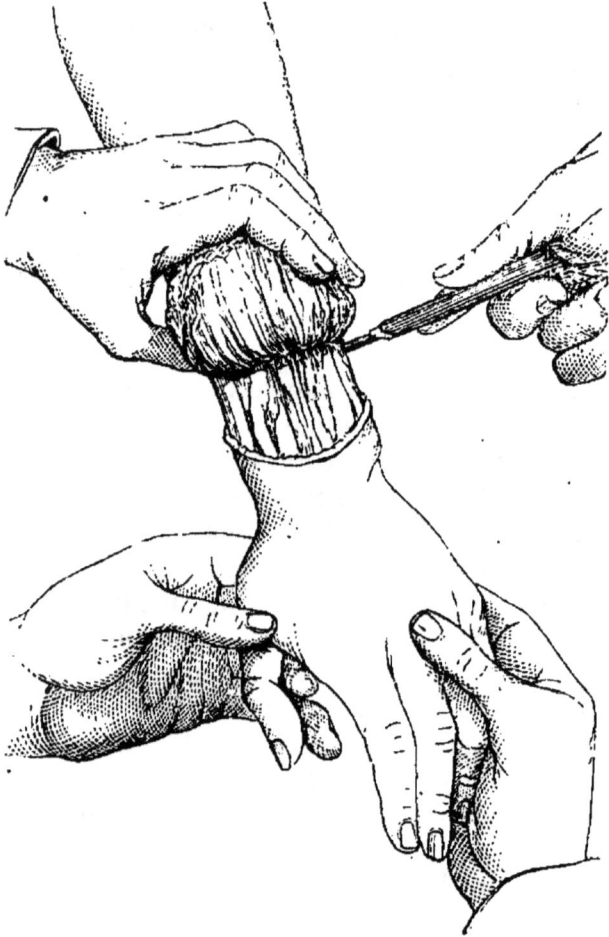

Fig. 73.

sur la face dorsale du radius, sur son bord externe, sur sa face antérieure; plonge le couteau d'avant en arrière dans l'espace interosseux, coupe sur le bord interne du radius, sur le bord externe du cubitus; retire le couteau, et termine le huit de chiffre en coupant sur la face antérieure et sur le bord du cubitus où l'on a commencé ce temps de l'opération. (Voyez figure 109, le huit de chiffre de l'amputation de la jambe.)

Une compresse à trois chefs, dont le moyen est porté avec une pince à travers l'espace interosseux, sert à relever la peau et les muscles; après quoi on scie les deux os, en commençant sur le cubitus, qui ne doit pourtant être complétement scié qu'après le radius.

Pansement. — Les artères ayant été liées, on rapproche d'avant en arrière les lèvres de la plaie, qu'on maintient accolées au moyen de bandelettes agglutinatives. On fixe les fils des ligatures sur la partie du membre qui leur correspond.

Méthode à lambeaux. — L'avant-bras étant porté dans la supination, le chirurgien saisit la peau (mais la peau seulement) de la partie antérieure du membre, et passant un couteau interosseux en avant du radius et du cubitus, il taille par transfixion un lambeau dont la longueur varie un peu avec le volume du membre et la partie où se fait l'amputation, mais qui est généralement long de 6 à 7 centimètres.

Au moment où l'on termine la section du lambeau, le chirurgien doit tirer la peau en haut, pour qu'elle soit coupée un peu plus bas que les muscles.

On fait de la même manière un lambeau postérieur, en passant le couteau entre les os et les muscles de la région dorsale de l'avant-bras, et en ayant soin de prolonger cette incision comme si l'on voulait que ce lambeau fût plus long de 2 centimètres que l'antérieur, parce que, même avec cette précaution, c'est à peine s'ils seront égaux après la rétraction.

Quand il passe le couteau derrière les os pour tailler le second lambeau, le chirurgien doit éloigner le bord de la peau avec le pouce et l'indicateur de la main gauche (fig. 74), pour que la pointe de l'instrument ne vienne point blesser la peau en arrière de l'incision par laquelle elle doit sortir.

On a l'habitude d'arrondir les lambeaux à leur extrémité inférieure; mais comme il est toujours difficile, en opérant ainsi, d'obtenir la même figure pour les deux lambeaux de cette amputation, et comme cette manière de faire n'a pas grand avantage, il m'arrive parfois de les terminer par une section transversale (1).

Les lambeaux étant relevés par un aide et l'avant-bras étant mis en pronation, le chirurgien décrit le huit de chiffre et scie les os.

---

(1) Quand on ne fait qu'un lambeau, il est au contraire indispensable qu'il soit arrondi pour qu'il s'applique exactement à la partie avec laquelle la réunion le met en rapport.

Pansement. — Les ligatures ayant été placées, on réunit les deux lambeaux avec les serres-fines ou les bandelettes de diachylon, et l'on applique le membre sur un coussin, de manière que le coude soit un peu plus bas que le moignon.

Méthode mixte.—*Premier procédé.* — Deux petits lambeaux ayant été taillés comme nous venons de l'indiquer, un aide les

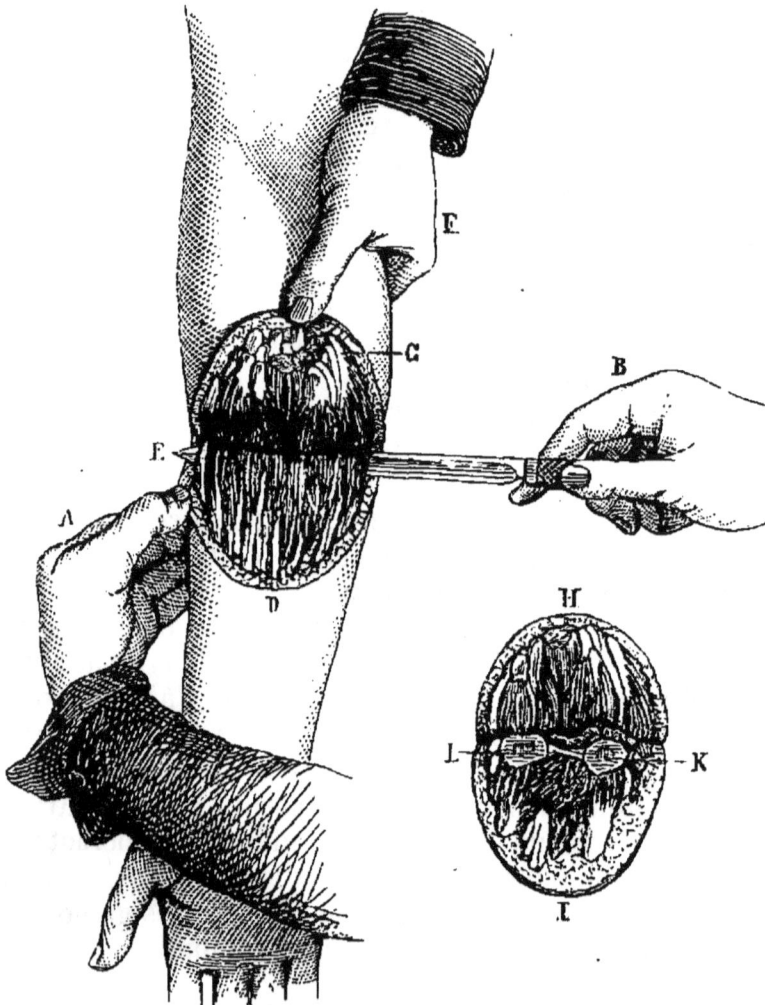

FIG. 74.

A.   Main gauche de l'opérateur éloignant la peau pour le passage du couteau derrière les deux os.

C.   Lambeau antérieur.

I.   Lambeau postérieur.

L.   Radius.

K.   Cubitus.

12.

relève de manière à permettre de couper circulairement la partie des chairs qui adhère aux os, comme dans la seconde section des muscles de l'amputation circulaire, par le procédé de Dupuytren.

Cette modification de la méthode à lambeaux a l'avantage de recouvrir les deux os qui se trouvent aux deux extrémités du diamètre transversal de la plaie, entre les lèvres de laquelle ils ont de la tendance à faire saillie.

Deuxième procédé. — La peau ayant été relevée en manchette, comme dans la première partie de l'amputation circulaire, le chirurgien taille par transfixion deux lambeaux, exclusivement musculaires, en avant et en arrière de l'avant-bras.

Appréciation. — La méthode la plus expéditive est, sans contredit, l'amputation à lambeaux. La méthode circulaire a l'inconvénient d'exiger plus de temps, et de ne donner qu'un manchon de peau formant une cavité qui ne peut être comblée qu'à la longue par les bourgeons charnus.

Les procédés de la *méthode mixte* me semblent répondre à toutes les objections. Je donne surtout la préférence au second, qui appartient à la méthode circulaire par la section de la peau, et à la méthode à lambeaux par la section des muscles.

DÉSARTICULATION DU COUDE.

Anatomie. — Des deux condyles de l'humérus, l'interne descend un peu plus bas que l'externe, ce qui a fait croire à M. Malgaigne que l'épitrochlée est plus difficile à recouvrir que l'épicondyle.

L'olécrâne dépasse en arrière le niveau de l'articulation de 3 centimètres environ, ce qu'il importe de ne pas oublier pour la désarticulation. C'est à l'extrémité supérieure de cette apophyse que s'insère le tendon du muscle triceps.

L'apophyse coronoïde du cubitus dépasse, en avant, le niveau du reste de l'articulation, mais de 3 millimètres seulement (fig. 75), dans sa partie la plus élevée, ce qui suffit encore pour gêner beaucoup les chirurgiens qui ont oublié cette disposition anatomique.

La partie interne de l'articulation est beaucoup plus serrée que l'externe, ce qui rend la désarticulation plus facile en dehors qu'en dedans.

Les muscles de la partie interne s'insèrent à l'épitrochlée, sèrent que le long supinateur et le premier radial externe s'intandis au bord externe de l'humérus (fig. 75); ce qui explique comment, par leur rétraction, ces muscles tendent toujours à découvrir la partie correspondante des surfaces articulaires.

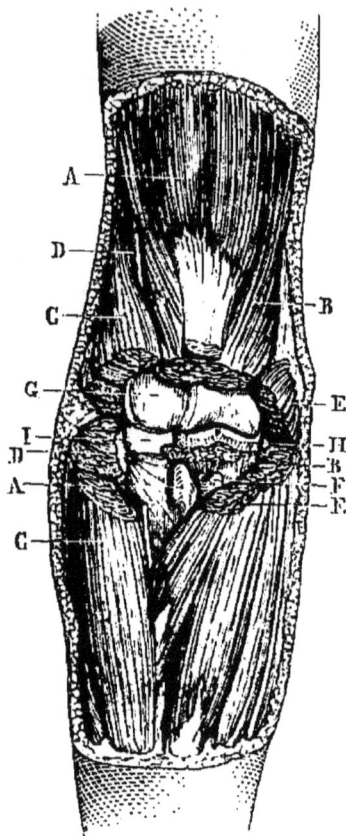

A. Muscle biceps.

B. Brachial antérieur.

C. Long supinateur.

D. Nerf radial.

E. Rond pronateur.

F. Muscles grand et petit palmaires.

G. Condyle de l'humérus.

H. Apophyse coronoïde du cubitus.

I. Tête du radius.

Fig. 75.

Méthode circulaire. — Le chirurgien étant placé, comme pour toutes les désarticulations, de manière à tenir dans la main gauche la partie qu'il va enlever, fait une section circulaire de la peau à trois travers de doigt au-dessous de l'épitrochlée, dont la saillie est toujours un guide facile. La manchette ayant été disséquée et relevée, l'avant-bras étant dans la supination, on coupe transversalement toutes les chairs qui recouvrent l'articulation en avant et en dehors. Le couteau pénètre alors entre l'épicondyle et la tête du radius, en coupant le ligament externe; puis, contournant la saillie de l'apophyse coronoïde du cubitus, il vient inciser le ligament interne. Le chirurgien, au lieu de chercher à luxer l'olécrâne par un mouvement de bascule, se contente de tirer sur l'avant-bras dans la direction de son axe (fig. 76), pendant qu'avec le couteau, il incise les muscles et

les ligaments qui retiennent cette apophyse dans la cavité olé-
crânienne. Pour couper le tendon du triceps, il faut avoir soin
de porter le tranchant du couteau vers l'olécrâne, si l'on ne veut
pas s'exposer à faire une boutonnière à la peau et détacher ce
tendon, en l'incisant tout près de son insertion.

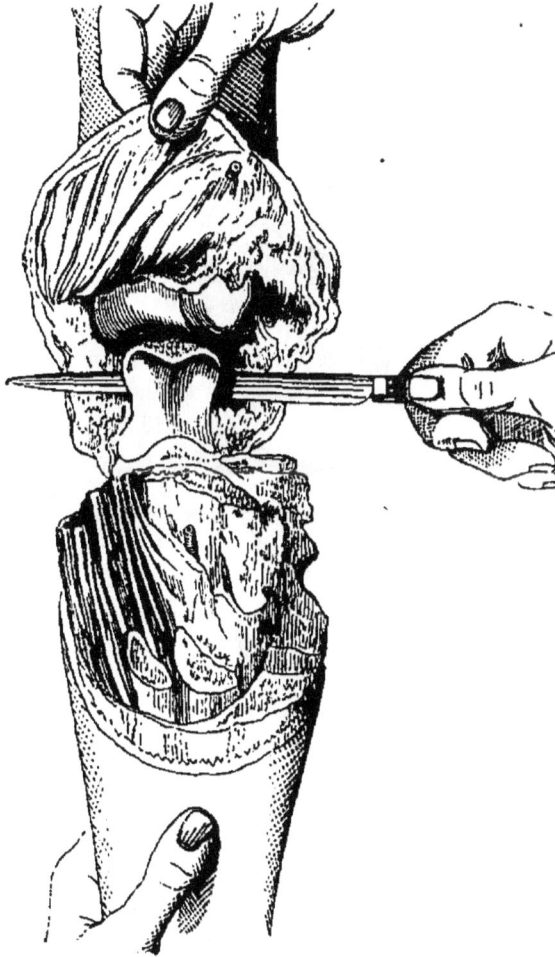

Fig. 76.

Pansement. — Les artères ayant été liées (et il est bien
évident qu'ici on doit commencer par la ligature du tronc de
l'artère humérale), on réunit les lèvres de la plaie au moyen de
bandelettes agglutinatives, qu'on recouvre d'un linge cératé et
de charpie. Pendant trois jours, on ne touche pas au pansement,
et l'on n'enlève les bandelettes que lorsque la suppuration commence à s'établir.

Méthode à lambeaux. — 1° *Lambeau antérieur.* — L'avant-bras du malade étant en supination et légèrement fléchi sur le bras, le chirurgien soulève de la main gauche la peau de la face antérieure du membre, pendant qu'avec la main droite il glisse un couteau interosseux entre les chairs et les os, pour tailler par

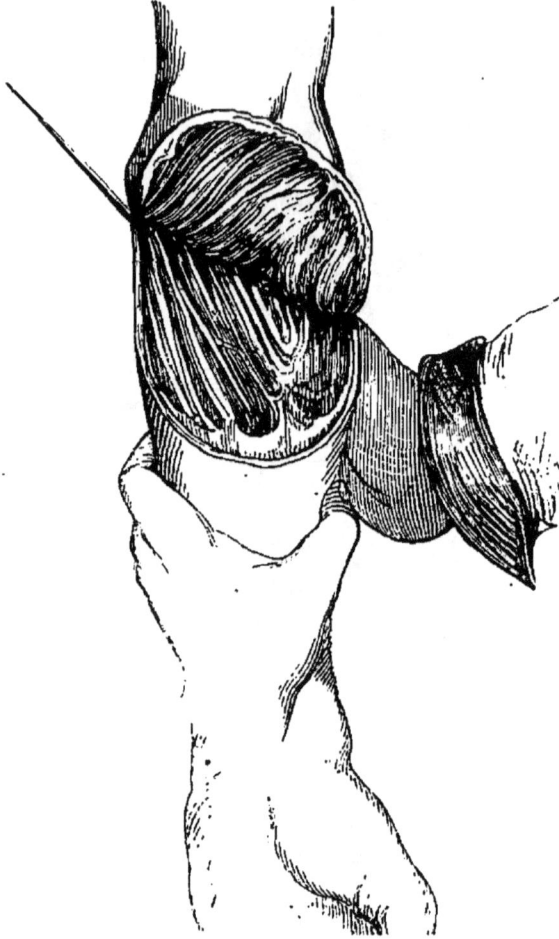

Fig. 77.

transfixion un lambeau arrondi et long de trois à quatre traver de doigt.

La rétraction des muscles long supinateur et premier radia tendant à découvrir la partie externe de l'articulation, il faut que le couteau pénètre, en dehors, à 4 centimètres au-dessous de l'épicondyle, tandis qu'il n'est distant de l'épitrochlée que de 15 millimètres environ (fig. 77). On voit que cette manière de

faire est complétement contraire au précepte donné par M. Malgaigne, qui ne paraît s'être occupé que des surfaces articulaires.

Au moment où l'on termine la section du lambeau, on doit
faire tirer la peau en haut, pour qu'elle dépasse le niveau des
muscles.

Le lambeau étant relevé par un aide, le chirurgien passe son
couteau au-dessous de l'avant-bras, comme s'il devait faire une
amputation circulaire (fig. 77), et il réunit les bords du lambeau
par une incision comprenant toute l'épaisseur des parties molles
de la face postérieure du membre. Il ne reste plus alors qu'à
désarticuler comme nous l'avons indiqué pour la méthode circulaire.

Procédé de Brasdor. — Faites un peu au-dessous du sommet de l'olécrâne une incision à convexité inférieure, qui comprenne la moitié postérieure du membre; divisez les ligaments
latéraux et le tendon du triceps, ouvrez l'articulation, et passant
le couteau en avant du radius et du cubitus, taillez un lambeau
antérieur.

2° *Procédé à lambeau externe.* — J'ai fait souvent répéter
dans mes cours le procédé suivant :

L'avant-bras étant en demi-pronation, je pratique sur le milieu
de sa face antérieure, à 2 centimètres du pli du coude, une incision verticale d'une longueur de 3 centimètres, qui me permet
de passer mon couteau en dehors du radius, et de le faire sortir
en arrière au point diamétralement opposé, sans déchirer la peau.
Je taille alors par transfixion un lambeau externe (fig. 78, B)
long de 4 à 5 centimètres; puis je réunis les deux bords de sa base
par une incision convexe en bas, qui comprend le reste de la
périphérie du membre (fig. 78, E). Je désarticule ensuite comme
dans les autres procédés. En opérant ainsi, les surfaces articulaires sont mieux recouvertes (fig. 79), parce que les lambeaux
correspondent alors au grand diamètre de l'articulation.

Méthode elliptique (Soupart). — L'avant-bras étant dans la
supination, faites une incision à convexité supérieure, dont la
partie moyenne corresponde au pli du coude, et dont les extrémités descendent à 3 centimètres des tubérosités externe et
interne; réunissez en arrière ces deux extrémités par une incision à convexité inférieure, dont la partie la plus basse soit distante de 4 à 5 centimètres du sommet de l'olécrâne; disséquez le
lambeau postérieur qui résulte de cette section de la peau, et
désarticulez en coupant les muscles transversalement au niveau
de l'articulation.

On a généralement abandonné la modification qui consistait à scier la base de l'olécrâne, et à laisser cette apophyse adhérente au tendon du triceps (P. Dupuytren).

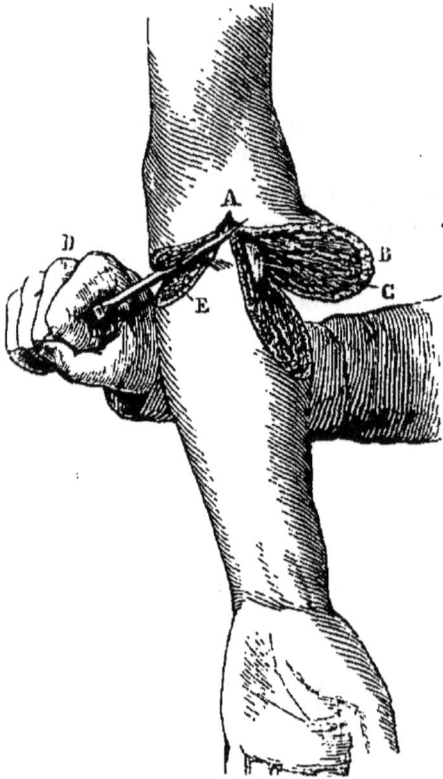

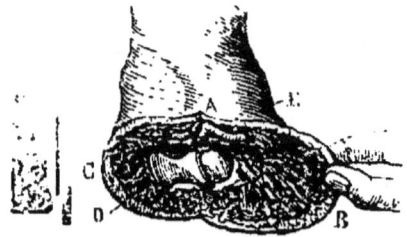

FIG. 78.   FIG. 79.

Appréciation. — La méthode circulaire est moins expéditive que la méthode à lambeaux, mais elle donne un résultat très satisfaisant. Le procédé à lambeau antérieur a l'inconvénient de trop découvrir les tubérosités externe et interne de l'humérus. Je lui préfère le procédé à lambeau externe. La méthode elliptique ne me semble pas devoir être souvent employée pour la désarticulation du coude, parce que presque toujours la peau est déchirée en arrière, là où s'appuie le bras, dans les grandes lésions qui nécessitent cette amputation.

AMPUTATION DU BRAS DANS LA CONTINUITÉ.

Anatomie. — L'humérus forme la charpente du bras. Le triceps brachial et le brachial antérieur s'insèrent sur lui dans une grande étendue, de manière qu'après l'amputation leur rétraction est très-bornée. Le biceps est libre, au contraire, et se rétracte beaucoup plus que les muscles précédents. L'artère humérale s'accole à la face interne de l'os, sur laquelle elle peut être comprimée, sous le bord interne du coraco-brachial en haut et sous le bord interne du biceps dans le reste de l'étendue du bras.

La peau est unie à l'aponévrose par un tissu cellulaire lâche qui permet de faire l'amputation du bras sans qu'il faille disséquer une manchette; la rétraction se fait ici dans une étendue aussi grande qu'on peut le désirer.

Méthode circulaire. —Le malade étant couché, et son bras étant écarté du corps sous un angle droit, le chirurgien, placé en dehors (et non en dedans, où ses mouvements seraient gênés par le tronc du malade), fait une section circulaire de la peau, comme il a déjà été dit ailleurs (fig. 48); puis, un aide opérant la rétraction, le chirurgien coupe les brides de tissu cellulaire, et, reportant le couteau près du point où la peau est rétractée, il incise les muscles circulairement jusqu'à l'os. L'aide s'empare alors des chairs et les rétracte, de manière qu'elles forment un cône dont le sommet est en bas. L'opérateur, reportant le couteau par-dessous le bras du malade, appuie son tranchant sur le milieu du cône qu'il incise jusqu'à l'os dans toute sa périphérie (fig. 49). C'est au niveau de cette dernière section que l'os doit être scié.

Pour protéger les chairs contre la scie, on les recouvre avec une compresse dont les deux chefs d'une de ses extrémités qui est fendue entourent l'humérus, tandis que l'autre extrémité de la compresse est appliquée sur les chairs du côté opposé; un aide, en tirant sur ce linge, éloigne les muscles de la voie suivie par la scie.

Pansement. — L'artère humérale et ses branches ayant été ¨ées, on affronte les bords de la plaie au moyen de serres-fines ou de bandelettes de diachylon. Une vessie remplie de glace, appliquée sur le moignon, sert à prévenir l'inflammation.

Méthode à lambeaux. — Les muscles de la partie antérieure du bras étant beaucoup plus rétractiles que ceux de la partie postérieure, il est très-difficile d'avoir deux lambeaux d'égale longueur, quand on les taille en avant et en arrière. C'est pour cela que je préfère prendre les lambeaux en dedans et en dehors du bras. Voici comment se fait l'opération.

Faites sur le milieu du biceps une incision verticale qui permette au couteau de glisser en dehors de l'humérus, et de basculer de manière à sortir en arrière, au point diamétralement opposé, et, glissant l'instrument de haut en bas le long de l'os, taillez un lambeau externe ; faites ensuite le lambeau interne de la même manière, et, après avoir coupé les chairs autour de l'humérus au niveau de la base des lambeaux, sciez l'os.

A cause de la rétractilité des muscles, qui est plus grande en avant, j'ai l'habitude d'introduire le couteau un peu obliquement de bas en haut et d'avant en arrière, pour qu'après la rétraction musculaire, la base des deux lambeaux se trouve sur une ligne horizontale.

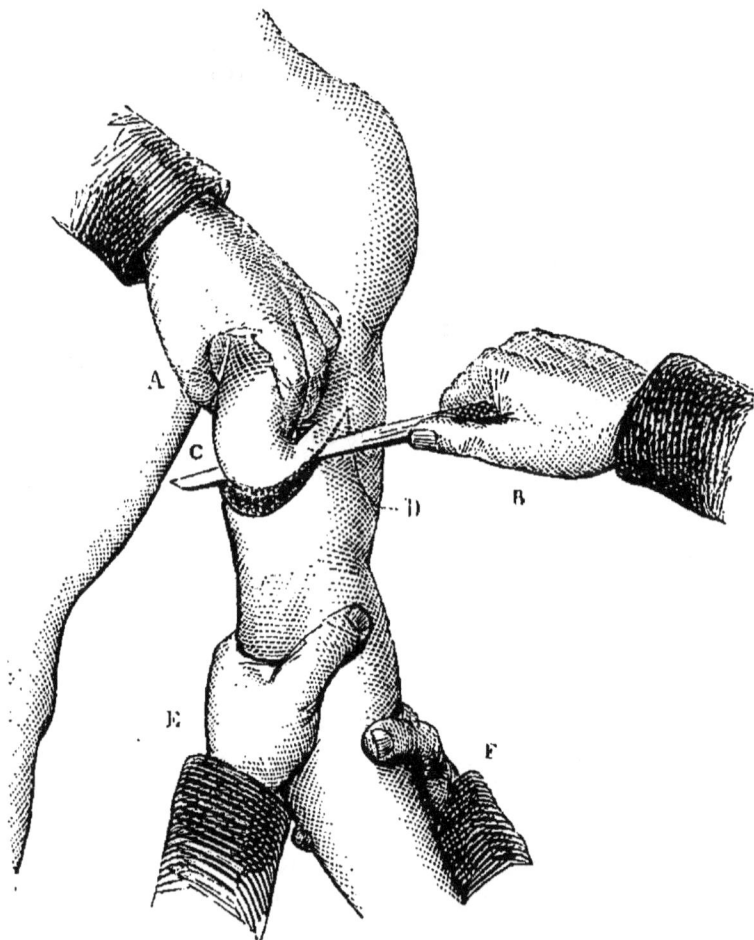

FIG. 80.

Procédé de M. Langenbeck. —Au lieu de faire les lambeaux par transfixion, M. Langenbeck les taille de la peau vers l'os (fig. 80). Sans doute, on peut, avec de l'habitude, obtenir de bons résultats par ce procédé; mais il faut beaucoup de temps et d'exercice pour apprendre à l'exécuter d'une manière régulière.

Méthode ovalaire. — M. Guthrie conseille d'avoir recours à la méthode ovalaire pour l'amputation de la partie supérieure du bras; mais je ne vois pas quel avantage il peut y avoir à préférer cette méthode aux autres.

Appréciation. — C'est pour le bras surtout que la méthode circulaire est avantageuse. Elle est ici, plus que partout ailleurs, d'une exécution facile, et la section des muscles et de la peau représente un cône creux dont les faces, en s'appliquant l'une contre l'autre, tendent à fermer la plaie et à mettre l'os à l'abri du contact de l'air.

Je n'ai pas d'objections à faire contre l'amputation avec lambeaux externe et interne, parce que l'os a peu de tendance à faire saillie entre les lèvres de la plaie; les lambeaux antérieur et postérieur n'ont d'autre inconvénient que d'être inégalement rétractiles.

AMPUTATION DU BRAS DANS LA CONTIGUÏTÉ, OU DÉSARTICULATION.

Anatomie. — L'articulation scapulo-humérale présente, du côté de l'humérus, une tête encroûtée de cartilage, au-dessous de laquelle existent deux tubérosités, l'une externe, qui donne insertion aux muscles sus-épineux, sous-épineux et petit rond. l'autre interne, à laquelle s'insère le muscle sous-scapulaire. Ces deux saillies sont séparées l'une de l'autre, en avant, par une gouttière dans laquelle glisse le tendon de la longue portion du biceps, qui vient, en passant sur la tête de l'humérus, s'insérer sur le bord supérieur de la cavité glénoïde.

La cavité glénoïde représente un ovale dont le grand diamètre est vertical. Elle peut à peine recouvrir le tiers de la tête de l'humérus. Mais elle est recouverte par une voûte que forment au-dessus et au-devant d'elle l'acromion et l'apophyse coracoïde, unis l'un à l'autre par le ligament acromio-coracoïdien. Le ligament propre de cette articulation est une sorte de manchon très-lâche, qui permet aux surfaces articulaires de s'éloigner l'une de l'autre.

L'acromion étant dans la direction de l'axe de l'humérus, il est plus difficile d'ouvrir l'articulation en ce point qu'en avant et en arrière.

Le muscle deltoïde forme une masse charnue très-propre à fournir un lambeau externe.

Entre ce muscle et l'os, on rencontre les artères circonflexes qui contournent l'humérus à 2 ou 3 centimètres au-dessous de ses tubérosités.

Comme ces artères vont du creux de l'aisselle vers la face externe de l'os, on les trouve d'autant moins volumineuses qu'on les coupe plus près de ce dernier point. ·

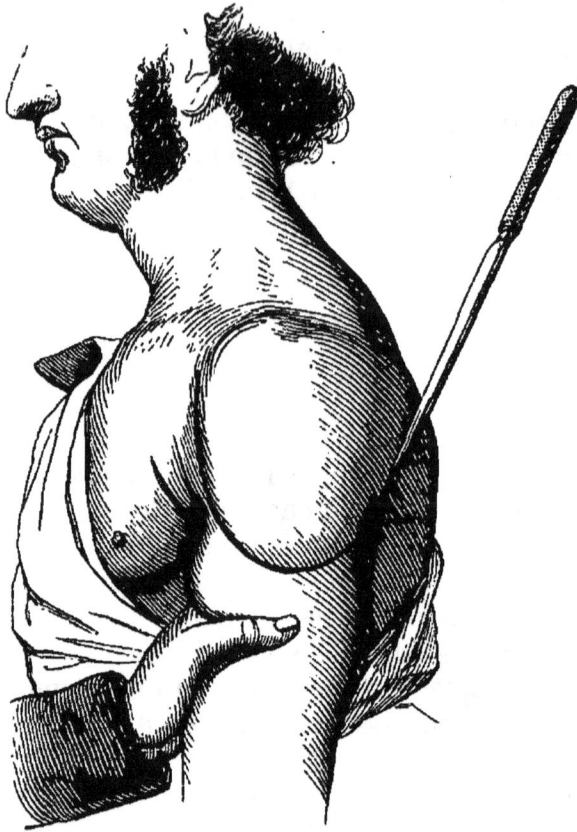

FIG. 81.

L'artère axillaire est située au côté interne de l'humérus, au milieu des branches du plexus brachial (fig. 32), et à la partie inférieure du creux de l'aisselle on est sûr de la trouver entre le biceps et les tendons du grand rond et du grand dorsal réunis.

Le tissu cellulaire du creux axillaire est d'une laxité qui permet d'attirer en dehors la peau de la paroi thoracique.

Méthode à lambeaux. — 1° *Procédé à lambeau externe*

(Dupuytren). — Le malade étant assis dans son lit et assez près du bord pour que l'épaule ne repose pas sur l'oreiller, un aide exerce la compression de l'artère sous-clavière sur la première côte, derrière la clavicule, pendant qu'un autre soutient le bras dans une direction perpendiculaire à l'axe du corps.

Le chirurgien saisit alors de la main gauche le muscle deltoïde qu'il soulève, et, passant un couteau interosseux entre le muscle et la tête de l'humérus, il taille par transfixion un lambeau qui doit comprendre presque toute l'étendue du deltoïde.

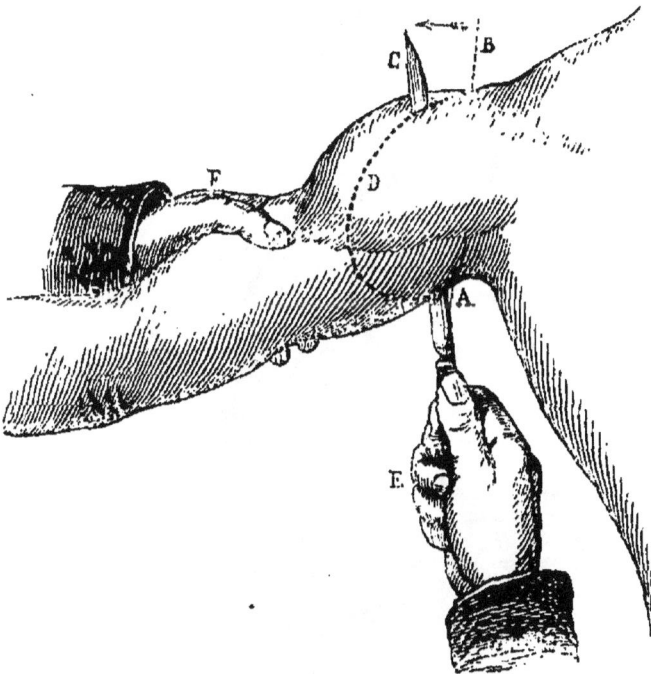

FIG. 82.

Portant ensuite le bras du malade dans la supination forcée (pour le côté gauche) (1), il coupe perpendiculairement le muscle sous-scapulaire, qui est tendu dans les mouvements de supination. La figure 84 représente très-bien ce temps dans le procédé de Larrey. Ramenant alors le bras dans une position intermédiaire à la pronation et à la supination, il incise la capsule articulaire et le tendon de la longue portion du biceps; puis, le bras du malade étant en pronation, il coupe le tendon des muscles sus-épineux, sous-épineux et petit rond (fig. 85). Les trois temps

(1) Pour le côté droit, on porterait le bras d'abord dans la pronation et l'on finirait par la supination.

doivent s'exécuter très-rapidement, sans que le tranchant du couteau fasse autre chose que suivre la ligne courbe qui réunirait les deux tubérosités, en passant par-dessus la tête de l'humérus. C'est la main gauche de l'opérateur qui, en portant le bras du malade successivement dans la pronation, dans une position intermédiaire et dans la supination forcée, doit amener sous le couteau les parties qu'il faut inciser.

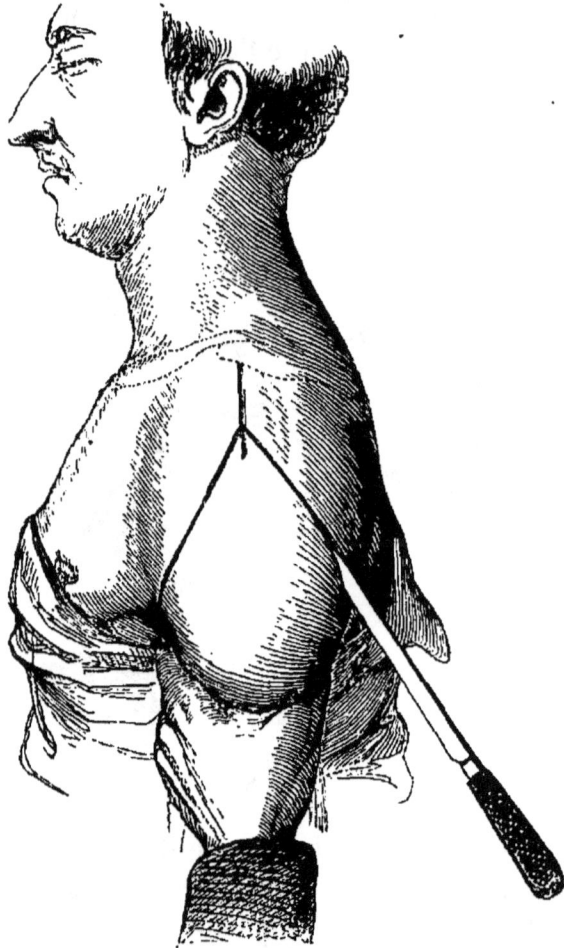

Fig. 83.

L'articulation étant largement ouverte, le chirurgien passe son couteau entre la tête de l'os et la cavité glénoïde, puis entre l'humérus et les chairs du creux de l'aisselle, et termine en réunissant, par une incision interne, les deux bords du lambeau.

Pendant ce dernier temps, il importe qu'un aide comprime l'artère un peu au-dessus du point où elle sera coupée, ce qu'il

13.

est facile de faire en saisissant la paroi interne du creux axillaire
et en comprimant en arrière du muscle biceps. Il faut aussi que
cet aide, en même temps qu'il comprime l'artère, rétracte en
haut la peau de l'aisselle, et que le chirurgien n'exerce pas de
traction sur la peau du bras, précaution sans laquelle l'incision

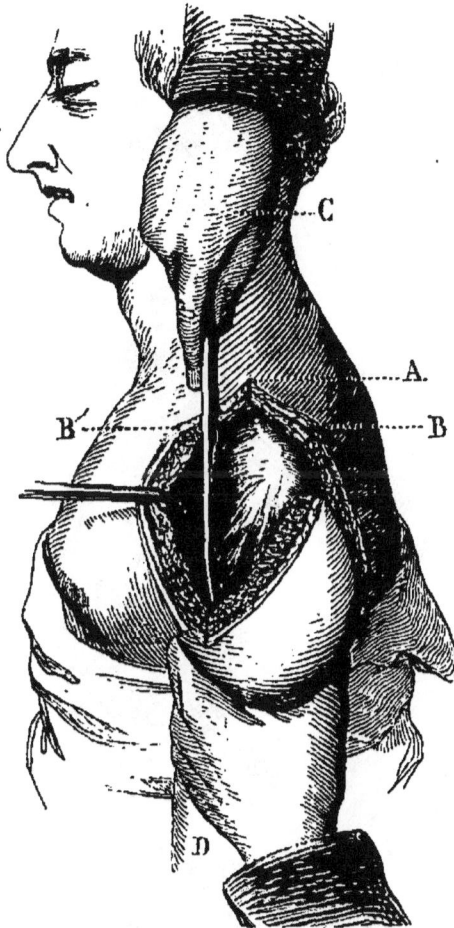

A. Commencement de l'incision verticale.

BB. Points d'intersection de
l'incision verticale avec
les incisions obliques.

C. Main droite du chirurgien
coupant le muscle sous-
scapulaire.

D. Main gauche du chirurgien
portant le bras dans la
supination forcée.

Fig. 84.

des téguments internes est concave au lieu d'être légèrement
convexe. Cela dépend de la grande laxité du tissu cellulaire de
la région axillaire, qui fait que la moindre traction en dehors
amène la paroi thoracique sous le couteau du chirurgien.

Il n'y a réellement de difficile dans cette opération que le
temps dans lequel on coupe les muscles qui s'insèrent aux tubérosités, et cette difficulté disparaît quand on a soin de porter le
tranchant de l'instrument *perpendiculairement* à leur direction.

Si l'on craint de ne pas avoir un lambeau externe suffisamment large, on peut le tailler en passant le couteau plus bas que les tubérosités et non au-dessus d'elles, ce qui permet d'imprimer à l'instrument un mouvement de bascule plus étendu, et de le faire sortir plus en arrière. Lorsque le lambeau est relevé, on

A. Commencement de l'incision verticale.

BB. Points d'intersection de l'incision verticale avec les incisions obliques.

C. Main droite du chirurgien coupant les muscles sus-épineux, sous-épineux et petit rond.

D. Main gauche du chirurgien portant le bras dans la pronation forcée.

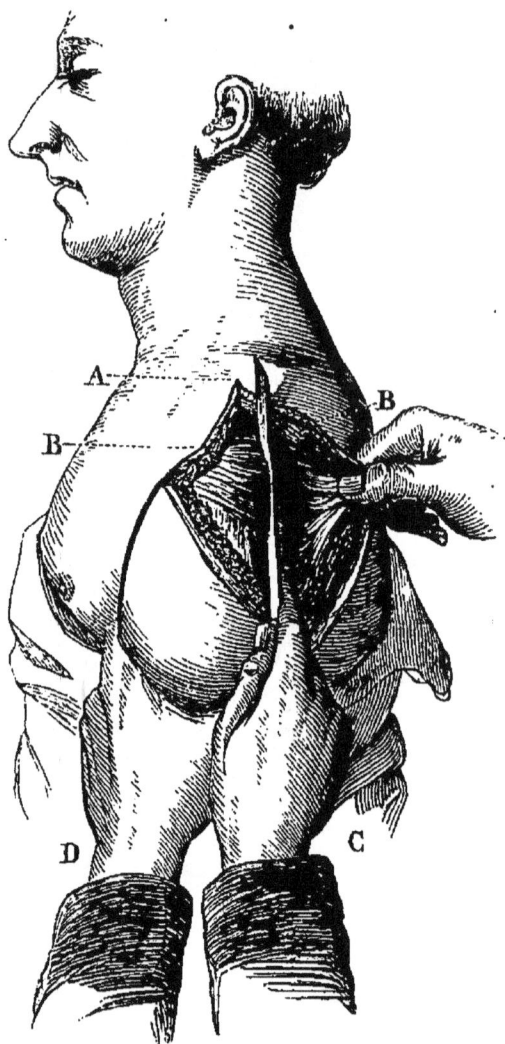

FIG. 85.

le prolonge en haut par un coup de couteau jusqu'au-dessus de l'articulation. Pour ne pas courir le risque de déchirer la peau dans cette transfixion, on peut encore faire une incision verticale longue de 4 centimètres, et passer le couteau par cette ouverture.

Pansement. — On lie les artères, on rabat le lambeau sur le reste de la plaie, et on l'y maintient pendant vingt-quatre heures avec les serres-fines ou par la suture entortillée, et plus tard avec des bandelettes de sparadrap.

Modification. — Au lieu de tailler le lambeau par transfixion, j'ai l'habitude de le couper de dehors en dedans. Pour cela, je commence (pour le côté gauche), près du bord antérieur du deltoïde une incision qui, partant du niveau de l'articulation, vient, en s'arrondissant, à 2 centimètres de l'empreinte deltoïdienne pour remonter en arrière le long du bord postérieur du deltoïde, et se terminer là au niveau du point où on l'a commencée (fig. 81).

Soulevant alors le lambeau de la main gauche, on le détache avec le couteau des parties sous-jacentes, et l'on désarticule comme il a été dit plus haut.

Ce procédé, qui ressemble à celui de Cline, diffère beaucoup, quant à l'exécution, de celui de Van Onsenort, adopté par M. Langenbeck, qui consiste à tailler un lambeau externe en poussant le couteau de l'empreinte deltoïdienne vers l'articulation.

2° *Procédé à lambeaux antérieur et postérieur* (Lisfranc.) — Le chirurgien, placé derrière l'opéré, saisit le bras malade avec la main gauche, et l'éloignant de manière à porter la tête de l'humérus en bas, il plonge un couteau long et étroit en avant du bord postérieur du creux de l'aisselle (côté gauche). Ce couteau glisse le long de la face postérieure de l'humérus, passe au-dessus de sa tête, entre elle et l'apophyse acromion, et sort enfin dans l'espace qui sépare l'acromion de l'apophyse coracoïde. Le chirurgien coupe alors, de dedans en dehors, un lambeau long de 9 centimètres, que le tranchant de l'instrument incise en l'arrondissant, tandis que son manche reste à peu près immobile (fig. 82).

Ce lambeau étant saisi et relevé par un aide, l'opérateur ouvre l'articulation, et, passant son couteau entre la tête de l'humérus et la cavité glénoïde, puis entre le grand pectoral et l'humérus, il taille un second lambeau, des parties profondes vers la peau, pendant qu'un aide comprime l'artère entre ses doigts. Pour le côté droit, le chirurgien doit opérer de la main droite, à moins qu'il ne taille le lambeau postérieur en faisant pénétrer son couteau d'avant en arrière et de haut en bas, c'est-à-dire de l'espace acromio-coracoïdien vers le bord inférieur et postérieur du creux de l'aisselle.

Procédé de Bell. — Faites dans toute la profondeur du membre une incision circulaire à cinq travers de doigt au-dessous de l'acromion; faites tomber sur elle deux incisions verticales, l'une interne, l'autre externe; disséquez les deux lambeaux qui résultent de ces incisions, et désarticulez.

Méthode circulaire. — « Le procédé qui m'a semblé, dit M. Velpeau, réunir le plus d'avantages, consiste à disséquer et à relever la peau sans toucher aux vaisseaux, dans l'étendue de deux travers de doigt; à couper ensuite les muscles aussi près que possible de l'article, qu'on traverse aussitôt, pour terminer par la division du triceps et du paquet vasculaire, dont la racine a été préalablement saisie par un aide. »

Méthode ovalaire. — Avec la pointe d'un couteau court et étroit, faites à la peau une incision qui, commençant au niveau de l'extrémité externe de l'acromion, et décrivant une courbe à convexité externe (Béclard et Dupuytren), vienne tomber au point où la paroi postérieure du creux de l'aisselle se termine sur le bras (pour le côté gauche); prolongez cette incision sur le côté interne du membre : passant ensuite le couteau *par-dessus* l'épaule, faites de bas en haut une incision qui, commençant au point où la paroi antérieure de l'aisselle s'insère sur le bras, vienne tomber sur la première au-dessus de l'acromion, en décrivant une courbe à convexité externe.

La peau ayant été rétractée, incisez les muscles (Guthrie) dans la même direction et jusqu'à l'os, excepté au côté interne, où il faut prendre garde de blesser l'artère; puis, après avoir disséqué les bords de la portion supérieure de l'incision, coupez la capsule articulaire et les muscles sus-épineux, sous-épineux, petit rond et sous-scapulaire, comme il a été dit. Désarticulez, et faites comprimer l'artère par les doigts d'un aide avant de faire sortir le couteau.

Procédé en raquette (Larrey). — Faites dans l'axe de l'humérus une incision qui, commençant au-dessous de la pointe de l'acromion, se prolonge verticalement en bas, dans une étendue de 6 centimètres environ, et pénètre jusqu'à l'os, en incisant le muscle deltoïde dans toute son épaisseur (fig. 83). Faites ensuite deux incisions obliques, l'une antérieure, l'autre postérieure, qui, partant à 3 ou 4 centimètres de l'acromion, viennent aboutir au point où les parois antérieure et postérieure du creux de l'aisselle se terminent sur le bras (1). Ces deux dernières sections

_____
(1) On fait de haut en bas l'incision oblique qui correspond à la main qui opère tandis qu'il faut faire l'autre de bas en haut, à moins d'être ambidextre.

peuvent se faire de la peau vers les parties profondes, ou bien par transfixion, en passant le couteau entre les chairs et l'os dans la direction de la ligne que nous venons d'indiquer. On commence par l'incision antérieure, parce que l'artère circonflexe de ce côté, étant moins développée que la postérieure, donne un peu moins de sang que cette dernière.

Soulevant de la main gauche les lèvres de la plaie, le chirurgien les éloigne par deux ou trois coups de couteau de l'os qu'elles recouvrent, puis il désarticule, comme il a été dit pour les autres procédés (fig. 84 et 85), et termine par une section réunissant transversalement sur le bras les deux incisions obliques.

Ce dernier temps de l'opération ne doit s'effectuer que lorsqu'un aide est bien sûr de tenir l'artère entre ses doigts. Comme j'ai éprouvé, pendant que je pratiquais cette désarticulation, que les aides peuvent se tromper en croyant comprimer l'artère axillaire, j'insisterai ici sur les rapports de ce vaisseau. L'aide qui est chargé de la compression est sûr d'arriver sur l'artère en glissant ses doigts jusqu'au premier interstice musculaire que l'on trouve d'avant en arrière. Cet interstice est celui qui existe entre le bord interne de la masse du coraco-brachial et du biceps, d'une part, et les muscles grand dorsal et grand rond réunis, d'autre part. C'est toujours dans cet interstice qu'on trouve l'artère.

Modification.—L'acromion recouvrant en dehors une grande partie de l'articulation scapulo-humérale, au lieu de faire l'incision verticale au niveau de l'extrémité de cette saillie, il vaut mieux la porter un peu plus en avant entre l'acromion et l'apophyse coracoïde. La désarticulation devient alors beaucoup plus facile.

Appréciation. — La méthode circulaire ne peut être adoptée pour cette désarticulation. Elle est difficile à cause de la conicité du moignon, et elle exige plus de temps que toute autre méthode.

Je n'aime pas le procédé de Lisfranc, qui est expéditif sur le cadavre; parce que sur le vivant, les mouvements de l'épaule du malade gênent souvent le passage du couteau entre la tête de l'humérus et l'acromion.

Les meilleurs procédés sont celui de Larrey et celui de Dupuytren, surtout quand on taille le lambeau de ce dernier procédé de dehors en dedans, comme je l'ai indiqué dans une modification.

ARTICLE II.

AMPUTATION DU MEMBRE INFÉRIEUR.

AMPUTATION DES ORTEILS.

L'amputation des deux dernières phalanges se fait comme celle des doigts. Mais la disposition anatomique des articulations métatarso-phalangiennes nous oblige à en dire quelques mots.

Anatomie. — La tête du premier métatarsien est tellement volumineuse, qu'elle ne peut pas être complétement recouverte après la désarticulation du gros orteil, si l'on n'a pas pris la précaution de faire un lambeau d'une longueur qui paraît démesurée aux personnes qui n'en ont pas fait l'expérience. A la face plantaire de l'articulation métatarso-phalangienne du gros orteil, il y a deux os sésamoïdes volumineux. Il y en a aussi pour celle du petit orteil, mais pas constamment.

La gaîne des tendons fléchisseurs des orteils est très-résistante et reste béante après l'amputation métatarso-phalangienne. Cette disposition explique la fréquence des fusées purulentes et le danger d'une opération qui paraît tout d'abord ne pas avoir la moindre gravité.

Les têtes des métatarsiens forment, par leur ensemble, une ligne courbe à convexité antérieure, dont les différents points sont d'autant plus postérieurs, qu'ils sont plus rapprochés du bord externe du pied.

Il ne faut pas oublier que si l'on se guidait, pour la désarticulation des orteils, sur les interstices qui les séparent, on se tromperait souvent pour le second, dont la profondeur est beaucoup moindre que celle des autres, et qui est distant de l'articulation métatarso-phalangienne de plus de 1 centimètre.

DÉSARTICULATION DE LA PREMIÈRE PHALANGE DES ORTEILS.

Opération. — On peut avoir recours à l'amputation ovalaire, qui est celle que préfèrent presque tous les chirurgiens, mais j'aime bien mieux l'amputation avec deux lambeaux, interne et externe.

J'ai déjà dit, au sujet de l'anatomie, que la gaîne des tendons fléchisseurs reste béante ; or, dans l'amputation ovalaire, il y a toujours un cul-de-sac qui correspond à l'ouverture de la gaîne tendineuse, et où le pus doit nécessairement s'amasser.

Dans l'amputation à lambeaux, cette gaîne est fendue en long
dans la partie qui correspond à la plaie, ce qui ne permet plus
au tendon d'aspirer le pus par sa rétraction, comme le piston
d'un corps de pompe. J'ajouterai que la cicatrice à la plante du
pied est trop minime pour qu'elle soit une objection sérieuse,
et qu'enfin les têtes des métatarsiens sont bien mieux recouvertes
dans l'amputation à lambeaux que dans la méthode ovalaire.

Ces deux méthodes se pratiquent ici comme pour les doigts.
Seulement il faut bien se rappeler que pour l'amputation du gros
orteil, les lambeaux doivent avoir une longueur proportionnée
au volume de la tête du premier métatarsien.

Pendant longtemps on a réséqué cette tête ; mais il a suffi de
considérer qu'en opérant ainsi on enlevait le point d'appui antérieur de la voûte du pied, pour qu'on ait abandonné généralement une pratique qui est considérée comme une innovation dans
le pays où on l'a conservée.

DÉSARTICULATION DES CINQ ORTEILS ENSEMBLE.

Le malade étant couché sur un lit que ses pieds dépassent, le
chirurgien placé non en face,
mais un peu de côté (en dedans
pour le côté gauche, en dehors
pour le côté droit), saisit les cinq
orteils avec la main gauche et
les porte dans l'extension. La
main du chirurgien est placée
de telle sorte, que ses quatre
derniers doigts correspondent
au dos du pied, tandis que son
pouce et son éminence thénar
soutiennent les orteils par leur
face plantaire (fig. 86).

L'opérateur, tenant de la
main droite un scalpel à dos
fort, que les Anglais appellent
couteau de Liston, commence
une incision qui, partant d'un
bord du pied, vient aboutir au
côté opposé, en décrivant une
ligne courbe à convexité anté-

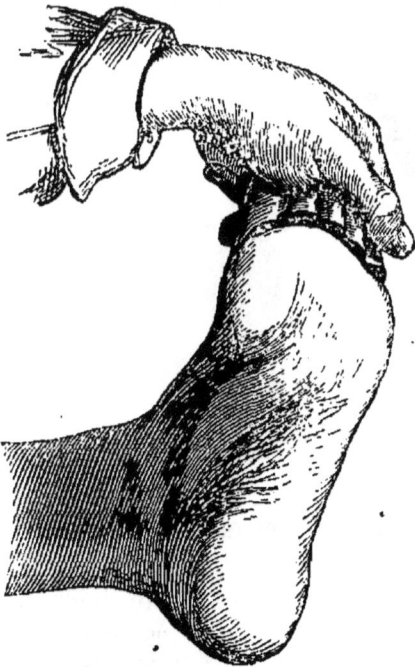

FIG. 86.

rieure, et en suivant exactement le pli qui sépare les orteils de
la face plantaire des métatarsiens.

Une incision semblable est faite à la face dorsale, pendant que la main gauche du chirurgien maintient les orteils dans l'extension et l'immobilité (fig. 87) : elle doit commencer un peu en avant de l'incision plantaire, et, comme elle, elle doit se diriger parallèlement au bord de l'orteil correspondant, et ne se courber que lorsqu'elle a dépassé d'un demi - centimètre le niveau de l'articulation métatarso-phalangienne. Il faut prendre les mêmes précautions pour la terminer, si l'on veut que les têtes du premier et du cinquième métatarsien soient recouvertes.

Pour que les lambeaux soient suffisants, le couteau doit couper la peau *dans l'interstice* des orteils, dût le bord du lambeau être un peu festonné.

Quand on a pratiqué les incisions dorsale et plantaire, un aide rétracte en arrière la peau de la face supérieure du pied, et le chirurgien, après avoir ouvert successivement toutes les articulations métatarso-phalangiennes, passe son couteau au-dessous de l'extrémité postérieure des premières phalanges et le fait sortir par l'incision plantaire.

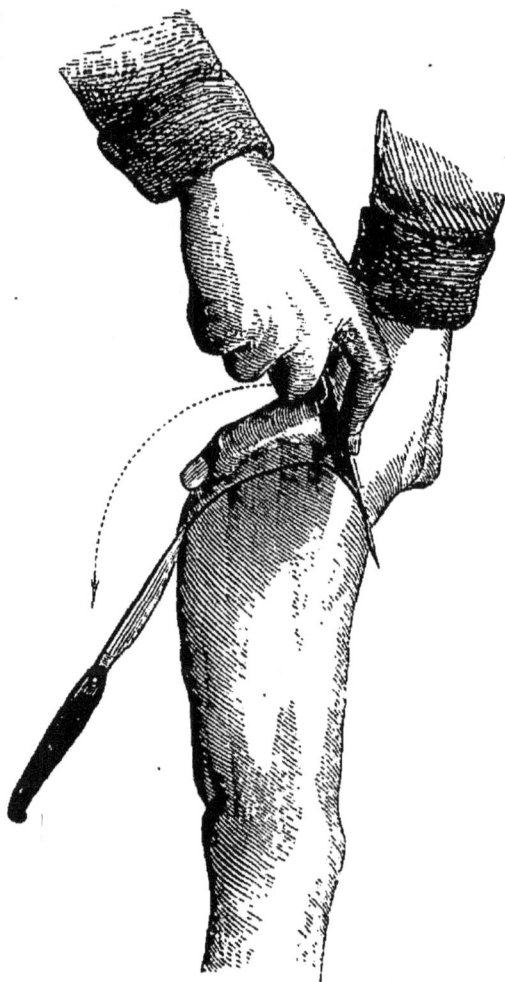

FIG. 87.

Pansement. — Les artères collatérales ayant été liées ou tordues, on rapproche les lèvres de la plaie et on les maintient en contact au moyen de la suture entortillée ou à l'aide de bandelettes de diachylon.

Le malade se couche de manière à mettre le pied sur son bord externe, pendant que la jambe est à moitié fléchie.

14

AMPUTATION DES MÉTATARSIENS DANS LA CONTINUITÉ.

La méthode ovalaire est la seule qui convienne pour cette opération. Quand on a décrit avec le bistouri l'incision, dont la pointe remonte un peu au-dessus de l'endroit où le métatarsien doit être coupé, tandis que sa base correspond au pli digito-plantaire, on éloigne les muscles et l'on coupe l'os avec une scie à chaîne, ou mieux avec une cisaille de Liston.

Pour le premier métatarsien, quelques chirurgiens font la section de l'os en biseau, d'arrière en avant et de dedans en dehors. Nous avons déjà apprécié ce procédé à la page 156, en parlant de la désarticulation de la première phalange des orteils.

Désarticulation du premier métatarsien.

Anatomie. —L'extrémité postérieure du premier métatarsien est extrêmement volumineuse, et en dehors, à sa région plantaire, une apophyse à laquelle vient s'insérer le tendon du long péronier latéral (fig. 91) arrête l'instrument, qu'on glisse d'avant en arrière, le long de la face externe de l'os. Cette apophyse et le tendon du long péronier gênent l'opérateur qui n'est pas prévenu de cette disposition.

Le premier métatarsien s'articule avec le premier cunéiforme. Cette articulation est oblique d'arrière en avant et de dedans en dehors, et le bord interne du premier cunéiforme a sa partie supérieure en avant de sa partie inférieure.

Sur la face interne du pied, on rencontre, d'avant en arrière, un premier tubercule qui appartient à l'extrémité postérieure du premier métatarsien. Un centimètre plus en arrière, on en trouve un second plus saillant, qui dépend du premier cunéiforme.

Pour bien faire la désarticulation du premier métatarsien, il importe de ne pas confondre entre eux ces deux tubercules.

Opération. — On peut avoir recours à la méthode ovalaire, en ayant la précaution de porter la pointe de l'ovale à 2 centimètres au delà de l'extrémité postérieure du premier métatarsien. Si l'on négligeait cette précaution, il serait fort difficile de désarticuler, sans couper transversalement les lèvres de la plaie.

1° *Méthode ovalaire modifiée.* — C'est à cause de cette difficulté provenant du volume de la tête du métatarsien que j'ai depuis longtemps adopté le procédé suivant :

Après avoir décrit sur la face dorsale du pied une incision

ovalaire, dont la pointe correspond à l'extrémité postérieure du premier métatarsien, je fais une incision un peu oblique de haut en bas, et d'avant en arrière, sur la face interne de cet os (fig. 88), depuis la pointe de l'ovale jusqu'au bord interne de la plante du pied. J'obtiens ainsi un lambeau triangulaire que je dissèque en rasant le métatarsien. Portant ensuite l'indicateur gauche sur le tubercule de cet os, j'incise transversalement, 3 millimètres plus en arrière, pour entrer dans l'articulation; puis, ayant séparé le bord externe du métatarsien des muscles interosseux, je contourne son tubercule externe pour couper le tendon qui s'y insère. On peut, après cela, luxer l'os, passer le bistouri au-dessous et le faire sortir par la base de l'ovale, en ayant soin d'enlever les os sésamoïdes.

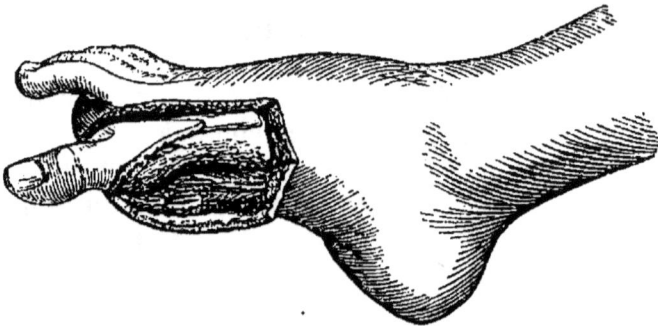

FIG. 88.

2° *Méthode à lambeau.* (Lisfranc). — Le pied du malade étant appuyé sur le bord du lit, le chirurgien taille par transfixion un lambeau dont la base correspond à l'articulation tarso-métatarsienne, et dont le sommet arrondi dépasse de plus d'un centimètre l'articulation métatarso-phalangienne. Passant ensuite le bistouri dans l'espace interosseux, l'opérateur dégage le métatarsien des muscles qui s'y insèrent, et il désarticule, en se guidant sur le tubercule postérieur du premier métatarsien, que nous avons déjà signalé.

M. Velpeau a, depuis longtemps, donné le conseil de circonscrire le lambeau par une incision de la peau faite de dehors en dedans, en commençant par la face dorsale et terminant à la face plantaire. Ce lambeau est ensuite disséqué et relevé de la pointe à la base.

Appréciation. — Je préfère à tous les autres procédés celui qu'on pratique en ajoutant à l'incision ovalaire de la peau, et au niveau de sa pointe, une incision transversale qui fait de cette opération un procédé tenant tout à la fois de la méthode à lambeaux et de la méthode ovalaire.

Quand on veut avoir recours à la méthode à lambeaux, le procédé de M. Velpeau est bien préférable à celui dans lequel le lambeau est taillé par transfixion.

Désarticulation des deux premiers métatarsiens.

Anatomie. — L'articulation du second métatarsien est toujours sur une ligne postérieure à celle du premier ; de sorte qu'en portant un bistouri transversalement sur le second métatarsien, au niveau de l'articulation du premier, et coupant d'avant en arrière, on est sûr de tomber dans la seconde articulation cunéo-métatarsienne. Cette manière d'ouvrir cette articulation est la meilleure, à cause de la profondeur variable de la mortaise dans laquelle est reçue la tête du second métatarsien.

Procédé de Béclard.— Faites une incision ovalaire qui, commençant à l'extrémité postérieure du premier espace interosseux, vienne contourner la rainure digito-plantaire des premier et second orteils pour se terminer un peu en avant de son point de départ. De l'extrémité postérieure de cet ovale, tirez deux lignes qui se dirigent obliquement en arrière, l'une vers le côté interne de l'articulation cunéo-métatarsienne, l'autre vers la tête du troisième métatarsien.

Le lambeau triangulaire qui résulte de ces incisions ayant été disséqué, on ouvre la première articulation ; puis, portant le bistouri sur le second métatarsien, au niveau de cette articulation, on incise d'avant en arrière, jusqu'à ce que l'instrument tombe dans l'interligne articulaire qui existe entre le second cunéiforme et le second métatarsien. Les ligaments plantaires ayant été coupés, on passe le bistouri au-dessous de la tête des os métatarsiens, et on le fait sortir par la base de l'incision.

Le pansement consiste dans le rapprochement des lèvres de la plaie, qu'on opère dès que les artères ont été liées. Il ne faut pas oublier que, dans cette opération, l'artère pédieuse est nécessairement coupée.

Désarticulation du cinquième métatarsien.

Anatomie. — La surface articulaire du cinquième métatarsien est oblique d'arrière en avant et de dehors en dedans ; elle correspond à une surface analogue de la face antérieure du cuboïde. L'extrémité postérieure de cet os présente, en outre, à son côté interne, une facette qui s'articule avec la partie correspondante du quatrième métatarsien.

Les moyens d'union sont : pour l'articulation cuboïdo-métatarsienne, des ligaments dorsaux et plantaires, dont la direction est antéro-postérieure, de sorte que le bistouri les coupe transversalement en suivant la direction de l'interligne articulaire ; pour l'articulation latérale, inter-métatarsienne, ce sont des ligaments dont la direction est transversale, et qui sont incisés, quand le bistouri coupe dans le prolongement de l'espace interosseux.

Le tendon du court péronier latéral, qui s'insère à l'extrémité postérieure du cinquième métatarsien, oppose une grande résistance à la luxation et à la désarticulation de cet os.

Méthode ovalaire. — Faites avec un bistouri droit et un peu long une incision qui, commençant sur la face dorsale du tarse, un travers de doigt en arrière du tubercule postérieur du cinquième métatarsien, vienne contourner la rainure digito-plantaire du cinquième orteil ; reportant le bistouri par-dessus le membre, dans le point où s'est terminée cette première incision, achevez l'ovale et désarticulez en coupant les ligaments dorsaux et le tendon du court péronier latéral ; passant ensuite le bistouri au-dessous de la tête de l'os, faites-le sortir par la base de l'incision.

Le pansement consiste à lier les branches artérielles, à faire des points de suture, et plus tard, à maintenir les lèvres de la plaie en contact au moyen de bandelettes agglutinatives.

La méthode ovalaire est ici si bien indiquée, qu'il nous semble inutile de décrire la méthode à lambeaux. Elle se pratiquerait, d'ailleurs, comme nous l'avons indiqué pour le premier métatarsien.

Désarticulation simultanée des quatrième et cinquième métatarsiens.

Anatomie. — Le quatrième métatarsien s'articule, comme le cinquième, avec le cuboïde ; mais sa surface articulaire est beaucoup moins oblique (fig. 90) ; ce qui n'empêche pas que pour les ouvrir toutes les deux d'un seul coup, il suffit de faire une incision oblique d'arrière en avant et de dehors en dedans.

Méthode ovalaire. — C'est la seule méthode qu'on puisse raisonnablement employer pour cette désarticulation ; elle donne d'ailleurs un très-beau résultat.

La pointe de l'ovale doit correspondre au niveau de l'interstice

14.

des deux métatarsiens, un travers de doigt en arrière de l'extrémité postérieure du cinquième (fig. 89).

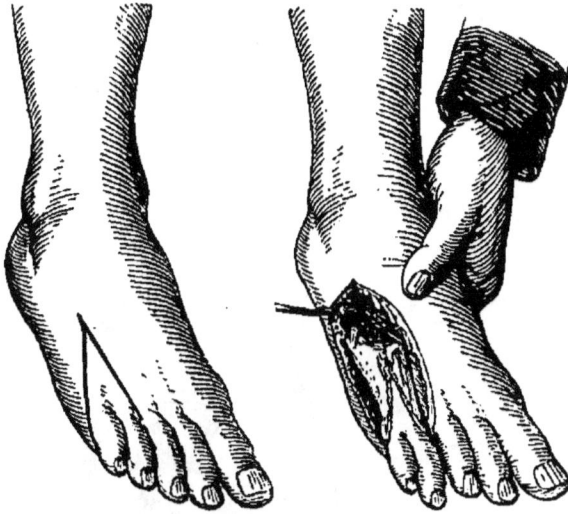

FIG. 89.

DÉSARTICULATION TARSO-MÉTATARSIENNE.

(*Amputation de Lisfranc.*)

La désarticulation tarso-métatarsienne a dû présenter de
grandes difficultés, tant qu'on n'a pas bien connu la disposition
de l'articulation des os métatarsiens avec les os du tarse. Mais
depuis le Mémoire de Lisfranc, cette opération est devenue ba-
nale, et il n'est pas d'élève qui quitte l'amphithéâtre sans pouvoir
la pratiquer aussi facilement que la plupart des autres désarticulations.

Anatomie. — Si l'on examine un pied dont les parties molles
ont été enlevées, on reconnaît que les articulations postérieures
des trois derniers métatarsiens décrivent une courbe irrégulièrement convexe en avant; que la mortaise dans laquelle est reçue
la tête du second métatarsien a une profondeur variable, mais
que l'articulation de cet os est toujours postérieure à celle du
troisième (fig. 90); et qu'enfin la face articulaire antérieure du
premier cunéiforme est sur un plan antérieur, non-seulement à la
seconde articulation métatarsienne, mais encore à la troisième.
Les ligaments dorsaux n'offrent qu'un médiocre intérêt : leurs
fibres sont disposées de telle sorte que le tranchant du couteau,

porté transversalement, doit nécessairement les couper; il en est
de même des ligaments plantaires des deux derniers métatarsiens.
Mais, indépendamment des ligaments étendus d'arrière en avant
des métatarsiens aux os cunéiformes et au cuboïde, il existe à
la plante du pied une bandelette fibreuse très-résistante qui, de
la face externe du premier cunéiforme, se dirige obliquement

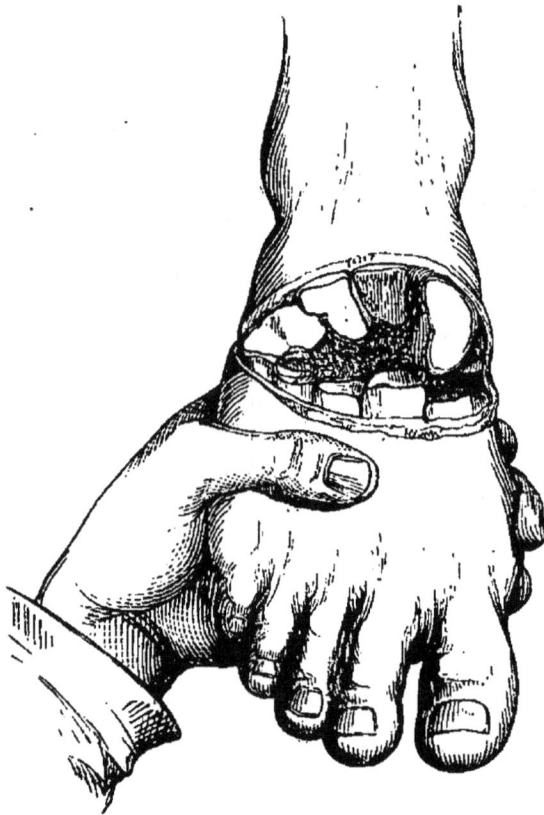

Fig. 90.

d'arrière en avant, vers les extrémités postérieures des second
et troisième métatarsiens, bandelette ligamenteuse qui unit solidement une partie du tarse à la portion voisine du métatarse
(fig. 91). C'est la clef de l'articulation tarso-métatarsienne qui
ne s'ouvre complétement que lorsque ce ligament a été coupé.
Ce ligament oblique tend aussi à maintenir le premier métatarsien rapproché du troisième. En outre, le tendon du long péronier latéral, s'insérant à l'extrémité du premier métatarsien,
croise la direction de ce ligament, et tend comme lui à faire

passer une partie de cet os au-dessous du second métatarsien.
Ce rapprochement explique comment, parfois, on éprouve une
grande difficulté à introduire un couteau entre les têtes des deux
premiers métatarsiens.

Opération. — Les points de repère de la désarticulation de
Lisfranc sont : en dedans, le tu-
bercule interne de l'extrémité
postérieure du premier métatarsien ; en dehors, l'énorme tubercule du cinquième (fig. 91).
Immédiatement en arrière de
ces deux points, on rencontre
deux articulations qui, une fois
ouvertes, facilitent beaucoup le
reste de l'opération.

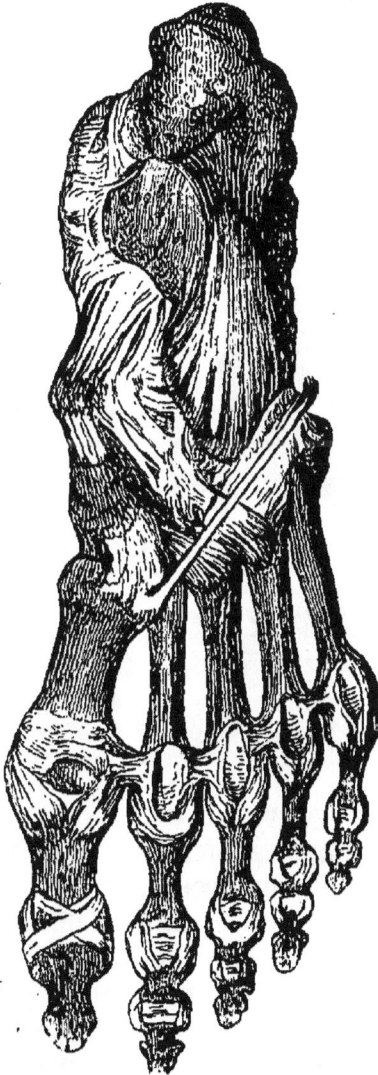

Pour trouver ces deux points
de repère, glissez la pulpe du
doigt indicateur sur la face interne du premier métatarsien,
jusqu'à ce que vous rencontriez
une petite saillie : c'est là le premier point de repère. Glissez ensuite l'autre doigt indicateur sur
la face externe du cinquième
métatarsien jusqu'à la partie la
plus reculée de son tubercule
(fig. 92).

Il n'est pas difficile de trouver
ce dernier point de repère ; il
n'en est pas de même du premier,
et j'ai vu cent fois le tubercule
du premier métatarsien être dépassé par le doigt des élèves, qui
s'arrêtait sur celui du premier
cunéiforme, avec lequel il est
facile de le confondre. Pour éviter cette erreur, je conseille aux
chirurgiens de ne commencer
l'incision qu'après s'être bien

Fig. 91.

assurés que la ligne qui réunirait le pouce et l'indicateur de leur
main gauche est très-oblique d'arrière en avant et de dehors en
dedans. Si l'on avait pris le tubercule du premier cunéiforme

pour celui du premier métatarsien, les deux doigts qui indiquent
les points de repère seraient aux extrémités d'une ligne droite
presque transversale.

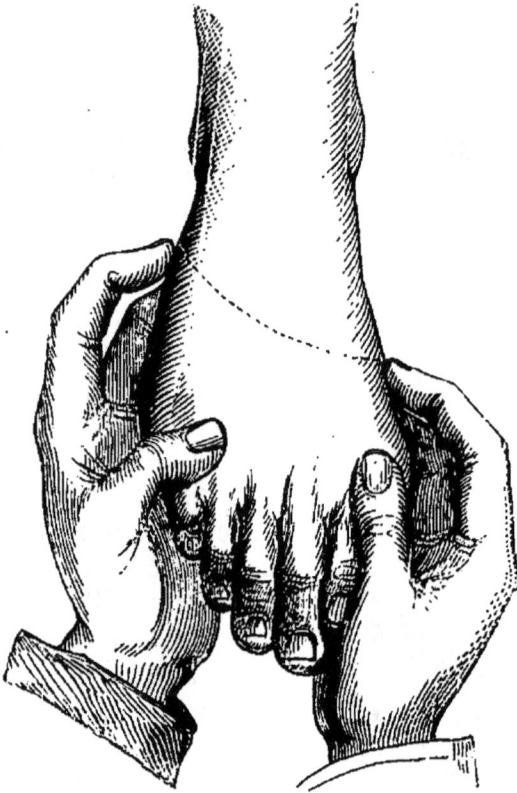

Fig. 92.

Quand vous êtes bien sûr d'avoir trouvé vos deux points de
repère, remplaçant l'indicateur de la main gauche par le pouce
de la même main, et l'indicateur de la main droite par l'indicateur de la main gauche (fig. 93), vous coupez immédiatement
derrière vos doigts, la peau, le tissu cellulaire et les tendons
extenseurs, en décrivant une courbe convexe en avant. Si la
première incision n'a pas compris toutes les parties molles, vous
faites rentrer le couteau dans la plaie, en lui faisant parcourir en
sens inverse la voie qu'il vient de tracer, à la manière d'un archet
de violon qui glisserait d'abord du talon à la pointe, et sans désemparer, de la pointe au talon.

Dans ce second temps, le couteau ouvre presque toujours une
des articulations, la première ou la cinquième. Jusque-là c'est

avec le tranchant de l'instrument qu'on a opéré ; c'est avec la
pointe qu'il faudra chercher à ouvrir les articulations. On commence par celle qui est le plus éloignée de la main qui opère.
S'il s'agit du pied droit, on ouvre successivement les cinquième,
quatrième et troisième articulations ; puis, portant le tranchant
de la pointe du couteau sur le second métatarsien, on incise son

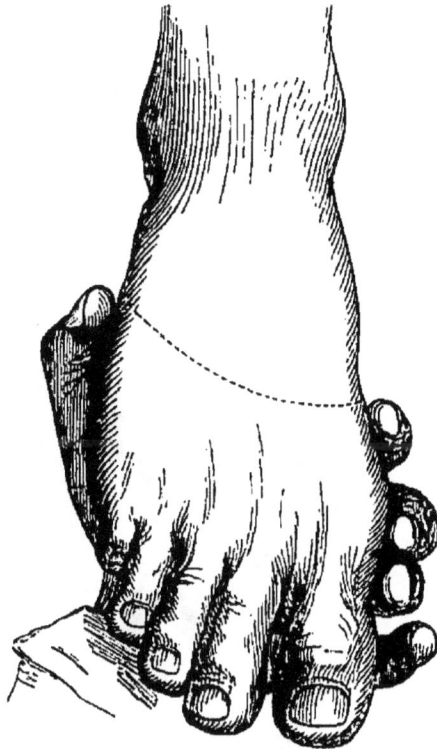

FIG. 93.

périoste transversalement, d'avant en arrière, jusqu'à ce qu'on
ait rencontré la seconde articulation, qui s'ouvre dès qu'on a
coupé les ligaments dorsaux. La première articulation reste seule ;
on l'ouvre en portant le couteau obliquement d'arrière en avant
et de dedans en dehors, dans une direction qui se croiserait avec
celle des trois premières articulations (fig. 94).

Si l'on opère sur le pied gauche, on commence par ouvrir la
première articulation, et l'on finit par la cinquième.

Pour les personnes qui n'ont pas une très-grande habitude
d'opérer, il vaut peut-être mieux ouvrir tout de suite les deux
articulations extrêmes, afin de n'avoir plus à s'occuper des points
de repère ; car, lorsqu'on commence, on trouve qu'il est très-

fatigant de les indiquer longtemps avec les doigts qu'on a peine
à tenir dans une immobilité complète.

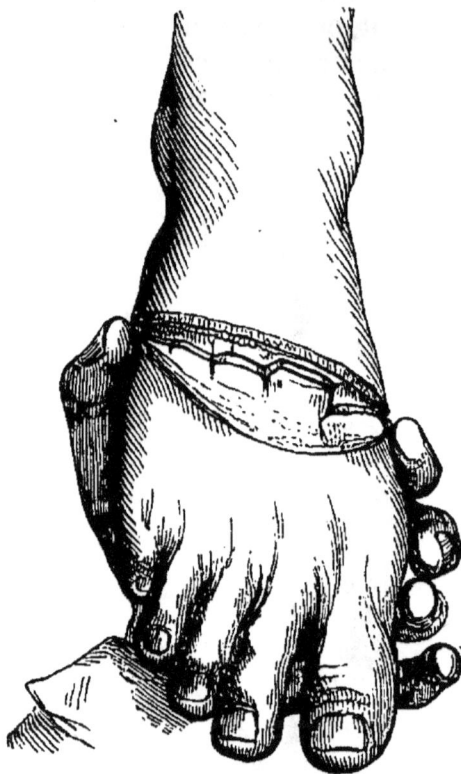

;FIG. 94.

Les ligaments dorsaux du pied ayant été coupés, les os sont
encore maintenus en place par le ligament qui, à la face plantaire, s'étend obliquement du premier cunéiforme à l'extrémité
postérieure des second et troisième métatarsiens (fig. 91). C'est
pour en faire la section que Lisfranc a donné le conseil de plonger
le couteau obliquement au-dessous d'eux et de le relever subitement.

Voici comment on fait ce temps de l'opération :

Le chirurgien, tenant l'extrémité du manche du couteau dans
la paume de la main, et ayant le doigt indicateur étendu sur la
partie du manche qui correspond au tranchant, le dos de l'instrument étant tourné vers l'opérateur et son tranchant vers
l'opéré (fig. 95), le chirurgien plonge le couteau ainsi tenu sous
un angle de 45 degrés, entre les deux premiers métatarsiens, de
manière que sa pointe dépasse un peu le niveau de la tête du

second de ces os (1). Alors saisissant le couteau à pleine main,
comme un poignard (fig. 95), il le redresse dans une direction

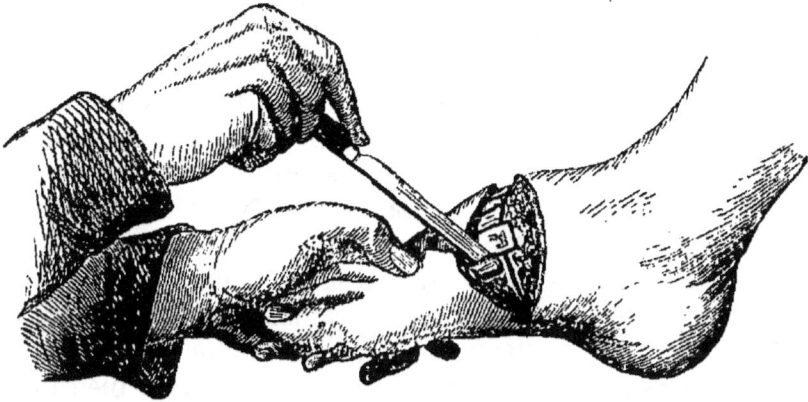

FIG. 95.

verticale. Dans ce mouvement, le ligament sur lequel nous avons
insisté plus haut, et que l'on considère comme la clef de l'articulation tarso-métatarsienne, étant coupé, rien ne s'oppose plus

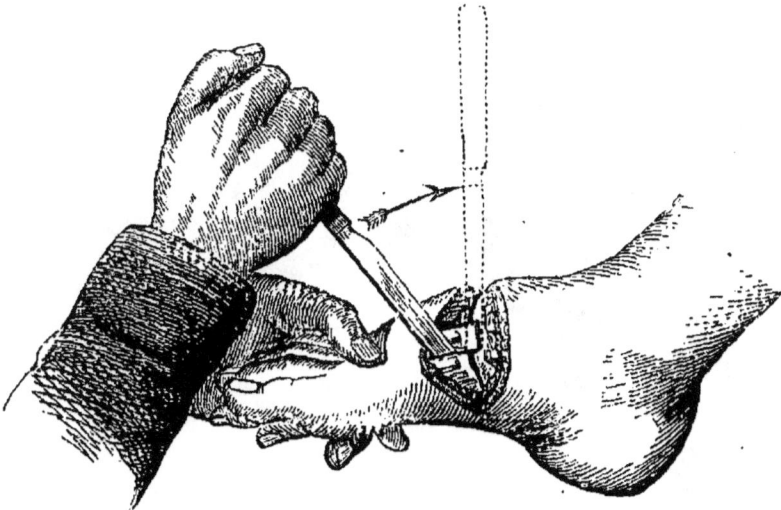

FIG. 96.

(1) Mais dans ce temps de l'opération, il faut se rappeler que le tubercule d'insertion
du long péronier latéral empiète sur l'espace interosseux, et incliner un peu son couteau de dedans en dehors ; il faut aussi avoir soin de pousser la pointe de l'instrument
au-dessus du tendon du long péronier latéral, et non au-dessous ; car, dans ce dernier
cas, n'étant plus retenu en bas, le couteau fuirait vers la plante du pied et ne couperait
pas le ligament oblique.

à l'écartement des surfaces articulaires qu'on opère en complétant la section des ligaments plantaires.

Dès que les surfaces articulaires sont suffisamment écartées, on fait sur la partie du pied qui correspond à la main qui opère, une incision longitudinale au moyen de laquelle on glisse sans difficulté le couteau à plat (le tranchant dirigé vers l'opérateur) entre les os et les parties molles, jusqu'à ce qu'il soit parvenu au delà des os sésamoïdes de l'articulation du premier métatarsien avec le gros orteil. Le tranchant de l'instrument venant souvent heurter contre ces petits os, il faut, pour les éviter, imprimer au pied un mouvement de bascule, au moyen du médius et de l'indicateur, qui correspondent à la face plantaire, mouvement dans lequel le bord postérieur des sésamoïdes étant relevé avec les métatarsiens, le couteau passe sans difficulté entre eux et la peau qui les recouvre. Saisissant alors la partie du pied qu'on veut enlever, entre le pouce qui presse sur l'extrémité postérieure des métatarsiens, et les autres doigts qu'on applique sous les orteils (voyez la fig. 102 de la désarticulation de Chopart), on peut tendre le lambeau et le tailler en promenant lentement le tranchant du couteau d'un côté à l'autre, de sorte que la partie interne soit plus longue que l'externe.

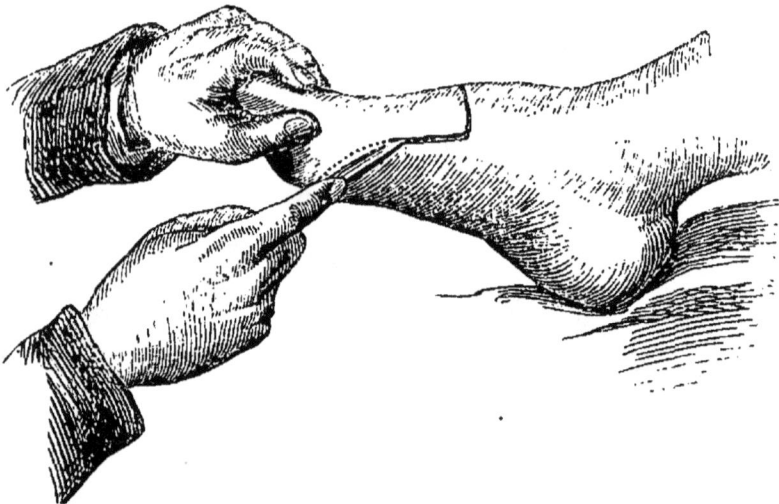

Fig. 97.

Quelque soin qu'on apporte à arrondir ce lambeau et à le couper de manière qu'il s'adapte exactement au reste de la plaie, presque jamais il n'est irréprochable. C'est pour cela que, depuis

longtemps, j'ai pris le parti de sculpter le lambeau de dehors en
dedans, avant de passer mon couteau entre les parties molles et
les métatarsiens. De cette manière, les élèves les plus inexpéri-
mentés parviennent, en deux ou trois séances, à faire des lambeaux que Lisfranc lui-même n'eût pas désavoués.

Pour tailler le lambeau par mon procédé, voici comment il
faut s'y prendre :

Saisissant les orteils de la main gauche, le pouce répondant à
leur face plantaire et les autres doigts à leur face dorsale, le
chirurgien décrit avec le couteau une ligne courbe qui, commençant à la partie de la plaie la plus voisine de la main qui
opère (fig. 97), va se terminer à la partie diamétralement opposée, en faisant à la peau une section arrondie dont la partie
plantaire correspond, en dedans au milieu des os sésamoïdes, et
en dehors à l'union des deux tiers postérieurs avec le tiers antérieur du cinquième métatarsien (fig. 98).

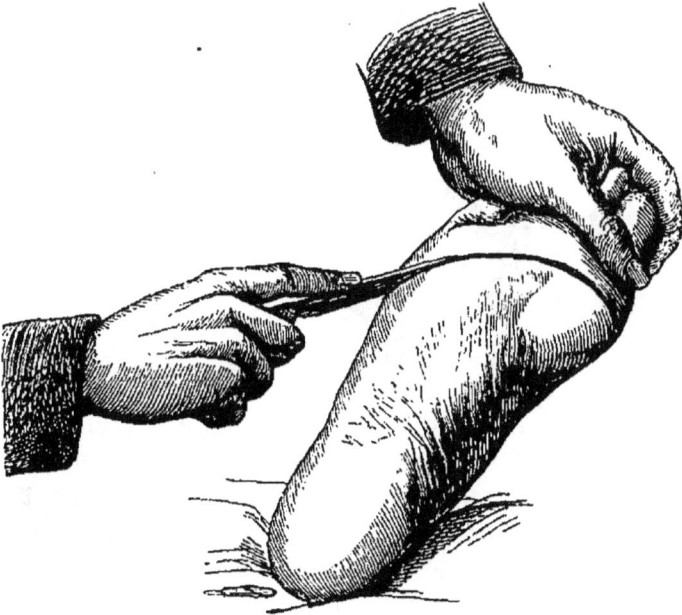

Fig. 98.

Quand une fois le lambeau a été ainsi circonscrit, le chirurgien
passe son couteau au-dessous des os, et le fait sortir par l'incision qu'il vient de pratiquer. Pour ne pas s'exposer à couper en
avant ou en arrière de l'incision par laquelle il a commencé à
sculpter le lambeau, il doit relever le pied comme je l'ai fait

indiquer dans la figure 99, afin de suivre du regard le tranchant de son couteau.

Maingault et M. Velpeau ont, à peu près à la même époque (1829), tenté d'amputer le pied dans son articulation tarso-métatarsienne, en commençant l'opération par le lambeau plantaire qu'ils taillaient par transfixion en glissant le couteau entre les os et les parties molles, afin de désarticuler ensuite le tarse de la plante vers le dos du pied. « Quoique exécutable, dit M. Velpeau, ce procédé m'a paru, sous tous les rapports, moins avantageux et plus difficile que celui de Lisfranc. »

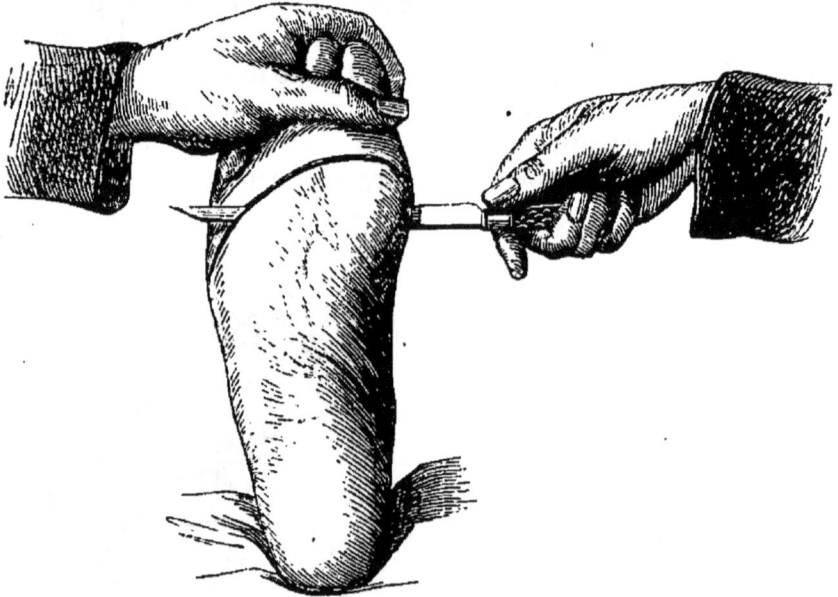

Fig. 99.

Je ne peux que m'associer à ce jugement, après avoir moi-même comparé ces deux procédés, que les chirurgiens qui tentent de réhabiliter l'amputation par la face plantaire, eussent jugés de la même manière, en se rappelant seulement la disposition anatomique des parties sur lesquelles on opère : sur la face dorsale du pied, les articulations tarso-métatarsiennes ne sont recouvertes que par une couche très-mince de tissus, tandis qu'à la région plantaire on trouve une masse épaisse de parties charnues cachant l'interligne articulaire, que recouvrent, en outre, des ligaments épais, des tendons et leurs gaînes.

AMPUTATION MÉDIO-TARSIENNE.

Anatomie. — L'articulation médio-tarsienne, qu'on ouvre dans l'amputation qui porte le nom de Chopart, est formée d'une part par l'astragale et le calcanéum, dont les surfaces articulaires antérieures forment un plan oblique de dedans en dehors et d'arrière en avant, et qui s'unissent, en dedans au scaphoïde, en dehors au cuboïde (fig. 100).

Les surfaces articulaires sont maintenues en rapport par des ligaments dorsaux et plantaires qui sont assez lâches pour qu'il soit facile de diviser ce moyen d'union des os; mais il existe un ligament interosseux qui va de l'astragale et du calcanéum au scaphoïde et au cuboïde, et qui sert plus que tous les autres à la solidité de cette articulation.

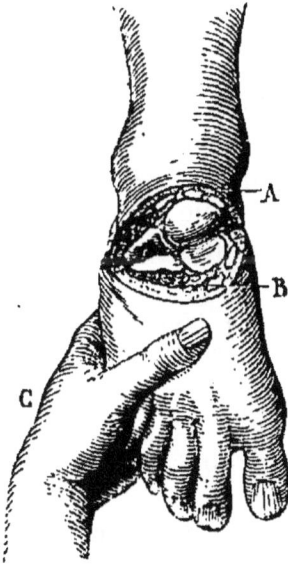
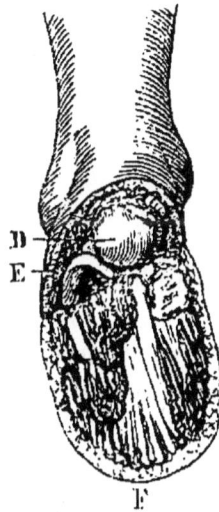

FIG. 100.   FIG. 101.

Le point de repère interne de cette articulation est le tubercule du scaphoïde, qui est le troisième tubercule qu'on rencontre d'avant en arrière, en allant du premier métatarsien vers a malléole interne, et le plus voisin de cette extrémité du tibia, dont il n'est distant que de 15 millimètres.

C'est immédiatement en arrière de ce point de repère que se trouve l'articulation astragalo-scaphoïdienne.

En dehors, l'extrémité du calcanéum fait une saillie sous la peau, qui est située à 4 centimètres en avant de la malléole, mais qu'il est difficile de sentir lorsque les parties molles sont tuméfiées. Aussi j'ai depuis longtemps renoncé à ce point de repère, et je me guide uniquement sur le tubercule du cinquième métatarsien, qui est situé *un travers de doigt en avant* de l'articulation calcanéo-cuboïdienne.

Opération. — *Procédé de Chopart.* — Le doigt indicateur d'une main, étant glissé d'avant en arrière sur le bord interne du pied, trouve d'abord le tubercule du premier métatarsien, celui du premier cunéiforme, et *il arrive sur le tubercule du scaphoïde*, où il doit rester, pendant que l'indicateur de l'autre main est porté un travers de doigt derrière le tubercule du cinquième métatarsien.

On remplace ensuite le doigt indicateur de la main gauche par le pouce de la même main, et l'indicateur de la main droite par l'indicateur de la main gauche, de telle sorte que la main de l'opérateur se trouve au-dessous du pied.

Les points de repère étant ainsi indiqués, le chirurgien fait une section de la peau dont les deux extrémités aboutissent immédiatement derrière le pouce et l'indicateur de sa main gauche, et dont le contour est un peu convexe en avant.

Le couteau, étant reporté dans la plaie, coupe les ligaments dorsaux et l'interosseux, qui est, comme on l'a dit, la clef de l'articulation (fig. 100).

Il ne reste plus alors qu'à diviser les ligaments plantaires et à passer son couteau entre les os et les parties molles, pour tailler, comme dans l'amputation de Lisfranc, un lambeau qui ne sera suffisamment grand que s'il se termine en dedans, derrière la tête du premier métatarsien, et, en dehors, au milieu de la longueur du cinquième.

Les chairs ayant été détachées des os jusqu'au delà des sésamoïdes, le chirurgien les tend en appliquant son pouce sur les surfaces articulaires des métatarsiens, et ses quatre autres doigts sous les cinq orteils. Les parties charnues de la plante du pied sont, de cette manière, tendues très-également dans toute leur longueur; alors l'opérateur commence à tailler le lambeau par le bord le plus éloigné de lui (fig. 102), et il s'efforce de l'arrondir en coupant lentement de la pointe à la base de son couteau.

Quelle que soit l'habileté du chirurgien, il est difficile d'avoir par ce procédé un lambeau arrondi comme il doit l'être (fig. 101); c'est à cause de cela que depuis longtemps, pour cette désarticulation, comme pour celle de Lisfranc, je sculpte le lambeau sur la plante du pied, dès que les articulations sont ouvertes, et avant d'avoir détaché les parties molles des os sur lesquelles elles s'insèrent. J'obtiens ainsi un résultat d'une extrême précision.

15.

Procédé de M. Sédillot. — Voici la description qu'en donne l'auteur lui-même :

« *Pied droit.* — Le malade couché ou assis, la jambe fléchie sur la cuisse, je reconnais l'articulation d'après la position des malléoles et des saillies du scaphoïde et de l'extrémité postérieure du cinquième métatarsien, dont les distances à l'interligne articulaire ont été indiquées.

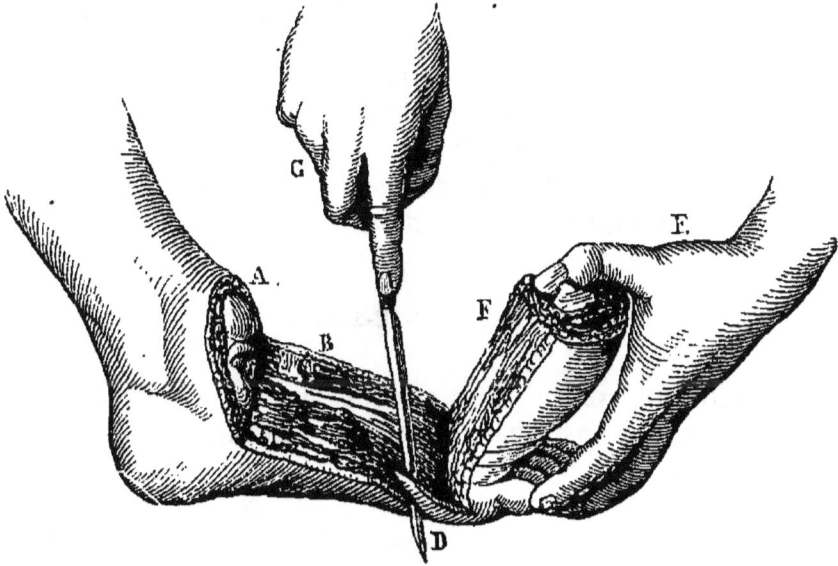

FIG. 102.

» Embrassant alors de la main gauche le pied à sa face dorsale, au niveau des os métatarsiens, j'en place le talon sur le bord d'une table, afin d'avoir un point d'appui convenable et résistant pour tendre les ligaments et éloigner l'une de l'autre les surfaces articulaires, dès que leurs liens fibreux seront divisés.

» De la main droite, armée d'un petit couteau à amputation, je pratique une première incision transversale qui, commençant à quelques lignes en avant de l'articulation calcanéo-cuboïdienne, vient se terminer sur le milieu de la face dorsale du pied, et en dehors par conséquent du tendon du muscle jambier antérieur. De ce point, je fais partir une seconde incision oblique d'arrière en avant et de dehors en dedans, qui contourne le côté interne du pied à deux travers de doigt en arrière de l'articulation métatarso-phalangienne du gros orteil, et est ramenée d'avant en arrière, de dedans en dehors et de haut en bas, sur la face plantaire du pied, au point de départ de la première incision à laquelle on la réunit.

» Je dissèque le lambeau interne jusqu'au tubercule du scaphoïde, sur lequel je me guide pour ouvrir l'articulation médio-tarsienne ; puis je coupe le ligament interosseux, et, glissant le couteau entre les surfaces osseuses, je termine l'opération, en divisant les chairs profondes au niveau de l'incision plantaire. »

Appréciation. — L'amputation médio-tarsienne par le procédé de Chopart donne un résultat très-satisfaisant, lorsqu'on prend la précaution de tailler le lambeau comme je l'ai indiqué ; mais si la partie externe des téguments de la plante du pied était détruite ou altérée, il faudrait recourir au procédé de M. Sédillot, qui a d'ailleurs l'avantage de ne pas nécessiter un lambeau aussi grand que celui de l'opération de Chopart.

DÉSARTICULATION ANTÉ-SCAPHOÏDIENNE.

Déjà plusieurs chirurgiens avaient laissé, par erreur, le scaphoïde attaché à l'astragale, en voulant pratiquer l'amputation de Chopart, et, quoique les malades se fussent guéris, personne n'avait songé à tirer parti de cette expérience involontaire, lorsque mon excellent ami M. Laborie fut témoin d'une pareille erreur commise par M. J. Jobert, qui avait pourtant, alors, une grande habileté de main. Le résultat immédiat de l'amputation fut, dans ce cas, si satisfaisant, les surfaces articulaires étaient si bien recouvertes, que l'opérateur soutenait d'abord avoir enlevé le scaphoïde.

Toutes les circonstances de ce fait prouvèrent à M. Laborie que la désarticulation anté-scaphoïdienne était d'une exécution facile, et l'ayant souvent pratiquée sur le cadavre, il s'efforça, dans un Mémoire publié en 1843, de la faire entrer dans le domaine des opérations réglées.

La pratique de cette désarticulation se fait de la manière suivante : Le doigt qui cherche le point de repère interne, au lieu de s'arrêter sur le tubercule du scaphoïde, comme dans l'amputation de Chopart, est retiré en avant sur la saillie interne du premier cunéiforme, derrière laquelle porte l'incision qui découvre l'interligne articulaire à la région dorsale du pied.

Le reste de l'opération ne diffère de l'amputation de Chopart que par une longueur un peu plus grande du lambeau.

AMPUTATION SOUS-ASTRAGALIENNE.

Anatomie. — L'astragale repose sur le calcanéum par deux
surfaces, dont l'antérieure est à peu près plane, tandis que la
postérieure est concave et un peu inclinée d'arrière en avant et
de haut en bas. Ces deux surfaces articulaires sont séparées l'une
de l'autre par une rainure profonde que remplit un ligament
très-fort qui s'insère d'autre part au calcanéum.

Quand l'astragale est encore articulé avec la mortaise péronéo-
tibiale, après avoir été séparé du calcanéum, sa tête est la partie
la plus saillante, et la surface articulaire arrondie qu'elle présente ne fait pas seulement saillie en avant, mais elle dépasse
encore en bas le niveau du reste de l'os; de sorte que pour
reposer sur une surface plane, il faudrait que l'astragale subît
un mouvement de bascule, par suite duquel son extrémité postérieure serait portée en bas et l'antérieure en haut. Ce mouvement s'opère, d'ailleurs, avec une telle facilité, que la moindre
pression suffit pour le produire.

Opération. — Plusieurs tentatives avaient été faites par Lisfranc, M. de Lignerolle et par d'autres chirurgiens encore, pour
enlever le pied entre l'astragale d'une part, le calcanéum et le
scaphoïde d'autre part. Lisfranc avait fait un lambeau dorsal;
M. de Lignerolle faisait deux lambeaux latéraux, lorsque M. Malgaigne eut l'idée de recouvrir les surfaces articulaires antérieure
et inférieure de l'astragale avec les parties molles de la région
latérale interne de la plante du pied.

Voici comment ce chirurgien décrit l'opération :

« Le malade couché sur le dos, un aide relevant la peau de la
jambe, un autre comprimant l'artère au pli de l'aine, le chirurgien, embrassant le pied de la main gauche, porte horizontalement le tranchant du couteau sur le tendon d'Achille, et divise
d'un seul coup la peau, le tendon et la graisse jusqu'aux os, en
rasant le plus près possible la face supérieure du calcanéum, et
en appuyant le tranchant un peu plus en dehors qu'en dedans.
Il continue cette première incision en dehors du pied, passant
à 1 centimètre au-dessous de la malléole péronière et remontant
presque aussitôt sur le dos du pied, de manière à se tenir à
3 centimètres environ en avant de l'articulation médio-tarsienne.
Il poursuit en divisant en travers à ce niveau les téguments du
dos du pied, contourne le bord interne, et arrive, sans changer

de direction, jusqu'à la moitié ou aux deux tiers de la largeur de la plante du pied. Reportant alors le couteau à l'extrémité interne de l'incision postérieure, en arrière de la malléole interne, il le fait descendre obliquement vers la plante du pied, sur un angle d'environ 45 degrés, et rejoint l'autre incision en découpant ainsi un lambeau interne de 8 à 10 centimètres de largeur à sa base, de 4 à 6 près de son sommet, lequel doit se terminer en s'arrondissant. Il faut alors détacher le lambeau d'abord à la plante du pied, en y comprenant toute l'épaisseur des chairs et ne laissant sur les os que les tendons les plus profonds ; puis sur le côté et sur le dos du pied, jusqu'au niveau des articulations à détruire.

» Le lambeau alors relevé par l'aide qui tient la jambe, le chirurgien s'assure avec l'index et le pouce gauche des limites latérales de l'articulation de Chopart, ouvre largement l'articulation scaphoïdo-astragalienne, en contournant la tête de l'astragale de manière à diviser du même coup le ligament calcanéo-astragalien externe, et en dedans la synoviale de la petite facette du calcanéum. Il devra même encore, avant de passer outre, chercher à diviser le ligament interne et la synoviale postérieure, en s'aidant des points de repère établis plus haut ; et enfin couper, vers les tendons qui sont appliqués sur la face interne du calcanéum, celui du fléchisseur commun des orteils, du fléchisseur propre du gros orteil, et au besoin celui du jambier antérieur.

» Reste à détruire le ligament interosseux. Pour cela, le chirurgien porte à plat son couteau, le tranchant en arrière, dans la petite articulation antérieure du calcanéum, enfonçant la pointe en dehors autant qu'elle peut pénétrer, et en suivant la direction de l'articulation, porte le tranchant en arrière en coupant tout ce qu'il rencontre : aux premières fibres divisées, le ligament interosseux laisse écarter les deux os, et le reste n'est plus qu'un jeu pour l'opérateur. Les artères liées, on rabat le lambeau. »

Je trouve beaucoup plus facile, lorsque le lambeau est tracé, de désarticuler immédiatement et de détacher les chairs en passant le couteau entre elles et les os (fig. 103).

Appréciation. — En supposant le diagnostic assez précis pour qu'on puisse assurer que l'astragale est exempt de la maladie qui affecte le calcanéum, je préférerais encore l'amputation de la totalité du pied par le procédé de Roux, parce que cette dernière opération n'expose pas, comme la première, à recommencer, si l'on s'est trompé sur l'étendue du mal, et aussi parce qu'un os mobile comme l'astragale soutient mal le poids du corps.

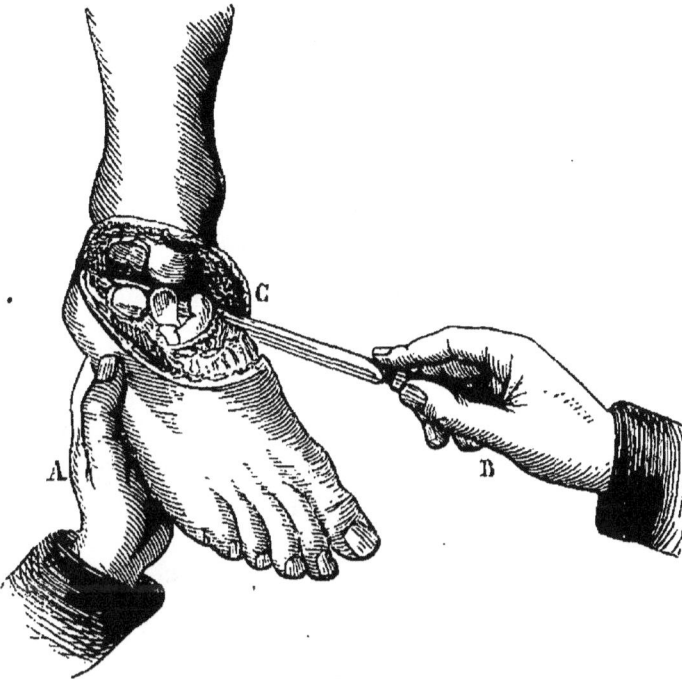

FIG. 103.

AMPUTATION TIBIO-TARSIENNE.

L'articulation péronéo-tibio-tarsienne a une assez grande laxité en avant pour qu'il soit facile de faire pénétrer le couteau en ce point; mais sur les parties latérales, les malléoles emboîtent l'astragale de manière à obliger le chirurgien à glisser son couteau obliquement de bas en haut pour couper les ligaments qui fixent solidement le pied à la jambe. Malgré cette difficulté, il faut pourtant reconnaître qu'il est facile de séparer les surfaces articulaires de l'astragale de celle du tibia et du péroné qui lui correspondent. Si l'opération présente des difficultés, c'est surtout dans la dissection du lambeau qu'on les rencontre. Quelques mots sur l'anatomie topographique de cette articulation suffiront pour justifier cette assertion.

Anatomie. — L'articulation péronéo-tibio-tarsienne résulte de la jonction du pied avec la jambe. Du côté du pied, la face supérieure de l'astragale a la forme d'une portion de poulie, et roule dans le sens antéro-postérieur sur la partie correspondante de l'extrémité inférieure du tibia ; du côte de la jambe, le tibia et le péroné forment une sorte de mortaise dans laquelle s'emboîte l'astragale, dont les faces latérales glissent sur les malléoles contre lesquelles elles sont appliquées de manière à ne pas permettre des mouvements de latéralité. C'est cette juxtaposition intime des malléoles et des faces latérales de l'astragale qui explique comment il est assez difficile de pénétrer dans l'articulation par un de ses côtés, tandis que la pénétration si facile par la face antérieure est la conséquence de l'étendue des mouvements antéro-postérieurs de l'astragale qui dépasse la face articulaire du tibia dans une étendue proportionnée à l'extension du pied sur la jambe.

Les tendons des muscles tibial antérieur, extenseur commun et extenseur propre du gros orteil, sont en rapport avec la face antérieure de l'articulation qu'un ligament lamelleux et très-mince recouvre immédiatement. Ces tendons glissent dans leurs gaînes, qui sont formées en ce point par le ligament annulaire antérieur du tarse. ·

L'artère *tibiale antérieure*, le nerf et les veines de même nom, sont placés contre le tibia, entre le tendon du muscle tibial antérieur et celui de l'extenseur propre du gros orteil.

L'artère *tibiale postérieure*, placée entre le tendon d'Achille et le bord postérieur de la malléole interne, recouverte par le ligament annulaire interne du tarse, se divise au-dessous de ce ligament en *plantaires interne* et *externe*. Cette artère est accolée au calcanéum avec le nerf tibial postérieur, au-dessous d'un tubercule osseux que présente la face interne de cet os, et qu'il faut contourner avec le plus grand soin pour ne pas blesser l'artère, quand on taille un lambeau à la face interne du pied.

Les ligaments qui unissent le pied à la jambe sont : 1° un ligament interne composé de deux couches allant, l'une de la malléole interne à la partie correspondante du calcanéum, l'autre à la face interne de l'astragale ; 2° trois ligaments externes, dont l'un, *péronéo-calcanéen*, se porte du sommet de la malléole externe à la face externe du calcanéum ; l'autre, *péronéo-astragalien antérieur*, va du bord antérieur de la malléole à la face antérieure et externe de l'astragale ; le troisième enfin, *péronéo-astragalien postérieur*, né de l'excavation de la face interne de la malléole externe, va s'insérer au bord postérieur de l'astragale.

Dans les mouvements d'extension du pied sur la jambe, la face articulaire supérieure de l'astragale fait saillie en avant, et le ligament péronéo-astragalien antérieur est tendu ; dans la flexion, on tend le ligament péronéo-astragalien postérieur.

Opération. — *Procédé de Syme.* — Dans le procédé de Syme, le lambeau est formé par la peau du talon, qui a l'habitude de supporter le poids du corps.

Dans un premier temps, on fait sur le devant du cou-de-pied, au niveau de l'extrémité inférieure des deux malléoles, une incision à convexité antérieure, qui partant du bord antérieur de l'une des malléoles, décrit sur la face dorsale du pied un petit lambeau, et vient se terminer au bord antérieur de l'autre malléole ; dans un second temps, on réunit les deux extrémités de cette incision par une autre qui coupe la peau de la plante du pied perpendiculairement, en suivant la direction de l'axe des malléoles.

Syme dissèque alors le lambeau d'avant en arrière et de bas en haut, jusqu'à l'insertion du tendon d'Achille, et ce n'est qu'après cette dissection qu'il pénètre dans l'articulation péronéo-tibio-tarsienne, en l'attaquant par la partie antérieure.

Modification. — Je trouve qu'il est bien plus facile, lorsque le lambeau est indiqué par les deux incisions qui le circonscrivent, de couper tout de suite les tendons des muscles antérieurs de la jambe et de faire pénétrer son couteau dans l'articulation. Lorsque la partie antérieure de la capsule articulaire a été incisée, je porte le pied en avant, comme si je voulais produire une luxation, et ayant ainsi tendu les ligaments internes et externes, je peux les couper facilement et luxer l'astragale en avant du tibia.

On porte alors le couteau parallèlement à la face interne de l'astragale, et l'on détache ainsi les ligaments internes et les muscles de la face interne du pied, en se rapprochant toujours du calcanéum, de manière à ne pas couper l'artère et les nerfs plantaires en deux points différents.

Les ligaments antérieur, internes et externes ayant été incisés, on peut porter l'astragale en avant et en bas, mouvement dans lequel le tendon d'Achille est assez tendu pour qu'il soit facile de le couper (fig. 104).

Cette section du tendon d'Achille est le temps véritablement difficile de l'opération. Si l'on n'a pas soin de porter le tranchant du couteau vers le calcanéum, on fait presque inévitablement des boutonnières qui nuisent singulièrement sur le cadavre à la beauté du lambeau et à sa vitalité sur le vivant. Pour ne pas faire d'échappées en arrière, on doit couper le tendon d'Achille à petits coups et en sciant avec le couteau, qui est dirigé comme nous venons de le dire.

On relève les parties molles jusqu'au-dessus de la surface articulaire du tibia, et l'on scie les malléoles à leur base (fig. 104, F, G).

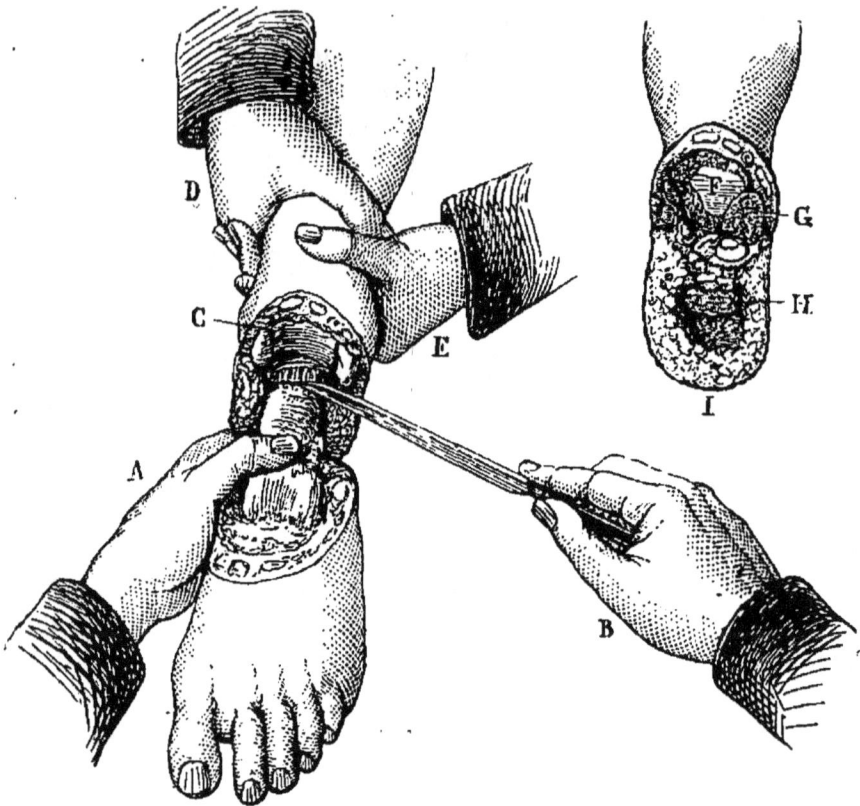

FIG. 104.

L'avantage de ce procédé est de faire un lambeau avec la peau du talon, qui, ayant l'habitude de supporter le poids du corps, ne s'ulcère pas par la pression. Les inconvénients sont de faire un lambeau concave où le sang et le pus peuvent s'accumuler, et qui ne permet pas l'accolement des surfaces dans toute leur étendue.

Procédé de M. J. Roux. — Ce procédé consiste à faire un lambeau plantaire postéro-interne, pour l'amputation tibio-tarsienne.

Voici comment on pratique cette opération : Une incision, à peu près horizontale, commençant entre le bord postérieur de la malléole externe et le tendon d'Achille, au niveau du bord

16

supérieur du calcanéum, vient contourner le cou-de-pied pour se terminer à quelques millimètres en avant de la malléole interne. Cette incision, d'abord dirigée d'arrière en avant, devient donc transversale d'une malléole à l'autre ; mais dans toute son étendue, elle est légèrement courbe, de manière que son bord jambier soit convexe en bas.

Le pied étant alors un peu porté en dedans et élevé, le chirurgien fait l'incision plantaire qui, commençant au point où la première incision est terminée, c'est-à-dire un peu en avant de la malléole interne, se dirige obliquement vers le bord externe du pied, en arrière de l'apophyse du cinquième métatarsien, pour remonter, obliquement encore, sur la face externe du talon et se terminer entre le tendon d'Achille et le bord postérieur de la malléole externe, c'est-à-dire au point où l'on a commencé la première incision.

Le lambeau ayant été ainsi tracé, il faut le disséquer avec soin de ses bords vers le tendon d'Achille. Dans cette dissection, on doit s'efforcer de ménager les artères en les laissant dans l'interstice des muscles qui sont compris dans le lambeau. Le lambeau ayant été retroussé d'avant en arrière, est relevé jusqu'au-dessus du calcanéum, et le chirurgien ouvre transversalement la face antérieure de l'articulation tibio-tarsienne, puis les ligaments internes et externes ayant été divisés, il termine la désarticulation en détachant le tendon d'Achille de son insertion au calcanéum.

Lambeau plantaire interne. — Dans le procédé de M. J. Roux on fait un lambeau avec la moitié interne et postérieure de la peau du talon ; je trouve que l'on arrive à un résultat tout aussi avantageux et par un mode opératoire beaucoup plus facile, en faisant le lambeau non postéro-plantaire, mais plantaire interne, d'après le procédé de M. Soupart.

On commence au niveau du scaphoïde l'incision qui, d'abord transversale, s'arrondit pour gagner la ligne médiane du pied, et se prolonge jusqu'à l'insertion du tendon d'Achille (la figure E de la planche 105 montre la partie du pied sur laquelle on a taillé le lambeau). On réunit les deux extrémités de cette première incision par une autre, légèrement courbe, qui passe au-dessous de la malléole externe (fig. 105, C). On dissèque le lambeau interne de bas en haut, puis on fait pénétrer le couteau dans l'articulation, en coupant les ligaments antérieur et externes, en même temps que les tendons des muscles extenseurs et péroniers latéraux.

Au lieu de faire disséquer le lambeau de dehors en dedans, j'ai l'habitude, dans mes cours, de le séparer de dedans en dehors, comme je l'ai indiqué plus haut pour le procédé de Syme.

Quand les ligaments externes et antérieur ont été incisés, le chirurgien ayant luxé le pied en portant sa face plantaire en dedans, glisse son couteau parallèlement à la face interné de l'astragale et du calcanéum, coupe les ligaments internes, les muscles et les tendons, en se rapprochant toujours des os (la figure 105 montre mieux que je ne pourrais le dire, comment je détache le lambeau, mode opératoire par lequel on évite facilement la lésion de l'artère et des nerfs plantaires).

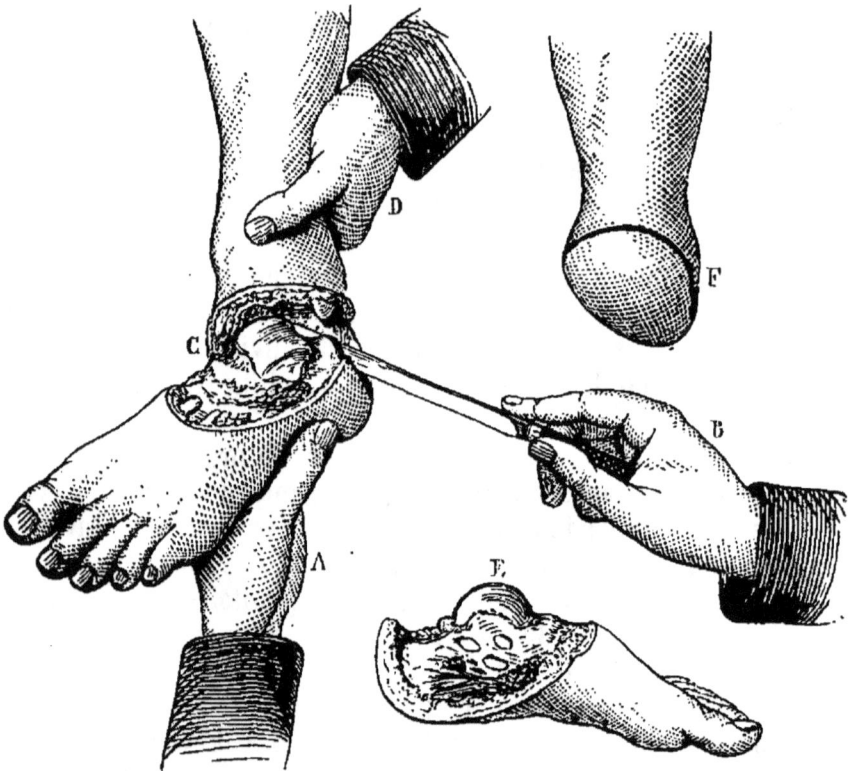

FIG. 105.

Il ne reste plus alors qu'à scier les malléoles. Je pense qu'il est avantageux de ne pas comprendre dans la section avec la scie la surface articulaire horizontale du tibia ; on évite ainsi d'ouvrir un grand nombre de canalicules osseux, dont l'ouverture favorise la production de l'infection purulente.

Procédé de M. Baudens. — M. Baudens avait, avant M. Syme, pratiqué l'amputation totale du pied; mais son procédé est généralement abandonné, parce que le lambeau dorsal avec lequel il recouvre l'extrémité du tibia et du péroné est moins propre que la peau de la région plantaire à supporter le poids du corps.

M. Baudens taille une espèce de guêtre aux dépens de la face dorsale du pied, par deux incisions horizontales commençant au niveau de l'insertion du tendon d'Achille au calcanéum, et venant se réunir, en s'arrondissant à quelques millimètres de la commissure des orteils.

Le lambeau circonscrit par cette incision est formé par toutes les parties molles qui recouvrent les os, et lorsqu'il a été disséqué, le chirurgien scie les malléoles sans avoir préalablement · désarticulé.

Ce lambeau a l'avantage de s'appliquer par son propre poids sur les os sciés; mais cet avantage est largement compensé par l'inconvénient d'une peau fine sur laquelle la pression du poids du corps ne doit pas tarder à devenir douloureuse.

M. Baudens veut qu'on réunisse par un point de suture isolée le tendon d'Achille et les tendons des muscles extenseurs.

Appréciation. — C'est à M. Baudens que revient l'honneur d'avoir institué l'amputation tibio-tarsienne; mais son procédé est inférieur à celui de M. J. Roux, qui a sur celui de M. Syme le grand avantage d'être plus facile et de donner un lambeau qui s'applique exactement sur le reste de la plaie, en se prêtant moins au séjour du pus, ce qui est un grand inconvénient du procédé de M. Syme. Au procédé de M. J. Roux, je préfère encore celui dans lequel on taille un lambeau plantaire interne.

DÉSARTICULATION DU PIED EN CONSERVANT L'EXTRÉMITÉ POSTÉRIEURE DU CALCANÉUM.

M. Pirogoff a publié récemment un procédé qui consiste à laisser adhérente au lambeau la partie du calcanéum qui donne insertion au tendon d'Achille. Voici comment on pratique cette opération.

Le pied du malade dépassant le bord du lit, et un aide fixant solidement la jambe, le chirurgien fait une incision qui, commençant au niveau du bord antérieur d'une des malléoles, vient se terminer au-devant de l'autre, en passant sous la plante du pied, dont elle coupe la direction à angle droit.

Les deux extrémités de cette incision sont ensuite réunies par une autre qui est légèrement convexe en avant ; puis on désarticule le pied comme dans le procédé de Syme, avec cette différence, pourtant, qu'au lieu d'enlever tout ce qui est au-dessous du tibia et du péroné, on se contente, quand l'astragale a été luxé en avant, de scier le calcanéum derrière cet os, verticalement de sa face supérieure à sa face inférieure. De cette manière on laisse le segment du calcanéum auquel s'insère le tendon d'Achille dans cette partie du lambeau qui, dans le procédé de Syme, représente un cul-de-sac qui oblige souvent à faire une contre-ouverture pour l'écoulement du pus.

Les malléoles ayant été sciées, on réunit les lèvres de la plaie au moyen de bandelettes qui maintiennent le lambeau plantaire de manière que la *surface sciée* du calcanéum réponde à l'extrémité des os de la jambe.

Appréciation. — M. Pirogoff pense que l'allongement du membre que l'on obtient ainsi a de grands avantages ; mais la lenteur de la cicatrisation, et les dangers d'une suppuration qui peut durer plusieurs mois (cinq mois dans un cas) me semblent devoir être pris en considération.

L'opération, du reste, est d'une exécution facile.

AMPUTATION DE LA JAMBE.

Anatomie. — Le tibia et le péroné forment le squelette de la jambe ; ils sont unis l'un à l'autre par le ligament interosseux. Au niveau de la tubérosité antérieure du tibia se trouve la *patte d'oie*, épanouissement des tendons des muscles demi-membraneux, droit interne et couturier, qui serait coupé comme le ligament rotulien, si l'on pratiquait l'amputation au-dessus de la tubérosité antérieure du tibia. Entre les deux os, il y a, en avant, trois muscles, dont le plus interne est le muscle tibial antérieur, en dehors duquel se trouve, dans toute l'étendue de la jambe et près du ligament interosseux, l'artère tibiale antérieure avec ses deux veines satellites et le nerf du même nom. En arrière, les artères tibiale postérieure et péronière sont placées entre les muscles de la couche superficielle (jumeaux et soléaires réunis) et ceux de la couche profonde. Le nerf tibial postérieur est placé entre ces deux vaisseaux.

Les muscles forment une couche très-épaisse en arrière, tandis qu'en avant il serait fort difficile d'en trouver assez pour faire un lambeau charnu. La figure 106, que j'emprunte à l'*Anatomie chirurgicale* de mon ami M. Richet, donne une juste idée de cette différence d'épaisseur des régions antérieure et postérieure de la jambe.

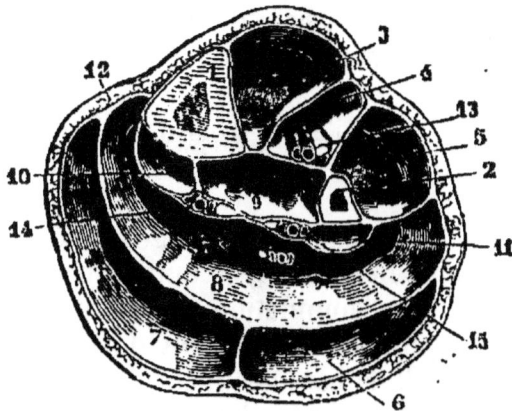

FIG. 106.

1. Tibia.
2. Péroné.
3. Muscle tibial antérieur.
4. Extenseur commun des orteils.
5. Muscles péroniers latéraux.
6, 7 et 8. Masse des muscles jumeaux et soléaire.

9, 10 et 11. Couche profonde des muscles de la partie postérieure de la jambe.
13. Artère tibiale antérieure avec ses veines et son nerf satellites.
14. Artère tibiale postérieure.
15. Artère péronière.

Opération.—L'amputation de la jambe ne se faisait autrefois qu'à deux ou trois travers de doigt au-dessous de la tubérosité antérieure du tibia, point qui a été pour cela nommé *lieu d'élection*. Depuis que l'on a imaginé des jambes artificielles qui s'adaptent à un membre coupé au-dessus des malléoles, l'amputation sus-malléolaire est devenue une opération fréquente.

En amputant au lieu d'élection, on ménage la patte d'oie et l'on obtient un moignon qui, étant fléchi, s'adapte facilement à une jambe de bois. Après l'amputation sus-malléolaire, les jambes artificielles que l'on fabrique de nos jours, permettent de marcher et même de danser; ajoutez à ce dernier avantage celui d'un danger moindre pour les suites de l'opération à mesure qu'on s'éloigne du centre de la circulation.

AMPUTATION A LA BASE DES MALLÉOLES.

De nombreuses autopsies m'ayant démontré que les amputations du pied échouent souvent, parce que la maladie pour laquelle elles ont été pratiquées s'était communiquée à l'astragale et à la surface correspondante du tibia et du péroné, alors même qu'aucun signe ne le faisait craindre, j'ai proposé, pour les cas où l'on pratique ordinairement la désarticulation du pied, de porter l'amputation à la base des malléoles, c'est-à-dire à un travers de doigt au-dessus de la surface articulaire de l'extrémité inférieure du tibia.

Chez un malade à qui j'avais trois ou quatre ans auparavant pratiqué l'amputation de Chopart, je crus devoir recourir à ce procédé.

Opération. — Le malade étant allongé sur un lit que la partie inférieure de sa jambe dépassait, je taillai un lambeau plantaire interne, comme pour l'amputation tibio-tarsienne (procédé de M. Soupart), en ayant soin seulement de faire remonter mes incisions au niveau de la base des malléoles ; réunissant ensuite les deux bords de la base du lambeau par une incision transversale, légèrement convexe en bas, je séparai les parties molles des os qu'elles recouvraient, et je sciai le péroné et le tibia, 2 centimètres au-dessus de la surface articulaire de ce dernier os.

Après la cicatrisation, qui fut complète au bout de cinq ou six semaines, je fis faire un brodequin extrêmement simple, consistant en un pilon de cuir, garni d'un coussinet à l'intérieur, et se laçant au bas de la jambe.

J'ai présenté ce malade à la Société de chirurgie plusieurs mois après sa guérison. Une peau dure et doublée d'une grande épaisseur de graisse empêche la pression du poids du corps d'être douloureuse. Ce jeune homme s'applaudit du résultat obtenu, non-seulement parce qu'il marche avec la plus grande aisance, mais aussi parce qu'un brodequin semblable à celui qu'il porte peut être fait par le cordonnier le moins habile.

AMPUTATION SUS-MALLÉOLAIRE.

Méthode circulaire. — On pourrait pratiquer l'amputation circulaire au-dessus des malléoles, comme dans le lieu d'élection, mais on éprouve une grande difficulté à relever la manchette sur une partie de la jambe dont le volume dépasse de beaucoup celui qui correspond à la section de la peau. C'est pour cela que M. Lenoir a imaginé la modification suivante :

Méthode circulaire modifiée. — Le chirurgien, placé en dedans de la jambe pour pouvoir scier convenablement les deux os, pratique une section circulaire de la peau au-dessus des malléoles ; puis, sur cette incision, il en fait tomber une autre qui est verticale et dont la longueur, proportionnée au volume du membre, est généralement de 4 à 5 centimètres.

Les deux bords de cette incision ayant été disséqués et relevés de bas en haut dans toute la partie antérieure de la jambe, tandis que la partie postérieure de la peau reste adhérente aux tissus sous-jacents, le chirurgien coupe les muscles dans une direction oblique qui est indiquée par la forme ovalaire de la manchette relevée seulement en avant (fig. 107).

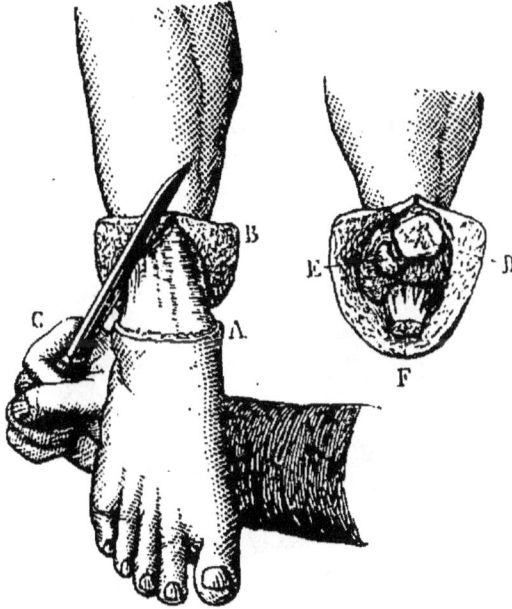

Fig. 107.

Après la section des muscles, un aide s'empare des parties molles, les attire en haut, et l'opérateur, ayant placé le rétracteur (compresse à trois chefs), scie les os et lie les artères tibiales antérieure et postérieure. Je ne parle pas de l'artère péronière qui, souvent, s'est épuisée avant d'arriver au niveau des malléoles.

Méthode à lambeau. — *Lambeau postérieur.* — Le malade étant couché comme il a été dit pour l'amputation au lieu d'élection, le chirurgien, placé en dedans de la jambe. passe son couteau immédiatement derrière le tibia et le péroné (fig. 108), et taille un lambeau long de quatre travers de doigt. Le pied étant naturellement un peu dans la rotation en dehors, il résulte de là que le péroné se trouve, dans cette position, sur un plan postérieur au tibia, de sorte que, pour ne pas passer en avant du péroné, le couteau doit avoir une direction oblique de haut en bas et de dedans en dehors. J'ai vu des chirurgiens qui n'avaient pas tenu compte de cette disposition anatomique, introduire leur couteau dans l'espace interosseux.

Quand on a taillé le lambeau postérieur, on réunit en avant les deux côtés de sa base par une incision à convexité inférieure (fig. 108), qui permet de disséquer en ce point un petit lambeau de peau. Les lambeaux étant relevés, on fait le huit de chiffre, et le reste de l'opération comme il a été dit plus haut.

Le lambeau antérieur doit avoir une longueur de 15 millimètres.

Méthode elliptique. — Faites à la peau une incision elliptique dont l'extrémité inférieure corresponde en dehors de la jambe et descende 6 centimètres plus bas que la section qui forme son extrémité supérieure ; disséquez et relevez la manchette qui résulte de cette incision ; coupez les muscles au niveau de la peau rétractée, et terminez comme dans les autres procédés.

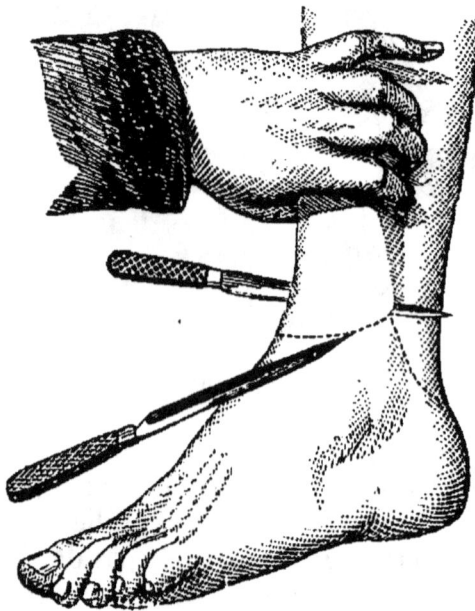

Fig. 108.

On voit que cette méthode ressemble beaucoup à l'amputation avec lambeau externe, que nous avons décrite pour la partie supérieure de la jambe.

Appréciation. — Parmi les procédés de l'amputation sus-malléolaire, celui qui consiste à tailler un lambeau charnu postérieur, avec un lambeau de peau en avant, me semble préférable aux autres. Il donne un coussin sur lequel le poids du corps peut reposer, sans qu'on ait à craindre l'ulcération de la peau. Il n'a pas d'ailleurs, comme celui de l'amputation au lieu d'élection, l'inconvénient d'être trop lourd. Il recouvre exactement l'extrémité du moignon, et il est très-favorable à la réunion par première intention.

Aucun des autres procédés ne présente tous ces avantages.

AMPUTATION AU LIEU D'ÉLECTION.

Méthode circulaire. — Le malade étant couché sur un lit sur le bord duquel son siége repose, ses jambes étant écartées et maintenues par des aides, le chirurgien se place en dedans du membre sur lequel il va pratiquer l'opération, de manière à pouvoir, *en sciant de haut en bas*, achever la section du péroné avant celle du tibia.

Je préfère cette position du chirurgien à celle qui est subordonnée au côté, et qui, alors, doit être toujours telle que la main gauche de l'opérateur corresponde à la racine du membre, dans le but de rendre plus facile la dissection de la manchette.

L'opérateur ayant la jambe droite en avant, le pied gauche en arrière, dans une position d'escrime, fléchit sur ses jarrets et porte un couteau interosseux sur la face antérieure de la jambe du malade, en passant par-dessous (voyez la position du chirurgien pour une amputation circulaire, fig. 48), et il incise circulairement la peau et le tissu cellulaire à cinq travers de doigt au-dessous de la tubérosité antérieure du tibia. Autant que possible, cette section circulaire doit être faite dans un seul temps.

Saisissant le bord de la peau, le chirurgien dissèque une manchette dont la longueur est proportionnée au diamètre du membre, mais qui presque jamais n'est trop longue (voyez page 89, pour la dissection de la manchette). Sa longueur doit être de 7 centimètres pour une jambe de grosseur ordinaire.

Pour disséquer commodément la manchette dans l'amputation de la jambe droite, l'opérateur, placé en dedans comme nous l'avons dit, doit faire un changement de jambe et opérer une espèce de conversion, en portant le pied gauche en avant et le droit en arrière.

La manchette disséquée étant relevée par un aide, le chirurgien reprend sa position première, coupe les muscles circulairement au niveau de la base de la manchette; puis, portant par-dessus la jambe le talon de son instrument sur la face externe du péroné, dans la position que nous avons fait représenter pour l'avant-bras (fig. 73), il coupe sur la face antérieure des os (fig. 109), introduit la pointe du couteau dans l'espace interosseux, où il incise sur la face interne du péroné, sur la face externe du tibia, et, retirant son couteau, il coupe sur le bord antérieur du tibia, sur sa face interne, sur la face postérieure des deux os; introduit la pointe du couteau d'arrière en avant dans l'espace interosseux, incise sur les bords du tibia et du péroné qui le limitent, et il termine la section en coupant sur la face postérieure et externe du péroné.

De cette manière le couteau a décrit un huit de chiffre, et si ce temps de l'opération a été bien exécuté, la scie pourra couper les os sans rencontrer de parties molles.

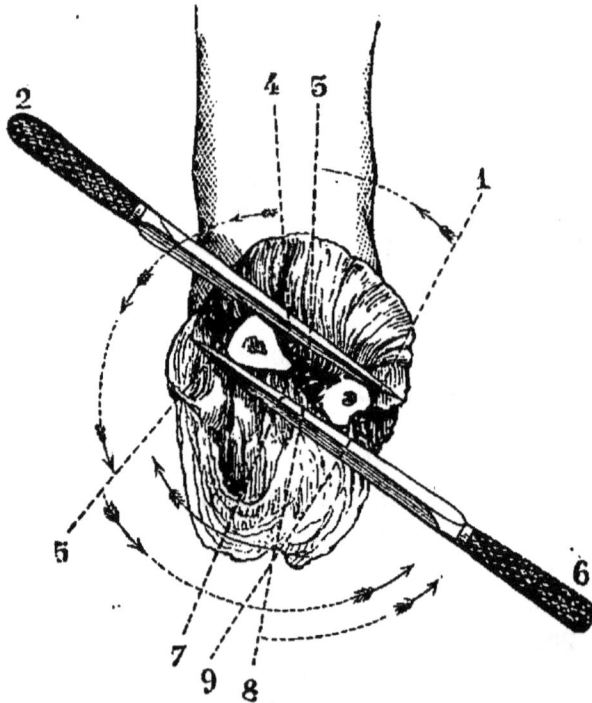

FIG. 109.

Les chiffres indiquent les différents temps du huit de chiffre.

1. Montre la position du couteau sur le péroné, lorsqu'on commence le huit de chiffre.

2. Celle du second temps, le couteau coupant sur les deux os.

3 et 4. Dans l'espace interosseux.

5. Sur la face interne du tibia.

6. Sur la face postérieure des deux os.

7 et 8. Dans l'espace interosseux.

9. Coupant sur la face postérieure du péroné.

Pour la section des os, un des chefs du rétracteur (compresse à trois chefs) ayant été introduit dans l'espace interosseux et les parties molles étant recouvertes par cette compresse, le chirurgien s'efface en mettant ses deux pieds parallèlement l'un à l'autre, et tenant la scie inclinée obliquement de haut en bas et perpendiculairement à l'axe du membre (voy. fig. 53), il la fixe sur le tibia avec l'ongle du pouce de la main gauche, puis il scie, d'abord lentement, ensuite précipitamment, quand la voie de la scie est faite; et il termine en ralentissant les mouvements à mesure qu'il approche de la fin de la section.

Les artères péronière, tibiales antérieure et postérieure ayant été liées, ainsi que les branches musculaires sans nom, on rapproche les lèvres de la plaie de droite à gauche, et par une suture, des serres-fines ou des bandelettes de diachylon, on les maintient en contact.

Le membre est ensuite appuyé sur un coussin, dans une position intermédiaire à la flexion et à l'extension.

Pour que les os soient sciés facilement et sans fracture, il faut que l'aide qui tient le genou, le soutienne et le maintienne immobile, en se gardant bien de le pousser exclusivement dans un sens, et que celui qui tient le bas de la jambe tire à lui, parallèlement à l'axe du membre. Quand les aides n'exécutent pas fidèlement cette prescription, la scie est serrée entre les lèvres de la section, sans pouvoir avancer ; ou bien si la pression a lieu en sens inverse, les os se fracturent avant d'être complétement sciés.

Béclard a donné le conseil de couper la crête du tibia en la sciant d'abord obliquement à une certaine profondeur, et en reportant la scie un peu plus bas et perpendiculairement à l'axe de l'os. Sanson portait cette section sur la face interne du tibia. Cette pratique est aujourd'hui à peu près abandonnée.

Méthode à lambeaux. — *Procédé à lambeau postérieur.* — Ce procédé porte le nom de Verduin. On le pratique en faisant, par transfixion, aux dépens des muscles jumeaux, un lambeau arrondi et d'une longueur de cinq travers de doigt environ, après quoi, réunissant en avant les deux côtés de la base du lambeau par une incision transversale, on coupe les muscles, et ayant fait le huit de chiffre, on scie les os.

En pratiquant le lambeau, il faut se garder d'enfoncer le couteau près des os, car on a toujours une masse de chair assez épaisse. Mais, comme il importe que la peau dépasse les muscles, il est bon de repousser la peau en arrière au moment où l'on opère la transfixion.

Procédé à lambeau externe. — Ce procédé est, depuis bien longtemps, répété dans les cours de médecine opératoire, et pourtant on y a trop rarement recours sur le vivant.

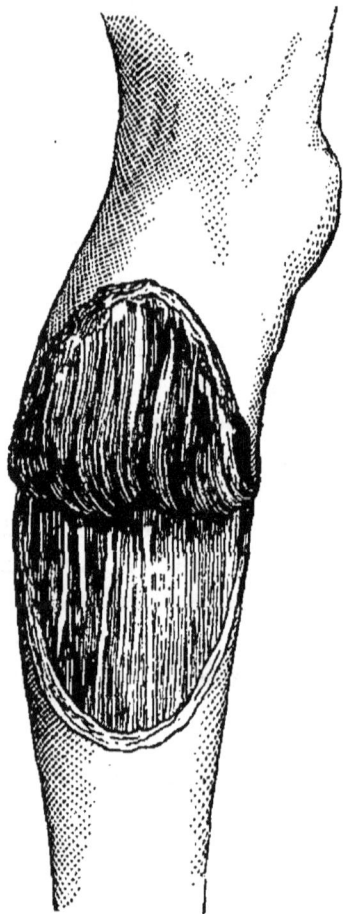 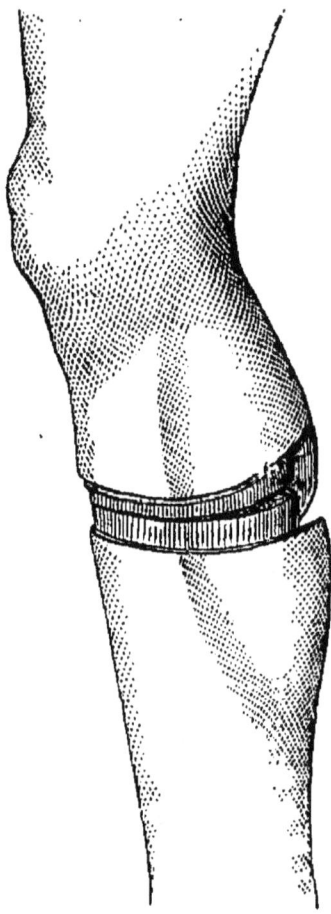

Fig. 110.   Fig. 111.

Le chirurgien, étant placé en dedans de la jambe, fait à la peau une incision commençant à deux travers de doigt au-dessous de la tubérosité antérieure du tibia, et descendant verticalement, assez bas pour que le couteau interosseux puisse, sans faire craindre une déchirure de la peau, être glissé d'avant en arrière par cette ouverture en dehors du péroné, et sortir en arrière au point diamétralement opposé à celui par lequel il est entré. Le couteau étant entre les os et les parties molles de la partie externe de la jambe, on le glisse de haut en bas pour tailler un lambeau arrondi d'une longueur de quatre à cinq travers de doigt (fig. 110); puis, réunissant les deux côtés de la base de ce lambeau par une incision convexe en bas, qui comprend toute l'épaisseur des parties molles (fig. 111), on n'a plus qu'à faire le huit de chiffre et la section des os.

Après la ligature des artères, le lambeau est porté de dehors en dedans, et fixé au bord interne de la plaie par une suture entortillée ou enchevillée, ou au moyen des serres-fines.

Par ce procédé, on a un lambeau bien garni de muscles, qui, pourtant, n'est pas assez lourd pour s'opposer à la réunion.

Procédés mixtes. — Quand on a fait, par la méthode circulaire, une manchette longue de 5 à 6 centimètres, on taille par transfixion des lambeaux de muscles en avant, en dehors et en arrière, de manière que ces parties molles remplissent l'espace compris entre les os et le point de jonction des bords opposés de la manchette.

Ravaton faisait à la peau une incision circulaire, sur laquelle descendaient deux incisions verticales, l'une en dedans, l'autre en dehors, qui permettaient d'obtenir deux lambeaux carrés.

Méthode elliptique. — Cette méthode consiste à couper la peau en avant de la jambe, à 6 centimètres plus bas qu'en arrière. Les téguments ayant été disséqués et relevés, le reste de l'opération ressemble à la méthode circulaire.

M. Baudens a ajouté à l'amputation elliptique la section de lambeaux musculaires, comme dans le procédé mixte décrit plus haut.

Appréciation. — La méthode circulaire dans laquelle on n'a, pour recouvrir les os, qu'une manchette de peau que rien ne soutient, me semble avoir des inconvénients réels. Entre la manchette et les os, il y a une cavité dans laquelle le sang et le pus peuvent s'accumuler. Cet espace, que rien ne remplit tout d'abord, ne permet pas d'espérer une réunion par première intention ; la peau qui n'est point soutenue par les muscles peut se mortifier, pour peu qu'elle soit un peu trop comprimée : pour s'opposer à ces inconvénients, il faut se résigner à remplir la plaie de charpie jusqu'à ce que les bourgeons charnus l'aient en partie comblée. On s'expose, en agissant ainsi, à la nécrose des os, qui est beaucoup moins à craindre par les méthodes qui mettent promptement ces organes à l'abri du contact de l'air.

Dans la méthode à lambeaux, le lambeau postérieur a l'inconvénient d'être trop lourd ; et, par cela même, il s'oppose à la réunion immédiate par le tiraillement qu'il opère sur les lèvres réunies de la plaie.

Le lambeau externe n'a pas cet inconvénient, et il donne sur le vivant comme sur le cadavre un résultat excellent.

La méthode circulaire avec lambeaux de muscles, comme la méthode elliptique modifiée par M. Baudens, n'a d'autre inconvénient que d'être un peu plus longue que les procédés avec un seul lambeau.

Si l'on compare entre elles l'amputation sus-malléolaire et l'amputation au lieu d'élection, les statistiques prouvent d'une manière incontestable que la première expose bien moins la vie du malade que la seconde. Je sais bien qu'on objecte à l'amputation sus-malléolaire qu'elle est souvent insuffisante, qu'il a fallu plus d'une fois recourir à une nouvelle amputation, et qu'enfin les malades qui ont subi cette opération sont astreints à l'usage d'un appareil compliqué et d'un prix élevé. La première objection me touche peu; si des chirurgiens ont dû pratiquer l'amputation au lieu d'élection chez des malades qui avaient antérieurement subi l'amputation sus-malléolaire, c'est que le mal n'avait pas été complétement enlevé par la première opération. Le reproche est donc pour les chirurgiens qui ont mal jugé de l'étendue de l'affection, et non pour le procédé. Quant à la seconde objection, je me demande s'il n'est pas possible de remplacer les jambes artificielles par un simple brodequin analogue à celui dont j'ai parlé à propos de l'amputation à la base des malléoles.

AMPUTATION DE LA JAMBE AU NIVEAU DES CONDYLES DU TIBIA.

Les chirurgiens qui ont décrit cette opération, en recommandant de ne pas la faire au-dessus de la tubérosité antérieure du tibia, ont oublié que les condyles n'existent plus au-dessous de ce point.

Ce n'est donc que l'amputation faite *un peu au-dessus* du lieu d'élection dont il s'agit, et cela ne vaut pas une description spéciale.

Il est bien évident qu'au-dessus de la tubérosité antérieure du tibia, on couperait le tendon rotulien, et par la pénétration possible dans l'articulation, on mettrait le malade dans des conditions tellement graves, qu'on ne peut pas hésiter à préférer l'amputation de la cuisse ou la désarticulation du genou.

DÉSARTICULATION DU GENOU.

Anatomie. — L'articulation du genou est formée par la réunion de surfaces articulaires si larges, que, pendant long-temps, on a dû rejeter la pensée de faire une amputation en ce point. Cette largeur des surfaces articulaires, qui eût semblé une contre-indication, même dans le cas où des masses charnues considérables eussent entouré l'articulation, ne peut être recou-verte que par un lambeau formé aux dépens de la face posté-rieure de la jambe, ou seulement par la peau de la face antérieure du genou.

L'articulation est formée par les condyles du fémur, et par les cavités glénoïdes du tibia, entre lesquelles se trouve l'épine du tibia qui s'élève un peu au-dessus du plan du reste de la surface articulaire inférieure. En avant et en arrière de cette épine, s'insèrent les cartilages semi-lunaires qui contribuent à l'emboîtement des condyles du fémur par les cavités glénoïdes. C'est encore en avant et en arrière de l'épine du tibia que s'in-sèrent les ligaments croisés, qui, d'autre part, ont leur insertion supérieure sur la face interne des condyles du fémur. Un liga-ment externe cylindroïde s'étend du condyle externe de ce der-nier os à l'extrémité supérieure de la tête du péroné. Un ligament interne, large et aplati, s'étend du condyle interne à la partie correspondante du tibia. Le ligament postérieur provenant en grande partie de l'épanouissement du tendon du demi-membra-neux, est très-épais et fort résistant. Le ligament antérieur est formé par le tendon du triceps, au milieu duquel s'est développé un os sésamoïde, qui est la rotule : la portion sous-rotulienne est appelée *ligament rotulien*; elle s'insère au bord supérieur de la tubérosité antérieure du tibia.

La membrane synoviale communique le plus souvent avec celle de l'articulation péronéo-tibiale supérieure.

Dans le mouvement de flexion de la jambe sur la cuisse, les condyles du fémur tendent à faire saillie sous la peau du genou, de sorte que l'espace interarticulaire est agrandi dans la flexion et diminué dans l'extension.

Opération. — La désarticulation du genou n'a été pratiquée sur le vivant que dans un petit nombre de cas; mais, à l'amphi-théâtre et dans les examens, plusieurs méthodes y sont appliquées.

Méthode ovalaire (Baudens). — Le malade étant couché sur le dos, la jambe et le bas de la cuisse dépassant le lit, un aide soutenant la cuisse, un autre tenant la jambe à demi fléchie, le chirurgien, placé de manière à tenir de la main gauche la partie qu'il va enlever, porte le couteau comme pour une amputation circulaire, la pointe en haut, à trois travers de doigt au-dessous de la tubérosité antérieure du tibia, coupe la peau, d'abord transversalement (fig. 112, A, B), puis le couteau est porté

A.B. Direction du premier temps de l'incision.

B.D. Partie transversale de l'incision en arrière.

A.C. Direction du dernier temps de la section de la peau.

E. Lambeau.

F. Rotule et ligament rotulien.

G. Surface articulaire recouverte par les fibro-cartilages.

H. Muscles remplissant l'espace intercondylien.

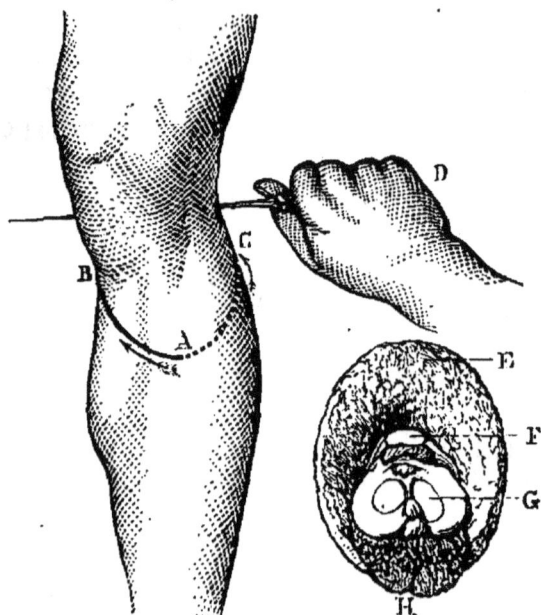

FIG. 112.

obliquement à mesure qu'il s'approche de la face postérieure; et quand il est arrivé à un travers de doigt au-dessus de l'articulation, il est de nouveau porté transversalement (fig. 112, D), jusqu'à ce qu'il revienne à la face antérieure de la jambe, où il doit avoir une direction oblique d'abord, et transversale au moment où la fin de l'incision vient se réunir au point où on l'a commencée.

Comme cette dernière partie de l'opération est difficile à pratiquer, j'aime mieux qu'on reporte le couteau, le tranchant en bas, au point où l'on a commencé l'incision, et que l'on complète ainsi la section de la peau en décrivant une courbe aussi régulière d'un côté que de l'autre. La flèche qui va de A en C, fig. 112, indique le dernier temps de l'incision du lambeau.

Cette incision décrit un lambeau de peau antérieur qui doit être saisi de la main gauche, pendant que, de la main droite, le chirurgien coupe les brides celluleuses qui l'empêchent d'être relevé au niveau de l'articulation. Pour éviter de blesser les aides ou sa propre main gauche, l'opérateur doit promener le couteau comme un archet de violon de dehors en dedans et de dedans en dehors, sans quitter jamais les parties sous-jacentes au lambeau. Il faut aussi que le lambeau comprenne tout le tissu cellulaire placé entre la peau et l'aponévrose jambière, précaution sans laquelle il serait exposé à ne pas être doublé suffisamment pour vivre. La peau ayant été disséquée jusqu'au niveau de l'interligne articulaire, on porte le couteau perpendiculairement sur le ligament rotulien, puis on coupe successivement, comme dans la méthode circulaire, les ligaments externe, interne, croisés et postérieur.

Contrairement à l'opinion de beaucoup de chirurgiens, je crois qu'il faut laisser les cartilages semi-lunaires, dont la présence dans la plaie n'a pas tous les inconvénients qu'on leur attribue; tandis qu'ils ont le grand avantage de faire, avec l'enveloppe fibreuse entourant l'articulation, une espèce de coiffe aux condyles du fémur, qui offrent alors une surface que le lambeau recouvre bien plus facilement (fig. 112, G).

J'ai aussi l'habitude de couper les muscles de la partie postérieure un peu plus bas que la peau, pour qu'ils remplissent en partie la dépression profonde qui existe, en arrière, entre les deux condyles du fémur (fig. 112, H). Sans cette précaution, les muscles coupés, en se rétractant, laisseraient là un grand espace vide.

Lambeau antérieur. — Le malade étant dans la position indiquée plus haut, le chirurgien tenant de la main gauche la jambe malade qu'il élève à une hauteur commode pour faire décrire une ligne courbe à son couteau, commence avec la pointe, au niveau de l'extrémité supérieure, du tibia pour le côté gauche, du péroné pour le côté droit, une incision qui, dirigée d'abord dans le sens de la longueur du membre sur le côté le plus éloigné de la main qui opère, s'infléchit peu à peu, de manière à devenir transversale à trois travers de doigt au-dessous de la tubérosité antérieure du tibia. Cette incision, prolongée sur le côté opposé à celui par lequel on l'a commencée, s'y termine au niveau de l'extrémité supérieure du tibia ou du péroné, suivant qu'on opère sur la jambe droite ou sur la jambe gauche. Saisissant alors le lambeau, comme dans le procédé ovalaire décrit plus haut, on désarticule de la même manière, après quoi on coupe les parties molles de la face postérieure, soit de dedans en dehors, soit (ce que je préfère) de dehors en dedans, en réunissant les bords interne et externe du lambeau par une incision convexe en bas.

Ce procédé donne à peu près les mêmes résultats que la méthode ovalaire, et il est, je crois, d'une exécution un peu plus facile.

Lambeau postérieur (P. de Hoin).— Par une incision transversale faite au-dessous de la rotule, on pénètre dans l'articulation, et ayant coupé les ligaments comme dans les autres procédés, on taille un lambeau aux dépens des chairs du creux poplité.

Cette opération donne un lambeau lourd qu'on a peine à maintenir en contact avec la peau de la région antérieure, et il est très-difficile de lui donner à sa base une largeur suffisante pour qu'il s'adapte exactement avec le reste de la plaie.

Méthode circulaire. — Faites une incision circulaire de la peau et du tissu cellulaire à deux travers de doigt au-dessous de la tubérosité antérieure du tibia ; disséquez la manchette jusqu'au niveau de l'articulation ; divisez successivement le ligament rotulien, les ligaments externe, interne et croisés, et terminez par la section du ligament postérieur et des muscles que vous coupez un peu au-dessous de l'interligne articulaire.

Cette méthode donne un résultat assez satisfaisant ; mais elle est d'une exécution longue et difficile, à cause de l'étroitesse de la partie inférieure de la manchette qu'on a peine à retrousser au-dessus de l'articulation.

Appréciation. — La méthode ovalaire, dont l'amputation avec un lambeau antérieur n'est guère qu'une modification, me semble devoir être préférée dans tous les cas où la peau de la région antérieure du genou le permettra. Dans cette méthode, en effet, la cicatrice, étant en arrière, échappe à la pression du poids du corps, qui s'exerce exclusivement sur la peau dure de la région sous-rotulienne, et le lambeau offre le grand avantage de tomber naturellement sur les parties qu'il est destiné à recouvrir.

Dans la méthode circulaire, au contraire, la cicatrice, se trouvant au milieu du moignon, peut souffrir de la pression exercée par le poids du corps ; elle est d'ailleurs plus difficile, et, comme toutes les amputations circulaires, elle a l'inconvénient d'entraîner après elle une longue suppuration.

L'amputation avec un lambeau postérieur n'a d'autre avantage que de permettre à un aide de saisir l'artère au milieu du lambeau dès que le couteau est passé entre le tibia et les muscles de la partie postérieure de la jambe ; car si ces muscles peuvent protéger l'extrémité inférieure du fémur qu'ils recouvrent après l'opération, ils ont, d'autre part, le grave inconvénient de constituer un lambeau trop lourd pour qu'il ne tende pas à retomber par son propre poids et à découvrir ainsi la surface articulaire.

AMPUTATION DE LA CUISSE.

On peut la pratiquer dans la continuité et dans la contiguïté. Nous nous occuperons d'abord de la première.

1° Amputation de la cuisse dans la continuité.

Anatomie. — Le fémur a une forme à peu près cylindrique ; mais il présente, en arrière, une arête (ligne âpre du fémur) qui fait saillie en dehors du cercle qui circonscrirait un cylindre. C'est cette saillie rugueuse qui donne insertion au plus grand nombre des muscles de la cuisse. Ceux qui s'y insèrent (muscles adducteurs, triceps crural, etc.) ont peu de tendance à se rétracter après l'amputation, tandis que les muscles postérieurs (longue portion du biceps, demi-tendineux et demi-membraneux), se rétractent d'autant plus, qu'on les a coupés plus bas. Il en est de même du muscle couturier.

Si l'on fait une coupe transversale de la cuisse, on reconnaît que le fémur est beaucoup plus rapproché de la peau en avant qu'en arrière (fig. 114) ; tandis qu'il n'y a pas une différence très-sensible pour ses faces latérales, dont l'interne est pourtant séparée de la peau par une couche plus épaisse de parties charnues.

L'artère fémorale est située sur le plan antérieur, dans le tiers supérieur de la cuisse, où on la voit entre le muscle couturier, qui est en dehors, et le muscle moyen adducteur, qui est en dedans (fig. 42). Plus bas, elle répond au côté interne du fémur, au-devant de la ligne âpre. Elle est côtoyée en dedans par sa veine satellite ; le nerf saphène interne l'accompagne jusqu'au niveau de l'anneau du troisième adducteur. La peau est séparée de l'aponévrose d'enveloppe de la cuisse par un tissu cellulaire assez lâche pour qu'il soit possible de la rétracter sans la disséquer.

Opération. — L'amputation de la cuisse peut être faite par les diverses méthodes que nous avons indiquées dans le chapitre des amputations en général,

Méthode circulaire. — Le malade étant couché sur le bord d'un lit, de manière que sa tête et son tronc y reposent seuls, un aide fléchit la cuisse saine sur le bassin et la maintient en saisissant le genou d'une main, et, de l'autre, le bas de la jambe, au niveau des malléoles. Un autre aide soutient le membre malade pendant qu'un troisième comprime l'artère sur la branche horizontale du pubis. Enfin, un quatrième rétracte la peau, en embrassant de ses deux mains la périphérie de la cuisse.

Le chirurgien, placé en dehors (en dedans ses mouvements seraient gênés par le rapprochement des deux cuisses), fait une section circulaire de la peau, du tissu cellulaire sous-cutané et de l'aponévrose, puis, l'aide ayant rétracté ces tissus, l'opérateur incise la couche superficielle des muscles, qui est rétractée ensuite de manière que la couche profonde puisse être coupée 3 centimètres au-dessus de la section des muscles superficiels (voyez, pour ce temps de l'amputation circulaire, la figure de l'amputation du bras, page 91), et 6 centimètres au-dessus de la section de la peau. Il ne reste plus qu'à scier le fémur, quand, dans un dernier mouvement circulaire, le couteau a coupé les fibres musculaires qui se trouveraient sur le trajet de la scie.

Le moignon offre alors à la vue un cône creux, dont la section de la peau forme la base et dont l'os constitue le sommet.

L'artère fémorale et ses branches collatérales ayant été liées, on peut réunir, indifféremment, les lèvres de la plaie transversalement, ou d'avant en arrière, en prenant pourtant, dans le premier cas, la précaution de placer sous le reste de la cuisse un coussin qui empêche l'angle inférieur de la plaie d'être pressé contre le lit.

Méthode à lambeaux. — Les lambeaux peuvent être pris sur les côtés, ou en avant et en arrière : ordinairement on fait deux lambeaux ; quelques chirurgiens, pourtant, se contentent d'un seul.

Procédé à deux lambeaux, antérieur et postérieur. — Le malade et les aides étant placés comme il a été dit plus haut, le chirurgien, saisissant de la main gauche toutes les chairs qu'il peut attirer en avant, fait avec un grand couteau interosseux, tenu de la main droite, une incision longue de 4 à 5 centimètres, qui commence sur le côté externe du membre, au niveau du point où le fémur doit être scié ; portant le couteau à plat dans cette incision et le passant entre l'os et les muscles qui le recouvrent en avant, l'opérateur le fait sortir en dedans, au point

diamétralement opposé ; puis le glissant de haut en bas, en avant
du fémur, il taille un lambeau long de quatre à cinq travers de
doigt, qu'un aide saisit et relève (fig. 113, B).

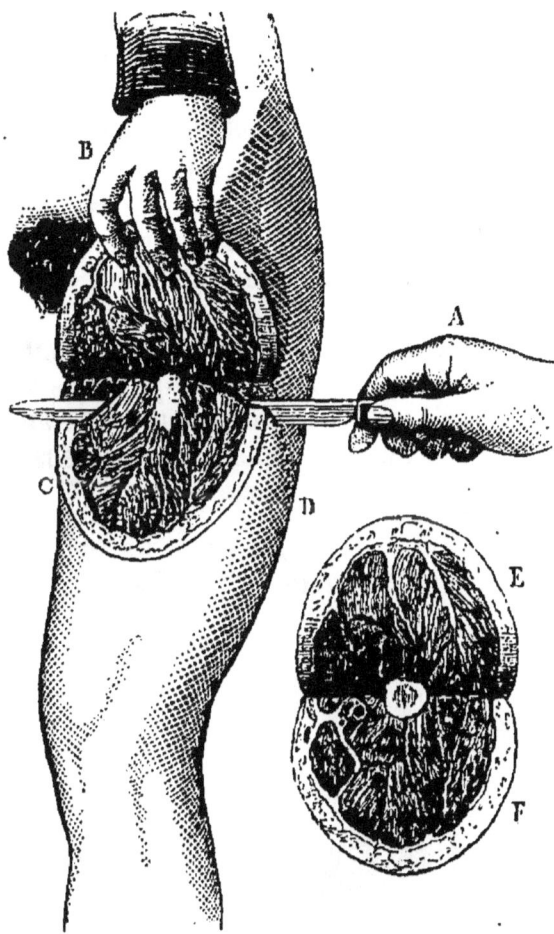

FIG. 113.

On taille en arrière un lambeau semblable au premier, en
passant le couteau entre l'os et les chairs de la face postérieure.
Les deux lambeaux étant relevés, on scie le fémur au niveau de
leur base.

Comme l'os est plus rapproché de la face antérieure que de
la face postérieure de la cuisse, pour que les deux lambeaux
soient d'égale dimension, il faut tailler celui de derrière, en
coupant tout de suite obliquement des parties profondes vers la
peau, sans glisser le couteau parallèlement au fémur (fig. 113, D).

Je me suis toujours bien trouvé de cette pratique, sans laquelle le lambeau postérieur a toujours un peu trop de largeur.

Procédé à deux lambeaux, interne et externe. — Pour faire ces lambeaux, le chirurgien passe son couteau d'avant en arrière, en ayant soin de le faire sortir dans ce dernier point, un peu plus bas qu'en avant, dans la prévision d'une rétraction plus grande des muscles de la région postérieure.

Pour ne pas échancrer le bord du premier lambeau, on a l'habitude de ne le tailler qu'après avoir pratiqué sur la ligne médiane de la cuisse une incision qui permette facilement de faire sortir le couteau au point diamétralement opposé.

A cause de l'artère qui est dedans, c'est le lambeau externe qui doit être fait le premier.

Procédé à un lambeau. — Un lambeau ayant été taillé par transfixion, comme dans les procédés que nous venons de décrire, un aide le relève, et le chirurgien coupe au niveau de sa base toutes les chairs du côté opposé. On scie ensuite l'os et on lie les artères.

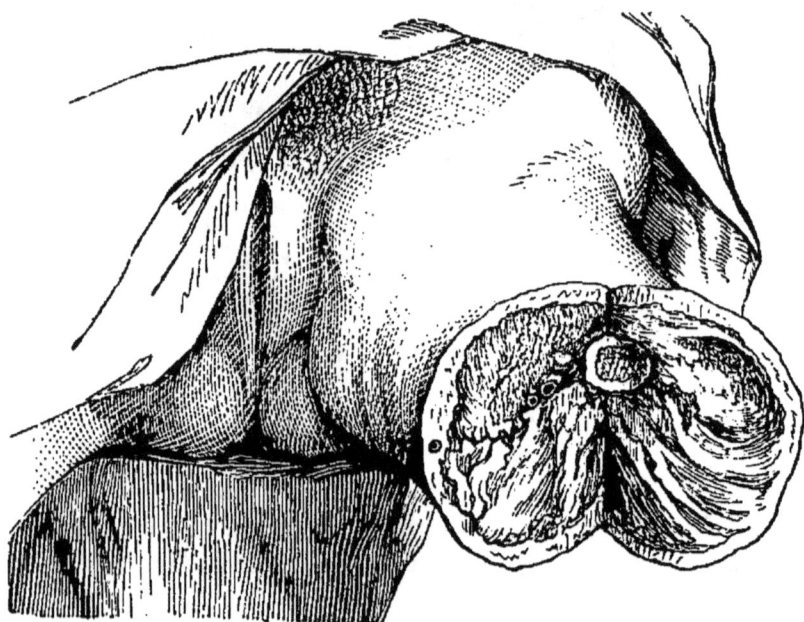

Fig. 114.

Le lambeau doit être arrondi à son bord libre. Ses dimensions sont proportionnées à celles du membre. On le prend, suivant les exigences du cas, tantôt sur une face, tantôt sur une autre.

Si l'on pouvait choisir, on devrait le tailler de préférence en avant ou en dehors.

Je ne décrirai pas comme un procédé particulier la petite modification qui consiste à tailler des lambeaux antéro-externe, postéro-interne. Dans le cas où l'on voudrait y avoir recours, le couteau serait introduit obliquement au lieu d'être parallèle à un des diamètres du membre.

Appréciation. — L'amputation de la cuisse est le triomphe de la méthode circulaire. Ce n'est pas à dire pour cela qu'il ne faille jamais recourir à l'amputation à lambeaux, car le procédé avec lambeaux antérieur et postérieur donne les résultats les plus satisfaisants.

Si les lambeaux offrent une surface plus grande que celle de l'amputation circulaire, ce qui est douteux ; si souvent l'un d'eux est un peu plus large que l'autre, ils ont, je crois, l'avantage de donner une réunion par première intention plus souvent que tout autre procédé, parce qu'il est très-facile de les tenir au contact l'un de l'autre.

Je repousse les lambeaux interne et externe, parce que le fémur a toujours, dans ce cas, une grande tendance à faire saillie par la plaie antérieure (fig. 114).

Pour résumer mon appréciation en quelques mots, je dirai que l'amputation circulaire de la cuisse l'emporte par la régularité, sur l'amputation à lambeaux ; mais que celle-ci l'emporte sur elle par la promptitude de son exécution, et par une plus grande tendance de la plaie à se réunir par première intention.

L'amputation de la cuisse n'a pas de *lieu d'élection;* on la pratique le plus bas possible, parce que la facilité de la marche est proportionnée à la longueur du moignon. Quelques chirurgiens pensent même qu'on peut la faire au niveau des condyles du fémur. Dans ce dernier cas, on taille un lambeau postérieur aux dépens de l'extrémité supérieure des muscles du mollet.

2° Amputation de la cuisse dans la contiguïté (désarticulation).

Anatomie. — La tête du fémur est unie à la cavité cotyloïde par un bourrelet ligamenteux, espèce de manchon qui s'insère sur la face antérieure du col fémoral à l'union de son tiers interne avec les deux tiers externes. On met la partie antérieure de ce ligament dans le relâchement, en fléchissant la cuisse sur le bassin.

Le *ligament rond* (ligament interarticulaire) est tendu dans les mouvements qui portent le membre en arrière. La tête du fémur n'est séparée de l'artère que par le muscle pectiné et une couche peu épaisse de tissu cellulo-graisseux.

La région de l'extrémité supérieure de la cuisse est constituée en arrière et en dedans par une grande épaisseur de muscles, tandis qu'en avant et en dehors il n'y a qu'une couche assez mince de parties charnues.

Trois saillies osseuses servent de points de repère dans les divers procédés de désarticulation de la cuisse. Ce sont : le *grand trochanter*, qui fait une saillie considérable en dehors ; *l'épine iliaque antérieure et supérieure*, et la *tubérosité de l'ischion*.

Un grand nombre de branches artérielles et veineuses naissent au voisinage de l'articulation coxo-fémorale et se distribuent aux muscles qui l'entourent. Je pense même que la cause la plus fréquente de la mort des opérés est la grande abondance de sang qui s'écoule pendant et après l'opération. C'est cette opinion qui a engagé quelques chirurgiens à ne pratiquer la désarticulation de la cuisse qu'après avoir fait la ligature de l'artère fémorale.

Opération. — Je commencerai la description du manuel opératoire par le procédé qui me semble le meilleur et qui est généralement préféré.

Amputation à lambeaux.

I. *Lambeau antérieur.* — 1° *Procédé de M. Manec.* — Le malade étant couché sur le bord d'un lit ou d'une table garnie, que la tubérosité de l'ischion dépasse, un aide comprimant l'artère sur la branche horizontale du pubis, un autre écartant la cuisse du côté opposé ; le chirurgien, placé en dehors pour le *côté gauche*, après avoir fait légèrement fléchir sur le bassin la cuisse malade qu'un troisième aide soutient, saisit les parties molles qui recouvrent en avant l'extrémité supérieure du membre, et, passant à plat un très-long couteau interosseux au milieu de l'espace qui existe entre le grand trochanter et l'épine iliaque antérieure et supérieure, il le dirige d'abord de bas en haut, et de dehors en dedans (fig. 115, AC), de manière à arriver sur la tête du fémur et à ouvrir la capsule articulaire ; ce qui est un sûr moyen de s'éloigner de l'artère. Quand il sent la tête fémorale derrière le couteau, il imprime à l'instrument un mouvement de bascule, qui porte son manche en haut et sa pointe en bas (fig. 115, AB), et puis il le pousse de manière à le faire sortir au milieu du pli qui

18

constitue la ligne de démarcation entre la cuisse et le scrotum.

Pendant que le couteau glisse de haut en bas contre la face antérieure du fémur, l'opérateur rétracte la peau et taille un lambeau qui doit descendre jusqu'au milieu de la cuisse (fig. 116), en ayant soin de ne pas le faire moins long en dedans qu'en dehors, ce qui arrive fort souvent. Un aide, s'emparant du lambeau, y comprime l'artère pendant que le chirurgien termine l'opération. Celui-ci, portant le tranchant du couteau

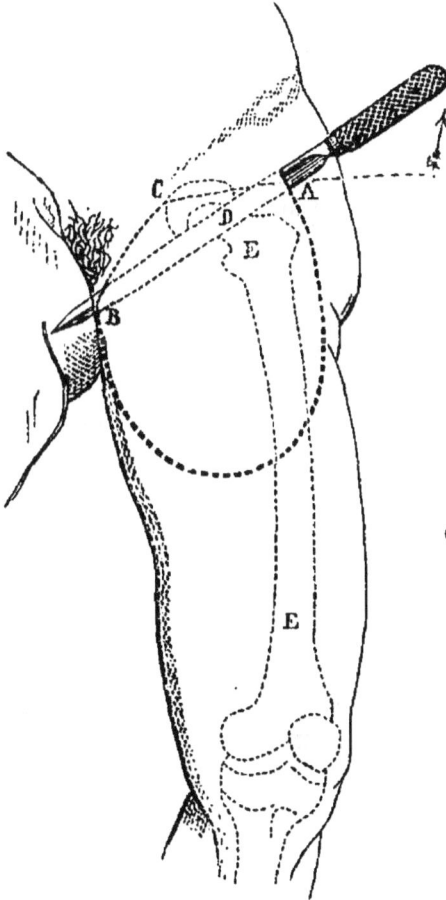

FIG. 115.

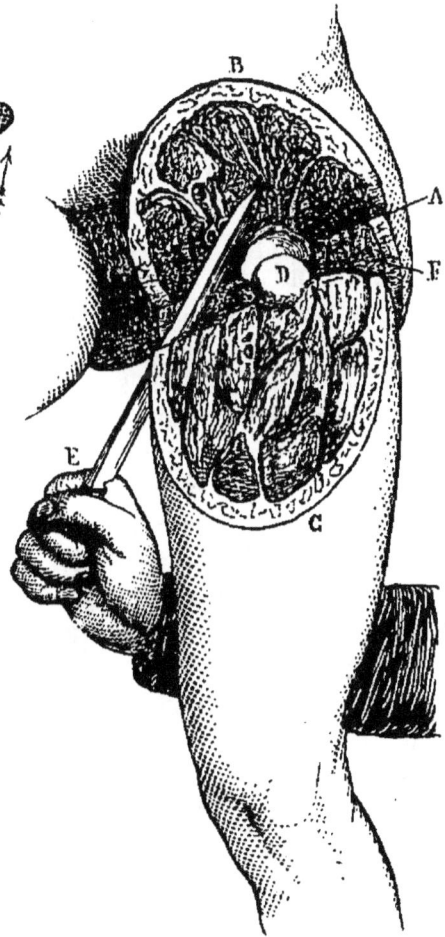

FIG. 116.

A.C. Direction première du couteau entrant au milieu de l'espace qui existe entre le grand trochanter et l'épine iliaque antérieure et supérieure.

C.B. Trajet de la pointe du couteau pour venir en AB.

E.E. Fémur.

D. Col du fémur.

A.B. Lambeau antérieur.

E. Couteau coupant les chairs en arrière.

perpendiculairement au niveau de la partie la plus saillante de la tête du fémur, incise transversalement la partie antérieure de la capsule articulaire, coupe en dedans et en dehors les muscles qui vont du bassin à la cuisse, ouvre largement l'articulation, coupe le ligament rond, et, passant son couteau derrière la tête du fémur, il détache les chairs qui s'insèrent au grand trochanter et termine par une section transversale qui réunit en arrière les deux bords de la base du lambeau.

Cette section se fait ordinairement de dedans en dehors. Soutenant la cuisse de la main gauche, le chirurgien porte le tranchant du couteau sur le bord interne des chairs, et il coupe en sciant jusqu'à l'autre extrémité de la plaie, en tenant toujours la main élevée.

Je reproche à ce mode opératoire d'exposer à couper la partie par laquelle on termine, plus haut, que celle par laquelle on commence, parce que les chairs sont d'autant plus attirées en bas, que le poids du membre devient plus difficile à supporter.

J'aime mieux faire cette section de dehors en dedans, c'est-à-dire de la peau vers les parties profondes; mais au lieu de chercher à couper les tissus d'un seul coup, dans toute la largeur du membre, je porte mon couteau par-dessous la cuisse, et, appliquant son tranchant sur le bord interne des chairs, je coupe, en tenant toujours la pointe du couteau en haut, de manière à ne pas attaquer dans le même moment une grande surface recouverte d'épiderme (116, E).

On a aussi proposé de couper les chairs en arrière, comme s'il s'agissait d'une amputation circulaire, avant de procéder à la désarticulation (Lenoir).

Si, au lieu d'opérer sur le côté gauche, on devait désarticuler la cuisse droite, le chirurgien se placerait en dedans, et glissant la pointe de son couteau au milieu du pli qui sépare la cuisse des organes génitaux externes, il la ferait sortir au milieu de l'espace qui existe entre le grand trochanter et l'épine iliaque antérieure et supérieure, en faisant subir à l'instrument le mouvement de bascule qui a déjà été indiqué.

2° *Procédé de Lalouette.* — Dans ce procédé, le malade étant couché sur le côté sain, un peu en pronation, le chirurgien après avoir fait sur la face postérieure du membre une incision semi-circulaire allant du grand trochanter à la tubérosité de l'ischion, ouvre l'articulation d'arrière en avant et termine par la section du lambeau.

Ce dernier procédé a l'avantage de ne couper l'artère fémorale qu'en dernier lieu ; mais il me semble largement compensé par la difficulté que l'on éprouve à comprimer l'artère sur le pubis, au-dessus des nombreuses branches qu'elle fournit, et aussi par la position extrêmement gênante qu'on impose à un malade qui, dans ce cas, ne pourrait même pas être chloroformisé.

M. Lenoir, pour obvier au premier inconvénient de ce procédé, donne le conseil de faire comprimer l'artère par un aide qui la saisit dans le lambeau dès que l'articulation est ouverte.

II. *Procédé à deux lambeaux.* — 1° *Lambeaux antérieur et postérieur* (Béclard). — Placé en dehors du membre, le chirurgien taille un *lambeau postérieur et un peu externe*, en enfonçant un couteau interosseux au-dessus du grand trochanter, pour le faire sortir, en rasant la face postérieure du col du fémur, à la partie la plus interne de la rainure, qui établit la démarcation entre la fesse et la cuisse. En enfonçant le couteau en avant du col du fémur et le faisant passer par les deux extrémités de l'incision postérieure, on taille un second *lambeau antérieur et un peu interne.*

En portant ensuite le tranchant du couteau sur les parties molles qui recouvrent encore la tête du fémur, le chirurgien achève la désarticulation.

Le procédé de Guthrie ne diffère du précédent qu'en ce que le chirurgien anglais incise les lambeaux de dehors en dedans, au lieu de les tailler par transfixion.

2° *Deux lambeaux interne et externe* (Lisfranc). — Un long couteau interosseux étant enfoncé d'avant en arrière au côté externe de la tête du fémur, vient sortir un peu au-dessous de la tubérosité de l'ischion ; puis, passant en dehors du grand trochanter, il sert à tailler, sur la face externe du membre, un lambeau long de 6 centimètres environ. En l'enfonçant ensuite en dedans du col du fémur, à travers les deux extrémités de la première section, ou fait sur le côté interne de la cuisse un second lambeau d'une longueur égale à celle du premier.

Le reste de l'opération se fait comme dans le procédé précédent.

Toutes les fois que j'ai répété ce procédé avec lambeaux interne et externe, j'ai commencé l'opération par une incision longue de 4 ou 6 centimètres, qui permet au couteau de sortir près de la tubérosité de l'ischion, en passant en dehors du grand trochanter, sans faire de déchirure à la peau.

Mais je préfère encore tailler ces lambeaux de la peau vers les parties profondes.

Dupuytren pratiquait un procédé qui ne différait de celui de Lisfranc que par la manière de couper les lambeaux : placé en dedans du membre et faisant porter la cuisse dans l'abduction, il pratiquait une incision semi-lunaire à convexité inférieure, qui, commençant près de l'épine iliaque antérieure et supérieure, finissait auprès de la tubérosité de l'ischion, en passant sur la face antérieure du membre. Cette incision, qui ne comprenait d'abord que la peau, était ensuite prolongée à travers les muscles jusqu'au niveau de l'articulation. Cette section du lambeau en deux temps permet de faire rétracter la peau et de la couper un peu plus bas que les muscles.

L'articulation étant ouverte, Dupuytren la traversait pour couper à son côté externe, de dedans en dehors, un lambeau long comme le premier de 12 à 13 centimètres.

Méthode circulaire. — Abernethy a appliqué la méthode circulaire à la désarticulation de la cuisse en incisant successivement la peau et les muscles à *quelques pouces* au-dessous de l'articulation. (*Médecine opératoire*, Velpeau).

D'autres chirurgiens ont apporté quelques modifications à cette méthode ; mais je trouve l'amputation circulaire tellement défectueuse pour la désarticulation de la cuisse, que je crois inutile d'en parler plus longuement.

Méthode ovalaire. — La figure ovalaire que décrit le couteau pour la désarticulation de la cuisse, a son sommet à deux travers de doigt au-dessus du grand trochanter, tandis que sa base embrasse la face interne de la cuisse, 3 ou 4 centimètres au-dessous de la tubérosité de l'ischion (voir fig. 52).

L'incision en raquette, qui n'est qu'un légère modification de la méthode ovalaire, permet de recouvrir plus facilement la partie externe de l'articulation. Cette modification consiste à commencer l'ovale à l'extrémité inférieure d'une incision verticale qui a une longueur de 3 centimètres environ.

Méthode elliptique. — M. Soupart pratique la désarticulation de la cuisse en décrivant sur la peau un lambeau externe, arrondi en bas, et un petit lambeau interne arrondi dans le même sens ; l'externe descend à quatre ou cinq travers de doigt au-dessous du grand trochanter ; l'interne n'a que 2 ou 3 centimètres de longueur. Qnand ils sont déployés, ils figurent une ellipse.

Comme pour les autres opérations de la méthode elliptique, les lambeaux ne sont taillés que dans les téguments.

Appréciation. — Le procédé par lequel on taille un *lambeau antérieur* par transfixion me semble incomparablement supérieur à tous les autres. Il est d'une exécution facile et il donne toujours une plaie très-régulière.

Le procédé avec *lambeaux interne et externe* est plus difficile à exéuter, et il expose plus que le précédent à transfixer l'artère crurale en deux points de son trajet. J'en dirai autant des *lambeaux antérieur et postérieur*.

La *méthode circulaire* ne peut pas soutenir la comparaison, et la *méthode ovalaire* est encore d'une exécution trop longue, pour qu'il n'y ait pas danger à y recourir, dans une région où de gros vaisseaux donnent lieu à une perte de sang presque toujours considérable. Je dois pourtant, pour être juste, rappeler qu'elle a complétement réussi chez un malade que M. Baudens a opéré.

Je pense, avec Larrey, Roux, et beaucoup d'autres chirurgiens, que la *ligature préalable* de l'artère fémorale est une excellente précaution, et, quand on la rejette, on doit au moins lier l'artère immédiatement après la section du lambeau dans lequel elle est comprise. Je crois même qu'il serait sage, avant de désarticuler, de faire la ligature de toutes les petites artères qui donnent du sang à la surface du premier lambeau. En réservant toutes les ligatures pour le dernier temps de l'opération, on laisse écouler une quantité de sang qui, sans aucun doute, a la plus grande influence sur le résultat presque toujours fatal de la désarticulation de la cuisse.

Pansement. — Les lèvres de la plaie doivent être rapprochées et maintenues en contact au moyen d'une suture à points séparés. Si le malade est affaibli, on recouvrira le moignon de compresses imbibées d'eau à la température de 15 degrés; et s'il se déclare une vive réaction, on la combattra par des applications d'eau froide et de glace.

CHAPITRE VIII.

DES RÉSECTIONS,

ARTICLE Ier.

DES RÉSECTIONS EN GÉNÉRAL.

On appelle *résection* une opération qui consiste à enlever une portion ou la totalité d'un ou de plusieurs os, en conservant les segments de membre qui font suite aux os réséqués,

Le trépan est une espèce de résection que nous décrirons dans un chapitre particulier.

Les résections peuvent être pratiquées sur le milieu d'un os ou sur les extrémités articulaires; dans quelques cas, l'os tout entier est extirpé. On peut aussi être forcé d'enlever plusieurs os; c'est ce qui a lieu souvent pour la face, où l'os malaire et le maxillaire supérieur peuvent être enlevés en même temps.

Quand on fait la résection des parties articulaires, *le danger est d'autant moindre qu'on enlève une plus grande étendue des surfaces recouvertes par la membrane synoviale;* car l'inflammation de cette membrane est ce qu'il y a de plus grave dans une résection.

Les résections du membre inférieur ne sont utiles que lorsqu'on peut espérer que la solidité du membre sera conservée. La résection d'une partie du membre supérieur est toujours préférable à une amputation.

Quand on fait une résection sur un jeune sujet, on doit chercher à conserver les épiphyses. Dans plusieurs cas, j'ai pu ainsi enlever de grandes portions d'os nécrosés sans entrer dans les articulations.

Les incisions doivent être faites du côté opposé aux vaisseaux et nerfs les plus importants; elles doivent aussi être pratiquées le plus près possible de l'endroit où l'os qu'on veut réséquer est le plus rapproché de la peau.

La plupart des résections peuvent être faites au moyen d'une simple incision longitudinale. Dans quelques cas cependant on a besoin d'une incision en T, simple ou double.

Nous décrirons en particulier les opérations propres à chaque os; mais il faut s'efforcer de ménager les muscles et leurs tendons, les vaisseaux et les nerfs. On ne doit pas aussi perdre de vue que les résections auront un résultat d'autant plus heureux qu'on aura conservé une plus grande partie du périoste. Dans la nécrose, il est souvent très-facile d'enucléer l'os de son enveloppe périostique; et, dans ces cas, on a vu celle-ci reproduire un os suffisant pour suppléer à l'absence de celui qui a été enlevé (1).

On a imaginé bien des scies pour pratiquer les résections : la

_____

(1) Depuis deux ans on a beaucoup insisté sur la propriété que le périoste possède de reproduire l'os qu'il recouvrait. Quand on 1854 j'écrivais ce qui précède, je croyais le rôle du périoste si parfaitement prouvé, qu'il ne m'était pas venu à l'idée d'apporter des preuves à l'appui de cette assertion.

scie à chaîne (dite aussi *scie de Jeffray*) est préférable à toutes les autres, quand la scie ordinaire ne peut pas être employée (fig. 117).

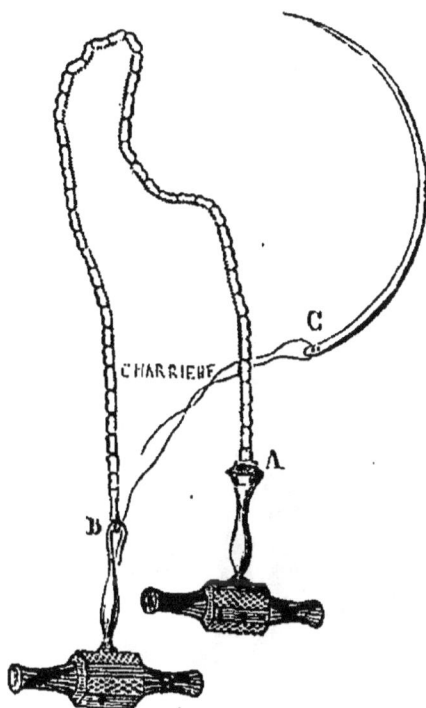

·FIG. 117.

La *scie de Heyne*, heureusement modifiée par M. Charrière, est un instrument difficicile à manier (fig. 118).

Il en est de même de celle de M. Martin (fig. 119).

La figure 120 représente un appareil ingénieux imaginé par MM. Thompson et Charrière : il se compose d'une scie de Heyne modifiée, à laquelle s'adapte un trépan, de sorte qu'il peut servir à trépaner les os et à les scier.

Les *sécateurs*, et en particulier la *pince de Liston* (fig. 121), sont préférables à la scie, toutes les fois que l'os n'est pas volumineux, et surtout lorsqu'on craint d'ébranler une articulation et de tirailler ses ligaments, par l'action de scier trop près d'elle.

Avant de scier les os, il faut recouvrir les parties molles et les écarter de manière que la scie ne puisse pas les atteindre. La *sonde à résection de Blandin* (fig. 122) est un instrument fort commode pour atteindre ce résultat. On la passe de façon que sa concavité se moule sur le contour de l'os, et quand elle est introduite, on la retourne en sens opposé, de sorte que les chairs soient éloignées de l'os qu'on veut scier.

La scie doit correspondre à la rainure de la sonde pour ne pas en atteindre les bords.

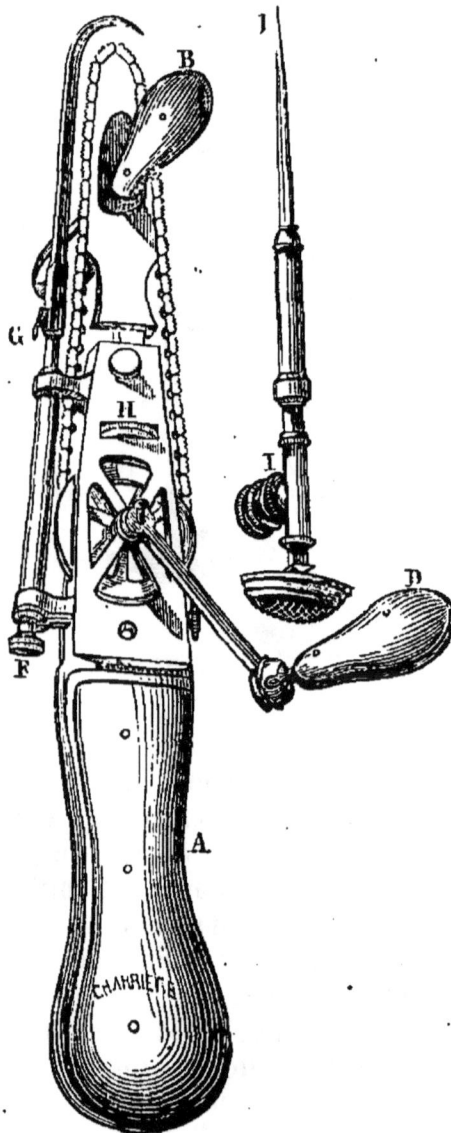

FIG. 118.

A. Manche fixe à la scie.

B. Manche servant de point d'appui.

C. Scie à chaîne.

D. Manivelle imprimant le mouvement de rotation.

E.F.G. Crochet servant à fixer l'os contre la scie à chaîne.

A défaut de cet instrument, on se sert d'une sonde cannelée qu'on recourbe plus ou moins, suivant les cas.

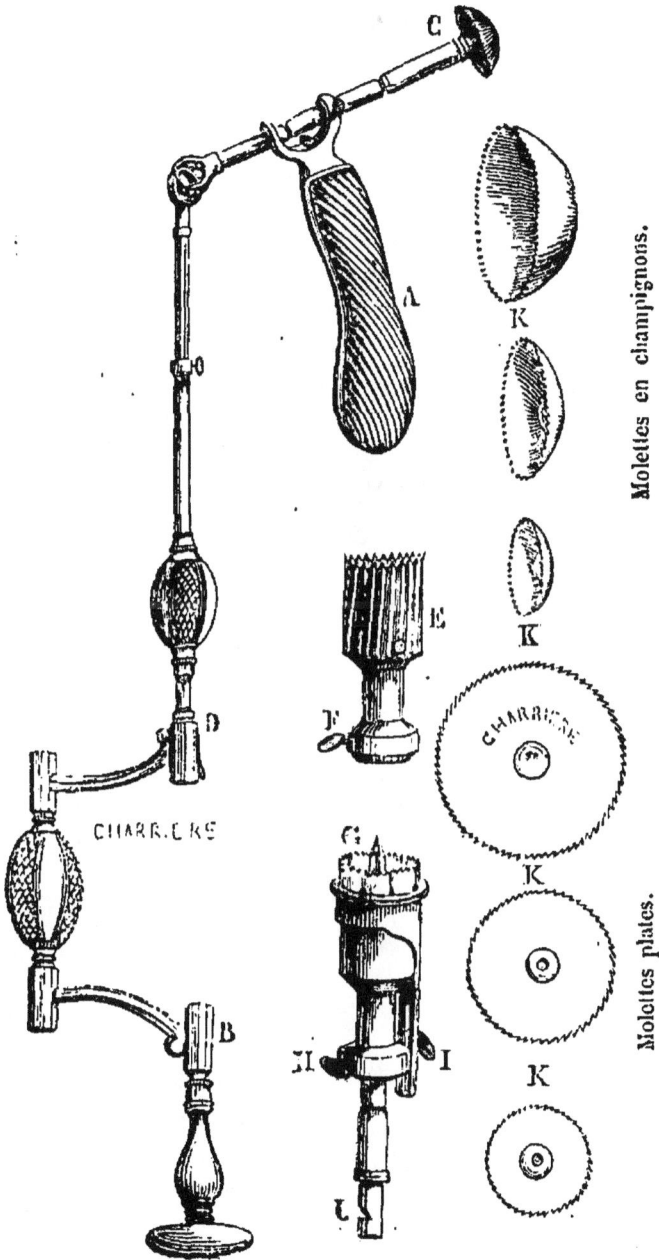

Molettes en champignons.

Molettes plates.

FIG. 119.

A. Manche du porte-molette.   E. Couronne cannelée.
B. Arbre du trépan.   C. Couronne avec curseur.
C. Tige porte-molette.

Quand la résection est terminée, on fixe le membre dans la position où il rendrait le plus de services, si l'ankylose devait être la conséquence de l'opération.

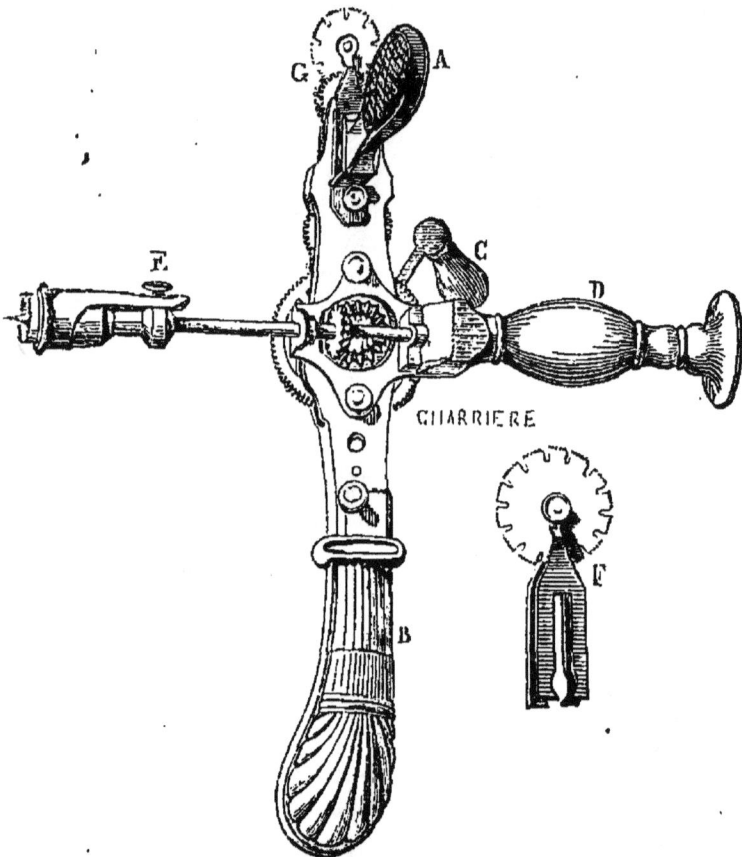

FIG. 120.

A. Manche servant de point d'appui.	D. Manche de l'arbre du trépan.
B. Manche fixe de la scie.	E. Couronne de trépan avec un curseur.
C. Manivelle imprimant le mouvement de rotation.	G. Molette dentelée sciant par rotation.

On réunit les bords de la plaie en partie ou en totalité, suivant les cas, et comme l'intensité de l'inflammation est toujours à craindre, on s'efforce de la combattre en appliquant sur la partie une vessie remplie de glace, qu'on enlèvera seulement lorsque la sensation de froid deviendra gênante pour le malade, ou dès qu'un peu de frisson se sera manifesté.

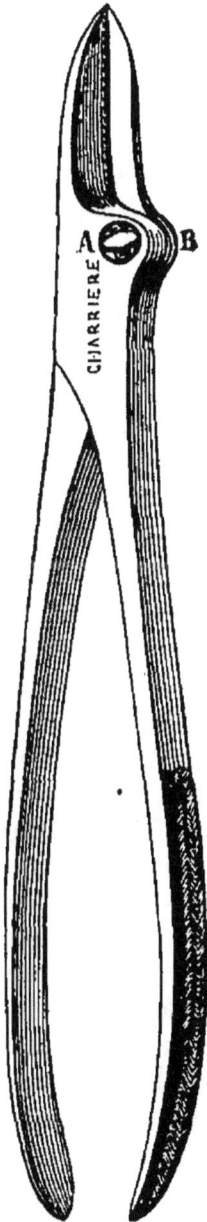

FIG. 121.

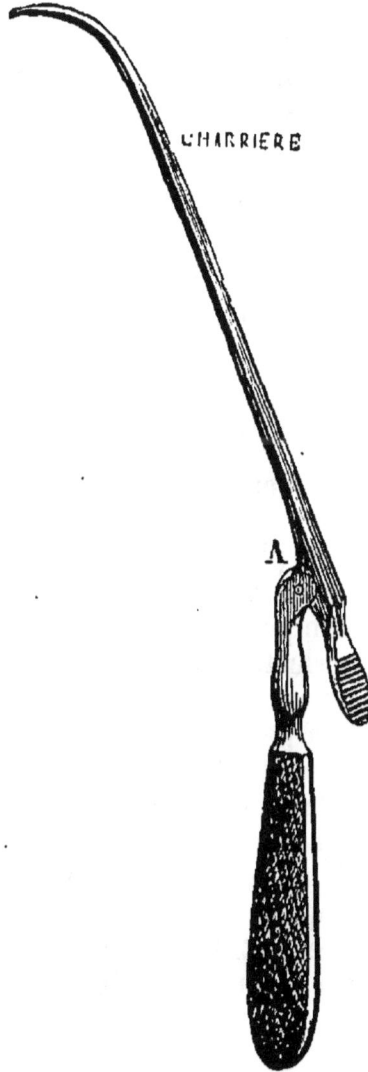

FIG. 122.

ARTICLE II.

DES RÉSECTIONS EN PARTICULIER.

La description des résections est facile, parce que les mêmes incisions peuvent servir à les pratiquer presque toutes.

Comme pour les amputations, nous procéderons des extrémités vers le tronc. Nous terminerons par la résection des os de la face, du bassin et du thorax.

§ 1. — Résection du membre supérieur.

Les résections du membre supérieur sont les plus communes après celles de la face.

RÉSECTION DE LA TROISIÈME PHALANGE DES DOIGTS (PHALANGETTE).

Une incision en T double, formée de deux branches transversales réunies par une ligne verticale, est pratiquée sur la face palmaire de la phalange; l'une des branches transversales correspond à l'interstice articulaire, et l'autre à l'extrémité du doigt. Cette incision permet au chirurgien de gratter l'os, de manière à conserver le tissu cellulaire qui double la peau ainsi que les nerfs et les vaisseaux qui s'y répandent. L'ongle doit rester adhérent à la peau pour la soutenir et concourir à lui donner une forme convenable. L'opération est très-facile quand on dénude la phalange de l'extrémité terminale vers la base du doigt; tandis qu'on fait presque inévitablement une boutonnière à la racine de l'ongle, quand on procède de haut en bas. Telle est l'opération que l'on pratique à l'amphithéâtre; mais au lit du malade on se sert de l'ouverture par laquelle le pus s'écoule, pour enlever la phalange nécrosée. Si cette ouverture est insuffisante, on l'agrandit.

RÉSECTION DES MÉTACARPIENS.

La résection des métacarpiens a une utilité qui est en raison directe de l'importance physiologique des doigts correspondants.

Résection du premier métacarpien.

Anatomie. — La présence de l'artère radiale à la partie interne de l'extrémité supérieure du premier métacarpien, les branches qui en naissent, autant que la difficulté de luxer l'os en dedans, ont détourné les chirurgiens de pratiquer la résection de ce côté.

Les tendons des muscles long et court extenseurs du pouce qui convergent de haut en bas, l'un vers l'autre, étant en rapport avec la face dorsale du premier métacarpien, ne permettent pas de penser à enlever l'os par une incision faite en ce point, puisque la première condition du succès de cette résection est l'intégrité des tendons qui font mouvoir le doigt qu'on tient à conserver. La masse charnue de l'éminence thénar n'est pas une contre-indication moindre pour la face palmaire, où existe d'ailleurs le tendon fléchisseur qu'il faut conserver avec soin.

Il ne reste donc que le bord externe de la main, entre l'éminence thénar et le tendon du court extenseur du pouce.

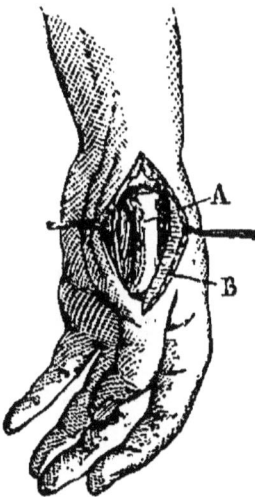

A.   Premier métacarpien.

B.   Tendons extenseurs du pouce dans leur gaîne.

Fig. 123.

Opération. — Le chirurgien fait en ce point une incision qui, commençant au milieu de l'espace qui sépare l'apophyse styloïde du radius de l'extrémité supérieure du premier métacarpien, dépasse l'articulation métacarpo-phalangienne de 15 millimètres environ en pénétrant jusqu'à l'os. Il éloigne avec précaution les bords de la plaie, en ayant soin de laisser intacts, dans leur gaîne, les tendons des muscles court et long extenseurs du pouce (fig. 123).

Dans cette résection, le bistouri doit gratter l'os, de manière à le dépouiller de toutes les parties molles qui le recouvrent. Quand les lèvres de la plaie sont suffisamment écartées, le chirurgien prend le métacarpien entre le pouce et l'indicateur de la main gauche, éloignant ainsi les parties molles qui ont de la tendance à s'en rapprocher; puis coupant le tendon du long abducteur du pouce à son insertion sur l'extrémité supérieure du premier métacarpien, il fait pénétrer le bistouri dans l'articulation, relève avec la main gauche la partie supérieure du métacarpien, et détache les chairs qui s'insèrent à sa face antérieure, en rasant l'os pour ne pas s'exposer à blesser le tendon du muscle fléchisseur propre du pouce.

Au moment de désarticuler l'extrémité inférieure du métacarpien, on fait porter le pouce dans la flexion, et l'on commence par le côté externe la désarticulation qu'on achève en ayant soin de ménager les tendons extenseurs qui, en ce point, sont déjà unis aux os par un tissu cellulaire serré. Un davier peut servir à saisir le métacarpien et à l'éloigner des parties molles : mais avec un peu d'habitude, on est plus adroit en se servant du pouce et de l'index en guise de pince.

Le pansement consiste à rapprocher les parties molles d'avant en arrière, et à tenir les bords de la plaie rapprochés par une suture ou au moyen des serres-fines. La main est ensuite appliquée sur un plan incliné.

Résection des quatre derniers métacarpiens.

Le premier métacarpien seul a une articulation isolée des articulations du carpe, ce qui fait que sa résection n'a pas une très-grande gravité. Il en serait bien autrement des autres métacarpiens, si la maladie pour laquelle on opère, n'avait déjà ouvert les articulations carpo-métacarpiennes.

L'opération présente sur le cadavre des difficultés plus grandes que sur les malades chez qui les ligaments n'offrent plus une grande résistance, quand l'extirpation de la surface articulaire est indiquée.

Résection du troisième métacarpien.

On fait une incision longitudinale portant en dehors ou en dedans du tendon extenseur et dépassant les deux extrémités de l'os, dans une étendue de 15 millimètres environ.

On détache les muscles interosseux, et l'on introduit son bistouri entre les facettes articulaires latérales par lesquelles se correspondent les têtes des métacarpiens. Le bistouri est tenu pour ce temps de l'opération, la pointe en bas, et le tranchant tourné vers le bras de l'opéré. D'abord incliné obliquement, il est bientôt ramené dans la direction verticale, comme on fait avec le couteau dans le temps analogue de l'amputation de Lisfranc (amputation tarso-métatarsienne).

Deux petites incisions tombant obliquement de haut en bas sur les facettes latérales du métacarpien, et se joignant en haut à 6 millimètres du point où se sont terminées les sections interosseuses, circonscrivent une espèce de saillie olécranienne dont est pourvue la partie dorsale de l'extrémité supérieure du troisième métacarpien (fig. 62).

Quand l'articulation a été ainsi circonscrite, on luxe le métacarpien, de manière à couper son ligament palmaire; après quoi les parties molles ayant été complétement séparées de l'os, on opère la désarticulation inférieure en faisant porter le doigt dans une flexion forcée.

La résection des autres métacarpiens se ferait de la même manière. Mais les doigts n'ayant pas la même utilité que le pouce, et leur résection donnant des résultats peu satisfaisants, on cherchera rarement à les garder par une opération qui est loin d'être sans danger.

Résection de la moitié inférieure des métacarpiens.

Le danger n'est plus le même quand on n'est pas forcé d'ouvrir les articulations carpo-métacarpiennes.

Une incision longitudinale, faite en dehors ou en dedans du tendon extenseur, permet d'éloigner ce tendon, de détacher les muscles interosseux et de couper l'os au moyen d'un sécateur (pince de Liston) : après quoi le chirurgien saisit le fragment inférieur avec un davier et le désarticule en bas.

Si l'on se sert d'un sécateur concave sur le plat de la lame, il faut avoir soin que la concavité soit tournée du côté de la partie qu'on enlève, parce que c'est de ce côté que se font les fractures, quand l'os n'est pas coupé d'une manière nette.

Quand la partie que l'on resèque n'est pas très-étendue, le doigt qui correspond au métacarpien peut encore, après cette opération, être de quelque utilité.

Cette résection est d'ailleurs d'une exécution très-facile.

RÉSECTION DES OS DU CARPE.

Dans quelques cas de luxation avec plaie, on a dû extirper des os du carpe; mais cette extirpation ne pouvant être réglée à l'avance, nous n'en parlerons pas.

RÉSECTION DE L'EXTRÉMITÉ INFÉRIEURE DU CUBITUS.

Anatomie. — L'extrémité inférieure du cubitus est unie par une surface cylindroïde, encroûtée de cartilage, à la partie correspondante du radius, qui est concave (petite cavité sigmoïde).

Les deux os sont maintenus en rapport par deux *ligaments transversaux* antérieur et postérieur, qui vont de l'un à l'autre. Il existe, en outre, un *ligament interarticulaire*, espèce de fibro-cartilage triangulaire, qui est fixé au bord interne de la surface articulaire du radius, et qui s'insère, d'autre part, dans l'angle rentrant formé par la tête du cubitus et par son apophyse styloïde.

Entre ce ligament interarticulaire et la tête du cubitus, il existe une membrane synoviale ordinairement indépendante de celle qui appartient aux autres articulations du poignet, de sorte qu'en laissant intact le ligament interarticulaire, on peut enlever l'extrémité inférieure du cubitus, sans pénétrer dans la bourse synoviale du carpe.

Opération. — Faites une incision longitudinale sur le bord interne du cubitus, divisez la gaîne du muscle cubital postérieur, rejetez ce muscle en arrière; passez la sonde à résection au-dessous du cubitus à travers le ligament interosseux, sciez l'os, et, saisissant le fragment inférieur, détachez les parties molles jusqu'à l'insertion du ligament interarticulaire sur le cubitus (fig. 124), et sciez la base de l'apophyse styloïde, de manière à conserver le ligament.

Après la résection de l'extrémité inférieure du cubitus, il faut s'attendre à l'ankylose de l'articulation radio-carpienne; je crois même que l'immobilité qui en résulte est plutôt un avantage qu'un inconvénient, à cause de la tendance que la main aurait à tomber du côté où elle n'est plus soutenue. Une malade à qui j'avais enlevé tout le cubitus au-dessous du cinquième supérieur, a conservé une grande force dans le membre opéré, grâce à la soudure qui s'est établie entre les os du carpe et la partie correspondante du radius.

19,

Le pansement consiste à réunir les lèvres de la plaie par une suture entortillée ou au moyen de serres-fines.

Lorsque la résection est faite pour une nécrose ou pour une ostéite, on panse avec du cérat ou de la charpie.

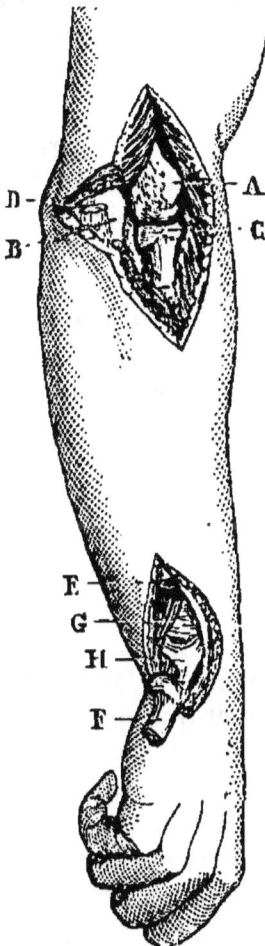

A.   Épicondyle.

B.   Olécrane.

C.   Tête du radius.

D.   Tendon coupé du triceps brachial.

E.   Section de la partie supérieure du cubitus.

F.   Segment inférieur du cubitus tenant encore au ligament interarticulaire.

G.   Muscle cubital antérieur.

H.   Ligament interarticulaire.

FIG. 124.

J'ai fait l'autopsie d'un malade à qui Blandin avait, un an auparavant, pratiqué cette opération, et j'ai pu constater qu'un ligament très-résistant et encroûté de matière calcaire avait remplacé l'os.

RÉSECTION DE L'ARTICULATION RADIO-CARPIENNE.

Anatomie. — La largeur de la surface articulaire du radius et les tendons nombreux qui recouvrent à ce niveau les os de l'avant-bras en avant et en arrière, constituent une difficulté réelle pour la résection de l'articulation radio-carpienne.

Malgré cela, plusieurs chirurgiens ont pratiqué cette opération par les procédés suivants :

1° *Procédé de Moreau.* — Ce procédé consiste à faire, à chacune des deux extrémités du diamètre transversal du poignet, une incision en L, dont la branche longitudinale est parallèle au bord externe du radius pour le côté externe, et au bord interne du cubitus pour le côté interne, tandis que l'autre, qui est transversale, est dirigée en arrière vers les tendons extenseurs. Les deux incisions dorsales ne doivent pas avoir plus de 20 à 25 millimètres chacune.

Au moyen de ces incisions, on commence par réséquer l'extrémité inférieure du cubitus, comme nous l'avons dit plus haut ; après quoi, le radius, ayant été scié sur la sonde à résection, est détaché de haut en bas du muscle carré pronateur, du long supinateur, qui s'y insèrent, et des autres muscles qui glissent sur lui.

2° *Procédé de M. Dubled.* — M. Dubled se contente des deux incisions longitudinales, sans faire tomber sur elles aucune incision transversale.

3° *Procédé de M. Velpeau.* — Dans ce procédé, on réunit les extrémités supérieures des deux incisions longitudinales par une incision transversale, de manière à avoir un lambeau quadrilatéral qu'on dissèque de haut en bas et qui met largement à découvert les tendons extenseurs qu'on éloigne suffisamment pour ne pas être exposé à les couper en sciant les os.

4° *Procédé de Bonnet* (de Lyon). — La modification de Bonnet consiste à couper tous les tendons qui ne sont pas fléchisseurs ou extenseurs des doigts, et qui, après la résection, seraient évidemment d'une médiocre utilité.

Appréciation. — Une pareille résection est une de celles qu'un chirurgien prudent ne pratique que dans des cas qu'il est difficile de déterminer d'avance.

Le procédé de M. Dubled, aidé des sections musculaires conseillées par Bonnet, me paraît devoir être préféré à tous les autres.

RÉSECTION DU CORPS DU RADIUS ET DU CUBITUS.

Une incision longitudinale faite sur le bord externe du radius, en arrière des muscles long supinateur et radiaux externes, suffit pour qu'on puisse passer la sonde à résection et scier l'os en haut et en bas.

Une incision longitudinale faite sur la face postérieure du cubitus, entre son bord interne et celui du muscle cubital postérieur, permet d'enlever le cubitus de la même manière.

J'ai pu, il y a deux ans, enlever sur un jeune malade de l'hôpital Saint-Louis 6 centimètres environ des deux os de l'avant-bras, qui s'étaient fracturés et dont les fragments supérieurs, ayant percé la peau en avant, ne pouvaient pas être réduits. Je dus faire des incisions longitudinales en avant, et scier les os au-dessus de la partie qui avait été dépouillée de son périoste. Le malade se guérit aussi vite que s'il n'avait eu qu'une fracture simple.

Le pansement consiste à maintenir le membre par deux attelles antérieure et postérieure, et à combattre l'inflammation par la glace ou l'eau froide.

Appréciation.—Quand on opère vers le milieu du corps des os, le danger de l'opération n'est pas grand; il en serait bien autrement, si l'on réséquait la partie qui est en rapport avec les gaînes tendineuses dans lesquelles se font si facilement les fusées purulentes.

RÉSECTION DU COUDE.

Anatomie. — L'articulation du coude résulte de la jonction de l'humérus avec la cupule du radius et la cavité sigmoïde du cubitus.

Les tubérosités externe et interne, appelées épicondyle et épitrochlée, agrandissent le diamètre transversal de la partie inférieure de l'humérus.

L'olécrane dépasse en arrière et en haut l'interligne articulaire dans l'extension de l'avant-bras sur le bras. Entre l'olécrane et l'épitrochlée se trouve le nerf cubital, pourvu d'une gaîne avec laquelle il est susceptible d'être ramené très-facilement en avant de l'épitrochlée; en arrière, le nerf est recouvert par la double insertion du muscle cubital antérieur (fig. 125).

Les autres nerfs, avec l'artère humérale et les veines, sont séparés de l'articulation par toute l'épaisseur du muscle brachial antérieur.

Opération. — Le procédé le plus simple et en même temps le plus avantageux est le suivant (Roux) :

Faites au bord externe du coude une incision longitudinale

qui, comprenant les muscles de cette région, pénètre jusqu'au radius et à l'humérus; pratiquez une incision transversale qui, partant du bord interne de l'extrémité supérieure de l'olécrane, vienne tomber sur le milieu de l'incision longitudinale; disséquez les deux lambeaux qui résultent de ces incisions (fig. 124); portez le nerf cubital en avant de l'épitrochlée, et pénétrez largement dans l'articulation.

A.   Olécrane.

B.   Muscle triceps brachial.

C.   Épitrochlée.

D.   Arcade formée par le muscle cubital antérieur qui s'insère à l'olécrane et à l'épitrochlée.

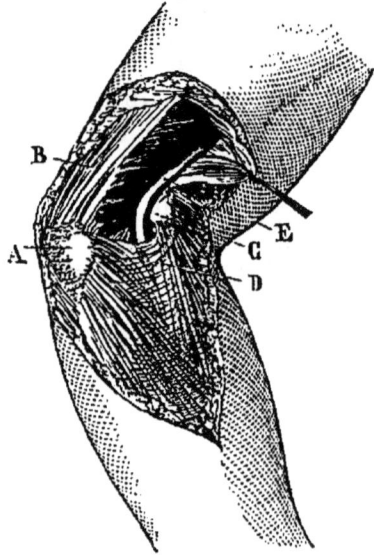

E.   Nerf cubital.

FIG. 125.

Alors, saisissant la partie articulaire de l'humérus, détachez toutes les chairs qui adhèrent à cet os jusqu'au-dessus de la partie malade, et sciez l'os avec la scie ordinaire. Faites la même chose pour le radius et le cubitus.

Les artères étant liées, l'avant-bras est légèrement fléchi sur le bras, et les bords de la plaie sont réunis au moyen de fortes serres-fines, ou par une suture entortillée.

Le membre est mis dans une gouttière, où l'on peut l'arroser d'eau froide ou le couvrir de glace.

Depuis que ce procédé est connu, on a généralement abandonné celui de Moreau, qui consiste à tailler deux lambeaux de forme quadrilatère par une incision transversale aboutissant à deux incisions longitudinales pratiquées aux extrémités du diamètre transversal du coude. Ce procédé de Moreau fait une plaie très-considérable, et l'avant-bras est moins soutenu que dans le premier procédé que nous avons décrit.

Procédé de Manne. — Manne faisait deux incisions semi-lunaires, dont l'une correspondait à l'extrémité inférieure du bras, et l'autre à l'extrémité supérieure de l'avant-bras ; elles étaient réunies par deux incisions longitudinales faites en dehors et en dedans. Ces quatre incisions circonscrivaient un lambeau de peau qu'il enlevait avec les os.

Le reste de l'opération se faisait comme dans le procédé. de Moreau.

L'intervalle qui sépare les deux incisions semi-lunaires doit nécessairement être proportionnée à l'étendue des parties que l'ont veut enlever.

Procédé de Park. — C'est à tort que M. Malgaigne rejette ce procédé, sous le prétexte qu'il est complétement abandonné ; il a, je crois, été pratiqué avec succès, en Angleterre, et M. Maisonneuve y a eu recours toutes les fois qu'il en a trouvé l'occasion.

Ce procédé consiste dans une seule incision longitudinale faite parallèlement à l'axe du membre, sur la ligne médiane de la face dorsale du coude. Cette incision permet de couper le tendon du muscle triceps, à son insertion sur l'olécrane, le ligament externe d'abord, puis l'interne. On peut alors faire saillir l'humérus de manière à passer le bistouri entre lui et les chairs qui le recouvrent en avant, après quoi on scie l'os à la hauteur indiquée par la lésion.

Après ce premier temps de l'opération, le chirurgien détache les muscles qui s'insèrent au radius et au cubitus, et après avoir recouvert les chairs avec une compresse, il scie les os, en ayant la précaution de les fixer en mettant entre eux le pouce de la main gauche.

Appréciation. — Le procédé de Park est de tous celui qui ouvre le moins de vaisseaux et qui conserve le plus de parties molles pour unir le bras à l'avant-bras ; mais il n'est pas facile, et il faut l'avoir répété souvent sur le cadavre avant d'y avoir recours sur le vivant.

Dans tous les cas, le procédé de Roux doit avoir la préférence sur celui de Moreau.

Quel que soit le procédé auquel on ait recours, la difficulté réelle de la résection du coude provient de la présence du nerf cubital entre l'olécrane et l'épitrochlée. L'opérateur doit donc, pour ne pas s'exposer à couper ce nerf, glisser son bistouri parallèlement aux os, et ne le porter transversalement sur la partie interne de l'articulation qu'après avoir poussé le nerf en avant

de l'épitrochlée et l'y avoir fait fixer au moyen d'un crochet
mousse confié à un aide.

RÉSECTION DE LA TÊTE DE L'HUMÉRUS.

Anatomie. — L'humérus, uni au scapulum par un ligament
capsulaire, est maintenu en place par le muscle sous-scapulaire,
qui s'insère au trochin, et par les muscles sus-épineux, sous-
épineux et petit rond (fig. 126), qui, s'insérant au trochiter,
concourent avec la longue portion du biceps et le deltoïde à
appliquer la tête de l'humérus contre la cavité glénoïde. Ces
muscles opposent une grande résistance au chirurgien qui veut
luxer l'humérus. Une autre difficulté provient de ce que la voûte

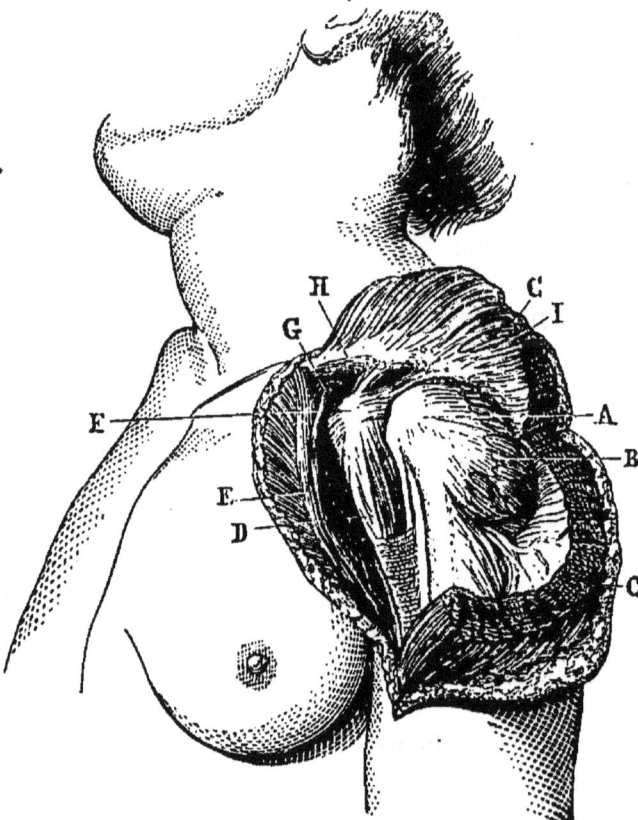

Fig. 126.

A. B. Muscles qui s'insèrent au trochiter.	F. Apophyse coracoïde.
C. C. Section du deltoïde.	G. Veine céphalique.
D. Muscle biceps.	H. Ligament coraco-claviculaire.
E. Bord du muscle grand pectoral.	I. Acromion.

acromio-claviculaire recouvre la partie supérieure de l'articula
tion que le muscle deltoïde enveloppe entièrement. A la face profonde de ce dernier muscle se trouvent les vaisseaux et les nerfs
circonflexes.

Opération. — Le procédé le plus facile pour pratiquer la
résection de la tête de l'humérus consiste à faire un lambeau
deltoïdien, comme dans le procédé de Dupuytren pour la désarticulation de l'épaule. Ce lambeau peut être fait de dehors en
dedans ou par transfixion. Lorsqu'il l'a disséqué et relevé, le
chirurgien, portant le bras du malade dans une pronation forcée
s'il opère sur le bras droit, en supination s'il s'agit du bras
gauche, coupe les muscles sus-épineux, sous-épineux, petit
rond, le tendon de la longue portion du biceps et le sous-scapulaire, à mesure qu'ils sont tendus par la rotation du bras sur
lequel on opère.

Pour que les muscles soient divisés sans difficulté, le tranchant du couteau doit être perpendiculaire par rapport à leur
direction.

Ayant recouvert les parties molles d'un linge qui empêche la
sciure de les saupoudrer, et faisant saillir la tête de l'humérus,
il est facile de scier l'os avec une scie ordinaire.

Quand la tête de l'humérus seule est malade, on doit respecter
la partie de capsule fibreuse qui correspond au creux de l'aisselle. C'est un moyen de fixité et de soutien pour le bras privé
du secours des muscles de la région externe.

Si ce procédé est facile, il a, d'autre part, l'inconvénient de
faire une large plaie qui ouvre un grand nombre de vaisseaux,
expose l'os scié à la nécrose, fournit une suppuration abondante,
et laisse très-peu de muscles pour soutenir le bras.

Le procédé suivant, qui n'est guère plus difficile, a l'avantage
de pouvoir être pratiqué par une simple incision longitudinale
(Robert). Il n'offre pas, d'ailleurs, les inconvénients du précédent.

Faites entre l'acromion et l'apophyse coracoïde une incision
qui, commençant 1 centimètre au-dessous de la clavicule, se prolonge verticalement en bas, à travers le muscle deltoïde, dans
une étendue qui varie suivant la longueur de la partie d'os que
vous voulez enlever (fig. 127); puis, écartant les deux lèvres de
la plaie, de manière à découvrir le col de l'humérus, il ne vous
reste plus qu'à ouvrir la capsule et à couper les muscles sous-
scapulaire, sus-épineux, sous-épineux et petit rond, ainsi que
le tendon de la longue portion du biceps, ce qui est facile,

pourvu qu'on prenne la précaution de tenir son couteau perpendiculairement à la direction des parties qu'on veut diviser.

Dans ce procédé, il n'est pas difficile de luxer l'humérus de manière à pouvoir le couper avec la scie ordinaire. S'il en était autrement, la scie à chaîne remplirait le même office. Mais il est bien important, dans ce dernier cas, que la tête de l'humérus soit libre, et qu'elle ne soit pas tenue par les aides, qui devront se contenter de fixer le bras dans l'immobilité la plus complète.

Quand la tête de l'humérus est dans les mains d'un aide, presque toujours la scie à chaîne est pressée de telle sorte que les mouvements de va-et-vient deviennent impossibles.

Ce procédé est bien préférable à celui de White, dans lequel l'incision longitudinale est faite immédiatement au-dessous, et non en avant de l'acromion.

Le pansement consiste à réunir les lèvres de la plaie au moyen de serres-fines ou d'une suture entortillée, et à soutenir l'avant-bras et le bras par une écharpe.

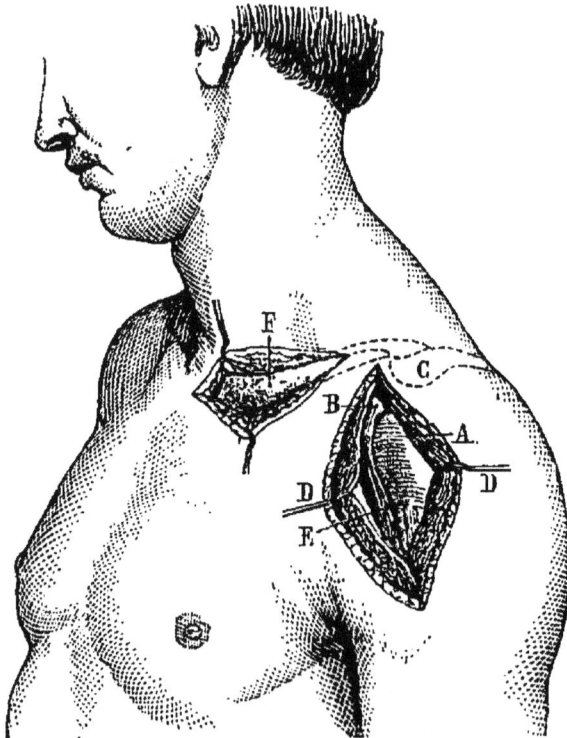

FIG. 127.

A.	Tête de l'humérus.	D.	Section du muscle deltoïde.
B.	Apophyse coracoïde.	E.	Muscle biceps.
C.	Acromion.	F.	Résection de la clavicule.

Si la cavité glénoïde était malade, on l'enlèverait avec la gouge et le maillet.

En faisant la résection avec un lambeau deltoïdien, on pourrait enlever la cavité glénoïde au moyen de la scie à chaîne.

RÉSECTION DU CORPS DE L'HUMÉRUS.

A la suite de fractures graves, quelques chirurgiens ont résé-qué une portion de l'humérus; mais on ne peut pas soumettre une pareille opération à des règles fixes. La déchirure de la peau est naturellement un guide, et le plus souvent il suffit d'agrandir la plaie accidentelle pour pouvoir réséquer l'os saillant et dénudé.

RÉSECTION DE LA CLAVICULE.

Anatomie. — La clavicule est un os long placée au-dessous de la peau, dont il n'est séparé que par le muscle peaucier et du tissu cellulaire dans lequel on trouve les nerfs claviculaires du plexus cervical.

Le bord postérieur de la clavicule donne insertion au muscle sterno-cléido-mastoïdien dans son tiers interne, et au muscle trapèze dans son tiers externe. Au bord inférieur s'insèrent : le muscle grand pectoral, dans les deux tiers internes de l'os ; le deltoïde, dans le tiers externe. La face inférieure de la clavicule donne insertion, dans son tiers externe, au muscle sous-clavier, qui s'insère en dedans à la face supérieure du cartilage de la première côte.

Le muscle sous-clavier sépare la clavicule du plexus brachial, de l'artère et de la veine sous-clavières. Une aponévrose qui enveloppe ce muscle se dédouble pour former une gaîne à la veine et la tenir béante.

Dans l'interstice qui existe entre les muscles deltoïde et grand pectoral, on trouve la veine céphalique et la branche inférieure de l'artère acromiale. Deux ligaments (ligaments coraco-clavicu-laire et coraco-acromien) partant de l'apophyse coracoïde vont s'insérer, l'un à la face inférieure de la clavicule, près de son extrémité externe, l'autre à l'acromion (fig. 127).

L'articulation acromio-claviculaire est maintenue par deux ligaments, l'un supérieur, l'autre inférieur, et elle est pourvue d'une synoviale *plus lâche en bas* qu'en haut.

L'articulation sterno-claviculaire est pourvue d'un fibro-cartilage interarticulaire, d'un ligament postérieur, d'un ligament antérieur, d'un ligament supérieur *interclaviculaire* et d'un ligament inférieur ou costo-claviculaire. Quand ce dernier est coupé, la luxation de la partie interne de la clavicule de bas en haut devient une opération bien facile.

Les vaisseaux et les nerfs qui passent au-dessous de la clavicule ont beaucoup effrayé les chirurgiens, qui, presque tous, parlent avec épouvante des dangers de la résection de cet os. Cette opération est pourtant loin d'être difficile, et elle ne peut offrir aucun danger, pourvu qu'on se souvienne des rapports de la clavicule avec les vaisseaux et les nerfs.

Opération. — *Résection de la totalité de la clavicule.* — Le malade étant couché sur le dos, la tête un peu renversée en arrière, une incision longitudinale est pratiquée sur la face supérieure de la clavicule, dont elle dépasse les deux extrémités. Si un ostéosarcome a donné à l'os un volume extraordinaire, deux petites incisions tombent verticalement sur la première, en faisant un T double.

Saisissant avec une pince à disséquer les deux bords de la plaie longitudinale, on détache, en grattant l'os, les muscles sterno-cléido-mastoïdien, trapèze, grand pectoral et deltoïde. Dans ce premier temps, on ne coupe que des artérioles et des nerfs cutanés.

Quand cela est fait, on détache avec le manche du scalpel le milieu de la clavicule de l'aponévrose du muscle sous-clavier, ce qui permet d'introduire la sonde à résection de Blandin, sur laquelle on scie l'os. La clavicule étant sciée en deux, on saisit successivement les deux fragments, et les élevant, on se sert du bistouri pour détacher avec précaution les parties qui sont en rapport avec leur face inférieure. On arrive ainsi jusqu'aux articulations, dans lesquelles on pénètre de bas en haut, sans difficulté et sans danger.

Pour le fragment externe, quand les ligaments *coraco-claviculaires* ont été coupés, la désarticulation est très-facile.

Pour le fragment interne, c'est le ligament costo-claviculaire qui met le plus grand obstacle à la désarticulation.

J'ai vu Blandin pratiquer cette opération avec un succès complet.

Résection d'une partie de la clavicule. — La résection d'une partie de la clavicule se fait par une simple incision ou par une incision en T.

RÉSECTION DE L'OMOPLATE.

En se rappelant les masses charnues qui recouvrent l'omoplate et le cercle vasculaire qui l'enveloppe, on se décidera difficilement à pratiquer la résection de cet os.

§ 2. — Résection du membre inférieur.

De toutes les résections ce sont celles qu'on pratique le plus rarement. Mais depuis quelques années les divers segments du membre inférieur ont été reséqués un grand nombre de fois.

RÉSECTION DU CALCANÉUM.

Anatomie.—Le calcanéum s'articule en haut avec l'astragale par deux facettes articulaires, entre lesquelles existe un ligament interosseux qui va de l'un de ces os à l'autre. Il s'articule en avant avec le cuboïde par la facette articulaire de la grande apophyse calcanéenne, et ces deux os sont maintenus en rapport par un ligament plantaire extrêmement large et résistant, qu'on appelle *calcanéo-cuboïdien* inférieur, qui, s'insérant près de l'extrémité postérieure du calcanéum, se divise en avant en deux faisceaux, dont l'un est superficiel quand la plante du pied est tournée en haut.

Opération. — La situation du calcanéum, son importance physiologique pour la marche, ses rapports avec des tendons qu'il faut couper, le danger auquel on expose le malade, nous paraissent des raisons plus que suffisantes pour déterminer le chirurgien à ne pas tenter la résection de cet os. Cependant, comme des chirurgiens anglais n'ont pas craint de pratiquer cette opération, nous indiquerons les procédés que nous avons le plus souvent employés sur le cadavre.

a. Portant le tranchant d'un fort scalpel au niveau du bord interne du tendon d'Achille, au point où il s'insère sur le calcanéum, faites une incision horizontale qui, passant au-dessous de la malléole externe, vienne aboutir à 1 centimètre en avant de l'articulation calcanéo-cuboïdienne. De l'extrémité antérieure de cette incision faites-en une autre qui, perpendiculaire à la première, vienne couper le bord externe du pied et se prolonge de 15 millimètres sur la face plantaire.

Vous avez ainsi un lambeau que vous détachez en séparant de l'os toutes les parties molles qui le recouvrent. Dans ce temps de l'opération, les tendons des péroniers latéraux étant nécessairement dénudés, il faut les reséquer pour qu'ils ne deviennent pas un obstacle à la cicatrisation de la plaie.

Le tendon d'Achille étant coupé, on pénètre dans l'articulation calcanéo-cuboïdienne, puis, dans celle qui unit l'astragale et le calcanéum ; on incise transversalement le ligament interosseux qui existe entre ces deux os, et, luxant le calcanéum, on détache les parties molles qui s'y insèrent de ce côté.

Dans cette partie de l'opération, on divise presque toujours l'artère plantaire, et l'on met nécessairement à nu les tendons des muscles extenseur commun des orteils et long extenseur propre du gros orteil, qui doivent avoir bien de la peine à vivre sans la gaîne dont ils sont ainsi privés.

La résection faite par ce procédé est une opération extrêmement longue et difficile.

b. Si je devais extraire le calcanéum sur un homme vivant, j'aimerais mieux faire un large lambeau plantaire dont la partie libre correspondrait au bord postérieur du calcanéum, et qui, étant relevé, me laisserait voir toute la face inférieure de cet os.

Pour entrer dans l'articulation calcanéo-astragalienne, je pratiquerais une incision verticale sur le tendon d'Achille, qui, par sa rencontre avec les sections du lambeau, donnerait lieu à une incision en T dont les bords, ayant été écartés, découvriraient largement les os qu'on veut séparer.

J'ai souvent répété ce procédé sur le cadavre, et je ne crains pas de dire qu'il est facile ; malheureusement il oblige à couper un grand nombre de muscles et de vaisseaux.

Le pansement consiste à rapprocher les lèvres de la plaie et à exercer une légère compression qui diminue un peu la cavité provenant de l'extirpation du calcanéum.

Mais comme l'inflammation doit être très-grande, comme le pus a une grande tendance à fuser dans les gaînes des péroniers latéraux et des muscles fléchisseurs des orteils, il serait important dans ce cas, plus que dans tout autre, de retarder la suppuration par des applications de glace ou de compresses froides renouvelées souvent.

RÉSECTION DE L'ASTRAGALE.

On ne fait cette opération que dans les cas où l'os luxé ne peut être remis en place, ou bien lorsqu'une fracture avec plaie indique cette résection.

20.

Dans les cas de luxation, une simple incision longitudinale, dépassant suffisamment les deux extrémités de l'os, permet au chirurgien de pratiquer la résection de l'astragale.

RÉSECTION DE LA MALLÉOLE EXTERNE.

Procédé de Moreau. — Faites sur le bord postérieur de la malléole une incision longitudinale qui se prolonge en haut en raison de l'étendue de la lésion, et qui se termine en bas, au niveau de l'extrémité de la malléole, où viendra la rejoindre une incision transversale commençant au niveau du muscle péronier antérieur, et qui sera, par conséquent, longue de 3 centimètres environ.

Le lambeau qui résulte de la jonction de ces deux incisions ayant été disséqué, le péroné est coupé avec une pince de Liston, et le fragment inférieur étant luxé de haut en bas au moyen d'un davier, on coupe les ligaments péronéo-tibial antérieur et postérieur qui unissent le tibia et le péroné en bas, les ligaments péronéo-astragaliens antérieur et postérieur, et le ligament péronéo-calcanéen.

Le pansement consiste en une suture et dans l'immobilité de la jambe et du pied fixés, l'un par rapport à l'autre, dans une position verticale.

RÉSECTION DE LA MALLÉOLE INTERNE.

Elle se fait comme la résection de la malléole du péroné, avec cette différence que le tibia doit être coupé avec une scie à chaîne, ou, si la résection se fait au niveau du point où les deux os se touchent, au moyen de la gouge et du maillet.

Appréciation.— La résection des malléoles est une opération d'une grande gravité, parce qu'elle oblige à pénétrer dans une grande articulation, et il est fort douteux que la jambe puisse, dans le cas de guérison, rendre de grands services à l'opéré.

Quand on fait la résection pour carie ou nécrose, il est bien difficile que l'astragale ne participe pas à l'altération des malléoles, ce qui ajoute encore à la gravité de l'opération.

RÉSECTION DU PÉRONÉ.

Anatomie. — Sur la tubérosité externe du tibia, il existe une facette articulaire destinée à s'unir à une facette semblable que présente l'extrémité supérieure de la tête du péroné. Cette union est maintenue par deux ligaments, antérieur et postérieur; mais ce qu'il y a de plus important, au point de vue chirurgical, c'est que la membrane synoviale de cette petite articulation communique presque toujours avec l'articulation fémoro-tibiale.

L'extrémité supérieure du péroné donne attache en dehors au muscle long péronier, en arrière au muscle soléaire. Au sommet de la tête de cet os s'insère le ligament externe de l'articulation fémoro-tibiale.

Le nerf sciatique poplité externe descend obliquement de haut en bas et un peu d'arrière en avant, en croisant le col du péroné.

Le corps de l'os est recouvert en dehors par les muscles péroniers latéraux, qui s'y insèrent en arrière par le muscle fléchisseur propre du gros orteil. Son bord interne est uni au tibia par le ligament interosseux qui occupe presque toute la longueur de l'os.

a. *Résection de la tête du péroné.*

Une incision en **T**, dont la branche horizontale correspond au sommet de la tête du péroné et dont la branche verticale longe le bord externe de cet os, permet d'arriver sur le péroné, de passer la sonde à résection au-dessous de lui et de le scier.

Dans ce premier temps, le nerf sciatique poplité externe est presque nécessairement coupé.

Saisissant le fragment supérieur avec un davier, le chirurgien détache le ligament interosseux, coupe le ligament externe de l'articulation fémoro-tibiale, le ligament externe de l'articulation tibio-péronière, et termine en détachant le ligament postérieur de cette dernière articulation.

Appréciation. — La section du nerf sciatique poplité externe paralyse les muscles de la partie antérieure de la jambe. La communication de la membrane synoviale de l'articulation tibio-péronière avec celle de l'articulation fémoro-tibiale est une condition qui aggrave les dangers de l'opération.

Je ne crois pas pourtant que cette communication soit une contre-indication absolue, parce que le malade étant couché du côté qui a été opéré, le pus s'écoule facilement, et l'inflammation, si elle est bornée, a bientôt déterminé une oblitération de l'ouverture de communication.

Il est d'ailleurs démontré que la résection de la partie supérieure du péroné n'apporte presque aucun trouble dans les fonctions du membre inférieur.

b. *Résection du corps du péroné.*

Une incision longitudinale faite sur le bord externe du péroné suffit pour enlever une grande partie du corps de cet os.

M. Seutin a pu reséquer toute la partie du péroné située au-dessous du quart supérieur jusqu'à la malléole inclusivement.

RÉSECTION DU GENOU.

Cette opération, qui a été pratiquée il y a longtemps, avait donné des résultats si peu satisfaisants (3 guérisons sur 13 résections), que la plupart des chirurgiens y auraient renoncé, lorsque, dans ces dernières années, on est revenu, particulièrement en Angleterre, à la pratique de cette opération.

Le manuel opératoire est très-analogue à celui que nous avons indiqué pour le coude. Ainsi on peut :

1° A l'exemple de Moreau, faire deux incisions latérales qu'une incision transversale réunit dans leur milieu au niveau de la rotule. On fait ainsi deux lambeaux, dont l'inférieur est abaissé et le supérieur relevé de manière à mettre à nu toute la face antérieure de l'articulation. La rotule ayant été enlevée, on désarticule de manière à luxer le fémur en avant pour qu'on le scie. La partie malade de cet os ayant été enlevée, on dégage la surface articulaire du tibia pour qu'on l'enlève à l'aide de la scie.

2° On peut arriver au même résultat en faisant deux incisions semi-elliptiques qui se réunissent à leurs extrémités interne et externe : l'une est au-dessus de la rotule, l'autre est au-dessous.

3° On a encore pratiqué cette résection en faisant une incision cruciale au devant du genou.

Il est incontestable que les résultats obtenus dans ces dernières années sont de nature à rappeler l'attention des chirurgiens français sur une opération qu'ils s'étaient trop pressés d'abandonner.

RÉSECTION DE LA TÊTE DU FÉMUR.

Anatomie. — L'articulation coxo-fémorale est entourée de masses musculaires si considérables, qu'il est impossible d'arriver à la tête de l'humérus, sans être forcé de pratiquer des incisions profondes.

En avant, les vaisseaux et les nerfs sont trop volumineux et trop importants pour qu'on puisse songer à attaquer l'articulation de ce côté. En dedans, on ne pourrait faire qu'une incision qui n'arriverait pas à la hauteur de la tête du fémur.

En arrière, le nerf sciatique, passant entre le grand trochanter et l'ischion, est un organe important qu'il est indispensable d'épargner.

A. Muscle grand fessier.

B. Muscles coupés qui s'insèrent au grand trochanter.

C. Grand trochanter.

D. Tête du fémur.

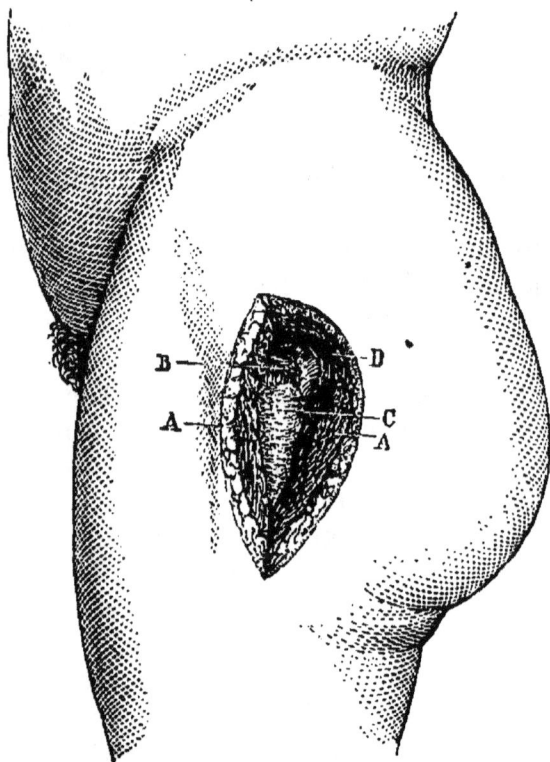

FIG. 128.

En dehors de la cuisse, le grand trochanter, qui est très-superficiel, et les muscles qui s'y insèrent, sont les seules parties qui gênent pour pénétrer dans l'articulation coxo-fémorale (fig. 128).

C'est aussi en dehors et en arrière de la cuisse que tous les chirurgiens ont fait les incisions pour réséquer la tête du fémur.

1° *Procédé de White.* — Par une incision longitudinale commençant au-dessous de la crête iliaque, et descendant au-dessous du grand trochanter, White prétendait qu'on pouvait couper les chairs et les éloigner assez pour désarticuler le fémur et opérer la section de la tête de cet os.

2° *Procédé de Roux.* — Roux a pratiqué la résection de la tête du fémur par une simple incision parallèle au col du fémur et dans la direction des fibres du grand fessier.

M. Sédillot dit pourtant que Roux préfère un lambeau quadrilatère formé sur le côté externe de l'article.

3° *Procédé de MM. Fergusson et Seutin.* — Ces deux chirurgiens ont pratiqué la résection de la tête du fémur par une incision cruciale.

4° *Procédé de M. Smith.* — M. Smith, élève de M. Fergusson, a pratiqué, après son maître, si je ne me trompe, une incision en T qui lui a suffi pour arriver jusqu'à l'articulation et pratiquer la résection.

Ces messieurs ont bien voulu me faire voir des plâtres représentant l'opération, et ils m'ont dit avoir réussi dans un nombre de cas déjà considérable.

5° *Procédé de Jæger.* — Jæger découvre l'articulation par un lambeau triangulaire dont le sommet est dirigé en haut.

J'ai souvent répété le manuel de la résection du col du fémur, et, après toutes sortes d'essais, voici le procédé auquel je me suis arrêté :

6° Je fais une incision courbe à concavité antéro-inférieure, embrassant les bords supérieur et postérieur du grand trochanter (fig. 128).

J'obtiens ainsi une plaie large qui me permet d'arriver facilement sur la capsule de l'articulation coxo-fémorale, et comme l'incision longe le bord postérieur du grand trochanter, je ne cours pas le risque de blesser le nerf sciatique, qui en est éloigné de 2 centimètres environ.

Pour ce premier temps de l'opération, la position de l'opéré est à peu près insignifiante. Il vaut mieux pourtant qu'il soit couché sur le dos, incliné du côté opposé au membre malade ; mais au moment de désarticuler, il est indispensable qu'un aide fléchisse la cuisse et la porte dans l'adduction. La désarticulation est le seul temps difficile de la résection, et elle devient facile quand la cuisse est fortement fléchie, ce qu'aucun livre de médecine opératoire n'a signalé. Dans cette position, le ligament rond devient apparent, et l'on peut le couper ; après quoi il ne reste plus qu'à scier le col du fémur soit avec la scie à chaîne, soit avec une scie ordinaire.

Le pansement consiste à réunir par une suture, et, dans ce cas, je donne la préférence à la suture enchevillée pour réunir les chairs plus profondément. Il est indispensable de modérer l'inflammation par des réfrigérants.

Dans les quinze premiers jours, il est bon de tenir la cuisse légèrement fléchie dans l'abduction pour mettre la portion restante du col du fémur en rapport avec la cavité cotyloïde. Dans l'extension de la cuisse, cet os a toujours de la tendance à se porter directement en arrière.

§ 3. — Résection du maxillaire supérieur.

Anatomie. — Le maxillaire supérieur (fig. 129, A) est uni au reste de la face : 1° par son *apophyse montante*, à l'os du nez

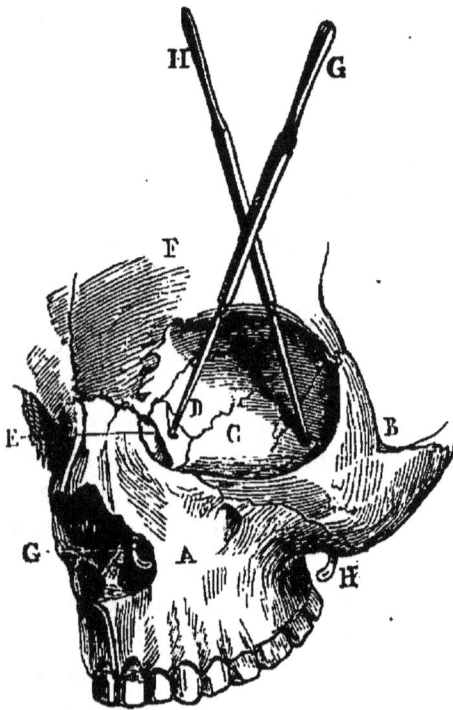

FIG. 129.

FIG. 130.

A. Maxillaire supérieur.
B. Os malaire.
C. Portion orbitaire du maxillaire supérieur.
D. Ethmoïde s'articulant avec l'os unguis que traverse l'aiguille de Cooper.
G.G'. Aiguille de Cooper qui sort par la narine.
H.H'. Aiguille de Cooper passant par la fente sphéno-maxillaire.

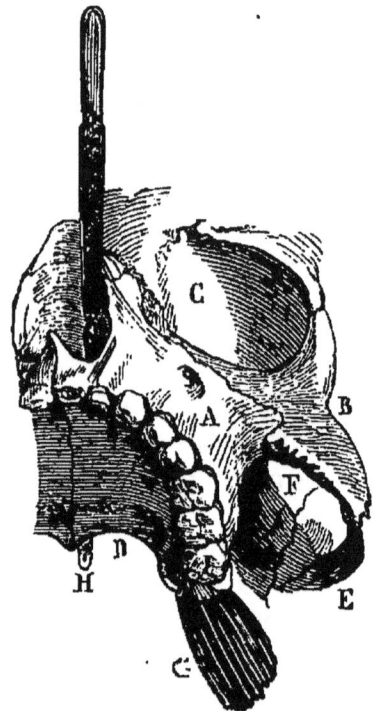

A. Maxillaire supérieur.
B. Os malaire.
C. Orbite.
D. Portion horizontale du palatin et du maxillaire.
G. Portion du muscle ptérygoïdien interne arrachée avec la partie inférieure de l'apophyse ptérygoïde.

correspondant, un peu au frontal, à l'unguis et à l'ethmoïde ; 2° par l'*apophyse malaire*, à l'os de la pommette ; 3° par sa *portion palatine*, à l'os maxillaire du côté opposé (fig. 130, D). En arrière, il est intimement uni à l'os palatin, qui lui-même adhère à l'extrémité inférieure de l'apophyse ptérygoïde.

Le *nerf sous-orbitaire* est logé dans la gouttière du même nom, qui se dirige, d'arrière en avant, dans la paroi supérieure du sinus maxillaire.

L'*artère maxillaire interne* arrive dans la fente ptérygo-maxillaire, où elle fournit plusieurs branches qui sont déchirées dans la résection du maxillaire supérieur.

Le conduit de Sténon, se terminant en avant du muscle masséter, peut être épargné.

Opération. — 1° *Procédé de M. Velpeau*. Le malade étant assis sur une chaise et ayant la tête fixée contre la poitrine d'un aide, faites une incision légèrement convexe en bas et en arrière, qui, partant de la commissure des lèvres, vienne aboutir au milieu de l'os malaire (fig. 131) ; vous aurez ainsi un lambeau supérieur qui, étant disséqué et relevé, permettra de couper tout de suite le nerf sous-orbitaire, qui donne la sensibilité à une grande partie de la peau de la joue. Détachez la narine de la branche montante du maxillaire ; traversez avec un trocart la paroi interne de l'orbite, et une scie à chaîne ayant été passée par cette ouverture, sciez l'apophyse montante ; l'œil ayant été écarté avec précaution du plancher inférieur de l'orbite, passez au moyen d'une aiguille de Cooper une scie à chaîne par la fente sphéno-maxillaire (fig. 129 et 131), et sciez l'apophyse malaire. L'os ne tient plus alors que par sa partie horizontale, qu'on peut couper dans le sens antéro-postérieur indifféremment avec la scie à chaîne ou avec la pince de Liston, car sa section s'opère très-facilement.

Avant de couper l'os, il faut, avec le bistouri, diviser la membrane fibro-muqueuse qui tapisse la face buccale.

Quand le voile du palais n'est pas malade, une incision transversale le sépare du maxillaire supérieur.

Saisissant l'os avec une forte pince, le chirurgien le fait basculer de haut en bas et d'arrière en avant. Dans ce mouvement, le sommet de l'apophyse ptérygoïde qui adhère au maxillaire est fracturé, et rien ne s'oppose plus à l'extirpation de ce dernier os.

Quelques chirurgiens ont donné le conseil de se servir d'un sécateur recourbé pour séparer l'apophyse ptérygoïde de l'os maxillaire, mais je préfère la fracture, qui est toujours très-facile et très-nette.

2° *Procédé de Gensoul.* — Gensoul, qui a contribué, peut-être autant que Dupuytren, à introduire la résection du maxillaire supérieur dans la chirurgie, faisait une incision verticale partant de l'angle interne de l'œil, et venant se terminer à la lèvre supérieure; du milieu de cette incision il en faisait partir une autre, transversale, qui se terminait à 1 centimètre en avant du

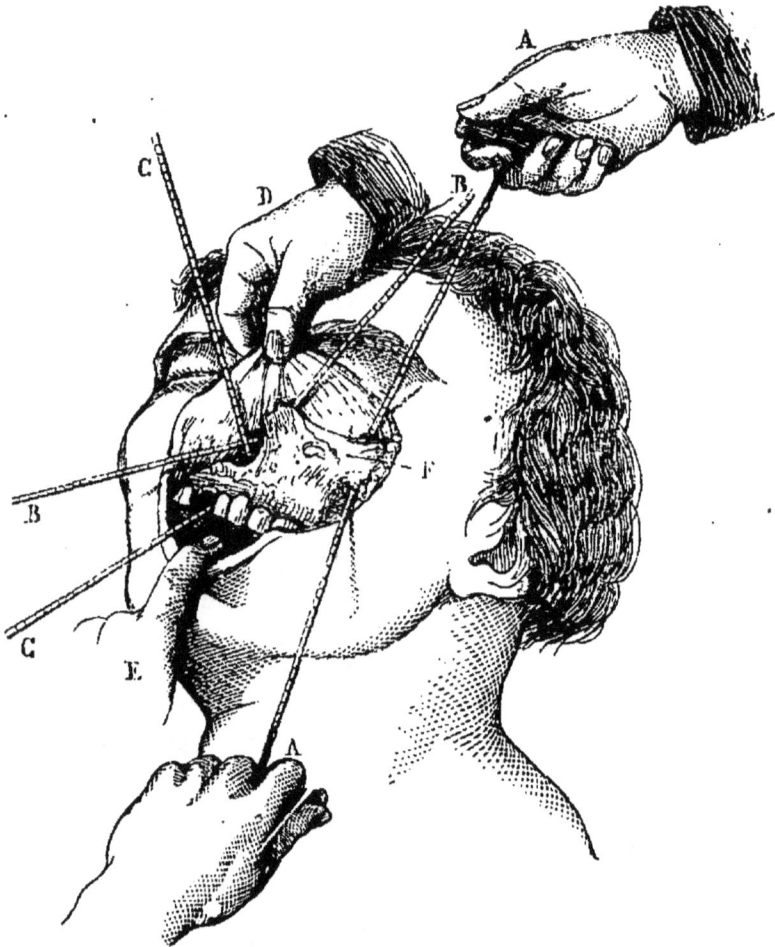

FIG. 131.

AA. Mains du chirurgien sciant le maxil- laire supérieur à son union avec l'os malaire.

BB. Scie à chaîne passée à travers l'os unguis et la narine, pour scier l'apophyse montante,

CC. Scie à chaîne coupant la portion palatine du maxillaire.

D et E. Aides éloignant les lambeaux.

lobule de l'oreille ; enfin, une dernière incision, commencée auprès de l'angle externe de l'orbite, tombait verticalement sur la seconde, de sorte qu'on avait ainsi un lambeau quadrilatère qui, étant relevé, permettait au chirurgien d'attaquer avec la gouge et le maillet les parties qui unissent le maxillaire au reste de la face.

3° *Procédé de M. Fergusson.* — M. Fergusson a pu enlever le maxillaire supérieur par une seule incision verticale divisant la lèvre supérieure au niveau de la narine.

Appréciation. — Le procédé de Gensoul est généralement abandonné. La cicatrice est plus difforme que celle des autres procédés dont le manuel est aussi facile.

Le procédé de M. Fergusson n'est pas très-difficile sur le cadavre ; mais je crains que sur le vivant ont ait beaucoup de peine à lier les artères divisées, et même à les apercevoir, pour les toucher avec le cautère actuel.

Le procédé de M. Velpeau est incontestablement préférable à tous les autres.

Le pansement consiste à arrêter l'hémorrhagie par la ligature des artères et par le cautère actuel, porté partout où le ténaculum ne peut pas saisir la branche d'où provient le sang, et à réunir au moyen de serres-fines ou par la suture entortillée. Depuis quelques années, la cautérisation par le fer rouge a été avantageusement remplacée par la solution de perchlorure de fer à 30 ou 35 degrés, que l'on applique avec un pinceau ou des tampons de charpie sur les points d'où le sang s'écoule.

Résection du maxillaire supérieur au-dessous du plancher inférieur de l'orbite.

Dans un cas où la portion palatine du maxillaire supérieur était seule affectée de cancer, j'ai eu recours au procédé suivant :

Pour éviter la difformité après l'opération, le chirurgien fait une incision légèrement convexe en arrière, qui, commençant en dehors de l'aile du nez, vient tomber sur la commissure correspondante de la bouche (fig. 132, K), en *suivant le sillon naso-labial.* Il dissèque les deux lèvres qui résultent de cette incision, jusqu'à ce que la narine soit largement découverte, et que l'apophyse malaire soit complétement dénudée.

Puis tenant de la main droite A une petite scie B, il scie de haut en bas et un peu de dedans en dehors, l'apophyse malaire du maxillaire supérieur, ce qui est bientôt fait à cause du prolongement du sinus qui vient jusque-là.

Le voile du palais ayant été détaché du bord postérieur de l'os palatin par une incision transversale faite au niveau du bord postérieur de la dernière grosse molaire, et une dent incisive ayant été arrachée, la portion horizontale du maxillaire est coupée d'avant en arrière avec une cisaille de Liston (fig. 132, D), dont une des branches est dans la bouche, tandis que l'autre est dans la narine.

Il ne reste plus qu'à réunir la section de l'apophyse malaire à la narine par une section horizontale que l'on pratique au moyen d'un sécateur C. Saisissant alors avec un davier l'os maxillaire ainsi circonscrit, le chirurgien l'enlève sans difficulté, en fracturant la partie inférieure de l'apophyse ptérygoïde qui est toujours

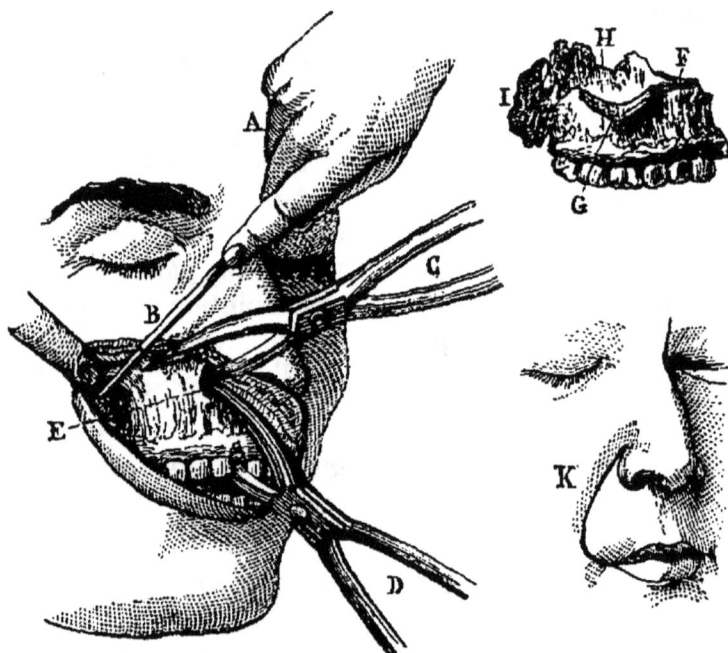

Fig. 132.

A. Main du chirurgien sciant l'apophyse malaire du maxillaire supérieur.

B. Lèvre externe de la plaie qu'un aide écarte.

C. Cisaille de Liston coupant transversalement la partie de l'os comprise entre la narine et la section précédente.

D. Cisaille coupant la portion palatine.

F.G.H. Maxillaire enlevé.

I. Muscle ptérygoïdien adhérent à l'os.

K. Incision suivant le sillon nasolabial.

arrachée avec les fibres du muscle ptérygoïdien interne (fig. 130)
qui s'y insèrent.

J'ai souvent fait répéter cette opération sur le cadavre, et je
puis assurer qu'elle est d'une exécution très-facile.

Le résultat obtenu sur le malade que je présentai à la Société
de chirurgie était tel qu'on n'eût jamais soupçonné, à la simple
vue, qu'une pareille opération avait été pratiquée.

Le sang qui s'écoulait fut arrêté par une solution de perchlorure de fer à 35 degrés, dont je barbouillai toute la surface qui
donnait lieu à l'écoulement sanguin, et je n'eus besoin de faire
aucune ligature, car les petites artères de la lèvre cessèrent de
donner du sang dès qu'au moyen de la suture entortillée j'eus
réuni les bords de l'incision (1).

§ 4. — Résection du maxillaire inférieur.

Anatomie. — Le maxillaire inférieur n'est recouvert, dans
sa partie moyenne, que par la peau, les muscles triangulaire,
carré, et par le muscle de la houppe du menton. A deux travers
de doigt en dehors de la symphyse, se trouve, de chaque côté,
le trou mentonnier avec les branches terminales du nerf dentaire inférieur.

Au niveau de l'angle du maxillaire inférieur, s'insère le muscle
masséter, dont l'insertion supérieure se fait à l'apophyse zygomatique.

A l'apophyse coronoïde s'insère le muscle temporal. Le muscle
ptérygoïdien interne a son insertion à la face interne de l'angle
interne du maxillaire inférieur, tandis que le ptérygoïdien externe
s'insère au col du condyle de cet os.

L'artère maxillaire interne passe derrière le col du condyle, où
elle pourrait être blessée dans la désarticulation de la mâchoire.

L'artère faciale croise obliquement le maxillaire inférieur
au-devant du masséter. Les artères labiale et sous-mentale sont
des branches collatérales de ce vaisseau. On peut arrêter l'hémorrhagie provenant de ces branches, par une compression de l'artère
faciale en avant de l'insertion inférieure du muscle masséter.

Les rameaux du nerf facial croisent à angles variables la
branche montante du maxillaire inférieur.

L'articulation temporo-maxillaire a un ligament externe qui
s'étend obliquement du tubercule de l'apophyse zygomatique

---

(1) J'ai pratiqué ce procédé plusieurs fois sur le vivant, et je puis affirmer qu'il est
d'une exécution facile.

au col du condyle; un ligament interne qui va de l'épine du sphénoïde à l'épine du maxillaire inférieur; un ligament stylo-maxillaire allant de la base de l'apophyse styloïde à l'angle de la mâchoire. Un fibro-cartilage sépare les surfaces articulaires.

Le nerf lingual longe la face interne de l'os, et il pourrait être blessé dans la résection, quoique aucun auteur ne fasse mention du danger auquel ce nerf est exposé.

C'est sur cette face du maxillaire que viennent s'insérer : sur la ligne médiane, les muscles génio-glosse et génio-hyoïdien; sur les parties latérales, le muscle mylo-hyoïdien, puis plus haut les muscles ptérygoïdiens interne et externe.

Au-dessous, ou plutôt en avant du muscle mylo-hyoïdien, se trouve la glande sous-maxillaire, qui a ainsi des rapports médiats avec la face interne du maxillaire inférieur.

Résection de la partie médiane du maxillaire inférieur.

Le malade est assis ou couché, suivant son degré d'énergie et de force.

a. Si la partie qu'on doit enlever n'est pas très-grande, une simple incision verticale s'étendant du milieu de la lèvre jusque auprès de l'os hyoïde permet de pratiquer la section de la portion qu'on veut réséquer (procédé de Dupuytren).

b. Dans les cas où une partie de la peau est malade, on remplace l'incision verticale par une incision en V, dont les deux branches se joignent près de l'os hyoïde.

c. Si la peau ne participe pas à la maladie, et qu'on veuille faire la résection d'une partie de l'os, on pratique sur le bord inférieur du maxillaire une grande incision horizontale qu'on prolonge au delà du point sur lequel on doit scier l'os; deux autres incisions, dont le milieu coupe perpendiculairement la première à ses extrémités, donnent lieu à deux lambeaux qui, étant écartés, mettent le maxillaire à découvert et rendent sa section très-facile.

La scie à chaîne est l'instrument le plus commode pour couper cet os; on la passe au moyen d'une grande aiguille qu'on glisse de haut en bas et de dedans en dehors contre la face postérieure du maxillaire.

Quand l'os est scié, il faut détacher les muscles et la membrane muqueuse qui s'insèrent à sa face postérieure; mais, auparavant, il est prudent de passer un fil double à travers la partie inférieure de la langue, pour l'empêcher d'être portée convulsivement en arrière sur l'orifice supérieur du larynx, accident qui donnerait lieu à l'asphyxie. Cette projection de la langue en arrière est surtout à craindre pendant l'opération. On l'observe rarement quand le pansement est achevé.

Je fixe le fil qui retient la langue à l'une des épingles employées à la suture des parties molles.

Appréciation. — Cette dernière opération a l'avantage de ne point inciser le bord libre de la lèvre, et doit être préférée à celle qu'on pratique au moyen d'une simple incision verticale.

Le procédé de Roux, qui consiste à faire l'opération au moyen d'une incision courbe dont la convexité descend au-dessous du menton et dont les extrémités répondent au niveau de l'insertion de la lèvre sur l'os maxillaire, aurait le même avantage.

Je crois d'ailleurs que toutes les fois qu'il s'agit d'un cancer, il faut enlever largement les parties molles qui recouvrent l'os.

M. Malgaigne a proposé de détacher la lèvre inférieure de ses insertions à la face antérieure du maxillaire inférieur, et de l'abaisser au-dessous du bord inférieur de la mâchoire pendant qu'on scie cet os.

Ce procédé aurait l'inconvénient de faire un cul-de-sac dans lequel le pus et la salive, en s'accumulant, forceraient bien vite le chirurgien à faire une incision à la partie déclive. Il serait d'une exécution difficile, et ne pourrait servir que pour les cas, fort rares, où le mal ne s'étend pas aux parties molles.

Résection d'une moitié du maxillaire inférieur.

1° *Procédé de M. Velpeau.* — Faites le long du bord inférieur du maxillaire inférieur une incision courbe qui, de la symphyse du menton, s'étende jusqu'au niveau de la base de l'apophyse zygomatique. Dans ce premier temps, l'artère faciale coupée doit être liée. Disséquez les deux lèvres de cette plaie, en grattant l'os, et en détachant le muscle masséter qui s'y insère ; passez une scie à chaîne au niveau de la symphyse, après avoir extrait la dent qui correspond au trait de la scie ; puis, saisissant l'extrémité antérieure du fragment du maxillaire, passez un scalpel sur sa face interne pour détacher les parties molles qui y adhèrent ; abaissez cette partie de l'os pour tendre le muscle temporal et rendre l'apophyse coronoïde plus apparente, et, après la section du muscle, coupez le ptérygoïdien externe en rasant l'os pour épargner l'artère maxillaire interne, et enfin désarticulez.

2° *Procédé de M. Huguier*. — M. Huguier, dans le but d'épargner les branches du nerf facial qui vont aux paupières, fait une incision légèrement courbe qui, partant de la commissure des lèvres, vient aboutir près de l'apophyse mastoïde. Je l'ai vu pratiquer cette opération, et je dois dire que le malade, promptement guéri, a conservé le mouvement des paupières. J'ai moi-même pratiqué sur plusieurs malades affectés de nécrose la résection d'une moitié du maxillaire inférieur par une simple incision, commençant à la symphyse du menton, et se terminant au niveau de l'angle de la mâchoire. L'opération est ainsi rendue plus difficile; mais elle met sûrement à l'abri des nerfs qui se rendent aux paupières et même une partie de ceux qui se distribuent aux muscles du nez et de la lèvre supérieure. Je ne puis dire si ce procédé serait applicable dans les cas où le maxillaire est affecté de cancer, car alors la désarticulation offre plus de difficulté.

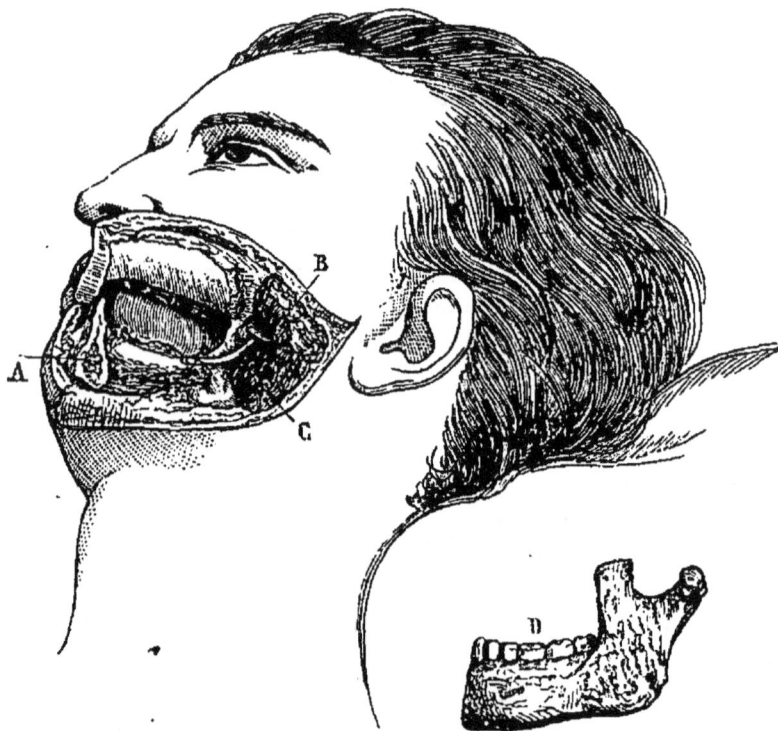

FIG. 133.

A. Section du maxillaire inférieur.

B. Muscle masséter coupé.

C. Nerf lingual.

D. Maxillaire inférieur réséqué.

3° *Procédé de Lisfranc.* — Lisfranc ajoutait à l'incision du procédé de M. Velpeau une autre incision qui tombait verticalement sur l'extrémité antérieure de la première, et comprenait le bord libre de la lèvre.

On a ainsi un lambeau supérieur qui permet de découvrir l'os dans une grande étendue, et de le scier sans courir le risque de blesser la peau. Mais, on arrive au même résultat en faisant commencer l'incision verticale au-dessous du bord libre de la lèvre, ce qui rend la cicatrice moins désagréable (fig. 133).

4° *Procédés avec lambeaux de forme quadrilatère.* — Ces lambeaux se font par deux incisions verticales tombant sur une incision parallèle au bord inférieur de la branche horizontale du maxillaire; mais ils sont si peu satisfaisants, que je me dispenserai de les décrire en détail.

Pansement. — Les artères ayant été liées, le pansement consiste dans une suture entortillée ou dans une réunion avec les serres-fines.

Pendant les trois premiers jours, il faut nourrir le malade avec des liquides et l'empêcher de parler.

Opération d'Esmarch. — On peut rapprocher de la résection du maxillaire inférieur, telle que je viens de la décrire, l'opération qui a été imaginée par M. Esmarch pour les cas d'ankylose de la mâchoire. Cette ankylose, qui se produit assez souvent par suite des adhérences et de la rétraction des parties molles, qui succèdent à la grangrène des joues, empêchant l'écartement des mâchoires, et, par suite, l'ouverture de la bouche, on a cherché le moyen de rendre au maxillaire inférieur un peu de la mobilité qui est indispensable à la mastication et à la phonation.

La méthode à laquelle on a dû tout d'abord avoir recours consiste à détruire les brides et à rompre l'ankylose par l'écartement forcé du maxillaire inférieur. Mais ce moyen étant insuffisant, on a scié l'os au devant des adhérences, et l'on est venu à réséquer une étendue variable du maxillaire, de manière à donner de la mobilité à la partie de l'os qui est antérieure à la section. Mais quoi que l'on fasse dans ce but, les fragments d'abord éloignés, ne tardent pas à se rapprocher et à se souder. Jusqu'à présent j'avoue que les faits ne me semblent pas bien favorables à cette opération.

§ 5. — Résection des côtes.

La résection d'une côte serait une opération difficile dans les cas où la plèvre est saine, parce que l'adhérence de cette mem-

brane à l'os ne permettrait guère de faire l'opération sans courir
le risque de pénétrer dans la cavité pleurale; mais quand une
côte sera assez malade pour être réséquée, on trouvera toujours
entre elle et la plèvre une couche de lymphe plastique qui rendra
la résection beaucoup plus facile et moins dangereuse qu'on ne
serait tenté de le croire, en répétant l'opération sur le cadavre.

Opération. — Une incision faite sur le milieu de la côte
malade dans le sens de la longueur de l'os, permettra de séparer
les parties molles et de couper la côte avec une cisaille de Liston.
r Si l'on avait plusieurs côtes à enlever, il faudrait faire autant
d'incisions qu'il y aurait d'os malades; de cette manière, l'opération serait beaucoup plus facile et donnerait lieu à une perte
de substance peu considérable.

§ 6. — Résection du sternum.

On fait cette opération au moyen de couronnes de trépan
qu'on applique tout autour de la portion du sternum qu'on veut
enlever. Quand on ne peut pas se servir du trépan, on a recours
à la gouge et au maillet. Cet os est d'ailleurs assez mou pour
qu'on puisse l'attaquer avec un fort scalpel et en détacher des
parties.

L'incision de la peau est cruciale ou en T à deux têtes.

§ 7. — Résection des apophyses épineuses des vertèbres.

Il est bien rare que les apophyses épineuses des vertèbres
soient malades, sans que le corps de l'os participe à la maladie;
aussi serait-il difficile de citer un grand nombre de cas dans
lesquels il a été possible de songer à la résection de ces prolongements apophysaires.

L'opération est d'ailleurs d'une grande facilité. Une incision
longitudinale faite sur la ligne médiane met à nu l'apophyse
qu'on resèque avec la pince de Liston, beaucoup mieux qu'avec
les scies, qui ne peuvent agir profondément sans exposer le
chirurgien à blesser les bords de la plaie faite à la peau.

Je pense qu'il n'est pas permis de réséquer les *lames* des
vertèbres, malgré l'observation rapportée par M. Alb. Smith,
chirurgien américain, parce que jamais on ne peut à l'avance
assigner la limite d'une lésion qui affecte un os recouvert par
des muscles, et parce qu'il y a témérité coupable à tenter une

opération d'une aussi grande gravité, dans un but aussi incertain. Mais je crois, avec M. Sédillot, que dans les plaies par armes à feu compliquées de fractures vertébrales et de la présence de corps étrangers entraînant des accidents de nature à rendre la mort inévitable, il ne faut pas hésiter à enlever ces corps étrangers et à réséquer les parties d'os qui exercent une compression sur la moelle épinière.

Une incision cruciale suffira toujours pour permettre au chirurgien d'atteindre les fragments qu'il veut enlever.

§ 8. — Résection des os du bassin.

On a réséqué des portions du sacrum et de l'os iliaque ; mais comme cette opération ne doit être pratiquée que pour des cas de fractures compliquées, ou pour ceux dans lesquels une balle ou tout autre corps étranger s'est logé dans un de ces os, le chirurgien s'inspire des indications de la lésion, de sa nature, de la cause qui l'a produite, et surtout de son siége.

ARTICLE III.

TRÉPANATION.

L'application du trépan est une sorte de résection que l'on pratique avec des instruments spéciaux. Ceux dont on se sert habituellement en France sont :

1° Le *trépan*, qui se compose d'une espèce de vilebrequin dont la partie inférieure (*arbre du trépan*) (fig. 134, C) s'adapte à une scie circulaire de grandeur variable, qu'on appelle *couronne du trépan* (fig. 134, B).

Les lames, qui constituent par leur ensemble une couronne, sont inclinées en sens inverse du mouvement qui doit être imprimé à l'arbre.

2° Le *perforatif*, dépendance de la couronne, au centre de laquelle il s'adapte, et qu'il dépasse en bas, peut aussi être une pièce indépendante qui se monte sur l'arbre du trépan, et qu'on remplace par la couronne quand elle a tracé la voie que doit suivre celle-ci (fig. 135).

3° Une *rugine*, pour racler le périoste (fig. 136).

4° Un *tire-fond*, vis d'acier que l'on enfonce doucement dans le trou fait par le perforatif, pour extraire le disque osseux, quand celui-ci ne tient plus que par une lamelle mince (fig. 137, A).

5° U *couteau lenticulaire*, boutonné à son extrémité, pour qu'il n'attaque pas la dure-mère, quand on s'en sert pour ruginer les bords de l'ouverture faite à l'os (fig. 138).

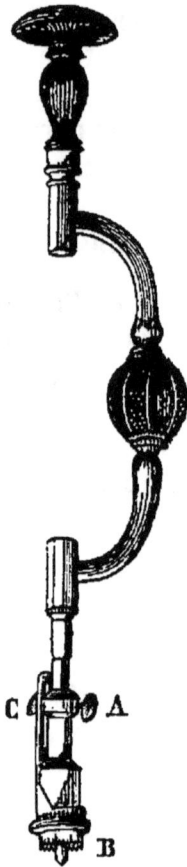

A. Vis fixant la couronne B à l'arbre du trépan.

B. Couronne du trépan.

C. Arbre de l'instrument.

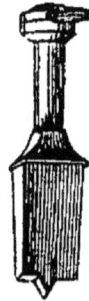

FIG. 134.   FIG. 135.

6° Une *petite brosse* semblable à celle que l'on emploie pour nettoyer les peignes (fig. 137, B).

7° Un *élévateur* (fig. 139).

Le trépan n'est guère appliqué que sur la boîte crânienne pour relever un os enfoncé, ou bien pour donner issue à du pus en collection sous la dure-mère. On l'a pourtant appliqué sur d'autres os, sur le sternum entre autres ; mais comme l'opération est à peu près la même, quel que soit l'os sur lequel on la pratique, nous ne la décrirons que pour la région du crâne.

La trépanation ne doit point être pratiquée au niveau des sinus latéraux et du sinus longitudinal supérieur. En réunissant la base des deux apophyses mastoïdes par une ligne horizontale, on a le siége des sinus latéraux, et celui du sinus longitudinal supérieur est indiqué par une ligne qui, partant de la racine du nez, viendrait tomber sur le milieu de l'occipital.

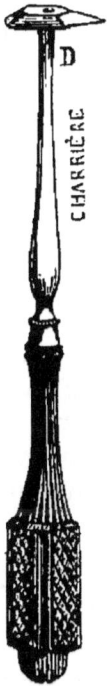
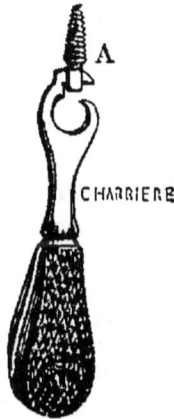
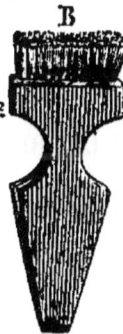
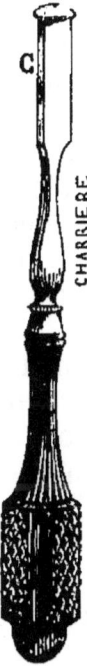

Fig. 136. Fig. 137. Fig. 138. Fig. 139.

Il faut, autant que possible, éviter de trépaner près de l'angle postérieur et inférieur des pariétaux, où se trouve l'artère méningée moyenne.

Les points les plus convenables pour appliquer le trépan sont les bosses frontales et pariétales.

Opération. — La tête du malade reposant sur une planche recouverte de linge et plusieurs aides la maintenant dans l'immobilité, une incision cruciale ou en T, comprenant toute l'épaisseur du cuir chevelu, met à nu la portion du crâne sur laquelle on s'est décidé à pratiquer l'opération.

Le périoste est incisé en même temps que la peau, et, si les pinces et le bistouri ne suffisent pas pour le décoller, la rugine sert à le séparer de l'os auquel il adhère.

Les lèvres de la plaie étant écartées par un aide, le chirurgien applique sur le crâne la couronne de trépan munie de son *perforatif.* Tenant avec la main gauche le pourtour du pommeau qui surmonte l'arbre du trépan, il l'appuie sur son menton ou bien sur son front; puis, saisissant avec la main droite la partie moyenne de l'instrument, il lui imprime un mouvement de rotation de droite à gauche, qui, d'abord lent, pour que le perforatif ne glisse pas, devient bientôt très-rapide, lorsqu'on sent que cet instrument a pénétré l'os.

On continue à imprimer ces mouvements de rotation à l'instrument jusqu'à ce que la couronne du trépan ait *fait sa voie*, en entamant circulairement la portion du crâne qui lui correspond; on enlève alors le perforatif, qui blesserait les enveloppes du cerveau lui-même, si l'on s'en servait encore, lorsque le trépan a déjà scié la plus grande épaisseur du crâne.

Le diploé, plus vasculaire que la partie compacte du crâne, baigne le trépan, et se laisse entamer facilement. Lorsque le chirurgien reconnaît, au sang qui suinte au fond de la plaie, qu'il est arrivé au diploé, il doit redoubler de précaution et retirer souvent son instrument pour s'assurer que la rondelle d'os qu'il veut enlever n'est pas mobile. Quand il reconnaît que la lame interne du crâne a été attaquée par les dents de la couronne du trépan, il doit introduire sans pression l'instrument appelé *tire-fond* dans le trou central fait par le perforatif; et, lorsque la vis du tire-fond a pénétré profondément, le chirurgien l'attire à lui, comme s'il s'agissait de déboucher une bouteille avec un tire-bouchon.

Quand on a pratiqué cette opération avec toute la prudence convenable, une partie de la lame interne du crâne n'ayant pas été sciée complétement (car on doit s'arrêter dès que le disque osseux est mobile), les bords de l'ouverture sont irréguliers. On doit alors ruginer ces parties avec le couteau lenticulaire, et veiller, en même temps, à ce que les parcelles d'os que l'on détache ne tombent pas sur la dure-mère.

Quelques précautions que l'on prenne, il est bien rare qu'un peu de sciure d'os ne tombe pas dans l'ouverture qui est pratiquée au crâne. Pour l'enlever, il suffit de souffler avec force, à moins qu'elle ne se soit pénétrée d'humidité; dans ce cas, on peut la balayer avec la barbe d'une plume.

Pour éviter que la sciure ne s'accumule dans la plaie, et ne gêne l'action de la couronne du trépan, l'opérateur doit très-fréquemment brosser les dents de l'instrument et les débarrasser de la poussière qui s'y attache.

Si l'on a pratiqué le trépan pour relever un fragment du crâne enfoncé, introduisant un élévateur par l'ouverture faite à la boîte crânienne, on soulève la pièce enfoncée en prenant un point d'appui, soit sur sa main, soit même sur le bord du trou.

Si, au contraire, l'opération a été faite dans le but de donner issue à une collection de pus ou de sang comprimant le cerveau, on doit faire une incision cruciale à la dure-mère, qui, étant tendue, est incisée avec la plus grande facilité.

Pansement. — Pendant longtemps on a introduit dans la plaie un disque de toile arrondi et dont le centre était traversé par un fil. Ce linge était appelé *sindon ;* on l'appliquait au moyen d'une tige terminée par une lentille, instrument appelé *méningophylax*. De nos jours, quand on pratique le trépan, on se contente de rapprocher les lèvres de la plaie, en laissant toutefois, dans leur intervalle, une très-petite mèche de charpie pour permettre l'écoulement des liquides.

Dans le cas où l'on fait l'opération pour donner issue à une collection de pus ou de sang, on laisse la plaie béante et on la recouvre de charpie enduite de cérat ; on se comporte, d'ailleurs, comme s'il s'agissait d'un abcès ordinaire.

L'opération serait à peu près la même si, au lieu de la faire sur le crâne, on la pratiquait sur les sinus maxillaires, sur le sternum, ou sur tout autre os. La sagacité du lecteur suppléera facilement à ce que nous omettons à dessein.

ARTICLE IV.

DES KYSTES DES OS.

Une simple ponction, avec ou sans injection d'un liquide tel que la teinture d'iode, peut suffire pour guérir les kystes séreux ; mais, quand il s'agit de kystes hydatiques ou contenant une matière athéromateuse, comme ceux qu'on observe assez souvent dans le maxillaire inférieur, cela n'est plus suffisant ; il faut alors recourir à une opération plus compliquée.

Excision d'une portion des parois. — Les parties molles qui recouvrent la tumeur ayant été incisées et étant écartées par un aide, le chirurgien enlève avec la gouge et le maillet la lame d'os qui recouvre le kyste. Il arrive souvent que cette lame est devenue tellement mince ou tellement molle, que le scalpel est suffisant pour l'excision. Un sécateur ou même de forts ciseaux peuvent encore être utiles pour cela. Lorsque le kyste est mis à nu, on enlève autant que possible la membrane qui le limite, et l'on panse avec de la charpie, sèche, si la plaie laisse suinter du sang, ou avec de la charpie enduite de cérat, si elle est sèche.

ARTICLE V.

SÉQUESTRE DES OS NÉCROSÉS.

Quand on reconnaît qu'une partie d'os nécrosé est mobile, il faut l'extraire, car elle n'est plus qu'un corps étranger dont l'organisme demande à se débarrasser.

Lorsque c'est la lame superficielle d'un os qui est nécrosée, elle sort le plus souvent d'elle-même, sans que le chirurgien ait autre chose à faire que de la saisir avec des pinces, dès qu'elle se présente dans le trajet fistuleux par lequel s'écoule le pus qui provient du travail organique qui a préparé l'élimination de cette partie. Mais s'il s'agit d'un os long, il arrive souvent que le séquestre se trouve renfermé dans une cavité dont les parois sont formées par un os de nouvelle formation ; dans ce cas, le chirurgien doit intervenir.

Les parties molles ayant été incisées crucialement, on entame l'os avec la gouge et le maillet, en faisant sauter un pont réunissant deux ouvertures pratiquées à l'os de nouvelle formation ; ou bien, si l'os offre une très-grande résistance et qu'il ne se laisse pas pénétrer facilement, on y applique une ou plusieurs couronnes de trépan pour frayer un passage au *séquestre*.

Quand l'os nécrosé a une grande étendue, il faut le pousser d'abord dans un sens opposé à celui par lequel on veut l'extraire, pour amener l'une de ses extrémités au niveau même de l'ouverture par laquelle on doit opérer l'extraction. Ce dernier temps de l'opération n'a pas besoin d'être décrit ; on doit l'abandonner à la sagacité du chirurgien.

L'extraction d'un séquestre ne doit être tentée que lorsqu'on s'est bien assuré de la mobilité de l'os nécrosé. Toute tentative prématurée qui porterait nécessairement sur une partie voisine de la portion morte, exposerait à tous les dangers d'une plaie des os, sans que l'on puisse avoir la certitude qu'on enlèvera la partie malade dans sa totalité.

Pansement. — On panse ordinairement avec de la charpie, comme on fait pour une plaie qui doit suppurer. Pour moi, je préfère entourer le membre d'un large cataplasme de farine de lin, jusqu'à ce que la suppuration soit complétement établie.

Le repos absolu est utile, tant qu'on peut supposer que l'os de nouvelle formation n'a pas encore une solidité suffisante.

ARTICLE VI.

FRACTURES NON CONSOLIDÉES, OU FAUSSES ARTICULATIONS.

Anatomie pathologique. — Quand une fracture ne s'est pas consolidée, ses fragments sont le plus souvent réunis par une lame de tissu fibreux qui leur permet de se mouvoir en sens contraire. Lorsque les fragments ont exercé l'un sur l'autre une pression considérable, il peut arriver qu'il existe entre eux une membrane synoviale, comme dans une articulation normale.

Opération. — Le nombre des moyens employés pour remédier à cet état, qui constitue une grande infirmité, quelque considérable qu'il soit, ne laisse pas que d'être insuffisant dans certains cas.

1° *Contention prolongée.* — Quand les fragments se sont cicatrisés isolément, quand du tissu fibreux les sépare, la contention du membre dans un appareil, avec l'immobilité la plus absolue, fût-elle de plusieurs mois, sera toujours inefficace. Ce moyen peut réussir dans les cas où la consolidation ne s'est pas faite, mais il échouera toutes les fois qu'il y aura une fausse articulation.

2° *Compression.* — Cette méthode de traitement ressemble beaucoup à la précédente. Elle consiste à exercer une compression avec des liens, tels que bandes et courroies, appliqués par-dessus un étui de cuir entourant le membre fracturé.

3° *Frottement des fragments.* — Depuis Celse, qui le vante, ce moyen a souvent été employé, et pourtant je ne crois pas qu'il existe un fait bien observé de guérison par le frottement des fragments l'un contre l'autre; car, comme le fait observer Boyer, ou bien il y a commencement de consolidation, et alors ce procédé n'est propre qu'à détruire le travail de la nature, ou bien il existe une fausse articulation, et alors le moyen est insuffisant.

4° *Résection.* — Faites une incision dont la longueur sera proportionnée au volume de l'os sur lequel vous opérez, et portant sur le côté du membre où l'os est séparé de la peau par une moins grande épaisseur de parties molles; incisez transversalement le tissu fibreux qui réunit les fragments, et faisant saillir au-dessus les deux extrémités correspondantes de l'os non consolidé, vous les reséquez un peu au-dessus de la partie recouverte par le tissu fibreux.

Une scie ordinaire est l'instrument le plus commode pour cela ; mais si l'os n'était pas trop gros, je préférerais me servir d'un sécateur, tel que la pince de Liston, parce que les os sciés ont moins de tendance à se réunir que ceux qui ont été coupés par un instrument qui leur fait une solution de continuité qui a quelque analogie avec une fracture en rave.

Si l'os qui est le siége d'une fausse articulation est l'humérus, on fera l'incision en dehors du bras. Si c'est le fémur, on incisera en avant de la cuisse pour les trois quarts inférieurs de ce membre.

Quand on pratique la résection pour combattre une fausse articulation, on doit reséquer l'extrémité des deux fragments et ne jamais faire cette opération sur l'un des deux seulement, d'après le procédé que M. Malgaigne attribue à Dupuytren, parce que alors il suffirait qu'un des fragments fût recouvert de tissu fibreux ou fibro-séreux pour que la consolidation restât impossible.

5° *Grattement de fragments.* — Ce procédé paraît avoir précédé celui de la résection : il est complétement abandonné. Avicenne et Guy de Chauliac, qui en parlent, le critiquent plutôt qu'ils ne le décrivent. Comme pour la résection, on ferait une incision par laquelle on attirerait l'extrémité des fragments ; mais, dans ce cas-ci, on se contenterait de râcler les parties fibreuses qui s'opposent à la formation d'un cal osseux.

6° *Séton.* — Cette méthode consiste à passer une aiguille à séton au travers du membre, entre les bouts des fragments ; à opérer chaque jour des tractions en sens inverse sur la mèche du séton, pour produire l'inflammation des parties fibro-celluleuses intermédiaires aux extrémités des os, et obtenir la formation d'un cal osseux.

Depuis l'époque où Percy pratiqua cette opération avec succès à l'armée du Rhin, la méthode du séton a réussi quelquefois ; mais elle n'a pas tenu tout ce qu'elle promettait.

Au lieu d'introduire l'aiguille à séton au travers de la peau, Wardrop incisa les parties molles jusqu'à l'os, et ne passa la mèche à travers le cal fibreux qu'en guidant l'aiguille avec le doigt indicateur introduit au fond de la plaie.

Le premier procédé est, sans doute, d'une exécution plus difficile ; mais il n'a pas, comme le dernier, l'inconvénient de faire une plaie dans laquelle le pus, en s'accumulant, ne peut que compliquer d'une manière très-fâcheuse la fausse articulation à laquelle on veut remédier.

7° *Acupuncture*. — Cette méthode consiste à introduire des aiguilles à acupuncture au milieu du tissu intermédiaire aux fragments. M. Malgaigne dit avoir essayé deux fois d'avoir recours à ce moyen ; mais, dans un cas, sur trente-six aiguilles qu'il enfonça dans le membre, pas une seule ne pénétra entre les fragments, et, dans l'autre, il ne fut pas plus heureux. Ces insuccès tendraient à prouver que c'est une opération difficile. Cependant, comme l'avoue M. Malgaigne, MM. Lenoir et Wichel ont obtenu des guérisons par cette méthode.

Appréciation. — Si toutes les méthodes employées pour combattre les fausses articulations comptent plus de revers que de succès, c'est que le défaut de consolidation des fractures dépend souvent d'un vice général contre lequel une opération est absolument sans effet. Aussi est-il convenable, avant de recourir à un des moyens que nous venons d'indiquer, de rechercher la cause constitutionnelle qui pourrait s'être opposée à la formation d'un cal osseux.

Quand la cause est locale, la méthode la plus compromettante, parce qu'elle peut donner lieu aux accidents des grandes plaies, est la résection, mais c'est elle aussi qui donne les résultats les plus satisfaisants. Après la résection vient le séton, qui, n'agissant que sur un point borné du bout des fragments, ne pourra qu'exceptionnellement déterminer la réunion de toute la surface des parties qui sont le siége de la fausse articulation.

Pour résumer mon opinion, je dirai que la résection est le moyen le plus dangereux, mais le plus rationnel et le plus efficace.

CHAPITRE IX.

OPÉRATIONS QU'ON PRATIQUE SUR LES ARTICULATIONS.

ARTICLE Ier.

HYDROPISIE DES ARTICULATIONS, OU HYDARTHROSE.

Quand l'hydropisie des articulations a résisté à tous les moyens résolutifs, tels que pommades fondantes, vésicatoires, bains sulfureux, bains de vapeur, etc., il reste encore au chirurgien la ressource des opérations que nous allons décrire.

Ponction. — Un aide faisant par la pression refluer la plus grande quantité de liquide vers la partie supérieure de la synoviale qui est le siége de l'hydropisie, le chirurgien plonge dans le point le plus saillant de la tumeur un trocart à hydrocèle par lequel il fait écouler la totalité du liquide épanché.

Je choisis un point élevé pour plonger le trocart, afin qu'après l'opération la sérosité qui vient à se former plus tard ne presse pas contre l'ouverture faite à la membrane synoviale, et ne donne pas lieu ainsi à un trajet par lequel l'air extérieur puisse communiquer avec l'articulation.

Avant de retirer le trocart, on presse tous les points de la tumeur pour en exprimer la dernière goutte de liquide.

Le pansement consiste à mettre une mouche de taffetas d'Angleterre ou de sparadrap sur la plaie, et à couvrir l'articulation de compresses imbibées d'une eau résolutive.

Ponction sous-cutanée. — Un aide faisant à la peau voisine du point où la membrane synoviale doit être ponctionnée un pli dont il saisit un des côtés, tandis que l'autre est fixé par le chirurgien, celui-ci, armé d'un trocart dont il tient la boule dans la paume de la main, limite avec son doigt indicateur étendu sur la canule la partie qui doit pénétrer dans la tumeur ; puis glissant la pointe de l'instrument dans la base du pli fait à la peau, il l'introduit parallèlement aux parties sous-cutanées, jusqu'au point où la ponction de la membrane synoviale doit être pratiquée ; quand la pointe du trocart est arrivée là, le chirurgien imprime un léger mouvement de bascule à l'instrument qu'il plonge ainsi profondément au centre de la tumeur.

En retirant le trocart de sa gaîne, il laisse écouler le liquide dont il facilite la sortie par une pression douce, mais toujours égale, des parois de la poche.

Quand tout s'est écoulé, l'opérateur retire la canule en ayant la précaution de presser avec un doigt l'ouverture faite à la membrane synoviale, pour empêcher les quelques gouttes de sérosité qui restent, quoi qu'on fasse, de se répandre dans le trajet de la plaie sous-cutanée.

Le pansement a plus d'importance que ne lui en accordent la plupart des chirurgiens. Si l'on se contente d'appliquer des compresses résolutives sur l'articulation, il y a de grandes chances pour que la plaie du trocart ne se réunisse pas par première intention, et, partant, pour que le but de la ponction sous-cutanée soit manqué. On doit, au moyen de compresses graduées, exercer sur ce trajet du trocart une compression qui, mettant les parois de la plaie sous-cutanée en contact, en produise la réunion immédiate et s'oppose à ce que la sérosité vienne mettre obstacle à l'agglutination.

Appréciation. — La ponction sous-cutanée, quand elle est bien faite, a sur la ponction simple l'avantage de rendre plus sûre la réunion immédiate de la plaie, et de s'opposer ainsi plus sûrement à la communication de l'air avec la cavité qui est le siége de l'épanchement.

Injections. — Depuis longtemps on fait des injections dans les articulations qui sont affectées d'hydarthrose ; mais ce n'est que depuis une douzaine d'années que MM. Velpeau et Bonnet ont fait entrer définitivement ce moyen dans la pratique générale.

Après avoir essayé beaucoup de substances médicamenteuses, on a donné la préférence à la teinture d'iode qu'on étend de quatre à huit fois son poids d'eau, avant de l'injecter.

L'injection se fait au moyen d'une seringue à hydrocèle, dont on adapte la canule à celle du trocart qui a servi à faire la ponction.

Avant de faire sortir le liquide de l'injection, on tâche de le mettre en contact avec la surface de la membrane synoviale, en malaxant la tumeur.

Après l'opération, le membre est maintenu dans l'immobilité sur un coussin de paille d'avoine ; on applique sur l'articulation malade des compresses trempées dans la teinture d'iode, et, par une diète sévère, on tâche de s'opposer aux accidents inflammatoires.

Incision. — « L'incision sera faite sur un des côtés de l'articulation, dans l'endroit le plus saillant et le plus déclive ; elle doit être d'une étendue médiocre, et, en la pratiquant, il faut tendre la peau en sens contraire du trajet que le bistouri doit parcourir, afin qu'après l'opération cette membrane, en revenant sur elle-même, puisse couvrir l'ouverture de la capsule. » (Boyer.)

On ne réunit pas les lèvres de la plaie ; un plumasseau enduit de cérat et maintenu par des tours de bande constitue tout le pansement.

Si un épanchement se forme de nouveau, on en facilite la sortie en introduisant un stylet dans la plaie.

Incision sous-cutanée — M. Goyrand a pratiqué l'*incision sous-cutanée* de la capsule synoviale qui était le siége d'une hydropisie. Pour cela, faisant un pli à la peau à quelque distance du point où il voulait ouvrir la capsule, il plongea un ténotome à plat dans la base de ce pli, et, arrivé au niveau de la collection séreuse, il tourna de ce côté le tranchant de l'instrument, avec lequel il fit une large incision qui laissa le liquide s'épancher dans le tissu cellulaire ambiant où il fut résorbé au bout de quelques jours.

Appréciation. — Ce n'est que dans les cas où la collection de liquide est très-considérable qu'il est permis de recourir à une opération pour guérir l'hydarthrose, et lorsque tous les moyens médicaux ont échoué.

La *ponction sous-cutanée*, par l'évacuation complète du liquide, laisse l'articulation dans de bonnes conditions pour que l'équilibre entre la sécrétion et l'absorption se rétablisse.

L'*incision sous-cutanée* me semble ne pas faire autre chose que compliquer la maladie en agrandissant le domaine de l'épanchement. Dans le cas d'une hydarthrose peu considérable, et ayant son siége dans une petite articulation, il pourrait se faire pourtant qu'elle réussît; mais je ne donnerai à personne le conseil d'y avoir recours.

L'*incision simple*, qui met la membrane synoviale en communication avec l'air, me paraît aussi trop dangereuse pour que je consente à la pratiquer. La précaution qui consiste à détruire le parallélisme des orifices, suivant le conseil de Boyer, est tout à fait illusoire; le liquide ne tarderait pas à envahir le trajet de la plaie et à se faire jour en dehors. On peut même dire que ce temps de l'opération est contraire aux idées de Boyer, puisque ce chirurgien conseille d'introduire un stylet pour permettre au liquide de s'écouler.

C'est donc à la *ponction sous-cutanée* qu'on doit donner la préférence, et si elle ne suffit pas, on recommencera en ajoutant à ce moyen l'injection de teinture d'iode.

ARTICLE II.

COLLECTIONS PURULENTES DES ARTICULATIONS.

Lorsqu'une articulation ne renferme que de la sérosité, il faut que ce liquide soit en très-grande quantité pour obliger le chirurgien à recourir à une opération. Il n'en est plus de même quand la membrane synoviale sécrète du pus; dans ce cas, dès que la collection purulente est appréciable, une opération devient à peu près indispensable.

La ponction sous-cutanée, avec ou sans injection, est alors indiquée. Nous n'avons pas besoin de revenir sur ce procédé.

On peut, au lieu d'injecter un liquide irritant, laver par des injections d'eau la membrane synoviale, pour la débarrasser de tous les produits qui seraient de nature à nuire au rétablissement de ses fonctions, et comprimer doucement l'articulation après l'avoir recouverte de compresses résolutives (Chassaignac).

ARTICLE III.

CORPS ÉTRANGERS, OU MIEUX CORPS MOBILES DANS LES ARTICULATIONS.

Anatomie pathologique. — Des corps mobiles peuvent exister en grand nombre dans plusieurs de nos articulations; on en a trouvé jusqu'à soixante dans celles du coude et de l'épaule; mais comme ceux du genou ont seuls obligé les malades à réclamer une opération, les procédés opératoires que nous allons décrire n'ont trait qu'aux corps mobiles de cette articulation. Ces corps se développent en nombre variable. Morgagni en a observé jusqu'à vingt-cinq dans le genou gauche d'une vieille femme ; mais le plus ordinairement on n'en trouve que deux ou trois. Leur volume varie depuis celui d'un grain de millet jusqu'à celui d'une petite chataigne (Ford) ; Desault en a observé un qui avait quatorze lignes dans son plus grand diamètre, et dix dans le plus petit. Leur forme se rapproche plus ou moins de celle d'un haricot.

Quelquefois ils ont l'apparence d'un cartilage dans toute leur étendue; d'autres fois ils sont osseux dans leur centre et cartilagineux à leur circonférence (Boyer).

La synovie s'accumule souvent dans l'articulation qui en est le siége.

Fixation des corps mobiles. — Les corps étrangers n'étant une cause de douleur qu'en raison de leur mobilité, à laquelle ils doivent de se glisser de temps en temps entre les deux surfaces articulaires, on a imaginé de les fixer au moyen de bandages.

A. *Genouillère.* — Gooch et Boyer ont eu recours à ce moyen. Boyer se servit d'une genouillère de peau de chamois lacée, avec laquelle il comprima le genou de son malade pendant un an. Il ne paraît pas s'être préoccupé du point où le corps étranger s'était fixé; tandis que Gooch dit avoir exercé la compression sur le corps étranger fixé derrière le tendon des muscles extenseurs de la jambe.

Sur trois observations rapportées par ces deux chirurgiens, le premier malade de Boyer est seul resté en traitement jusqu'à parfaite guérison. Dans les deux autres cas, il y a eu cessation de la douleur, mais on ne sait pas si la guérison a été définitive.

B. *Bandelettes emplastiques*. — Le corps mobile ayant été porté à la partie supérieure de l'articulation et un aide l'y fixant, le chirurgien applique au-dessous de lui une bandelette de sparadrap qui l'empêche de quitter le point où on l'a repoussé. Pour plus de solidité, on ajoute d'autres bandelettes qui s'entre-croisent avec la première, mais qui toutes passent au-dessous du corps étranger.

Extraction des corps étrangers. — Le malade étant étendu sur son lit, on lui fait alternativement étendre et fléchir la jambe, pour déplacer le corps mobile et l'amener à la partie supérieure de l'articulation : à son côté interne, suivant Boyer ; à son côté externe, près de la tête du péroné, suivant M. Syme. Dès qu'on l'a senti au travers des parties molles qui le recouvrent, on le pousse en haut et en dedans sur la limite extrême de la membrane synoviale, où le chirurgien le fixe solidement entre le pouce et l'indicateur de sa main gauche. Prenant alors de la main droite un bistouri qu'il tient comme un couteau à découper, il fait, dans la direction de la longueur du membre, une incision qui arrive du premier coup jusqu'au corps étranger. La membrane synoviale ayant été ouverte dans une étendue un peu supérieure au plus grand diamètre du corps mobile, celui-ci sort par cette plaie à travers laquelle le poussent les doigts de la main gauche du chirurgien qui le fixaient au moment de l'incision.

Si cette pression était insuffisante pour le faire sortir, on l'extrairait avec une pince à disséquer.

On recommande expressément de ne pas confondre les bords de l'incision, qui pourraient, dans ce cas, devenir le point de départ d'une inflammation suppurative.

Au lieu d'inciser sur les parties molles qui correspondent directement au corps étranger qu'on veut extraire, la plupart des chirurgiens, depuis Desault, ont donné le conseil de faire tirer la peau pour que l'ouverture qui lui est faite ne corresponde plus à l'incision de la membrane synoviale. Je ne partage pas l'opinion de M. Malgaigne, qui dit que *cette opinion n'est point aussi importante qu'on le croirait, puisque la plaie extérieure doit être réunie par première intention.* Je crois que M. Malgaigne a répété ce jugement de Boyer sans y réfléchir : car si l'on déplace la peau, si l'on détruit le parallélisme entre les

incisions externe et interne, ce n'est pas seulement pour empêcher l'entrée de l'air dans l'articulation, mais aussi, ce me
semble, pour s'opposer à ce que les liquides qui pourraient
suinter de l'intérieur de la membrane synoviale soient un obstacle
à la réunion par première intention, en venant au contact de la
plaie extérieure. C'est cette pensée qui m'engage à faire tirer
la peau en bas et un peu en dedans (comme Bromfield), pour
qu'elle soit incisée plus haut que la membrane synoviale. Mais
quel que soit le point vers lequel on aura tiré la peau, pour
obtenir sûrement une réunion par première intention, le chirurgien doit appliquer une compresse graduée sur l'intervalle qui
existe entre l'incision de la synoviale et celle de la peau, parce
que cette compression sera une sorte de barrage qui s'opposera
à l'infiltration de la synovie et produira l'oblitération prompte
des parties divisées.

Après l'opération, le membre du malade sera tenu sur un
coussin, dans une situation intermédiaire à la flexion et à l'extension. Je crois que lorsqu'on étend la jambe sur la cuisse, comme
le conseillent tous les auteurs, on s'expose à faire bâiller les
lèvres de la plaie dont la direction est dans le sens de la longueur
du membre.

Des compresses froides, souvent renouvelées, et recouvrant
le genou, sont le meilleur moyen de prévenir l'inflammation.
Après cette opération, le malade doit rester au lit pendant dix
ou quinze jours.

Extraction en deux temps. — M. Goyrand, s'appuyant sur
l'innocuité des incisions sous-cutanées, a imaginé le procédé
suivant : Le corps étranger étant fixé par les doigts d'un aide,
le chirurgien fait à la peau, au-dessus de la limite supérieure de
la membrane synoviale, un pli transversal à la base duquel glisse
à plat un bistouri long et étroit avec lequel il fait à la synoviale
une incision suffisante pour que le corps étranger, pressé par
un aide ou mieux par la main gauche du chirurgien, vienne
s'engager dans le trajet que le bistouri a suivi, et où il est fixé
par une compression que l'on exerce entre lui et l'incision articulaire. La plaie extérieure étant fermée par une bandelette de
sparadrap, le membre du malade est maintenu dans l'immobilité
pendant plusieurs jours. On extrait ensuite le corps étranger par
une incision directe, quand on suppose que la communication
entre lui et l'articulation n'existe plus.

Appréciation. — Lorsque les corps mobiles des articulations
s'opposent à la marche par la douleur qu'ils produisent, il faut

les extraire, si l'on ne parvient pas à les fixer d'une manière définitive.

Le procédé de M. Goyrand a l'avantage de ne point exposer à l'inflammation de la synoviale, et cette innocuité mérite assurément d'être prise en grande considération ; car j'ai vu mourir dans le service de Lisfranc des malades qui avaient été opérés par le procédé de l'incision directe sur les corps mobiles. Le seul reproche qu'on puisse faire à l'extraction en deux temps, c'est d'obliger le malade à subir une seconde incision.

Le procédé par lequel on extrait les corps étrangers en détruisant le parallélisme des incisions externe et interne compte trop de succès, et il est d'ailleurs trop rationnel, pour qu'on hésite à y avoir recours, toutes les fois que la douleur engagera les malades à se faire opérer ; mais en pratiquant cette opération, il faut être prévenu qu'elle n'est pas sans danger.

CHAPITRE X.

OPÉRATIONS QUI SE PRATIQUENT SUR LE SYSTÈME NERVEUX.

Nous décrirons successivement les opérations qu'on pratique sur les centres nerveux et celles qui portent sur les nerfs.

ARTICLE Ier.

CENTRES NERVEUX.

§ 1er. — Hydrocéphale.

Anatomie pathologique. — L'accumulation de sérosité qui constitue l'hydrocéphale se fait le plus souvent dans les ventricules du cerveau, et quelquefois dans la cavité arachnoïdienne ; le liquide de l'épanchement, dans lequel on trouve souvent quelques flocons albumineux, a plus ou moins de transparence. Sa quantité est très-variable ; elle peut être de plusieurs litres. La sérosité distend l'encéphale et le déplisse à mesure qu'elle s'accumule dans les ventricules.

Lorsque l'épanchement est tel qu'on ne peut pas en espérer la disparition par l'action lente des vaisseaux absorbants, quelques chirurgiens conseillent d'avoir recours à l'évacuation du liquide par la ponction du crâne et de l'encéphale.

23

Ponction. — Les lieux d'élection de la ponction dans l'hydrocéphale sont la suture frontale et la suture fronto-pariétale. La principale précaution consiste à ne pas ponctionner sur le trajet d'un sinus veineux. Le trocart avec lequel on fait la ponction doit être enfoncé à une profondeur qui varie suivant le volume de la tumeur, suivant l'épaisseur qu'on pourra supposer à la paroi cérébrale qui forme la cavité dans laquelle est contenu le liquide de l'épanchement.

Reconnaissant que presque tous les malades succombent après l'évacuation complète du liquide, on a essayé de faire plusieurs ponctions successives à des intervalles qui varient depuis quelques jours jusqu'à un ou deux mois. Je donnerais la préférence à ce procédé sur celui de Lecat, qui laissait dans la plaie la canule du trocart dont il fermait l'ouverture extérieure avec un emplâtre agglutinatif, pour pouvoir évacuer le liquide en plusieurs fois, mais dans une même séance.

Malgré les quelques observations de guérison qui ont été publiées depuis quelques années, il faut regarder la mort comme la conséquence ordinaire de cette maladie, quand elle a acquis un développement assez considérable pour qu'on soit tenté de pratiquer la ponction.

§ 2. — Hydrorachis, ou spina-bifida.

Anatomie pathologique. — L'hydrorachis est caractérisée par une lacune du rachis qui laisse arriver sous la peau le liquide séreux contenu dans la cavité des membranes de la moelle épinière. Cette affection se traduit par une ou plusieurs tumeurs sur un point quelconque de la colonne vertébrale. Le plus souvent il n'y en a qu'une et son siège est au niveau des lombes ou dans la région sacrée. La tumeur est pédiculée ou bien elle a une base large.

Opération. — On trouve dans l'histoire du spina-bifida un assez grand nombre de faits qui prouvent que cet état morbide peut se modifier spontanément ou à la suite d'une opération, au point de permettre au malade de vivre jusqu'à un âge avancé. J'ai moi-même donné des soins à un homme de trente ans, qui, affecté d'un spina-bifida, n'en était pas moins heureux auprès des femmes. Je dois pourtant ajouter que, malgré l'affaissement de la tumeur, cet homme était fort incommodé par une incontinence de l'urine et des matières fécales.

Les opérations qu'on a pratiquées dans le but d'obtenir la guérison de l'hydrorachis doivent être distinguées suivant que la tumeur est ou non pédiculée.

A. *Tumeur pédiculée.* — 1° *Compression.* — Lorsque la tumeur est pédiculée, il faut exercer avec les mains une compression sur le fond de la poche pour en chasser jusqu'à la dernière goutte de liquide, et lorsqu'on est bien sûr que tout est rentré dans la cavité arachnoïdienne, on applique sur le pédicule de la tumeur une pelote qu'on maintient au moyen d'une bande serrée autour du corps. Des compresses graduées sont appliquées sur le reste de la poche et maintenues par quelques tours de bande.

On cherche, dans ce cas, à obtenir l'oblitération de la tumeur par l'adhésion de ses parois l'une contre l'autre, but qu'on atteint d'autant plus facilement, que la compression du pédicule s'oppose d'une manière plus efficace au passage du liquide arachnoïdien.

C'est pour l'hydrorachis à tumeur pédiculée que conviendraient les procédés de compression de Beynard et de M. Paul Dubois.

a. *Procédé de M. Beynard.* — Deux tubes traversés par un cordonnet sont appliqués sur le pédicule de la tumeur, l'un d'un côté, l'autre de l'autre. Le liquide ayant été réduit, un aide tenant les deux tubes assez reprochés pour que les parois du pédicule soient au contact immédiat, le chirurgien s'empare des deux bouts du cordonnet qu'il noue solidement, de manière à fixer les tubes jusqu'au moment où l'on pourra supposer l'adhésion définitive des parties mises en contact.

b. *Procédé de M. P. Dubois.* — Au lieu des tubes employés par M. Beynard, M. Dubois se sert de deux plaques de fer convexes du côté par lequel elles se correspondent, et maintenues en place par un cordonnet qui va de l'extrémité de l'une à l'extrémité correspondante de l'autre et que l'on noue solidement.

2° *Ligature.* — Il suffit de nommer cette méthode pour qu'on sache comment on la pratique. On a proposé d'y joindre la ponction préalable ; mais cette précaution ne peut avoir aucun avantage, puisque la ligature n'a d'autre but que de réunir par première intention les bords de l'ouverture par laquelle la tumeur communique avec la cavité arachnoïdienne. M. Beaussier n'a placé la ligature qu'après avoir cautérisé la peau du pédicule avec la pâte de Vienne.

3° *Excision.* — Passez à travers le pédicule de la tumeur des épingles en nombre suffisant pour pouvoir faire une suture entortillée ; faites maintenir les parois du pédicule en contact, afin que leur écartement ne retire pas les épingles ; puis, tenant la tumeur de la main gauche, excisez-la avec un bistouri, en coupant à un centimètre et demi au-dessus du niveau de la peau. Passant ensuite un fil double autour des épingles, vous pratiquez une suture entortillée, que vous laissez en place pendant six ou huit jours.

On peut aussi commencer par exciser la tumeur et ne passer les épingles qu'après l'excision ; mais je préfère le premier mode opératoire, qui a l'avantage de mettre la cavité rachidienne moins longtemps en communication avec l'air extérieur.

En employant la suture enchevillée, on pourrait la laisser appliquée pendant une dizaine de jours, ce qui augmenterait les chances favorables de l'opération.

Tumeur à base large. — 1° *Compression.* — Dans ce cas, on exerce la compression sur la tumeur directement d'arrière en avant, et non plus comme dans le cas où il y a un pédicule, dans le but d'obtenir l'adhésion des deux parois.

On a donné le conseil d'évacuer préalablement par la ponction une certaine quantité de sérosité.

Astl. Cooper comprima graduellement dans un cas avec un moule de plâtre dont il remplit peu à peu la concavité, et qu'il remplaça plus tard par un bandage semblable à ceux dont on se sert pour maintenir les hernies ombilicales.

2° *Acupuncture.* — Sur trois cas d'hydrorachis dans lesquels Astley Cooper essaya l'acupuncture, en enfonçant des aiguilles dans la tumeur, à plusieurs reprises et à des intervalles variables, il y eut deux cas de guérison. On trouve dans les *Archives de médecine* plusieurs faits qui prouvent encore que les malades peuvent guérir par ce moyen.

Incision. — L'incision est le procédé le plus dangereux. Il a plusieurs fois amené une mort prompte.

Séton. — La raison ne repousse pas ce moyen, qui n'a pourtant jamais produit de guérison.

Injection. — Dans ces derniers temps, on a rapporté quelques cas heureux d'hydrorachis traités par les injections de teinture d'iode.

Appréciation. — On peut guérir l'hydrorachis qui ne communique avec la cavité rachidienne que par un orifice très-étroit, en ayant recours à la compression du pédicule de la tumeur dont on évacue le contenu, lorsqu'on suppose que l'orifice de communication entre la tumeur extérieure et l'intérieur du rachis est oblitéré.

Il arrive aussi qu'une tumeur qui a communiqué avec la cavité rachidienne s'en isole et devient un simple kyste dont la guérison peut être obtenue très-facilement, soit par ponction, soit par incision, et surtout par une injection de teinture d'iode. Il faut se souvenir de la possibilité de pareils faits pour apprécier toutes les guérisons dont on a rapporté les observations.

Quand le spina-bifida se manifeste par une tumeur à base large, la compression est le seul moyen que j'ose conseiller.

§ 3. — Section des nerfs.

Depuis quelques années on a fait souvent la section des nerfs pour remédier aux douleurs névralgiques. J'aurais beaucoup à dire à ce sujet, si les proportions restreintes que je veux donner à ce livre me le permettaient. Je tâcherai de formuler mon opinion en quelques lignes.

Quand une douleur névralgique a sa source dans une lésion extérieure, lorsque c'est par son extrémité périphérique qu'un nerf cause de la douleur, il est bien évident que la section du rameau nerveux qui transmet la sensation au centre qui la perçoit doit faire cesser la névralgie, au moins momentanément. Mais les choses ne se passent pas toujours ainsi. Il arrive souvent que les névralgies sont sous la dépendance d'une congestion des vaisseaux de la tête, coïncidant avec l'époque menstruelle chez les femmes, liée à la suppression d'un flux hémorrhoïdal, etc. Le plus ordinairement la lésion, cause de la maladie, nous échappe, et dans ces cas il faut oublier les plus simples notions de la physiologie, pour croire que la partie où l'on ressent la douleur est fatalement le siége de la cause du mal. Quand le nerf cubital est froissé au coude, est-ce que la douleur n'est pas surtout perçue à la main? Il en est de même pour tous les nerfs; seulement tous ne sont pas exposés comme le nerf cubital. Il suffit d'avoir été blessé sur le trajet d'un nerf pour savoir combien est douloureuse cette irradiation de la douleur vers la périphérie du corps.

On m'objectera peut-être que beaucoup de névralgies cèdent à la section d'un rameau nerveux. Je ne le nie pas; mais cela ne prouve pas grand'chose en faveur de l'opération. Nous avons tous assisté à l'étrange spectacle de chirurgiens brûlant une partie de l'oreille de tous les malades affectés de sciatique qui leur tombaient sous la main. J'ai vu aussi un chirurgien qui combattait les névralgies faciales en pratiquant une petite incision derrière l'oreille, et qui pourtant avait la prétention d'être physiologiste !

Je suis donc convaincu que la douleur produite par une opération, quelle qu'elle soit, peut supprimer une névralgie, et que, le plus souvent, la section d'un nerf n'agit pas autrement.

Je décrirai pourtant le mode opératoire de la section des nerfs de sensibilité ; mais je croirais faire injure à mes lecteurs en décrivant, en 1858, la section du nerf facial. S'il est, en effet, une chose bien établie en physiologie, c'est assurément la propriété exclusivement motrice de ce nerf. Si l'on incisait un ramuscule de cette branche, on aurait de grandes chances pour diviser en même temps des filets de la cinquième paire, et, dans ce cas, il pourrait se faire qu'on eût une action sur la névralgie ; mais quand des chirurgiens attaquent le nerf facial à sa sortie du crâne, ils paralysent sûrement les muscles de la face sans rien faire contre la douleur. Ce n'est pas, en effet, M. Bérard seul, comme le dit M. Malgaigne, qui nie les névralgies du nerf facial ; cette opinion est aujourd'hui celle de tous les physiologistes.

1° NERF DENTAIRE INFÉRIEUR.

Anatomie. — Un peu plus près du bord alvéolaire que du bord inférieur du maxillaire, au niveau de la dent canine, ou entre cette dent et la première petite molaire, se trouve le trou mentonnier qui donne passage aux dernières ramifications du nerf dentaire inférieur, les seules qui soient sous-cutanées. Ces rameaux sont nombreux et d'un volume considérable ; ils s'anastomosent avec d'autres qui proviennent du nerf facial, et dont ils croisent la direction. C'est de ces ramifications du nerf dentaire inférieur que la lèvre inférieure reçoit sa sensibilité, qui se trouve nécessairement abolie après la section des divisions nerveuses qui l'animent.

Quant au tronc du nerf dentaire, il est si bien caché, qu'on a dû croire longtemps qu'il était pour toujours à l'abri des opérations chirurgicales. Situé d'abord entre les deux muscles ptérygoïdiens interne et externe, il se place ensuite entre la branche du maxillaire inférieur et le muscle ptérygoïdien interne, jusqu'au point où il pénètre dans le canal dentaire.

Opération. — Incisez, au niveau de la dent canine et de la première molaire, le repli de la membrane muqueuse qui se réfléchit de la lèvre sur les gencives. Cette incision vous permettra d'arriver jusqu'au trou mentonnier, par lequel sortent les dernières ramifications du nerf dentaire inférieur que vous couperez d'un coup de bistouri ou de ciseaux.

Auguste Bérard, pour ne pas être gêné par le sang, arriva directement sur le nerf en faisant une incision en T aux parties molles de cette région.

Parlerai-je de la section du nerf avant son entrée dans le canal dentaire? La situation profonde de cette branche nerveuse en ce point semblait être une contre-indication suffisante de l'opération, et pourtant M. Warren a eu recours à un procédé qui consiste à appliquer une couronne de trépan sur la branche du maxillaire inférieur, au-dessous de son échancrure sigmoïde, pour réséquer une partie du nerf un peu au-dessus de son entrée dans le canal dentaire.

Appréciation. — La section à la sortie du trou mentonnier est la seule qu'on puisse pratiquer : car si l'on considère le danger et les difficultés de l'incision du nerf avant son entrée dans le canal dentaire; si l'on se rappelle qu'on ne peut appliquer le trépan sur la branche verticale du maxillaire inférieur qu'après avoir disséqué et éloigné la partie correspondante de la parotide, incisé le muscle masséter, divisé plusieurs branches du nerf facial, et par suite paralysé plusieurs muscles de la face, on se décidera, je crois, difficilement à couper le nerf dentaire avant son entrée dans le canal où il fournit des filets aux dents. Et pourtant c'est par la section en cet endroit qu'on ferait cesser les névralgies qui proviennent d'une carie dentaire.

2° NERF SOUS-ORBITAIRE.

Anatomie. — Rameau de la branche maxillaire supérieure de la cinquième paire, le nerf sous-orbitaire se dirige d'arrière en avant et de dedans en dehors pour se terminer par plusieurs ramifications à la sortie du trou sous-orbitaire.

Dans les deux tiers postérieurs du plancher inférieur de l'orbite, il est seulement recouvert par une lame fibreuse. Dans le tiers antérieur, il est logé dans le canal sous-orbitaire, où il est séparé de la cavité orbitaire par une lamelle osseuse.

Le trou sous-orbitaire, par lequel il sort pour se ramifier et donner la sensibilité à la peau de cette région, correspond au haut de la fosse canine, 1 centimètre et demi au-dessous du rebord de l'orbite, derrière l'élévateur commun de l'aile du nez et de la lèvre supérieure. Une ligne verticale partant de ce point viendrait tomber sur la première dent molaire.

Les divisions du nerf sous-orbitaire forment là une sorte de plexus par leur entrecroisement avec des rameaux du nerf facial.

Opération. — A. *Section par-dessous la lèvre.* — Un aide relevant la lèvre supérieure, incisez la membrane muqueuse dans le point où, en se réfléchissant, elle forme une rainure entre la lèvre et la mâchoire ; décollez toutes les parties molles qui recouvrent la fosse canine jusqu'au niveau du trou sous-orbitaire ; puis, ayant incisé contre l'os les rameaux du nerf, et saisi avec une pince leur bout périphérique, réséquez-en un demi-centimètre.

B. *Incision directe.* — Faites une incision oblique de haut en bas et de dedans en dehors, qui, partant du bord externe de la branche montante du maxillaire supérieur, à un demi-centimètre du rebord inférieur de l'orbite, se prolonge dans une étendue de 2 à 3 centimètres, en suivant la direction du bord externe du releveur commun de l'aile du nez et de la lèvre supérieure ; repoussez en dedans ce muscle et la veine faciale, et en dehors le muscle canin, au-dessous duquel vous trouverez les divisions du nerf sous-orbitaire que vous couperez transversalement d'un coup de ciseaux ou de bistouri.

Après l'avoir incisé, vous pouvez réséquer une partie de son bout périphérique, pour prévenir la récidive.

C. *Incision sous-cutanée* (Bonnet). — Faites avec la pointe d'un bistouri ordinaire, 2 centimètres en dehors du trou sous-orbitaire, une petite incision comprenant la peau et le tissu cellulaire sous-cutané ; par cette incision introduisez à plat un ténotome que vous ferez pénétrer jusqu'à l'os et dont vous dirigerez ensuite le tranchant en avant, pour couper en le retirant toutes les parties molles comprises entre la fosse canine et la peau qui la recouvre.

Pour être plus sûr d'introduire le ténotome au-dessous du nerf sous-orbitaire et pour couper plus sûrement ses divisions, il est bon qu'un aide tire la lèvre supérieure en bas, parce que dans ce mouvement les nerfs qui se distribuent à la peau sont tendus et éloignés de la fosse canine.

D. *Section du nerf dans le canal orbitaire.* — M. Malgaigne n'a pas craint de conseiller le procédé suivant : Avec un ténotome solide pénétrez le long du plancher de l'orbite, dans la direction du nerf qui aboutit au trou sous-orbitaire, et, arrivé à 2 centimètres de profondeur, coupez en travers le plancher de l'orbite, qui est mince et oppose peu de résistance ; de cette manière le canal et le nerf lui-même se trouvent divisés. Une simple incision transversale étant faite ensuite 1 centimètre au-dessous du rebord orbitaire, on met le nerf à nu, on le saisit avec des pinces et on l'arrache hors de son canal.

Appréciation. — Le procédé qui consiste à couper le nerf sous-orbitaire par la bouche, en incisant la rainure labio-maxillaire et en décollant le muscle canin, est certainement l'opération la plus convenable, tant sous le rapport de la facilité d'exécution que parce qu'elle ne laisse pas, comme l'incision directe, une cicatrice plus ou moins désagréable.

L'incision sous-cutanée, qui partage ce dernier avantage avec le procédé précédent, est bien moins sûre que lui. Il peut se faire, en effet, que le ténotome ne coupe pas toutes les divisions nerveuses du nerf sous-orbitaire, et qu'alors la douleur subsiste après l'opération.

Le procédé de M. Malgaigne me semble devoir exposer à l'inflammation du tissu cellulaire de la cavité de l'orbite, et j'avoue que je n'oserais donner à personne le conseil d'y avoir recours.

3° NERF FRONTAL.

Anatomie. — A 25 millimètres environ en dehors de la racine du nez, un peu en dedans de l'union du tiers interne avec les deux tiers externes de l'arcade orbitaire, se trouve une échancrure osseuse, ou même un trou qui donne passage à la branche externe du nerf frontal à sa sortie de l'orbite. La branche interne est située au milieu de la ligne qui réunirait ce point à la racine du nez.

Dans cette région, le nerf frontal n'est recouvert que par la peau, une couche peu épaisse de tissu cellulaire, et par quelques fibres du muscle orbiculaire des paupières. Le plus ordinairement l'artère qui l'accompagne n'est pas assez grosse pour qu'on ait à redouter les suites de sa blessure.

Opération. — Un aide abaissant la paupière supérieure, le chirurgien, placé en face du malade ou derrière lui, relève le sourcil d'une main, tandis que, de l'autre, il fait une incision qui, commençant à 1 centimètre de la racine du nez, suit l'arcade sourcilière dans une étendue de 3 centimètres, en suivant le bord de l'arcade orbitaire. Cette incision, en pénétrant jusqu'à l'os, permet de diviser les branches interne et externe du nerf frontal, dont on peut exciser une portion du bout périphérique pour prévenir une trop prompte réunion des parties divisées.

Au lieu d'inciser au-dessous du sourcil, on peut faire l'incision au-dessus.

On peut encore avoir recours à la section de ce nerf par la méthode sous-cutanée, dont le mode opératoire ne présente ici rien de particulier, si ce n'est qu'il vaut mieux faire la ponction près de la ligne médiane qu'en dehors, où la convexité de la région gêne un peu le chirurgien pour introduire le ténotome sans tirailler les lèvres de la plaie.

NERFS DU MEMBRE SUPÉRIEUR.

1° NERF CUBITAL.

A. *Au coude.* — La situation du nerf cubital entre l'olécrane et l'épitrochlée (fig. 125), où le tissu cellulaire sous-cutané et une aponévrose assez mince le séparent de la peau, permettrait d'en faire facilement la section, si l'on était tenté d'imiter Delpech, qui réséqua le nerf chez une dame affectée de névralgie de la partie interne de l'avant-bras.

Une incision longue de 3 à 4 centimètres, faite entre l'olécrane et l'épitrochlée, découvrirait le nerf sans qu'il fût possible au chirurgien de commettre une erreur, puisque rien de semblable à ce cordon nerveux n'existe dans cette région. Pour ne pas avoir à inciser les fibres du muscle cubital antérieur qui forment une espèce de pont entre l'épitrochlée et l'olécrane, il faudrait rechercher le nerf 1 centimètre au-dessus du niveau de ces apophyses.

B. *A l'avant-bras.* — Ce que nous avons dit des rapports du nerf cubital avec l'artère, dont il suit le côté interne depuis le quart supérieur de l'avant-bras jusqu'en dedans de l'os pisiforme (voyez *Ligature de l'artère cubitale*), suffit pour qu'on découvre ce nerf aussi facilement que s'il s'agissait de lier l'artère cubitale.

2° NERF RADIAL.

La portion du nerf radial qui accompagne l'artère de même nom est facile à découvrir. On sait que le nerf est situé en dehors de l'artère. Ce que nous avons dit de la ligature de ce vaisseau nous dispense d'insister sur la manière de découvrir le nerf radial.

3° NERF CUTANÉ EXTERNE.

Le nerf cutané externe, dont les rameaux accompagnent la veine céphalique, est situé entre le bord externe de la partie inférieure du muscle biceps et la partie correspondante du long supinateur. En incisant au niveau de l'interstice de ces muscles, on arrive sur le tronc du nerf qui, au-dessus du pli du coude, est recouvert par l'aponévrose d'enveloppe du bras.

4° NERF CUTANÉ INTERNE.

Le nerf cutané interne accompagnant la veine basilique dans le tiers inférieur du bras, et étant, comme cette veine, placé dans le tissu cellulaire sous-cutané de cette région, il n'est pas difficile de le découvrir en incisant un peu en dedans du bord interne du muscle biceps.

NERFS DU MEMBRE INFÉRIEUR.

1° NERF SAPHÈNE INTERNE.

Le nerf saphène interne accompagnant la veine du même nom depuis le quart inférieur de la cuisse jusqu'au bas de la jambe, si l'on voulait l'exciser, on ferait une incision de la peau sur le trajet de la veine, derrière laquelle on découvrirait le nerf.

2° NERF TIBIAL ANTÉRIEUR.

Ce que nous avons dit des rapports de ce nerf avec l'artère tibiale antérieure nous dispense de décrire le mode opératoire par lequel on le découvrirait, s'il fallait en faire l'excision (voyez *Ligature de l'artère tibiale antérieure*).

3° NERF TIBIAL POSTÉRIEUR.

Ce nerf étant profondément placé dans les deux tiers supérieurs de la jambe, c'est un peu au-dessus de la malléole interne, entre le bord interne du tibia et le bord externe du muscle so-

léaire, qu'il faudrait chercher à le découvrir (voyez *Ligature
de l'artère tibiale postérieure*).

4° NERF SCIATIQUE.

A sa sortie du bassin, le nerf sciatique est situé entre le bord
inférieur du muscle pyramidal et le muscle jumeau supérieur;
de là il descend verticalement entre le grand trochanter et la
tubérosité de l'ischion, où il est recouvert par le muscle grand
fessier.

Au milieu de la cuisse, il est au centre des muscles de la région postérieure, dans l'écartement desquels il apparaît au haut
du creux du jarret. Dans ce dernier point, il est placé entre le
muscle biceps qui est en dehors et le muscle demi-membraneux
qui est en dedans.

Opération. — C'est au moment où le nerf sciatique vient se
placer entre le biceps et le demi-mambraneux, c'est-à-dire à la
jonction du tiers inférieur avec les deux tiers supérieurs de la
cuisse, qu'il est le plus facile de le découvrir et d'en faire la
section. Dans ce point il est éloigné des vaisseaux qui vont obliquement de l'anneau du troisième adducteur vers le milieu du
creux poplité, tandis qu'il descend verticalement; d'un autre
côté, il n'est là séparé de la peau que par l'aponévrose qui l'enveloppe avec les muscles, et enfin ce n'est généralement qu'un
peu plus bas qu'il se divise en nerfs sciatiques poplités interne et
externe.

Le malade étant couché sur le ventre, faites une incision
longue de 10 centimètres, allant de l'union du tiers inférieur avec
les deux tiers supérieurs de la cuisse dans la direction du milieu
du creux poplité; incisez la peau, le tissu cellulaire sous-cutané,
l'aponévrose d'enveloppe; pénétrez entre les muscles biceps et
demi-membraneux, et, quand vous apercevrez le tronc du nerf
sciatique, soulevez-le sur le doigt indicateur de la main gauche,
et coupez-le d'un seul coup.

Appréciation. — J'ai dit d'une manière générale ce que je
pense de la section des nerfs; aussi pourrais-je me dispenser
d'apprécier en particulier celle du nerf sciatique; mais comme
après cette opération, pratiquée pour la première fois par M. Malagodi, de nombreux accidents n'empêchèrent pas, dit-on, les
mouvements de se rétablir dans le membre que la section du
nerf avait longtemps paralysé (Velpeau), j'ai besoin de dire
quelques mots sur cette opération.

Personne ne niera qu'une névralgie sciatique ne puisse avoir sa source au-dessus du point où le nerf est accessible aux instruments du chirurgien, et, dans ce cas, l'opération ne pourra avoir d'autre conséquence que d'ajouter une infirmité à une douleur. Mais je suppose que la section de ce nerf guérisse la sciatique, est-ce qu'un chirurgien aura la conscience bien tranquille après avoir produit dans la totalité d'un membre une paralysie du sentiment et du mouvement qui devient pour le malade une infirmité cent fois pire que celle qu'on eût produite par une amputation de la cuisse? Qu'on ne dise pas que les nerfs, en se cicatrisant, rendent le mouvement aux parties auxquelles ils se distribuent, parce que les expériences sur certains animaux ne prouvent pas grand'chose pour l'homme. Je ne nie pas qu'un peu de sensibilité et de motilité ne puisse reparaître, longtemps après la section d'un nerf mixte; mais il n'est pas un médecin qui osât assez compter sur un pareil résultat pour se soumettre à la section du nerf sciatique.

Si je suis bien informé, M. Malagodi n'est pas le seul chirurgien qui ait pratiqué cette opération. M. Jobert, alors qu'il était chirurgien de l'hôpital Saint-Louis, aurait eu recours à la section du nerf sciatique chez un malade qui ne tarda pas à succomber.

Comme l'observation n'a pas été publiée, on serait en droit de supposer que l'autopsie n'a pas été très-favorable à l'opération. Il pourrait se faire pourtant que mes souvenirs ne fussent pas exacts; car ce chirurgien qui parle dans son livre de la section du nerf sciatique d'un lapin, et que personne n'accusera d'être ennemi de la publicité, n'eût pas voulu qu'un fait aussi intéressant que rare fût perdu pour la science. Quoi qu'il en soit, je puis assurer qu'un autre chirurgien a coupé le nerf sciatique en pratiquant la résection de la tête du fémur, et que le malade est resté paralysé.

A quoi bon d'ailleurs ces opérations sur le nerf sciatique? Si vous attaquez ce nerf pour guérir une névralgie, il faut, pour avoir quelque chance de succès, en opérer la résection, et dans ce cas il est bien évident qu'on ne doit pas compter sur le rétablissement de la motilité. Qu'on resèque un nerf de sentiment, passe encore, mais un nerf mixte qui donne le mouvement à un membre, je ne le comprendrai jamais! Il ne faut pas même s'imaginer qu'on peut sans inconvénient faire la section d'un nerf de sensibilité; car après celle du nerf dentaire inférieur, par exemple, le malade est sans cesse trompé par ses sensations : il serait tenté de croire qu'un verre qu'il porte à sa bouche est cassé, et, comme la sensibilité de la membrane muqueuse buccale ne l'avertit plus de l'existence des matières alimentaires entre la lèvre paralysée et les dents correspondantes, il laisse ces substances s'accumuler en ce point. Ce ne sont pas pourtant les accidents de ces opérations et les infirmités qu'elles entraînent qui les ont le plus discréditées, c'est qu'elles guérissent rarement le mal qu'elles sont destinées à faire cesser. M. Velpeau cite un homme de quarante-cinq ans qui, pour un tic douloureux, avait sibi successivement la section et l'excision de tous les nerfs de la face sans aucune espèce d'avantage.   .

Le malade auquel M. Warren excisa les nerfs frontal, sous-orbitaire et facial, ne fut pas guéri : si tous les chirurgiens racontaient leurs insuccès à la suite de la section des nerfs, le nombre des victimes dirait assez ce qu'il faut penser de pareilles opérations.

CHAPITRE XI.

OPÉRATIONS QU'ON PRATIQUE SPÉCIALEMENT SUR LES MUSCLES, SUR LES TENDONS ET LES APONÉVROSES.

ARTICLE Ier.

DE LA TÉNOTOMIE EN GÉNÉRAL.

Le mot *ténotomie* est employé par la plupart des auteurs pour désigner aussi bien la section des muscles que celle des tendons, des ligaments et des aponévroses. Bourgery a proposé de remplacer ce mot par l'expression *sclérotomie*, plus conforme à l'idée générique qui comprend dans une même désignation la *myotomie*, la *ténotomie*, l'*aponévrotomie*, etc. Nous conserverons pourtant le mot de *ténotomie*, parce qu'il est plus généralement employé.

Bien que cette opération ait été pratiquée dès le XVIIe siècle, et répétée depuis lors un assez grand nombre de fois, ce ne fut guère qu'en 1833 qu'elle fut définitivement classée parmi les opérations méthodiques, époque à laquelle Stromeyer commença à lui donner une partie de l'importance que lui ont acquise plus tard les travaux de MM. J. Guérin, Bouvier, Dieffenbach, etc.

Il faut aussi rappeler la section du tendon d'Achille, faite par Delpech en 1816, celle du muscle sterno-mastoïdien pratiquée par Dupuytren en 1822 ; car c'est là le point de départ de la méthode sous-cutanée sans laquelle la ténotomie serait toujours restée une opération tout exceptionnelle.

Avant de parler du mode opératoire, nous devons mentionner quelques principes d'anatomie et de physiologie pathologiques sur lesquels M. J. Guérin a beaucoup insisté :

1° Entre la *contracture* et la *rétraction* musculaires, il y a une différence capitale, qu'il ne faut jamais perdre de vue dans les indications de la ténotomie.

Dans la *contracture*, il n'y a pas d'altération organique du muscle, il n'y a qu'un plissement permanent de ses fibres. Dans la *rétraction*, au contraire, le muscle devient fibreux.

Il résulte de là que, dans le premier cas, il est possible de ramener les parties dans leur état naturel par une simple extension, ce qui devient, dans le second, d'une très-grande difficulté.

2° Le premier effet de la section du tendon d'un muscle rétracté est l'écartement de ses deux bouts; mais la continuité se rétablit par une cicatrice qui se forme aux dépens du tissu cellulaire ambiant par un dépôt plus ou moins considérable de lymphe plastique.

D'après les recherches de M. Bouvier, un écartement de 2 pouces (6 centimètres) n'empêche pas les deux bouts divisés de se réunir par une substance intermédiaire; mais si cette distance est portée plus loin, les extrémités du tendon se cicatrisent isolément.

3° Du rôle important que remplirait la gaîne cellulo-fibreuse dans la réparation du tendon divisé, quelques auteurs ont déduit le précepte de la ménager autant que possible dans l'incision. M. J. Guérin pense que la gaîne est étrangère au travail de réparation, mais il veut qu'on la ménage parce que, sans cette précaution, on courrait grand risque de donner lieu à une cicatrice adhérente aux tissus voisins, qui nuirait infailliblement aux fonctions du muscle. Ce précepte est surtout utile pour les tendons qui ont une gaîne aponévrotique très-résistante.

Mode opératoire. — Jusqu'à Delpech, la ténotomie avait été pratiquée directement par une section à peu près égale de la peau et du tendon. Depuis, ce procédé a été complétement abandonné, et il n'est plus personne qui ose le mettre en parallèle avec la méthode sous-cutanée.

SECTION SOUS-CUTANÉE DES MUSCLES ET DES TENDONS.

Delpech se servit d'un bistouri droit qu'il plongea en avant du tendon d'Achille, de manière à inciser la peau dans l'étendue d'un pouce de chaque côté ; puis il divisa le tendon en passant au-dessous de lui un bistouri convexe.

Les ténotomistes qui vinrent après Delpech réduisirent d'abord les incisions de la peau à une double ponction latérale ; plus tard, une seule parut suffisante, et aujourd'hui ce dernier procédé est à peu près le seul auquel ont ait recours. Voici comment on le pratique :

Bien que les parties à diviser soient tendues par le fait de leur rétraction, un aide doit néanmoins chercher à les ramener dans leur position normale, en exagérant cette tension. Cette position étant solidement maintenue, le chirurgien fait une piqûre à la peau avec la pointe d'un bistouri ordinaire ou avec la lancette à ponction de M. Bouvier (fig. 140), puis il introduit par cette ouverture le ténotome, qui n'est autre chose qu'un bistouri très-étroit à pointe mousse (fig. 141).

Quelques chirurgiens passent le ténotome au-dessous du tendon ; d'autres entre le tendon et la peau. Dans le premier cas, l'instrument reposant d'abord un peu sur la face cutanée du tendon, on le retire à soi pour en contourner le bord, et on le glisse ensuite sous sa face profonde avec la précaution de ne laisser ni nerf ni vaisseaux entre lui et la partie dont on veut faire la section. On coupe par de légers mouvements de scie, combinés avec la pression. Dans le second cas, le ténotome, ayant été introduit à plat, au-dessous de la peau, on en retourne le tranchant vers le muscle qu'on incise par des mouvements de va-et-vient, en s'aidant de la pression médiate de l'indicateur gauche sur le dos de la lame. Un bruit de craquement, ou mieux encore un vide produit par l'écartement des bouts de la partie divisée, la facilité du mouvement auquel la rétraction s'opposait, indiquent que la section est complète. On retire le ténotome, en ayant soin de comprimer avec les doigts de la main gauche le trajet qu'il parcourt, et l'on ferme immédiatement la petite plaie extérieure. Si du sang s'écoule, on l'évacue par des pressions exercées de la partie profonde vers l'extérieur, précaution sans laquelle on perdrait tous les avantages de la méthode sous-cutanée.

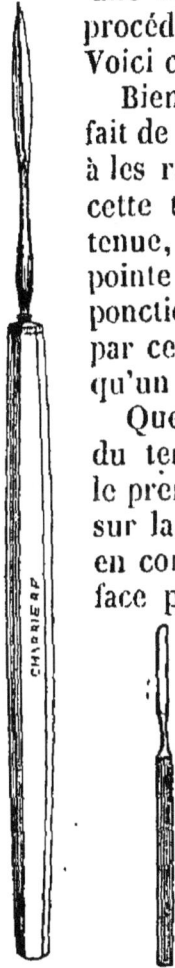

La section de dehors en dedans me semble préférable dans la

FIG. 140.   FIG. 141.

plupart des cas; on y a généralement recours toutes les fois qu'on n'a point à craindre de blesser des nerfs et des vaisseaux placés sous la face profonde des parties contractées.

M. J. Guérin, pour s'opposer plus sûrement à la communication de l'air extérieur avec le trajet du ténotome, fait sur l'un des côtés des tendons un pli cutané, dont une des extrémités est tenue par un aide; il ponctionne la peau à la base de ce pli et glisse le ténotome jusque sur la partie qu'il veut diviser; il abandonne alors la peau, dont une partie vient recouvrir la partie arrondie de la tige de l'instrument, puis il incise, comme il a été dit plus haut. Dans ce procédé, la partie coupée, se trouvant éloignée de 3 à 4 centimètres du point où la peau a été ponctionnée, est ainsi complétement à l'abri du contact de l'air.

Après la section du tendon, les parties doivent être portées, au moyen d'un appareil, dans le sens où elles sont à l'état normal.

ARTICLE II.

DE LA TÉNOTOMIE EN PARTICULIER.

Le mode opératoire que nous venons de décrire d'une manière générale étant applicable à tous les muscles, tendons, aponévroses et ligaments, nous ne décrirons que les sections qu'on pratique le plus fréquemment.

§ 1er. — Section du tendon d'Achille.

Anatomie. — Le tendon d'Achille, terminaison fibreuse du muscle triceps de la jambe, s'insère à la partie supérieure de la face postérieure du calcanéum. Les fibres musculaires disparaissent à une distance variable de son insertion; mais, en général, le triceps sural est entièrement tendineux, 3 centimètres au-dessus du calcanéum.

Il est enveloppé par une gaîne aponévrotique qui le sépare des parties sous-jacentes recouvertes elles-mêmes par une aponévrose. A son côté interne, à peu près au milieu de l'espace qui le sépare du bord correspondant du tibia, se trouvent l'artère tibiale, les veines et le nerf de même nom.

Opération. — Indiquée dans la plupart des cas de *pied équin* et dans quelques espèces du genre *varus*, cette section a encore été pratiquée pour réduire des fractures de jambe et pour re-

24.

médier au renversement du pied en arrière, après l'amputation
de Chopart.

Le malade étant couché de manière que le membre qui doit
être opéré repose par sa face antérieure sur un corps dur que le
pied dépasse, le chirurgien fait à la peau, en dedans du tendon
d'Achille, et au niveau du milieu de la malléole externe, un pli
qu'il ponctionne avec une lancette ou un bistouri ordinaire; puis
glissant un ténotome à plat par cette petite ouverture, il le fait
parvenir par des mouvements de va-et-vient jusqu'au delà du
bord externe du tendon, en rasant sa face postérieure et en
s'efforçant de ne pas blesser la peau. A ce moment, le chirurgien,
tournant le tranchant du ténotome contre le tendon, incise en
imprimant de petits mouvements de scie à l'instrument dont il
aide l'action par une pression médiate exercée par l'indicateur
de sa main gauche (fig. 142). Pour rendre cette section plus
facile, un aide roidit le tendon, en cherchant à fléchir le pied sur
la jambe.

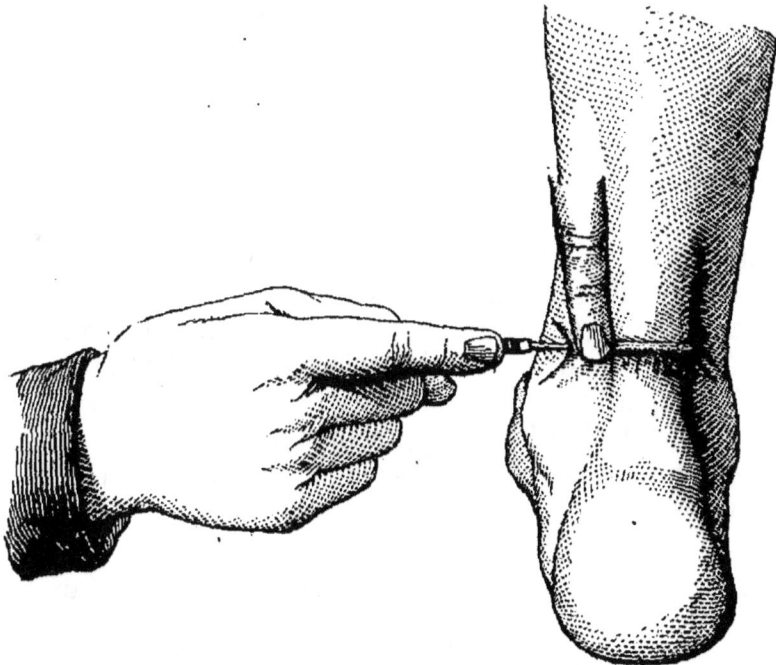

Fig. 142.

Un craquement et l'écartement des deux bouts du tendon
indiquent que l'opération a réussi.

On retire le ténotome à plat, avec les précautions que nous
avons indiquées en décrivant la ténotomie en général.

§ 2. — Section des autres tendons du membre supérieur.

On a coupé tous les tendons des muscles de la jambe dans les diverses variétés de pied bot. Ces sections se font comme celle du tendon d'Achille, et elles ne présentent aucune difficulté. Notons seulement que si l'on voulait couper les tendons du *jambier postérieur* ou du *fléchisseur du gros orteil*, il faudrait que la section portât sur le *bord interne du pied*, parce que les rapports de ces muscles avec les vaisseaux et nerfs tibiaux rendraient l'opération trop dangereuse derrière la malléole.

Les tendons des muscles *biceps*, *couturier*, *droit interne* et *demi-tendineux* ont été soumis à la section sous-cutanée, pour remédier à la flexion permanente de la jambe.

§ 3. — Section des tendons du membre supérieur.

La ténotomie a été appliquée bien plus rarement au membre supérieur qu'au membre inférieur, et les résultats sont loin d'avoir été aussi heureux dans le premier cas que dans le second.

C'est à la main surtout que sont survenus les accidents les plus graves.

Au-dessus du poignet la situation des vaisseaux et des nerfs rend l'opération très-difficile, et plus haut, il n'y a que la première couche des muscles qu'on puisse attaquer sûrement et sans danger.

Dans les cas de rétraction du coude, la *section du biceps brachial* est approuvée par tous les ténotomistes. Quand il est rétracté, le tendon de ce muscle devient assez saillant pour qu'on puisse le couper facilement sans s'exposer à blesser l'artère humérale et le nerf médian, qui sont alors placés sur un plan beaucoup plus profond que le tendon par lequel la peau est soulevée.

§ 4. — Section du muscle sterno-cléido-mastoïdien.

Dupuytren est, je crois, le premier qui ait coupé le muscle sterno-mastoïdien par la méthode sous-cutanée; mais c'est à M. J. Guérin que revient l'honneur d'avoir régularisé et généralisé la pratique de cette opération. Pour lui, la rétraction n'affecte ordinairement que le faisceau sternal du muscle; il en fait la section de plusieurs manières que nous allons décrire succinctement.

Premier procédé. — Le malade est couché sur un matelas, dont le quart supérieur, replié sur lui-même, représente un plan incliné sur lequel repose la tête du patient, qu'un aide tourne en sens inverse de l'inclinaison pathologique ; dans cette position, le sterno-mastoïdien, faisant saillie en avant et se détachant des parties sous-jacentes, le chirurgien fait à la peau, sur le bord externe de ce muscle, à 15 ou 20 millimètres du sternum, un pli parallèle à sa direction, et, plongeant à la base de ce pli un ténotome large de 5 millimètres et légèrement concave sur le tranchant, il le glisse à plat sur la face cutanée du muscle, jusqu'à ce qu'il ait dépassé son bord externe, sans traverser la peau de ce côté. Alors dirigeant le tranchant de l'instrument en arrière, et abandonnant le pli de la peau qu'il soulevait, il coupe le tendon en sciant et en pressant de la main gauche sur le dos du ténotome.

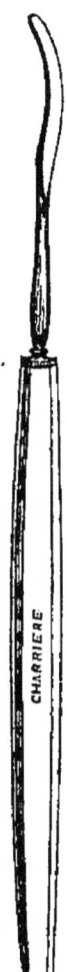

Deuxième procédé. — Quand le muscle n'a point d'adhérence avec les tissus sous-jacents, on peut, pour en faire la section des parties profondes vers la peau, se servir d'un ténotome convexe sur le tranchant (fig. 143).

Troisième procédé. — Prenez un ténotome dont la lame, pointue à son extrémité, est tranchante et convexe dans son milieu, et arrondie dans le reste de son étendue ; traversez de part en part avec cet instrument le pli de la peau dans lequel le muscle est soulevé par votre main gauche ; puis abandonnant ces parties à elles-mêmes, et tournant la partie convexe du ténotome vers la peau, incisez le muscle d'arrière en avant.

Je n'insiste pas sur ce dernier procédé, parce que le premier me semble devoir lui être préféré dans tous les cas.

M. Bouvier, au lieu de faire un pli à la peau, se contente de la refouler avec l'indicateur de la main gauche derrière le bord externe du muscle qu'il soulève et qu'il isole ainsi des vaisseaux : puis introduisant le ténotome au fond de cette dépression, il fait la section des deux faisceaux du muscle, de leur face profonde vers la peau.

Fig. 143.

Appréciation. — Sans doute la ténotomie du muscle sterno-mastoïdien est loin d'être une opération difficile ou dangereuse, mais M. Malgaigne se trompe quand il dit que « les *seuls vais-* » *seaux à craindre seraient :* 1° la veine jugulaire antérieure » qui n'est pas constante, et qui, étant *sous-cutanée,* serait tou- » jours aisée à éviter; 2° la veine thyroïdienne inférieure. »

Disons d'abord que dans le point où l'on pratique la ténotomie du sterno-mastoïdien, la veine jugulaire antérieure n'est pas sous-cutanée. Elle est placée sous le bord interne du muscle sterno-mastoïdien, assez profondément pour qu'on ne l'aperçoive qu'en soulevant cette partie du muscle. Cette disposition m'ayant paru constante, je crois qu'il est facile d'ouvrir cette veine, quand on ne connaît pas bien sa situation. Près de la clavicule, elle est située 1 centimètre environ plus profondément que le muscle; mais 2 centimètres plus haut, elle s'accole à la face profonde du bord interne du sterno-mastoïdien. Je crois qu'il est à peu près insignifiant de la couper au-dessus du tiers infé-rieur du cou, tandis qu'auprès de la clavicule, sa section pourrait donner lieu à une hémorrhagie très-abondante. Heureusement, c'est en ce dernier point que la veine est le moins exposée à être blessée, à cause de sa situation profonde. Cela étant établi, j'ajouterai que M. Malgaigne néglige trop, dans son appréciation, la présence de la carotide et de la jugulaire interne. Si l'on opérait sans prudence, on s'exposerait à ouvrir un de ces vais-seaux, et je tiens d'un ténotomiste très-habile, qu'il lui est arrivé de blesser la veine jugulaire interne, quoiqu'il eût opéré avec le plus grand calme.

Entre les chirurgiens qui coupent le muscle d'arrière en avant et ceux qui l'incisent d'avant en arrière, je n'hésite point à me prononcer pour ceux-ci. Avec un peu d'habitude et de dextérité, il est assez facile d'arrêter l'action du ténotome juste au moment où le muscle vient d'être coupé. La détente qui suit cette section est un indice suffisant auquel s'ajoute encore la sensation d'un obstacle vaincu. Quand, au contraire, on plonge le ténotome sous la face profonde du muscle, il ne me semble point impossible de comprendre quelque vaisseau entre le muscle et l'instrument. Ajoutons encore que, dans la section d'avant en arrière, on calcule l'action du ténotome par la pression qu'exerce sur le dos de sa lame le doigt indicateur de la main gauche, tandis qu'en coupant des parties profondes vers la peau, rien ne s'oppose à ce que l'instrument, coupant tout d'un coup le muscle, ne fasse une échappée et n'incise ainsi la peau dans une plus ou moins grande étendue.

§ 5. — Section des muscles du dos.

Les déviations du rachis peuvent dépendre de la rétraction des muscles *sacro-lombaire*, *long dorsal*, *transversaire épineux* qui forment en bas, par leur réunion, la *masse sacro-lombaire*. Le *trapèze*, le *rhomboïde*, le *splénius*, les *droits obliques de la tête*, peuvent aussi par leur rétraction prendre une part plus ou moins grande à ces déviations. Tous ces muscles ont été coupés par la méthode sous-cutanée (J. Guérin) : mais comme la section de l'un d'eux ressemble beaucoup à celle des autres, nous nous contenterons de décrire la ténotomie des muscles des gouttières.

§ 6. — Ténotomie de la masse sacro-lombaire.

Le malade étant couché sur le ventre et faisant effort pour relever la tête et l'extrémité du tronc, sans l'aide des bras, le

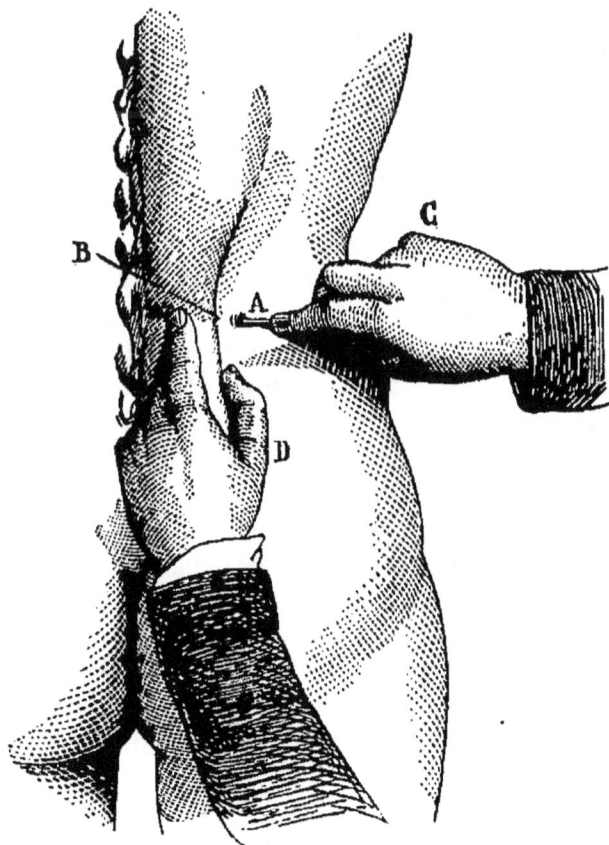

Fig. 144.

A. Entrée du ténotome.   C. Main droite du chirurgien.
B. Bord externe de la masse sacro-lombaire. D. Main gauche pressant sur le ténotome.

chirurgien fait, 2 ou 3 centimètres en dehors des muscles ré-
tractés, une ponction de la peau à travers laquelle, introduisant
un ténotome, il incise les muscles de leur partie superficielle
vers leur face profonde en imprimant des mouvements de scie
à l'instrument dont il aide et modère en même temps l'action
en pressant sur son dos avec l'indicateur de la main gauche
(fig. 144). Il se forme, entre les bords du muscle divisé, un
écartement au niveau duquel on exerce une légère compression.
Un morceau de diachylon rapproche les lèvres de la piqûre extérieure, qui doit être réunie par première intention, avant que
le malade puisse se lever.

§ 7. — Section de l'aponévrose palmaire.

La plus grande difficulté n'est pas de diviser l'aponévrose palmaire, mais bien de distinguer sa rétraction de celle des tendons
fléchisseurs. Une fois la lésion reconnue, la section sous-cutanée
est la méthode opératoire qui guérit le plus vite et le plus sûrement.

Section sous-cutanée (A. Cooper). — Les doigts fléchis par la
rétraction étant portés dans l'extension forcée, le chirurgien
fait, 1 centimètre en dehors de la corde qui résulte de la tension,
de la bride aponévrotique, un pli de la peau qu'il ponctionne
avec la pointe d'un bistouri, et passant un ténotome par cette
piqûre, immédiatement sous la peau, il incise l'aponévrose de sa
surface cutanée vers sa face profonde.

Les expansions aponévrotiques qui unissent intimement l'aponévrose à la peau rendent assez difficile l'introduction du ténotome entre ces deux couches superposées ; mais je préfère
encore ce mode opératoire à celui dans lequel on couperait des
parties profondes vers la peau, parce que, de cette dernière
manière, il serait difficile de ne pas dépasser la limite de l'aponévrose. On évitera d'ailleurs la difficulté de l'introduction du
ténotome au-dessous de la peau, en faisant l'opération à une
certaine distance des plis qui figurent un M, dans la paume de
la main, car c'est surtout au niveau de ces lignes que les expansions aponévrotiques établissent une union intime de la peau et
de l'aponévrose.

Section directe (Dupytren). — Les doigts du malade étant
portés dans l'extension forcée, et toute la main étant fixée par
des aides, le chirurgien incise transversalement la peau et la
bride aponévrotique sous-jacente, de manière que les doigts

puissent être complètement étendus. Si quelque obstacle s'opposait encore à cette extension, on pratiquerait une nouvelle
incision au niveau du point où l'aponévrose ferait corde sous la
peau.

On panse avec de la charpie cératée, introduite entre les
lèvres de la plaie, et une palette à digitations sert à maintenir les
doigts étendus.

M. Goyrand incise la peau longitudinalement, dissèque les
lèvres de la plaie, coupe l'aponévrose transversalement et réunit
par première intention.

CHAPITRE XII.

OPÉRATIONS SUR LA PEAU ET SUR LE TISSU CELLULAIRE.

Nous décrirons dans autant d'articles les opérations qu'on
pratique : 1° pour remédier aux cicatrices vicieuses ; 2° pour
l'ongle incarné ; 3° pour restaurer des parties mutilées ou détruites (anaplastie) ; 4° pour les abcès ; 5° pour les tumeurs.
Nous ne parlerons dans ce chapitre que des opérations qui
portent exclusivement sur la peau, ses annexes et sur le tissu
cellulaire.

ARTICLE Ier.

MALADIES DES CICATRICES.

La rétraction de la peau et les cicatrices vicieuses donnent
lieu à des difformités pour lesquelles la chirurgie doit souvent
intervenir. Nous allons décrire successivement les opérations
qui ont été pratiquées dans ce but.

Incision simple. — Dans cette méthode, on incise transversalement, avec le bistouri, les brides formées par les cicatrices ;
puis, étudiant les parties dans le sens de leur direction normale,
on les maintient étendues au moyen de bandages qui les fixent
contre des attelles, suffisamment garnies pour que la pression
ne produise ni excoriations ni douleur. Les plaies sont pansées
avec de la charpie recouverte de cérat. Comme pour toute
autre plaie simple, dont on ne voudrait pas obtenir la réunion
par première intention.

Excision. — Enlevez la cicatrice difforme ou indurée par deux incisions qui la circonscrivent ; rapprochez les bords de la plaie, faites-en la suture, et tâchez d'en obtenir la réunion immédiate.

Incision et suture. — Pour mieux faire comprendre les opérations que nous allons décrire, nous supposerons l'union de deux doigts, l'un des accidents qu'on observe le plus fréquemment à la suite des brûlures.

SYNDACTILIE.

La membrane qui unit l'un à l'autre deux doigts voisins ayant été incisée, il résulte de cette incision, pour chaque doigt, une plaie dont les deux bords peuvent être réunis par la suture à points séparés. Si les lèvres de cette plaie ne sont mises en contact qu'avec peine, le chirurgien doit préalablement les séparer des parties sous-jacentes, dans une étendue plus ou moins considérable, suivant le précepte général donné par Dieffenbach.

Formation d'une commissure par la suture. — M. Velpeau conseillait pour la syndactylie (*Med. opér.*, 1839) la même suture que pour le phimosis. Trois ligatures d'attente ayant été placées à la partie la plus reculée de la palmature interdigitale, une au milieu et une de chaque côté, cette cloison est coupée jusque auprès du point où elles sont placées. Les deux bouts de chaque fil étant ensuite noués, on obtient un contact à peu près immédiat des lèvres de la plaie, dans toute l'étendue de la commissure. Cette réunion rend ensuite très-facile la cicatrisation isolée de chacun des doigts.

Vidal, Ph. Boyer, etc., ont conseillé plus tard et pratiqué la suture des lèvres de la plaie dans toute leur étendue.

Obstacle à la cicatrisation. — Cette méthode, imaginée par Amussat, consiste à détruire chaque jour l'union des deux surfaces, pour les obliger à se cicatriser isolément.

Compression après l'incision. — La reproduction des adhérences ayant presque toujours lieu après leur incision dans la syndactylie, Dupuytren conseillait d'exercer la compression sur l'angle de réunion des parties, au moyen d'une bandelette de diachylon ou d'une bande très-étroite, dont la partie moyenne était appliquée sur l'angle interdigital, tandis que ses deux extrémités ramenées de bas en haut, l'une en avant, l'autre en arrière, étaient solidement fixées à l'avant-bras.

Formation d'une nouvelle commissure. — Cette méthode consiste à passer un anneau ou un fil de plomb (Rudtorffer) à la partie la plus reculée de la membrane interdigitale, et à l'y laisser jusqu'à ce que les bords du trou se soient cicatrisés; ce n'est qu'après cette cicatrisation qu'on procède à l'incision de la palmature.

Section par compression. — M. Maisonneuve a imaginé de détruire les palmatures de la syndactylie à l'aide d'une espèce d'entérotome dont les branches ont la forme prismatique. Dans le cas où ce chirurgien eut recours à ce procédé, la section ne fut complète que du dixième au douzième jour. A la chute de l'instrument, il y avait sur les doigts des cicatrices linéaires sans eschare. M. Giraldès (Société de chirurgie, 1857), a pratiqué une opération qui diffère de la précédente en ce que la section était complète au bout de vingt minutes.

Appréciation. — L'incision simple et la formation d'*une nouvelle commissure* sont des moyens puissants qui ne s'opposent pas à la reproduction de la difformité contre laquelle elles ont été employées. L'*obstacle à la cicatrisation* n'a produit qu'un succès incomplet : il n'en est pas de même de l'incision combinée avec la suture qui a réussi dans plusieurs cas. Cette opération est celle qui compte le plus de succès, qui me semble surtout utile lorsque la palmature est assez large pour qu'on ne soit pas obligé de recourir à la dissection des lèvres de la plaie.

Le procédé de M. Maisonneuve et celui de M. Giraldès n'ayant été employés chacun qu'une fois, ne peuvent être jugés définitivement (on trouvera au chapitre de l'anaplastie le complément des opérations relatives à la syndactylie.) (voy. p. 313 et 314).

ONGLE INCARNÉ (ONYXIS).

Anatomie. — Les ongles des orteils sont, comme ceux des doigts, implantés dans un repli de la peau qu'on appelle leur matrice; ils sont de plus recouverts latéralement par un bourrelet cutané qui est pressé, dans la station verticale, entre le sol et le bord des ongles. Tant que les ongles sont coupés carrément, ils ne blessent ce bourrelet en aucune manière; mais arrondis sur les côtés, leurs bords tranchants, quand ils viennent à pousser, irritent la peau correspondante et tendent à y pénétrer par la pression; il résulte de cette collision une ulcération avec bourgeons charnus, d'où provient le nom d'*ongle rentré dans les chairs.*

Opération. — Le but de l'opération est évidemment de faire cesser la pression du bord de l'ongle contre la partie ulcérée de l'orteil. Tous les procédés (et ils sont fort nombreux) auxquels on a eu recours peuvent être classés en deux chapitres, suivant qu'on opère sur l'ongle, ou sur les chairs.

La première classe comprend : le redressement et le rétrécissement de l'ongle, son arrachement et sa destruction par l'instrument tranchant ou les caustiques.

REDRESSEMENT DE L'ONGLE.

Le redressement de la partie incarnée de l'ongle a été tenté par Fabrice d'Aquapendente, au moyen de brins de charpie glissés entre l'ongle et les carnosités.

M. Tavernier a modifié ce procédé en augmentant chaque jour le volume de la mèche de charpie.

M. Bonnet a employé l'éponge préparée.

Guy de Chauliac plaçait une lame de plomb entre l'ongle et la peau pour relever le premier et comprimer l'autre.

Procédé de Desault. — Ayant glissé entre les chairs et la partie incarnée de l'ongle une plaque de fer-blanc dont l'extrémité opposée est ramenée sous l'orteil, en déprimant les carnosités, le chirurgien fixe le petit appareil par quelques tours de bande. On voit que le procédé de Desault ne diffère du précédent que par la nature de la plaque, et pourtant l'on ne parle guère de Guy de Chauliac.

Procédé de M. Labarraque. — Ce procédé n'est qu'une modification du précédent; il consiste dans une petite plaque de fer-blanc, espèce d'agrafe qui sert à relever l'ongle, à laquelle s'adapte une bandelette de sparadrap qui maintient la plaque de fer-blanc sous l'ongle, en même temps qu'elle comprime les carnosités sur lesquelles on applique de petits bourdonnets de charpie.

Procédé de M. Grabowski. — M. Velpeau a fait de ce procédé une critique qui paraîtra à la plupart des chirurgiens une condamnation irrévocable : l'appareil est, dit-il, assez compliqué pour nécessiter l'intervention d'un mécanicien. Cet instrument se compose de deux agrafes unies par une charnière et dont on glisse la partie recourbée sous les deux bords de l'ongle même lorsqu'un seul est incarné. Au moyen d'une vis, on redresse les deux parties de l'instrument et on relève les bords de l'ongle.

RÉTRÉCISSEMENT DE L'ONGLE.

Procédé de Dionis. — Ce procédé consiste à gratter l'ongle sur la ligne médiane, jusqu'à ce que ses deux moitiés latérales deviennent mobiles et ne puissent plus exercer de pressions sur leurs chairs ; on renouvelle cette opération une fois par mois, jusqu'à complète guérison.

On rendra ce moyen plus efficace, en glissant un peu de charpie sous le bord de l'ongle.

Procédé de M. Faye. — J'appellerai volontiers cette opération : *Procédé par mobilisation des deux moitiés de l'ongle.* La partie antérieure et moyenne de l'ongle ayant été incisée en V, on introduit un fil ciré ou métallique à travers les bords de cette division dans chacun desquels on a fait un trou. En tordant les bouts du fil, on rapproche l'un de l'autre les bords du V et on diminue ainsi la pression de l'ongle contre les carnosités.

DESTRUCTION DE LA PARTIE INCARNÉE DE L'ONGLE.

Procédé de Fabrice d'Aquapendente. — Fabrice d'Aquapendente ne se contente pas de tenir le bord de l'ongle soulevé avec quelques brins de charpie, il veut que, dans certains cas, on le coupe jusqu'à sa racine, afin d'en enlever avec des pinces la portion détachée, et qu'on recommence ainsi chaque jour, jusqu'à ce qu'il n'y ait plus rien de caché dans les chairs (Velpeau. *Méd. opér.*).

DESTRUCTION PAR LES CAUSTIQUES.

On a détruit la partie incarnée de l'ongle par le fer rouge et par des caustiques divers. Il suffit d'indiquer cette méthode, pour que l'on comprenne tous les procédés qui ont dû être employés. M. Velpeau en indique vingt et un et ce n'est pas tout.

ARRACHEMENT DE L'ONGLE.

Le procédé le plus simple consiste à arracher l'ongle d'un seul coup en passant sous sa partie adhérente l'un des mors d'une forte pince que l'on tire vigoureusement vers soi. Ce moyen m'a toujours réussi. Si l'on éprouvait quelque difficulté, on en triompherait bien vite en ébranlant l'ongle par des mouvements de latéralité.

Procédé de M. Long. — Ce procédé consiste à découvrir le bord postérieur de l'ongle, en repoussant au delà le repli de la peau qui recouvre sa face dorsale et à le renverser d'arrière en avant, en le détachant de là matrice avec les plus grandes précautions.

EXTIRPATION.

Procédé de Dupuytren. — Le pied étant fixé par un aide, le chirurgien introduit sous l'ongle, jusque auprès de son bord postérieur et sur sa ligne médiane, une des lames d'une paire de ciseaux dont les deux branches sont subitement rapprochées, de manière à faire une section longitudinale dont les deux moitiés sont saisies par une forte pince, renversées de la ligne médiane vers les bords et arrachées entièrement dans quelques cas ; Dupuytren, avant de faire l'opération que nous venons de décrire, pratiquait une incision semi-circulaire derrière le bord postérieur de l'ongle qu'il était ainsi plus facile de déraciner.

AMPUTATION.

Procédé de M. Baudens. — Portez un fort bistouri à plat derrière l'ongle et enlevez d'un seul coup l'ongle, la partie superficielle de sa matrice, et les chairs qui dépassent ce niveau.

DESTRUCTION DES FONGOSITÉS.

Procédé avec le bistouri. — Ambroise Paré coupait d'un seul coup les fongosités qui recouvrent la partie incarnée de l'ongle.

M. Brachot détache les fongosités en glissant au-dessous d'elles et dans leur milieu un bistouri porté à plat, et dont le tranchant est dirigé en arrière pour inciser d'abord en ce sens ; l'extrémité postérieure des fongosités étant devenue libre est saisie avec une pince pour que le chirurgien les détache d'un seul coup à la partie antérieure du bord de l'orteil.

Lisfranc passait également son bistouri dans les chairs au niveau de l'ongle ; mais il détachait leur partie antérieure avant la postérieure, et il cautérisait vigoureusement les bourgeons charnus dès qu'ils commençaient à se montrer.

25.

Procédé avec les caustiques. — M. Levrat (de Lyon) applique de la potasse caustique sur les carnosités en recouvrant les parties voisines d'un morceau de sparadrap, comme s'il s'agissait de mettre un cautère.

D'autres chirurgiens ont employé la pâte de Vienne, d'autres le fer rouge, etc. Enfin, on a conseillé des procédés mixtes: destruction de l'ongle par le bistouri, par l'arrachement, etc., avec cautérisation des carnosités.

Appréciation. — Le nombre des procédés indique assez que l'ongle incarné est une maladie difficile à guérir. Elle l'est surtout parce qu'elle cesse bientôt, sous l'influence du repos, d'être douloureuse et que les malades marchent toujours plus tôt qu'il ne le faudrait.

Je crois que l'arrachement au moyen d'une pince dont un des mors est passé sous l'ongle, est le procédé le plus expéditif et le plus sûr, si on a soin de réprimer, par la cautérisation, les bourgeons charnus qui ne pourraient être recouverts par l'ongle de nouvelle formation. La douleur ne peut plus être une objection aujourd'hui. Mais, je le répète, la guérison dépend bien moins du procédé opératoire que de la patience du malade à supporter le repos dans une position horizontale.

En se résignant à ne pas marcher tant que l'ongle n'a pas recouvert les chairs qu'il irritait, on peut espérer une guérison assez prompte en se bornant au pansement par la charpie interposée entre l'ongle et les bourgeons charnus.

ARTICLE II.

RESTAURATION DES PARTIES DÉTRUITES OU MUTILÉES (ANAPLASTIE).

§ 1er. — Anaplastie en général.

La restauration des parties détruites ou mutilées connue sous le nom d'*anaplastie*, comprend deux espèces fort distinctes, l'une allant *chercher loin de la région les éléments de la restauration*, l'autre *les empruntant à la région elle-même et aux parties voisines.* La première est la *méthode italienne*, la seconde est la *méthode indienne.*

Méthode italienne. — Cette méthode comprend deux procédés : le premier est celui de Tagliacozzi, l'inventeur ou plutôt le propagateur de la méthode.

Procédé de Tagliacozzi. — Sur la partie externe et antérieure du bras, taillez un lambeau triangulaire, dont vous laisserez la base adhérente à la peau de la région brachiale; puis ayant avivé les bords de la partie à réparer, unissez-les avec ceux du lambeau par deux ou trois points de suture. Le bras sur lequel on prend cette greffe doit être fixé d'une manière immuable; le moindre mouvement pourrait disjoindre les parties dont on veut obtenir la réunion. Il faut donc avoir recours à une gouttière dans laquelle on fixe le bras et que l'on attache avec des courroies inextensibles à la partie la plus solide du voisinage de la région sur laquelle se fait la transplantation du lambeau.

Pour que le lambeau ait chance de vivre, le chirurgien doit s'efforcer de lui conserver tout le tissu cellulaire qui doublait sa face adhérente. Ce n'est que vers le trentième jour qu'il est prudent de diviser la base par laquelle il tient au bras; mais quand l'adhésion doit avoir lieu, elle est déjà fort avancée à la fin de la seconde semaine.

Procédé de Graefe. — Au lieu d'appliquer le lambeau immédiatement sur la partie qu'il voulait restaurer, Graefe le laissa se cicatriser isolément, et ne chercha à l'implanter que plusieurs mois après.

Appréciation. — Si la méthode italienne était le seul moyen dont un chirurgien pût disposer pour restaurer une partie détruite, l'anaplastie trouverait peu de partisans : elle est d'abord un véritable supplice pour le malade qui doit rester pendant trente jours dans la même position; elle offre, en outre, peu de chances de succès, malgré les quelques faits heureux qui ont été publiés.

Si l'on devait y avoir recours, le procédé de Graefe serait préférable à celui de Tagliacozzoni, parce qu'il a sur ce dernier l'avantage de laisser au lambeau le temps de se vasculariser, d'assurer sa vie, avant de le transplanter sur une partie à laquelle il ne peut adhérer que par un effort de l'organisme auquel les vaisseaux sanguins ont la plus grande part.

Méthode indienne. — La méthode indienne consiste à tailler aux environs de l'organe mutilé un lambeau qu'on renverse sur lui-même, de manière que sa surface celluleuse reste tournée vers la partie à laquelle elle doit adhérer.

Nous décrirons, à l'occasion de l'anaplastie de chaque région, les diverses modifications apportées à cette méthode; mais je dois dire ici quelques mots des précautions qu'il importe de prendre pour prévenir la mortification du lambeau.

1° La peau qui est destinée à cette greffe animale doit contenir, dans la portion par laquelle elle est normalement adhérente, un ou plusieurs des rameaux qui apportent le sang au reste du lambeau.

2° Une torsion exagérée du pédicule, en gênant la circulation, peut produire la gangrène du lambeau. Il faut donc s'efforcer de retourner la peau, sans comprimer les vaisseaux qui sont contenus dans son pédicule. Le procédé de Lisfranc, que nous décrirons à l'article *Blépharoplastie,* nous semble propre à remplir cette indication.

Dieffenbach professe que le lambeau meurt par excès de sang, et, en conséquence, il prescrit d'y faire des applications de sangsues. J'ai vu Blandin avoir recours à cette pratique, et ordonner d'appliquer une à une sur le lambeau des sangsues qu'il faisait remplacer à mesure que celle qui était appliquée se détachait. Je dois dire que des résultats dont j'ai été témoin, il n'en est pas un qui ne condamne cette méthode.

Les chirurgiens ne sont pas d'accord sur l'espèce de suture qu'il faut appliquer. Dieffenbach faisait une suture simple, à points très-rapprochés, et M. Velpeau, qui a été témoin de sa pratique, dit qu'elle lui semble préférable à la suture entortillée et aux points de suture à larges intervalles.

Quoique nous renvoyions la description des procédés de cette méthode au paragraphe de l'anaplastie en particulier, il en est un qui diffère trop des autres pour que nous n'en parlions pas ici.

Procédé de Jameson. — Ce procédé consiste à tailler un lambeau qu'on roule sur sa face épidermique, de manière à en former un cylindre qui est ensuite introduit dans l'ouverture fistuleuse qu'on veut fermer. Une aiguille traversant ce rouleau de peau et les bords de la fistule sert à passer un fil qui unit ces parties entre elles.

M. Velpeau a fait une heureuse application de ce procédé à la restauration d'une fistule de la trachée.

Méthode française. — Appelée aussi *méthode de Celse,* elle consiste à réparer les parties mutilées, en les recouvrant avec la peau voisine que l'on détache des tissus sous-jacents sur lesquels on la fait glisser jusqu'à ce que les bords correspondants de la plaie, ainsi formée, puissent être mis en contact.

On a encore appelé cette méthode *anaplastie par glissement,*

§ 2. — Anaplastie en particulier.

ANAPLASTIE DU NEZ (RHINOPLASTIE).

Méthode indienne. — Le malade étant couché sur un lit, la tête un peu élevée, le chirurgien simule un nez avec un morceau de papier ou de diachylon auquel il donne les dimensions qu'il juge convenables; puis appliquant sur le front, la pointe en bas, le patron qu'il a ainsi taillé, il incise la peau de cette région tout autour; et ayant circonscrit le lambeau, il le dissèque de haut en bas jusqu'auprès du pédicule qu'il laisse adhérent à la peau voisine. Le lambeau a la forme d'un triangle dont la base serait en haut et la pointe en bas; seulement les angles de cette figure doivent être un peu arrondis, et sa base est surmontée par un prolongement proportionné à l'étendue de la sous-cloison qu'il doit reconstituer (fig. 145).

Le lambeau ayant été disséqué et séparé du périoste qu'on a soin de laisser intact, on lui imprime un mouvement de rotation sur son pédicule, de manière que sa face épidermique reste en dehors, et, ayant avivé la peau qui forme les limites du trou qu'on veut recouvrir, on la réunit par quelques points de suture aux bords correspondants du lambeau.

L'opération ayant été ainsi faite, il reste de la peau saine entre le pédicule du lambeau et la mutilation. La partie du pédicule qui recouvre cette peau doit être enlevée d'un coup de ciseau ou de bistouri, de manière à niveler le nouveau nez, quand on a la certitude que le lambeau est complétement adhérent aux parties voisines et qu'il a une vitalité normale.

On a conseillé, pour parfaire le pédicule du lambeau, de le couper transversalement, le plus haut possible, de le redresser, de le tailler en triangle à pointe supérieure, pour le fixer par quelques nouveaux points de suture aux bords de la partie inférieure de la plaie du front.

Cette modification, qui a été proposée par M. Velpeau, me semble préférable au mode opératoire de Dieffenbach, qui incise longitudinalement la partie comprise entre le lambeau et le trou nasal, pour introduire le pédicule entre les deux bords de la fente et l'y faire se souder.

Lisfranc a donné le conseil de prolonger l'incision d'un des bords du lambeau jusqu'au niveau de la partie mutilée. On peut alors renverser le lambeau sans que la torsion apporte un grand obstacle à sa circulation, et sans que le pédicule fasse une saillie assez difforme pour qu'il faille l'inciser (fig. 145).

Méthode française. — Cette méthode convient pour les cas où la perte de substance n'est pas très-considérable ; elle consiste à emprunter les éléments de la restauration aux régions voisines, par le décollement des bords du trou qui remplace une partie du nez. Ces bords, ayant été avivés et décollés dans une étendue suffisante, peuvent être mis en contact et réunis par première intention.

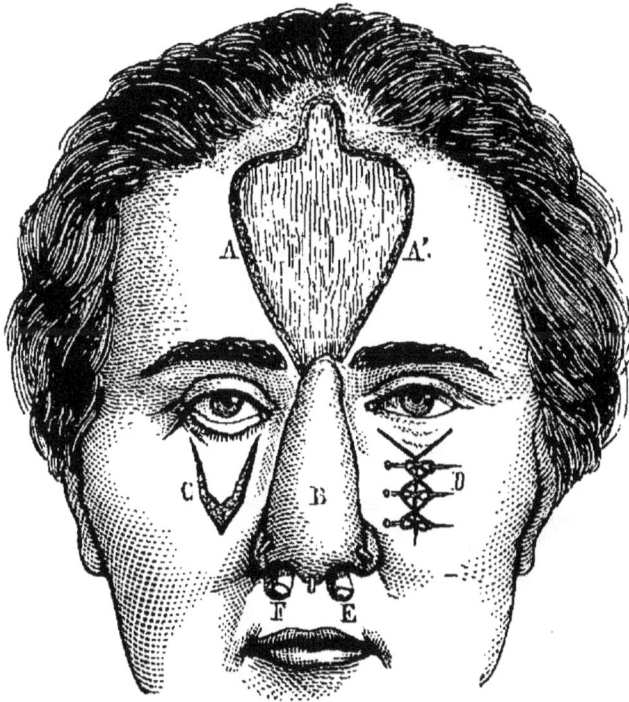

FIG. 145.

AA'. Trace du lambeau frontal.
  B. Lambeau adapté aux bords du trou qui remplaçait le nez.
EF. Petits cylindres introduits dans les narines.

C. Incisions pour la blépharoplastie (procédé de Jones).

D. Partie inférieure de l'incision, réunie par la suture entortillée.

Lorsque la perte de substance a une plus grande étendue, des incisions multiples tombant sur les bords du trou nasal peuvent servir à faire des lambeaux qu'on attire par glissement entre les lèvres de la plaie principale. M. Velpeau donne à cette modification le nom de *rhinoplastie par décollement composé.*

Je n'insisterai pas sur cette méthode dont on ne peut donner qu'une idée générale, puisque les incisions et les lambeaux doivent varier avec la nature et l'étendue de la mutilation qui est elle-même extrêmement variable.

Méthode italienne. — On commence par habituer le malade à tenir le bras appliqué contre le nez, position que l'on modifie au moyen d'une camisole à laquelle s'adapte un capuchon qui, au moyen de courroies solides, fixe la tête à une gouttière qui doit recevoir le bras sur lequel on prendra le lambeau.

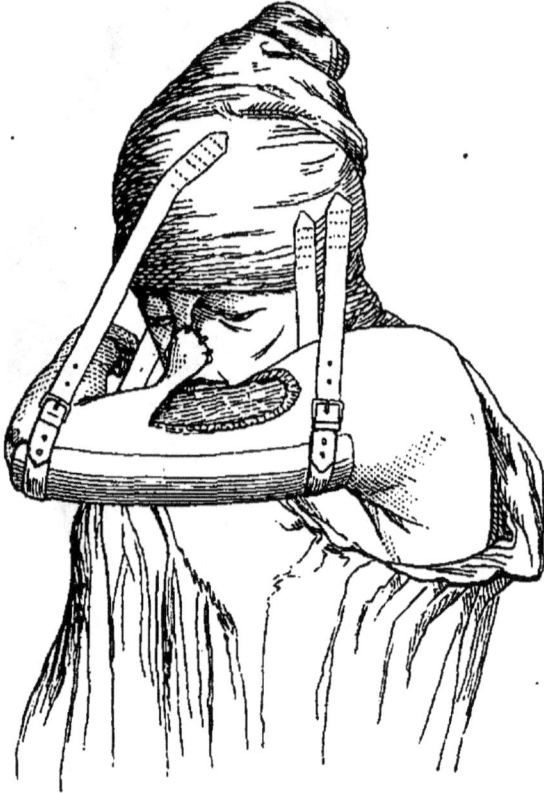

FIG. 146.

Quand cette position a cessé d'être gênante, le chirurgien taille sur le bras de l'opéré un lambeau triangulaire, dont le sommet est en haut, et qui a pour dimensions 15 à 16 centimètres de longueur sur 10 ou 11 de largeur. Ce lambeau, disséqué de haut en bas, reste adhérent au bras par sa base; ses bords sont unis aux lèvres avivées de l'ouverture nasale au moyen d'une suture entrecoupée (fig. 146).

Au bout de trente jours environ, quand l'union est intime entre les parties mises en contact, la base du lambeau est détachée du bras, et l'on s'en sert pour découper avec des ciseaux la sous-cloison du nez et l'ouverture des narines.

Procédé de Graefe. — Ce procédé consiste à tailler le lambeau sur l'avant-bras, à laisser ses bords se cicatriser isolément, pendant qu'il revient sur lui-même, et à ne l'appliquer sur la partie mutilée que quelques mois plus tard. Graefe mit ainsi près d'un an pour faire un nez à un jeune homme qui avait déjà subi une autre espèce de rhinoplastie.

Appréciation. — La méthode indienne est celle qui réussit le plus sûrement ; mais elle a l'inconvénient de laisser une large cicatrice sur le front.

La méthode française est celle dont les suites sont le moins graves. Malheureusement elle n'est généralement applicable que dans les cas où la difformité à laquelle on veut remédier n'a pas une grande étendue.

La méthode italienne, quoiqu'elle ait réussi dans quelques cas, exige du malade une patience trop grande, une immobilité trop longue, pour qu'on soit en droit d'attendre beaucoup d'elle.

BLÉPHAROPLASTIE (ANAPLASTIE DES PAUPIÈRES).

C'est surtout dans les cas d'ectropion par destruction de la peau des paupières que la blépharoplastie trouve ses indications.

Méthode française. — *Procédé de Jones.* — Faites partir des extrémités de la paupière deux incisions qui d'abord verticales vont se réunir du côté du front ou de la pommette, suivant que l'opération est pratiquée sur la paupière supérieure ou sur l'inférieure : disséquez dans la moitié de sa hauteur, à partir du sommet, le lambeau circonscrit par ces deux incisions qui lui donnent à peu près la forme d'un V, dont la base correspond au bord libre de la paupière ; retirez-le vers l'œil et réunissez par des points de suture la plaie que le lambeau laisse derrière lui (fig. 145).

Ce procédé appartient à la méthode par glissement, dite aussi méthode française ou de Celse.

Procédé de Dieffenbach. — Ce procédé consiste à attirer en dehors une partie de la paupière et à y fixer son bord ciliaire avivé. Voici comment on pratique l'opération :

Faites une incision qui, partant de la commissure externe de l'œil, s'étende horizontalement en dehors dans une étendue qui soit proportionnée au renversement de la paupière. Faites ensuite une incision verticale partant de la même commissure, et par une troisième incision réunissez l'extrémité inférieure de la seconde au milieu de la première. Vous avez ainsi circonscrit un îlot triangulaire que vous enlevez par la dissection.

Le bord ciliaire étant ensuite avivé près de son angle externe, dans une étendue égale à la moitié de l'incision horizontale, et la portion correspondante de la paupière ayant été détachée des tissus sous-jacents on l'attire en dehors pour fixer par des points de suture, le bord ciliaire avivé à la moitié voisine de la plaie horizontale. Les deux bords interne et externe de la plaie, qui se trouvent ainsi rapprochés l'un de l'autre, sont ensuite réunis par la suture entortillée.

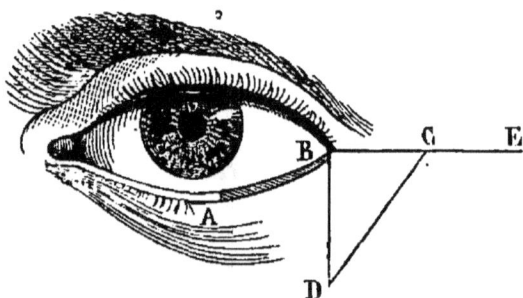

FIG. 147.

Je n'ai pas pratiqué cette opération, mais je crains que la paupière ne soit trop tiraillée pour que la réunion par première intention s'obtienne sûrement.

Méthode indienne. — Enlevez d'abord la cicatrice au moyen de deux incisions, dont l'une, parallèle au bord palpébral, doit laisser de ce côté assez de peau pour que le lambeau puisse y être fixé; écartant ensuite les bords de la plaie, en cherchant à rendre à la paupière sa hauteur normale, jugez de l'étendue de la perte de substance, et taillez sur la région temporo-frontale pour la paupière supérieure, sur la région malaire pour l'inférieure, un lambeau dont la forme est exactement calquée sur l'espace qu'il faut combler, mais dont les dimensions dépassent celles de cet intervalle de 2 ou 3 millimètres dans tous les sens.

Le lambeau ayant été disséqué de manière qu'on puisse, en tordant son pédicule, le faire remplir la plaie, sans que la peau une cicatrice linéaire ; leurs bords correspondants se réunissent soit plissée ou tiraillée, réunissez par la suture entrecoupée, dès que le suintement sanguin a cessé. Les fils de la suture doivent être enlevés au bout de quarante-huit heures ; on les remplace par des bandelettes agglutinatives qu'il faut laisser en place le plus longtemps possible.

Les serres-fines sont appelées à remplacer la suture pour la blépharoplastie, parce qu'elles s'appliquent facilement et parce qu'elles fixent les parties assez solidement pour qu'on puisse espérer d'obtenir la réunion immédiate au bout de vingt-quatre heures.

M. Ammon, cité par M. Velpeau, taille le lambeau de manière que la plaie qui en résulte fasse avec celle de la paupière un L majuscule. La partie horizontale de cet L qui correspond aux paupières est remplie par le lambeau, tandis que la branche verticale reste vide. D'autres modifications ont été apportées à la méthode indienne appliquée à la blépharoplastie, mais elles sont trop peu importantes pour qu'il soit utile d'en faire autant de procédés.

Appréciation. — Le procédé de Jones est certainement supérieur à tous les autres ; quand il ne réussit pas à guérir la difformité, il n'a pas du moins l'inconvénient de l'aggraver, ce qui a lieu souvent par la méthode indienne qui remplace la peau fine des paupières par un bourrelet de chair plus ou moins difforme.

Depuis peu d'années, pour s'opposer complétement à la rétraction de la paupière nouvellement formée, on a eu l'idée d'aviver les bords des deux paupières et de les unir par la suture (voyez fig. 148). Cette occlusion me semble aujourd'hui le complément indispensable de la blépharoplastie par la méthode indienne.

Procédé de Alph. Guérin. — Telle était l'appréciation des deux premières éditions ; depuis, j'ai imaginé une opération à laquelle je donne la préférence sur toutes les autres.

Je pratique d'abord deux incisions qui se réunissent en V renversé (Λ), un peu au-dessous du milieu du bord libre de la paupière, et qui s'éloignent l'une de l'autre à mesure qu'elles s'approchent de la joue. Je fais ensuite une incision qui, partant de l'extrémité de la branche externe du Λ, se continue en dehors parallèlement au bord libre de la paupière, dans une étendue proportionnée au déplacement que l'on devra faire subir au lambeau qui résulte de ces incisions. Une autre incision semblable est faite en dedans, de telle sorte, qu'après avoir disséqué deux lambeaux circonscrits en dedans et en dehors du $_A$, on peut reporter la paupière aussi haut qu'on le désire.

Par les incisions AB, BD et BC, on circonscrit deux lambeaux triangulaires qui, ayant été détachés des parties sous-jacentes, peuvent être relevés de manière que les deux bords AB, AB se confondent. Cette union est indiquée en A'B' dans la seconde figure.

Pour maintenir les lambeaux dans la position qu'ils doivent garder, j'unis leurs bords correspondants, de manière que leur point le plus inférieur soit au-dessus du sommet du triangle ou V renversé qui reste à la place qu'il occupait avant l'opération.

L'adhérence des bords des lambeaux pourrait peut-être suffire à maintenir les parties au point où elles ont été reportées ; mais pour plus de certitude, j'ai cru devoir consolider le résultat de l'opération en unissant par la suture les bords avivés des deux paupières. Pour faire cet avivement, on excise avec des ciseaux l'arête postérieure du bord de la paupière.

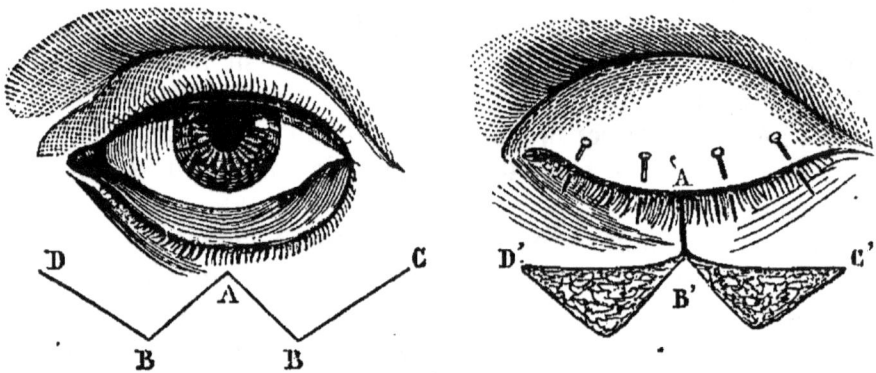

FIG. 148.

L'espace triangulaire circonscrit par les incisions qui se réunissent en V renversé correspond à peu près au point où le nerf sous-orbitaire émerge du conduit de même nom pour se répandre dans la peau de la joue et de la paupière. La partie la plus large de ce triangle recouvre le nerf et le met à l'abri du bistouri ; on ne coupe donc dans cette opération que des filets nerveux dont la section ne compromet pas d'une manière appréciable la sensibilité des téguments de la région.

Les plaies triangulaires qui résultent de l'élévation des deux lambeaux latéraux se comblent très-vite et sont remplacées par de manière que leur soudure soit à peine visible; la nouvelle paupière est lisse et polie, et la peau qui la forme ne diffère en rien de celle d'une paupière naturelle.

Par ce procédé, la restauration des paupières devient d'une exécution aussi facile que la saignée ou l'application d'un séton.

Pour obtenir une guérison complète, il faut laisser les paupières unies pendant un temps qui varie de six mois à un an.

CHILOPLASTIE (RESTAURATION DES LÈVRES).

C'est surtout à la restauration de la lèvre inférieure, plus souvent affectée de cancroïde que la supérieure, qu'on a appliqué l'anaplastie.

Chiloplastie de la lèvre inférieure.

Quelques chirurgiens ont tenté de restaurer la lèvre inférieure par la méthode indienne ; mais la méthode française ou par glissement est ici tellement indiquée, elle donne des résultats si satisfaisants, qu'elle est aujourd'hui la seule à laquelle on ait recours.

Procédé de Horn. — Enlevez toute la partie malade de la lèvre par deux incisions qui, en se réunissant en bas, forment un V; disséquez les lambeaux qui en résultent, en les détachant de la face antérieure du maxillaire, et réunissez les bords de la plaie sur la ligne médiane au moyen de la suture entortillée.

Procédé de Chopart. — Faites de chaque côté de la bouche, en dehors du cancer, une incision verticale commençant au bord libre de la lèvre et en descendant vers la région hyoïdienne, plus ou moins bas, suivant l'étendue de la partie qu'on doit enlever. Le lambeau quadrilatéral qui est tracé par ces deux incisions étant saisi par son bord supérieur, disséquez-le de haut en bas en ne laissant adhérer au maxillaire que le périoste recouvert d'une couche mince de tissu cellulaire; puis coupez en travers (fig. 149) tout ce qui est affecté. En inclinant la tête, et en rapprochant le menton du sternum, relevez le bord supérieur du lambeau par une légère traction jusqu'au niveau de ce qui reste de la lèvre inférieure.

Les parties étant maintenues en contact, appliquez quelques points de suture entortillée pour en obtenir la réunion définitive. Les épingles de la suture doivent être retirées du quatrième au cinquième jour, et jusque-là le malade doit avoir la tête inclinée sur la poitrine, pour que le lambeau ne soit point attiré en bas.

Procédé de M. Roux (de Saint-Maximin). — Par une incision semi-lunaire à convexité inférieure, enlevez toute la partie affectée. Si le mal arrive jusqu'aux commissures, commencez par agrandir la bouche en faisant une incision horizontale de chaque côté.

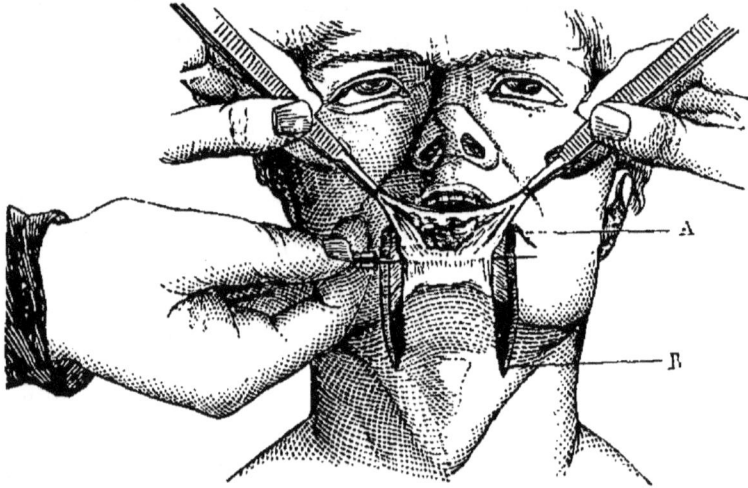

Fig. 149.

Au lieu de tailler un lambeau comme dans le procédé de Chopart, saisissant le bord de la plaie semi-lunaire, disséquez de haut en bas la peau des parties molles qui la doublent, en les séparant du périoste; puis ayant attiré en haut ces téguments flottants, vous les fixez au niveau de la commissure des lèvres au moyen de bandelettes agglutinatives qui les maintiennent appliqués par une douce pression contre la face antérieure du maxillaire.

Procédé de Lisfranc. — Les parties malades ayant été enlevées par une incision semi-lunaire, comme dans le procédé de M. J. Roux, faites sur la ligne médiane une incision qui, partant du milieu de la première, vienne perpendiculairement jusqu'au-dessous de la symphyse du menton (fig. 150). Disséquez les deux lambeaux qui résultent de ces sections, détachez-les de la face antérieure du maxillaire, de manière qu'ils puissent être relevés au niveau des commissures; et quand ils ont été portés ainsi en haut, réunissez-les l'un à l'autre par une suture entortillée (fig. 151).

Quand la dégénérescence pour laquelle on opère a envahi le voisinage des commissures, on prolonge le diamètre transversal de l'ouverture buccale par des incisions aux extrémités desquelles vient aboutir la section semi-lunaire par laquelle on enlève les parties dégénérées. Dans ce cas, les lambeaux doivent

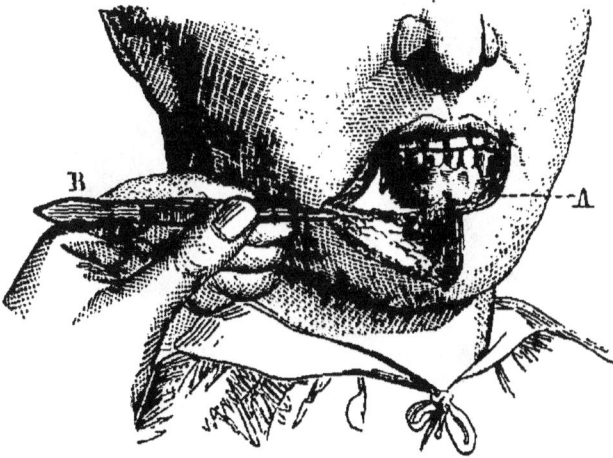

FIG. 150.

être réunis aux bords de ces incisions transversales au moyen d'une suture qui limite latéralement l'orifice de la bouche par une commissure artificielle.

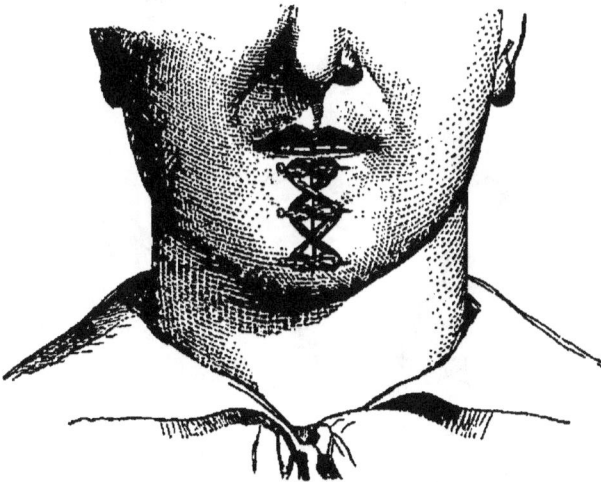

FIG. 151.

Procédé de M. Buchanan. — Je fais, depuis longtemps déjà, répéter par les élèves qui suivent mes cours le procédé suivant, que j'avais attribué par erreur à M. Syme, mais qui paraît avoir été imaginé par M. Buchanan (1).

_____

(1) Je tiens ce renseignement de M. Macleod (de Glasgow).

Le malade ayant été couché sur un lit où sa tête est soulevée par des oreillers, pratiquez une incision en V dont les deux

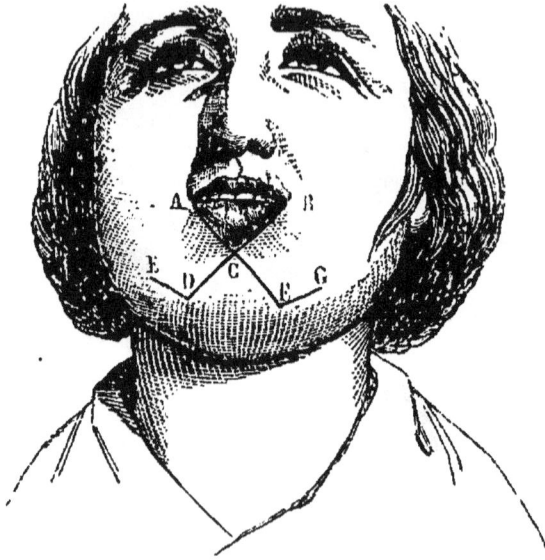

FIG. 152.

branches, partant des deux commissures de la bouche, viennent se réunir au-dessous du sillon mento-labial. Les parties dégé-

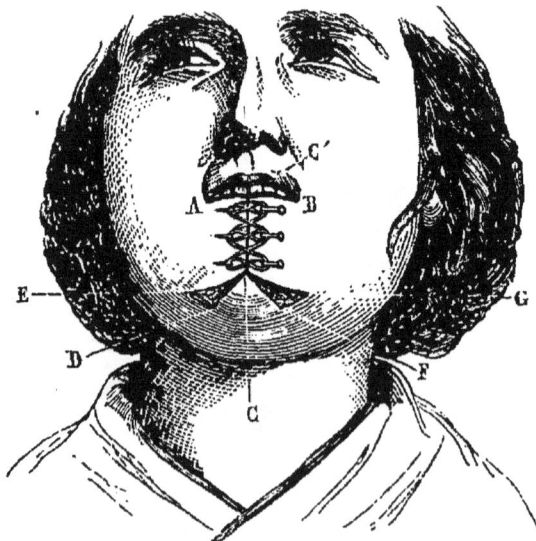

FIG. 153.

nérées se trouvent ainsi circonscrites et enlevées. Faites ensuite un autre V dont le sommet se confonde avec celui du premier;

ou, pour être plus clair, prolongez les deux premières incisions vers le bord inférieur de la mâchoire, de manière qu'elles représentent un X (fig. 152). Faites tomber sur chacune des extrémités inférieures de l'X une incision horizontale, longue de 3 centimètres environ ; disséquez et séparez du périoste sous-jacent les lambeaux ACDE et BCFG, et réunissant au moyen d'une suture entortillée les deux bords CD et CF, portez AC et BC sur une même ligne horizontale qui remplacera le bord libre de la lèvre inférieure (fig. 153).

Le glissement des lambeaux et la suture sur la ligne médiane de la lèvre supérieure des incisions CD et CF laisse de chaque côté du lambeau un petit espace triangulaire, qu'on panse à plat et qui ne tarde pas à être comblé par les bourgeons charnus.

Ce procédé donne des résultats vraiment inespérés. Ayant eu l'occasion de pratiquer cette opération sur un assez grand nombre de malades, j'ai toujours vu avec un grand plaisir l'étonnement des personnes qui revoyaient les opérés après leur guérison. Quoique dans quelques cas j'eusse enlevé la totalité de la lèvre inférieure, on eût été tenté de croire que l'opération n'avait pas dû dépasser son bord muqueux.

Appréciation. — Ce qui précède a déjà fait comprendre que je préfère le procédé de M. Buchanan à tous les autres. Quand il faut restaurer une grande étendue de la lèvre, il n'en est aucun, en effet, qui puisse lui être comparé. Le lambeau du procédé de Chopart tend toujours à descendre ; son recollement aux parties sous-jacentes se faisant lentement, la plaie met beaucoup de temps à se guérir, et l'érysipèle est un accident fréquent de cette opération. Le procédé de M. J. Roux a les mêmes inconvénients que le précédent. Celui de Lisfranc est de beaucoup préférable ; mais cependant les lambeaux de cette opération tendent aussi à s'abaisser, et il faut toujours exercer sur eux une traction plus ou moins grande pour les reporter au niveau de la commissure des lèvres.

Quand la désorganisation pour laquelle on pratique l'opération n'a pas une grande étendue, le procédé de Horn est alors celui auquel il convient d'avoir recours ; il est d'une exécution facile et il expose moins aux accidents inflammatoires que les procédés qui donnent lieu à des plaies d'une plus grande étendue.

GÉNOPLASTIE (RESTAURATION DES JOUES).

Ce que nous venons de dire de l'autopsie de la lèvre inférieure suffit pour faire comprendre les moyens par lesquels on parvient à restaurer les joues, quand elles ont subi une perte de substance considérable.

Je ne veux pas décrire, comme quelques auteurs, les applications des méthodes indienne et française qu'on a faites à cette région ; car ce qu'on appelle les procédés de tels ou tels chirurgiens, n'est que l'histoire de cas particuliers d'autoplastie, qui offrent sans doute de l'intérêt, mais qu'on ne peut pas faire entrer dans le cadre des opérations réglées.

ANAPLASTIE DE L'OREILLE.

Lorsque le pavillon de l'oreille subit une perte de substance assez considérable pour donner lieu à une difformité, on peut demander à l'anaplastie de remédier à cette mutilation, pourvu que les cartilages qui forment la charpente de cet organe n'aient pas été détruits.

L'opération à laquelle on a recours appartient à la méthode indienne. Un lambeau, dont les dimensions dépassent d'un tiers celui de la perte de substance qu'on veut réparer, ayant été disséqué au voisinage de l'oreille, de manière que son extrémité libre soit plus près de cet organe que son extrémité adhérente, rafraîchissez les bords de la perte de substance et réunissez-les au bord libre du lambeau par une suture à points séparés.

Comme, dans cette anaplastie, le lambeau n'est pas tordu sur lui-même, la partie de sa surface saignante qui n'est pas en rapport avec l'oreille pourrait se recoller au tissu sous-jacent ; pour prévenir cet accident, on passe au-dessous de cette partie du lambeau une mèche de charpie enduite de cérat.

Au bout de quatre ou cinq jours, si la réunion immédiate s'est opérée, on enlève les fils, ou les aiguilles si l'on a eu recours à la suture entortillée ; enfin, du vingtième au trentième jour, on coupe le pédicule du lambeau et l'on complète l'oreille en taillant et en régularisant la peau qui dépasse son contour.

URÉTHROPLASTIE.

Méthode indienne. — Cette méthode, appliquée à la restauration du canal de l'urèthre, a réussi dans quelques cas ; mais les insuccès sont assez nombreux pour qu'il ne soit plus permis de tenter la guérison d'une large fistule urinaire par une semblable opération. Si l'on devait y avoir recours, on emprunterait le lambeau à la peau du périnée, de la cuisse, de l'aine ou même du scrotum.

Méthode en tiroir. — On décrit sous ce nom une méthode qui tient tout à la fois de la méthode indienne et de la méthode de Celse. M. Alliot imagina, en 1834, d'enlever un carré de peau d'un côté de la perte de substance de l'urèthre, de circonscrire et de disséquer de l'autre côté un lambeau de même forme et de même grandeur avec lequel il recouvrit la fistule, en réunissant par la suture les bords de ce lambeau aux lèvres de la plaie du côté opposé.

Le malade opéré par M. Alliot guérit. Depuis, quelques opérations d'uréthroplastie ont été faites à peu près par cette méthode, et n'ont point été sans utilité.

M. Arlaud, de Rochefort, a fait l'année dernière une uréthroplastie par glissement, qui a une grande analogie avec celle de M. Alliot, et qui ne fut pas moins heureuse (voyez *Bulletin de la Société de chirurgie*, 1857).

Méthode de Celse. — Quelques chirurgiens se sont contentés d'aviver les bords de la plaie, de les disséquer en les décollant, et de les réunir par la suture enchevillée.

Dieffenbach, au lieu de décoller les bords de la fistule, se contentait de les aviver et de les réunir. Seulement, pour éviter le tiraillement des lèvres de la plaie, il débridait en dehors par des incisions faites des deux côtés dans la direction de la longueur du canal de l'urèthre.

ÉLYTROPLASTIE (ANAPLASTIE VAGINALE).

On a recours à l'anaplastie vaginale pour oblitérer les fistules qui font communiquer le vagin avec la vessie ou avec le rectum.

Méthode indienne. — M. Jobert a, pendant plusieurs années, vanté les succès qu'il croyait avoir obtenus par cette méthode dans les cas de fistule vésico-vaginale, succès contestés par une partie de l'Académie de médecine, et admis, dans un cas, par plusieurs membres très-honorables de cette société.

Quoique cette méthode soit aujourd'hui complétement abandonnée par M. Jobert lui-même, nous croyons pourtant devoir la décrire succinctement.

La malade étant couchée sur le dos, son siége dépassant un peu l'extrémité du lit, et ses cuisses, fléchies sur le bassin, étant soutenues par des aides, le chirurgien introduit dans le canal de l'urèthre une sonde métallique qu'il fait passer par l'orifice fistuleux jusque dans le vagin. Cet instrument étant confié à un aide, l'opérateur incise avec un bistouri la moitié antérieure du

bord de la fistule, et retirant la sonde pour saisir avec une pince
à dents de rat le bord postérieur, il resèque cette dernière partie.

Après cet avivement des bords de la fistule, que M. Jobert ne
faisait autrefois qu'après avoir fortement abaissé l'utérus en
le saisissant par son col avec deux érignes, on taille sur la face
interne de la cuisse un lambeau dont la partie adhérente correspond aux grandes lèvres, et dont la partie libre est disséquée de
bas en haut, c'est-à-dire de la cuisse vers le vagin. Ce lambeau
doit avoir une longueur assez grande pour qu'il ne soit pas ti-
raillé quand on l'a fixé aux bords de la fistule. On l'introduit
dans l'orifice fistuleux au moyen d'un fil double dont l'anse est
passée dans son milieu, et dont les chefs, attachés à une sonde
conduite d'abord par la vessie dans le vagin, et ramenée ensuite
au dehors de l'urèthre, servent à attirer le lambeau dans la
fistule où il est fixé par deux points de suture comprenant les
bords de la fistule et les points correspondants du lambeau.

Elytroplastie par soulèvement d'une arcade tégumentaire. —
Cette opération a été imaginée par M. le professeur Velpeau, qui
la décrit de la manière suivante : Saisissant avec une érigne à
double crochet la paroi postérieure du vagin, vis-à-vis de la
fistule, et tirant vers la vulve cette partie que l'indicateur, introduit dans le rectum, pousse et soulève en avant, je donne
l'érigne à un élève pour avoir la main droite libre. Un bistouri
droit, tenu comme une plume, me sert ensuite à inciser en
travers la paroi vaginale dans l'étendue d'un pouce ou d'un
pouce et demi au-dessus, puis au-dessous du point soulevé par
l'érigne, en ayant soin de ne pas pénétrer jusqu'à l'intérieur du
rectum. Les limites de l'arcade étant ainsi établies, je glisse la
pointe du bistouri à plat, de l'incision inférieure vers l'incision
supérieure, dans l'épaisseur de la cloison, de manière à détacher
le milieu de cette plaque du vagin à droite et à gauche, dans
l'étendue d'environ un pouce, sans ouvrir le rectum et sans en
détacher les deux extrémités. La fistule, préalablement avivée,
est aussitôt traitée par la suture. Chaque fil, armé de son aiguille
courbe, est d'abord passé d'avant en arrière ou de bas en haut
au-dessous du pont vaginal, puis de la vessie dans le vagin à
travers la lèvre postérieure de la fistule, et ramené ensuite sous
le pont, puis au dehors. Un second temps de l'opération consiste
à traverser d'arrière en avant, et de la vessie dans le vagin, la
lèvre antérieure du trou avec l'autre extrémité de chaque fil
également armée d'aiguille; cherchant à nouer ces fils en dernier lieu, on force l'arcade décollée à remonter dans la fistule,

à se placer dans la vessie en même temps que les lèvres de l'ouverture pathologique viennent se mettre en contact au-dessous; le lambeau emprunté ainsi au vagin proémine dans la vessie et se trouve réellement à cheval sur la suture (Velpeau, *Médecine opératoire*).

Procédé de Leroy (d'Étiolles). — Pour oblitérer une fistule vésico-vaginale qui avait son siége au fond du vagin, Leroy (d'Étiolles) aviva la surface antérieure du col et les bords de la fistule qu'il maintint en contact dans l'espoir d'en obtenir la réunion. Mais il échoua comme M. Horner, qui tenta la même opération deux ans plus tard.

Méthode française. — Procédé de M. Jobert. — La malade étant couchée sur le dos, comme nous l'avons indiqué au commencement de ce paragraphe, le chirurgien saisit le col de l'utérus avec une érigne, et, par des tractions lentes, il rapproche de la vulve le fond du vagin qu'il incise transversalement à son insertion sur le col de l'utérus, jusqu'à ce que ces deux parties soient séparées dans toute la largeur de la face antérieure du vagin. Alors, avivant les bords de la fistule, il les réunit par une suture à points séparés.

De cette manière, les bords avivés restent accolés l'un à l'autre, sans être sollicités en sens inverse, comme ils le seraient si la paroi antérieure du vagin, n'ayant pas été détachée en arrière, formait une membrane tendue entre deux points fixes.

Il est inutile de revenir sur la manière dont on pratique l'avivement des bords de la fistule. J'en ai dit assez en décrivant la méthode indienne.

Appréciation. — Il est inutile de discuter la valeur du procédé que M. Jobert a vanté pendant dix ans, sans avoir obtenu plus d'un cas de guérison bien constatée. Large plaie de la cuisse; lambeau énorme pour fermer une fistule, ordinairement petite; suppuration abondante; cicatrice difforme ajoutée à l'infirmité à laquelle on a voulu remédier; enfin insuccès presque constants: voilà des inconvénients qui suffisent pour faire rejeter l'application de la méthode indienne à l'anaplastie du vagin.

La méthode française, au contraire, semble avoir répondu aux espérances que les journaux nous ont tant de fois données. Il est incontestable que plusieurs guérisons de fistule vésico-vaginale ont été obtenues par le procédé de M. Jobert, qui n'est d'ailleurs qu'une application au vagin de la méthode des incisions recommandée par Dieffenbach pour l'anaplastie en général.

Voilà ce que je disais il y a dix ans; mais nous savons aujournd'hui que la tension des parois ne joue pas le rôle important qu'on lui avait attribué. Les travaux de M. Marion Sims nous ont démontré qu'il suffit d'aviver des surfaces et non des bords, et de les maintenir réunies à l'aide de fils métalliques. (Voyez, à la fin du volume, l'article relatif aux opérations que l'on pratique pour la fistule vésico-vaginale.)

ANAPLASTIE POUR SÉPARER DES DOIGTS RÉUNIS CONGÉNITALEMENT OU ACCIDENTELLEMENT.

Les procédés autoplastiques compléteront ce que nous avons dit (p. 289) des moyens employés pour remédier à la syndactylie.

Procédé de Zeller. — J'emprunte à M. Chelius la description de ce procédé :

« Lorsque la peau qui recouvre la face dorsale des doigts réunis est saine et normale, on fait une incision en V, dont la pointe s'étend sur la membrane intermédiaire jusqu'à la hauteur de la deuxième phalange, et dont la base regarde l'articulation métacarpo-phalangienne. Le lambeau est disséqué, renversé en arrière; la section de l'adhérence est achevée; le lambeau est ensuite rabattu entre les doigts et appliqué à la face palmaire de la main où il est fixé par une bandelette de diachylon. »

La figure suivante, représentée dans l'excellent article de M. Verneuil (*Journal des conn. méd.-chir.*, 1856), donne une idée suffisante de l'opération.

AE. Section sur le milieu de la moitié inférieure de la palmature.

CD. Incision en V de la moitié supérieure de la palmature.

L. Lambeau disséqué.

L'. Lambeau appliqué.

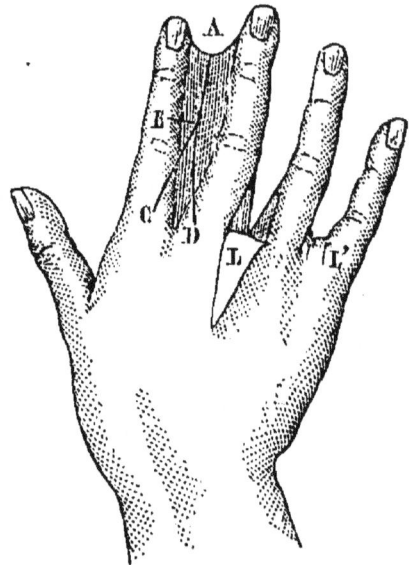

Fig. 154.

Procédé de M. Décès. — L'auteur de ce procédé étant le seul qui l'ait pratiqué sur le vivant, je copie la description qu'il en donne (*Journal des conn. méd.-chirurg.*) : « Les doigts

étant successivement écartés les uns des autres par un aide,
le chirurgien saisit la membrane unissante dans toute sa longueur, entre les mors d'une pince à disséquer placée parallèlement aux doigts réunis. Comme on le comprend sans peine,
un des mors repose sur la face dorsale, l'autre sur la face palmaire de la membrane unissante. Un bistouri bien tranchant est
appliqué sur le bord libre du pli, et, rasant la pince, détache
d'abord un doigt jusqu'au niveau de la commissure. Une seconde incision longitudinale, parallèle à la première, est pratiquée de l'autre côté de la pince et dans la même étendue.
Cette double incision permet à chacun des doigts de s'écarter
et de déterminer, dans leur intervalle, la formation d'une
languette formée de deux surfaces cutanées adossées par leur
face profonde adhérentes à l'angle qui résulte de la séparation des doigts, se continuant l'une avec l'autre au niveau du
bord libre du repli palmé et se continuant ainsi sans ligne de
démarcation avec les téguments des faces dorsale et palmaire de
la région métacarpienne. En taillant ainsi cette languette, on doit
lui donner le plus de largeur possible, mais toutefois sans dénuder
trop largement les doigts, ni entamer leurs articulations.

» Les doigts ainsi séparés reprennent aussitôt toute leur mobilité, on les tient écartés au moyen d'une palette digitiforme
convenable, après les avoir entourés d'un linge cératé. Les commissures nouvelles se fixent promptement dans leur nouveau
rapport; les plaies latérales des doigts se cicatrisent par seconde
intention au bout d'un temps variable de deux à cinq semaines. »

Procédé de M. Didot (de Liége). — Chez l'opéré de M. Didot,
les deux doigts réunis étaient l'annulaire et l'auriculaire. Une
incision sur le bord interne du petit doigt, et deux autres faites
à ses deux extrémités, décrivirent un lambeau de peau qui fut
disséqué à la paume de la main jusqu'à l'intervalle des deux
doigts. Une incision faite à l'union du bord externe de l'annulaire et de sa face dorsale, à l'extrémité de laquelle vinrent
tomber deux petites incisions transversales, permit de disséquer
un lambeau dorsal qu'on limita à l'interstice digital. Ces deux
lambeaux se trouvèrent adhérents : le dorsal au petit doigt, le
palmaire à l'auriculaire.

Après avoir coupé les parties molles qui retenaient les deux
doigts unis par leurs faces correspondantes, le chirurgien abaissa
sur la partie dénudée de l'auriculaire la partie du lambeau qui
recouvrait la face dorsale de l'annulaire et celle-ci fut mise en
rapport avec le lambeau détaché de la face palmaire du petit doigt.

On obtint la réunion immédiate des parties mises en contact, et une cicatrice à peine visible remplaça la difformité.

Appréciation. — Ces différents procédés d'autoplastie, inventés pour remédier à la syndactylie, n'ont pas été employés un assez grand nombre de fois pour qu'il soit possible de les juger. Ainsi le procédé de M. Didot, qui d'abord m'avait séduit, n'est pas sans inconvénient. La peau, lorsqu'elle a été disséquée, est insuffisante pour recouvrir la surface des doigts qui a été dénudée par la dissection (voyez *Bulletin de la Société de chirurgie*, 1857. Obs. de M. Deguise). Il ne faut donc compter sur une réunion par première intention que dans le cas où la palmature est très-large, et non lorsque les doigts sont accolés l'un à l'autre.

Il faut aussi se souvenir du conseil de M. Chelius qui veut qu'on n'opère que les adultes, parce que, dans l'enfance, les palmatures divisées ne tardent pas à se reproduire.

AUTOPLASTIE DES DOIGTS RÉTRACTÉS.

Dans quelques cas de brûlure où du tissu inodulaire s'est formé ou bien lorsque l'aponévrose, intimement unie à la peau, ne peut pas en être séparée, M. J. Guérin a eu recours à l'opération suivante :

Méthode anaplastique. — Soit un doigt rétracté A (fig. 155), le chirurgien taille à la face palmaire un lambeau CDB, comprenant toute l'épaisseur de la bride qui s'opposait à l'extension de la seconde et de la troisième phalange ; et, pour être bien sûr que les parties ne seront pas sollicitées par une peau trop courte, il réunit les points extrêmes EE du lambeau avec la partie de la peau à laquelle ils correspondent dans une extension forcée.

La plaie comprise par la ligne complexe EED se guérit par seconde intention, sans que la cicatrice puisse fléchir d'une manière permanente une phalange sur une autre.

Cette méthode pourrait être employée dans toutes les parties du corps où l'on aurait à combattre une lésion semblable à celle dont je viens de parler. Il y a longtemps déjà que Jones a eu recours à un procédé analogue pour la blépharoplastie.

Procédé de Dieffenbach. — Ce procédé diffère beaucoup du précédent. Voici en quoi il consiste : Les parties qui forment la cicatrice ayant été excisées dans toute leur épaisseur, le chirurgien prolonge les incisions de manière à avoir un lambeau de peau qu'il dissèque et qu'il attire entre les lèvres de la plaie, auxquelles il le fixe par des points de suture.

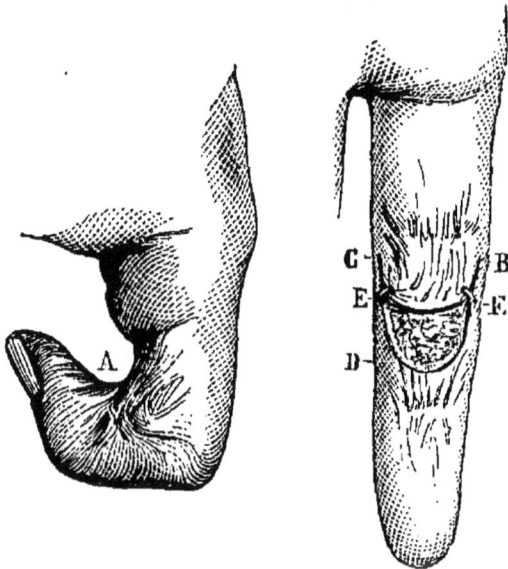

FIG. 155.

Appréciation. — Le procédé anaplastique de M. J. Guérin l'emporte de beaucoup sur celui de Dieffenbach. C'est à lui seul que j'aurais recours dans le cas où la peau aurait subi une rétraction considérable.

KÉLOÏDES.

La maladie des cicatrices connue sous le nom de *kéloïde* résiste le plus souvent à toutes les applications émollientes et résolutives. On a conseillé de la combattre par la *cautérisation* et par l'*excision*. Ces deux moyens n'ont pas besoin d'être décrits. J'ai eu recours à tous les caustiques pour détruire des kéloïdes, et j'ai vu le mal se reproduire avec des dimensions plus considérables; dans quelques cas même, une démangeaison pénible s'est ajoutée à la difformité. Je n'hésite donc point à affirmer que la cautérisation est une méthode inefficace et même nuisible.

Quand, par l'excision, au contraire, on enlève la totalité de la cicatrice, on est en droit d'espérer que le mal ne se reproduira pas ; car, quoique l'existence de cette maladie soit liée à un état particulier de la constitution, les kéloïdes ne se propagent que de proche en proche, et on les guérit quand, après une extirpation complète, on peut obtenir une réunion par première intention,

ARTICLE III.

OUVERTURE DES ABCÈS.

La division des abcès en *abcès phlegmoneux* et *abcès par congestion* doit être conservée ici. Nous commencerons par les abcès phlegmoneux. On peut ouvrir ces abcès : 1° par incision, 2° par ponction, 3° par le séton, 4° au moyen de caustiques.

§ 1er. — Ouverture des abcès phlegmoneux par incision.

On ouvre les abcès par *incisions de dedans en dehors* ou de *dehors en dedans*.

1° *Incision de dedans en dehors.* — *a.* Si l'abcès est recou-vert par une couche mince de parties molles, on peut l'ouvrir en plongeant un bistouri tenu *comme un couteau à découper*, *le tranchant en haut* (fig. 2, p. 3). Dans ce cas on incise l'abcès en relevant vivement la pointe de l'instrument, en la faisant sortir à quelque distance du point par lequel elle est entrée, et en coupant d'un seul coup les parties molles qui recouvrent le bistouri.

b. On peut faire cette ouverture avec un bistouri tenu comme il vient d'être dit, mais en relevant son talon et coupant avec le tranchant, dans la direction de la ponction.

Je préfère bien le premier procédé, qui est extrêmement ex-péditif et qui ne permet plus au malade de se soustraire à l'opé-ration, dès que la pointe du bistouri a traversé les parois de l'abcès, ce qui doit être fait en un clin d'œil.

c. Au lieu d'ouvrir un abcès *devant soi*, on peut en faire l'ouver-ture en sens inverse, c'est-à-dire *contre soi*. Pour cela, avec un *bistouri tenu comme une plume, la pointe en arrière, le tran-chant en haut* (fig. 5, p. 5), le chirurgien pénètre dans la partie ramollie de l'abcès qui est le plus éloignée de lui, et redressant subitement le bistouri, il incise contre soi, d'un seul coup, dans toute l'étendue qu'il a fixée d'avance.

Appréciation. — En ouvrant les abcès de dedans en dehors, on peut se dispenser de tendre les parties molles qui les recou-vrent, et comme cette tension est toujours très-douloureuse, c'est rendre un véritable service aux malades que de la leur épargner. Cette manière d'ouvrir les abcès convient toutes les fois que l'on n'a pas à craindre le voisinage d'un vaisseau ou d'un nerf dont la blessure serait un accident. On ne doit y avoir recours que dans les cas où l'on n'a pas à traverser une couche épaisse de parties molles. Dans le cas contraire, c'est de dehors en dedans qu'on doit faire l'incision pour donner issue au pus.

2° *Incision de dehors en dedans.* — *a.* Si l'on craint de blesser une artère ou un nerf, d'ouvrir une membrane synoviale, ou de pénétrer dans une cavité splanchnique, il faut inciser couche par couche les parties molles qui recouvrent l'abcès qu'on veut ouvrir. Pour cela, le chirurgien les tend avec la main gauche et les incise avec un *bistouri tenu comme un archet* (fig. 6, p. 5), dont il applique en plein le tranchant sur la peau, comme s'il voulait pratiquer de profondes scarifications. En reportant plusieurs fois l'instrument dans la plaie et en le traînant rapidement du talon à la pointe, on pénètre dans la cavité de l'abcès.

b. Quand l'abcès est situé profondément, sans qu'on ait à craindre de blesser un organe important, on peut l'ouvrir en plongeant perpendiculairement dans sa partie la plus ramollie un bistouri tenu *comme un couteau à découper* (fig. 1, p. 3), et dont on abaisse le talon en le tirant à soi.

Dans quelques cas, après avoir fait une première incision à la peau, on se sert d'une sonde cannelée pour écarter ou pour déchirer les tissus, et l'on arrive dans la cavité de l'abcès avec la pointe mousse de cet instrument qui produit plus de douleur que le bistouri, mais qui expose moins l'opérateur à ouvrir un vaisseau important.

Appréciation. — J'ai dit dans quels cas on doit avoir recours aux incisions de dehors en dedans ; j'ajouterai qu'elles ont l'inconvénient de provoquer une grande douleur par la pression lente du bistouri, de permettre au plus de s'écouler dès qu'il trouve une issue, et d'affaisser ainsi les parois de l'abcès, au point de gêner le chirurgien pour en faire l'ouverture d'un seul coup.

3° *Ouverture par incisions multiples.* — Quand les parois de l'abcès sont assez amincies pour qu'on craigne qu'elles ne puissent pas se recoller ; s'il y a un cul-de-sac profond, ou si déjà le pus s'est fait jour au dehors par plusieurs pertuis fistuleux, le chirurgien doit souvent faire tomber une incision sur la première, de manière à figurer un T, une L, ou bien inciser crucialement.

Pour terminer ce qui est relatif à l'incision des abcès, nous rappellerons quelques préceptes généraux professés par la plupart des praticiens.

1° Si l'on peut supposer qu'un corps étranger a précédé la formation de l'abcès, on le recherche avec le doigt introduit dans le foyer et on l'extrait dès qu'on en a constaté la présence.

Cette introduction des doigts peut encore servir à explorer la profondeur du décollement, à rechercher s'il y a des clapiers, etc.

2° Mais il faut bien se garder d'introduire les doigts dans l'intérieur d'un abcès pour détruire les brides qui le traversent, parce que ces brides ne sont que des vaisseaux ou des nerfs.

3° Après l'ouverture d'un abcès phlegmoneux, il n'est pas utile d'exprimer jusqu'à la dernière goutte de pus, et la compression qu'on exerce dans ce but produit une douleur plus intolérable que celle de l'incision. Il faut donc se contenter de faire une ouverture assez large pour que le pus s'écoule facilement.

4° Lorsqu'un abcès phlegmoneux est resserré par une aponévrose, ou bien lorsqu'on craint de le voir fuser dans les gaînes des tendons ou le long des vaisseaux ou des cordons nerveux, on doit s'empresser d'ouvrir une issue au pus. Il en est de même lorsqu'on craint de le voir s'ouvrir dans une articulation, dans la cavité du péritoine, etc.

5° Dans le cas contraire, il faut attendre que le pus se soit formé en collection, ou, comme on le dit vulgairement, que l'abcès soit arrivé à maturité. Ce précepte est surtout important pour les abcès des ganglions. En ouvrant ces sortes de tumeurs prématurément, dit Boyer, on arrête les progrès de la suppuration qui doit fondre toutes les duretés qui environnent le foyer de l'abcès, et il en résulte un ulcère calleux, très-difficile à guérir.

Pansement. — Si l'abcès ouvert est superficiel, on le panse en le recouvrant d'un gâteau ou d'un plumasseau de charpie sèche. Au bout de quelques jours, quand la quantité de pus diminuant, on craint l'agglutination des brins de charpie aux lèvres de la plaie, on recouvre le plumasseau d'une couche de cérat.

Quand l'abcès est profond, si l'on craint que la plaie extérieure ne se referme avant que le fond soit cicatrisé, on y introduit une mèche de charpie. Mais il faut être très-sobre de ce moyen dont on abuse souvent et bien se garder d'introduire une mèche assez grosse pour mettre obstacle à la sortie du pus.

Dans tous les cas, tant que la base de la tumeur sera rouge et enflammée, on la recouvrira d'un cataplasme. J'ai même l'habitude de ne me servir de charpie que lorsque, toute trace d'inflammation ayant disparu, les applications émollientes sont devenues superflues.

§ 2. — Ouverture par ponction.

On ouvre par une simple ponction les abcès qui n'ont pas une grande étendue. Cette petite opération se fait avec une lancette ou avec un bistouri droit que l'on plonge perpendiculairement au centre de la partie la plus molle de la tumeur.

Ponctions multiples. Quelques chirurgiens ouvrent les abcès superficiels par plusieurs ponctions simultanées qui laissent écouler le pus aussi facilement qu'une grande incision, et qui ne donnent pas lieu à une cicatrice aussi visible. Vidal, de Cassis, ouvre les bubons en faisant une ponction aux deux extrémités de leur grand diamètre, et le plus souvent cette petite opération ne laisse aucune trace après elle.

On a encore conseillé les ponctions multiples, mais faites à des intervalles variés. Ces *ponctions successives* ont été surtout pratiquées dans le but de prévenir l'introduction de l'air dans de vastes foyers.

En appliquant de larges vésicatoires sur des bubons ramollis et suppurés, j'ai souvent vu ces abcès se vider par une infinité de pertuis qui laissaient le pus sourdre à travers la peau.

Ponction et injection. — M. Chassaignac injecte de l'eau tiède dans la cavité des vastes abcès qu'il a vidés par la ponction, et après avoir ainsi enlevé jusqu'à la dernière goutte de pus, il s'efforce d'obtenir le recollement des parois par une compression modérée.

Nous parlerons des injections médicamenteuses au paragraphe des *abcès froids et par congestion.*

Il suffit de rappeler la méthode de Petit, de Lyon, qui consistait à ponctionner l'abcès avec un bistouri chauffé à blanc, et à le vider ensuite au moyen d'une ventouse. Personne ne sera tenté d'imiter cette pratique, et personne surtout n'aura le désir de s'y soumettre.

§ 3. — Ouverture des abcès phlegmoneux par le séton.

Une ponction ayant été faite dans deux points plus ou moins éloignés d'un abcès, passez au moyen d'un stylet aiguillé une mèche de fil ou de coton que vous retirez lorsque le pus devient moins abondant.

C'est une méthode qui n'est propre qu'à entretenir la suppuration et à empêcher le recollement des parois de l'abcès. Elle est généralement abandonnée.

Drainage. — M. Chassaignac remplace le séton ordinaire par un tube en caoutchouc percé à ses deux extrémités, qui restent au dehors, et en plusieurs points de la portion qui baigne dans l'abcès. L'auteur se loue beaucoup de ce procédé qu'il compare au *drainage.* J'avoue ne pas y avoir eu recours jusqu'ici.

§ 4. — Ouverture par les caustiques.

A l'époque où l'anatomie n'était pas suffisamment connue des chirurgiens, redoutant l'action du bistouri sur les gros vaisseaux, on avait volontiers recours aux caustiques pour ouvrir les abcès, de quelque nature qu'ils fussent. Aujourd'hui, c'est à peine si quelques praticiens s'en servent pour ouvrir des abcès froids.

C'est la potasse caustique qu'on emploie le plus ordinairement. On s'en sert de la manière suivante :

Prenez un morceau de potasse de la grosseur d'un grain de chènevis, appliquez-le sur l'ouverture faite au centre d'un carré de sparadrap, appliqué lui-même sur le centre de l'abcès ; maintenez le tout au moyen d'un morceau de sparadrap plus grand, et laissez le caustique agir pendant huit à dix heures. Au bout de ce temps, il y aura une eschare que vous inciserez crucialement pour l'enlever, ou que vous laisserez tomber d'elle-même.

§ 5. — Ouverture des abcès froids et par congestion.

Procédé de Boyer. — La peau qui recouvre la plaie étant fortement tendue, plongez obliquement, dans la partie la plus déclive de la tumeur, la lame d'un bistouri étroit, et faites-la pénétrer jusque dans le foyer. Le pus s'étant écoulé par cette ouverture en suffisante quantité, rapprochez les bords de la plaie et maintenez-les en contact au moyen de bandelettes de sparadrap. La peau ayant été tendue avant la ponction de la tumeur, quand on la laissera revenir sur elle-même, son ouverture ne sera plus parallèle à celle de l'abcès, l'écoulement du pus sera facilement suspendu, et l'introduction de l'air dans le foyer sera même plus difficile. Cinq ou six jours après, faites une seconde ponction, et continuez ainsi jusqu'à ce que, le pus étant tari, les parois de l'abcès puissent se recoller.

Ponction sous-cutanée. — M. Jules Guérin a imaginé, pour pratiquer cette opération, tout un appareil instrumental qui se compose : 1° D'un trocart aplati dont la canule est munie d'un robinet C, qui interrompt la communication d'une des extrémités de la canule à l'autre, quand il est tourné transversalement (fig. 156) : cette canule porte à l'une de ses extrémités une virole destinée à se visser sur l'embout d'une seringue (lettre D, même figure); 2° d'une seringue à hydrocèle (fig. 157), avec un ajutage qui a deux ouvertures, dont l'une B, (fig. 158), s'adapte à la virole de la canule, et dont l'autre, C, se continue avec un tube latéral perpendiculaire à la direction du corps de pompe (fig. 159), et destiné à conduire dans un ❋

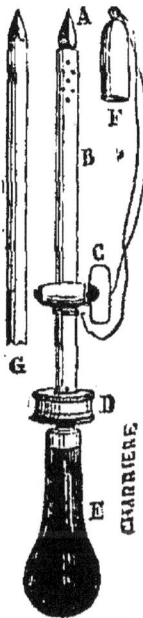
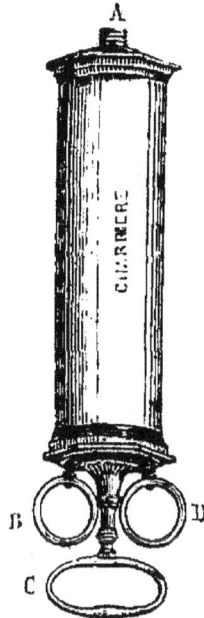
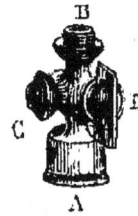

FIG. 158.

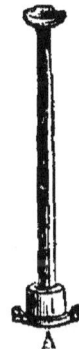

FIG. 156.   FIG. 157.   FIG. 159.

vase le liquide que l'on chasse de la seringue. Près de ces deux ouvertures, il existe un robinet D, qui, quand il est tourné de droite à gauche, fait communiquer le corps de pompe avec la canule d'un trocart, et qui, tourné en sens inverse, intercepte cette communication, de telle sorte qu'en repoussant le piston de la seringue pour la vider, on fait sortir le liquide par le tube perpendiculaire au corps de pompe.

Voici comment on se sert de ces instruments :

Un aide faisant à la peau voisine du point où l'on veut ponctionner l'abcès un pli dont il saisit l'une des extrémités, tandis que l'autre est fixée par le chirurgien, celui-ci, armé du trocart aplati, limite avec son doigt indicateur étendu sur la canule la partie qui doit pénétrer dans la tumeur, puis, glissant la pointe de l'instrument dans la base du pli fait à la peau, il l'introduit obliquement jusqu'au point où il veut le faire pénétrer dans la cavité de l'abcès. Retirant ensuite le trocart de sa gaine, il tourne le robinet transversalement pour empêcher l'air de communiquer avec le foyer; puis, adaptant la virole à l'extrémité de la seringue, il tourne le premier robinet dans l'axe de la seringue,. et le robinet de la seringue perpendiculairement. Alors, attirant à lui le piston de l'instrument, il aspire le pus, et tournant les deux robinets, celui du trocart perpendiculairement à la direction de cet instrument, celui de la seringue dans une direction opposée, il expulse, en repoussant le piston, le liquide aspiré, qui ne trouve plus d'issue que par le tube latéral.

Quand on a fait sortir la totalité du pus, le chirurgien retire la canule du trocart, en ayant la précaution de presser avec un doigt au niveau de l'ouverture faite à l'abcès, pour que du sang ou quelques gouttes du pus qui pourraient rester dans le foyer ne viennent pas se répandre dans le trajet de la plaie sous-cutanée et s'opposer de cette manière au recollement de ses parois.

Le pansement consiste dans une application de compresses graduées sur l'intervalle qui existe entre la piqûre de la peau et celle de l'abcès, pour exercer une compression douce qui facilite le recollement des parois du trajet du trocart, tout en s'opposant à l'introduction de l'air extérieur et à la sortie du pus qui, en général, ne tarde pas à se reformer.

Appréciation. — La ponction faite avec le bistouri à la manière de Boyer, ne donne pas au pus une issue suffisamment large ; d'un autre côté, elle ne s'oppose pas à l'introduction de l'air, contre laquelle elle a été imaginée. Le procédé de M. Jules Guérin est bien préférable, surtout quand les parois de l'abcès sont assez épaisses pour qu'elles ne viennent pas s'accoler l'une à l'autre. Quand ces parois sont minces, il peut arriver qu'elles soient attirées vers l'ouverture du trocart qu'elles bouchent. Des grumeaux peuvent encore s'opposer à l'aspiration du pus par la seringue, en oblitérant la canule. Dans ce cas, on suspend son opération et l'on recommence quelques jours après avec un trocart cylindrique que l'on introduit de la même manière, mais sans chercher à l'adapter à la seringue.

ARTICLE IV.

ANTHRAX.

1° *Incision cruciale comprenant la peau* (Dupuytren). — L'anthrax donnant lieu à l'étranglement des parties dans lesquelles il se développe, cause des douleurs et la gangrène de ces tissus. Pour faire cesser l'étranglement et par suite la douleur et la tendance à la mortification, on incise crucialement la peau et le tissu cellulaire sous-jacent, et l'on ne s'arrête que lorsque la sensation d'une résistance vaincue annonce que l'on a dépassé la limite du mal.

C'est une opération douloureuse, laissant une cicatrice plus ou moins désagréable d'aspect, et souvent suivie d'accidents tels que érysipèle et infection purulente.

2° *Incision cruciale sous-cutanée* (Alphonse Guérin). — A ce procédé j'ai substitué le suivant : Portant la pointe d'un bistouri droit au milieu de la surface de l'anthrax, je traverse la peau, et immédiatement, inclinant le talon de l'instrument, je porte la pointe horizontalement dans le tissu cellulaire sous-cutané jusqu'au delà du point malade, puis j'incise de dehors en dedans les tissus indurés, ne m'arrêtant qu'au moment où j'ai la sensation d'une résistance vaincue (voyez figure 160).

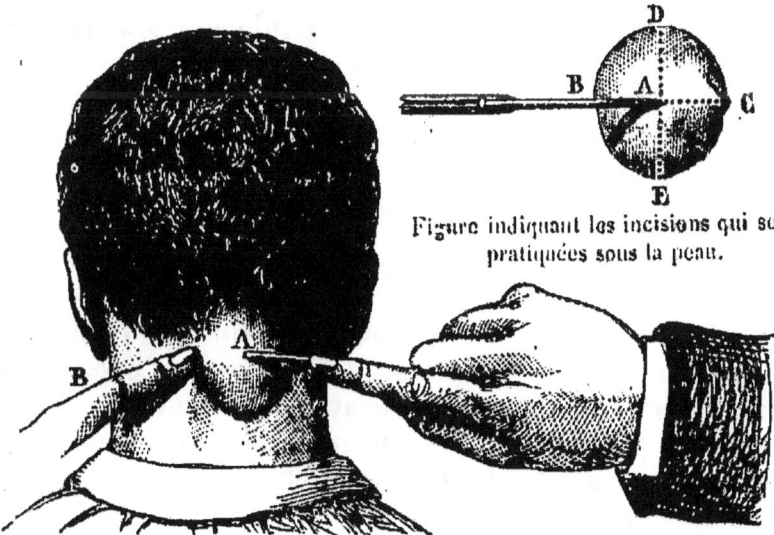

Figure indiquant les incisions qui sont pratiquées sous la peau.

Fig. 160.

A. Centre de l'anthrax.
B. Doigt pressant sur le dos du bistouri, à travers la peau.

Je pratique ainsi deux incisions, l'une venant de droite, l'autre de gauche, et se réunissant au centre de la tumeur ; puis une section perpendiculaire à la première est pratiquée de la même manière, avec la précaution de ne pas inciser la peau.

Appréciation. — Bien qu'on ait tenté récemment de rejeter le traitement de l'anthrax par l'incision, les chirurgiens prudents regardent la médication interne comme insuffisante. Quand on

sera décidé à recourir à l'incision, on devra préférer la méthode
sous-cutanée à celle dans laquelle on incise la peau, tant par
crainte des accidents que pour éviter une cicatrice difforme.

ARTICLE V.

TUMEURS ÉRECTILES.

Anatomie pathologique. — Ces tumeurs ont leur siége dans
la peau ou dans le tissu cellulaire sous-cutané ; elles sont formées
par une trame de ramuscules *artériels* ou *veineux*. Les tumeurs
artérielles constituent la grande majorité des *nœvi materni* ; les
tumeurs veineuses sont le plus souvent sous la peau, où elles
peuvent acquérir un volume considérable ; elles augmentent
encore momentanément sous l'influence d'une gêne apportée à
la circulation veineuse par des efforts ou par une position déclive
de la partie malade.

Il arrive aussi quelquefois que les tumeurs sont constituées
tout à la fois par des artères et par des veines ; ce sont alors des
tumeurs *mixtes*.

Opération. — Je ne décrirai que les procédés opératoires
auxquels on peut avoir recours. L'histoire des opérations qui
ont échoué contre cette maladie m'entraînerait trop loin.

§ 1er. — Compression.

Si une tumeur érectile avait son siége dans une région où l'on
pût trouver un point d'appui solide, il n'y aurait pas d'inconvénient à essayer la compression avant de recourir à un autre
moyen ; on pourrait encore y avoir recours si la tumeur faisait
une saillie qui permît de la comprimer sans toucher aux parties
voisines, comme cela se voit au nez et aux oreilles. Mais le
nombre des guérisons obtenues par cette méthode, en admettant
même celles qu'il serait facile de contester, n'est pas de nature
à faire préférer ce moyen à ceux que nous allons décrire. Cette
opération, dit M. Velpeau, ne peut être proposée qu'à défaut de
toute autre, ou chez les personnes qui ne veulent entendre parler
d'aucune opération réellement efficace.

§ 2. — Cautérisation.

1° La cautérisation avec un fer chauffé à blanc avait été employée (Dupuytren, Maunoir) pour détruire les tumeurs érectiles ;

23

mais ce moyen, qui n'offre pas d'avantage marqué sur l'emploi des caustiques, avait été à peu près abandonné, à cause de l'effroi qu'il inspirait aux malades, lorsque M. Middeldorpf imagina récemment de cautériser les tumeurs en les transperçant en manière de séton avec des fils de platine à travers lesquels on fait passer un courant électrique. L'appareil dont il se sert pour cela se compose de quatre couples ou éléments de Grove, hauts de six pouces environ et larges de quatre, qui sont disposés dans une boîte à quatre compartiments; au milieu de la boîte, entre les quatre couples, est situé le commutateur, petit-appareil où sont placés les deux pôles, et qui est destiné à combiner les couples de plusieurs manières pour faire varier à volonté la tension et l'intensité de la pile.

Le commutateur se compose d'une cuvette à huit trous et de trois couvercles différents. Les huit trous de la cuvette sont pleins de mercure : ils sont parfaitement isolés de leurs voisins et chacun d'eux communique, par un gros conducteur, avec l'un des zincs ou l'un des platines des couples. Il y a donc quatre trous zinc et quatre trous platine. Chaque couvercle porte huit petites fiches métalliques qui pénètrent dans les huit trous de la cuvette et se mettent en contact avec le mercure; ces fiches enfin sont reliées entre elles deux à deux ou quatre à quatre, au moyen d'une armature diversement disposée dans les trois couvercles. L'armature du couvercle n° 1 est construite de telle sorte que les zincs et les platines se succèdent et s'entrecroisent un à un. L'appareil forme ainsi une pile à quatre couples dont l'intensité est représentée par la surface de chaque couple considéré isolément, et dont la tension est représentée par 4, puisque les couples sont au nombre de quatre. Le couvercle n° 2 combine successivement deux zincs, puis deux platines, puis encore deux zincs, et enfin les deux derniers platines; les quatre couples, par conséquent, n'en forment plus que deux, dont la surface est devenue deux fois plus grande, l'intensité se trouve donc doublée, tandis que la tension est diminuée de moitié. Le couvercle n° 3, enfin, marie tous les zincs ensemble et tous les platines : il ne reste donc, en réalité, qu'un seul couple, dont la surface, c'est-à-dire l'intensité, se trouve représentée par 4, et dont la tension se trouve réduite à 1. Un simple changement de couvercle permet de remplir avec autant de facilité que de simplicité toutes les indications de la *galvanocaustique*.

Deux tiges de cuivre fixées sur le commutateur, l'une au pôle zinc, l'autre au pôle platine, viennent faire saillie à l'extérieur de la boîte. Chacune d'elles donne insertion à un gros conducteur flexible, long de près de 2 mètres, et composé de huit fils de cuivre entourés de toile. L'extrémité libre de chaque conducteur aboutit à une douille de cuivre dans laquelle on fixe, au moyen d'une simple vis de pression, les divers cautères dont on veut se servir. (*Bulletin de la Société de chirurgie*, 1856.)

Déjà, avant que M. Middeldorpf eût employé la galvanocaustique contre les tumeurs érectiles, M. P. Guersant attaquait ces tumeurs avec succès en les transperçant avec des aiguilles chauffées au feu.

2° Le caustique le plus souvent employé de nos jours contre les tumeurs érectiles, est la pâte de Vienne (A. Bérard), mélange de chaux vive et de potasse, dont on fait une pâte en y ajoutant quelques gouttes d'alcool.

Lorsqu'on a recours à la pâte de Vienne, on en applique sur la tumeur une couche épaisse de 3 millimètres environ, qu'on enlève au bout de huit à dix minutes. Si cette première cautérisation est insuffisante, on recommence dès que l'eschare s'est détachée. Si la tumeur est très-volumineuse, il vaut même mieux fendre l'eschare au bout de vingt-quatre heures, l'enlever et faire tout de suite une nouvelle application de la pâte, qui doit toujours être préparée au moment où le chirurgien va s'en servir.

L'azotate d'argent a réussi dans quelques cas de *nævi materni* (Guthrie), mais son action n'est pas assez énergique pour qu'on puisse compter sur cet agent.

Au moyen de la potasse (pierre à cautère), on parviendrait à détruire une tumeur érectile, mais ce caustique a l'inconvénient de produire une eschare d'une étendue trois fois plus grande que celle du morceau de potasse employé. Wardrop s'en servait, non pour attaquer la tumeur dans toute son épaisseur, mais pour déterminer à sa surface une inflammation ulcérative sous l'influence de laquelle les éléments du tissu érectile finissaient par disparaître.

On s'est encore servi de potasse caustique d'une autre manière : appliquant plusieurs grains de potasse à une certaine distance les uns des autres, on crible en quelque sorte la tumeur de petits cautères qui détruisent jusqu'au tissu érectile intermédiaire.

§ 3. — Vaccination.

On a réussi à faire disparaître par plusieurs piqûres de vaccine des *nævi materni* très-petits et très-superficiels. Les pustules, qui sont la conséquence de la vaccination, produisent alors l'oblitération des vaisseaux qui constituaient la tumeur; mais, je le répète, ce moyen ne peut avoir d'action que dans les cas où les *nœvi materni* n'ont qu'un très-petit développement.

§ 4. — Séton.

Passez un ou plusieurs sétons de coton ou de fil à travers la tumeur, au milieu de laquelle vous les laisserez jusqu'à ce qu'une inflammation ulcérative se produise. Sous l'influence de ce travail d'ulcération, les vaisseaux s'oblitérant, la tumeur s'affaissera et finira par disparaître.

Ce moyen auquel ont eu recours MM. Tarral, Lawrence, Macilwain, etc., est loin de donner des résultats toujours satisfaisants. La suppuration persista plus de deux ans chez un malade opéré par M. Macilwain. Dans un cas, M. Lawrence fut obligé de tremper le séton dans une solution concentrée de nitrate d'argent, et il fallut encore cautériser la tumeur extérieurement pour en obtenir la disparition complète.

M. Velpeau conseille de traverser la tumeur dans toutes les directions d'un grand nombre de fils, dont les bouts sont liés de manière à faire autant de cercles auxquels on imprime des mouvements de va-et-vient qui finissent par transformer en tissu compacte tous les points qui sont en contact avec les fils.

§ 5. — Ligature de la tumeur.

1° *Ligature périphérique.* — Quand la tumeur est pédiculée, on peut en provoquer la mortification et la chute au moyen d'un fil ciré passé autour de son pédicule; mais c'est le seul cas dans lequel une ligature simple, étreignant la peau avec la tumeur, puisse être d'une véritable utilité.

2° *Ligature composée.* — Si je voulais décrire tous les procédés de ligature qui ont été imaginés pour combattre les tumeurs érectiles, je dépasserais les proportions que je veux donner à ce livre.

A. Un fil double ayant été passé au milieu de la tumeur, chacun des deux fils sert à étrangler la partie qui lui correspond (Bell, Lawrence, Withe, Brodie, etc.).

B. Deux épingles en croix traversant la base de la tumeur, le chirurgien passe un fil ciré au-dessous d'elles, et étrangle ainsi les tissus sous-jacents.

3° Le procédé de M. Manec est un peu plus compliqué ; j'emprunte sa description à l'ouvrage de M. Sédillot.

Le chirurgien se sert de deux aiguilles : l'une femelle, dont le centre est percé d'un chas ; l'autre, mâle, porte le chas à l'une de ses extrémités pour recevoir un fil double. On transperce la tumeur en bas avec la première aiguille, au travers de laquelle on fait passer de droite à gauche, ou *vice versâ*, la seconde aiguille qui perce également la tumeur de part en part (fig. 161).

On retire l'aiguille mâle *b*, et on laisse le fil double *cc* engagé dans le chas de l'aiguille *a*.

L'aiguille femelle, poussée de haut en bas (fig. 162), entraîne les quatre fils *cc*, formant deux anses hors de la tumeur ; une de ces anses est divisée, et deux fils sont ainsi dégagés du chas de l'aiguille *a*.

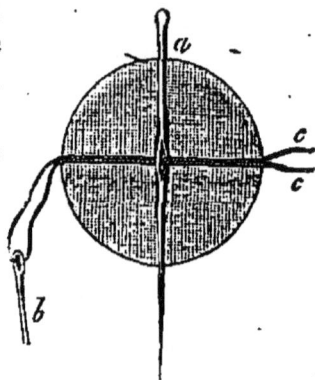

FIG. 161.

On repousse alors cette même aiguille de bas en haut (fig. 163), et le fil *bb* est entraîné avec elle et coupé pour permettre la sortie complète de l'aiguille.

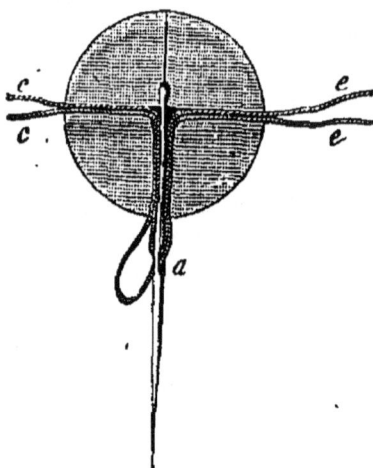

FIG. 162.

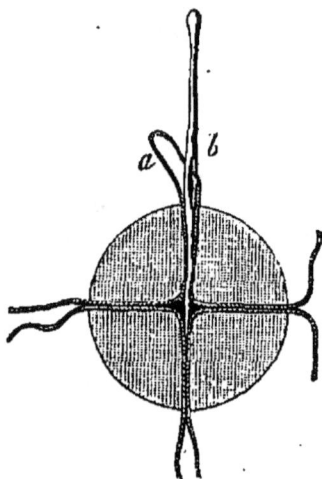

FIG. 163.

La tumeur se trouve ainsi partagée entre quatre segments, par les quatre anses de fil *abc*, *def*, *ghi*, *jlk*, dont les extrémités rapprochées sont réunies et passées dans quatre serre-nœuds à chapelet qui en opèrent la striction (fig. 164).

28.

4° Le procédé de M. Rigal sera facilement compris par les gravures que je reproduis avec le texte explicatif.

La figure 165 représente la tumeur après le placement des fils et des épingles; il reste à couper le plein du fil noir pour avoir deux liens de la même couleur.

Les deux chefs n° 1 sont engagés sous l'épingle A, et noués par un double nœud au sommet E de la tumeur.

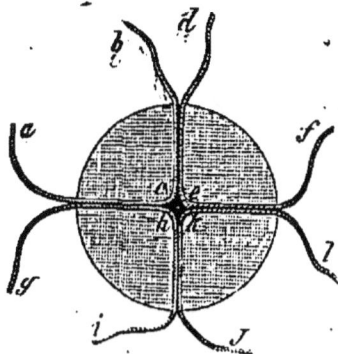

Les deux chefs n° 4 sont engagés sous l'épingle C, et noués de la même manière à l'autre extrémité F de la tumeur.

Les deux chefs n°s 2 et 3 sont noués ensemble de façon à former une anse surmontée de fils assez longs (25 à 30 centimètres).

Cela fait, on engage l'anse sous l'épingle B, et l'on noue pour étrangler la partie moyenne.

Fig. 164.

Alors les fils étant séparés de nouveau, on noue de proche en proche le fil n° 1 avec le n° 2, le fil n° 3 avec le n° 1; puis, en remontant, le n° 4 avec le n° 3, et le n° 2 avec le n° 1, arrêtant toujours les nœuds qui forment la seconde enceinte au milieu de l'espace qui se trouve entre les nœuds de la première série.

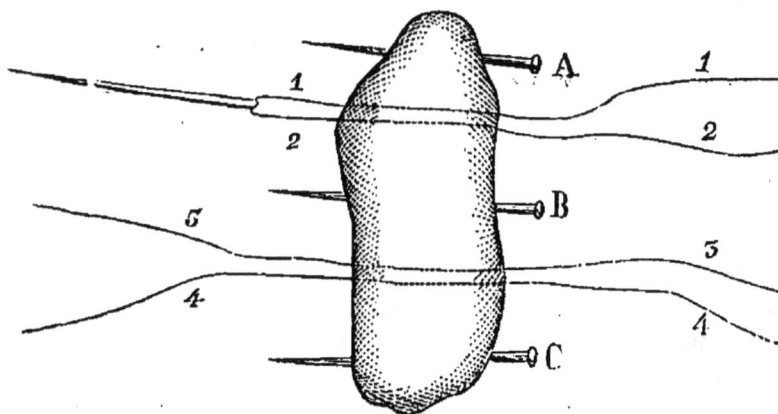

Fig. 165.

La figure 166 montre les nœuds avant qu'ils soient serrés et de manière à faire bien saisir leur disposition.

Je n'ai fait voir qu'un seul nœud pour plus de clarté dans le dessin.

La seconde série est commencée par la moitié supérieure de la tumeur. (Voyez *Mémoires de la Société de chirurgie*)

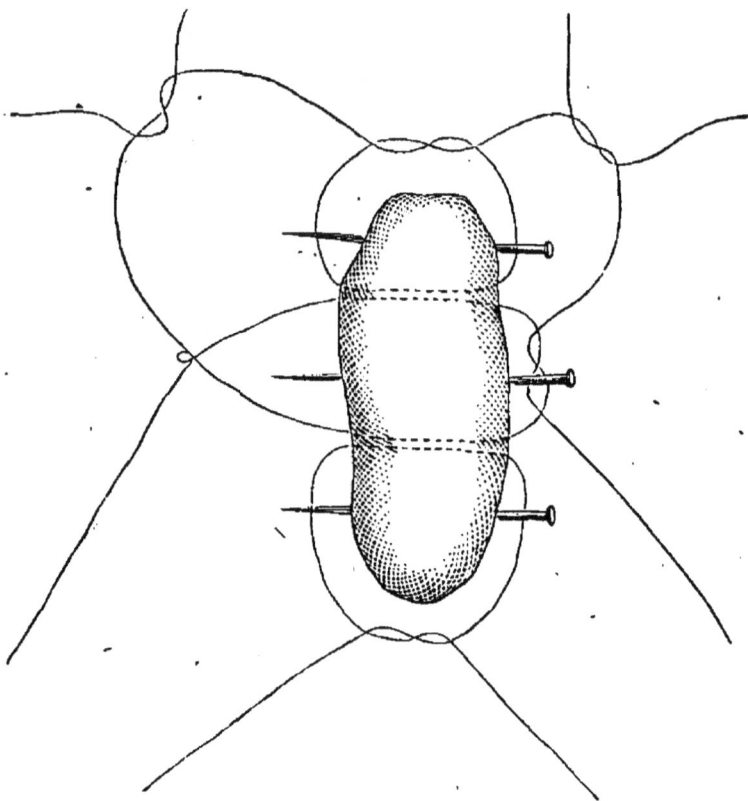

Fig. 100.

§ 6. — Acupuncture.

Prenez de longues et fortes épingles à insectes, passez-les successivement à travers la tumeur, jusqu'à ce que celle-ci en soit lardée. Lallemand, qui a vanté ce moyen, en a employé plus d'une centaine pour une seule tumeur érectile. Laissez-les en place huit à dix jours, temps après lequel la suppuration est parfaitement établie.

Ce moyen ressemble beaucoup au précédent. Il n'en diffère que par la nature des corps qui servent à déterminer la suppuration au centre du tissu érectile.

On a dans quelques cas laissé les épingles en place pendant plusieurs semaines. Un malade traité ainsi par MM. Velpeau et Manec a complétement guéri.

§ 7. — Broiement.

Marshall-Hall ayant eu l'idée de broyer des tumeurs érectiles en plongeant dans leur intérieur une aiguille à cataracte, M. Hening eut le premier recours à ce moyen pour une tumeur dont le diamètre était de plus d'un centimètre et demi. Il fallut six mois pour obtenir la guérison. Quelques faits plus heureux ont été publiés depuis; mais cette méthode est inférieure à la plupart des autres moyens que nous avons indiqués.

§ 8. — Incisions.

La méthode des incisions consiste à fendre la tumeur dans toute l'étendue de son plus grand diamètre, à en exprimer le sang et à remplir la plaie avec du linge qui sert à y exercer une compression sur les vaisseaux qui pourraient donner lieu à une hémorrhagie.

On a publié quelques succès obtenus par ce moyen; mais il suffit que dans un cas une hémorrhagie ait causé la mort du malade, pour qu'un chirurgien prudent ne puisse pas y avoir recours.

§ 9. — Injections.

Procédé de M. Lloyd. — Un liquide contenant de trois à six gouttes d'acide azotique pour 4 grammes d'eau, est injecté dans la tumeur au moyen d'une seringue d'Anel, pendant qu'un aide comprime les parties voisines pour empêcher la matière de l'injection d'y pénétrer.

MM. Lloyd et Bell ont réussi par ce moyen, qui a depuis échoué entre les mains de plusieurs autres chirurgiens.

Procédé de M. Velpeau. — M. Velpeau conseille de ponctionner la tumeur avec une aiguille à cataracte, pour y introduire la canule d'une seringue plus grosse que celle d'Anel, et y injecter de la teinture d'iode.

La meilleure injection est celle qu'on fait avec quelques gouttes de solution de perchlorure de fer au 30e. Elle réussit presque toujours dans les cas de tumeurs érectiles *veineuses.* (Voyez, pour le mode opératoire, page 26.)

§ 10. — Extirpation.

Lorsque la tumeur est peu volumineuse, on peut l'extirper, surtout s'il est possible de réunir les bords de la plaie par première intention. Quoi qu'ait pu dire Lallemand pour nous

rassurer sur le danger des hémorrhagies qui peuvent être la
conséquence d'une semblable opération, je n'en persiste pas
moins à croire qu'il ne faut pratiquer l'extirpation que dans le
cas où les incisions ne doivent porter qu'en dehors des points
où le tissu érectile s'est développé.

§ 11. — Ligature des artères.

Quelques chirurgiens ont lié toutes les branches artérielles
qui vont se rendre à la tumeur ; d'autres ont fait une ligature
du tronc d'où naissent ces branches. De là deux procédés.

1° *Ligature des petites artères.* — Il faut avoir fait bien peu
d'injections artérielles sur le cadavre, pour penser que toutes
les petites branches qui donnent du sang à une tumeur érectile
peuvent être liées. Aussi ce procédé est-il considéré généralement comme trop incertain pour qu'on soit autorisé à le préférer aux nombreuses méthodes dont nous avons parlé précédemment. A l'incertitude de la guérison il faut encore ajouter
le danger de l'opération, puisque plusieurs malades, dont un
opéré par Dupuytren, ont succombé aux suites de cette ligature.

2° *Ligature de l'artère d'où naissent les branches qui se
répandent dans la tumeur.* — Pour juger ce procédé, il faut faire
une distinction : quand on a pratiqué cette ligature pour les
tumeurs érectiles de l'orbite, on a généralement réussi, tandis
qu'on a souvent échoué pour celles qui ont leur siége aux
tempes, sur la région du crâne, aux lèvres et au menton.

Quand on rapproche tous les faits dans lesquels la ligature
d'un tronc artériel a été pratiquée pour obtenir la guérison d'une
tumeur érectile, on est effrayé des nombreuses morts qui ont été
la conséquence de cette opération. Aussi ne saurais-je la conseiller pour des cas autres que ceux où tous les autres moyens
ont déjà échoué.

Appréciation. — En indiquant les méthodes auxquelles on
a recours pour guérir les tumeurs érectiles, nous avons déjà
donné notre opinion sur l'utilité de plusieurs d'entre elles. Nous
ne dirons donc ici que quelques mots sur les moyens qui nous
semblent devoir être préférés.

Quand une tumeur érectile est pédiculée, elle ne peut être
enlevée que par l'excision ou la ligature de son pédicule. Si,
au contraire, elle a une base large, la cautérisation avec le fer
rouge ou avec la pâte de Vienne est le moyen le plus sûr et le
moins dangereux. La ligature de la tumeur par les divers procédés que nous avons rappelés occasionne une grande douleur

que tous les malades ne peuvent pas supporter. La ligature des artères est utile pour les tumeurs de l'orbite et pour quelques tumeurs situées trop profondément pour qu'elles soient accessibles aux cautères actuels ou potentiels. Mais il ne faut pas oublier que c'est une des méthodes qui exposent aux plus grands dangers.

Pour résumer mon opinion, je dirai que dans le plus grand nombre de cas, la cautérisation par la pâte de Vienne est le moyen le moins dangereux et le plus efficace.

ARTICLE VI.

KYSTES.

On distingue les kystes d'après leur siége. Nous nous occuperons successivement : 1° des *kystes du tissu cellulaire;* 2° des *kystes des membranes synoviales des tendons;* 3° des *kystes hydatiques;* 4° des *kystes sébacés.*

§ 1er. — Kystes du tissu cellulaire.

Ces kystes consistent dans une collection de sérosité transparente ou trouble, rarement colorée, le plus souvent incolore. Comme ces poches n'ont pas toujours une paroi distincte des parties voisines, et comme il est toujours difficile de disséquer leur enveloppe, quand elle existe, il n'y a que deux manières rationnelles d'en débarrasser les malades.

1° *Incision.* — Incisez largement le kyste avec la peau qui le recouvre, et quand le liquide qu'il contenait s'est écoulé, introduisez dans sa cavité de la charpie sèche que vous y laisserez jusqu'à ce que la suppuration l'en ait chassée.

2° *Injection.* — Ponctionnez la tumeur avec un trocart à hydrocèle, faites écouler la sérosité par la canule de l'instrument, et injectez dans la cavité du kyste de la teinture d'iode au huitième, du vin chaud ou tout autre liquide qui soit de nature, par ses qualités stimulantes, à prévenir une nouvelle sécrétion de sérosité. Il est bien entendu que l'on fait sortir le liquide de l'injection avant de retirer la canule du trocart.

Appréciation. — L'incision expose à l'érysipèle, elle donne lieu à une longue suppuration et à une cicatrice toujours plus ou moins désagréable. L'injection est un moyen presque infaillible et qui n'offre aucun danger.

§ 2. — Kystes synoviaux.

Les kystes synoviaux comprennent l'hydropisie des bourses séreuses sous-cutanées et celle des gaînes tendineuses; mais comme les premières ressemblent en tous points aux kystes du tissu cellulaire, nous n'ajouterons rien à ce que nous avons dit du traitement de ces tumeurs. Nous ne nous occuperons donc que des kystes provenant de l'hydropisie des gaînes tendineuses, que l'on appelle *ganglions synoviaux*. Ces kystes ont le plus souvent leur siége au poignet; mais ils peuvent exister partout où il y a une gaîne synoviale. Ordinairement, ils sont constitués par une enveloppe fibro-séreuse contenant une substance qui ressemble à du blanc d'œuf liquide; quelquefois de petits corps allongés ayant l'aspect de la graine des cucurbitacées sont contenus dans le kyste avec le liquide dont je viens de parler, et qui n'est autre chose que de la synovie ayant une consistance un peu supérieure à celle de l'état normal.

Opération. — 1° *Compression.* — Portant le membre malade dans une position qui distende les parois du ganglion, le chirurgien cherche avec ses deux pouces placés l'un sur l'autre à faire éclater le kyste en le comprimant de toutes ses forces. Lorsqu'il réussit, la synovie se répand dans le tissu cellulaire voisin; où elle ne tarde pas à être résorbée.

L'immobilité de la partie qui est le siége du kyste est indispensable pour que la guérison définitive ait lieu. Des mouvements imprimés au membre malade suffisent pour que le ganglion se reproduise très-promptement.

2° *Incision directe.* — Incisez le ganglion dans toute sa longueur et pansez avec de la charpie sèche, comme s'il s'agissait d'un kyste du tissu cellulaire.

3° *Incision sous-cutanée.* — Un pli ayant été fait à la peau voisine du ganglion, introduisez à sa base un bistouri de la largeur d'un ténotome, qui, passant à plat dans le tissu cellulaire sous-cutané, pénètre dans l'intérieur du kyste, incise ses parois, et permette au liquide de s'écouler au dehors, en suivant la lame de l'instrument. Pour faciliter l'issue du liquide, un aide comprime la poche qui se vide alors complétement.

4° *Injection.* — Après avoir vidé le ganglion avec un trocart, on a encore injecté du vin chaud ou de la teinture d'iode pour obtenir l'adhésion des parois du kyste, ou au moins pour s'opposer à un nouveau dépôt de synovie.

Appréciation. — L'écrasement est le moyen le plus simple, le plus facile et le moins dangereux. Il réussit quand on a le soin, après l'opération, de tenir le membre malade dans une immobilité complète.

L'incision simple doit être proscrite à cause des accidents auxquels elle expose. Il n'en est pas de même de l'incision sous-cutanée, qui n'a d'inconvénients que lorsqu'elle est mal faite.

Enfin l'injection d'iode pourrait convenir si le kyste se reproduisait après l'écrasement ou l'incision sous-cutanée.

Mais je dois ajouter, pour rassurer les personnes affectées de ganglions synoviaux, que ces kystes se rompent souvent spontanément, et qu'ils se guérissent alors sans l'intervention du chirurgien.

§ 3. — Kystes hydatiques.

Incision. — Incisez le kyste dans toute son étendue et faites suppurer ses parois en introduisant de la charpie sèche dans sa cavité.

Extirpation. — Il vaut mieux encore disséquer la poche et l'enlever en totalité. Si les adhérences ne permettent pas de faire cette dissection dans toute la périphérie de la tumeur, la partie qu'on sera forcé de laisser dans la plaie n'empêchera pas de réunir par première intention, et d'éviter ainsi tous les accidents auxquels expose toujours la suppuration d'une plaie, surtout si elle est large et profonde.

§ 4. — Kystes sébacés.

Ces kystes, qu'on désigne encore sous le nom de *tannes*, proviennent du développement anormal des follicules sébacés, dont l'ouverture s'est oblitérée, ce qui donne lieu à une accumulation de matière sébacée et à l'épaississement des parois de ces petites glandes. Ils peuvent avoir leur siége au dos, à la face, etc., mais c'est au cuir chevelu qu'on les observe le plus souvent.

Séton. — Depuis longtemps déjà on a tenté de guérir les tumeurs sébacées du cuir chevelu au moyen du séton; mais c'est une méthode longue et incertaine.

M. Lebâtard prétend avoir beaucoup ajouté à l'efficacité de cette méthode en passant la mèche du séton dans une solution concentrée d'azotate d'argent, c'est-à-dire en faisant pour ces kystes ce que M. Lawrence avait déjà proposé pour les tumeurs érectiles.

Extirpation. — Incisant la peau dans une étendue suffisante pour que le kyste soit facilement découvert, disséquez la tumeur et enlevez-la sans l'ouvrir, si cela est possible.

A. Cooper incisait le kyste en même temps que la peau, et, l'ayant vidé, il l'arrachait en le saisissant avec les doigts.

J'ai déjà fait souvent une opération à peu près semblable : traversant la tumeur à la base avec un bistouri dont le tranchant est tourné en haut (fig. 167), j'incise de dedans en dehors tout ce qui se trouve au-dessus de l'instrument; puis, avec une forte pince saisissant l'un après l'autre les bords du kyste divisé, j'enlève les deux moitiés de la tumeur.

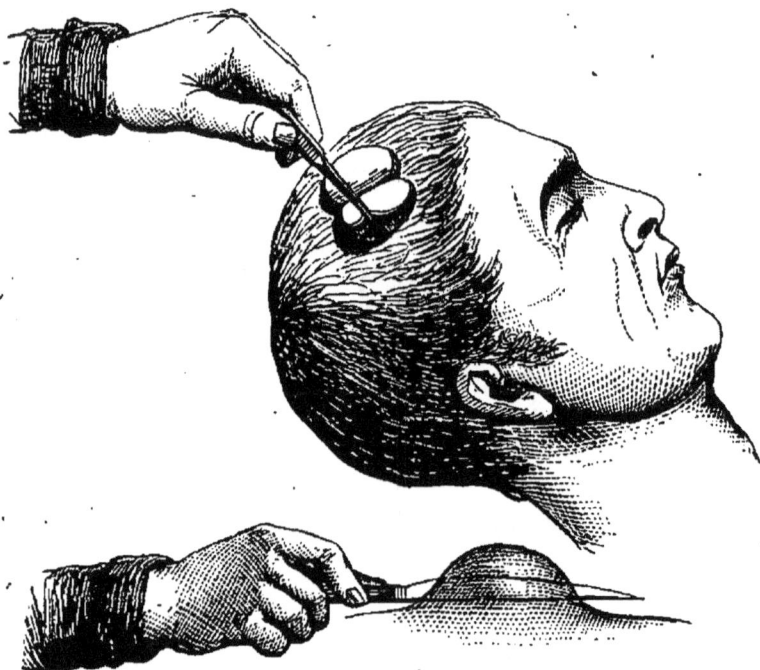

FIG. 167.

Cautérisation. — On a détruit les kystes sébacés par les caustiques; mais il est inutile que nous décrivions cette méthode dont il a déjà été question précédemment.

Méthode mixte. — Chez quelques personnes qui redoutent l'instrument tranchant, j'ai souvent combiné avec succès la cautérisation avec l'extirpation.

La peau qui recouvre la tumeur est escharifiée par la pâte de Vienne dans l'étendue d'un centimètre carré; puis, quatre jours après, l'eschare ayant été fendue crucialement sans que le malade s'en soit aperçu, je saisis avec une pince la paroi du kyste que j'arrache avec la plus grande facilité.

Appréciation. — Le séton est une méthode longue, incertaine, et qui expose à l'érysipèle. L'extirpation au moyen du bistouri occasionne des douleurs que tous les malades ne supexportent pas avec patience; mais c'est une méthode sûre et expéditive.

Je donne la préférence à la méthode mixte que je viens d'indiquer, parce qu'elle n'est pas plus dangereuse qu'un très-petit cautère, et qu'elle donne lieu à une guérison prompte.

ARTICLE VII.

TUMEURS SOLIDES.

Ces tumeurs comprennent : 1° les *lipômes* ; 2° les *ganglions indurés* ; 3° les *cancers* ; 4° les *tumeurs fibreuses* et *fibro-plastiques*.

§ 1er. — Lipômes.

Broiement sous-cutané. — M. Bonnet (de Lyon) introduit, par la méthode sous-cutanée, un ténotome pointu au centre du lipome qu'il incise en tous sens, de manière à le diviser en petits morceaux du volume au plus d'un centimètre cube.

Si une première opération ne suffit pas, il recommence au bout de quinze à vingt jours. Suivant cet habile chirurgien, cette méthode réussit toutes les fois que la tumeur ne dépasse pas le volume du poing et qu'elle existe sur un sujet encore jeune.

Extirpation. — Comme cette méthode demande un temps assez long, et qu'elle ne peut pas convenir à tous les cas, on lui préfère généralement l'extirpation, qui consiste à inciser la peau dans une étendue qui dépasse la tumeur à ses deux extrémités opposées, et à disséquer le lipome en le saisissant avec une érigne ou des pinces à dents de rat, pendant qu'avec le bistouri on le détache des parties avec lesquelles il est en contact.

§ 2. — Ganglions indurés.

Ce que nous venons de dire des lipomes s'applique exactement aux ganglions indurés. Je noterai seulement ici qu'il faut une plus grande habileté pour la dissection des ganglions que pour celle des lipomes, parce que ceux-ci sont le plus souvent sous-cutanés, tandis que les ganglions sont presque toujours sur le trajet des gros vaisseaux.

§ 3. — Cancers.

Les cancers doivent être enlevés de manière qu'il ne reste dans la plaie aucune partie des tissus affectés. S'il s'agit d'un cancroïde, et que la tumeur ait été enlevée en totalité, il y a de grandes chances pour que le mal ne se reproduise pas. Nous décrirons les procédés opératoires de l'extirpation des cancers à l'occasion des organes qui en sont affectés.

§ 4. — Tumeurs fibreuses.

Les tumeurs fibreuses peuvent être enlevées en un seul morceau ou par fragments. La fragmentation des tumeurs en rend la dissection plus facile ; mais on ne peut pas en faire une méthode opératoire : elle n'est qu'un des nombreux moyens dont l'anatomie se sert tous les jours pour se débarrasser des tissus indurés qui la gênent dans la dissection des vaisseaux ou des filets nerveux. Le chirurgien qui dissèque une tumeur qu'il veut enlever a recours à tous les procédés connus de dissection qui peuvent, suivant les cas, faciliter son opération.

SECTION DEUXIÈME.

Nous avons traité jusqu'ici des opérations qu'on pratique sur les divers systèmes d'organes. Nous nous occuperons, dans cette seconde section, de celles qui sont spéciales aux organes en particulier, et pour cette description nous adopterons l'ordre topographique.

CHAPITRE PREMIER.

OPÉRATIONS QU'ON PRATIQUE SUR LES YEUX.

ARTICLE Ier.

OPÉRATIONS SUR L'APPAREIL LACRYMAL.

Dans cet article nous traiterons : 1° des opérations qu'on pratique sur la glande lacrymale (organe de sécrétion); 2° de celles que réclament les conduits lacrymaux (organes d'excrétion).

§ 1er. — Extirpation de la glande lacrymale.

Anatomie. — La glande lacrymale se compose d'une partie principale, ou *orbitaire*, et d'une partie accessoire, ou *palpébrale.* La portion orbitaire est placée transversalement au niveau d'une fossette que présente la face inférieure de l'os frontal, près de son apophyse orbitaire externe. Son bord antérieur est séparé de la paupière supérieure par une membrane fibreuse qui, née de l'arcade orbitaire, va former l'aponévrose profonde du muscle orbiculaire des paupières; sa face inférieure correspond, en dehors, au muscle droit externe dont elle est séparée par le feuillet aponévrotique qui enveloppe ce muscle ; en dedans, au globe oculaire dont elle est séparée par une masse de tissu cellulo-adipeux.

La portion palpébrale de la glande lacrymale est située au côté externe de la paupière supérieure, entre le muscle orbiculaire qui la recouvre en avant et une membrane fibreuse qui la sépare de la conjonctive palpébrale en arrière. Elle se continue avec la portion orbitaire de la glande, dont elle n'est qu'un prolongement aminci.

Opération. — C'est particulièrement pour des cancers qu'on a eu recours à l'extirpation de la glande lacrymale.

Procédé ordinaire. — Faites, au niveau du rebord de l'orbite et parallèlement à cette saillie, une incision dont la longueur sera proportionnée au volume de la tumeur, et qui, comprenant toute l'épaisseur de la paupière, parviendra dans la cavité orbitaire. Saisissant alors la glande lacrymale avec une érigne ou avec une pince à dents de rat, arrachez-la en divisant avec le bistouri toutes les brides qui la retiennent aux parties voisines.

Procédé sous-palpébral. — Quand la glande est seule malade et que les paupières n'ont point été envahies par la dégénérescence pour laquelle on pratique l'opération, on peut prolonger la fente palpébrale par une incision commençant à la commissure externe, et s'étendant, en dehors, de 1 ou 2 centimètres. Relevant ensuite la paupière supérieure et la faisant tenir par un aide au moyen d'une érigne, le chirurgien incise la conjonctive parallèlement au rebord orbitaire, et, saisissant la glande avec une forte pince à dents de rat, il l'enlève en coupant les tissus sains qui la retiennent dans la cavité orbitaire.

Si la dégénérescence avait envahi la portion palpébrale de la glande, il faudrait enlever la paupière supérieure tout entière, opération dont il sera question quand nous parlerons de l'extirpation du globe oculaire.

Pansement. — Une compresse imbibée d'eau froide, appliquée sur la paupière supérieure, constitue tout le pansement. Beaucoup de chirurgiens préfèrent la charpie recouverte de cérat.

Il faut laisser la plaie se cicatriser d'elle-même ; en réunissant par des points de suture, on s'exposerait à fermer toute issue au pus, qui se répandrait alors dans la cavité orbitaire où il donnerait lieu à de graves accidents.

La paupière supérieure, en se relevant, mettra les deux lèvres de la plaie en contact.

§ 2. — Conduits excréteurs des larmes. — Fistule lacrymale.

La lésion qui, par l'obstacle qu'elle oppose au cours des larmes, a produit la fistule lacrymale, doit être prise en considération, quand il faut choisir entre les méthodes opératoires auxquelles on peut avoir recours pour combattre cette maladie. Ces méthodes sont : le *cathétérisme*, les *injections*, la *dilatation*, la *cautérisation*, la *formation d'un canal artificiel*, l'*oblitération des voies lacrymales*.

A. *Cathétérisme des voies lacrymales.*

Anatomie. — Près du grand angle de l'œil, les deux paupières présentent une petite saillie, appelée *tubercule lacrymal*, au centre de laquelle on aperçoit un trou (*point lacrymal*) qui est l'orifice du conduit lacrymal correspondant.

Les deux points lacrymaux sont dirigés en arrière vers la surface du globe oculaire, où ils se mettent en contact avec les larmes.

Les *conduits lacrymaux*, commençant aux orifices que nous venons d'indiquer, se dirigent verticalement : le supérieur de bas en haut, l'inférieur de haut en bas, pour se couder bientôt à angle droit, se porter vers le nez et s'ouvrir isolément dans le *sac lacrymal* (fig. 168).

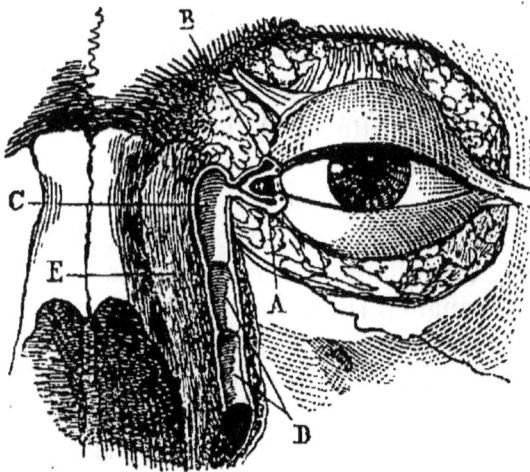

A. Conduit lacrymal inférieur.

B. Conduit lacrymal supérieur.

C. Sac lacrymal.

D. Canal nasal divisé en deux par une valvule.

E. Branche montante du maxillaire supérieur.

Fig. 168.

Le *sac lacrymal*, terminé en cul-de-sac supérieurement, se continue en bas avec le *canal nasal*. Il est formé de deux parties, l'une osseuse, l'autre membraneuse. La première est constituée par l'apophyse montante du maxillaire supérieur et par la gouttière de l'os unguis (fig. 129), qui est d'une minceur excessive. La seconde, formée par une lame fibreuse, complète le sac en dehors ; elle est renforcée par des expansions du tendon du muscle orbiculaire, dont l'insertion en avant du sac devient appréciable sur un sujet dont les paupières sont tirées en dehors. Une expansion de ce tendon, doublée par les petits muscles de Horner, passe derrière le sac qui se trouve ainsi compris dans la bifurcation du tendon. La surface intérieure du sac lacrymal est formée par une membrane muqueuse. A l'union du tiers supérieur avec les deux tiers inférieurs de sa paroi externe s'ouvrent les deux conduits lacrymaux. Une valvule semi-lunaire forme une espèce de diaphragme entre le sac lacrymal et le canal nasal (fig. 168).

1° Cathétérisme par les points lacrymaux.

Je décrirai cette opération pour les points lacrymaux de l'œil gauche. Je ne crois pas qu'il soit utile de faire un paragraphe pour chacune des paupières, le mode opératoire étant à peu près le même pour l'une et pour l'autre.

Le malade étant assis sur une chaise, sa tête étant solidement fixée par un aide, le chirurgien, placé devant lui, et non derrière comme quelques auteurs le conseillent, saisit le bord libre de la paupière supérieure avec les doigts de la main gauche, et le tire en dehors pour effacer le coude formé par les deux portions du canal lacrymal ; introduisant alors dans le point lacrymal supérieur un stylet d'une grande ténuité qu'il tient dans la main droite comme une plume à écrire, il le pousse jusque dans le sac lacrymal.

Quand on opère sur l'œil droit, il est plus commode de tenir le stylet de la main gauche, pendant que les doigts de la main droite effacent le coude du canal en tirant la paupière en dehors.

2° Cathétérisme du canal nasal.

Anatomie. — Commençant au point où finit le sac lacrymal, au niveau du plancher inférieur de l'orbite, le canal nasal se dirige obliquement de haut en bas et de dedans en dehors pour se terminer dans le point le plus élevé du méat inférieur. A peu près cylindroïde, il présente pourtant une légère courbure dont la convexité est en dehors et en avant.

Il répond en dedans au méat moyen et au cornet inférieur, en dehors au sinus maxillaire, dont il n'est séparé que par une lamelle osseuse fort mince, qui peut être percée dans le cathétérisme du canal nasal, lorsque l'opération est faite maladroitement.

Le canal nasal est constitué par le maxillaire supérieur, l'os unguis et le cornet inférieur, qui forment un conduit tapissé par une membrane fibro-muqueuse, qui présente plusieurs replis valvulaires. Une de ces valvules forme une espèce de bourrelet à l'extrémité inférieure du canal ; une autre, beaucoup moins prononcée, existe au milieu ; une dernière, enfin, existe à la réunion de ce canal avec le sac lacrymal.

La branche montante du maxillaire supérieur fait dans les fosses nasales une saillie derrière laquelle se trouve l'orifice inférieur du canal nasal, disposition sur laquelle on se guide pour le cathétérisme de ce conduit (fig. 192).

Le canal nasal a une longueur qui varie, suivant les sujets, entre 1 et 2 centimètres. M. Béraud (thèse, 1854) dit avoir trouvé 1 centimètre pour le canal osseux et le double pour la membrane muqueuse qui le tapisse, de sorte que cette membrane continuerait en bas le canal nasal dans l'étendue d'un centimètre. M. Grenier, cité par M. Velpeau, prétend que la longueur du canal est représentée chez les différents individus par une ligne allant du point où l'on ponctionne le canal nasal à la dépression supérieure de l'aide du nez. Son calibre est de 4 millimètres pour le diamètre transversal, de 5 pour le diamètre antéro-postérieur.

L'orifice supérieur du canal nasal est placé derrière la partie interne du rebord orbitaire inférieur, à peu près au milieu de l'espace qui existe entre ce rebord et le tendon direct du muscle orbiculaire.

Son orifice inférieur, que l'on voit dans le point le plus élevé du méat inférieur, est, d'après les recherches de M. Béraud, à 3 centimètres environ de la partie inférieure de l'aile du nez correspondante. Le même anatomiste prétend que cette distance, un peu variable chez les divers individus, est toujours égale à celle qui existe entre les deux angles internes des yeux.

Opération. — *Procédé de Laforest.* — Le malade étant assis sur une chaise et ayant la tête à demi renversée et maintenue par un aide, le chirurgien prend une sonde pleine, recourbée en arc de cercle comme celles dont on se sert pour le cathétérisme de la vessie, et la tenant comme une plume à écrire, il en porte l'extrémité dans le nez, au-dessous du cornet inférieur ; puis, abaissant la main, il fait basculer l'instrument, de manière à le faire entrer dans le canal nasal,

M. Béraud, en observant que la *distance de l'orifice du canal nasal au bord libre de l'aide du nez est la même que celle qui existe entre les deux angles internes des yeux*, a donné une plus grande précision à ce mode opératoire.

Procédé de Gensoul. — Gensoul a eu l'idée de prendre l'empreinte du canal nasal, et de faire faire un cathéter dont l'une des extrémités a la forme exacte de ce conduit, tandis que l'autre est munie d'un pavillon qui permet d'imprimer sans difficulté des mouvements de bascule à l'instrument.

Voici comment on se sert de ce cathéter :

Comme il y en a un pour le côté droit et un autre pour le côté gauche, avant de commencer l'opération, il faut choisir celui qui convient au côté que l'on veut sonder. Pour cela, il suffit de se souvenir que le canal nasal étant légèrement convexe en dehors, l'instrument devra présenter la convexité du même côté, lorsque son extrémité nasale sera en haut.

Cela étant reconnu, le chirurgien prend le cathéter près de son pavillon entre le pouce et les deux doigts suivants, et mettant sa convexité en haut et sa pointe en bas, il l'introduit par la narine, à plus de 4 centimètres de profondeur. Imprimant alors un léger mouvement de rotation à l'instrument, il en porte le bec vers l'union de la paroi externe et de la paroi palatine de la fosse nasale, et la retire à soi, comme s'il voulait la faire sortir, jusqu'à ce qu'il soit arrêté par la saillie que forme, en se recourbant en dedans, l'apophyse montante du maxillaire supérieur (fig. 192). En ce moment, le chirurgien imprimant à la sonde un mouvement de rotation qui porte son bec en haut et sa convexité en dehors, l'instrument s'enfonce vers la partie la plus élevée du méat inférieur où se trouve l'orifice inférieur du canal nasal, dans lequel il pénètre sous l'influence d'un mouvement de bascule qui lui est imprimé par l'abaissement de son pavillon. Dans ce dernier temps de l'opération, il arrive souvent que le cornet inférieur est soulevé par la sonde, qui a besoin d'un espace assez considérable pour subir son mouvement de rotation ; mais si l'on opère doucement, l'instrument passe sans produire ni fracture ni luxation du cornet, et je suis convaincu qu'avec une grande habitude on pourra toujours se passer des sondes de diverses courbures proposées par M. Graefe (de Berlin).

Lorsque la sonde est entrée dans le canal nasal, son pavillon se trouve placé en face de la narine du côté opposé, et son bec peut être senti par un doigt qui déprime la peau au-dessous du tendon direct de l'orbiculaire.

Pour cette opération, le chirurgien opère de la main gauche sur le canal nasal du côté gauche, et de la main droite sur le canal du côté droit.

Appréciation. — Quand on s'est exercé à pratiquer le cathétérisme du canal nasal avec l'instrument de M. Gensoul, cette opération n'est pas aussi difficile qu'on se plaît à le dire, et je préfère ce procédé à celui de Laforest. Je ne puis encore me prononcer sur la modification de M. Béraud, parce qu'il faudrait que je l'eusse pratiquée un très-grand nombre de fois pour pouvoir comparer la facilité de son exécution avec celle d'un procédé qui m'est familier depuis longtemps.

B. *Injections.*

Les injections peuvent être pratiquées de haut en bas, ou de bas en haut.

1° *De haut en bas.* — Dans le premier cas, on se sert d'une *seringue d'Anel*, dont la canule droite ou recourbée est filiforme et peut être introduite dans l'un des points lacrymaux. C'est ordinairement par le point lacrymal inférieur que l'on injecte le liquide destiné à agir comme désobstruant ou comme modificateur de la membrane muqueuse.

La tête du malade étant renversée par un aide, tirant la paupière inférieure en bas et en dehors, et tenant la petite seringue entre le médius et l'index de la main droite passés dans les anneaux du milieu, tandis que le pouce est introduit dans l'anneau terminal du piston, l'opérateur introduit le siphon de cet instrument dans le point lacrymal, le dirige d'abord verticalement, puis de dehors en dedans, jusqu'à ce qu'il l'ait fait pénétrer à 5 ou 6 millimètres de profondeur. La canule ayant été ainsi introduite, le chirurgien presse avec le pouce sur le piston et injecte d'un seul coup la totalité du liquide contenu dans la seringue (fig. 169).

Quand on craint de trembler, il vaut mieux employer les deux mains. Voici comment on opère dans ce cas :

Pour les points lacrymaux du côté gauche, on commence l'opération en tenant la seringue de la main droite, jusqu'à ce que la canule soit entrée dans le conduit; puis, au moment de faire l'injection, l'opérateur soutient l'instrument de la main gauche et presse le piston de la main droite. En se plaçant derrière le malade, on peut opérer de la même manière sur les points lacrymaux du côté droit. Dans le cas contraire, on présenterait la canule au point lacrymal avec la main gauche, on soutiendrait la seringue avec la main droite, et le pouce gauche presserait sur le piston.

Il ne faut pas croire à l'existence d'un obstacle pathologique parce qu'un peu de liquide injecté reflue ; cela a toujours lieu, et M. Béraud l'attribue à une valvule placée immédiatement au-dessous de l'orifice interne des conduits lacrymaux (valvule de Huschke).

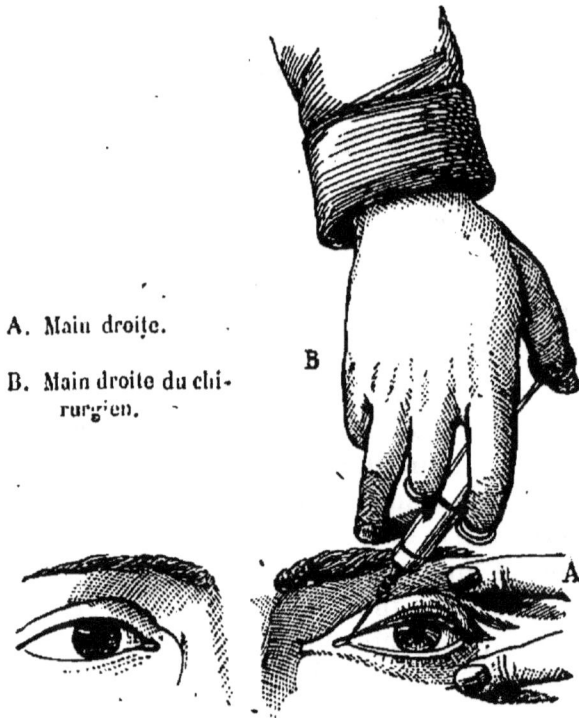

A. Main droite.

B. Main droite du chi-rurgien.

Fig. 169.

2° *De bas en haut.* — Une sonde creuse ayant été introduite de bas en haut dans le canal nasal, par les procédés que j'ai précédemment décrits, le chirurgien la maintient en place pendant qu'un aide y injecte avec une seringue un liquide tiède propre à désobstruer le canal. Cette sonde est ensuite fixée et laissée en place jusqu'à la fin de la cure.

3° Heister, Saint-Yves, et d'autres après eux, se contentèrent de faire des injections par la fistule. Blizard tenta la désobstruction du canal avec du mercure qu'il injecta par là.

C. *Dilatation.*

On peut pratiquer la dilatation : 1° par une *ouverture faite au sac lacrymal* ; 2° par les *voies naturelles*.

1° Dilatation par l'ouverture du sac lacrymal.

Comme l'ouverture du sac lacrymal précède la dilatation, nous la décrirons d'abord, et nous n'aurons plus ensuite qu'à indiquer en peu de mots les divers modes de dilatation qui ont été successivement vantés et abandonnés.

Ponction du canal nasal. — Le malade, étant assis, appuie sa tête contre la poitrine d'un aide qui la maintient avec une main appliquée sur le front, tandis que, de l'autre, tirant en dehors la commissure externe des paupières, il fait saillir le

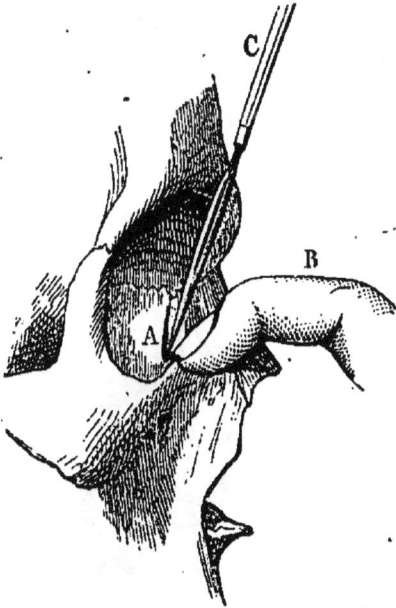

A.   Orifice supérieur du canal nasal.

B.   Doigt entre la pulpe et l'ongle duquel est placé le rebord orbitaire.

C.   Bistouri.

Cette figure représente l'indicateur du chirurgien sur une pièce dont les parties molles ont été enlevées, pour rendre plus clairs les rapports du doigt avec le rebord orbitaire.

Fig. 170.

tendon direct de l'orbiculaire. Si c'est sur le *côté gauche* que l'on doit pratiquer l'opération, le chirurgien, placé devant le malade, glisse l'indicateur de sa main gauche sur le rebord inférieur de l'orbite, vers l'angle interne de l'œil, jusqu'à ce qu'il soit arrêté par une saillie provenant de la crête osseuse qui limite en avant la gouttière lacrymale. Plaçant alors le rebord orbitaire entre l'ongle et la pulpe de l'indicateur (fig. 170), il enfonce dans le sac lacrymal un bistouri droit et mince qu'il tient de la main droite comme une plume à écrire, et dont le dos est tourné en dehors.

Le point précis où le bistouri doit pénétrer dans le sac correspond au milieu de l'espace qui existe entre le tendon direct de l'orbiculaire et la face dorsale de l'ongle de l'indicateur gauche du chirurgien. L'instrument doit être légèrement incliné d'avant en arrière et un peu de *dehors en dedans*.

Comme le sac lacrymal offre une assez grande étendue au-dessus du canal nasal, je crois qu'il est avantageux de commencer l'opération en ponctionnant le sac avec le bistouri porté obliquement de dehors en dedans, parce qu'alors l'instrument arrive de lui-même dans le canal nasal, dès qu'on le redresse verticalement tandis qu'en cherchant à pénétrer directement dans l'ouverture supérieure du canal nasal avec un bistouri tenu parallèlement au côté correspondant du nez, on est exposé à passer en dehors, et j'ai été témoin d'un grand nombre d'erreurs commises par de grands chirurgiens qui opéraient ainsi.

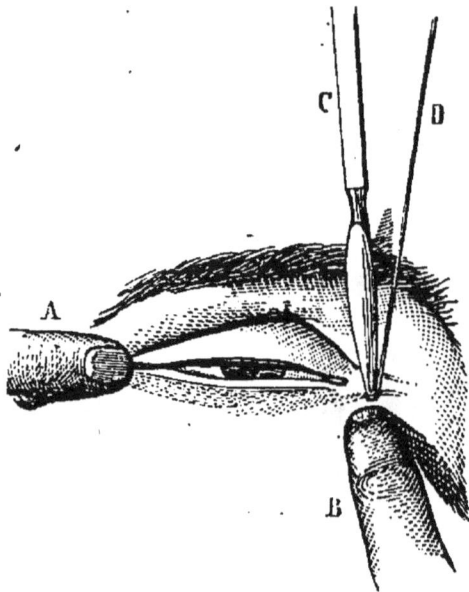

A.   Doigt de l'aide.

B.   Indicateur du chirurgien.

C.   Bistouri.

D.   Mandrin.

FIG. 171.

J'ai aussi remarqué qu'en général on porte la pointe de l'instrument trop en avant, parce qu'au lieu de placer, comme je l'ai dit, le rebord orbitaire entre l'ongle et la pulpe du doigt, on y fait trop souvent reposer le bord libre de l'ongle.

L'opérateur reconnaît, à la sensation d'un obstacle facilement vaincu, qu'il a pénétré dans le canal nasal.

Si l'on devait opérer sur le côté droit, c'est de la main gauche que l'on tiendrait le bistouri, à moins que l'opérateur ne voulût se placer derrière le malade; mais dans ce cas, il est bien plus difficile de s'orienter, et il est fort peu d'hommes qui ne soient pas assez adroits pour faire ces petites opérations de la main gauche.

Quand on veut introduire une sonde cannelée ou une tige quelconque à la place du bistouri, voici comment on doit continuer l'opération. Le chirurgien, prenant le bistouri de la main gauche, le repousse en arrière de manière à élargir la plaie qu'il a faite, et de la main droite il introduit dans le canal nasal le corps solide, sonde ou canule, qu'il pousse de haut en bas sur le plat du bistouri ; il retire ce dernier instrument (fig. 171) à mesure que la sonde descend.

2° Dilatation temporaire.

Ici les procédés abondent; nous ne décrirons que les plus connus.

Procédé de J.-L. Petit. — Le sac ayant été incisé largement, suivant un mode opératoire à peu près semblable à celui que nous venons de décrire, on remplace le bistouri par une sonde cannelée dans la rainure de laquelle on conduit une bougie conique de cire, dont l'extrémité supérieure est renflée. Cette bougie est enlevée et nettoyée chaque jour, puis replacée tant que la suppuration persiste. La durée de ce traitement est toujours de plusieurs mois.

Procédé de Lecat. — Le sac étant incisé, une corde à boyau ou une bougie fine sert à y introduire de haut en bas un fil qui entraîne après lui une mèche de charpie qu'on laisse dans le sac jusqu'à ce qu'on la remplace par une autre plus grosse.

Procédé de Desault. — Desault plaçait de haut en bas dans le canal nasal une canule d'argent pour faire descendre dans le nez le fil qui devait entraîner la mèche de charpie.

Pellier se servait d'un petit morceau de plomb qu'il faisait tomber dans le canal nasal; un fil attaché au plomb servait à entraîner un séton.

Procédé de Pamard. — Dans ce procédé, un ressort de montre dont l'une des extrémités se termine par un bouton est

introduit dans la canule de Desault et arrive dans le méat inférieur, où, en vertu de son élasticité, il se porte vers l'ouverture
des narines.

Je ne décrirai point comme autant de procédés toutes les
modifications imaginées pour faciliter la descente du fil qui
entraîne la mèche de charpie. Je crois qu'il suffit que le malade
se mouche avec force pour que le bout du fil soit entraîné au
dehors des narines. On rendra cette descente encore plus facile
en attachant, comme l'a conseillé M. Fournier, un grain de
plomb à l'extrémité du fil.

Procédé de M. Manec. — Au lieu de pénétrer dans le sac de
dehors en dedans, M. Manec l'ouvre de dedans en dehors avec
une sonde à dard introduite dans le canal nasal de bas en haut.
Avec cet instrument il entraîne de haut en bas un fil qui lui
sert à attirer également de haut en bas une mèche de plus en
plus volumineuse.

Procédé de Pouteau. — Dans le but d'éviter la cicatrice qui
est la conséquence de la ponction du sac lacrymal à travers la
peau, Pouteau imagina de faire cette ponction en dedans de la
paupière inférieure et un peu au-dessous de la caroncule lacrymale. Cette opération, répétée avec succès par Léveillé et par
M. Bouchet, n'a jamais eu de vogue et est aujourd'hui complétement abandonnée, parce que la cicatrice que Pouteau
voulait éviter est trop peu de chose pour qu'on doive s'en préoccuper.

Procédé de Scarpa. — Le sac lacrymal ayant été largement
incisé, et des mèches enduites de pommade au précipité rouge y
ayant été introduites pendant quelques jours, Scarpa remplaçait
les mèches par un clou de plomb qui descendait dans le canal
nasal, où les larmes arrivaient en glissant le long de cette tige.

Pour que le clou ne tombe pas dans les narines, il est terminé
supérieurement par une tête plate qui, inclinée obliquement de
haut en bas, s'adapte assez bien au plan de l'angle interne de
l'œil. On retire cet instrument tous les deux ou trois jours, pour
le nettoyer ; mais il faut s'en servir pendant plusieurs semaines
pour avoir quelque chance d'obtenir une guérison durable.

3° Dilatation permanente.

Canule à demeure. — *Procédé de Dupuytren.* — La canule
dont on se sert dans ce procédé est d'or ou d'argent ; elle a 20
ou 25 millimètres de longueur ; elle est un peu plus large en

haut qu'en bas ; sa courbure est celle du canal. Elle est munie à son bord supérieur d'un bourrelet dont l'intérieur offre une rainure circulaire ; son extrémité inférieure est taillée en bec de flûte. Cette canule est montée sur un mandrin qui représente une pince à branches croisées et recourbées à angle droit (fig. 172), de telle sorte qu'en pressant sur la portion horizontale, on écarte les branches de la portion verticale, qui, sillonnées circulairement par une série de petites gouttières, ne glissent plus dans la canule dès qu'elles sont écartées, mais sont au contraire arrêtées par les bords de la rainure circulaire que présente intérieurement l'extrémité supérieure de la canule.

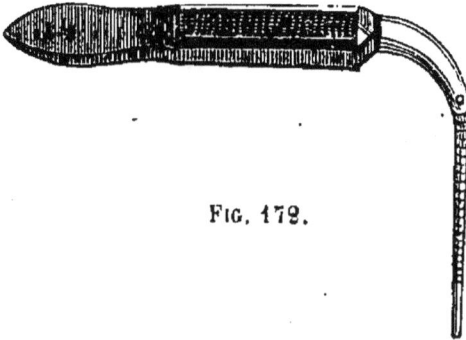

FIG. 172.

Le bistouri ayant pénétré dans le sac lacrymal, comme nous l'avons dit, le chirurgien le prend de la main gauche, le repousse un peu en arrière pour écarter les lèvres de la plaie, et tenant de la main droite le mandrin armé de la canule, il l'introduit dans le canal nasal en le glissant sur la face antérieure du bistouri qu'on retire à mesure que la canule et le mandrin entrent plus avant. Dès que la canule est entrée dans le canal nasal, on retire le mandrin, ce qui est facile dès qu'on cesse de presser les branches de cet instrument avant leur entrecroisement.

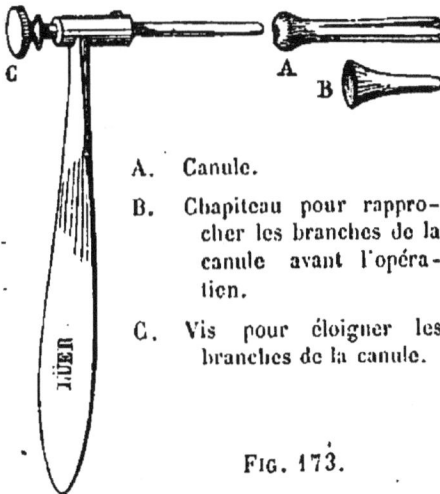

A. Canule.

B. Chapiteau pour rapprocher les branches de la canule avant l'opération.

C. Vis pour éloigner les branches de la canule.

FIG. 173.

La canule est ensuite enfoncée de manière que les lèvres de la plaie puissent se réunir au-dessus d'elle, rapprochement qui n'est pas toujours sans difficulté, lorsque l'on a fait la ponction avec un bistouri très-étroit. Elle est bien placée, lorsque l'air sort par son extrémité supérieure, pendant que la bouche et les narines sont fermées.

Si, plus tard, il devient nécessaire de l'extraire, il suffit d'y introduire le mandrin et de retirer cet instrument en pressant fortement sur ses branches horizontales, de manière à écarter ses branches verticales. M. Jules Cloquet pratique cette extraction à l'aide d'un crochet; mais je crois que le mandrin est toujours suffisant.

Pour bien introduire la canule, il ne faut pas négliger de mettre la courbure en rapport avec celle du canal nasal, et l'on sait que le conduit présente une légère convexité en dehors et un peu en avant.

M. Bourjot trouve cette canule trop longue.

M. Malgaigne propose de ne lui donner que 18 millimètres de longueur et 3 millimètres de diamètre.

Celle que M. Velpeau emploie se termine par un bout mousse et non en bec de flûte.

Le canal nasal étant plus étroit à sa partie moyenne qu'à ses extrémités, la canule employée généralement ne peut se mouler exactement sur lui, et comme elle est plus grosse en haut qu'en bas, il arrive assez souvent qu'elle remonte. Pour remédier à cet inconvénient, M. Lenoir a imaginé une canule ayant la forme du canal et fendue sur plusieurs points vers sa partie inférieure; à l'aide d'un mécanisme très-ingénieux (fig. 173), cette extrémité se resserre pour traverser la partie étroite du conduit, et elle reprend son calibre quand elle a pénétré dans toute l'étendue du canal où on l'abandonne à elle-même.

Le pansement est bien simple; il consiste dans une mouche de taffetas gommé ou de diachylon recouvrant la plaie et en réunissant les bords.

M. Vésigné conseille d'introduire la canule au moyen de la ponction sous-palpébrale du procédé de Pouteau.

Stylet à demeure. — Ce procédé, attribué à Ward, consiste à introduire dans le canal nasal, par une plaie faite au sac lacrymal (voy. *Ponction du canal nasal*), un fil métallique long de 3 centimètres environ. Ce fil, recourbé près de l'une de ses extrémités, a ainsi deux branches, dont l'une, la plus courte, reste au dehors, tandis que l'autre est engagée dans toute la longueur du canal nasal; la plaie extérieure est cachée par un renflement, ou tête de l'instrument, qui, coloré en noir, fait à peu près l'effet d'une mouche,

4° Dilatation par les voïes naturelles.

Procédé de Méjean. — Ce procédé consiste à introduire par le conduit lacrymal supérieur jusque dans la fosse nasale correspondante, un stylet armé d'un fil qu'il entraîne après lui (voy. *Cathétérisme des points lacrymaux*). Quand ce fil a été attiré au dehors, on fixe à son bout inférieur deux ou trois brins de charpie pliés en double, de manière à en former une mèche qu'on entraîne en haut dans le canal nasal et dont on augmente progressivement le volume.

Une des plus grandes difficultés de cette opération est celle que l'on a pour saisir l'extrémité inférieure du stylet dans le méat inférieur. Le plus ordinairement, on tâche d'engager cet instrument dans le trou ou la rainure d'une sonde cannelée. C'est pour ce temps de l'opération que Cabanis a imaginé l'instrument qui porte son nom (*palettes de Cabanis*), et qui consiste en deux palettes, dont la supérieure est percée dans toute son épaisseur d'un grand nombre de trous qui ne pénètrent qu'à une certaine profondeur de l'inférieure (fig. 174). On comprend facilement que cet instrument, étant placé au-dessous du méat inférieur, peut saisir sûrement l'extrémité inférieure du stylet; il suffit pour cela, lorsque celle-ci s'est engagée dans un des trous, de faire glisser l'une des palettes sur l'autre, jusqu'à ce que l'on sente une résistance suffisante.

Procédé de Palucci. — Palucci remplaçait le stylet par une petite sonde d'or creuse et flexible, dans laquelle il glissait une corde à boyau dont le malade, en se mouchant, chassait le bout inférieur au dehors.

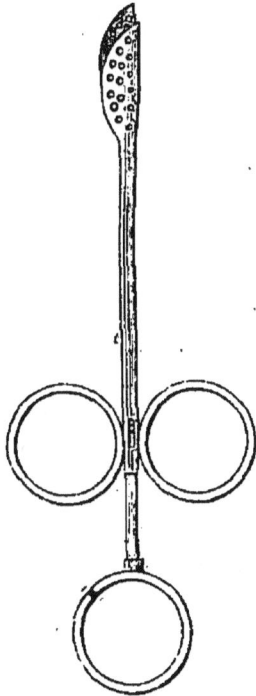

FIG. 174.

D. *Cautérisation.*

On a pratiqué la cautérisation du sac lacrymo-nasal avec le fer rouge et avec des pommades ou pâtes caustiques. Mais ce n'est pas la nature du cautère qui nous servira à établir nos divisions, parce que les procédés opératoires ne diffèrent pas nécessairement suivant qu'on introduit dans le canal nasal un fer rouge ou une mèche enduite d'un caustique. Nous distinguerons deux modes opératoires : dans l'un, on introduit le cautère de *haut en bas;* dans l'autre, c'est de *bas en haut* qu'on le fait pénétrer.

De haut en bas, ou par le sac lacrymal. — *Procédé ordinaire.* — Le sac lacrymal étant largement ouvert, on y introduit un petit cautère rougi au feu et ayant la forme du canal nasal dans lequel il doit pénétrer. Pour éviter de brûler les lèvres de la plaie extérieure, on s'est servi d'une canule enfoncée préalablement jusqu'au point rétréci. Au lieu d'un fer rouge, on emploie souvent une mèche enduite de nitrate d'argent ou d'une autre substance caustique.

M. Deslandes commence par enfoncer un mandrin dans le canal, où il introduit ensuite un porte-caustique composé de deux tiges parallèles et courbes dans l'intervalle desquelles on a coulé du nitrate d'argent fondu. En tournant cet instrument sur son axe, on met tous les points de circonférence en rapport avec le nitrate d'argent.

Procédé de M. Desmarres. — Faites au-dessous du tendon direct de l'orbiculaire une incision un peu oblique de haut en bas et de dedans en dehors, qui permette de découvrir et d'ouvrir l'orifice supérieur du canal nasal; puis, écartant les lèvres de cette plaie à l'aide de deux érignes larges (fig. 175) que vous confiez à des aides, introduisez dans le canal nasal un cautère rougi à la lampe, qui conserve longtemps sa chaleur en raison d'une boule qu'il présente au delà de la partie qui est destinée à pénétrer dans le canal (fig. 175 et 176).

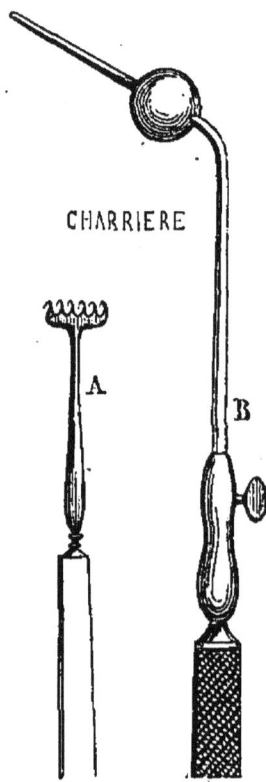

FIG. 175.

A. Érigne.
B. Cautère monté sur un manche mobile.

De bas en haut, ou par les fosses nasales. — Gensoul, et, après lui, plusieurs chirurgiens, ont porté le nitrate d'argent dans le canal nasal au moyen de porte-caustiques analogues aux sondes dont nous avons parlé en traitant du cathétérisme du canal nasal par la méthode de Laforest (voy. *Cathétérisme*, p. 344).

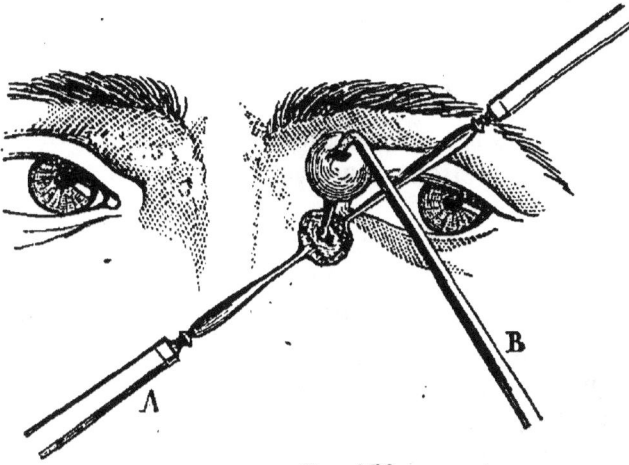

A. Érigne écartant les lèvres de la plaie.

B. Cautère entrant dans le canal nasal.

FIG. 176.

Procédé de M. Bermond. — Ce procédé n'est autre chose que celui de Méjean, avec un séton enduit d'une pâte caustique (voy. *Dilatation par les voies naturelles, procédé de Méjean*, p. 354).

E. *Formation d'un canal artificiel.*

On peut pratiquer un canal artificiel pour le cours des larmes, par une *perforation de l'os unguis*, par la *pénétration dans le sinus maxillaire*, ou enfin par la *perforation d'un conduit artificiel dans la direction normale du canal oblitéré*.

Perforation de l'os unguis. — Après avoir ouvert largement le sac lacrymal, Woolhouse excise la membrane qui recouvre l'os unguis, et ayant introduit une mèche de charpie dans la plaie, il attend deux ou trois jours, temps après lequel il perfore l'os unguis avec un poinçon qu'il fait pénétrer dans la fosse nasale correspondante. L'ouverture est maintenue au moyen d'une petite canule conique qui est remplacée au bout de quelques jours par une autre ayant la forme d'un sablier qu'on laisse là après la cicatrisation de la plaie extérieure.

Au lieu de se servir d'un poinçon comme Woolhouse, Saint-Yves et Scarpa employaient le cautère actuel.

Procédé de Hunter. — Le sac lacrymal ayant été largement incisé, et les lèvres de l'incision étant écartées par un aide, le chirurgien porte dans le méat moyen correspondant une plaque d'ivoire légèrement convexe en dehors, qu'il soutient de la main gauche, tandis que de la droite il appuie un emporte-pièce sur la face externe de la partie inférieure de l'os unguis, qui, pressée en dedans par la plaque d'ivoire, est coupée par le tranchant circulaire de l'emporte-pièce.

L'application de la plaque dans le méat moyen constituant un temps difficile de l'opération, on a imaginé des pinces ou compas à emporte-pièce qui permettent d'arriver plus facilement au même but.

Destruction de l'os unguis. — Warner et Gerdy enlèvent l'os unguis, presque dans sa totalité, en le circonscrivant par des incisions qui établissent ainsi une large communication entre le sac lacrymal et la fosse nasale.

Pénétration dans le sinus maxillaire. — Le sac ayant été ouvert comme il a été dit en parlant de la *ponction du canal nasal*, glissez sur la face antérieure de la lame du bistouri un trocart courbe dont la pointe est dirigée en bas, en dehors et un peu en arrière, où il pénètre dans le sinus maxillaire. M. Laugier, qui a institué ce procédé, veut qu'on maintienne l'ouverture béante au moyen d'une canule.

Formation d'un canal artificiel. — S'il est vrai qu'on ait songé, après l'oblitération complète du canal nasal, à pratiquer un conduit artificiel dans la direction du canal normal, il est bien difficile d'admettre qu'on ait pu ainsi obtenir un résultat satisfaisant.

Extirpation de la glande lacrymale. — Pour s'opposer à l'écoulement des larmes sur la joue, on a extirpé la glande lacrymale. Un phénomène physiologique très-curieux s'observe après cette opération : la conjonctive est lubrifiée et les paupières glissent sur la cornée comme si elles étaient humectées par les larmes, et, lorsque le malade ressent une émotion susceptible de le faire pleurer, il éprouve une vive douleur dans la région de la glande enlevée. (Voyez, pour l'opération, page 341.)

F. *Oblitération des voies lacrymales.*

On peut, à l'exemple de Nannoni, Delpech, etc., ouvrir le sac lacrymal, le remplir de charpie et le détruire ensuite avec un mélange d'alun et de précipité rouge. On peut arriver au même but en déposant dans le sac lacrymal un morceau de nitrate d'argent du volume d'une lentille et en renouvelant cette application trois ou quatre fois à quatre jours d'intervalle.

M. Desmarres dit avoir employé avec succès la pâte de Vienne.

La cautérisation avec le fer rouge pratiquée par Scultet, Nannoni fils, etc., doit aussi amener l'oblitération du sac lacrymal.

Bosché cautérisait les points lacrymaux pour s'opposer au passage des larmes dans le sac.

Excision des points lacrymaux. — M. Velpeau excise les points et une partie des conduits lacrymaux par une incision en V, dont les bords sont abandonnés à eux-mêmes. L'échancrure qui en résulte ne tarde pas à disparaître. M. Velpeau, tout en reconnaissant que ce procédé est aussi antiphysiologique que possible, dit qu'il lui doit plusieurs guérisons.

Méthode mixte. — M. le docteur Tavignot a, dans ces derniers temps, proposé une méthode qui se compose, dit-il, de trois éléments dont l'association n'est pas obligatoire d'une manière absolue, leur combinaison restant subordonnée à l'appréciation de chaque cas particulier; ce sont : 1° l'excision des conduits lacrymaux, dans le but d'empêcher le passage des larmes; 2° l'incision de la paroi antérieure du sac quand il n'y a pas de fistule, pour diriger une médication appropriée contre l'état catarrhal de la membrane muqueuse; 3° l'ablation de la portion orbitaire de la glande lacrymale.

Appréciation. — L'anatomie pathologique de la fistule lacrymale est jusqu'ici trop insuffisante pour qu'il nous soit permis d'instituer un traitement rationnel de cette maladie.

Les *injections* nous semblent à peu près inutiles, quand elles sont employées comme désobstruant; elles ne pourraient être de quelque utilité que si elles étaient propres à modifier la vitalité des voies lacrymales enflammées.

Le *cathétérisme* par les points lacrymaux nous paraît être un moyen tout aussi inefficace; il n'en est pas de même de celui qu'on pratique par les fosses nasales (méthode de Laforest), parce que le cathéter est alors assez volumineux pour désobstruer le canal dans le cas où du mucus concret s'y serait accumulé.

Le *séton* est une méthode qui exige un traitement de longue durée; il demande des soins de tous les jours, et quand on l'applique par le procédé de Méjean, on s'expose à ulcérer les conduits et les points lacrymaux qui sont traversés par le fil destiné à tirer le séton de bas en haut. L'introduction de la mèche, ou au moins du fil qui l'attire en haut par l'ouverture du sac lacrymal, est une opération beaucoup plus facile et sujette à moins d'inconvénients. On peut dans ce cas avoir recours aux procédés de Lecat, Pellier, Desault, etc. (Voyez *Dilatation temporaire*, page 350.)

Les *canules* ou les *bougies temporaires* (J. L. Petit, Scarpa, etc.) n'ont que l'efficacité du séton. Il n'en est pas de même des *canules à demeure* qui sont encore la méthode la plus efficace, la plus expéditive, et celle qui donne lieu à la cicatrice la moins visible. Sans doute, on voit des récidives après l'emploi de cette méthode; mais je ne doute pas qu'une statistique bien faite ne lui donnât une supériorité incontestable sur tous les moyens dont j'ai parlé jusqu'ici, aussi bien que sur la *cautérisation*, qui peut être utile avant l'introduction de la canule, quand la membrane muqueuse du canal nasal est fongueuse, mais qui, presque jamais, ne peut guérir seule. Les reproches faits aux canules cylindriques ou coniques ne peuvent pas atteindre la canule de Lenoir, dont l'usage n'est pas assez répandu, et qui me paraît avoir des avantages incontestables sur toutes celles qui ont été imaginées jusqu'ici.

La *formation d'un canal artificiel* a plusieurs fois réussi; si je devais recourir à cette méthode, je préférerais la perforation ou la destruction de l'os unguis au procédé qui consiste à ouvrir une voie aux larmes dans le sinus maxillaire. Mais, comme J.-L. Petit l'a fait remarquer, si cette espèce d'opération peut guérir la fistule lacrymale, elle est impuissante contre le larmoiement, parce que, suivant moi, en raccourcissant la longue branche du siphon formé par le conduit lacrymal et par la narine correspondante, elle supprime sa fonction.

Enfin l'*oblitération des voies lacrymales* a, dit-on, réussi sans qu'il y ait eu épiphora!

Tous ces moyens ont été tour à tour vantés et abandonnés. Il est probable qu'un jour, des connaissances plus précises d'anatomie pathologique nous permettront de débarrasser définitivement la science du plus grand nombre de ces méthodes et de ces procédés opératoires, dont la multiplicité indique assez l'insuffisance de nos connaissances sur les causes de la fistule lacrymale.

ARTICLE II.

DES OPÉRATIONS QU'ON PRATIQUE SUR LES PAUPIÈRES.

§ 1er. — Ectropion.

Les opérations auxquelles on a recours pour guérir l'ectropion varient autant que les causes susceptibles de donner lieu à cette difformité. La disposition des parties malades fournit souvent au chirurgien des indications particulières qui lui font inventer de nouveaux procédés ou modifier ceux qui sont connus. Mais nous ne devons nous occuper ici que des opérations qui, applicables à la généralité des cas, rentrent dans la classe des opérations réglées.

1° *Excision de la conjonctive et suture de la paupière.* — C'est à Antylus que, d'après Aetius, on rapporte cette méthode opératoire. Elle consiste à exciser la conjonctive boursouflée et les parties sous-jacentes, en respectant la peau, par une incision en V, dont l'angle correspond au bord adhérent de la paupière. La surface, ainsi avivée, étant pliée transversalement sur elle-même, est maintenue à l'aide d'un point de suture, placé près du bord libre de la paupière.

C'est se donner beaucoup de mal pour faire une assez mauvaise besogne. Si l'on devait pratiquer l'excision de la conjonctive, il suffirait d'exciser cette membrane d'un angle de l'œil vers l'autre. Pour cela, un aide maintenant la paupière renversée, le chirurgien, soulevant la conjonctive avec une pince ou une érigne, l'exciserait avec des ciseaux courbes sur le plat, en dirigeant cette section parallèlement au bord palpébral (Paul d'Égine).

La suture de la paupière repliée sur elle-même en dedans n'en deviendrait pas moins facile.

2° *Excision en V de toute l'épaisseur de la paupière.* (Adams). — Saisissant avec une pince la paupière qui est le siège de l'ectropion, le chirurgien y fait avec des ciseaux droits ou avec un bistouri, une incision en V dont le sommet correspond à son bord adhérent, tandis que la base en comprend le bord libre. Le sang s'étant arrêté spontanément ou sous l'influence de l'eau froide qu'on répand sur la plaie, on réunit les deux bords du V comme l'on fait pour le bec-de-lièvre. Adams n'employait que la suture à points séparés ; il se contenta même d'un point appliqué près des cils, mais plus tard il dut en mettre un autre près de l'angle de la plaie. Quand la cause de l'ectropion exige que les incisions qui circonscrivent la partie excisée aient une plus grande longueur, la suture entortillée comme pour le bec-de-lièvre est préférable (Roux).

M. Walther a fait une heureuse application de la méthode de l'excision, dans un cas où l'ectropion occupait la moitié externe de la paupière. Excisant toute la partie malade par une incision en V, dont l'une des branches correspondait à la paupière inférieure, et l'autre à la supérieure, il fit une plaie dont le sommet était tourné vers la tempe, et qui agrandissait l'intervalle des deux paupières. Les deux lèvres de cette incision furent rapprochées par deux points de suture et le malade guérit. M. Desmarres fait, quel que soit l'ectropion, une opération qui ne diffère de la précédente que par l'incision supérieure, qui, au lieu de se terminer sur la paupière supérieure, est faite dans le prolongement de la commissure externe des paupières.

3° *Excision du cartilage tarse.* — Dans les inflammations chroniques des paupières, le cartilage tarse hypertrophié s'épaissit, s'allonge, subit des déformations qui peuvent au moins contribuer à produire et à entretenir l'ectropion. Dans ces cas, Weller, après avoir enlevé la membrane muqueuse altérée, fait au milieu de la paupière la résection d'une portion du cartilage tarse dans l'étendue de 5 à 6 millimètres en travers et sans intéresser le bord libre de la paupière qu'il maintient dans une position normale, au moyen de bandelettes agglutinatives.

4° *Incision de la peau des paupières.* — Le traitement de l'ectropion par l'incision de la peau des paupières est généralement connu sous la dénomination de *méthode de Celse.* L'opération consiste à pratiquer une incision semi-lunaire, dont la convexité est tournée vers le bord libre de la paupière. Les bords de la plaie ayant été écartés, on les maintient éloignés à l'aide de brins de charpie, pour empêcher leur réunion immédiate.

Roger (de Parme) remplaça les brins de charpie par de petites lames de plomb sur lesquelles il cousait les bords de la plaie.

Le procédé de Celse fut modifié par Guillemeau, qui, changeant la direction de l'incision semi-lunaire, en porta la convexité vers l'arcade orbitaire.

5° *Section du muscle orbiculaire des paupières* (Key). — Une incision transversale, pénétrant jusqu'à la face externe du muscle orbiculaire, permet de saisir un faisceau de ce muscle et de l'exciser.

6° *Méthode de Dieffenbach.* — Le nom de l'inventeur est indispensable pour désigner cette méthode. Voici en quoi elle consiste : Un peu au delà du bord adhérent du cartilage tarse, faites une incision transversale comprenant toute l'épaisseur de la paupière; saisissant alors avec une pince la lèvre supérieure de l'incision faite à la conjonctive, attirez-la dans la plaie extérieure, dont les bords réunis par la suture entortillée se ferment sur elle et la fixent en ce point.

31

Dieffenbach conseille même d'attirer ainsi au dehors non-seulement la conjonctive, mais encore le bord convexe du cartilage tarse.

7° *Cautérisation de la membrane muqueuse.* — Le nitrate d'argent, appliqué pendant quelques minutes sur la membrane muqueuse, suffit dans les cas où l'ectropion est produit par le boursouflement de cette membrane.

8° *Suture des paupières.* — M. Maisonneuve a conseillé d'aviver le bord libre des paupières supérieure et inférieure, de les réunir au moyen d'une suture, et de les laisser agglutinées pendant une année entière. Au bout de ce temps, la paupière, qui était renversée, a pris une bonne direction.

Appréciation. — *L'excision de la conjonctive et du muscle orbiculaire* compte bien peu de succès, lorsque l'ectropion est la conséquence d'une brûlure. Cette méthode ne peut réussir que dans les cas où un boursouflement de la membrane muqueuse est la cause du renversement de la paupière.

L'excision en V de toute l'épaisseur de la paupière est une méthode qui convient, au contraire, lorsque du tissu inodulaire a retourné la paupière en dehors ; tandis qu'il est bien peu de cas dans lesquels *l'excision du cartilage tarse* puisse être d'une réelle utilité.

L'incision de la peau des paupières ne remédie à rien, parce que les lèvres de la plaie, en se réunissant, remettent les parties dans l'état où elles étaient avant l'opération.

La *section du muscle orbiculaire* n'est qu'une idée théorique qui ne peut tenir contre ce fait d'anatomie pathologique, que l'ectropion n'est jamais dû, exclusivement du moins, à la contracture de ce muscle. Je n'ai jamais pratiqué ni vu faire sur le vivant l'opération de Dieffenbach. Je crains qu'elle ne soit pas aussi utile qu'ingénieuse.

En résumé, l'incision en V de toute l'épaisseur de la paupière me semble devoir être applicable au plus grand nombre des cas. La cautérisation ou l'excision de la membrane muqueuse conviennent à l'ectropion produit par le boursouflement de cette membrane.

Je me suis d'abord défié de la méthode de *l'occlusion.* Je craignais que la fermeture des paupières n'amenât quelque lésion de la cornée ; je pensais, d'ailleurs, que les tissus céderaient bientôt à la rétractilité, cause première de l'ectropion, quand ils seraient séparés de la paupière à laquelle on les a unis pendant un an. Mais, depuis la première édition de ce livre, j'ai vu des succès en assez grand nombre qui ne me permettent plus de douter de l'efficacité de cette opération. (Voyez, comme complément de ce chapitre, l'*anaplastie des paupières*, page 300 et suivantes.)

§ 2. — Entropion.

Les topiques astringents, les bandelettes agglutinatives, la compression, ne peuvent avoir de succès que dans des cas légers où le renversement de la paupière est dû à un peu de relâchement de la peau.

Cautérisation. — On la pratique avec le fer rouge ou avec l'acide sulfurique concentré. Pour la cautérisation avec le fer rouge, on garantit l'œil avec des compresses mouillées, et l'on promène un petit cautère ovalaire sur la partie relâchée de la paupière.

L'acide sulfurique est de beaucoup préférable au fer rouge. Après avoir reconnu l'endroit où le relâchement de la peau est le plus prononcé, on y fait tomber une goutte de cet acide et on l'étend transversalement dans une étendue proportionnée au degré de l'entropion. Si cette première cautérisation est insuffisante, on en fait une seconde, puis une troisième et une quatrième.

On peut aider l'action des caustiques par l'emploi des bandelettes agglutinatives, ou maintenir les cils appliqués contre la paupière au moyen du collodion.

Excision de la peau. — Le malade tenant l'œil fermé comme dans le sommeil, le chirurgien, placé devant lui, saisit avec une pince à disséquer ou avec la pince de Beer un repli transversal de la peau des paupières, de manière que le bord libre de cette partie des *tutamina* de l'œil soit porté dans la direction normale, et il excise ce pli d'un seul coup avec des ciseaux droits. Si la laxité s'étend à toute la largeur de la peau de la paupière, l'excision doit être faite au centre, tandis que ce serait vers l'un des angles, si l'ectropion était plus prononcé de ce côté.

On réunit les lèvres de la plaie par une suture à points séparés, ou mieux avec les serres-fines. Plusieurs chirurgiens, Heister, Adrianson, Velpeau, passent les fils de la suture avant de pratiquer l'excision du lambeau.

Sanson préférait l'excision verticale à celle dans laquelle on excise la peau transversalement.

Bartisch mortifie le lambeau qu'il veut enlever, en le saisissant entre deux plaques de fer réunies par une charnière.

Dans ces derniers temps, on a tenté d'obtenir le même résultat en faisant à la peau de la paupière renversée un pli qu'on saisit avec des serres-fines. L'adhérence que l'on obtiendrait entre les parties serrées par ces petites griffes suffirait pour diminuer l'étendue des paupières et pour s'opposer à l'entropion. Mais j'avoue que je suis loin de croire à ces beaux résultats.

Lorsque le cartilage tarse est altéré et contourné en dedans, l'excision de la peau ne suffit plus, il faut avoir recours à l'un des procédés suivants :

Excision du bord palpébral (Schreger). — Cette opération consiste à enlever le bord libre et renversé de la paupière par une incision courbe faite avec des ciseaux courbés sur le plat.

Procédé de Crampton. — Au moyen de ciseaux droits, incisez la paupière verticalement dans l'étendue de 6 à 10 millimètres vers l'angle externe et vers l'angle interne, immédiatement en dehors du point lacrymal ; puis la paupière étant renversée en dehors, pratiquez sur sa membrane muqueuse une incision transversale, allant de l'une des sections verticales à celle du côté opposé.

Le cartilage tarse, ainsi circonscrit par deux incisions verticales comprenant toute l'épaisseur de la paupière, et par une incision transversale de la membrane muqueuse, est ramené dans sa position normale où l'on s'efforce de le maintenir au moyen de bandelettes agglutinatives qui fixent sur la peau les cils renversés.

M. Guthrie a modifié le procédé de Crampton en ajoutant aux deux incisions verticales une incision transversale du cartilage tarse, et l'excision d'une partie de la peau qui le recouvre.

Procédé de Saunders. — Une plaque de corne, d'ivoire ou de métal ayant été introduite entre l'œil et la paupière, on incise la peau et le muscle orbiculaire parallèlement au bord ciliaire, on détache avec précaution le cartilage tarse de la membrane sous-jacente, et on l'excise en ménageant le point lacrymal.

Si dans un cas l'entropion était dû à la contraction permanente du muscle orbiculaire, on pourrait enlever des plis cutanés verticaux comprenant les fibres du muscle, ou bien pratiquer la myotomie sous-cutanée ; mais je crois que l'on ne trouvera pas souvent l'occasion de recourir à cette méthode.

Appréciation. — L'*excision du cartilage tarse* par les procédés de Saunders et de Guthrie est une opération qui offre peu de chances de succès, parce qu'elle ne pourrait remédier à l'entropion que s'il était dû exclusivement au cartilage tarse.

L'*excision du bord palpébral renversé* guérit l'entropion, mais, après cette opération, la paupière, trop courte et dépourvue de cils, est véritablement difforme.

La *cautérisation* avec les caustiques ou avec le fer rouge et l'*excision* de la peau sont deux méthodes qu'on doit toujours employer avant les autres ; le tissu inodulaire qui succède à la cautérisation entraîne en effet le bord des paupières en dehors, et l'excision, en diminuant la laxité de la peau, supprime une cause fréquente de l'entropion.

§ 3. — **Trichiasis.**

Le trichiasis accompagnant nécessairement l'entropion, toutes les opérations que nous venons de décrire sont en même temps dirigées contre cette affection ; mais la déviation des cils peut exister sans renversement de la paupière, et dans ce cas, le traitement est différent.

Redressement des cils. — On a cherché à redresser les cils déviés, au moyen de bandelettes agglutinatives ou avec un fil collé sur la joue, ou bien encore en les attachant aux cils qui ont conservé leur direction naturelle, et l'on a quelquefois réussi dans les cas simples en agissant ainsi.

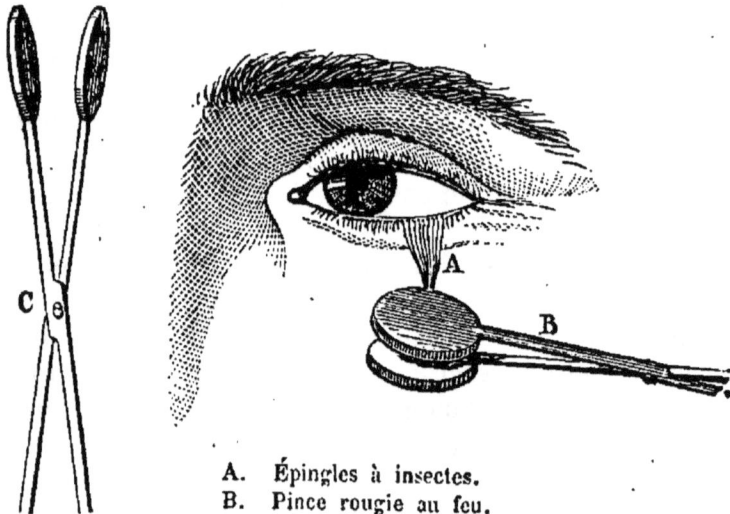

A. Épingles à insectes.
B. Pince rougie au feu.

FIG. 177.

Arrachement. — L'arrachement, qui n'est le plus souvent qu'un moyen palliatif, peut cependant devenir curatif, si l'on a soin de renouveler l'arrachement chaque fois que les cils repoussent. Il arrive quelquefois alors, mais rarement, qu'ils finissent par ne plus se reproduire.

Cautérisation des bulbes.—Quelques chirurgiens, après avoir arraché les cils, ont cautérisé les bulbes au moyen d'un fer rouge. Delpech promenait sur la peau, près de la ligne d'implantation des cils, un cautère en fer de lance chauffé à blanc; M. Champesme détruit les bulbes avec une aiguille supportée par une boule d'acier qui forme une sorte de réservoir de la chaleur; enfin, M. Carron du Villards, après avoir enfoncé dans les bulbes des épingles à insectes, les réunit avec un fil d'argent, et saisit ce faisceau avec une pince de coiffeur rougie à blanc (fig. 177).

Procédé de Vacca Bellinghieri. — Une plaque ayant été placée comme dans le procédé de Saunders, un aide tendant la paupière en la tirant en dehors et en dedans, le chirurgien circonscrit un lambeau de peau entre une incision transversale correspondant à peu près au bord convexe du cartilage tarse, et deux incisions verticales qui n'atteignent pas le bord libre de la paupière. Le lambeau ayant été disséqué, l'opérateur cherche les bulbes des cils, les dissèque avec une pince et un bistouri, les excise ou les cautérise.

Le pansement consiste à remettre le lambeau en place et à l'y maintenir au moyen de bandelettes agglutinatives.

Excision du bord palpébral. — Le procédé de Schreger pour l'entropion est applicable au trichiasis. Béclard enlevait d'un coup de ciseaux tout le bord libre de la paupière, en ménageant son point lacrymal. Gerdy et M. Desmarres se louent d'avoir eu recours à cette opération.

Appréciation. — Le trichiasis est une maladie difficile à guérir.

Si l'*extirpation des bulbes* n'était pas une opération compliquée et susceptible de donner lieu à une violente inflammation, ce serait la méthode la meilleure, parce que la récidive est impossible.

La *destruction des bulbes* par la cautérisation à la manière de MM. Champesme et Carron du Villards est extrêmement ingénieuse, elle a réussi dans quelques cas.

L'*arrachement simple* ne donne presque jamais une guérison définitive; et le *redressement des cils* ne peut avoir quelque efficacité que dans les cas de trichiasis les plus simples et les plus récents.

§ 4. — Blépharoptose.

La blépharoptose, ou chute de la paupière supérieure, tient à des causes mécaniques ou à une paralysie du muscle élévateur. Parmi les causes du premier ordre, la laxité ou l'exubérance des téguments est celle à laquelle on peut remédier le plus facilement par la chirurgie opératoire; l'excision d'un pli de la peau, comme il a été dit à l'article *Entropion* (page 363) doit permettre au malade de découvrir son œil et de s'en servir.

Dans le cas de paralysie du releveur de la paupière supérieure, on a cherché à remplacer l'action de ce muscle par celle du frontal. Pour cela, faisant au-dessous du sourcil une incision elliptique qui s'étend jusqu'auprès des commissures des paupières, on circonscrit un lambeau de peau qu'on enlève, et réunissant le bord palpébral au bord sourcilier de la plaie, on rattache le mouvement de la paupière à l'action du muscle frontal.

L'idée de cette opération est attribuée à Brach par M. Velpeau, tandis que d'autres auteurs en font honneur à M. Hunt (de Manchester).

§ 5. — Tumeurs des paupières.

Les paupières peuvent être le siége de *tumeurs enkystées, concrètes, érectiles* et *cancéreuses.*

Tumeurs enkystées.— Ces tumeurs sont assez souvent isolées de la conjonctive palpébrale et assez saillantes en dehors pour qu'on les enlève en incisant de dehors en dedans. Dans ce cas, la paupière étant tendue par un aide, le chirurgien incise transversalement la peau avec beaucoup de précaution; puis saisissant le kyste avec des pinces, il le soulève en cherchant à l'extraire, et avec le bistouri, coupant les brides celluleuses qui l'unissent aux parties sous-jacentes, il en achève la dissection.

En opérant ainsi, on s'expose à faire une boutonnière à la conjonctive, lorsqu'on n'est pas doué d'une grande dextérité; je préfère pourtant ce mode opératoire à celui dans lequel le chirurgien fait saillir la tumeur en soulevant la paupière avec l'indicateur de la main gauche, placé entre sa surface muqueuse et le globe oculaire, parce que les deux mains ne sont pas de trop pour bien disséquer une pareille tumeur. Depuis que

M. Desmarres a imaginé la pince représentée figure 178, B,
je me sers toujours de cet instrument. Cette pince a l'avantage
d'exercer une compression autour de la tumeur, de suspendre
ainsi la circulation de cette partie, d'exercer une tension commode pour la dissection, et enfin de soutenir la membrane sous-
jacente au kyste de manière à la soustraire au tranchant du
bistouri.

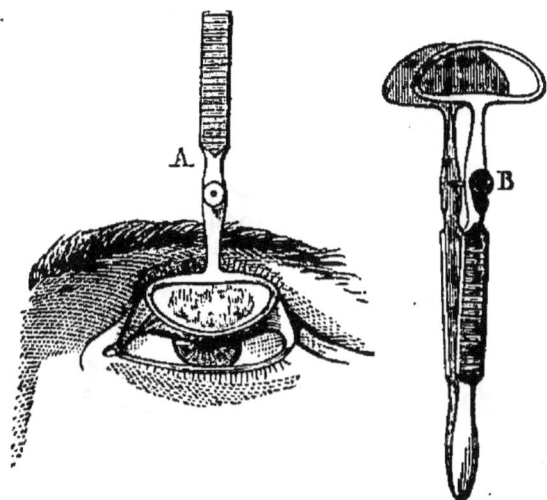

B. Pince de M. Desmarres.

A. Même pince appliquée sur
la paupière supérieure
renversée.

FIG. 178.

Quand la crainte que le kyste ne soit intimement adhérent à
la conjonctive engage le chirurgien à le disséquer de dedans en
dehors, sans inciser la peau, la pince de M. Desmarres est encore d'une grande utilité pour saisir la paupière et la renverser
(fig. 178); mais, pour plus de commodité, il serait bon que la
courbure de la plaque de cet instrument fût en sens inverse
de ce qu'elle est quand on s'en sert pour enlever une tumeur
en incisant la peau.

Tumeurs concrètes.—Je désigne ainsi les tumeurs qui, n'étant
point enkystées, sont le plus souvent adhérentes au cartilage
tarse. Presque toutes sont placées entre ce cartilage et la conjonctive, parties auxquelles elles sont tellement unies, qu'il est
très-difficile de les en séparer. Cette disposition ne permet pas de
songer à les enlever en incisant la peau. J'ai vu Blandin traverser la paupière de part en part et y faire une boutonnière,
pour ne pas avoir tenu compte de l'union de ces tumeurs à la
conjonctive.

La pince de M. Desmarres est plus utile encore pour les tumeurs concrètes que pour les kystes : ayant saisi la paupière

avec cet instrument, de manière que l'anneau circonscrive la tumeur, le chirurgien soulève avec une pince à dents de rat toute la partie saillante sous la conjonctive, et l'excise d'un coup de ciseau. Il n'est pas indispensable d'enlever la partie du cartilage tarse, sur laquelle la tumeur est implantée, pour que la guérison soit complète. Si, après cette opération, il restait un peu de gonflement, de simples ponctions avec une lancette, renouvelées à quelques jours d'intervalle, suffiraient pour le dissiper.

Tumeurs érectiles. — Ce que nous avons dit des tumeurs érectiles en général, page 325, nous dispense de revenir sur ce sujet.

Tumeurs cancéreuses. — Si la tumeur occupe une grande étendue du bord libre de la paupière, le meilleur moyen est d'exciser largement toute la partie malade, par une section en demi-lune faite avec des ciseaux courbes et assez forts pour couper d'un seul coup. Lorsque la tumeur s'étend du bord libre vers le bord adhérent de la paupière, il vaut mieux l'enlever au moyen d'une incision en V dont on réunit ensuite les bords par la suture entortillée.

ARTICLE III.

OPÉRATIONS QU'ON PRATIQUE SUR LES PARTIES SITUÉES ENTRE LE GLOBE DE L'ŒIL ET LES PAROIS DE L'ORBITE.

§ 1er. — Encanthis.

L'encanthis, maladie représentée figure 179, a son siége sur

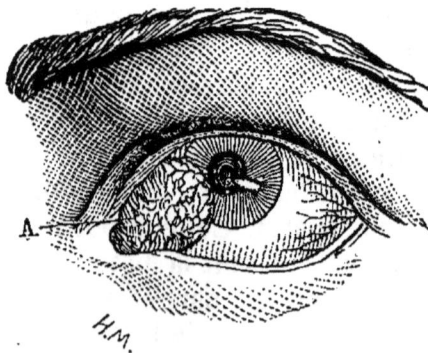

FIG. 179.

la caroncule lacrymale ; elle est constituée par une petite tumeur rouge et granuleuse qui proémine entre les paupières, et qui, parfois, se prolonge en arrière entre le globe oculaire et la paroi correspondante de l'orbite.

Opération. — Le malade étant assis sur une chaise et sa tête étant fixée par un aide, le chirurgien saisit la tumeur avec une pince à dents de rat et d'un ou de deux coups de ciseaux il l'enlève, en ayant soin de couper de dehors en dedans, pour ne pas courir le risque de blesser le globe l'œil; cette précaution serait encore plus indispensable, si, au lieu de ciseaux, l'opérateur se servait d'un bistouri.

§ 2. — Excision de la conjonctive.

Cette opération est d'une grande simplicité. Saisissant la conjonctive avec une pince à dents de souris, à une certaine distance de la cornée, le chirurgien l'incise avec des ciseaux courbes, la dissèque dans l'étendue qu'il juge convenable, et l'excise enfin.

Une certaine quantité de sang s'écoule et dégorge la membrane enflammée. Je n'ai jamais vu cet écoulement sanguin persister au delà de quelles minutes; il suffit que le malade ferme ses paupières pour le faire cesser.

§ 3. — Ptérygion.

Cette petite opération est utile dans le cas de chémosis ou d'une inflammation s'accompagnant d'un développement un peu considérable des vaisseaux de la conjonctive (Sanson).

Le ptérygion est constitué par un épaississement de la conjonctive ayant la forme d'un triangle dont le sommet s'avance vers ou jusque sur la cornée, et dont la base est tournée vers l'orbite.

Opération. — L'excision est à peu près la seule opération qu'on emploie aujourd'hui contre cette affection. Pour la pratiquer, le chirurgien, soulevant la partie saillante de la conjonctive avec une pince, la dissèque avec des ciseaux courbes, de sa pointe à sa base et l'excise au delà.

Boyer conseille, lorsque le ptérygion s'avance un peu loin sur la cornée, de ne pas chercher à l'enlever dans sa totalité, parce que l'on s'exposerait à remplacer la partie du ptérygion qui empiète sur les milieux transparents, par une opacité plus gênante et plus difforme.

§ 4. — Abrasion de la cornée.

Cette opération, qui a pour objet d'enlever avec le bistouri les taches de la cornée, n'a abouti le plus souvent qu'à augmenter le mal. Cependant M. Malgaigne dit avoir obtenu une cure radicale par ce procédé. Ce chirurgien cerne la tache par une incision circulaire, comprenant une couche de la cornée, saisit avec une pince le lambeau par son bord supérieur, et le dissèque de haut en bas.

§ 5. — Extraction des corps étrangers.

Nous ne parlerons ici que des paillettes d'acier ou de fer qui se fichent si souvent dans la cornée des tailleurs de pierre ou des ouvriers qui travaillent l'acier.

Extraction des paillettes d'acier. — Le malade étant assis, sa paupière étant relevée par un aide, le chirurgien, abaissant la paupière inférieure en y appuyant le doigt indicateur, porte la pointe d'un bistouri ou d'une lancette sur le point noir qui indique la présence du corps étranger, et pressant successivement

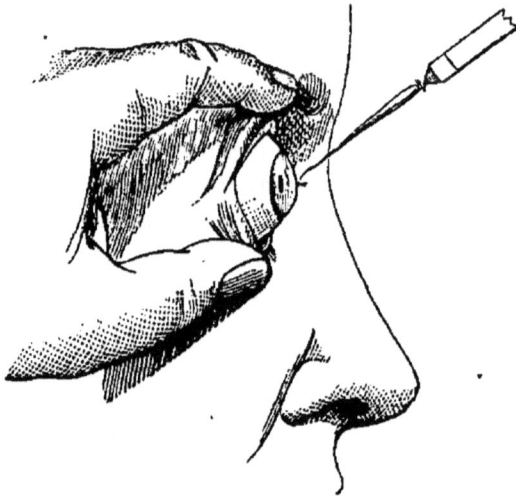

FIG. 180.

de haut en bas et de bas en haut, il parvient à retirer le corpuscule dont le volume est loin d'être en raison de la douleur qu'il produit. Au lieu de faire relever la paupière supérieure par un aide, le chirurgien peut écarter les deux paupières l'une de l'autre en fixant le globe oculaire dans l'intervalle du pouce et de l'indicateur de la main gauche. La figure 180, que je dois à l'obligeance de M. Desmarres, représente ce mode opératoire.

On a donné le conseil d'approcher un fer aimanté du point où le corps étranger est fixé, et je crois qu'on a tort de repousser cette méthode : je l'ai vue réussir entre les mains d'une jeune fille qui opérait ainsi avec succès tous les meuniers voisins de la campagne qu'elle habitait.

§ 6. — Cornée artificielle.

On me permettra de passer sous silence la formation d'une cornée artificielle à l'aide d'un morceau de cristal enchâssé dans la sclérotique, ainsi que la transplantation d'une cornée d'animal sur un œil d'homme.

§ 7. — Strabisme.

Depuis quelques années, on a reconnu que le strabisme est dû à la contracton permanente d'un ou de plusieurs des muscles de l'œil (1) ; qu'en un mot, le strabisme a la plus grande analogie avec les contractions musculaires du pied bot et des incurvations de la colonne vertébrale. Ce fait étant admis, Stromayer, Guérin, Dieffenbach, et beaucoup d'autres après eux, ont fait la section des muscles droits obliques pour faire cesser la contraction permanente par laquelle le globe oculaire avait été dévié.

Avant de décrire cette myotomie, je dirai quelques mots de l'anatomie des muscles et du tissu fibreux qui n'en est, en quelque sorte, qu'une dépendance.

Anatomie. — Les muscles qui servent à mouvoir le globe oculaire sont au nombre de six : quatre droits, qui sont aux quatre extrémités des diamètres transversal et vertical de l'œil, et deux obliques, l'un supérieur ou grand, l'autre inférieur ou petit. Les muscles droits et le grand oblique s'insèrent au fond de l'orbite à peu de distance du trou orbitaire (pour l'opération dont nous nous occupons, il n'est pas nécessaire d'en dire plus) ; le petit oblique, au contraire, a son insertion fixe en dedans et en avant, sur la partie du plancher orbitaire qui est attenante au sac lacrymal.

---

(1) J'évite à dessein de toucher ici à la question de priorité, parce qu'il faudrait justifier mon jugement, ce qui m'entraînerait dans une digression que ne comporte pas l'étendue de ce livre.

Ce qui nous importe surtout, c'est de connaître d'une manière précise le mode d'implantation de ces muscles sur le globe oculaire et le point précis où leurs tendons se fixent sur la sclérotique.

Il résulte des mesures prises par un chirurgien de Lyon, que l'*interne* s'insère à 4 millimètres de la cornée, l'*externe* à 4 ou 6 millimètres, le *supérieur* à 3 ou 6 millimètres, l'*inférieur* à 3 millimètres.

L'*oblique supérieur* s'insère à 3 millimètres, au plus, du bord de la cornée ; tandis que l'inférieur a son insertion mobile sur le segment postérieur du globe oculaire.

Aponévrose. — Tous ces muscles sont enveloppés par une gaîne aponévrotique qui les accompagne jusqu'à leur insertion scléroticale ; là cette aponévrose se prolonge en arrière, et, en embrassant toute la partie du globe oculaire qui est située derrière les insertions musculaires, elle double la sclérotique à laquelle elle est unie par du tissu cellulaire lâche, et se continue sur le nerf optique (fig. 181). Elle se réfléchit en avant, du globe de l'œil vers le bord de l'orbite où elle vient s'insérer, de manière qu'un angle presque droit soit formé par la gaîne aponévrotique du muscle et son prolongement orbitaire (fig. 182).

Cette gaîne ou coque musculaire a une grande importance au point de vue de la section des muscles de l'œil ; car si l'on négligeait de détacher avec le tendon l'aponévrose qui s'insère avec lui sur la sclérotique, on s'exposerait à *faire une opération inutile.*

Opération. — L'opération du strabisme se fait par deux méthodes : par la *section directe* et par la *section sous-conjonctivale.* Nous commencerons par la première.

Procédé de Stromeyer et de Dieffenbach. — Le chirurgien est muni d'un élévateur et d'un abaisseur des paupières, de deux érignes, d'un crochet mousse et de ciseaux courbes sur le plat. Le malade est assis sur une chaise, la tête maintenue par un aide qui, en même temps, relève la paupière supérieure avec l'élévateur, tandis qu'un autre aide abaisse la paupière inférieure.

L'œil sain étant fermé, le chirurgien engage le malade à regarder de manière à tendre le muscle contracté : en dehors, s'il s'agit d'un strabisme interne ; en dedans, si l'on a affaire à un strabisme externe. Saisissant ensuite la conjonctive à peu de distance de l'angle de l'œil, avec une érigne qu'il confie à un aide, puis tendant lui-même cette membrane en sens inverse avec une pince-érigne qu'il y implante près de la cornée, il fait ainsi un pli transversal à la conjonctive et au fascia sous-jacent. Ce pli ayant été incisé par un coup de ciseaux, il est facile d'apercevoir au fond de la plaie le tendon du muscle à son insertion sur la sclérotique, et de passer au-dessous de lui un crochet mousse qui devient le guide des ciseaux avec lesquels on divise le tendon soulevé.

Si toutes les fibres du tendon ont été divisées et si l'aponévrose qui s'en détache pour envelopper la sclérotique a été convenablement écartée, l'œil se redresse immédiatement. Si le strabisme persistait, on porterait de nouveau le crochet sous le muscle, et l'on couperait les fibres qui auraient échappé à la première section.

L'opération, qui se fait naturellement de la main droite pour l'œil droit, peut se pratiquer de la même main pour le côté

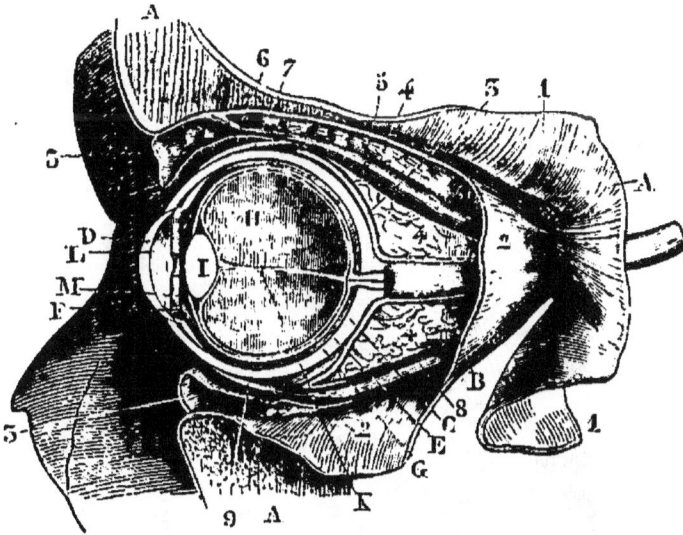

FIG. 181.

1, 1. La dure-mère.	oculaire occupée par le tissu cellulaire intra-orbitaire, etc.	B. Nerf optique.
2, 2. La portion orbitaire de l'aponévrose qui forme le périoste de l'orbite et se continue sans interruption avec la dure-mère.		C. Sclérotique.
		D. Cornée.
	5. Le muscle droit supérieur.	E. Choroïde.
	6. Son tendon orbitaire.	F. Iris.
	7. Son tendon oculaire sortant de l'aponévrose.	G. Rétine.
3, 3, 3. Les portions palpébrale et oculaire de l'aponévrose.		H. Corps vitré.
	8. Le muscle droit inférieur.	I. Cristallin.
	9. Son tendon oculaire.	K. Canal hyaloïdien.
4, 4, 4. La cavité de l'aponévrose orbito-palpébro-	A, A, A. Parois osseuses de l'orbite.	L. Chambre antérieure.
		M. Chambre postérieure.

gauche. Dans ce dernier cas, l'opérateur passe le bras gauche trasversalement au-devant du front, et de la main, courbée en pronation, tient l'érigne qui attire l'œil dans le sens où le muscle contracté est porté dans l'extension.

Procédé de M. Velpeau. — M. Velpeau a proposé de couper d'un seul coup la conjonctive, le fascia et le muscle, saisis et soulevés en un seul faisceau par deux pinces à griffes, qui remplacent les érignes.

Procédé de Amussat. — Un pli vertical étant fait à la conjonctive par deux pinces qui la saisissent un peu au-dessus du muscle, Amussat le divise horizontalement, de la cornée vers le rebord orbitaire correspondant au muscle que l'on veut couper. On a ainsi une boutonnière par laquelle on introduit un crochet mousse à deux branches sous le muscle qu'on attire au niveau de la plaie extérieure où il peut être divisé entre les deux branches de cet instrument.

Procédé de M. Baudens. — Les paupières étant écartées par un élévateur de Pellier et par un abaisseur, le chirurgien enfonce une érigne à un seul crochet dans l'angle de réflexion de la conjonctive, et tirant sur elle de manière à porter l'œil dans sa

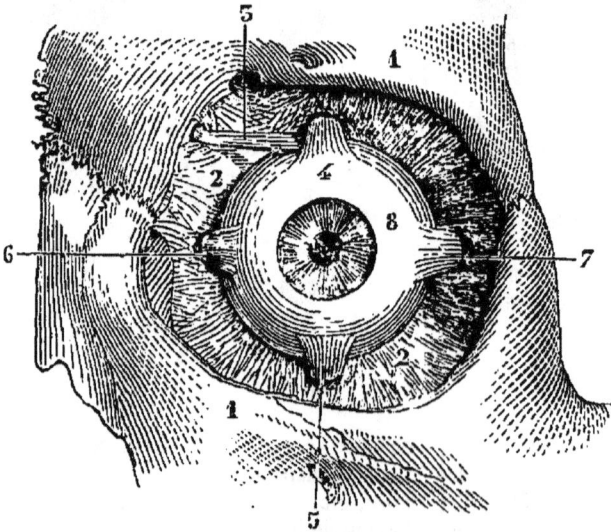

Fig. 182.

1, 1. Pourtour osseux de l'orbite.	vue par sa face antérieure.	5. Muscle droit inférieur.
2, 2. La portion palpébro-oculaire de l'aponévrose,	3. Muscle grand oblique.	6. Muscle droit interne.
	4. Muscle droit supérieur.	7. Muscle droit externe.
		8. Globe oculaire.

(Les figures 181 et 182 sont empruntées à l'*Anatomie chirurgicale* de M. Richet.)

direction normale, il fait saillir le muscle contracté, passe au-dessous de lui, à travers la conjonctive non encore divisée, un petit bistouri boutonné à tranchant concave, courbé sur le plat pour éloigner sa pointe du globe oculaire (fig. 183). Il ne faut pas chercher, dans ce premier temps, à diviser toutes les fibres du muscle, parce qu'on s'exposerait à pénétrer trop profondément. Quand une fois la gaîne musculaire et la conjonctive ont été incisées, on réintroduit le bistouri et l'on achève la section.

Méthode sous-conjonctivale. — Cette méthode, qui est due à M. Jules Guérin, comprend deux procédés : l'un se fait par dissection, l'autre par ponction.

Les instruments employés par ce chirurgien sont : deux refouleurs des paupières, ressemblant à l'élévateur de Pellier, trois érignes doubles, des ciseaux courbes, un crochet mousse, un perforateur de la conjonctive, un myotome coudé.

Les refouleurs se composent d'un anneau recourbé suivant son plan, et d'une tige supportée par un manche.

Le perforateur est un instrument pointu en fer de lance, à double tranchant et légèrement courbé sur le plat.

Le myotome consiste en un lame à tranchant convexe, à dos concave, se continuant avec une tige coudée deux fois dans un plan perpendiculaire à la lame, de manière à former deux angles de 110 degrés, ouverts en deux sens opposés (fig. 184).

Pour l'un et l'autre de ces procédés, le malade est couché, la tête légèrement renversée en arrière ; deux aides munis des instruments

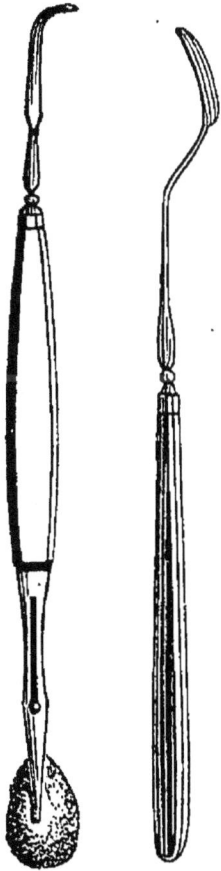

FIG. 183.   FIG. 184.

indiqués plus haut refoulent les paupières, opération qui consiste à repousser ces parties entre les parois de l'orbite et le globe de l'œil, au moyen d'une pression exercée sur leur face externe, à peu de distance de leur bord libre. Avec une première érigne, implantée seulement dans la conjonctive, on attire l'œil dans le sens opposé à la déviation, pour faciliter l'implantation d'une seconde érigne dans le fascia sous-conjonctival, à 6 ou 7 millimètres de la cornée, dans le prolongement de la direction du muscle. Cette seconde érigne étant placée, on enlève la première devenue inutile, et un aide en applique une troisième à 5 millimètres environ en arrière de la précédente. Au moyen de ces érignes, on soulève la conjonctive et le fascia qui la double, de manière à faire correspondre le pli enlevé à 5 millimètres en avant de l'insertion du muscle.

1° *Procédé par dissection.* — La concavité des ciseaux étant tournée du côté du globe oculaire, du premier coup toute l'étendue du pli est incisée à sa base, de manière que le feuillet superficiel du fascia sous-conjonctival soit divisé. Le lambeau qui résulte de cette section étant soulevé par un aide, le chirurgien dénude le muscle, en se servant de la pointe mousse des ciseaux; puis glissant sous le muscle l'une des branches de cet instrument, il le coupe à quelque distance de son insertion sclérotique. On termine l'opération en réappliquant contre l'œil le feuillet détaché du fascia et de la conjonctive; il est quelquefois nécessaire de maintenir les bords de la plaie rapprochés, au moyen d'un ou deux points de suture.

2° *Procédé par ponction.* — Plongeant le *perforateur* à la base du pli, on le dirige tangentiellement au globe oculaire, sa convexité tournée du côté de l'œil; quand on a traversé complétement les deux feuillets du fascia (ce que l'on reconnaît à la sensation d'une résistance vaincue), on imprime à l'instrument un mouvement de va-et-vient pour faciliter l'introduction du myotome.

Cet instrument, tenu entre le pouce et les deux premiers doigts, le tranchant en dehors, est introduit à travers l'ouverture du fascia et glissé sous le muscle, à 3 ou 4 millimètres de la plaie extérieure. Un mouvement de révolution sur son axe étant imprimé au manche de l'instrument, le tranchant de sa lame est ainsi tourné vers le muscle, que le chirurgien divise par des mouvements de scie, tandis qu'il le tend, en tirant d'arrière en avant l'érigne qu'il tient de la main gauche.

On retire le myotome en faisant repasser sa lame par le chemin déjà parcouru, mais en sens inverse, de manière à diviser les parties qui auraient pu jusque-là échapper au tranchant de l'instrument.

La section de tous les muscles droits s'opère de la même manière. Il faut seulement avoir égard à la distance qui sépare l'insertion de chacun de ces muscles du bord de la cornée. (Voyez les indications précises de l'anatomie, page 372.)

Section de l'oblique supérieur. — Le refouleur étant appliqué

32.

à la face interne de la paupière supérieure, qu'il sert à soulever de dehors en dedans, de bas en haut et d'avant en arrière, l'opérateur, avec une érigne implantée dans la sclérotique entre les insertions des muscles droits supérieur et interne, tire l'œil en bas et un peu en dehors, tandis qu'un aide soulève la conjonctive au moyen d'une autre érigne implantée à 5 ou 6 millimètres au-dessus de la précédente; puis ayant incisé les membranes muqueuse et fibreuse qui recouvrent l'insertion du grand oblique, il attire en dehors le tendon de ce muscle à l'aide d'un crochet mousse, et le divise le plus près possible du droit supérieur.

Section du petit oblique. — La section du petit oblique peut se faire *avant* ou *après* le passage de ce muscle sous le droit inférieur.

Premier procédé. — La paupière inférieure étant abaissée *près de sa moitié interne*, une érigne implantée à 5 ou 6 millimètres de la cornée entre les droits inférieur et interne, attirant l'œil en haut et en dehors, on fait avec les ciseaux ou avec le perforateur, le plus près possible du bord de la paupière, une plaie de 1 centimètre d'étendue, oblique de haut en bas et de dedans en dehors, que le petit oblique traverse profondément. Ce muscle ayant été saisi par un crochet mousse et attiré au dehors, on le coupe en travers avec les ciseaux.

Deuxième procédé. — La paupière inférieure étant abaissée dans sa moitié externe, une érigne fixée à 5 ou 6 millimètres de la cornée entre les droits inférieur et externe, attirant l'œil en haut et en dehors, pendant qu'un aide soulève un pli de la conjonctive avec une autre érigne placée 5 millimètres en arrière de la première, le chirurgien incise d'un seul coup de ciseaux la partie soulevée, et, introduisant un crochet mousse à plat et parallèlement à la face inférieure et interne du globe oculaire, il s'en sert pour accrocher le muscle qu'il divise ensuite avec les ciseaux.

Opération du strabisme consécutif. — Quelquefois, après l'opération du strabisme par les procédés généralement employés, l'œil se dévie en sens inverse de la direction qu'il avait auparavant. Ce fait tient à ce que les deux bouts du muscle divisé ont subi un écartement trop considérable, et à ce que le bout supérieur s'est fixé sur la sclérotique à une trop grande distance de la cornée. Pour remédier à ce strabisme, M. J. Guérin, après avoir passé un fil dans la partie externe de la sclérotique, dissèque la conjonctive et le fascia pour aller à la recherche du muscle divisé. Détachant le bout antérieur de son insertion nouvelle, il l'attire avec une pince au niveau du point où il veut le greffer. Le fil sert à tourner l'œil en dedans et à le maintenir dans cette position jusqu'à ce que la réunion du muscle dans ses nouveaux rapports ait pu avoir lieu ; on le fixe sur le nez avec des bandelettes de diachylon.

Appréciation. — La méthode sous-conjonctivale a sur les procédés ordinaires des avantages incontestables :

1° Elle expose moins aux accidents inflammatoires et aux végétations qui poussent si souvent sur la cicatrice à la suite du strabisme par la méthode ordinaire. On n'observe pas après elle de végétation de la cicatrice.

2° Elle ne détruit point la caroncule lacrymale.

3° Enfin elle n'agrandit pas l'ouverture des paupières et ne donne point lieu à l'exophthalmie.

Mais il faut avouer que cette méthode est d'une exécution un peu plus difficile que les procédés qui, comme ceux de MM. Velpeau et Baudens, coupent le muscle au point correspondant à la section de la conjonctive, et qui donnent pourtant aussi des résultats très-satisfaisants lorsqu'on les pratique d'une manière convenable.

ARTICLE IV.

OPÉRATIONS QUE L'ON PRATIQUE SUR LES MILIEUX DE L'ŒIL.

§ 1er. — Cataracte.

Anatomie. — Le cristallin, situé dans une excavation de la partie antérieure du corps vitré, est renfermé dans une capsule parfaitement transparente qui le fixe dans sa position. Sa couche superficielle est plus molle que le reste de sa substance, on lui donne le nom d'*humeur de Morgagni;* son centre, au contraire, a une dureté plus considérable, et est appelé *noyau du cristallin.*

Toutes ces parties peuvent devenir opaques isolément ou simultanément, et, dans ces cas, la consistance du cristallin peut être augmentée ou diminuée, ou bien rester normale. De ces différences résultent les nombreuses espèces de caractères admises par les auteurs.

Le cristallin et sa capsule ne reçoivent ni nerfs ni vaisseaux apparents. Ce petit corps a la forme d'une lentille, et sa circonférence est en rapport immédiat avec les procès ciliaires; sa face

antérieure n'est éloignée de la face postérieure de l'iris que de
1 millimètre environ, et même, d'après les recherches récentes de
MM. Rouget et Giraldès, la face postérieure de l'iris serait appliquée exactement sur la face antérieure du cristallin ; la distance
de la face postérieure de la cornée au cristallin est de 2 millimètres et demi. La figure 181, empruntée à l'*Anatomie chirurgicale* de M. Richet, donne une idée de ces rapports, en excep-
tant toutefois ceux de l'iris avec le cristallin qui sont indiqués
tels qu'on les a longtemps admis. Le contact de l'iris avec la
capsule cristalline explique la fréquence des adhérences qui,
s'établissant entre ces deux membranes, compliquent souvent la
cataracte d'une manière fâcheuse. Aux extrémités du diamètre
transversal du globe de l'œil correspondent les artères ciliaires
longues qu'il y a danger de léser dans la ponction de la sclérotique
pratiquée à cette hauteur.

Opération. — L'opération de la cataracte comprend un grand
nombre de méthodes qu'on peut ranger en deux grandes classes,
suivant qu'on extrait le cristallin ou qu'on le laisse dans l'œil.
Les instruments peuvent être introduits par la cornée ou par la
sclérotique, ce qui donne lieu à quatre divisions dans lesquelles
viennent se ranger tous les procédés :

PREMIÈRE CLASSE. { 1° Scléroticonyxis.
{ 2° Kératonyxis.

DEUXIÈME CLASSE. { 3° Kératotomie.
{ 4° Scléroticotomie.

Les opérations comprises dans la première classe sont : l'*abaissement*, le *broiement*, la *réclinaison*, la *dilacération de la capsule* ; mais les trois dernières ne sont que des modifications de
l'abaissement. La deuxième classe comprend les deux modes
d'*extraction*.

1° ABAISSEMENT.

A. *Scléroticonyxis.*

La veille du jour où doit être pratiquée l'opération, on bar-
bouille la peau des paupières avec de l'extrait de belladone, qui
a la propriété d'agrandir la pupille.

L'instrument dont on se sert est une *aiguille* dont la pointe
un peu élargie est courbée sur le plat. Cette aiguille est montée
sur un manche octogone marqué d'un ou de deux points noirs

sur la face qui correspond à la convexité de la lame. C'est l'aiguille de Dupuytren, qui diffère fort peu de celle de Scarpa.

Quoi qu'en disent certains opérateurs, il faut opérer l'œil gauche de la main gauche, et l'œil droit de la main droite. En se plaçant derrière le malade, comme le conseille M. Malgaigne, le chirurgien est dans une position gênante.

1er TEMPS. — Le malade étant couché à peu près horizontalement, ou bien assis sur une chaise, sa tête reposant, dans ce dernier cas, contre la poitrine d'un aide placé derrière lui, sa paupière supérieure est relevée par cet aide qui appuie l'indicateur sur le bord ciliaire relevé et un peu renversé en dehors, en ayant grand soin que son doigt n'exerce aucune pression sur le globe oculaire. Si l'on n'a pas une grande confiance dans l'adresse de l'aide, il vaut mieux faire relever la paupière avec un élévateur de Pellier ou tout autre instrument analogue. Alors, avec

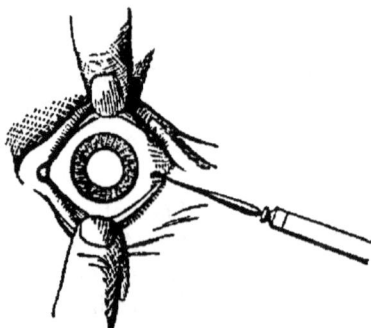

FIG. 185.

l'index de la main qui correspond à l'œil sur lequel on opère, le chirurgien abaisse la paupière inférieure, en approchant le bout de ce doigt de la caroncule lacrymale, pour empêcher le globe oculaire de se porter de ce côté ; puis, de l'autre main, tenant le manche de l'aiguille comme une plume à écrire et prenant un point d'appui sur la région malaire avec le doigt auriculaire, il tourne la face convexe de l'instrument en haut, sa pointe vers le centre de l'œil, et l'introduit à 3 ou 4 millimètres en arrière de l'extrémité externe du diamètre transversal de la cornée, et 1 ou 2 millimètres au-dessous de ce diamètre (fig. 185).

L'aiguille est plongée rapidement à travers la sclérotique jusqu'à son collet.

2e TEMPS. — Dans un second temps, le chirurgien imprime à l'aiguille un petit mouvement de rotation sur son axe qui ramène

la convexité de la lance en avant (ce qui est indiqué par le point
noir du manche) et poussant l'instrument de dehors en dedans,
il ne tarde pas à en apercevoir la pointe dans le champ de la
pupille (fig. 186).

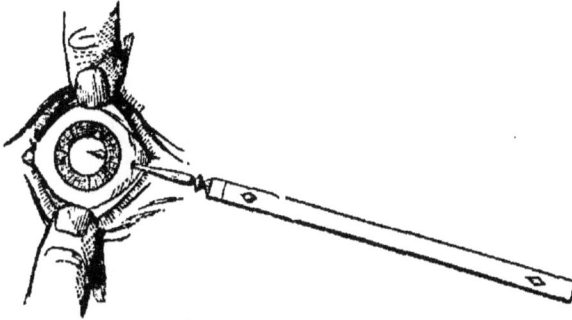

FIG. 186.

3° TEMPS. — La lance de l'instrument ayant sa convexité en
avant et sa concavité en arrière, l'opérateur fait avec la pointe
une incision cruciale sur la capsule cristalline; après quoi, portant la concavité de l'aiguille sur le bord supérieur du cristallin
(fig. 187), il déprime ce corps en faisant décrire à l'instrument
un mouvement de bascule dans lequel le manche est porté de
bas en haut, et la pointe de haut en bas, tandis que la partie qui
est en rapport avec la plaie de la sclérotique reste à peu près
immobile. Dans ce mouvement, le cristallin est poussé en bas
et en arrière.

4° TEMPS. — Le cristallin ayant été maintenu abaissé pendant
dix secondes environ, le chirurgien retire l'aiguille en lui faisant
suivre, en sens inverse, le chemin qu'il lui a fait suivre pour
arriver au centre de l'œil; c'est-à-dire qu'au moment où l'aiguille
passe derrière l'iris, sa convexité est tournée en avant, tandis
qu'elle est en haut lorsque la lame de l'instrument traverse la
petite plaie faite à la sclérotique.

La raison de ces mouvements est que l'on a plus de chances
d'éviter la lésion des vaisseaux et nerfs ciliaires, en introduisant
l'aiguille à travers la sclérotique, de manière que son épaisseur,
qui est moindre que sa largeur, corresponde à l'intervalle de
ces nerfs et de ces vaisseaux qui marchent parallèlement d'arrière *en avant;* tandis que derrière l'iris, si l'on porte la convexité de la lame de l'aiguille en avant, on est moins exposé à
déchirer cette membrane que si l'on dirigeait vers elle soit la
pointe, soit un des côtés tranchants de l'instrument.

Dès que l'aiguille est retirée, le malade ferme ses paupières, et le chirurgien applique sur l'œil un linge mouillé qu'il soutient avec un bandeau, en ayant grand soin d'éviter une compression qui pourrait repousser le cristallin au centre de l'œil.

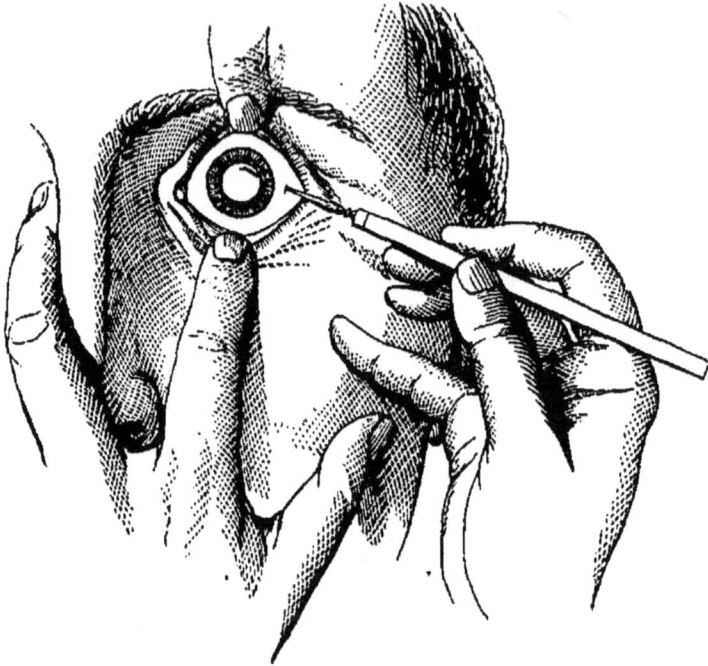

Fig. 187.

2° BROIEMENT.

L'abaissement proprement dit ne peut s'appliquer qu'aux cataractes qui ont un certain degré de dureté ; on *broie* celles qui sont molles : pour cela, le tranchant de l'aiguille est dirigé vers le cristallin, et y pratique dans tous les sens des incisions profondes. La puissance dissolvante que l'humeur aqueuse exerce sur les débris de la cataracte se manifeste même sur le cristallin entier, lorsque la capsule seule a été déchirée. Aussi se borne-t-on quelquefois à déchirer le segment antérieur de la capsule.

3° RÉCLINAISON.

La réclinaison consiste à faire basculer le cristallin d'avant en arrière, en appliquant la concavité de la lame de l'aiguille sur sa partie supérieure, de manière que sa face antérieure devienne supérieure.

B. *Kératonyxis.*

L'aiguille droite est, pour cette opération, préférable à l'aiguille courbe. On l'introduit à travers la cornée, au-dessous du diamètre transversal de cette membrane, à 3 ou 4 millimètres de son centre, et l'on en porte la lame sur le bord supérieur du cristallin que l'on *abaisse* ou que l'on renverse par *réclinaison*, comme il a été dit pour la scléroticonyxis.

Dans les cataractes qui sont adhérentes à l'iris, la kératonyxis permet de broyer la partie centrale du cristallin. Sauf ce dernier cas et celui où l'œil est très-petit et très-enfoncé dans l'orbite, cette méthode est à peu près généralement abandonnée.

EXTRACTION.

On pratique l'extraction du cristallin par une plaie faite soit à la cornée, soit à la sclérotique. Le premier mode opératoire se nomme *kératotomie*, le second *scléroticotomie*.

A. *Kératotomie.*

Les instruments nécessaires pour cette opération sont : un couteau de Beer (fig. 188) (celui de Wenzel est rarement employé), un kystitome et la curette de Daviel. Ces deux derniers instruments sont ordinairement aux deux extrémités d'un même manche.

Des ciseaux courbes, des pinces, un crochet, peuvent devenir indispensables dans les complications ou accidents de l'opération.

Avant d'opérer il faut s'assurer que le cristallin n'est point adhérent à l'iris. Pour cela, il suffit de barbouiller la face externe des paupières avec de l'extrait de belladone, qui a la propriété de dilater la pupille, quand l'iris est libre de toute adhérence. La position du malade et celle du chirurgien sont les mêmes que pour la kératonyxis. Les paupières sont fixées de la même manière.

La kératotomie se fait de trois manières, selon qu'on incise la cornée en haut, en bas ou obliquement.

1° Kératotomie supérieure.

Dans un premier temps, le kératotome étant tenu entre le pouce qui est presque perpendiculaire au manche, sur un des côtés duquel il appuie, tandis que l'indicateur et le médius reposent sur la face opposée, et que le petit doigt prend un point d'appui sur la pommette du malade (fig. 188), le chirurgien porte la lame de l'instrument parallèlement au plan de l'iris, et la fait pénétrer en avant de cette membrane, à l'extrémité externe du diamètre transversal de la cornée, en tournant son tranchant en haut.

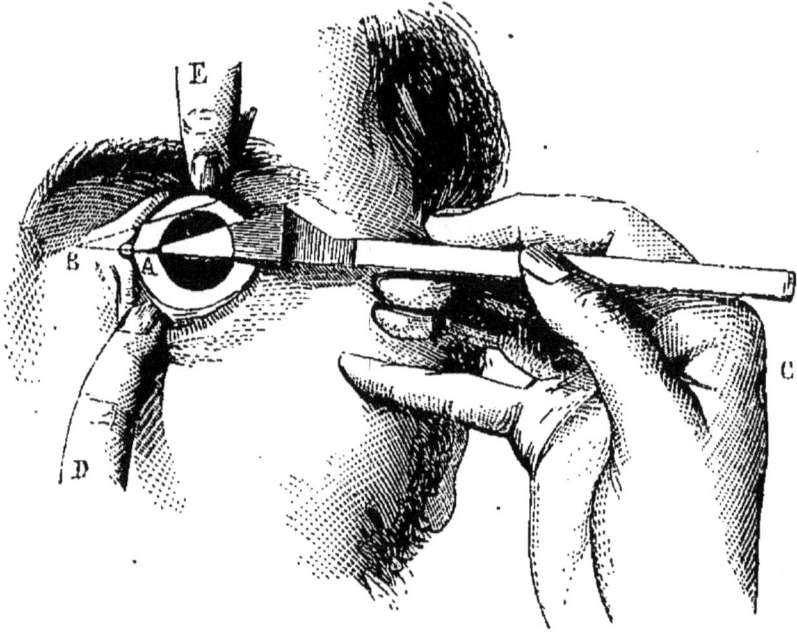

FIG. 188.

A. Couteau de Beer traversant la cornée un peu en avant de l'iris.
B. Tracé de la voie que le couteau doit suivre.
C. Main qui tient le couteau.
D. Indicateur de l'autre main de l'opérateur, abaissant la paupière inférieure.
E. Doigt d'un aide relevant la paupière supérieure.

Quand la pointe du couteau a traversé la cornée, l'opérateur doit pousser l'instrument avec hardiesse de dehors en dedans, de manière à le faire sortir à l'extrémité interne du diamètre transversal de l'œil. Toute hésitation est dangereuse, parce que si l'on retire 1 millimètre du couteau seulement, c'est assez pour qu'une certaine quantité de l'humeur aqueuse s'écoule et que la cornée s'affaisse.

L'instrument étant plus large à sa base qu'à sa pointe, il suffit de lui faire traverser la cornée pour qu'il la coupe, et sépare du

33

reste de l'œil toute la partie vers laquelle son tranchant est tourné.

Quand le lambeau ne tient plus que par une bride étroite, le chirurgien retire l'instrument lentement, pour être plus sûr d'achever la section sans secousse.

Dans ce temps de l'opération, il importe surtout de ne pas chercher à couper en passant le tranchant du couteau *directement* en haut, parce que l'on exercerait nécessairement une pression sur le globe de l'œil, qui pourrait alors se vider. La section sera nette et sans danger quand on la fera en poussant la lame de l'instrument vers le grand angle de l'œil, et en évitant soigneusement de la pousser vers l'arc de cercle sous-tendu par la partie horizontale du couteau qui doit ici, plus que dans toute autre circonstance, couper en sciant et non en pressant.

Quelques chirurgiens se servent d'un ophthalmostat pour empêcher l'œil de se porter trop en dedans. Le figure 189 montre la manière dont on emploie cet instrument.

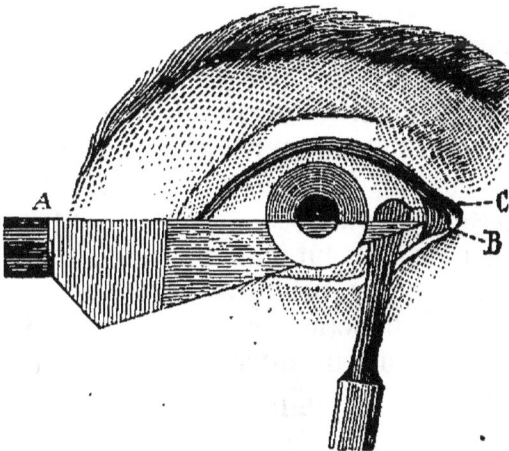

A. Kératotome de Beer coupant la moitié inférieure de la cornée.

B. Pointe du kératotome soutenue par :

C. Ophthalmostat qui empêche le globe oculaire de se porter en dedans. Le dos du couteau devrait être un peu au-dessus du diamètre transversal de la cornée.

Fig. 189.

Dans un second temps, le chirurgien attire la paupière supérieure doucement en avant, pour l'abaisser par-dessus le lambeau. Après quelques instants de repos, le couteau est remplacé par le kystitome ou par une aiguille à cataracte, instrument dont la pointe sert à inciser crucialement la capsule du cristallin.

Wenzel pratiquait l'incision de la capsule avec la pointe de son kératotome, qu'il dirigeait en arrière quand l'instrument était arrivé au-devant de la pupille. Il réunissait ainsi les deux premiers temps en un seul.

Dans un troisième temps, le cristallin doit être expulsé à travers la plaie de la cornée : si la capsule cristalline a été bien incisée, et si l'ouverture extérieure est suffisante, il arrive souvent que le cristallin sort de lui-même. Lorsqu'il reste dans l'œil, on peut obtenir sa sortie en faisant exécuter quelques mouvements au globe oculaire ou en pressant doucement sur la paupière inférieure. S'il était retenu dans la plaie de la cornée, on le dégagerait avec la curette. On peut aussi, avec ce dernier instrument, débarrasser la pupille et les chambres de l'œil des débris de la cataracte.

2° Kératotomie inférieure.

La kératotomie inférieure ne diffère de la précédente que par la section du lambeau qui porte sur la demi-circonférence inférieure de la cornée (fig. 189). Dans ce dernier cas, c'est sur la paupière supérieure qu'il faut presser pour expulser le cristallin.

3° Kératotomie oblique.

Dans ce procédé, on incise la cornée à son côté externe, obliquement de haut en bas et de dehors en dedans. Le reste de l'opération se pratique comme dans la kératotomie inférieure.

Extraction avec les couteaux-aiguilles. — Petit est le premier qui ait eu l'idée de cet instrument tant de fois modifié depuis. Ce couteau glisse sur l'aiguille au moyen d'un ressort à bascule. La ponction et la contre-ponction sont faites avec l'aiguille qui sert ensuite de conducteur au couteau. Malgré le bien que les inventeurs de ces instruments ont pu en dire, il est peu de chirurgiens qui y aient recours.

B. *Scléroticotomie.*

Cette opération, proposée par B. Bell, pratiquée sur le vivant par Carle, a été abandonnée à cause de la gravité des accidents auxquels elle expose.

MÉTHODE MIXTE.

Sous ce nom on décrit une double opération pratiquée par Quadri. Pendant que l'abaissement se fait comme à l'ordinaire, une aiguille terminée par de petites pinces est introduite par une plaie faite à la cornée et sert à saisir et à enlever la capsule cristalline.

C'est encore un procédé mixte que l'opération décrite par M. Laugier sous le nom de *méthode par aspiration*. L'instrument imaginé par ce chirurgien est une aiguille à cataracte, creusée d'un canal qui s'ouvre à la concavité de la lance; son manche est perforé et contient un piston que le pouce de l'opérateur peut faire jouer. L'aiguille étant introduite dans la capsule du cristallin, comme dans l'abaissement simple, le chirurgien peut aspirer la cataracte, si elle est molle, ou la déprimer, si elle est dure.

Appréciation. — On discute depuis bien longtemps la question de savoir si la méthode de l'extraction est supérieure à celle de l'abaissement, ou si celle-ci est préférable à l'autre. On a fait des volumes sans trouver une solution qui ait satisfait tout le monde. Je ne puis donc pas avoir la prétention d'établir une loi ; je dirai seulement mon opinion.

Je crois que chez les individus encore jeunes, et chez les vieillards dont les fonctions sont assez actives pour qu'on puisse espérer l'absorption du cristallin repoussé hors de sa capsule, l'*abaissement* est la méthode qui doit être préférée, surtout si les yeux du malade sont enfoncés dans leur orbite, parce que dans ce cas l'extraction est d'une exécution parfois très-difficile. Chez les vieillards dont les yeux ne sont pas trop enfoncés, je crois que l'extraction rend la vue à un plus grand nombre de malades que la méthode précédente ; mais les insuccès compromettent bien moins l'opérateur qui abaisse la cataracte que celui qui l'extrait, parce que dans le premier cas on peut quelquefois recommencer l'opération, tandis que, dans le second, il arrive souvent que l'œil se vide, soit immédiatement, soit consécutivement à la suppuration de ses milieux.

Si, maintenant, nous jugeons les divers procédés de l'extraction, je n'hésiterai pas à me prononcer pour la *kératotomie supérieure*, parce qu'elle a sur les autres procédés l'avantage de ne point exposer au déplacement du lambeau par le mouvement des paupières. Dans ce procédé, la paupière supérieure recouvre, en effet, le lambeau et le maintient appliqué ; tandis que le bord inférieur de la cornée n'étant pas recouvert par la paupière inférieure, le lambeau qu'on y pratique est sans cesse déplacé par le mouvement de cette paupière.

Quand on a recours à l'*abaissement*, je crois qu'il est utile de déchirer la capsule cristalline et même le cristallin.

L'*opération* vantée par M. Laugier ne me semble pas devoir trouver souvent son application.

§ 2. — **Pupille artificielle.**

Cette opération, dont le but est de rétablir la pupille oblitérée par différentes causes pathologiques, peut être faite suivant trois méthodes : A. *méthode par incision* (corétomie); B. *méthode par décollement* (corédialyse); C. *méthode par incision* (corectomie).

A. *Méthode par incision* (corétomie ou iridotomie).

1° *Procédé de Cheselden.* — Avec un petit couteau tranchant d'un seul côté ayant la forme d'un scalpel, ponctionnez la sclérotique à 1 millimètre de la cornée, poussez l'extrémité de l'instrument derrière l'iris, traversez cette membrane d'arrière en avant, et incisez-la *transversalement*, en ayant soin d'éviter la lésion de la cornée.

2° *Procédé de Janin.* — Faites à la cornée un lambeau semi-lunaire semblable à celui de la kératotomie, et introduisant dans la chambre antérieure de l'œil des ciseaux dont l'une des branches est terminée en pointe, traversez l'iris avec cette pointe, et par le rapprochement subit des lames des ciseaux, pratiquez sur cette membrane une incision *verticale*, en dedans ou en dehors de la pupille naturelle, de manière que ses fibres convergentes soient coupées perpendiculairement.

3° *Procédé de Guérin.* — Le procédé de Guérin est la combinaison de ceux de Cheselden et de Janin; il consiste dans une incision cruciale. Parfois, joignant la corectomie à la corétomie, Guérin excisait la pointe des lambeaux résultant de cette incision.

4° *Procédé de Pellier.* — Dans les cas où la pupille naturelle est masquée par une tache de la cornée, incisant cette membrane comme pour l'extraction de la cataracte, le chirurgien passe une sonde cannelée dans le champ de la pupille pour guider de petits ciseaux avec lesquels il divise le bord pupillaire de l'iris.

5° *Procédé de Maunoir.* — La cornée ayant été incisée comme nous l'avons indiqué pour les procédés de Janin et de Pellier, Maunoir divise l'iris avec des ciseaux comme dans le procédé de Janin; mais au lieu d'une incision simple, il fait une plaie composée de deux incisions qui se réunissent en V.

6° *Procédé de M. Velpeau.* — Avec un couteau à cataracte
en forme de lancette, un peu plus long, mais un peu moins large
que celui de Wenzel, auquel il ressemble d'ailleurs, traversez
d'abord la cornée et l'iris obliquement d'avant en arrière, puis
d'arrière en avant, de manière à tailler sur l'iris un lambeau de
4 à 6 millimètres à sa base ; puis, poussant le couteau comme
lorsqu'il s'agit d'opérer la cataracte par extraction, achevez la
section de la cornée. « Le morceau de membrane qu'on a taillé,
dit M. Velpeau, ne peut pas tarder à se rouler sur lui-même, et
doit finir par se perdre dans l'humeur aqueuse. » (Velpeau,
Médecine opératoire.)

7° *Procédé de Juncken.* — Applicable seulement au cas de
persistance de la membrane pupillaire, ce procédé consiste à
pratiquer sur cette membrane, à l'aide d'une aiguille à cataracte,
une incision cruciale dont les extrémités aboutissent au bord de
l'iris, sans l'intéresser.

B. *Méthode par décollement* (corédialyse ou iridodialyse).

1° *Procédé de Scarpa.* — Après avoir ponctionné la sclérotique avec une aiguille à cataracte, comme dans la méthode de
l'abaissement, portez la pointe de l'instrument à la partie interne
et supérieure de la grande circonférence de l'iris, et faites-la
passer à travers le bord de cette membrane, de manière qu'elle
ne fasse que paraître dans la chambre antérieure ; puis, pressant
sur ce bord de haut en bas et de dedans en dehors, détachez-le
du ligament ciliaire dans une étendue un peu supérieure à celle
d'une pupille naturelle.

Plusieurs oculistes (Himly, Beer, etc.), s'appuyant sur la
difficulté de guider l'instrument en arrière de l'iris, veulent
qu'on attaque cette membrane en avant, en portant l'aiguille
d'avant en arrière à travers la cornée, et non à travers la sclérotique.

2° *Procédé de Langenbeck.* — Une ouverture de 2 à 3 millimètres ayant été faite à la cornée, on y introduit un petit tube
métallique renfermant une érigne très-fine que l'on fait sortir de
sa gaîne par la pression, et qui sert à saisir l'iris près de sa circonférence, à le décoller et à amener le lambeau qui résulte de
ce décollement dans la plaie de la cornée, où on l'abandonne.

Les adhérences qui s'établissent entre l'iris et les lèvres de la
cornée s'opposent à l'oblitération de la pupille artificielle résultant du décollement de l'iris.

Au lieu de l'instrument de Langenbeck, on peut se servir d'une pince que l'on introduit fermée, et que l'on ouvre quand elle est parvenue dans la chambre antérieure.

L'ouverture de la pupille artificielle est proportionnée à la distance qui existe entre la plaie de la cornée et le point de la circonférence de l'iris où l'on a fait le décollement.

3° *Procédé de Donégana.* — Après avoir décollé l'iris à sa circonférence, par le procédé de Scarpa, Donégana incisait les bords de la partie décollée.

On voit qu'il s'agit ici d'un procédé mixte tenant tout à la fois de l'incision et du décollement.

C. *Méthode par excision* (corectomie ou iridectomie).

1° *Procédé de Wenzel.* — La cornée et l'iris ayant été incisés comme dans le procédé de M. Velpeau, passez par l'ouverture de la cornée des pinces qui saisissent le lambeau de l'iris et des ciseaux qui servent à l'exciser.

2° *Procédé de Beer.* — Une incision longue de 3 à 4 millimètres ayant été faite à la cornée près de la sclérotique, l'iris vient s'y engager si son bord pupillaire est libre. Le chirurgien saisit cette partie de l'iris avec des pinces et l'excise au ras de la plaie.

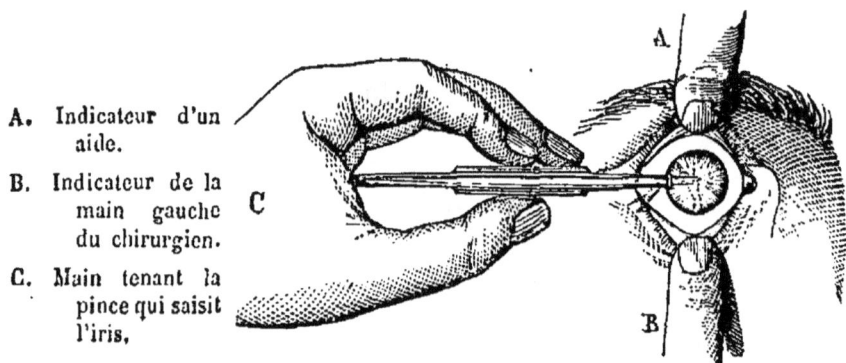

A. Indicateur d'un aide.

B. Indicateur de la main gauche du chirurgien.

C. Main tenant la pince qui saisit l'iris,

FIG. 190.

Quand l'iris est adhérent dans une certaine étendue, il est quelquefois nécessaire d'introduire un petit crochet dans la plaie de la cornée pour amener au dehors la portion restée libre. Si tout l'iris était adhérent, on le saisirait près de sa grande circonférence et l'on en pratiquerait l'excision en ce point.

Lallemand tordait l'iris sur lui-même avant de l'entraîner au dehors.

3° *Procédé de Physick*. — La cornée et l'iris ayant été incisés comme dans le procédé de Wenzel, on introduit dans la chambre antérieure de l'œil des pinces terminées par de petites plaques dont l'une offre à sa circonférence un bord tranchant qui sert à couper circulairement la partie de l'iris que l'on a saisie entre les plaques.

4° *Procédé de M. Desmarres*. — La ponction de la cornée ayant été pratiquée comme s'il s'agissait de la méthode par décollement, une pince courbe, à dents de souris, est introduite fermée, sa concavité tournée vers la cornée, jusqu'à ce qu'elle arrive sur le bord pupillaire. Là elle est ouverte, et l'iris vient s'engager entre ses branches, qui sont aussitôt rapprochées (fig. 190).

La pince entraîne alors au dehors la partie de l'iris qu'elle a saisie et que l'on excise avec des ciseaux courbes (fig. 191).

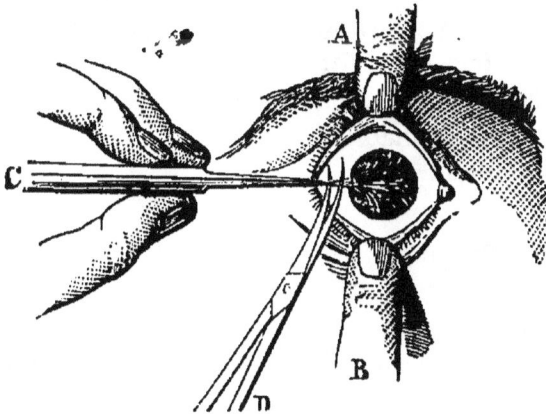

A et B. Doigts des aides.

C. Pince tenue par la main gauche du chirurgien.

D. Ciseaux coupant l'iris attiré au dehors.

Fig. 191.

Appréciation. — La méthode par incision est insuffisante dans la grande majorité des cas, à moins qu'un lambeau assez long ne soit compris entre deux incisions qui se réunissent en V. Dans ce dernier cas, il peut se faire que le lambeau s'enroule sur lui-même et laisse un passage suffisant aux rayons lumineux. Ajoutons, pour être juste, que cette méthode expose à moins de danger que l'excision.

La méthode par décollement n'est pas plus dangereuse que celle de l'incision, et ses résultats sont généralement meilleurs. Mais je donne la préférence à la méthode par excision, parce que si cette dernière nécessite une grande plaie, on n'a pas du moins à craindre de faire une opération inutile, quand elle n'est pas suivie d'accidents inflammatoires. Quant au choix des procédés, pour la méthode du décollement, c'est celui de Himly, Beer, etc., qu'il faut préférer.

Pour la méthode de l'excision, le procédé de M. Desmarres me semble offrir les plus grandes garanties d'innocuité et d'efficacité.

§ 3. — Glaucome.

C'est à la section de l'iris que M. de Græfe (de Berlin) a recours pour le glaucome.

Après ce qui vient d'être dit au sujet de la pupille artificielle, je n'ai point à décrire cette opération qui n'est autre chose que l'*iridotomie* (voy. page 389).

Pour le glaucome, M. Hancock incise la sclérotique avec un couteau à cataracte qu'il enfonce obliquement derrière le point de jonction de la cornée avec la sclérotique, en dirigeant le tranchant de l'instrument d'arrière en avant.

M. Serres (d'Uzès) regarde cette incision comme étant propre à conjurer les accidents inflammatoires qui suivent l'opération de la cataracte par abaissement.

§ 4. — Ponction de l'œil.

On pratique la ponction de l'œil pour l'*hydrophthalmie*, l'*hypopyon* et pour l'*empyésis*, qui est l'abcès de la chambre postérieure de l'œil.

Pour cette opération, le malade étant assis et maintenu par des aides, comme nous l'avons indiqué pour la cataracte, ses paupières étant écartées par le pouce et l'indicateur gauches du chirurgien, celui-ci plonge un bistouri pointu au milieu de l'œil, de manière à permettre au liquide de s'écouler le long de la lame de l'instrument à mesure qu'il la retire. Il faut, autant que possible, s'efforcer de donner issue au pus et à la sérosité accumulés, sans exercer de pression sur l'œil.

Au lieu d'un bistouri, on s'est servi d'un kératotome avec lequel on a incisé la partie inférieure de la cornée, comme s'il s'était agi de pratiquer l'extraction de la cataracte par la kératotomie inférieure.

Le lieu où l'on plonge le bistouri doit être voisin de la circonférence de la cornée ; mais si cette membrane ou la sclérotique offrait quelque point ramolli ou profondément altéré, c'est par là qu'il faudrait donner issue au liquide épanché dans l'une des chambres de l'œil.

Je ne parle pas du trocart dont on s'est servi autrefois, parce que, aujourd'hui, son usage est généralement abandonné.

Mais je crois qu'un instrument semblable à l'aiguille dont M. Laugier se sert pour opérer les cataractes molles par succion pourrait rendre ici les plus grands services.

Dans les cas d'*onyx*, le pus étant épanché entre les lames de la cornée, on doit lui donner issue par une ponction faite avec un bistouri étroit qu'on plonge obliquement, de manière à s'opposer à l'entrée de l'air dans le petit foyer purulent, dès que le pus en a été évacué.

§ 5. — Excision de la cornée.

Après la fonte purulente de l'œil, il peut être utile d'exciser la cornée et même une partie de la sclérotique, afin d'adapter un œil artificiel au moignon que les muscles font encore mouvoir. Cette excision est une opération tellement simple qu'il suffit de l'indiquer pour la faire comprendre. Disons seulement qu'elle peut être faite d'un coup de ciseaux ; mais que, le plus souvent, après avoir fait à la cornée un lambeau comme s'il s'agissait de l'opération de la cataracte par extraction, on achève l'excision d'un coup de ciseaux pendant qu'avec une pince ou une érigne on tend la partie du lambeau déjà détachée.

Les suites de cette opération étant souvent fort graves à cause de l'inflammation qui se produit, il faut soumettre le malade à une diète rigoureuse et recouvrir la région orbitaire d'un cataplasme émollient et même d'une vessie pleine de glace, si l'on craint une réaction violente.

Au bout de quelques jours, quand la suppuration est bien établie, on se contente de panser la plaie avec de la charpie recouverte de cérat.

§ 6. — Extirpation du globe de l'œil.

Procédé ordinaire. — Après avoir fixé le globe oculaire avec une érigne, on prolonge l'angle palpébral externe au moyen d'une incision faite avec le bistouri; on dissèque les paupières en séparant leur face interne du globe de l'œil, on les renverse en dehors et on les fait tenir par des aides armés de crochets mousses ou de pinces à disséquer; puis plongeant un bistouri droit, tenu comme une plume à écrire, dans l'angle orbitaire interne, le long de l'ethmoïde jusqu'auprès du trou optique, on le promène de dedans en dehors sur toute la demi-circonférence inférieure de l'orbite, pour en détacher les parties molles. On en fait autant pour la demi-circonférence supérieure, de manière que les deux incisions viennent se réunir au côté externe. L'œil ne tient plus alors qu'au fond de l'orbite par les muscles et le nerf optique formant un pédicule que l'on coupe d'un seul coup avec le bistouri ou bien avec des ciseaux courbes.

Si la glande lacrymale est comprise dans la dégénérescence organique pour laquelle on extirpe le globe de l'œil, le chirurgien doit l'enlever en la comprenant dans l'incision supérieure. Mais si elle est saine, cette précaution n'est pas indispensable, parce que la glande s'atrophie, quand après l'extirpation de l'œil son existence est devenue inutile.

Quand les paupières sont comprises dans la dégénérescence, on les cerne par deux incisions semi-lunaires qui suivent les bords de l'orbite et circonscrivent toutes les parties altérées.

Pansement. — Rarement on est forcé de recourir à la ligature des rameaux de l'artère ophthalmique qui laissent écouler du sang après cette opération. Une légère compression avec un peu de charpie sèche ou d'amadou est presque toujours suffisante. Dans le cas contraire, l'application d'une solution à 30 degrés de perchlorure de fer arrêterait infailliblement l'hémorrhagie. Des boulettes de charpie enduites d'huile fraîche et introduites dans la cavité orbitaire soutiennent les paupières quand on a jugé possible de les conserver. Ce petit pansement est maintenu par un bandeau qui couvre la région orbitaire sans y exercer de compression.

Procédé de M. Bonnet. — Ce procédé, qui n'est applicable qu'aux cas où le globe oculaire est seul affecté, consiste à énucléer en quelque sorte cet organe de sa capsule fibreuse, que l'on doit conserver autant que possible dans son intégrité. Le muscle droit interne est d'abord coupé comme dans l'opération du strabisme, puis des ciseaux introduits par la plaie détachent circulairement les autres muscles droits, l'aponévrose, et en dernier lieu les muscles obliques et le nerf optique.

§ 7. — Yeux artificiels.

Il faut attendre, pour poser un œil artificiel, que la surface du moignon soit cicatrisée. On commence par un œil d'un petit volume, et l'on augmente progressivement sa grosseur tant que les parties s'affaissent.

La pièce doit avoir des bords bien mousses et une surface bien lisse; elle ne doit jamais dépasser le volume de l'œil sain.

Pour l'appliquer, on la glisse d'abord au-dessous de la paupière supérieure relevée; puis, abaissant la paupière inférieure, on introduit entre elle et le moignon le bord inférieur de cet œil.

Un œil artificiel ne doit rester d'abord en place que huit ou dix heures. Il suffit, pour l'enlever, d'introduire sous son bord la tête d'une grosse épingle.

CHAPITRE II.

OPÉRATIONS QU'ON PRATIQUE SUR L'APPAREIL DE L'AUDITION.

§. 1er. — Oreille externe.

A. *Tumeurs du lobule.*

On enlève les tumeurs du lobule en les comprenant dans les deux branches d'une incision en V, dont on réunit ensuite les bords par la suture entortillée.

B. *Atrésie et rétrécissement du conduit auditif.*

1° Lorsque le conduit auditif n'est que rétréci, on peut en obtenir la dilatation au moyen de bougies métalliques ou de morceaux d'éponge préparée qu'on y introduit et qu'on y laisse séjourner un temps qui varie avec le degré du rétrécissement.

Mais si l'on veut être sûr d'obtenir une prompte dilatation, il est indispensable de commencer par faire des incisions multiples sur le point rétréci, avant d'y introduire des corps dilatants.

2° Quand le conduit auditif est fermé par une membrane anormale qui, avec celle de la caisse du tympan, constitue une cavité close, il faut de toute nécessité inciser crucialement cette membrane anormale et exciser les lambeaux qui résultent de cette incision.

Ce procédé est bien préférable à celui qui consiste à se servir d'un trocart, d'abord parce qu'avec ce dernier instrument on peut pénétrer trop loin, transpercer la membrane du tympan elle-même, accident qu'il est toujours facile d'éviter avec le bistouri, et ensuite parce qu'un trocart ne fait qu'une ouverture circulaire dont il faut inciser les bords pour réséquer les petits lambeaux qui en résultent. On voit donc que le trocart est insuffisant et peut même être dangereux pour remédier à l'atrésie du conduit auditif externe.

Si l'atrésie n'était pas membraneuse, et qu'elle consistât en une imperforation de la partie externe du conduit, c'est dans ce cas au trocart qu'il faudrait avoir recours. On remplacerait la canule de cet instrument par des bougies qu'on renouvellerait chaque jour et dont on augmenterait le volume à mesure que leur passage deviendrait plus facile.

C. *Corps étrangers du conduit auditif.*

Pour extraire du conduit auditif externe les corps étrangers qui y sont engagés, il est indispensable d'en connaître la disposition anatomique.

Anatomie. — Le conduit auditif externe commence au fond de la conque, derrière le tragus, et se termine à la membrane du tympan qui établit la ligne de démarcation entre l'oreille externe et l'oreille moyenne.

De l'obliquité de cette membrane qui se dirige de haut en bas et de dehors en dedans, résulte une longueur moindre pour la paroi supérieure du conduit que pour l'inférieure. Sa longueur varie de 2 centimètres et demi à 3 centimètres. Sa direction générale est celle du rocher, c'est-à-dire qu'elle est oblique d'arrière en avant, de dehors en dedans et de haut en bas. Mais si l'on décompose ce conduit en deux parties, on reconnaît que du trou auditif externe à 1 centimètre et demi de profondeur, il est oblique d'arrière en avant, tandis qu'il est oblique d'avant en arrière dans le reste de son étendue. Mais une saillie que fait la partie supérieure et postérieure du contour de la conque oblige à porter le tragus en avant pour examiner la cavité du conduit auditif.

La membrane qui tapisse ce conduit intérieurement, d'abord

34

cutanée, revêt les caractères d'une membrane muqueuse à mesure qu'on l'examine plus profondément.

Le conduit auditif externe n'a pas la même capacité dans tous les points de son étendue. Il est plus étroit à sa partie moyenne qu'à ses deux extrémités, ce qui explique comment les corps étrangers qui ont franchi ce point ont de la peine à le traverser de nouveau pour sortir. Son diamètre vertical l'emporte sur le diamètre antéro-postérieur.

Opération. — Les moyens employés pour extraire les corps étrangers varient suivant la nature de ces corps.

Liquides. — Quand ce sont des liquides tels que du pus, il n'est pas nécessaire d'avoir recours à une pompe, comme on l'a conseillé. Des injections plus ou moins souvent répétées seront toujours suffisantes.

Concrétions de cérumen. — L'huile et l'eau alcaline dissolvant le cérumen concrété, il suffira, dans un grand nombre de cas, d'introduire un de ces liquides dans la cavité du conduit auditif, pour obtenir la dissolution des concrétions du cérumen, que de simples injections d'eau évacueront ensuite.

Mais le cérumen, par son séjour prolongé au fond du conduit, acquiert parfois une consistance telle, qu'il faut, pour en débarrasser le malade, avoir recours aux moyens que nous allons indiquer en parlant des corps durs.

Les injections d'eau tiède, conseillées par Mayer, ont échoué entre mes mains dans un cas où la concrétion était tellement dure et volumineuse, qu'il a fallu plusieurs séances pour la diviser et l'extraire.

Corps durs. — La présence d'un corps dur dans le conduit auditif ayant été accusée par les sensations du malade et reconnue par le chirurgien au moyen du *speculum auris* d'Itard, qui me semble le meilleur, le malade est assis dans une chaise, et sa tête étant solidement fixée par un aide, le chirurgien glisse contre la paroi inférieure du conduit une curette avec laquelle il cherche à soulever le corps étranger et à l'attirer au dehors. On comprend qu'il est important de chercher à pousser le corps en haut, puisqu'en le faisant glisser dans ce sens sur le plan oblique formé par la membrane du tympan, on le rapproche nécessairement du trou auditif externe. Le conduit ayant son diamètre vertical plus grand que le transversal, c'est en introduisant les instruments sur sa paroi inférieure qu'on laissera le plus d'espace pour le passage du corps étranger.

J'ai plusieurs fois extrait des corps étrangers de l'oreille avec des pinces à pansement, dont un des mors glissait sur la paroi supérieure du conduit, et l'autre sur l'inférieure. Je crois que ces pinces peuvent parfaitement remplacer la pince spéciale de Dupuytren, qui ne s'en distingue guère que par ses anneaux qui, comme ceux des pinces à spéculum, ne sont pas dans l'axe du reste de l'instrument.

C'est surtout lorsqu'on se sert de pinces qui occupent une grande place dans l'oreille, qu'il est important de les ouvrir dans la direction du grand diamètre du conduit auditif.

Les *pinces de Fabrizi*, qui ressemblent à des pinces à disséquer, convexes sur l'un des bords de leurs mors, et concaves sur l'autre, seraient très-commodes si on les avait sous la main. Mais je mets la *curette* de M. Leroy (d'Étiolles) au-dessus de tous les instruments qui ont été employés pour l'extraction des corps étrangers. Elle consiste en une tige droite terminée par une petite branche qui, au moyen d'un mécanisme très-simple, se confond avec la tige principale quand on introduit l'instrument, et qu'on relève lorsqu'on suppose qu'il a dépassé le corps étranger. C'est le même instrument que l'on emploie avec tant d'avantage pour l'extraction des corps étrangers engagés dans le canal de l'urètre.

Je ne parlerai que pour mémoire du procédé qui consistait à inciser la paroi postérieure de la conque en avant de l'apophyse mastoïde, pour pénétrer dans le conduit auditif et en extraire les corps étrangers.

Un pareil moyen ne pourrait être employé que dans le cas où un corps piquant serait enfoncé dans une paroi du conduit.

Insectes. — Si l'insecte introduit dans l'oreille est encore vivant, ce que le malade reconnaît sans difficulté, on doit s'empresser de le tuer, soit par la pression, soit par une injection d'huile ou d'eau acidulée. Puis, quand il ne s'agit plus que de l'extraire, le chirurgien porte dans le conduit auditif une tige fine terminée par une boulette de coton, dans les filaments de laquelle il cherche à enchevêtrer les pattes de l'insecte.

Si l'on ne réussit pas promptement à enlever l'insecte de cette manière, je crois qu'on s'exposerait à augmenter l'irritation existant déjà, en insistant sur ce moyen. Dans ce cas, il me semble bien préférable de pousser dans l'oreille une ou plusieurs injections d'eau tiède, faites avec assez de force pour que le corps étranger soit emporté au dehors par le courant en retour.

D. *Polypes du conduit auditif.*

Les polypes du conduit auditif peuvent être opérés de diverses manières, suivant leur nature et suivant leur forme.

Excision. — Lorsqu'ils sont pédiculés, il suffit de les enlever par un coup de ciseau qui les détache au point où ils s'insèrent sur la peau. Il ne faut pas croire qu'ils repullulent parce qu'on a laissé leurs racines. Ils diffèrent en cela beaucoup des polypes des fosses nasales.

Ligature. — C'est encore pour cette espèce de polypes qu'il convient d'avoir recours à la ligature qui constitue dans ce cas une opération facile et simple : au moyen des mors d'une pince, portez un fil double ciré autour du pédicule du polype ; puis ce fil étant engagé dans le serre-nœud de Graff ou dans celui de Desault, augmentez chaque jour la constriction jusqu'à la chute du polype.

Cautérisation. — La cautérisation peut être un moyen auxiliaire après l'excision ou la ligature ; mais, seule, elle nécessiterait un temps trop considérable pour qu'on ne lui préfère pas toute autre méthode.

Arrachement. — Au moyen de pinces à polypes, qui ne sont autre chose qu'une sorte de pinces à pansement dont les mors sont troués dans leur milieu pour qu'une partie de la tumeur puisse s'y engager, on saisit le polype le plus près possible de sa racine ; puis, tournant l'instrument sur son axe, un tour et demi environ, on arrache la tumeur en continuant à la tordre sur elle-même.

Souvent il est impossible d'enlever en une seule fois la totalité du polype, parce que le sang s'écoule en abondance ; on est alors forcé de remettre au lendemain la suite de l'opération.

Appréciation. — L'arrachement est la méthode le plus généralement employée ; c'est assurément celle que je préfère pour les polypes des fosses nasales ; mais je ne crois pas qu'elle ait de grands avantages sur les autres méthodes, quand il s'agit des polypes de l'oreille qui n'ont point une aussi grande tendance que les autres à récidiver.

Je crois donc qu'ici comme pour les polypes de l'utérus, la ligature et l'excision ne le cèdent en rien à la méthode de l'arrachement.

§ 2. — **Opérations qu'on pratique sur l'oreille moyenne.**

Ces opérations sont : A. la *perforation de la membrane du tympan*; B. la *perforation des cellules mastoïdiennes*.

A. *Perforation de la membrane du tympan.*

Anatomie. — La membrane du tympan, située au fond du conduit auditif externe, qu'elle sépare de l'oreille moyenne, est en rapport par sa face interne avec le marteau dont le manche, à peu près vertical, la divise en deux parties, antérieure et postérieure.

C'est à cause de ces rapports avec le marteau que A. Cooper a donné le conseil de ponctionner la membrane du tympan dans son quart antérieur.

Comme cette membrane est l'obstacle qui s'oppose à ce que l'air du conduit auditif externe pénètre dans la caisse du tympan, on comprend facilement comment sa perforation peut remédier en partie à l'oblitération de la trompe d'Eustache.

Opération. — Une ouverture peut être faite à la membrane du tympan, par *ponction*, par *excision* ou par *cautérisation*.

1° *Ponction* (A. Cooper). — Le malade étant placé de manière que la lumière arrive au fond de son conduit auditif, un aide lui tenant solidement la tête, le chirurgien, armé d'un trocart courbe dont la pointe, qui ne peut dépasser le bout de la canule que de 2 millimètres environ, est rentrée, introduit son instrument en faisant glisser sa convexité le long de la paroi inférieure du conduit, appuie le bout de la canule sur la partie antérieure de la membrane du tympan, et quand il reconnaît que l'instrument ne peut être porté ni plus profondément, ni plus en avant, il en fait saillir la pointe qui traverse alors la membrane du tympan.

Pour introduire plus facilement le trocart au fond du conduit auditif, il est bon qu'un aide porte le pavillon de l'oreille en haut et en arrière de manière à effacer la courbure du conduit que nous avons rappelée en parlant de la disposition anatomique de cette partie.

2° *Excision.* — M. Deleau a imaginé, pour exciser la membrane du tympan, un instrument qui consiste en une canule, tranchante à l'une des extrémités, dans laquelle se meut par rotation une tige en forme de tire-bouchon, dont l'extrémité est munie d'un disque tranchant qui est destiné à se croiser avec celui de la canule, lorsqu'on le fait rentrer en pressant sur un ressort.

En faisant manœuvrer convenablement cet instrument, on enlève un morceau circulaire de la membrane du tympan.

M. Fabrizi a inventé un instrument analogue et peut-être préférable. Je n'en donnerai pas la description, parce qu'il suffit de l'avoir vu pour en comprendre le mécanisme.

3° *Cautérisation* (Richerand). — Je ne comprendrais pas qu'on osât répéter une semblable opération ; il n'est personne qui puisse déterminer à l'avance avec une précision mathématique l'étendue d'une perte de substance causée par un caustique.

J'ai connu Richerand, et je ne puis m'expliquer qu'il ait conseillé de cautériser la membrane du tympan, qu'en me rappelant l'effroi que lui causait la vue du sang.

B. *Perforation des cellules mastoïdiennes.*

La peau qui recouvre l'apophyse mastoïde ayant été incisée crucialement ou en T, on applique une couronne de trépan sur la base de cette apophyse, à 1 centimètre et demi ou 2 centimètres de son sommet, en ayant soin de diriger la perforation en avant et en haut.

S'il s'agit d'ouvrir une issue à du pus accumulé dans l'oreille moyenne, un simple perforatif peut suffire pour traverser les cellules mastoïdiennes, qui souvent sont elles-mêmes remplies de pus.

Quand, après avoir appliqué le trépan sur l'apophyse mastoïde, on reconnaît qu'une partie de l'os est nécrosée, il faut souvent avoir recours à la gouge et au maillet pour circonscrire la nécrose. Plusieurs chirurgiens, J.-L. Petit et Desault, entre autres, se sont servis de ces derniers instruments tout de suite après avoir incisé la peau, dans des cas où il fallait enlever de grands fragments.

Le pansement consiste à faire chaque jour des injections détersives ou émollientes dans la plaie, et à couvrir la partie d'un plumasseau de charpie soutenu par un serre-tête.

§ 3. — Cathétérisme de la trompe d'Eustache.

Anatomie. — La trompe d'Eustache est un conduit qui s'étend de la caisse du tympan à la partie supérieure du pharynx.

C'est elle qui apporte dans l'oreille moyenne l'air qui doit y vibrer pour que l'audition s'opère.

Sa longueur varie de 34 à 42 millimètres (Sappey); sa direction est oblique d'arrière en avant, de dehors en dedans et de haut en bas : cette inclinaison explique comment les liquides qui sont sécrétés par la membrane muqueuse de la caisse et de la trompe peuvent s'écouler par l'orifice pharyngien.

La trompe d'Eustache, osseuse dans la portie voisine du tympan, cartilagineuse et fibreuse dans la portion voisine du pharynx, est formée de deux cônes qui se correspondent par leurs sommets à 10 ou 15 millimètres de la caisse du tympan. Ces deux cônes, dit M. Sappey, sont obliques en bas et en avant; mais l'obliquité du premier est en général un peu plus prononcée : de là un angle obtus dont l'ouverture regarde en bas; de là aussi, dans le cathétérisme du conduit guttural, un nouvel obstacle au passage de la sonde qui vient se heurter contre le sommet de cet angle, précisément dans le point où le conduit présente sa plus grande étroitesse.

A. Cornet supérieur.
B. Cornet moyen.
C. Cornet inférieur.
D. Rebord de la branche montante du maxillaire supérieur.
F. Orifice de la trompe d'Eustache.
G. Bout de sonde dans la trompe d'Eustache.

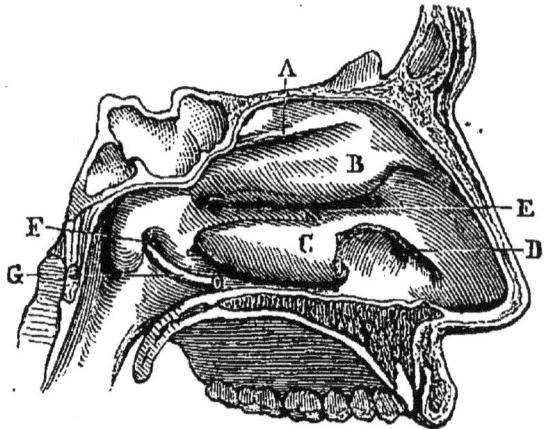

Fig. 192.

La trompe d'Eustache s'ouvre dans le pharynx, derrière le cornet inférieur, à peu près au niveau de la partie moyenne du méat inférieur (fig. 192). Elle est, dans ce point, entourée à sa demi-circonférence postérieure d'un bourrelet qu'un doigt introduit par la bouche rencontre sans la moindre difficulté, et qui devient aussi le meilleur guide pour l'introduction d'une sonde dans l'orifice guttural de ce conduit.

Opération. — On a proposé de sonder la trompe d'Eustache par la bouche; mais comme cette opération est complétement abandonnée, je ne parlerai que du cathétérisme par les fosses nasales.

Procédé ordinaire. — Le malade étant assis sur une chaise, sa tête renversée en arrière, reposant sur la poitrine d'un aide qui, de ses deux mains, s'oppose à tout mouvement de l'opéré, le chirurgien, placé au-devant du malade, saisit de la main droite la sonde d'Itard, qui ressemble un peu à une sonde de femme ouverte à ses deux extrémités, l'introduit par la narine correspondant à la trompe qu'on veut sonder, la glisse d'avant en arrière, le bec de l'instrument étant tourné en bas et en dehors, et glissant par conséquent dans le méat inférieur, tandis que sa convexité est tournée du côté de la cloison.

Quand la sonde a dépassé la portion osseuse du palais, ce qu'on reconnaît à un mouvement de déglutition que le malade opère en ce moment, le chirurgien relève un peu le bec de l'instrument, et continuant à le pousser d'avant en arrière contre la paroi externe des fosses nasales, il le fait arriver dans l'orifice de la trompe.

Procédé de M. Gairal. — Ce procédé consiste à imprimer un *mouvement de rotation* à la sonde dès qu'elle a dépassé la portion osseuse du voile du palais. Dans ce mouvement, le bec de l'instrument est porté de bas en haut, en décrivant ainsi un quart de cercle. En poussant la sonde d'avant en arrière, pendant qu'on lui imprime le mouvement de rotation indiqué plus haut, on la fait inévitablement pénétrer dans la trompe.

Procédé de M. Deleau. — Au lieu d'une sonde métallique, M. Deleau se sert d'une sonde de gomme qu'il introduit au moyen d'un mandrin sur lequel il la fait glisser dans l'ouverture de la trompe, dès que le conducteur y est entré.

Le mandrin ayant été retiré, M. Deleau se sert de la sonde pour injecter de l'eau, et plus souvent de l'air, qu'il préfère aux liquides.

Après avoir fait répéter par un grand nombre d'élèves le cathétérisme de la trompe d'Eustache, j'ai reconnu que, malgré la supériorité du procédé de M. Gairal sur le procédé ordinaire, il est rare que, à moins d'une grande habitude, on puisse, en y ayant recours, assurer que la sonde pénétrera dans la trompe sans hésitation et sans tâtonnement.

Convaincu de l'insuffisance des points de repère indiqués par les auteurs, j'ai depuis longtemps conseillé aux élèves qui suivaient mes cours le procédé suivant :

Lorsque la sonde est arrivée au niveau de la portion membraneuse du palais, j'introduis l'indicateur de la main gauche dans la bouche de l'opéré ; je le porte par-dessous le voile du palais, qu'il relève, jusque sur le bourrelet postérieur de la trompe, contre lequel je l'appuie (fig. 193), pendant que de la main droite je pousse la sonde dans cette direction. Je retire l'indicateur gauche dès que j'ai senti le bec de l'instrument arc-bouter contre lui à travers la paroi postérieure de la trompe.

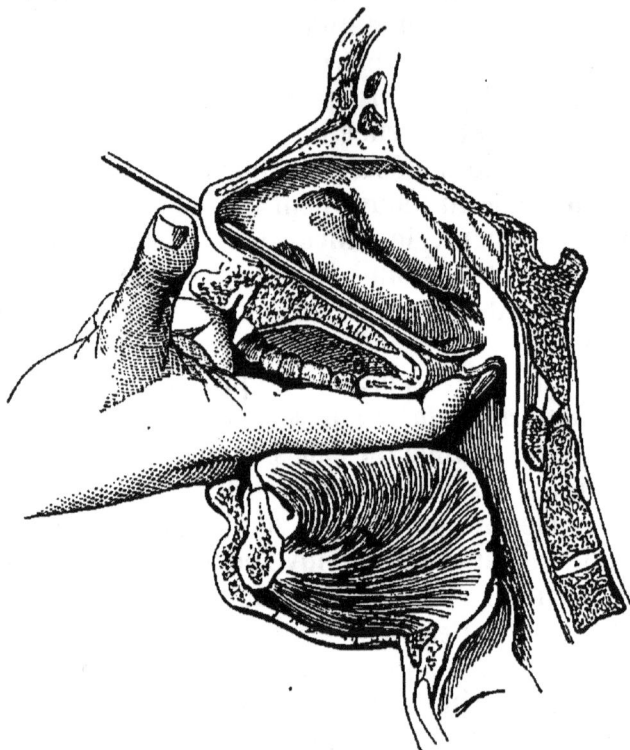

FIG. 193.

· Avec cette modification, le cathétérisme de la trompe d'Eustache devient une opération des plus faciles. Quelques personnes supportent d'abord avec beaucoup de peine l'introduction du doigt dans la gorge : mais comme ce n'est jamais une opération urgente, on leur donne le temps de s'habituer à la présence d'un corps étranger qu'on leur fait introduire elles-mêmes une ou deux fois par jour.

Je ne décrirai pas le cathétérisme pratiqué par la narine du côté opposé à la trompe sur laquelle on opère, parce que toutes les descriptions qui en ont été données n'indiquent aucun point de repère qui puisse guider dans cette opération. Si la narine du côté correspondant à la trompe obstruée était trop étroite pour permettre l'introduction d'une sonde, il faudrait avoir

recours à ce procédé, et, dans ce cas, l'indicateur gauche
porté dans le pharynx, sur le bourrelet postérieur de la trompe,
pourrait seul permettre de pratiquer ce cathétérisme sans difficulté et sans tâtonnement.

CHAPITRE III.

OPÉRATIONS QU'ON PRATIQUE SUR L'APPAREIL DE LA GUSTATION.

ARTICLE Ier.

MALADIES DES LÈVRES.

§ 1er. — Bec-de-lièvre.

Le bec-de-lièvre congénital n'existe qu'à la lèvre supérieure ;
il consiste dans une division située sur la limite du sillon naso-
labial, à un demi-centimètre de la ligne médiane. Le bec-de-lièvre
simple s'observe le plus souvent d'un seul côté. Quelquefois,
pourtant, la lèvre supérieure est divisée à droite et à gauche du
sillon naso-labial : c'est alors le bec-de-lièvre double.

Quand cette division est compliquée de celle de la voûte
palatine, elle porte le nom de *gueule-de-loup* ou de *bec-de-lièvre
compliqué.*

A. *Bec-de-lièvre simple.*

Procédé ordinaire. — Comme il s'agit presque toujours d'un
enfant très-jeune, on doit le tenir sur les genoux, pendant qu'un
aide lui fixe la tête avec les deux mains et comprime en même
temps les artères faciales au-devant de l'insertion inférieure des
muscles masséters. Le chirurgien, assis en face de l'opéré, saisit
l'angle inférieur gauche de la division avec une érigne ou une
pince à disséquer, et, d'un ou de deux coups de ciseaux, il enlève dans toute l'étendue de la division, et même un peu au delà,
une bandelette qui comprend toute l'épaisseur de la lèvre, et
dont la largeur doit être de plus de 1 millimètre.

Au lieu de faire l'avivement avec les ciseaux, je me sers souvent, comme beaucoup de chirurgiens, d'un bistouri droit, mais
en le plongeant à la partie supérieure de la lèvre, comme on le
voit dans la figure 194, et en coupant de haut en bas la bandelette qui se trouve ainsi ne plus tenir que par son extrémité

supérieure, que je détache d'un coup de bistouri avec celle du côté opposé.

Après avoir avivé le côté droit de la même manière, il ne reste plus qu'à rapprocher et à maintenir en contact les deux parties avivées.

Ces deux incisions, qui représentent un V renversé, doivent être faites de telle sorte que la seconde s'élève un peu moins que la première, pour que les bandelettes qu'on se propose d'enlever soient complétement détachées. Je ne m'explique pas par quelle préoccupation d'esprit M. Velpeau a pu donner le conseil opposé (*Médecine opératoire*, t. III).

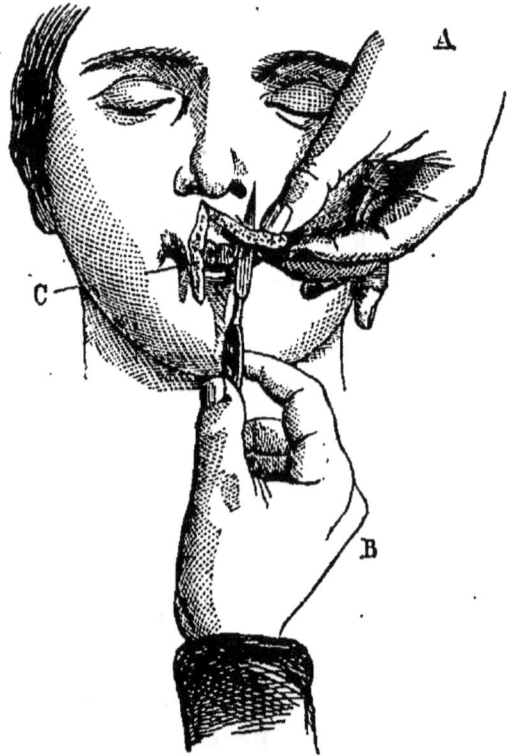

A. Main d'un aide.

B. Main droite du chirurgien.

La main gauche, qui tient avec des pinces le bord de la lèvre, a été supprimée pour qu'on voie mieux l'opération.

C. Bandelette ne tenant plus à la lèvre que dans une étendue de 2 millim.

FIG. 194.

Lorsque le frein de la lèvre gêne l'avivement des bords du bec-de-lièvre, on doit le diviser d'un coup de ciseaux et achever l'opération comme dans les cas ordinaires.

La bouche et la peau voisine ayant été lavées et débarrassées du sang qui s'y est collé pendant le premier temps de l'opération, le chirurgien, saisissant de la main gauche le bord gauche de la lèvre, y enfonce une première épingle, de la peau qui est percée

à un demi-centimètre en dehors de la division, vers le bord sai-
gnant qu'elle traverse à l'union de ses deux tiers antérieurs avec
le tiers postérieur. Cette épingle traverse ensuite dans le même
point le bord droit de la division, mais de la surface saignante
vers la peau.

Ledran a donné le conseil de placer cette première épingle
sur le bord muqueux de la lèvre, dans le but de prévenir la
formation d'une échancrure qui persiste toute la vie, lorsque la
suture n'a commencé qu'au niveau de l'arête transversale qui
sépare la peau du bord vermeil de la lèvre.

Au lieu de tenir entre les doigts l'épingle dont on se sert pour
la suture, il vaut mieux la fixer entre les mors de la pince que
nous avons indiquée et représentée page 10, figure 11.

Quand la première épingle est placée, on passe sous sa tête et
sa pointe les deux chefs d'un fil ciré, que l'on fait tenir par un
aide qui s'en sert pour tendre les deux lèvres de la plaie. Il est
alors facile au chirurgien de passer une seconde, puis une troisième épingle, toujours du bord gauche vers le bord droit, mais
en les traversant en même temps, et non l'un après l'autre,
comme nous l'avons indiqué pour la première.

Toutes les épingles étant en place, le chirurgien les fixe au
moyen de huit de chiffre qu'il décrit autour d'elles et avec un fil
dont la première anse correspond à la dernière épingle placée.

Toute cette suture se fait d'ailleurs comme nous l'avons dit
à l'article SUTURE ENTORTILLÉE, pages 9, 10 et 11.

Les épingles doivent rester en place de trois à quatre jours;
je crois que celle du bord libre de la lèvre doit être retirée la
dernière, quoique des chirurgiens dont l'opinion est d'un grand
poids prétendent que c'est par celle-là qu'il faut commencer.

Il est bon, avant d'exercer la moindre traction sur elles, de
couvrir d'un peu de cérat ou de pommade toute la partie qui
doit passer à travers les deux piqûres.

M. Mirault a dernièrement soutenu que la suture à points
séparés est préférable à la suture entortillée (voyez *Mémoires de
la Société de chirurgie*). Mais le nombre des faits qu'il invoque
en faveur de cette opinion est trop insuffisant pour que j'ose
conseiller d'abandonner la méthode généralement employée,
dont, jusqu'à ce jour, peu de chirurgiens ont eu à se plaindre.

M. Mirault pense qu'un des grands avantages de la suture à
points séparés, est de permettre de maintenir longtemps en
contact les lèvres de la plaie, dans lesquelles les fils peuvent
rester sans ulcérer et couper les tissus.

On néglige généralement la précaution sur laquelle quelques chirurgiens insistent pourtant encore. Je veux parler des bandages qui ont pour but d'attirer les joues en avant, pour que, dans l'action de rire ou de crier, les lèvres de la plaie soient un peu moins tiraillées.

Je crois qu'il est bon d'y avoir recours, lorsque l'enfant est souffrant ou d'un caractère difficile.

Le meilleur de ces bandages consiste à placer de petites compresses graduées sur les joues, et à les fixer au moyen d'une bande à deux chefs, dont le plein est fixé sur l'occiput et dont les chefs viennent s'entrecroiser sur la ligne médiane, l'un d'eux passant à travers une fente pratiquée sur l'autre.

Il faut cependant reconnaître que dans les cas les plus difficiles, on réussit presque toujours avec la suture entortillée toute seule, sans bandelettes agglutinatives ou tout autre bandage unissant.

Modifications de Husson fils. — Husson a proposé d'aviver les lèvres de la division par des incisions légèrement concaves, dans le but de faire saillir en bas leur extrémité inférieure.

Procédé de M. Malgaigne. — C'est, comme Husson, pour s'opposer à l'échancrure du bord de la lèvre qui persiste si souvent après l'opération du bec-de-lièvre, que M. Malgaigne a imaginé le procédé suivant :

« Tout étant disposé comme pour le procédé ordinaire, on procède à l'avivement de haut en bas, soit avec les ciseaux, soit avec le bistouri, en longeant d'abord exactement les rebords latéraux du bec-de-lièvre ; puis arrivé à l'angle arrondi qui les termine, en suivant la direction de cet angle, de manière que l'incision représente une courbe et aboutisse à 2 ou 3 millimètres du bord naturel de la lèvre, à l'endroit où ce bord reprend la direction horizontale qui lui est naturelle. Ces deux lambeaux ne tiennent plus ainsi qu'à un mince pédicule qui permet de les renverser facilement de haut en bas, de manière qu'ils se regardent par leur surface saignante. On place la première épingle, qui doit être très-solide, au bas de la lèvre, afin d'affronter du premier coup les deux angles rentrants résultant du renversement des lambeaux ; puis on en place une ou deux au-dessus de la première. Le corps de la lèvre est ainsi réuni, et il ne reste qu'à donner à son bord libre la forme convenable.

» Pour y parvenir, on accole le pédicule des deux lambeaux. Quelquefois l'incision n'est pas descendue assez bas ; les lambeaux renversés ne se soutiennent pas horizontalement avec le reste du bord labial ; il faut prolonger l'incision en bas et de

35

côté jusqu'à ce que cette continuité horizontale soit obtenue. Puis avec des ciseaux on retranche toute la longueur excédante des lambeaux, en conservant ce qui est nécessaire pour n'avoir aucune mâchure ; il est bon, à cause de la rétraction de la cicatrice, d'en garder 1 millimètre de plus. On les réunit enfin soit avec de fines épingles à insectes, soit avec des points de suture entrecoupée. » (*Médecine opératoire*, page 110.)

J'ai fait représenter, figure 194, le procédé de M. Malgaigne pratiqué non avec des ciseaux, mais avec le bistouri, suivant la manière de faire que j'ai conseillée plus haut.

Procédé de M. Mirault. — M. Mirault a proposé un procédé qui ne diffère du précédent que par un point : les lambeaux ayant été détachés de haut en bas, on en resèque un obliquement de haut en bas et de la ligne médiane vers la commissure correspondante, et l'on applique le second lambeau sur la surface saignante qui résulte de cette excision.

Procédé de Langenbeck. — L'angle obtus qui résulte de la rencontre de l'un des bords du bec-de-lièvre avec le bord libre de la lèvre ayant été enlevé obliquement d'un coup de ciseaux, on avive de ce côté de bas en haut ; puis sur l'angle opposé du bec-de-lièvre, on fait, avec les ciseaux, une entaille légèrement oblique en haut et en dehors, et qui intéresse toute l'épaisseur de la lèvre. L'avivement de ce bord du bec-de-lièvre ayant été pratiqué de bas en haut, il ne reste plus qu'à rapprocher les bords avivés, en faisant pénétrer dans l'encochure la partie opposée de la lèvre que l'on a incisée en sens inverse.

Appréciation. — Le *procédé ordinaire* est le plus simple, c'est celui qu'on exécute le plus facilement : je sais bien qu'il a l'inconvénient de donner souvent lieu à une échancrure du bord libre de la lèvre ; mais quand l'accolement des parties avivées est fait avec soin, quand l'épingle inférieure est appliquée au milieu du bord muqueux, le plus ordinairement on évite cette difformité.

On l'évite surtout si, au lieu de se servir des ciseaux, on avive les bords de la division, comme je l'ai indiqué, avec le bistouri plongé dans la partie supérieure de ces bords, parce qu'en coupant alors de haut en bas, il est très-facile, avec de l'habitude, de faire en sens inverse deux biseaux qui, s'appliquant l'un sur l'autre, s'unissent d'une manière plus exacte et plus intime.

Quant aux procédés de MM. Malgaigne et Mirault, ils sont extrêmement ingénieux, mais je n'ai pas vu de résultats qui m'autorisent à dire qu'ils doivent être préférés au procédé ordinaire.

B. *Bec-de-lièvre double.*

Dans les cas de bec-de-lièvre double, où le tubercule inter-médiaire aux deux divisions est très-mince, tous les chirurgiens sont d'accord pour donner le conseil de l'exciser. Quand, au contraire, il a une largeur suffisante pour qu'il en reste encore une assez grande portion après l'avivement de ses bords, on doit alors pratiquer cet avivement ainsi que celui des bords externes des divisions, et réunir les deux côtés droit et gauche du tuber-cule aux bords correspondants de la lèvre.

A. Lambeau résul-tant de l'avive-ment du bord gauche de la lèvre.
B. Lambeau (résul-tant de l'avive-ment du bord droit) appliqué sous le précé-dent.

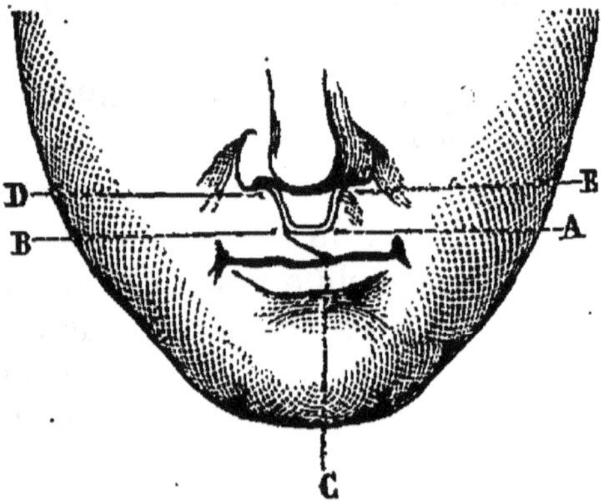

C. Point du lam-beau droit.
D. Bord droit de la division , avivé et rapproché de la partie corres-pondante du tu-bercule.
E. Bord gauche de la division.

FIG. 195.

Il y a des cas où ce tubercule n'a pas une longueur égale à celle des parties auxquelles il doit être soudé; alors on avive ses bords de manière à lui donner la forme d'un triangle dont le sommet, tourné en bas, est reçu dans l'angle de séparation des deux bords rapprochés au-dessous : ce qui donne à la cica-trice la forme d'un Y (fig. 198). Quelques chirurgiens ont pensé que les deux côtés du tubercule ne devaient pas être réunis en même temps aux bords correspondants du reste de la lèvre. Je crois que rien n'empêche qu'on opère ainsi, et il y a tout avan-tage à ne faire qu'une opération, après laquelle la guérison est complète dans l'immense majorité des cas ; mais il est bon de se servir de petites épingles pour la suture des bords du tubercule.

Procédé de M. Robert. — Dans un cas où le tubercule médian était large sans avoir une hauteur égale à celle de la lèvre, M. Robert fit pourtant cet avivement en deux temps; mais ce fut une opération très-différente de celle que nous venons de décrire. Il aviva d'abord le bord droit et le bord inférieur du tubercule ; puis le bord droit de la division labiale étant ensuite avivé, comme dans le procédé de M. Malgaigne, la surface saignante du lambeau résultant de cet avivement fut appliquée contre le bord inférieur du tubercule, et elle y fut fixée par un point de suture. Un point de suture mettait également en contact le bord droit du tubercule et la surface correspondante de la division labiale.

L'union des surfaces mises en contact ayant eu lieu et la cicatrisation étant complète au bout de deux mois environ, il aviva de la même manière le bord gauche de la division labiale et la partie correspondante du tubercule ; puis avivant la surface libre du premier lambeau, qui adhérait d'une manière définitive au tubercule dont il augmentait la hauteur, le chirurgien réunit par la suture à points séparés le bord gauche du tubercule avec la partie correspondante de la division labiale, et la surface saignante du lambeau nouveau avec la partie avivée du premier.

De cette manière, la lacune qui correspond ordinairement à l'extrémité inférieure du tubercule fut comblée par les lambeaux provenant de l'avivement des deux bords de la division labiale. (Voyez figure 195.)

C. *Bec-de-lièvre compliqué.*

Dans le bec-de-lièvre compliqué, l'os intermaxillaire est séparé du reste de la mâchoire supérieure par des intervalles dont la largeur et la longueur varient. La partie intermédiaire a la forme d'un tubercule qui complique sérieusement l'opération, lorsqu'il forme en avant une saillie qui, en outre de la difformité, empêcherait de réunir les parties molles qui sont situées de chaque côté de lui.

1° *Méthode ancienne.* — Avec un sécateur ou de forts ciseaux on enlève le tubercule intermédiaire dans sa totalité, parties molles et osseuses, et l'on procède ensuite à l'avivement des lèvres de la division et à leur suture, comme dans les cas de bec-de-lièvre simple.

2° *Méthode moderne.* — Au lieu d'enlever le tubercule médian, les chirurgiens ont cherché, depuis Desault, à l'utiliser en le repoussant en arrière. Les moyens auxquels on a eu recours pour atteindre ce but, sont : la *compression*, la *fracture* de la base sur laquelle repose le tubercule, la *résection* de la cloison des fosses nasales, et l'*excision* de la partie qui dépasse le niveau des maxillaires.

a. *Compression* (Desault). — Une petite compresse pliée en plusieurs doubles ayant été appliquée sur la partie cutanée du tubercule, on la recouvre d'une bande étroite dont les deux chefs sont attachés en arrière, de manière à exercer une compression qu'on augmente de jour en jour, jusqu'à ce que l'on obtienne le refoulement en arrière de la partie saillante. Lorsque cette réduction est obtenue, on procède à l'opération comme dans les cas de bec-de-lièvre double non compliqué.

b. *Fracture du tubercule.* — Cette compression, qui s'exerce sur une peau très-fine, pouvant y produire des excoriations, étant d'ailleurs très-gênante, et quelquefois insuffisante, Gensoul a pensé qu'il serait plus sûr de saisir le tubercule avec de fortes pinces, de le fracturer à sa base, et de le repousser ensuite dans la direction qu'il doit avoir naturellement.

c. *Résection d'une partie de la cloison des fosses nasales.* — Dans un cas où Blandin trouvait une grande résistance de la part

A. Ciseaux.

B et C. Points où les ciseaux coupent la cloison.

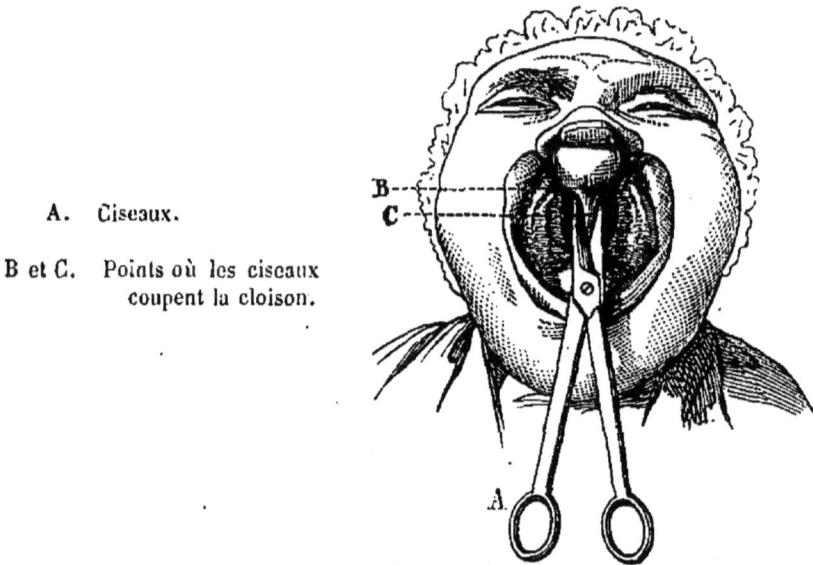

FIG. 196.

du tubercule intermédiaire, aux efforts qu'il faisait pour le fracturer, il imagina d'emporter un segment triangulaire de la cloison des fosses nasales au moyen de deux coups de ciseaux qui formèrent une section en V renversé, dont le sommet était, par conséquent, tourné en haut. La figure 196 donnera une idée suffisante de cette opération.

35.

Après cette résection de la cloison, il ne reste plus qu'à repousser le tubercule osseux au niveau du plan antérieur des maxillaires, et à le maintenir au moyen d'un bandage légèrement compressif.

Cette résection donnant souvent lieu à une hémorrhagie qui est toujours grave à cause de la débilité de l'enfant, le chirurgien doit se munir d'une solution de perchlorure de fer dont il barbouillera la surface saignante jusqu'à ce que l'écoulement ait complétement cessé.

d. *Excision de la partie osseuse du tubercule* (Dupuytren). —Ce procédé consiste à séparer par la dissection les parties molles du tubercule osseux, à exciser avec un sécateur ou de forts ciseaux toute la portion d'os qui déborde le plan antérieur des os maxillaires (fig. 197), et à réunir les parties molles situées

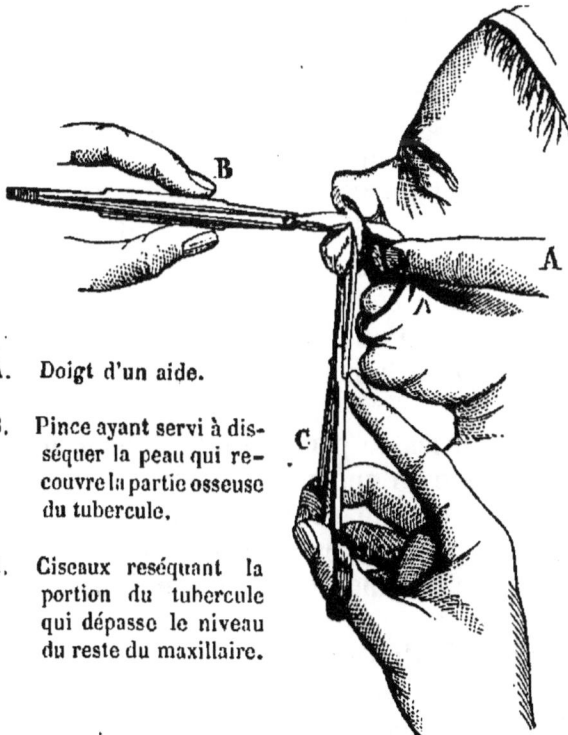

A. Doigt d'un aide.

B. Pince ayant servi à disséquer la peau qui recouvre la partie osseuse du tubercule.

C. Ciseaux réséquant la portion du tubercule qui dépasse le niveau du reste du maxillaire.

FIG. 197.

des deux côtés de ce tubercule, comme si cette saillie osseuse n'avait pas existé.

La peau qui a été disséquée et séparée du tubercule est retournée sur son pédicule, et on l'utilise pour former la sous-cloison du nez.

Pensant que la langue de l'enfant, en se portant instinctivement contre la plaie, est l'obstacle qui s'oppose au succès de la suture, M. Goyrand a imaginé un appareil, que je recommande aux chirurgiens qui se trouveront à même d'y avoir recours. Cet appareil consiste en une pièce de tôle disposée en godet, qui s'adapte au menton. Le bord supérieur de cette pièce s'élève au niveau de l'ouverture de la bouche ; à ce bord est fixée une lame d'ivoire horizontale, destinée à s'appliquer sur la langue et à l'empêcher de se porter contre les bords de la lèvre. Des bords latéraux du godet se détachent des lanières de peau destinées à fixer l'appareil.

La langue de l'enfant est ainsi maintenue contre le plancher inférieur de la bouche ; mais comme cet appareil ne peut manquer d'être très-gênant, M. Goyrand recommande d'y habituer l'enfant, avant de pratiquer l'opération.

Appréciation. — Le procédé de Dupuytren que j'ai décrit le dernier est certainement un des meilleurs ; il ne diffère de la méthode ancienne qu'en ce qu'il n'enlève que la portion du tubercule qui dépasse le plan antérieur des os maxillaires ; mais il a en outre l'avantage de conserver un petit lambeau de peau qui, étant convenablement greffé, constitue une sous-cloison au nez. J'ai vu Blandin appliquer son procédé dans un cas où il réussit à mettre le tubercule au niveau des parties latérales des maxillaires ; mais, en consultant mes notes, j'ai vu que l'enfant succomba aux suites d'une fièvre éruptive, avant que le tubercule se fût soudé avec le bord de la cloison contre lequel il avait été repoussé.

La fracture conseillée par Gensoul a bien aussi ses inconvénients ; elle exige qu'une grande violence soit exercée sur un petit être qu'une grande douleur pourrait tuer ; mais elle est moins effrayante pour les parents, qui sont toujours vivement impressionnés par le sang et par la vue d'un instrument tranchant.

Quant au procédé de Desault, je le repousse irrévocablement, parce qu'il occasionne de longues douleurs qui nuisent à la santé générale d'un enfant déjà chétif, et aussi parce que son efficacité est loin de compenser cet inconvénient.

Dans tous les cas de bec-de-lièvre double, compliqué de division de la voûte palatine, il est difficile de réunir les parties molles sans qu'elles soient soumises à un tiraillement qui expose à des déchirures ; c'est pour cela que quelques chirurgiens ont cherché à rapprocher les os séparés, en exerçant une compression sur les joues. Le procédé de M. Phillips remplit parfaitement le même but et d'une manière plus facile. Il consiste à placer sur les narines une plaque de carton qu'on traverse, ainsi que le nez, avec une longue et grosse épingle qui doit être enfoncée au niveau du sillon qui sépare les ailes du nez du reste de cet organe. Un huit de chiffre, fait avec un fil ciré passé autour des extrémités de l'épingle, sert à maintenir les choses en place, et à rapprocher les bords écartés de la lèvre ainsi que les os maxillaires (fig. 198).

Pour éviter la confusion, on n'a pas représenté les fils de la suture.

A. Bec-de-lièvre double dont les lèvres sont traversées par les épingles qui servent à la suture.

B. Plaques de liége traversées par une épingle.

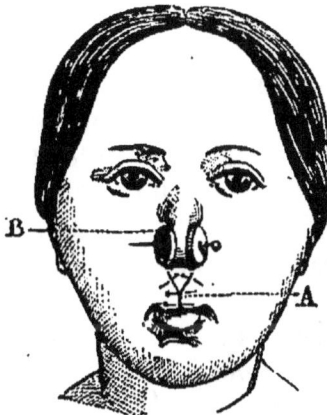

FIG. 198.

Ce procédé est excellent, mais le huit de chiffre a l'inconvénient d'ajouter à la gêne de la respiration. Pour moi, au lieu d'une épingle, je passe avec une aiguille un fil d'argent dont je tords les bouts ensemble sur la ligne médiane. J'arrive ainsi au même résultat que M. Phillips, sans couvrir l'ouverture des narines de plusieurs fils qui les bouchent en partie.

M. Guersant opère le rapprochement des deux ailes du nez à l'aide d'une forte serre-fine à griffe unique. Cette griffe est limitée en dehors par une rondelle métallique qui presse sur les narines à la manière des plaques de liége de M. Phillips.

M. Dubois a conseillé de changer tous les jours les fils de la suture, modification aujourd'hui généralement adoptée, bien qu'elle ait été depuis abandonnée par son inventeur.

En terminant cet article déjà bien long, je dois dire quelques mots de l'époque à laquelle il convient d'opérer. Longtemps on a cru que la vie de l'enfant affectée de bec-de-lièvre compliqué est mise en danger par la difficulté de l'alimentation, et, dans cette idée, on opérait peu de jours après la naissance ; mais cette assertion n'est pas exacte, et l'observation a démontré que ces enfants succombent parce qu'ils portent en eux le germe d'une maladie grave; à cause de cela, il convient d'attendre que le petit malade ait atteint l'âge de dix-huit mois à deux ans, époque à laquelle il est devenu plus fort et résiste mieux à une opération. Quand, au contraire, le bec-de-lièvre est simple, l'opération n'ayant aucune gravité, il vaut mieux la pratiquer de bonne heure pour que la cicatrice soit moins apparente.

§ 2. — Bourrelet muqueux de la lèvre.

La lèvre supérieure est souvent doublée d'une membrane muqueuse qui forme un bourrelet transversal que le rire rend saillant au point de constituer une difformité. Dans ces cas, il faut, pendant qu'un aide tire la lèvre en avant et la renverse en dehors, que le chirurgien, soulevant le bourrelet avec une pince, l'excise avec des ciseaux courbes sur le plat.

Chez un malade qui voulut absolument être débarrassé de cette difformité, je saisis le bourrelet entre les mors d'une longue pince, semblable à celle dont Vidal se sert pour l'opération du phimosis, et, avec un bistouri dont je promenai le tranchant au-dessous de la pince, je réséquai le bourrelet saillant d'un seul coup et avec une netteté qu'il serait difficile d'obtenir en opérant avec des ciseaux.

§ 3. — Hypertrophie de la lèvre.

La lèvre supérieure est plus souvent hypertrophiée que l'inférieure. J'ai connu une famille dans laquelle la mère avait transmis à ses trois enfants cette difformité dont elle était elle-même affectée.

Quand l'hypertrophie est considérable, elle donne à la bouche la forme d'un museau de cochon.

Il faut prendre garde de la confondre avec les tumeurs érectiles que l'on observe souvent aux lèvres, parce que le traitement de l'une ne conviendrait point aux autres.

Opération. — En 1826, M. Paillard imagina contre cette difformité une opération qui, depuis, a été répétée avec succès. Voici en quoi elle consiste :

La tête du malade étant légèrement renversée en arrière et solidement fixée, un aide, saisissant la lèvre près de l'une de ses commissures, la tire en avant et la retourne un peu ; pendant qu'avec la main gauche le chirurgien tend la lèvre près de l'autre commissure, il porte un bistouri droit sur son bord libre et il fait, dans toute son étendue, une incision un peu plus rapprochée de la membrane muqueuse à ses extrémités qu'au milieu. Saisissant alors avec des pinces le lambeau muqueux circonscrit par cette incision, le chirurgien le dissèque de bas en haut et l'enlève d'un coup de bistouri ou de ciseaux.

Après l'opération on a une plaie saignante d'une grande étendue, mais qui se cicatrise promptement d'elle-même. Si quelques rameaux vasculaires laissaient écouler une trop grande quantité de sang, il suffirait de passer sur la surface qui est le siége de l'hémorrhagie un peu de charpie imbibée de perchlorure de fer.

§ 4. — Agrandissement de l'orifice buccal.

La coarctation de l'orifice buccal, soit qu'elle provienne de cicatrices vicieuses, ou qu'elle soit congénitale, exige l'intervention du chirurgien. Plusieurs procédés opératoires ont été imaginés pour remédier à cette difformité.

Procédé de Boyer. — Fendez transversalement les commissures, en donnant à la bouche une étendue supérieure à celle qu'elle doit conserver, parce que les bords de l'incision tendent toujours à se rétrécir.

On s'oppose à ce que les lèvres des incisions se réunissent, au moyen de lames d'argent recourbées.

Boyer conseille en outre d'éviter de blesser les artères labiales qui passent auprès des commissures, mais il me semble difficile de préciser le point où l'on doit rencontrer ces vaisseaux dans le cas de coarctation de l'orifice buccal.

Procédé de Dieffenbach. — Tendez la lèvre en saisissant sa commissure avec le pouce et l'indicateur de la main gauche, ou bien avec une érigne double si l'orifice buccal est trop étroit ; puis plongez un peu au-dessus de la commissure, entre la muqueuse et le reste de la lèvre, l'une des lames d'une paire de ciseaux que vous retournerez vers la peau quand vous jugerez qu'elle est assez loin pour agrandir suffisamment la bouche, et coupez d'un seul coup tous les tissus qui recouvrent la membrane muqueuse. Faites la même chose un centimètre et demi plus bas, réunissez ces deux incisions en dehors par une petite incision semi-lunaire, et, saisissant avec une pince à disséquer le lambeau ainsi circonscrit, détachez-le en ayant soin de ne pas léser la membrane muqueuse.

Quand cette dissection est achevée, incisez transversalement la membrane muqueuse jusqu'à 6 ou 8 millimètres de la commissure nouvelle, et réunissez par des points de suture isolés les bords de cette membrane avec la peau correspondante des lèvres.

Une opération semblable ayant été pratiquée sur l'autre commissure, vous avez donné à la bouche des dimensions qui ne peuvent pas diminuer, puisque, la réunion se faisant par première intention, il ne se produit point de tissu inodulaire.

Au lieu d'employer les ciseaux, on peut, à l'exemple de M. Campbell, se servir d'un bistouri droit que l'on plonge à plat entre la membrane muqueuse et le reste de la lèvre, et dont on retourne le tranchant pour couper la peau d'un seul coup, dans l'étendue que l'on juge convenable.

La suture à points séparés pouvant être avantageusement remplacée par les serres-fines, il n'y a plus lieu de s'arrêter au procédé de M. Velpeau, qui consistait à placer les fils avant de diviser la membrane muqueuse.

Procédé de M. Serre, de Montpellier. — Au lieu d'enlever un lambeau de peau, M. Serre se contente de prolonger les commissures par de simples incisions comprenant toute l'épaisseur des lèvres, puis il réunit la peau et la membrane muqueuse par une suture à points séparés.

Appréciation. — Le procédé de Dieffenbach est assurément très-ingénieux, il donne des résultats que je suis loin de vouloir contester, mais son exécution est longue et douloureuse. Pour cette raison, je donne la préférence au procédé de M. Serre, de Montpellier, qui s'exécute avec facilité et promptitude, surtout lorsqu'au lieu de pratiquer une suture, on réunit au moyen des serres-fines.

§ 5. — Cancer des lèvres.

Le cancer des lèvres, quand il n'est pas volumineux, peut toujours être enlevé par une incision en V, dont on réunit les bords par une suture entortillée. C'est le *procédé ordinaire*.

Richerand enlevait le cancer des lèvres par une incision en demi-lune qu'il pansait à plat. Ce procédé, qui peut être exécuté avec le bistouri et les ciseaux, ne convient que dans les cas où l'affection cancéreuse est bornée au bord muqueux de la lèvre.

Lorsque le cancer a envahi une grande étendue, le chirurgien doit recourir à la *chiloplastie* (voy. p. 304).

§ 6. — Tumeurs des lèvres.

Je ne décrirai point ici les procédés auxquels on peut avoir recours pour les diverses variétés de tumeurs dont les lèvres sont le siége. On retrouvera aux pages 325 et suivantes tout ce qui est relatif à l'extirpation des kystes, tumeurs érectiles, etc.

ARTICLE II.

MALADIES DES GLANDES SALIVAIRES.

§ 1er. — Fistules salivaires.

Pour éviter les difficultés d'application, au lieu de parler d'une manière générale des opérations qu'on pratique pour guérir les fistules salivaires, je ferai un paragraphe spécial pour chacune de ces fistules, imitant d'ailleurs en cela la grande majorité des auteurs.

A. *Fistules de la glande parotide.*

Les *vésicatoires*, la *cautérisation*, la *compression* et les *injections irritantes* ont été préconisés contre les fistules dépendantes d'une lésion d'un ou de plusieurs des lobules de la parotide. Tous ces moyens peuvent réussir, et il est bon de les employer tour à tour, quand les premiers auxquels on a eu recours sont restés inefficaces.

B. *Fistules du conduit de Sténon.*

Anatomie. — Le conduit de Sténon, canal excréteur de la parotide, se dirige d'arrière en avant en croisant la direction du muscle masséter, au-devant duquel il s'enfonce de dehors en dedans pour s'ouvrir sur la membrane muqueuse de la bouche, au niveau de la première ou de la deuxième grosse molaire.

Le conduit de Sténon se trouve près de 1 centimètre au-dessous d'une ligne qui passerait horizontalement au-dessous de l'os de la pommette ; sa direction n'est pas tout à fait horizontale, elle est un peu oblique de haut en bas et d'arrière en avant. Il est côtoyé par des branches du nerf facial qui seraient infailliblement coupées dans une incision verticale et profonde de cette région de la face.

L'artère transversale de la face est située quelques millimètres au-dessus de ce conduit.

Opération. — Les nombreuses opérations imaginées pour remédier aux fistules du conduit de Sténon peuvent se ranger en quatre classes, suivant qu'elles ont pour but de guérir : 1° par la *compression;* 2° l'*oblitération de l'orifice extérieur de la fistule;* 3° la *désobstruction du conduit normal;* 4° l'*établissement d'un orifice buccal autre que celui qui existe normalement.*

1° *Compression.* — *Procédé de Desault.* — Ce procédé consiste à comprimer la parotide au moyen de compresses graduées fixées par des tours de bande, ou avec des appareils mécaniques. Desault pensait que, par la compression, il est possible d'obtenir l'atrophie de la parotide ; mais il est bien difficile d'admettre cette opinion, quand on se rappelle la disposition anatomique de cette glande, dont la plus grande partie est abritée dans une cavité profonde que protége la branche verticale du maxillaire inférieur. Il est bien plus probable que c'est en comprimant le conduit de Sténon à sa sortie de la glande qu'on obtient la guérison de ces fistules. Dans l'observation de Desault, la parotide fut comprimée pendant un mois.

Procédé de Maisonneuve. — Avant que Desault eût comprimé la parotide, Maisonneuve avait eu recours à la compression du conduit de Sténon, dans le but de suspendre le cours de la salive et de donner à la plaie extérieure le temps de se cicatriser. C'est par conséquent entre l'orifice fistuleux et la parotide qu'il faut exercer la compression. On y eut recours pendant vingt jours dans le cas de Maisonneuve. Un gonflement considérable de la glande par l'accumulation de la salive dans ses conduits sécréteurs fut combattu par des cataplasmes émollients, et le malade guérit.

Procédé de Wiborg. — Ce procédé peut être rapproché des précédents, puisque, comme eux, il a pour but d'empêcher la salive d'arriver au niveau de la fistule. Il consiste à lier le conduit de Sténon entre l'orifice fistuleux et la glande, au moyen d'une incision verticale. D'après ce que j'ai dit des rapports de ce conduit avec les branches du nerf facial, je préférerais inciser la joue transversalement, dans la direction d'une ligne qui irait du tragus vers la commissure des lèvres. Une fois la peau et le

36

tissu cellulaire incisés, on chercherait le conduit de Sténon, et l'ayant éloigné avec soin des rameaux nerveux qui l'avoisinent, il serait facile d'en faire la ligature.

2° *Oblitération de l'orifice extérieur de la fistule.* — Deux moyens ont été conseillés pour obtenir l'oblitération de l'orifice extérieur de la fistule; ce sont : la *cautérisation* et la *suture* des bords de la plaie.

a. *Cautérisation.* — Si l'orifice de la fistule est étroit, la cautérisation avec le nitrate d'argent ou tout autre caustique peut être suffisante; dans le cas contraire, on cautériserait avec le fer rouge. La petite eschare qui résulte de l'application du caustique ou du cautère, oblitérant l'orifice extérieur de la fistule, tend à forcer la salive à couler vers la cavité buccale.

b. *Suture.* — Si l'oblitération momentanée de l'orifice externe de la fistule peut rétablir le cours naturel de la salive, il semble bien plus rationnel de tenter cette oblitération par la suture des bords de la plaie que par la cautérisation. La *suture enchevillée* est celle à laquelle on a eu le plus souvent recours. Elle réussit surtout lorsqu'on la pratique pour une fistule produite par une plaie récente. Si les bords de l'orifice fistuleux s'étaient déjà cicatrisés isolément, il faudrait nécessairement les aviver avant d'en tenter la réunion.

3° *Désobstruction du conduit normal.* — Lorsqu'une fistule salivaire est liée à l'obstruction du conduit de Sténon, il est possible d'en obtenir la guérison au moyen du séton employé, dans ce but, à la même époque par Louis et par Morand.

Pour bien faire comprendre le mode opératoire, je reproduirai la description claire que Boyer en donne dans le tome IV de son *Traité des maladies chirurgicales :*

« Lorsque le diamètre du canal permet encore d'y introduire facilement un stylet par l'orifice buccal, on renverse un peu la joue en dehors; on porte dans le conduit de Sténon un stylet d'Anel, qu'on tâche de faire sortir par l'ouverture fistuleuse; lorsqu'il paraît au dehors, on le saisit et on l'entraîne, ainsi que le fil qu'on y a préalablement attaché; on noue les deux bouts de ce fil sur la joue. Le lendemain, on fixe à l'extrémité du fil qui correspond à l'orifice accidentel un petit séton composé de deux brins de soie seulement, et on l'entraîne dans le conduit en tirant l'autre extrémité du fil. Chaque jour on renouvelle le séton et l'on augmente sa grosseur, afin de dilater par degrés le canal rétréci. On en continue l'usage jusqu'à ce qu'on ait obtenu l'effet désiré. On pourrait, comme Louis le conseille;

conserver le séton jusqu'au moment où la cicatrice est parvenue
près de la mèche. Alors, après l'avoir coupé au niveau de la
joue, on tirerait de quelques lignes seulement le bout qui est
dans la bouche. En conservant la mèche dans le canal, on assu-
rerait la filtration de la salive, pendant que l'ulcère extérieur
achèverait de se consolider.

» Si l'introduction du stylet par l'orifice naturel du conduit
de Sténon présentait beaucoup de difficultés, il faudrait tenter
de le faire passer par l'ouverture fistuleuse, qui pourrait être
agrandie, s'il était nécessaire. Le coude que fait le conduit salivaire à l'endroit où il traverse le muscle buccinateur pour
s'ouvrir dans la bouche, arrête à la vérité la pointe mousse du
stylet, mais on parvient aisément à faire disparaître ce coude,
en portant, à l'exemple de Louis, le doigt indicateur et celui
du milieu dans la bouche, et en soulevant la joue sur les côtés de
l'extrémité du stylet, de manière à donner aux parties une direction plus favorable. Une autre précaution est nécessaire
lorsqu'on veut introduire un séton un peu gros dans le conduit
salivaire. Ce conduit présente dans l'état naturel une laxité que
rendent nécessaire les mouvements et l'extensibilité des joues ;
cette laxité permet aux parois du canal de se replier sur elles-
mêmes lorsqu'on exerce sur elles une traction un peu forte avec
le séton. Louis, ayant introduit une partie de la mèche dans le
canal, trouva de la résistance, en discerna tout de suite la cause,
et y remédia en plaçant deux doigts sur la joue, dans la direction du canal, l'un en dessus, l'autre en dessous, afin de l'étendre
en tirant sur la joue, de la commissure des lèvres vers l'oreille. »

4° *Établissement d'un nouvel orifice buccal.* — Pour rétablir l'écoulement de la salive dans la cavité buccale, il y a deux
procédés. L'un qui consiste à percer la joue de part en part au
niveau de l'orifice fistuleux, soit avec un fer rouge (de Roy),
soit avec un bistouri (Duphœnix), un trocart ou tout autre
instrument, de manière à établir une communication entre le
conduit de Sténon et la cavité buccale. Les bords de la plaie
extérieure sont ensuite avivés et réunis par une suture entortillée. Dans le second procédé, ce n'est plus par un seul conduit
que l'on amène la salive dans la bouche ; la face interne de la
joue est percée en deux points où l'on cherche à établir des orifices de décharge pour le fluide salivaire. Voici du reste en quoi
consiste le mode opératoire :

Deguise, qui le premier pratiqua cette opération, enfonça au
fond de la plaie un petit trocart qu'il dirigea d'abord d'avant en

arrière à travers la joue que ses doigts indicateur et médius soutenaient en dedans. La canule du trocart servit à passer dans la bouche un fil de plomb que le pouce et l'indicateur de la main gauche du chirurgien saisirent. La canule ayant été retirée, la pointe du trocart fut reportée au fond de la plaie, mais dirigée cette fois d'arrière en avant. Un fil ciré, introduit dans la bouche par la canule du trocart, servit à y amener l'extrémité du fil de plomb restée au dehors.

Les bords de l'orifice de la fistule ayant été avivés et réunis par une suture entortillée, l'anse du fil de plomb correspondant au fond de la plaie, et ses chefs ayant été fixés l'un à l'autre par enroulement, la salive devait infailliblement suivre la voie qui lui était ouverte par le fil de plomb.

Quand l'orifice extérieur est oblitéré, le chirurgien retire par la bouche le fil de plomb dont il coupe le chef postérieur près de la membrane muqueuse, pour éprouver moins de résistance quand il tire sur le chef antérieur.

Si la résistance était trop grande, il faudrait se résigner à attendre que le fil tombât de lui-même après avoir coupé les tissus qui séparent ses deux chefs.

On a modifié le procédé de Deguise en substituant un fil de soie au fil de plomb et en soutenant la joue avec une plaque de liége, au moment où le trocart la traverse.

Appréciation. — Lorsque la fistule reconnaît pour cause l'obstruction du conduit de Sténon, l'introduction d'un séton est le moyen le plus rationnel.

Dans les cas de fistule produite par une plaie extérieure, il est toujours bon d'essayer la compression, à laquelle les malades se prêtent d'autant plus volontiers, qu'ils savent que si elle échoue, il faudra recourir à un moyen plus douloureux et plus effrayant.

Quand la compression n'a pas réussi, le rétablissement du cours de la salive par le procédé de Deguise doit être tenté. Ce n'est pas une opération difficile, et elle compte un grand nombre de succès.

C. *Extirpation de la parotide.*

Anatomie. — La parotide est située dans une excavation ayant la forme d'une pyramide, dont le sommet répond à la paroi latérale du pharynx et dont la base est limitée *en avant* par la branche de la mâchoire inférieure, sur laquelle elle se recourbe en avant pour recouvrir une partie du muscle masséter, *en arrière* par l'apophyse mastoïde et le bord antérieur du sterno-mastoïdien, *en haut* par l'arcade zygomatique, et *en bas* par l'angle de la mâchoire.

Peu d'organes offrent des rapports plus importants que la parotide, au point de vue de la chirurgie opératoire.

1° Le tronc du nerf facial traverse cette glande et s'y divise en trois branches qui se subdivisent elles-mêmes en rameaux qui se répandent sur la région de la joue en forme d'éventail. Plusieurs rameaux du nerf maxillaire inférieur sont situés sous la partie supérieure de la parotide.

2° L'artère carotide externe passe au travers de cette glande, à peu de distance de son extrémité interne.

3° Les artères temporale superficielle, transversale de la face et auriculaire antérieure, les veines satellites de ces branches artérielles, et le tronc de communication entre les jugulaires interne et externe, sont logés dans une partie de leur trajet au milieu de la parotide.

La parotide se moule sur les divers éléments qui la bornent, et les prolongements qu'elle envoie dans leurs interstices sont si nombreux, qu'il est difficile, même sur le cadavre, de l'enlever en totalité.

Opération. — L'extirpation de la parotide est une opération qui consiste à disséquer cette glande avec soin, à la séparer des parties voisines que l'on s'efforce d'épargner, et à l'enlever comme on ferait pour toute tumeur. Mais cette dissection est extrêmement délicate, et si l'on oubliait la disposition des vaisseaux, on exposerait le malade à mourir d'hémorrhagie.

La plupart des chirurgiens sont aujourd'hui d'avis qu'il est presque impossible d'enlever la parotide en totalité. Pour moi, je crois que lorsqu'un cancer a envahi les parties profondes de cet organe, c'est faire courir au malade des chances de mort qui ne peuvent pas être compensées par le résultat de l'opération ; car si les affections cancéreuses sont susceptibles d'être guéries par l'extirpation de la partie malade, ce ne peut être que dans les cas où la totalité du mal est enlevée ; et pour qui connaît bien les prolongements naturels que la parotide envoie au milieu des muscles qui la circonscrivent, il est bien difficile d'attendre beaucoup de l'extirpation de cette glande.

Comme la parotide a son plus grand diamètre dirigé de haut en bas, on a donné le conseil de l'enlever au moyen d'une incision verticale. J'approuve cette manière de faire, mais je crois qu'une incision cruciale est indispensable pour pratiquer cette extirpation, afin de ménager le plus grand nombre possible de nerfs et de vaisseaux. Avec une incision cruciale il est possible d'extirper une grande partie de la parotide sans diviser les branches principales du nerf facial, si l'on veut morceler la tumeur et l'enlever partiellement.

S'il fallait extirper la totalité de la parotide, il serait utile de commencer par faire la ligature de la carotide primitive; mais pour exprimer en peu de mots mon opinion sur cette extirpation, je dirai que si elle peut constituer un tour d'adresse, il n'existe pas un seul cas dans lequel il soit utile d'y avoir recours.

Tous les cas de guérison sont relatifs à des ganglions lymphatiques indurés siégeant à la surface ou au milieu de la parotide.

§ 2. — Opérations qu'on pratique sur la glande sous-maxillaire.

A. *Fistules de la glande sous-maxillaire.*

Tous les moyens indiqués pour les fistules de la parotide doivent être essayés pour celles de la glande sous-maxillaire. Quelques chirurgiens, Rossi, Amussat, etc., ont de plus conseillé d'extirper la glande dans les cas où les autres moyens seraient restés inefficaces.

B. *Extirpation de la glande sous-maxillaire.*

Quand on connaît la disposition anatomique de cette glande, il n'est pas difficile de l'enlever; je pense donc qu'il suffira de rappeler son siége et ses rapports pour que tout chirurgien un peu habile soit à même d'en pratiquer l'extirpation.

Située dans la région sus-hyoïdienne, la glande sous-maxillaire est en partie cachée par le corps de la mâchoire inférieure; elle répond en haut et en arrière au muscle mylo-hyoïdien, au-dessus duquel elle envoie un prolongement; en *bas elle est circonscrite par le muscle digastrique.* Elle est séparée de la peau par du tissu cellulaire, par le muscle peaucier et par l'aponévrose qui l'enveloppe. C'est sur sa face externe et près de son bord postérieur qu'on rencontre l'artère faciale, qui quelquefois s'y creuse un sillon.

Au-dessous d'elle se trouve l'artère linguale dont elle est séparée par le muscle hyoglosse.

Il résulte de cette disposition anatomique qu'on sera toujours sûr d'arriver sur la glande sous-maxillaire en pratiquant au niveau de l'os hyoïde une incision convexe en bas, qui suive la direction du muscle digastrique.

C. Grenouillette.

On donne le nom de *grenouillette* à une tumeur située au-dessous de la langue, et qui est constituée par un conduit de Wharton oblitéré à son orifice buccal et distendu par la salive.

On observe aussi une tumeur située au même point, qui est formée par une hydropisie de la bourse séreuse qui existe au-dessous de la membrane muqueuse du plancher de la bouche, et que l'on appelle *bourse séreuse de Fleischmann*.

De nombreuses méthodes opératoires ont été conseillées contre la grenouillette, nous les indiquerons en peu de mots.

1° *Ponction.* — La ponction avec un petit trocart, un bistouri ou une simple lancette, a suffi dans quelques cas rares pour amener la guérison.

2° *Incision.* — On a employé l'incision qui, comme la ponction, ne fait autre chose qu'évacuer le liquide accumulé ; mais l'incision de la tumeur dans toute son étendue a souvent été suivie de guérison, quand à cette méthode on a ajouté la cautérisation de la face interne de la poche ouverte.

3° *Cautérisation.* — Ce n'est pas seulement en touchant l'intérieur de la tumeur avec une substance caustique que l'on a cherché à guérir la grenouillette ; depuis Ambroise Paré, plusieurs chirurgiens ont porté le fer rouge sur le sac distendu par la salive, en évitant de brûler les parties voisines. Pour faire cette opération sans danger, on s'est servi d'une plaque de fer percée, à travers laquelle le fer rouge arrivait sur la tumeur. Avec un peu d'habileté, il suffit de protéger la langue et les lèvres avec du carton mouillé.

4° *Excision.* — Cette méthode, vantée par Celse, Desault, etc., est d'une exécution facile et n'expose le malade à aucun danger. Voici comment on la pratique :

La tête du malade étant solidement fixée, sa bouche maintenue ouverte au moyen d'un coin placé entre les deux mâchoires, et la langue étant écartée à l'aide d'une plaque semblable au pavillon de la sonde cannelée, mais un peu plus grande, le chirurgien saisit la tumeur avec une pince à griffe, et d'un coup de ciseaux il en emporte la partie saillante. Je préfère ce mode

opératoire à celui dans lequel, après avoir incisé la tumeur, on
se contente d'exciser les bords de l'incision.

5° *Ablation*. — Lorsque la grenouillette est formée par un
kyste bien clos et n'ayant aucune relation avec les conduits de
Wharton, il est possible de disséquer la tumeur, de l'énucléer
en partie après avoir incisé la membrane muqueuse qui la recouvre, et enfin de la séparer des parties sous-jacentes en exerçant sur elle une traction modérée ; mais cela n'est plus possible
lorsque la grenouillette résulte de l'obstruction de l'un des conduits de la glande sous-maxillaire.

6° *Séton* (Physick Laugier). — Au moyen d'une aiguille
courbe, l'opérateur passe au travers de la tumeur un cordonnet
de soie dont il noue les deux chefs l'un avec l'autre (fig. 199),
de manière à faire un anneau dont une moitié est située dans le
cavité de la grenouillette. Ce séton circulaire est abandonné
dans la bouche pendant cinq à six semaines, au bout desquelles
la guérison est complète.

7° *Injection* (Bouchacourt.) — Faites avec un petit trocart
une ponction au centre de la tumeur, et lorsque le liquide s'est
écoulé par la canule, injectez-y de la teinture d'iode au huitième,
que vous faites sortir avec soin au bout de deux ou trois minutes.

Si un peu de teinture d'iode se répandait sur la membrane muqueuse buccale, le malade s'empresserait d'en atténuer l'action
en se gargarisant avec de l'eau froide.

8° *Bouton de Dupuytren*. — Le malade étant assis et sa
langue étant soulevée par un aide, le chirurgien fait au centre
de la tumeur une incision longue de 1 centimètre environ, par
laquelle s'écoule le liquide visqueux contenu dans la grenouillette ; puis, soulevant avec une pince à disséquer l'un des bords
de l'incision, pendant que l'autre est tendu par un aide, l'opérateur introduit entre les lèvres de cette plaie l'une des deux
plaques d'un petit instrument qui ressemble beaucoup aux boutons doubles dont on s'est longtemps servi pour fermer le devant
des chemises (fig. 200). L'autre plaque reste au dehors, et la
partie moyenne de l'instrument correspond à la plaie qui se resserre sur elle de manière à empêcher la plaque sous-jacente de
s'échapper.

9° *Batrachosioplastie*. — Ce nom peu harmonieux est plus
prétentieux encore ; car la *batrachosioplastie* n'est autre chose
qu'une excision de la membrane muqueuse, et l'accolement de
ses bords avec les lèvres d'une incision que l'on fait au kyste.

M. Jobert est l'auteur et le parrain de la *batrachosioplastie*.

Pour qu'on ne puisse pas croire que j'amoindris la *batracho-sioplastie*, j'emprunterai à l'un des amis de l'auteur la description qu'il en a donnée :

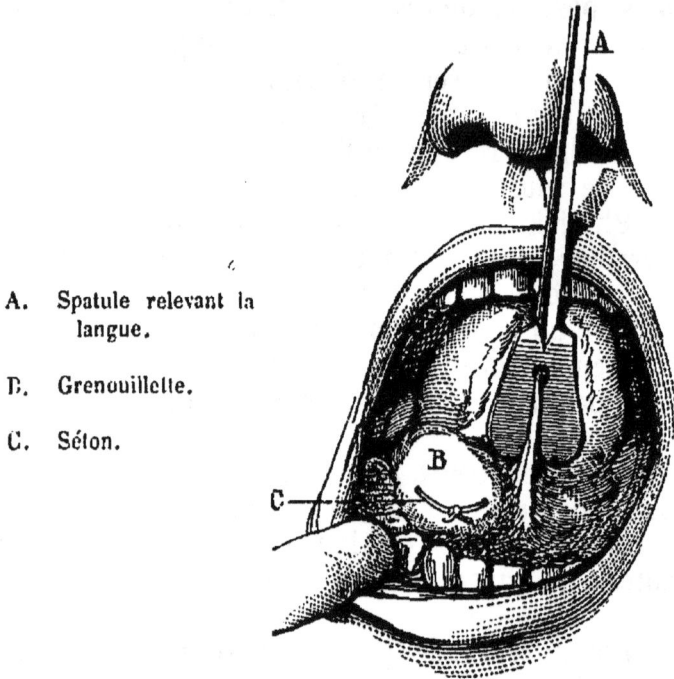

A. Spatule relevant la langue.

B. Grenouillette.

C. Séton.

FIG. 199.

« L'opérateur commence par disséquer la muqueuse buccale sur la face antérieure de la tumeur, en faisant d'abord une incision transversale qui ne divise que cette membrane. On saisit l'un des bords de l'incision avec des pinces à dents : quelquefois il suffit d'une traction légère pour la décoller; sinon on la dissèque avec le bistouri dans une étendue en rapport avec le volume de la tumeur, et l'on en retranche les lambeaux avec des ciseaux courbes. C'est là le premier temps.

» On ouvre alors la tumeur dans une direction transversale, en faisant une ponction avec le bistouri et achevant l'incision avec les ciseaux. Il en résulte deux lambeaux de la paroi du kyste. C'est le second temps.

» Enfin le chirurgien relève avec des pinces le lambeau supérieur, et le réunit par deux ou trois points de suture entrecoupée avec la portion correspondante de la muqueuse buccale. Il en fait de même pour l'autre lambeau ; il en résulte une large ouverture qui livre passage au liquide sécrété par le kyste. »

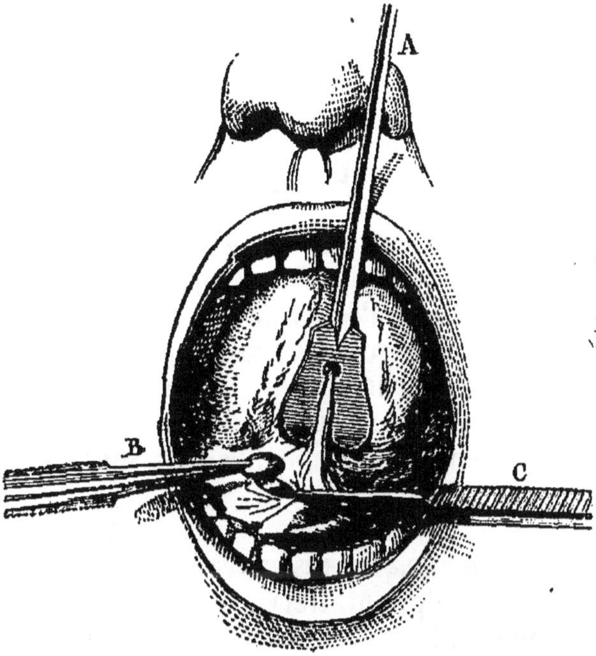

A. Spatule relevant la langue.

B. Pince tenant le bouton.

C. Pince écartant la lèvre de l'incision du kyste.

FIG. 200.

Appréciation. — Quoique la *ponction* et l'*incision* aient donné un certain nombre de guérisons, je ne pense pas qu'on puisse fonder de grandes espérances sur ces méthodes. Il n'en est pas de même de l'*injection* de teinture d'iode, et de l'*excision* d'une portion du kyste, qui sont assurément les moyens thérapeutiques les plus rationnels. Le *séton* peut aussi servir à rétablir l'écoulement de la salive dans la bouche ; je le préfère, pour sa facilité d'exécution, au *bouton double* de Dupuytren, qui cause au malade beaucoup plus de gêne qu'on ne le dit généralement. Quant à la *batrachosioplastie*, dont, avec quelque complaisance, on peut faire une autoplastie, c'est une méthode compliquée, douloureuse et qui n'a aucun avantage sur l'excision simple.

ARTICLE III.

OPÉRATIONS QU'ON PRATIQUE SUR LA LANGUE.

§ 1er. — Section du frein de la langue.

Anatomie. — Le frein de la langue se prolonge parfois chez les nouveau-nés jusqu'auprès de la pointe, de manière à gêner la succion. Dans ce cas il faut l'inciser pour le réduire à ses dimensions normales. Les veines ranines qui font saillie sous la membrane muqueuse, de chaque côté de la ligne médiane, pourraient être blessées dans cette petite opération, si le chirurgien oubliait leur rapport avec le frein de la langue. Il faut aussi se rappeler que l'artère linguale envoie sous la muqueuse qui tapisse le plancher inférieur de la bouche deux ramuscules qui pourraient être ouverts dans une section qui s'éloignerait trop de la langue.

Opération.—L'enfant étant tenu sur les genoux de sa nourrice, sa tête étant un peu renversée en arrière, le chirurgien glisse le pavillon d'une sonde cannelée au-dessous de la langue, de manière que la fente de cet instrument reçoive le frein ; puis repoussant la langue avec cet instrument en haut et en arrière, il tend le filet qu'il coupe alors d'un seul coup avec des ciseaux courbes, dont la convexité repose sur la plaque de la sonde cannelée.

Une fois cette section faite, l'enfant commence à teter, et la petite plaie se guérit d'elle-même. On réservera la cautérisation avec le nitrate d'argent, vantée par M. Hervez de Chégoin, pour les cas où une veine aurait été blessée et donnerait lieu à un écoulement de sang un peu considérable. Pour ce cas-là je préférerais encore l'application d'un pinceau de charpie préablement trempé dans une dissolution de perchlorure de fer.

Il résulte d'observations faites par J.-L. Petit, et depuis par M. Cross, que lorsque le frein est incisé trop profondément, la langue peut être portée convulsivement assez en arrière pour fermer le larynx et asphyxier l'enfant. Mais je crois qu'il faut que cette section ait été portée bien loin, pour qu'un pareil accident ait pu se produire.

§ 2. — Adhérences de la langue.

En mettant de côté les cas dans lesquels l'enfant nouveau-né a la langue appliquée sans adhérence sur le plancher de la bouche d'une manière si intime, qu'on serait tenté de croire à l'absence de cet organe, on rencontre parfois des adhérences organisées entre la langue et la membrane muqueuse buccale qui correspond à sa face inférieure ou à ses bords ; ces adhérences sont congénitales ou la conséquence d'une inflammation adhésive.

Lorsque la langue n'est unie à la paroi inférieure de la bouche que par des fausses membranes ligamenteuses, un coup de ciseaux suffit pour rompre cette union ; mais parfois ces parties sont si intimement adhérentes, que pour les séparer il faut en quelque sorte sculpter la langue dans le plancher buccal, et ce n'est que par une dissection souvent très-difficile qu'il est possible de détruire ces adhérences. La tête du malade étant solidement fixée, sa bouche tenue ouverte au moyen d'un coin de bois ou de liége placé entre les deux mâchoires ; ses lèvres, qui tendraient à se rapprocher, étant écartées par un aide, le chirurgien, placé au-devant du malade, saisit la langue avec des pinces à griffes, et la soulevant avec vigueur, il s'efforce de l'éloigner du plancher de la bouche. Les fausses membranes étant ainsi tendues, on les incise avec un bistouri pointu et légèrement convexe, qui est porté à plat, c'est-à-dire parallèlement aux parties qu'il doit désunir.

Pendant cette dissection, il peut se faire qu'une grande quantité de sang s'écoule ; un aide épongera, et, de temps en temps, on laissera au malade quelque répit pour qu'il puisse respirer largement et se gargariser. S'il y avait hémorrhagie, on appliquerait une solution de perchlorure de fer sur les surfaces saignantes.

Pour s'opposer au recollement des parties séparées, on devra provoquer des mouvements étendus et fréquents de la langue. C'est dans le même but que l'on promènera le doigt sur tous les points de la plaie.

§ 3. — Opération pour le bégaiement.

Quand, il y a quelques années, on annonça que des bègues avaient été débarrassés de leur infirmité par la section des muscles génio-glosses, les journaux se remplirent de descriptions de procédés nouveaux et d'observations recueillies pour la plupart la veille de leur publication. Aujourd'hui que le temps a permis de voir ce qu'il y avait de vrai au milieu de tout ce bruit, quand l'exaltation des inventeurs de procédés s'est un peu calmée, je me bornerai à décrire la *section directe* et la *section sous-cutanée* des muscles génio-glosses.

Section directe des génio-glosses (M. Baudens). — L'opéré étant assis, un aide fixant sa tête et écartant les commissures de ses lèvres, le chirurgien tend les génio-glosses à l'aide d'une érigne qu'il enfonce profondément sur la ligne médiane, près de la face postérieure du maxillaire inférieur ; puis, tenant de la

main droite des ciseaux coudés sur leurs bords, il les introduit
à moitié ouverts à 2 ou 3 centimètres de profondeur, tout près
des apophyses géni, et il incise d'un seul coup les deux muscles
génio-glosses.

Le pansement consiste à introduire dans la plaie une boulette
de charpie, un morceau d'éponge ou d'amadou, pour s'opposer
à l'hémorrhagie. On n'enlève ce tampon qu'au bout de deux ou
trois jours.

Section sous-cutanée des génio-glosses (M. Bonnet). — L'opéré
étant placé comme nous l'avons déjà dit, sa tête étant seulement
plus renversée en arrière que dans le procédé de M. Baudens,
le chirurgien glisse le doigt indicateur de sa main gauche le

A. Indicateur de la main
gauche.
B. Ténotome introduit entre
les muscles génio-glos-
ses, jusque sous la mu-
queuse buccale.
C. Muscle génio-glosse.
D. Muscle génio-hyoïdien.
E. Couche de tissu cellu-
laire.
F. Ventre antérieur du
muscle digastrique.
G. Section du maxillaire inférieur sur la ligne
médiane.

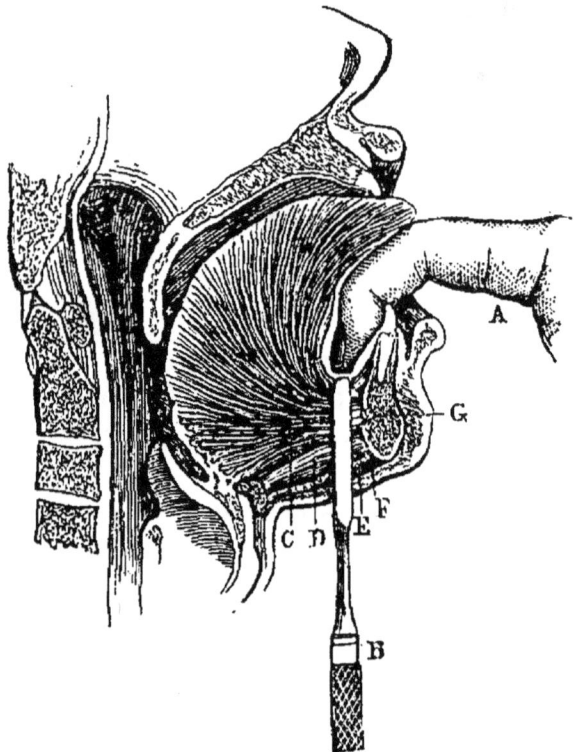

FIG. 201.

long de la face postérieure de la mâchoire inférieure, jusqu'auprès des apophyses géni ; puis tenant de la main droite un
ténotome pointu, il l'enfonce sur la ligne médiane de la région
sous-mentale, à travers la peau, le muscle peaucier, entre les
digastriques et les mylo-hyoïdiens, et les remplaçant par un
ténotome mousse, il fait parvenir ce nouvel instrument sous
la membrane muqueuse buccale, à travers laquelle on recon-

naît son extrémité mousse avec l'indicateur de la main gauche (fig. 201).

Tournant alors le tranchant du ténotome à droite, puis à gauche, il coupe successivement les deux muscles génio-glosses. Il reconnaît à un petit craquement et à la sensation d'une résistance vaincue que cette section s'est accomplie.

La réunion de la plaie extérieure à l'aide d'une bandelette de sparadrap constitue tout le pansement. Comme, à la suite de cette opération, M. Bonnet lui-même a plusieurs fois observé des épanchements de sang assez considérables pour gêner la déglutition et la respiration, je crois qu'il serait utile d'exercer sur le menton, ou au niveau des apophyses géni, une compression à l'aide d'un tampon qu'on maintiendrait avec une fronde.

Appréciation. —Je suis trop convaincu que le bégaiement est le résultat d'un trouble fonctionnel, d'une manière d'être particulière du cerveau, pour que je puisse penser que les sections des génio-glosses sont capables de le guérir. J'ai pourtant décrit cette opération, parce qu'il y a des individus dont le bégaiement paraît dépendre d'un raccourcissement, d'une contraction permanente des muscles génio-glosses. Dans ce cas, on reconnaîtra que la section est complète lorsque les malades pourront tirer la langue hors de la bouche, ce qu'ils ne peuvent pas faire avant l'opération.

§ 4. — Ablation partielle de la langue.

Anatomie. —La langue est un organe formé en grande partie de muscles qu'il est utile de connaître lorsqu'on veut pratiquer des opérations sur cet organe ; outre des faisceaux musculaires qui font partie intégrante de la langue, on y rencontre trois muscles pairs qui sont : les *génio-glosses*, les *stylo-glosses* et les *hyo-glosses*.

Les muscles *génio-glosses*, qui s'insèrent à l'apophyse géni, s'étalent en forme d'éventail et sont composés de fibres dont les extrêmes vont, les unes à la pointe de la langue, les autres à l'os hyoïde. Ces muscles portent la langue hors de la bouche et l'y font rentrer suivant que ce sont les fibres postérieures ou les antérieures qui se contractent (fig. 201).

Nées à la base de l'apophyse styloïde, les fibres des muscles *stylo-glosses* se divisent en deux faisceaux, l'un qui longe le bord correspondant de la langue, l'autre qui vient se confondre avec les fibres transversales des muscles intrinsèques. Les muscles stylo-glosses, quand ils se contractent ensemble, portent la langue en haut et en arrière.

Les muscles *hyo-glosses*, nés de l'os hyoïde, se dirigent en haut et se terminent en dedans des stylo-glosses ; quand ils agissent ensemble, ils dépriment la langue et l'attirent vers leur insertion inférieure.

La langue n'est pas seulement un organe musculeux, elle reçoit une multitude de rameaux artériels et veineux qui expliquent la fréquence des hémorrhagies à la suite des opérations qu'on pratique sur cet organe. Les vaisseaux proviennent des branches *linguales*, *palatines* et *pharyngiennes* inférieures. L'*artère linguale* est de beaucoup la plus importante : née de la carotide externe au niveau de l'os hyoïde (voyez page 60), elle gagne la face inférieure de la langue où elle s'anastomose largement avec celle du côté opposé, et envoie un nombre considérable de gros rameaux qui pénètrent l'organe de bas en haut et se répandent en tout sens.

Le *nerf lingual* étant destiné à donner la sensibilité tactile à la langue, et le nerf *grand hypoglosse* présidant à la myotilité, le chirurgien tiendra compte de cette différence de fonctions pour apprécier les troubles fonctionnels que causerait la lésion de ces nerfs que l'on voit sur le plancher inférieur de la bouche : le grand hypoglosse, en dedans de la glande sous-maxillaire, et le lingual, un peu au-dessus.

Opération.—L'ablation d'une partie de la langue peut être faite à l'aide d'un bistouri ou au moyen d'une ligature qui l'étrangle. Nous allons décrire successivement deux méthodes.

Première méthode. — Procédé de Louis. — La langue ayant été accrochée avec des pinces de Museux et attirée au dehors, le chirurgien la coupe simplement en travers, un peu au delà du point où existe la dégénérescence.

Procédé de Boyer. — Le malade étant assis sur une chaise, la tête appuyée contre la poitrine d'un aide qui la fixe avec ses deux mains, le chirurgien, placé en face de lui, passe une érigne dans la partie malade, et, saisissant la langue entre le pouce et l'indicateur de la main gauche, il l'incise avec des ciseaux droits obliquement de son bord vers l'axe prolongé de la tumeur. Une incision semblable, faite de l'autre côté et figurant un V avec la première, achève de circonscrire et de détacher la partie malade.

Les deux bords de la plaie ayant ensuite été mis en contact, on les tient rapprochés au moyen de trois ou quatre points d'une suture entrecoupée que l'on pratique avec une aiguille courbe.

Dans l'observation rapportée par Boyer, la guérison était, dit-il, parfaite le huitième jour.

Au lieu de faire la section de la langue avec les ciseaux, je préfère me servir d'un bistouri. Voici comment je pratique alors l'opération. La langue ayant été accrochée avec une érigne et attirée hors de la bouche, je place au-dessous d'elle une plaque de liége sur laquelle je la fiche avec des épingles qui s'implantent dans la partie qui doit être enlevée; puis je circonscris le mal par une incision en V avec un bistouri droit dont je me sers sans craindre de dépasser les limites que j'ai fixées d'avance.

Deuxième méthode. — La ligature a inspiré à plusieurs chirurgiens des procédés ingénieux qui sont d'une exécution facile, quand une fois on les a vu exécuter.

Procédé de Mayor. — Le malade étant placé comme nous l'avons indiqué plus haut, le chirurgien incise la langue dans le sens de sa longueur, dans toute son épaisseur, de la pointe jusqu'au delà d'une ligne transversale qui passerait derrière la partie dégénérée; puis il étrangle avec un cordonnet très-résistant la base du tronçon de la langue qui correspond au cancer. Comme l'organe sur lequel on place cette ligature est mobile, Mayor a imaginé d'augmenter sa striction à l'aide d'un serre-nœud flexible qui occasionne à l'opéré beaucoup moins de gêne que ne le feraient ceux de Desault, de Levret, etc. Ce serre-nœud en chapelet porte le nom de Mayor; un petit treuil qui y est adapté est destiné à serrer la ligature.

Procédé de Maingault. — Le procédé de Mayor ne peut convenir que lorsque la dégénérescence a épargné un côté de la langue. Maingault a proposé, pour les cas où toute la largeur de l'organe est envahie, de supprimer l'incision longitudinale, de porter une ligature double à travers la ligne médiane de la langue, de la face inférieure à la supérieure, et d'étrangler séparément chacune de ses moitiés.

Les procédés qui suivent ont pour but de porter la ligature près de la base de la langue, et pour cela ils l'introduisent par la région sus-hyoïdienne.

Procédé de M. J. Cloquet. — Ayant pratiqué une petite incision sur la ligne médiane de la région sus-hyoïdienne, le chirurgien y plonge une aiguille courbe montée sur un manche et dont la pointe est munie d'un chas; en la poussant de bas en haut, il la fait sortir par la région dorsale de la langue, et après avoir passé une ligature double dans le chas, il ramène l'aiguille de haut en bas et la retire au dehors par l'incision sus-hyoï-dienne. On a ainsi passé à travers la langue une ligature double, dont deux chefs sont dans la bouche, tandis que les deux autres sortent par la plaie extérieure.

L'aiguille est introduite de nouveau par la plaie, de bas en haut, mais au lieu de traverser la langue, elle vient sortir entre son bord et le maxillaire in-férieur (fig. 202). Alors les deux chefs restés dans la bouche sont passés dans son chas et ramenés au dehors, de haut en bas, par la plaie du cou.

A ce moment de l'opé-ration, il y a dans la bou-che deux anses de fil, dont les chefs pendent au de-hors. Pour étreindre la langue, il ne reste plus que peu de chose à faire.

La pointe de la langue ayant été incisée d'avant en arrière, l'une des anses

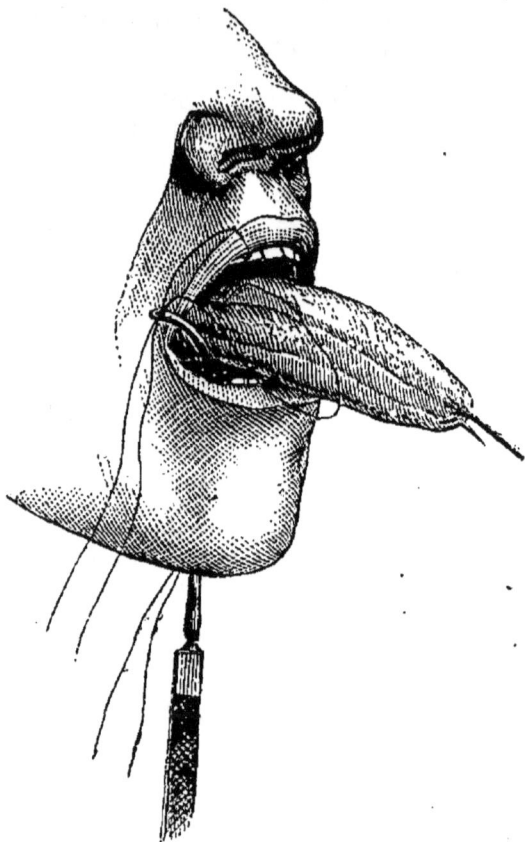

Fig. 202.

y est passée de telle sorte qu'en tirant sur ces deux chefs, on exerce une constriction antéro-postérieure; l'autre ligature, embrassant la moitié latérale de la langue, doit interrompre la communication vasculaire entre la partie antérieure et la por-tion restée derrière elle (fig. 203).

Au moyen d'un serre-nœud de Levret ou de Desault, on étrangle chaque jour de plus en plus les parties comprises par les ligatures, jusqu'à ce qu'enfin elles soient détachées du reste de l'organe.

Procédé de M. Mirault.—L'incision de la région sus-hyoï-dienne ayant été pratiquée, le chirurgien passe une aiguille courbe de bas en haut, à travers la base de l'organe, comme dans le procédé de M. Cloquet; mais cette fois c'est une aiguille

37.

enfilée d'un fil double, et au lieu de la retirer par la voie qu'elle a suivie, on la plonge de haut en bas sous le bord de la langue pour la faire sortir par la plaie sus-hyoïdienne.

L'opération ne diffère pas autrement de celle qui précède.

Procédé de M. Vidal. —Le procédé de Vidal n'est, comme celui de M. Mirault, qu'une modification de celui de M. Cloquet :

Une aiguille en fer de lance, portant une ligature simple dans un chas percé près de sa pointe, est introduite, comme nous l'avons dit plus haut, de la région sus-hyoïdienne à la face dorsale de la langue.

Une pince tire alors sur l'anse de fil, de manière à mener un de ses chefs en dehors de la bouche. Puis l'aiguille ayant été à moitié retirée vers le cou, on la pousse de nouveau en haut, mais en dehors dès qu'elle est parvenue au-dessous de la langue,

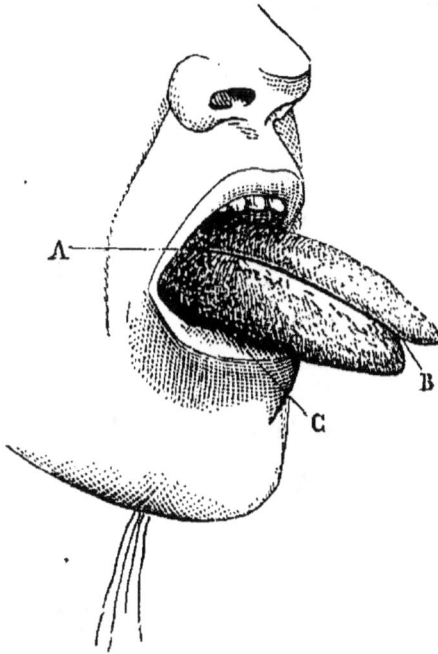

A. Ligature transversale.

B. Ligature serrant la langue d'avant en arrière.

C. Espace entre la langue et l'arcade dentaire.

Fig. 203.

et on la fait sortir entre le bord de cet organe et le pilier antérieur du voile du palais. Une pince ayant dégagé le chef qui sortait par la plaie sus-hyoïdienne et l'ayant fait sortir par la bouche, l'aiguille est retirée, et l'on a embrassé une moitié de la langue avec une anse de fil dont les deux chefs sont engagés dans le serre-nœud de Mayor.

M. Chassaignac a plusieurs fois amputé la langue avec son *écraseur linéaire,* instrument de son invention, qui consiste dans une chaîne métallique C (fig. 204) dont les deux extrémités sont ramenées progressivement dans une canule par deux tiges à crémaillère B, au point d'opérer la séparation complète de la partie comprise dans l'anse de la chaîne.

Dans les premiers temps de l'emploi de l'écraseur, il a fallu, dans un cas, quarante-huit heures pour que l'amputation de la langue fût complète, mais M. Chassaignac a réduit ce temps à une ou deux heures. Dans aucun cas, il n'y a eu ni hémorrhagie ni grande douleur. Pour opérer avec cet instrument, on entoure la langue avec la chaîne de l'*écraseur*, comme on l'entourerait si l'on voulait la couper en l'étreignant avec une corde.

Si la maladie pour laquelle on fait cette amputation s'étendait près de la base de la langue, on passerait la chaîne de l'instrument comme une ligature ordinaire, par la méthode de MM. J. Cloquet et Mirault.

Lorsqu'on veut enlever une tumeur située dans la cavité buccale, il est souvent difficile d'en faire la dissection, à cause du sang qui remplit la bouche à chaque instant, et aussi parce que les doigts du chirurgien et ceux des aides ne peuvent pas toujours tenir entre les deux mâchoires.

Pour ces cas M. Sédillot a proposé de diviser le lèvre inférieure sur la ligne médiane, pour scier ensuite le maxillaire de haut en bas au niveau de la symphyse du menton. Cette section permettant d'écarter l'une de l'autre les deux branches horizontales du maxillaire, une grande opération dans la bouche devient presque

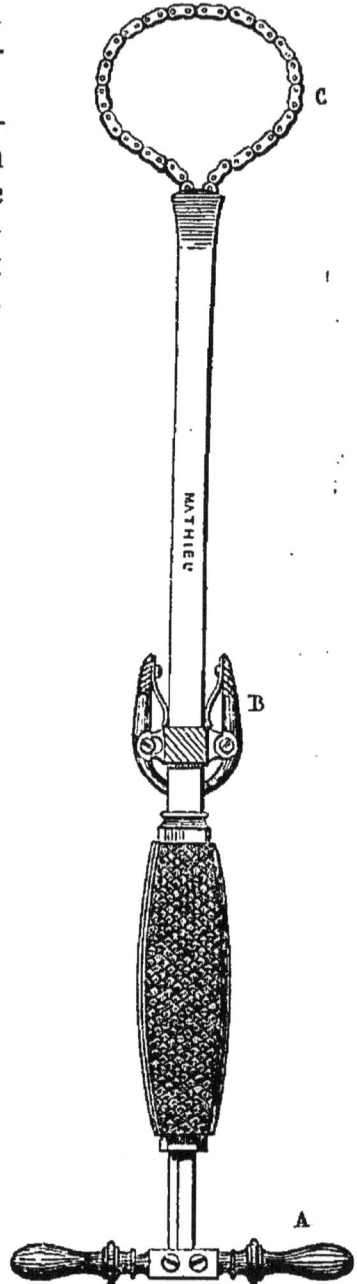

FIG. 204.

aussi facile que s'il s'agissait d'enlever une tumeur située dans le tissu cellulaire sous-cutané.

Appréciation. — Si nous comparons la méthode de l'*excision* à celle de la *ligature*, nous n'aurons pas de peine à saisir les avantages et les inconvénients de chacune d'elles. Par la ligature ordinaire on ne peut enlever une portion de la langue qu'au bout d'un certain temps, qui varie de six à dix jours, et pendant lequel le malade a de grandes douleurs à supporter ; mais dans cette méthode les hémorrhagies ne sont point à redouter comme lorsqu'on se sert du bistouri. L'excision de la langue, portant sur un tissu dense dans lequel il est difficile de saisir les rameaux artériels, d'ailleurs très-nombreux, expose à des hémorrhagies qui n'ont pas toujours pu être arrêtées par la cautérisation avec le fer rouge, lorsque l'amputation a été pratiquée par le procédé de Louis. C'est pour cette raison que quelques chirurgiens ont cru devoir faire la ligature des deux artères linguales avant de procéder à l'amputation.

D'un autre côté, si la ligature met à l'abri des hémorrhagies, disons qu'outre la douleur qu'elle cause, elle produit quelquefois un gonflement énorme de la langue, qui devient une véritable torture pour le malade.

Pour toutes ces raisons, je préfère le procédé de Boyer à tous les autres modes opératoires, parce que la réunion des bords de la plaie s'oppose à l'hémorrhagie, qui est le seul inconvénient de la méthode de l'excision : mais je crois que le procédé de M. Chassaignac rendra de grands services lorsqu'il faudra enlever la presque totalité de la langue, cas dans lequel le procédé de Boyer est inapplicable.

ARTICLE IV.

OPÉRATIONS QU'ON PRATIQUE SUR LE PALAIS.

§ 1er. — Staphyloraphie.

La staphyloraphie ayant pour but de réunir les bords du voile du palais divisé, pour comprendre les indications de l'opération et les difficultés de son exécution, je crois utile de rappeler les éléments anatomiques de la région sur laquelle on doit opérer.

Anatomie. — À l'état normal, le voile du palais est une espèce de demi-cloison dont la face supérieure prolonge les fosses nasales en arrière, tandis que sa face inférieure appartient à la cavité buccale.

Tapissé en haut et en bas par une membrane muqueuse, le

voile du palais est criblé d'une masse énorme de follicules muqueux qu'on retrouve en grand nombre dans la luette. Les rameaux artériels provenant de la palatine et des pharyngiennes, accompagnés de leurs veines satellites, sont nombreux et fournissent beaucoup de sang quand on incise cette région.

Quant aux muscles, ils sont également nombreux, et ils sont le plus grand obstacle à la réunion des bords du voile du palais divisé.

(Je ne parlerai pas des muscles palato-staphylins, qui n'ont qu'une minime importance pour le sujet qui nous occupe.)

Les muscles glosso-staphylins et pharyngo-staphylins, recouverts par la membrane muqueuse buccale, tirent en bas le voile du palais, dont ils constituent les piliers antérieur et postérieur.

A. Cornet inférieur.
B. Section de l'apophyse basilaire.
C. Trompe d'Eustache.
D. Luette.
E. Muscle péristaphylin externe.
F. Muscle péristaphylin interne.
G. Aileron interne de l'apophyse ptérygoïde.
H. Muscle pharyngo-staphylin.
I. Base de la langue.
J. Orifice supérieur du larynx.

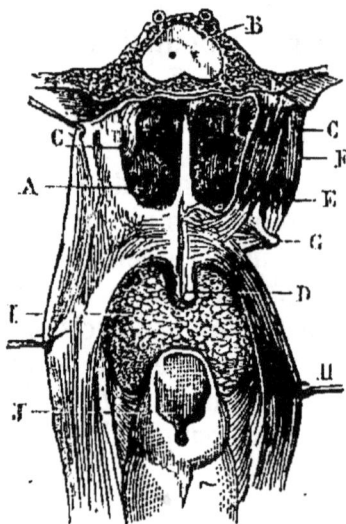

FIG. 205.

Il y a en outre les muscles péristaphylins (fig. 205), dont l'interne, s'insérant au rocher et à la trompe d'Eustache, se dirige d'abord verticalement de haut en bas, puis se porte transversalement de dehors en dedans, quand il est arrivé à la hauteur du voile du palais : l'externe, d'abord vertical comme le précédent, se réfléchit sur l'aileron interne de l'apophyse ptérygoïde.

Le voile est élevé par les muscles péristaphylins internes; les péristaphylins externes sont tenseurs de la portion aponévrotique.

Cette action des muscles est plus évidente encore lorsque le

voile du palais est divisé. On peut alors constater que ceux qui
sont constricteurs à l'état normal sont devenus abducteurs.

Opération. — La staphyloraphie consiste à aviver les bords
de la division et à les réunir par la suture. Ce n'est une opération difficile qu'à cause de la situation de la partie divisée. Disons
d'abord comment on pratique l'avivement.

Avivement. — Le malade étant assis sur une chaise, sa tête
solidement tenue par un aide, sa bouche étant largement ouverte,
sa langue étant abaissée par le manche d'une cuiller ou mieux
par l'abaisseur de M. Colombat, confié à un aide, le chirurgien
saisit l'extrémité inférieure de l'un des bords de la division avec
une pince à dents de souris, et, d'un coup de ciseaux coudés
sur le bord, il enlève une bandelette mince comprenant toute
l'épaisseur du voile du palais et s'étendant tout le long de la
division. L'autre bord étant avivé de la même manière, le malade se gargarise et on le débarrasse des caillots de sang qui
restent collés au fond de la bouche.

L'opération ainsi faite est très-expéditive ; je préfère pourtant
la pratiquer en commençant l'incision avec des ciseaux et en
terminant avec le bistouri boutonné, à la manière de Roux,
parce que les ciseaux coudés, prenant trop de place dans la
bouche, appuient sur la langue par leur partie coudée, quand
il faut que leur pointe arrive jusqu'au bord adhérent du voile
du palais.

Le moment où l'on doit aviver n'est pas le même pour tous
les chirurgiens. Les uns veulent qu'on place les fils de la suture
avant de procéder à l'avivement, parce que, disent-ils, il est
plus difficile de les placer quand les bords de la division sont
saignants et lorsque le malade est obligé d'interrompre sans cesse
l'opération pour cracher le sang qui tombe sur la base de la
langue. Les autres objectent qu'en commençant par placer les
fils, on s'expose à les couper dans l'avivement. Pour moi, je
dirai qu'avec un peu de dextérité et de prudence, il importe
peu que l'on avive les bords de la plaie avant ou après le placement des fils de la suture. Je crois pourtant qu'il vaut mieux
commencer par l'avivement, parce que si ce temps de l'opération
était incomplétement fait, si l'on n'enlevait pas une petite bandelette tout le long du bord de la division, on échouerait,
quelque soin que l'on pût apporter à faire la suture ; il ne faut
pas oublier aussi que la piqûre du voile du palais par les aiguilles
suffit pour donner lieu à un écoulement de sang qui peut masquer une partie de la ligne que doit suivre l'instrument avec

lequel on avive. Ajoutez à cela qu'il est difficile de ne pas être gêné par la crainte de couper l'anse de fil qui correspond au fond de l'intervalle des bords de la division.

Suture. — L'introduction des fils dans les deux bords du voile du palais divisé constitue la plus grande difficulté de l'opération ; c'est pour ce temps que tant d'instruments ont été imaginés. Pour ne pas fatiguer le lecteur, je commencerai par la description du procédé le plus généralement employé.

Procédé de M. Depïerris. — L'instrument imaginé par M. Depierris consiste dans une aiguille à crochet, cachée dans une canule qui est mobile et qui peut, au moyen d'un ressort, s'approcher ou se reculer d'une partie fixe vers laquelle est tournée la pointe de l'aiguille. Cette partie fixe est creuse, mais un peu au delà se trouve un petit dé mobile qui peut faire corps avec elle (fig. 206), mais qui s'en éloignera dès que la pointe de l'aiguille viendra le repousser (fig. 207). L'anse d'un cordonnet

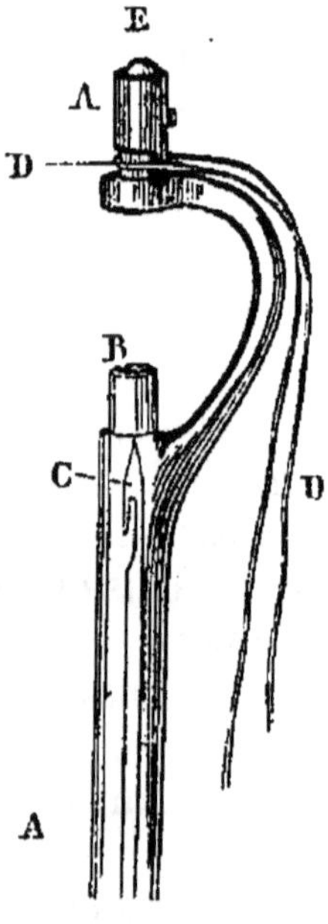

FIG. 206.

FIG. 207.

FIG. 208.

A. Tige de l'instrument.
B. Canule renfermant l'aiguille à crochet.
C. Aiguille à crochet.
D. Fils dont l'anse repose sur une partie mobile.
E. Dé mobile sur lequel repose l'anse du fil.

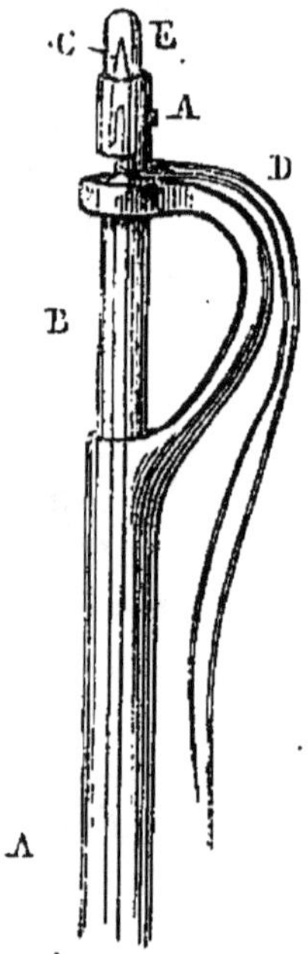

L'aiguille a repoussé la partie mobile E, et l'anse du fil se trouve derrière le crochet de l'aiguille.

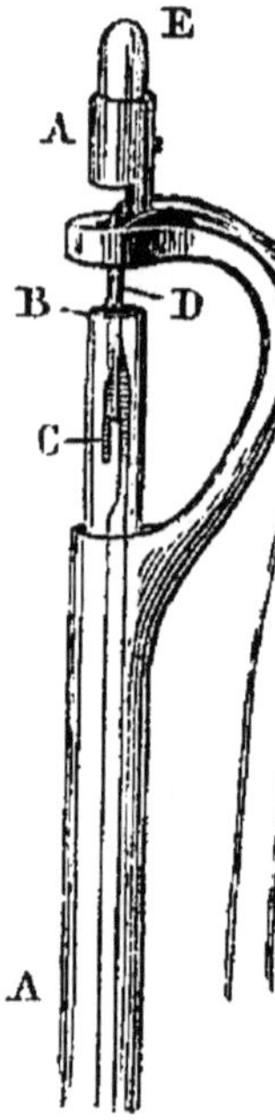

L'aiguille est retirée avec la canule et elle entraîne l'anse du fil.

ciré est placée sur le point où le petit dé mobile se séparera de
la partie fixe avec laquelle il fait momentanément corps. Dès que
cette séparation se produira, le cordonnet, tombant en arrière
du crochet de l'aiguille, sera entraîné par cette partie de l'instrument qu'un ressort ramènera vers le manche (fig. 208).

Cet instrument étant bien compris, l'opération devient très-
simple. Le petit dé étant rapproché de la partie fixe (fig. 206),
l'anse du cordonnet est placée sur lui, au point où ces deux parties laisseront plus tard un intervalle, et elle y est fortement
appliquée à l'aide de ses chefs, sur lesquels une légère traction
est exercée par les doigts de la main qui tient l'instrument. La
canule étant éloignée de l'extrémité fixe de l'instrument, on
introduit l'une des lèvres du voile du palais dans l'espace qui les
sépare. Alors, au moyen d'un ressort, on pousse la canule comme
si l'on voulait qu'elle traversât le voile du palais. Le ressort sur
lequel on presse fait avancer l'aiguille avec la canule, et lorsque
celle-ci est arrêtée par la partie fixe, l'aiguille, continuant sa
marche, traverse le voile du palais, et venant presser contre le
fond du petit dé, elle l'éloigne, de manière que l'anse du cordonnet qui reposait sur lui tombe en arrière du crochet de
l'aiguille.

Lorsque la ligature est ainsi saisie, on retire la canule, et
l'aiguille, qui suit le mouvement, traverse d'arrière en avant la
lèvre du voile du palais, entraînant avec elle l'anse du cordonnet
que l'on dégage. L'un des chefs de la ligature est ramené en
avant du voile, tandis que l'autre passe derrière. Le premier est
confié à un aide, et chargeant le second sur le porte-aiguille, on
répète sur l'autre lèvre de la division l'opération que nous
venons de décrire, en veillant à ce que les deux piqûres soient
précisément à la même hauteur et à 5 ou 6 millimètres du bord
de la solution de continuité.

On a ainsi passé à travers les deux bords du voile divisé un
cordonnet dont l'anse se voit en arrière, tandis que les deux
chefs sortent par la bouche.

C'est le fil le plus éloigné de la luette qui doit être placé le
premier. On en place ensuite un second, puis un troisième; et
quand le malade s'est débarrassé du sang qui s'écoule ou qui
s'est figé au fond de la bouche, il ne reste plus qu'à nouer ensemble les deux chefs de chacune des ligatures.

Pour ce temps de l'opération, c'est par la ligature inférieure
que l'on commence, parce que c'est dans ce point qu'il est le plus
facile de mettre en contact les bords de la plaie.

Un premier nœud ayant été fait comme s'il s'agissait d'une suture entrecoupée simple, un aide le saisit avec une pince et l'empêche de se relâcher ; il est tenu ainsi jusqu'à ce qu'un second nœud vienne l'arrêter définitivement.

M. Galli (de Lucques) a imaginé de remplacer les nœuds de la suture par de petits tubes de plomb, longs d'un demi-centimètre, que l'on emploie de la manière suivante. Les deux chefs d'un fil étant rapprochés l'un de l'autre, on les passe ensemble dans l'un de ces tubes, que l'on pousse vers les lèvres de la division, de manière à les mettre en contact ; à l'aide d'une pince, on écrase alors le petit tube de plomb, dont les parois rapprochées fixent les fils plus sûrement que les deux nœuds dont le premier peut facilement se relâcher pendant que le chirurgien fait le second.

La même chose ayant été faite pour les trois ligatures, le malade est couché, et on lui recommande un silence absolu ; il doit écrire pour demander les choses dont il a besoin et ne pas gesticuler, parce que les organes de la phonation entrent facilement en contraction chez un individu qui, pour la première fois, exprime sa pensée par des gestes.

Pendant cinq ou six jours, le malade se nourrira avec du lait et du bouillon.

Je crois qu'il est indispensable qu'on ne cherche pas à s'assurer de l'état du voile du palais pendant les premiers jours. On ne doit exaimner le fond de la bouche du malade que le quatrième jour, pour enlever une des ligatures. C'est une des deux supérieures qu'on retire d'abord ; celle qui avoisine le bord libre est généralement laissée en place un ou deux jours de plus, parce que les parties rapprochées, étant moins tiraillées qu'en haut, sont moins exposées à être coupées par la ligature.

Pour retirer les fils, il faut plus de soins qu'on ne le supposerait avant d'avoir fait cette opération. Le malade ouvrant la bouche, le chirurgien tâche, sans presser sur la langue, de saisir avec une pince le nœud de la ligature supérieure, de couper le fil à côté et de le retirer doucement.

Procédé de Roux. — Dans ce procédé, on place les ligatures à l'aide de petites aiguilles courbes montées sur un porte-aiguille ; le voile du palais étant tendu au moyen d'une pince qui le saisit par l'extrémité interne de son bord inférieur, on porte une des aiguilles courbes dans le pharynx, et appliquant sa pointe sur la face postérieure du voile du palais, à 8 millimètres de la division, on la fait pénétrer d'arrière en avant. Quand sa pointe apparaît,

on la saisit avec une pince et on l'attire hors de la bouche, après
avoir fait lâcher prise au porte-aiguille. Avec elle, passe au travers du voile du palais une ligature, dont elle est enfilée, et qui
est composée de cinq ou six fils cirés. Une seconde aiguille
entraîne l'autre extrémité de cette ligature à travers la lèvre
opposée de la division, et les nœuds sont serrés comme il a été
dit pour le procédé de M. Depierris.

Roux faisait l'avivement des bords après avoir passé les ligatures qu'il serrait tout de suite après, et, pour empêcher les
parties réunies d'être déchirées par les fils cirés, il faisait, à
l'union du voile du palais avec l'os palatin, une incision transversale dont les deux extrémités étaient à 1 centimètre 1/2 de la
ligne médiane. Il s'opposait ainsi à ce que le voile du palais fût
distendu dans le sens de sa hauteur. Mais les incisions conseillées par Dieffenbach sont plus rationnelles : ces incisions sont
longitudinales, par conséquent parallèles à la fente du voile du
palais, dont elles sont distantes de 1 centimètre environ.

Procédé de A. Bérard. — Ce procédé diffère des autres :
1° par l'introduction des ligatures à travers les bords de la division, 2° par la manière dont on fait l'avivement.

L'*introduction des ligatures* se fait au moyen de petites
aiguilles courbes, longues de 1 centimètre 1/2, ayant un chas
où l'on passe un cordonnet plat. Saisissant ces aiguilles avec une
pince à pansement, on en pousse la pointe sur la face antérieure
d'une des lèvres de la division. Dès que l'aiguille a traversé le
voile du palais, on aperçoit sa pointe dans l'intervalle des deux
bords de la division, où on la saisit avec la pince qui a servi
jusque-là à tendre le voile du palais. L'aiguille ayant été retirée
de la bouche, l'un des côtés du voile se trouve traversé par le
cordonnet.

On fait la même opération du côté opposé et à la même hauteur, mais avec un fil double dont l'anse est entraînée en arrière
du voile du palais, et dans laquelle on passe le chef postérieur
du cordonnet. Tirant alors à soi les deux chefs du fil, on entraîne
dans l'anse qu'ils forment le chef du cordonnet qui y est engagé.
On a, de cette manière, traversé les deux lèvres de la division
avec un cordonnet dont l'anse est en arrière du voile, et dont
les deux bouts seront noués en avant.

Voici comment, dans le procédé de A. Bérard, on pratique
l'avivement. Quand les ligatures sont placées, le voile du palais
étant tendu à l'aide d'une pince à dents de souris qui en saisit le
bord inférieur par son angle interne, on y plonge un bistouri

pointu, dont le tranchant est tourné en bas et dont la pointe pénètre 2 ou 3 millimètres au-dessus de l'angle de la division à laquelle on veut remédier. Le bistouri, en sciant de haut en bas, détache une bandelette de 2 millimètres d'épaisseur.

La même chose ayant été faite du côté opposé, le chirurgien saisit avec une pince les deux lambeaux qui résultent de ces incisions, et il les détache d'un coup de bistouri.

On a imaginé des porte-aiguilles pour passer les ligatures d'avant en arrière. Les plus ingénieux sont ceux de Foraytier et de M. Bourgougnon. Je dois une mention toute spéciale à un instrument de M. Leroy (d'Etiolles), avec lequel l'avivement et l'introduction des trois fils s'opèrent en un seul temps.

Procédé de M. Sédillot. — M. Sédillot s'est proposé, par des incisions profondes, analogues à celles que faisait Dieffenbach, de couper les muscles qui se répandent dans le voile du palais, et de soustraire ainsi les bords de la division, réunis par la suture, aux contractions musculaires qui tendent à les désunir.

Lorsque M. Sédillot publia les résultats heureux de ses premières opérations, j'avais, depuis plus d'un an, dans mes cartons, une ébauche de mémoire où je cherchais à prouver que les muscles sont la véritable cause des insuccès fréquents de la staphyloraphie. Ma conclusion était qu'il fallait les couper ; mais pour ne pas inciser trop largement le voile du palais, je proposais d'en faire la *section sous-cutanée.* J'ai souvent pratiqué cette section sur le cadavre, mais je n'avais pas osé y avoir recours, dans un cas où j'avais dû pratiquer la staphyloraphie. Depuis la publication de M. Sédillot, si mon opération n'avait pas réussi, j'aurais vivement regretté ma timidité. Voici le mode opératoire que j'ai adopté :

Le malade étant dans la position indiquée pour la staphyloraphie, je fais, avec un ténotome pointu, une ponction au haut de la ligne qui sépare le voile du palais de la dernière molaire de la mâchoire supérieure, et introduisant un ténotome mousse par cette ouverture, je le glisse à plat jusqu'au bord postérieur du voile du palais. Tournant alors le tranchant de l'instrument en haut et en dehors, j'incise en sciant tout ce qui se trouve au-dessous de la membrane fibro-muqueuse inférieure ; pour que le ténotome opère plus facilement cette section, je tends le voile du palais en le saisissant près de la ligne médiane avec des pinces à dents de souris.

On divise ainsi les muscles glosso et pharyngo-staphylins, qui, recouverts par la membrane muqueuse de la bouche, constituent les piliers du voile du palais.

Portant ensuite l'indicateur sur l'aileron interne de l'apophyse ptérygoïde, que l'on peut sentir avec le doigt à travers les parties molles qui le recouvrent, on plonge son ténotome un peu en dedans de ce point, et le faisant glisser immédiatement au-dessus de la membrane muqueuse, on peut, en tournant son tranchant en haut, diviser les muscles péristaphylins interne et externe.

Appréciation. — Quel que soit le procédé qu'on adopte, on ne tarde pas à le pratiquer sans peine, lorsqu'on l'a souvent répété, parce que la staphyloraphie n'est une opération difficile qu'à cause du lieu où il faut porter la ligature. Sur le cadavre, ce n'est réellement qu'un jeu ; mais sur le vivant, c'est bien une autre affaire : le sang qui s'écoule et qui suffoque l'opéré, le besoin de cracher que le malade veut satisfaire, la fatigue, les plaintes, les pleurs, quand il s'agit d'un enfant, obligent sans cesse le chirurgien à suspendre l'opération.

Si nous comparons entre eux les divers procédés par lesquels on passe les ligatures, nous ne tarderons pas à reconnaître qu'en les introduisant, à la manière de Roux, d'arrière en avant, il est bien difficile de les placer à la même hauteur à gauche et à droite, parce qu'on ne voit pas le point où la pointe de l'aiguille perfore le voile du palais. Le procédé de A. Bérard est ingénieux, mais il est difficile de retirer l'aiguille dont la pointe, qui se trouve en arrière du voile, échappe à la pince qui veut la saisir.

L'instrument de M. Depierris me paraît préférable à tous ceux qui ont été employés jusqu'ici ; il est compliqué à première vue, mais il fonctionne d'une manière simple et précise. J'ai évité de parler de beaucoup d'instruments, dont la description eût fatigué le lecteur. Jusqu'à présent, je pense que les incisions latérales de Dieffenbach, poussées assez loin et assez profondément pour couper les muscles moteurs du voile du palais, sont un complément indispensable de la staphyloraphie : elles sont incontestablement supérieures à celles du procédé de Roux.

Cautérisation. — On a depuis longtemps pratiqué la cautérisation des lèvres de la division du voile du palais ; c'est même à cette opération seule qu'on avait recours, avant que Roux eût imaginé la staphyloraphie. Mais il faut avouer que cette méthode n'inspirait plus de confiance à personne, lorsque M. Cloquet a soutenu tout récemment qu'on obtient la guérison des divisions du voile du palais en portant un fer rouge uniquement à l'angle de la division, et en évitant de cautériser ses bords. Pour ne pas effrayer les malades, M. Cloquet porte un fil de platine sur le point qu'il veut cautériser, et il le rougit en le faisant traverser par un courant électrique.

M. Cloquet, en faisant une cautérisation bornée à l'angle de la division, a obtenu quelques guérisons aussi complètes que celles qui sont la conséquence de la staphyloraphie. Ce chirurgien recommande de faire les cautérisations à de longs intervalles, de mois en mois, par exemple. Ce mode de cautérisation constitue presque une méthode nouvelle.

§ 2. — **Autoplastie du palais (uranoplastie).**

Staphyloplastie. — *Procédé de M. Bonfils.* — Ce procédé a pour but d'adapter un lambeau à la perte de substance du voile du palais. Le lambeau est taillé sur la voûte palatine, de manière que son pédicule soit voisin de la partie que l'on veut restaurer ; quand il a été disséqué, renversé d'avant en arrière et tordu sur son pédicule, on unit ses bords aux lèvres avivées du voile du palais.

Tout le monde comprend cette opération, mais il ne faut pas se laisser séduire par sa simplicité apparente, car elle est bien autrement difficile et plus incertaine que la staphyloraphie.

Palatoplastie. — *Procédé de Roux.* — Saisissant avec une pince à griffes la membrane fibro-muqueuse de la voûte palatine au niveau de la division, détachez-la des os qu'elle recouvre en la disséquant, et quand la dissection est suffisante pour que les bords opposés soient mis en contact, faites-en l'avivement et réunissez-les par un point de suture.

Roux se servait de couteaux courbes sur le plat pour disséquer la membrane muqueuse, et il en avait un pour chaque côté.

Décollement de la membrane fibro-muqueuse du palais et incisions latérales (Langenbeck, Baizeau). — Au décollement du tégument de la voûte palatine, pratiqué par Roux, MM. Baïzeau et Langenbeck ont ajouté des incisions latérales, de manière à faire des lambeaux qui n'adhèrent plus aux os que par leurs extrémités. Voici en quoi consiste cette opération :

Avivement. — Le premier temps consiste à aviver les bords de la solution de continuité. Pour cela, on en détache une bandelette large de 1 à 2 millimètres, en plongeant un fort scalpel jusqu'à l'os et en incisant dans toute l'étendue de la solution de continuité. La bandelette ayant été ainsi limitée, on détache les extrémités d'un coup de ciseaux.

Pour que les bords qui devront être rapprochés soient plus sûrement mis en contact, on les avive en biseau, de bas en haut et de dehors en dedans ; on obtient facilement ce résultat par l'obliquité que l'on donne à la lame du scalpel avec lequel on opère l'avivement.

Incisions latérales. — M. Langenbeck pratique des incisions longitudinales dans la direction d'une ligne allant de l'intervalle qui existe entre la canine et la première molaire, jusqu'auprès de l'apophyse ptérygoïde.

Décollement du tégument palatin. — Le bord avivé étant saisi avec une pince, on passe entre le périoste et les os un fort scalpel ou une rugine dont on se sert pour opérer le décollement des parties comprises entre une incision latérale et la solution de continuité.

M. Langenbeck opère différemment, suivant que la solution de continuité est simple ou double ; quand elle est simple, il décolle le lambeau qui correspond à la division, en l'attaquant de dehors en dedans, c'est-à-dire de l'incision latérale vers la ligne médiane, tandis qu'il décolle de dedans en dehors le lambeau du côté opposé. Quand la division est double, il fait le décollement de dehors en dedans, à droite et à gauche.

Suture. — Les lambeaux ayant été ainsi décollés, ne tiennent plus à la voûte palatine que par leurs extrémités ; ils sont très-mobiles et peuvent facilement être réunis sur la ligne médiane par des points de suture. Pour cela, on se sert de fils de lin ou mieux de fils d'argent.

Procédé de Kramer. — Deux lambeaux ayant été taillés et disséqués sur la membrane muqueuse palatine, l'un à droite de la division, l'autre à gauche, on les renverse sur eux-mêmes et l'on réunit leurs bords libres sur la ligne médiane.

Appréciation. — Le procédé de Roux peut être très-utile, lorsque la solution de continuité de la voûte palatine est peu considérable. Mais il est insuffisant dans le cas contraire. Je ne connais pas d'observations qui permettent de prononcer sur la valeur du procédé de Kramer. Il n'en est pas de même de l'opération qui consiste à tracer deux bandelettes latérales en y comprenant le périoste et à les réunir sur la ligne médiane. Ce procédé, que revendiquent MM. Langenbeck et Baireau, a déjà donné des résultats très-satisfaisants.

En transplantant sur la division de la voûte palatine des parties recouvertes de leur périoste, on obtient une oblitération d'autant plus complète, que des lamelles osseuses de nouvelle formation donnent à la partie restaurée une résistance très-grande.

§ 3. — Excision de la luette.

L'extrémité libre de la luette étant saisie avec une longue pince à griffes, on excise d'un coup de ciseaux courbes l'étendue suffisante pour lui donner des dimensions normales.

§ 4. — Excision des amygdales.

Anatomie. — Les amygdales sont de petites glandes qui existent de chaque côté dans l'intervalle des piliers antérieur et postérieur du voile du palais, où elles sont en grande partie cachées à l'état normal. Elles sont susceptibles d'acquérir un développement tel, qu'elles peuvent venir toucher la luette et obstruer l'isthme du gosier.

Leur face externe est recouverte par l'aponévrose pharyngienne qui empêche le développement de se faire de ce côté. Plus en dehors, on trouve la carotide interne, qu'un chirurgien inhabile pourrait blesser s'il portait le bistouri au delà de l'aponévrose qui limite les amygdales en dehors.

Un grand nombre de ramuscules artériels et de branches veineuses se distribuent dans ces glandes, qui pourtant ne laissent écouler qu'une médiocre quantité de sang, quand elles ont depuis longtemps acquis un développement considérable.

Opération. — L'excision des amygdales se fait avec le bistouri ou avec un amygdalotome. Nous décrirons d'abord l'opération par le bistouri.

A. *Avec le bistouri.* — Le malade étant assis sur une chaise, sa tête étant fixée contre la poitrine d'un aide, il ouvre la bouche et un autre aide abaisse sa langue avec une cuiller. Aussitôt le chirurgien saisit l'amygdale avec une pince de Museux, et glissant un bistouri boutonné au-dessous d'elle, il l'incise de bas en haut, en suivant le contour des piliers du voile du palais, dont il éloigne pourtant un peu le tranchant du bistouri.

Comme le malade ne peut pas supporter longtemps le contact d'un corps étranger au fond de la bouche, il importe ici, plus que dans toute autre circonstance, d'inciser en sciant, et de se rappeler qu'un instrument tranchant coupe d'autant mieux qu'on le fait aller plus vite.

Si l'on craint que le malade ne ferme la bouche sur le bistouri, on entourera la lame de l'instrument d'une bandelette de toile ou de sparadrap, jusqu'à 5 centimètres de son extrémité. Il y a depuis longtemps déjà des bistouris dont la lame, arrondie et mousse près du manche, n'est tranchante que dans cette étendue. On peut s'en servir avantageusement pour cette opération.

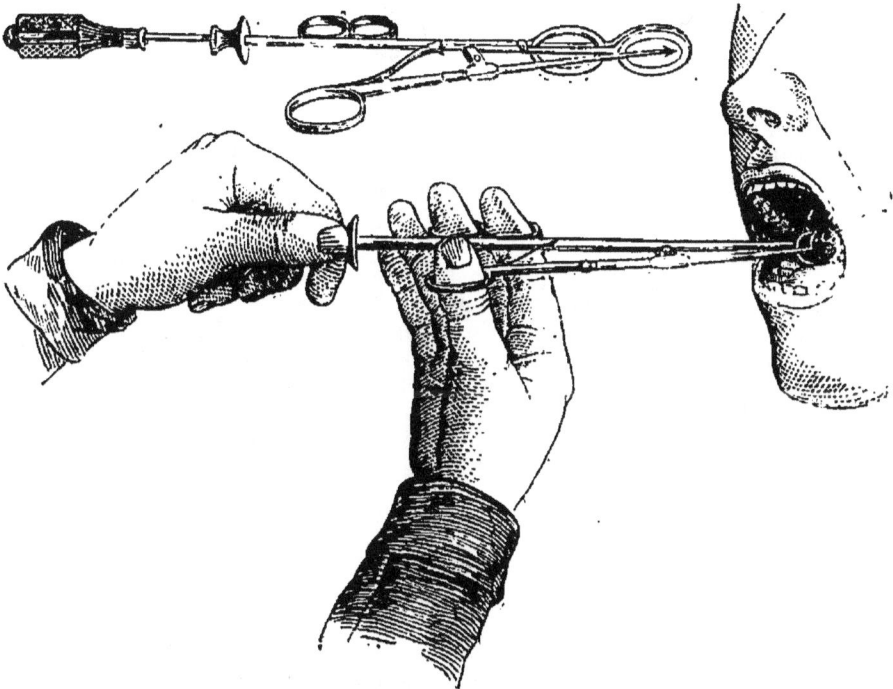

FIG. 209.

Au lieu des pinces de Museux, quelques chirurgiens se servent d'une érigne double qui occupe moins de place dans la bouche. Pour moi, je préfère les pinces de Museux, qui saisissent sûrement l'amygdale, la soutiennent mieux que tout autre instrument et la déchirent rarement.

J'ai dit que le bistouri devait couper de bas en haut, et je ne crois pas qu'en agissant ainsi on s'expose beaucoup à blesser le voile du palais. En incisant de haut en bas, on pourrait aussi bien toucher la langue, et si l'on était forcé de suspendre l'opération, l'amygdale, aux trois quarts coupée, pourrait pendre sur l'ouverture supérieure du larynx, causer des accidents de suffocation, et se soustraire à la vue du chirurgien qui voudrait la saisir pour en achever l'excision.

On peut souvent faire l'opération sans que la langue soit abaissée, parce que instinctivement l'opéré l'abaisse dès que l'érigne saisit l'amygdale.

B. *Amygdalotome.* — C'est l'instrument de Fahnestock, plus ou moins modifié, dont on se sert le plus souvent pour exciser les amygdales. Il est composé de deux anneaux tranchants par leur concavité, dont l'un peut glisser sur l'autre de manière à presser et à couper un corps introduit dans l'espace circulaire qu'entourent les deux lames quand elles sont réunies. Une espèce de lance mobile sert à fixer l'amygdale et à en engager une plus grande partie dans l'anneau de l'instrument. On ne doit pas oublier qu'il faut toujours tourner l'amygdalotome de telle sorte que sa lance embroche la partie de l'amygdale qui doit être enlevée.

La figure 209 fera suffisamment comprendre comment on coupe avec cet instrument. En rapprochant de la tige de l'amygdalotome l'anneau qui termine la lance en arrière, on fait basculer son extrémité opposée, que l'on porte ainsi en dehors, sens vers lequel elle attire l'amygdale dans laquelle on a fait préalablement pénétrer sa pointe.

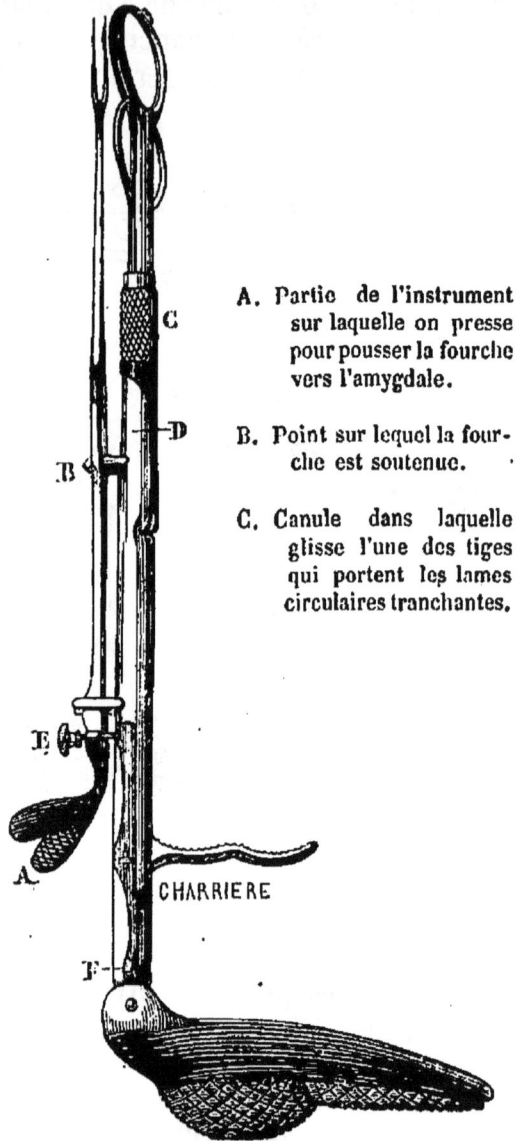

A. Partie de l'instrument sur laquelle on presse pour pousser la fourche vers l'amygdale.

B. Point sur lequel la fourche est soutenue.

C. Canule dans laquelle glisse l'une des tiges qui portent les lames circulaires tranchantes.

CHARRIERE

FIG. 210.

L'amygdale ayant été entraînée au milieu de l'anneau de l'amygdalotome, on tire d'une main sur le manche de cet instrument qui fait glisser un anneau, pendant que de l'autre on maintient immobile la partie qui soutient l'autre anneau.

On a d'ailleurs imaginé, dans ces derniers temps, des amygdalotomes que l'on fait fonctionner avec une seule main.

La figure 210, qui représente un de ces instruments, en donnera une idée suffisante. Tous ont l'inconvénient de ne pas engager l'amygdale assez profondément sous le tranchant du couteau annulaire.

Incision des amygdales. — Pour ouvrir un abcès des amygdales, ou seulement pour dégorger ces glandes, on y fait souvent des incisions. Pour cela, il suffit d'abaisser la langue du malade et de porter sur l'amygdale un bistouri qu'on retire à plat dès que l'incision est terminée.

CHAPITRE IV.

OPÉRATIONS QU'ON PRATIQUE SUR L'APPAREIL DE L'OLFACTION.

§ 1er. — Polypes des fosses nasales.

Les polypes des fosses nasales, proprement dits, naissent presque toujours sur la paroi externe de cette cavité, quelquefois sur la paroi supérieure, presque jamais sur la cloison et le plancher, souvent sur la limite des fosses nasales et du pharynx.

Les polypes *naso-pharyngiens* ont ordinairement leur implantation sur la paroi supérieure du pharynx. Sous le rapport du traitement et du pronostic, il y a une bien grande différence entre ces deux espèces de polypes. Disons de suite que les premiers peuvent être arrachés et ne se reproduisent pas, si l'on cautérise le point de leur implantation. Je me sers avec avantage pour cela de l'ammoniaque dont j'imbibe un pinceau.

Anatomie. — Les fosses nasales sont deux cavités situées de chaque côté de la cloison, entre la voûte palatine qui en forme le plancher, et la lame criblée de l'ethmoïde, qui, avec les os propres du nez et le corps du sphénoïde, en constitue la paroi supérieure.

Au point de vue du développement des polypes, la paroi externe des fosses nasales offre le plus grand intérêt. Trois lamelles osseuses (les cornets) s'en détachent, et, s'enroulant sur elles-mêmes, elles laissent entre elles et la paroi externe des fosses nasales un espace auquel on donne le nom de *méat*. Des trois cornets, l'inférieur est le plus long; il se prolonge en avant jusqu'auprès de l'orifice de la narine correspondante, et plus d'une fois une partie de la membrane muqueuse qui le recouvre a été prise pour un polype. Le méat supérieur se continue avec les cellules ethmoïdales postérieures; un peu au-dessus de lui et en arrière, on aperçoit l'orifice des sinus sphénoïdaux. Dans le méat moyen, s'ouvrent le sinus maxillaire et le sinus frontal.

Il résulte de cette disposition de la paroi externe des fosses nasales, une série d'anfractuosités dans lesquelles peuvent se cacher des polypes d'un certain volume.

Le diamètre transversal de ces cavités va en diminuant à mesure qu'on l'étudie de bas en haut ; près de la voûte, il n'est guère que de 7 ou 8 millimètres, tandis que près de la paroi inférieure il a environ 3 centimètres.

Cette disposition anatomique est importante au point de vue des opérations qu'on pratique sur les fosses nasales, puisqu'une pince qu'on introduirait facilement en bas trouverait en haut un obstacle qu'on ne pourrait vaincre sans danger.

Opération. — Les méthodes opératoires employées contre les polypes sont : l'*arrachement*, l'*excision*, la *ligature* et la *cautérisation*.

A. *Arrachement.* — *Procédé ordinaire.* — L'instrument dont on se sert pour cette opération ressemble aux pinces à pansement, mais il est un peu plus long qu'elles, et ses mors sont garnis de petites pointes appelées *dents de loup*, et percées à leur centre. M'étant aperçu que les mors glissent souvent l'un sur l'autre, j'ai fait ajouter à l'une des cuillers de la pince à polype une petite pointe qui, entrant dans l'autre, rend leur glissement impossible.

Le malade étant assis sur une chaise, la tête un peu renversée en arrière, de manière que la lumière arrive le plus loin possible dans les fosses nasales, debout devant lui, mais un peu de côté pour ne pas masquer le jour. le chirurgien écarte la narine en dehors, et de la main droite il introduit la pince jusqu'au pédicule du polype, qu'il tâche de saisir le plus près possible de son insertion. Abandonnant alors la narine qu'il écartait, il fixe de la main gauche les branches de l'instrument au niveau de leur entrecroisement, tandis que de la droite il étreint le polype en pressant sur les anneaux de la pince.

Pour que l'arrachement soit complet, on a l'habitude de tordre sur lui-même le pédicule du polype, et de ne chercher à l'arracher que lorsqu'on l'a déjà déraciné par la *torsion*. Voici

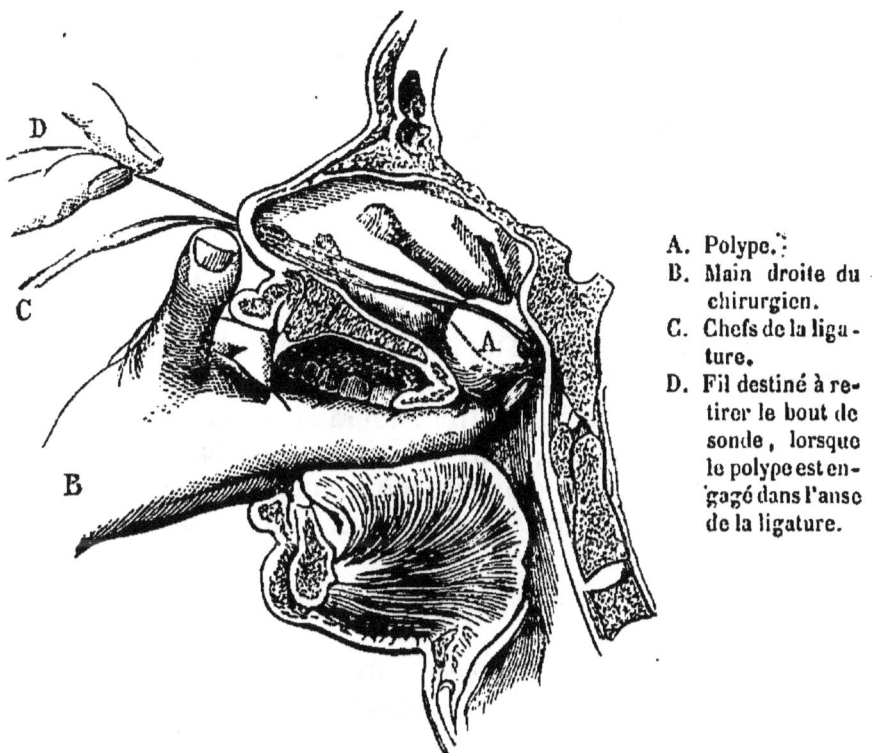

A. Polype.
B. Main droite du chirurgien.
C. Chefs de la ligature.
D. Fil destiné à retirer le bout de sonde, lorsque le polype est engagé dans l'anse de la ligature.

Fig. 211.

comment on exécute ce temps de l'opération. Le chirurgien tenant la pince fermée et la serrant de la main gauche, entre ses anneaux et le point de l'entrecroisement de ses branches, il lui

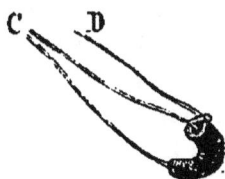

A. Bout de sonde.
D. Fil destiné à le retirer.
C. Chef de la ligature engagée dans le bout de sonde.

Fig. 212.

imprime un mouvement de rotation de gauche à droite avec son autre main qui, en tenant les anneaux rapprochés, passe de la rotation dans la supination. Pour recommencer ce mouvement, sans lâcher le polype, il faut que la main gauche maintienne la pince fermée, pendant que la droite quitte les anneaux pour les reprendre en pronation.

Lorsque les polypes ont un volume considérable, souvent ils fuient devant l'instrument, qui les pousse en arrière, parce qu'il n'y a pas d'espace suffisant entre eux et les parois des fosses nasales pour que la pince puisse s'y introduire facilement. Dans ces cas, on introduit dans le pharynx l'indicateur d'une main, qui repousse le polype d'arrière en avant et l'engage dans les mors de l'instrument (fig. 211). Pour que le doigt arrive sans difficulté à l'orifice postérieur des fosses nasales, il faut d'abord le porter en bas, afin de relever le bord libre du voile du palais et passer derrière. Si l'on n'opérait pas ainsi, on fatiguerait le malade en pressant le voile du palais contre la paroi postérieure du pharynx, et le doigt ne pourrait arriver jusque sur le polype.

Longtemps avant Dupuytren, Morand introduisait un indicateur dans le pharynx, mais c'était dans le but d'ébranler le polype en le pressant d'arrière en avant avec ce doigt, tandis qu'il le poussait d'avant en arrière avec l'autre indicateur introduit par la narine.

On recommence cette opération jusqu'à ce que les fosses nasales soient complétement libres, ce que l'on reconnaît au souffle net de l'air que le malade expire avec force. Tant qu'il reste quelque portion d'un polype dans l'une de ces cavités, l'air y vibre et produit un bruit qui ne permet pas au chirurgien de se tromper.

Lorsque les polypes s'insèrent près de l'orifice postérieur des fosses nasales, on peut se servir de pinces courbes que l'on introduit par la bouche et le pharynx jusque sur le pédicule des tumeurs, en les guidant avec le doigt indicateur de la main gauche qui suit le même chemin que l'instrument.

Procédé de Manne. — Ce procédé, qui, suivant M. Velpeau, était connu du temps d'Hippocrate, consiste à *inciser le voile du palais* de haut en bas et d'avant en arrière, afin d'arracher plus facilement par la bouche les polypes trop volumineux pour passer sans ce débridement à travers l'isthme du gosier.

Les lèvres du voile du palais divisé se réunissent d'elles-mêmes sans suture, contrairement à ce qu'on observe dans les divisions congénitales.

Procédé de M. Nélaton. — M. Nélaton a eu l'idée d'inciser le voile du palais sur la ligne médiane, d'écarter les lèvres de cette incision, et d'ajouter au procédé de Manne une large perte

de substance de la voûte palatine, qu'il pratique en faisant avec
un poinçon dans la portion horizontale du maxillaire supérieur
deux trous dans lesquels il introduit la pointe des branches
d'un sécateur qui sert à couper la voûte palatine, d'abord transversalement, puis d'avant en arrière aux deux extrémités de
cette première section transversale. Il enlève ainsi toute la
partie de la voûte palatine qui est comprise entre son bord
postérieur et les points perforés.

Par cette large perte de substance on peut voir les parois
externe et supérieure des fosses nasales jusque dans le pharynx,
et les débarrasser des polypes qui s'y implantent, bien plus sûrement que par l'incision simple du voile du palais.

Dans ce procédé, après avoir excisé les polypes, il est facile
d'en détruire les racines par la cautérisation.

B. *Excision.* — *Procédé ordinaire.* — Le polype ayant été
saisi à l'aide des pinces indiquées plus haut, on l'attire en avant,
et dès qu'on aperçoit son pédicule, on le coupe d'un coup de
ciseaux ou avec le bistouri, le plus près possible de la muqueuse
où il est implanté.

Dans les cas où les polypes se portent en arrière, si l'on voulait recourir à l'excision, il faudrait se servir de ciseaux courbes;
mais il n'est guère possible de pratiquer alors cette opération
d'une manière convenable, sans avoir recours à la section de la
voûte palatine par le procédé de M. Nélaton.

Procédé de M. Wathely. — M. Wathely, dit M. Velpeau,
en est revenu à l'usage du syringotome, c'est-à-dire d'un
bistouri prolongé en bec de sonde, concave sur son tranchant, et que renferme une gaîne dans laquelle on le fait
aisément glisser, soit du côté de la pointe, soit vers son manche.

Je n'ajouterai rien à cette indication succincte, parce que personne n'a eu jusqu'ici l'idée de répéter cette opération.

C. *Ligature.* — La ligature des polypes des fosses nasales se
fait au moyen d'un lien dont les bouts sortent par la narine.
Cette méthode comprend des procédés nombreux, mais qui
diffèrent peu des principaux que nous allons décrire.

Procédé de Desault. — Le malade étant dans la position indiquée pour l'arrachement, le chirurgien introduit par la narine
du côté où siègent les polypes une sonde de gomme qu'il pousse
contre la paroi extérieure du pharynx. Lorsque cet instrument
est parvenu au niveau de l'isthme du gosier, au moyen d'une pince
à pansement introduite par la bouche, on en saisit l'extrémité
qu'on amène en avant de manière à pouvoir attacher à ses yeux
les deux chefs d'un fil dont la partie moyenne forme une anse.

Les deux chefs de la ligature sont ensuite retirés par la narine et dégagés de la sonde ; en les tirant de plus en plus au dehors, on cherche à engager derrière le pédicule du polype l'anse qu'ils forment à leur partie moyenne, et, pour plus de sûreté, on guide ce mouvement avec un doigt jusqu'à l'orifice postérieur des fosses nasales. Quand, en tirant sur les deux chefs de la ligature, on reconnaît que leur anse entoure le polype, il ne reste plus qu'à nouer et à étreindre au moyen d'un serre-nœud (fig. 213, A). Si le milieu de la ligature dépassait le point où siége le polype, il faudrait recommencer l'opération, à moins qu'on n'eût eu soin, comme le conseillait Desault, d'attacher à l'anse un fil qui, sortant par la bouche, permet de la ramener en arrière du polype qu'elle doit accrocher.

Procédé de A. Dubois. — Dubois passait l'un des chefs de la ligature dans un segment de sonde qui, étant introduit jusqu'au milieu du fil, servait à maintenir ouverte l'anse dans laquelle on doit engager le pédicule du polype (fig. 211 et 212). Ce segment de sonde peut glisser sur la ligature, et comme il ne doit servir que jusqu'au moment où l'anse sera arrêtée par le pédicule du polype, un fil coloré, passé à travers un de ses bords, sert à le faire sortir par la narine, lorsqu'il est devenu inutile. Ce fil est attaché comme les deux chefs de la ligature, aux yeux de la sonde, par laquelle ces trois bouts de fil sont ramenés de la bouche dans les fosses nasales. Le reste de l'opération est comme dans le procédé de Desault.

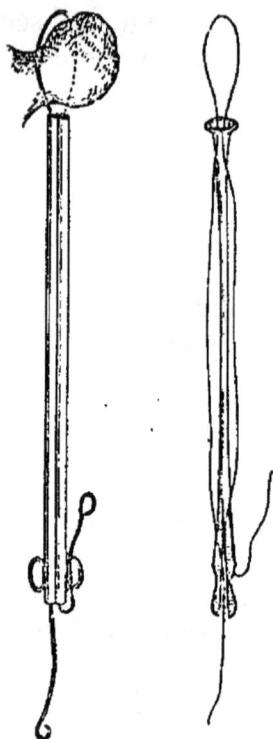

Fig. 213.

Procédé de Levret. — Un fil d'argent plié en deux et formant une anse est introduit dans un tube métallique que le chirurgien conduit, par la narine et la fosse nasale, au delà de l'insertion du polype. Poussant alors les deux extrémités du fil, on agrandit l'anse formée au delà du tube, et l'on tâche d'y engager le polype. Lorsqu'on a réussi, on retire le tube métallique simple et on le remplace par une canule double dont chacune des tubulures reçoit un des chefs de la ligature (fig. 213). Les bouts du fil d'argent ayant été fixés aux anneaux de l'instrument, on étreint de plus en plus le polype à mesure qu'on tourne la canule sur son axe.

Procédé de Brasdor. — Au lieu d'engager le polype dans l'anse comme Levret, Brasdor opère comme Desault ; mais, au lieu d'une ligature de chanvre, il se sert d'un fil d'argent.

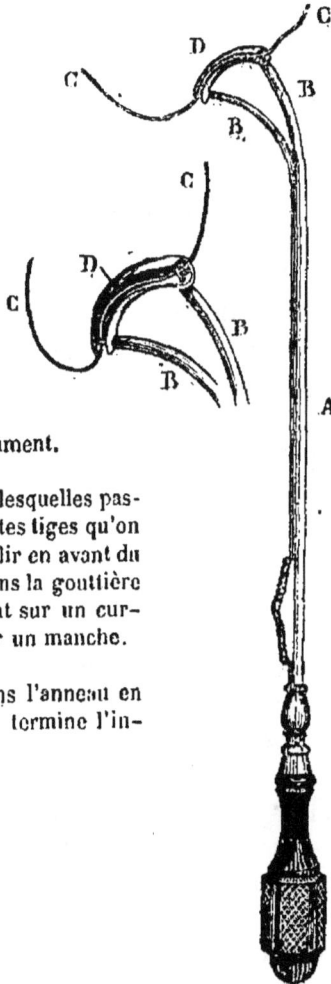

A. Tige de l'instrument.

B,B. Branches dans lesquelles passent deux petites tiges qu'on peut faire saillir en avant du fil engagé dans la gouttière D, en pressant sur un curseur situé sur un manche.

C,C. Fil engagé dans l'anneau en gouttière qui termine l'instrument.

FIG. 214.

Procédé de M. Félix Hatin. — Dans ce procédé, on porte la ligature par la bouche derrière le voile du palais, à l'aide d'un instrument courbe qu'une vis peut élargir lorsqu'il est parvenu près du polype. Une longue tige, qui parcourt l'instrument dans toute sa longueur, fait saillir au delà de son extrémité recourbée deux petits crochets qu'elle retire en deçà de cette extrémité par un mouvement inverse (fig. 214). Ces crochets fixent solidement une anse de fil qu'on y engage, lorsque la tige qui les supporte les abaisse, tandis qu'ils la laissent libre de s'échapper, quand ils dépassent l'extrémité de l'instrument.

Voici d'ailleurs comment on opère par ce procédé. Une anse de fil ayant été introduite dans la bouche au moyen d'une sonde, comme nous l'avons indiqué pour le procédé de Desault, on l'engage dans les crochets saillants de l'instrument, et on l'y fixe en abaissant ces crochets.

L'instrument est alors introduit derrière le voile du palais sur la paroi supérieure du pharynx, près de l'orifice postérieur des fosses nasales. Pour être bien sûr que l'anse sera assez large pour embrasser le polype, on l'agrandit en élargissant la partie de l'instrument sur laquelle elle repose, effet que l'on produit à volonté à l'aide de la vis dont nous avons déjà parlé.

Poussant ensuite les crochets au delà de l'extrémité de l'instrument, on dégage la ligature en tirant sur ses deux chefs qui sortent par la narine. Il ne reste plus, après cela, qu'à étreindre le polype au moyen d'un serre-nœud ordinaire.

Cet instrument est très-commode pour lier les polypes implantés sur la partie postérieure de la paroi supérieure des fosses nasales ; mais pour ceux qui ont leurs racines dans la paroi externe, il faut que l'extrémité de l'instrument soit courbée de manière que ses deux crochets se trouvent sur une même ligne verticale, l'un étant supérieur et l'autre inférieur.

Procédé de M. Rigaud. — M. Rigaud a inventé un instrument qu'il a appelé *polypodome*, et qui consiste en trois tiges d'acier, courbées à leur terminaison, qu'une canule, dans laquelle elles glissent, peut rapprocher ou éloigner. Toutes les trois elles sont percées, près de leur extrémité, d'un trou qui se continue avec une fente dont les deux parties, en s'écartant, permettent de retirer un fil engagé dans le trou.

Ce procédé ne diffère du précédent que par l'instrument. L'opération s'exécute avec le polypodome de M. Rigaud comme avec le porte-ligature de M. Hatin.

M. Leroy d'Étiolles a, lui aussi, imaginé un instrument ingénieux qui remplit les mêmes indications que ceux dont je viens de donner la description. Pour ne pas fatiguer l'esprit du lecteur, je me contenterai de le représenter par une figure (fig. 215).

39.

D. *Cautérisation.* — Beaucoup de caustiques ont été employés pour détruire les polypes. Je ne pense pas qu'il soit utile de les énumérer et de décrire leur mode d'application.

La cautérisation se pratique dans les fosses nasales comme partout ailleurs. Le chirurgien devant s'efforcer de borner l'application des agents caustiques aux parties qu'il veut détruire, ceux qui produiront leur effet le plus promptement sont nécessairement ceux qui méritent la préférence.

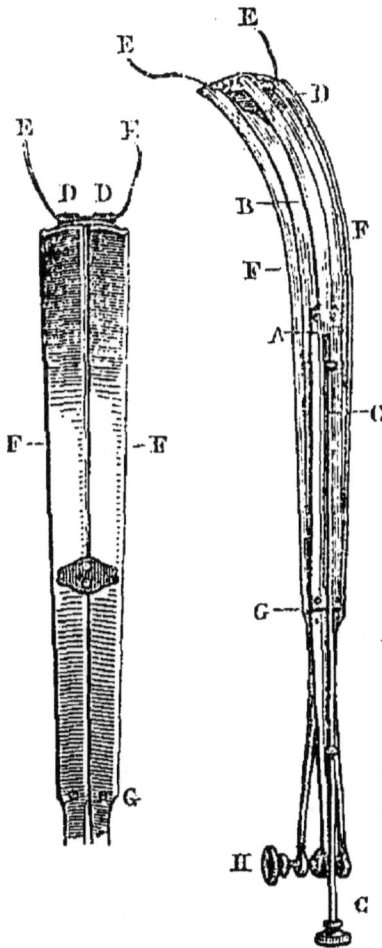

A,B,C. Tige parcourant l'instrument dans toute sa longueur.

D,D. Crochets de l'extrémité supérieure de cette tige.

E,E. Fil engagé dans les crochets.

F,F. Lames susceptibles de s'écarter et faisant corps avec la tige.

H. Vis qui éloigne ou rapproche les lames l'une de l'autre.

FIG. 215.

La cautérisation, combinée avec l'excision ou l'arrachement, complète une opération qui, sans elle, serait le plus souvent insuffisante.

M. Nélaton, reconnaissant l'insuffisance de l'excision des polypes naso-pharyngiens, cautérise avec le fer rouge ou avec le caustique Filhos le pédicule des polypes excisés. M. Desgranges a imaginé un appareil instrumental, au moyen duquel il porte la pâte au chlorure de zinc sur les polypes du pharynx ; par son procédé, il évite la division du voile du palais, qui est un inconvénient du procédé de M. Nélaton. (Voy., pour les détails, *Traité de Philippeaux*, p. 358.)

Depuis la publication de la première édition de ce livre, M. Middeldorpf a tenté de guérir les polypes naso-pharyngiens par le galvano-caustique.

Au lieu des fils dont nous avons parlé à l'article *Tumeurs érectiles*, M. Middeldorpf se sert, pour enlever les polypes naso-pharyngiens, d'une anse coupante qui, après avoir été passée derrière le pédicule du polype, est ramenée d'arrière en avant et fixée au conducteur de l'appareil électrique.

L'auteur de cette méthode, s'étant aperçu qu'une partie du pédicule d'un polype n'avait pas été enlevée, imagina de remplacer l'anse coupante par un galvano-cautère en forme de pelle à manche très-mince, et l'ayant introduit par la narine, il le rougit en faisant passer un courant électrique. Au moyen de ce galvano-cautère, il parvint à détruire les derniers restes du polype.

Ablation du maxillaire supérieur. — Reconnaissant combien il est difficile de détruire les polypes naso-pharyngiens jusque dans leurs racines, même en incisant le voile du palais (procédé de Manne) ou en ouvrant une voie plus large en excisant une partie de la voûte palatine (procédé de M. Nélaton), quelques chirurgiens ont, dans ces dernières années, pratiqué l'ablation complète du maxillaire supérieur. (Voyez cette opération, page 239.)

Luxation du maxillaire supérieur. — M. Huguier, pour conserver aux malades un os, dont l'importance est incontestable, scie le maxillaire supérieur transversalement de sa face externe jusque dans la fosse nasale correspondante ; il peut alors le luxer sur celui du côté opposé et ouvrir ainsi un accès large et facile pour rechercher les polypes, les exciser et cautériser leur point d'implantation avec le fer rouge.

M. Désanneau a fait cette luxation d'avant en arrière, en faisant pivoter le maxillaire sur l'attache du voile du palais à la portion horizontale de l'os.

Appréciation. — *L'excision* est une méthode qui pourrait convenir s'il n'y avait qu'un polype, que ce polype fût fibreux et qu'il fût situé près de l'orifice antérieur des fosses nasales.

Pour tous les autres cas, l'arrachement et la ligature sont préférables. L'*arrachement*, lorsqu'il est complet, est la méthode la plus sûre, parce qu'elle enlève les racines de tumeurs qui sont remarquables par leur tendance à se reproduire ; mais on ne peut y avoir recours avec confiance que lorsque les polypes ont leur siége dans la moitié antérieure des fosses nasales. La *ligature* convient au contraire pour ceux qui, étant pédiculés, sont implantés à la paroi supérieure près du pharynx. Pour lier ces polypes, on peut se servir indifféremment de l'un ou de l'autre des divers instruments indiqués plus haut.

Je crois qu'il ne faut pas reculer devant la gravité d'une incision du voile du palais et d'une résection d'une portion de la voûte palatine, lorsque les polypes situés à la partie postérieure des fosses nasales ont un volume considérable ou sont en grand nombre, parce que autrement il est à peu près impossible d'être sûr que le mal a été complétement enlevé.

Dans tous les cas, il n'y aura de sécurité pour le malade que si les points d'implantation des polypes sont détruits par le fer rouge ou par un caustique.

La résection du maxillaire et sa luxation sont sans doute des opérations dont il faut tenir compte, parce que la consolidation des os remis en place s'obtient assez vite ; mais ces opérations ont été pratiquées trop rarement pour que je puisse me prononcer sur leur valeur.

§ 2. — **Tamponnement des fosses nasales.**

Le malade étant placé comme pour l'extirpation des polypes, le chirurgien introduit dans la fosse nasale qui est le siége de l'hémorrhagie une sonde ordinaire, ou mieux une sonde de Bellocq, dont l'extrémité est amenée dans la bouche (fig. 216). On attache aux yeux de cette sonde les deux chefs d'un fil ciré très-résistant, au milieu duquel est lié un bourdonnet de charpie assez gros pour boucher l'orifice postérieur des fosses nasales. En retirant la sonde par la narine, on entraîne la ligature, sur laquelle on tire jusqu'à ce qu'on rencontre une grande résistance provenant de l'obstacle que l'orifice postérieur des fosses nasales oppose au passage du bourdonnet.

Les deux chefs de la ligature étant alors écartés, on introduit dans leur intervalle des boulettes de charpie qui doivent être tassées dans le nez de manière à s'opposer au passage du sang qui coule dans la fosse nasale. Ce bouchon est retenu dans le nez par un double nœud des deux chefs de la ligature, qui fixe en même temps le bourdonnet à l'orifice nasal postérieur. L'hémorrhagie s'arrête alors par la coagulation du sang, qui ne trouve d'issue ni par l'un ni par l'autre des orifices antérieur et postérieur.

Lorsqu'on veut cesser le tamponnement, on coupe la ligature près du nœud, on enlève les boulettes de charpie, et quand il n'y a plus que le bourdonnet, on le retire au moyen d'un fil, dont l'un des bouts a été fixé à ce corps avant son introduction, tandis que l'autre, passant au dessous du voile du palais, sort par la bouche.

Procédé de M. Martin-Saint-Ange. M. Martin-Saint-Ange a imaginé pour le tamponnement des fosses nasales un instrument qu'il nomme *rhinobion*, et qui consiste dans une canule s'ouvrant par l'une de ses extrémités dans un petit sac de baudruche, et munie à l'extrémité opposée d'un robinet qui, suivant

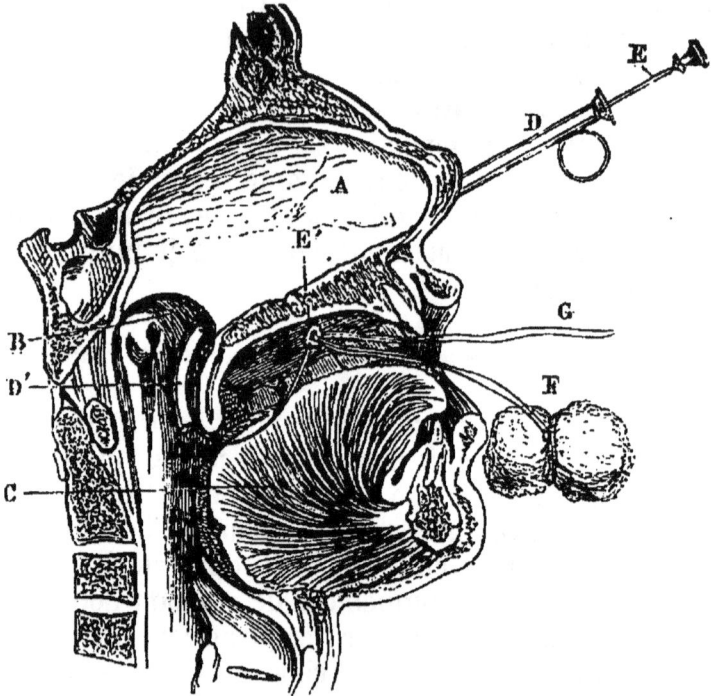

FIG. 216.

A'. Cloison des fosses nasales.
B. Extrémité supérieure du pharynx.
C. Coupe de la langue.
D. Sonde de Bellocq introduite dans la fosse nasale gauche.
D'. Extrémité de la sonde dans le pharynx.

E. Tige sur laquelle on presse pou pousser le ressort hors de la sonde.
E'. Œil du ressort dans lequel on passe les deux chefs de la ligature.
F. Bourdonnet de charpie.
G. Chefs de la ligature qui serre le bourdonnet.

le sens où on le tourne, empêche ou permet la communication
avec l'air extérieur. Le rhinobion se fixe à l'une des ailes du nez
au moyen d'un curseur mobile. Le petit sac étant vide, on le
porte par le nez avec la tige à laquelle il est lié, jusqu'au delà
de l'orifice postérieur des fosses nasales. On l'insuffle alors avec
la bouche, on tourne le robinet pour s'opposer à la sortie de
l'air insufflé, et l'on tire sur l'instrument de manière à engager
le petit sac dans l'orifice postérieur qu'il doit boucher. Il ne
reste plus alors qu'à remplir la narine de boulettes de charpie
que l'on fixe à l'aide d'un fil qui s'attache d'autre part à la tige
du rhinobion.

Au lieu de cet instrument qu'on ne trouve pas partout, M. Mar-
tin-Solon s'est servi d'une sonde de gomme. L'une des extrémités
de cette sonde est munie d'un sac de baudruche, tandis que
l'autre est fermée par un robinet. Les deux chefs d'un fil attaché
à la partie de la sonde qui correspond au milieu de la fosse nasale sont amenés en avant et noués sur des boulettes de charpie
qui bouchent la narine.

§ 3. — Cathétérisme du sinus maxillaire.

Anatomie. — Si l'on examine un sinus maxillaire sur des
pièces sèches, dépouillées de leur membrane muqueuse, on aperçoit sur sa paroi interne une ouverture assez large établissant une
communication entre ce sinus et la fosse nasale correspondante ;
mais en faisant le même examen sur une tête dont la membrane
pituitaire est intacte, on reconnaît que cette ouverture est bien
moins grande qu'on ne l'aurait cru d'après l'inspection seule des
os. M. Giraldès, à qui la science est redevable d'un excellent
travail sur l'anatomie normale et pathologique du sinus maxillaire, affirme que, dans l'état normal, l'orifice du sinus maxillaire
n'existe pas, comme tous les anatomistes l'ont répété, au milieu
du méat moyen, mais bien à sa partie supérieure et antérieure
où il est en partie recouvert par un éperon osseux dépendant de
l'ethmoïde. Si, parfois, on rencontre dans le premier point sur
la membrane muqueuse un ou deux pertuis donnant accès dans
le sinus, cet état n'est que la conséquence d'un travail pathologique. Si cette disposition anatomique, indiquée par M. Giraldès, est constante, il est évident que le cathétérisme du sinus
maxillaire est impossible. Il est donc probable qu'en pratiquant
cette opération comme je vais le dire, on ne pénètre dans le sinus
qu'en déchirant la membrane muqueuse.

Opération. — En s'exerçant souvent sur le cadavre, on parvient à introduire sans effort une petite sonde courbe dans le sinus maxillaire. Voici comment je pratique ce cathétérisme. L'opéré étant étendu sur un lit, sa tête un peu penchée du côté que je veux sonder, la concavité de la sonde regardant en haut, je porte le bec de cet instrument au dessus du cornet inférieur, je le pousse en haut et en arrière jusqu'à ce qu'il heurte contre le cornet moyen. Alors, par un petit mouvement de bascule, je fais descendre le bout de la sonde d'un demi-centimètre environ, et je le pousse doucement en dehors contre la paroi interne du sinus, dans l'orifice duquel je parviens presque toujours à l'engager.

Ce cathétérisme n'est presque jamais pratiqué sur le vivant; dans les cas où l'on pourrait faire cette opération, on lui préfère la perforation des parois du sinus.

§ 4. — Perforation du sinus maxillaire.

Anatomie. — Le sinus maxillaire est une cavité circonscrite par les lames osseuses qui constituent le maxillaire supérieur. Ses parois sont loin d'avoir la même épaisseur et la même solidité dans les différents points de leur étendue. Très-épaisses et très-résistantes au niveau de la tubérosité malaire, elles sont extrêmement minces et friables à la face interne de l'os et dans la partie de sa face antérieure qui est au-dessous de la tubérosité. Les alvéoles des dents molaires ne sont séparés du sinus maxillaire que par une lamelle osseuse tellement mince, qu'on admet généralement que cette paroi du sinus peut être perforée par la racine des dents.

Opération. — Je crois qu'à l'exemple de Lamorier, cité par Boyer, il faut admettre pour cette opération un *lieu d'élection* et un *lieu de nécessité*. Disons tout de suite que ce dernier est indiqué par une fistule dans un point quelconque de l'os, et occupons-nous du lieu d'élection, qui n'est pas le même pour tous les chirurgiens.

Perforation des alvéoles. — C'est le plus ordinairement par le fond d'un alvéole que l'on perfore le sinus maxillaire. On examinera toutes les dents molaires avoisinant cette cavité, et si l'une d'elles est cariée, c'est celle-là qu'il faudra enlever; d'ans le cas contraire, on extraira la troisième, qui est celle dont lalvéole est le plus rapproché du sinus.

La lèvre supérieure étant relevée par un doigt qui se recourbe au-dessous d'elle, près de sa commissure, un trocart tenu à peu près comme un couteau à découper, mais son extrémité arrondie reposant dans la paume de la main (fig. 217), est alors enfoncé

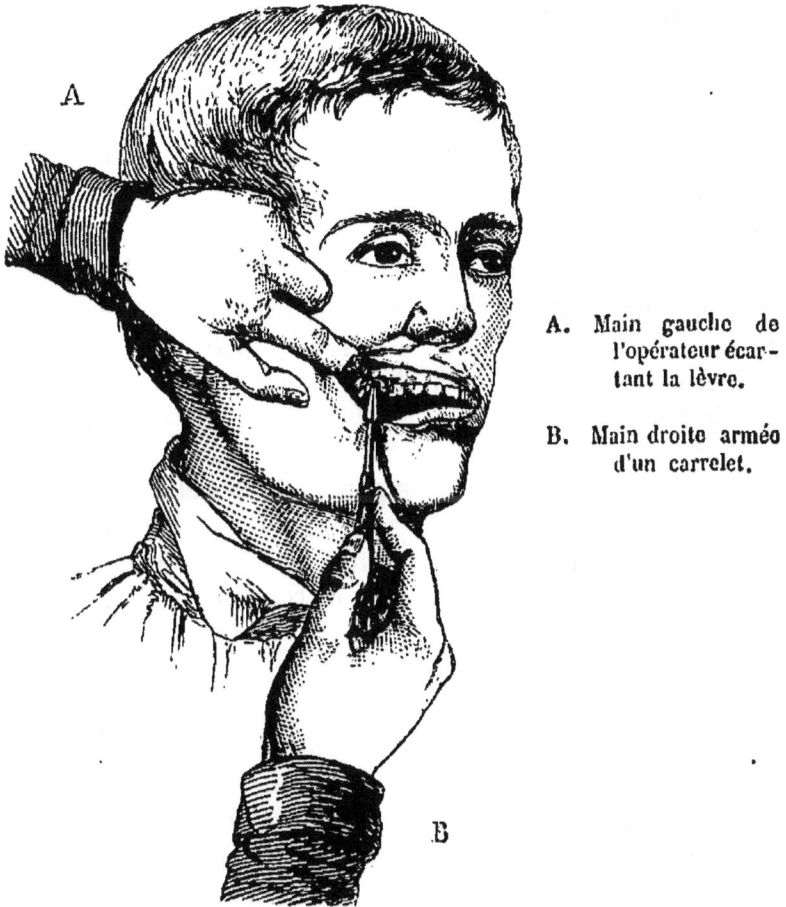

A.

A. Main gauche de l'opérateur écar-tant la lèvre.

B. Main droite armée d'un carrelet.

B

FIG. 217.

de bas en haut et un peu de dehors en dedans, jusqu'à ce que le chirurgien ait la sensation d'une résistance vaincue. En reti-rant le poinçon du trocart, on laisse sortir par sa canule le liquide qui distendait le sinus.

Comme un trocart ordinaire perfore difficilement les os, je lui préfère une espèce de carrelet sans canule qui, ayant une grande résistance, permet d'ouvrir largement le sinus, ce qui est indispensable pour empêcher la reproduction de la maladie pour laquelle on opère. Boyer veut que cette ouverture soit assez grande pour qu'on puisse y enfoncer l'extrémité du petit doigt. Aussi, à l'exemple de Desault, après avoir pénétré dans le sinus avec un perforatif pointu, il se sert d'un autre dont l'extrémité est mousse, mais dont la grosseur l'emporte de beaucoup sur celle du premier.

Le pansement consiste à faire des injections dans la cavité dilatée avec des liquides émollients d'abord, puis astrigents. Boyer veut qu'on y introduise des bourdonnets de charpie qui s'opposent à ce que des parcelles d'aliments pénètrent dans la plaie. Comme ce dernier pansement a l'inconvénient de produire du gonflement et de la douleur, je lui préfère les injections.

Procédé de Bertrandi. — Dans un cas où la distension du sinus maxillaire coïncidait avec une fistule ayant son ouverture sur le plancher de l'orbite, Bertrandi introduisit par cet orifice fistuleux un perforatif qu'il dirigea de haut en bas contre la paroi inférieure du sinus, où il perfora l'arcade alvéolaire entre les deux dernières molaires.

On voit que ce procédé ne pourrait convenir que dans un cas où il existerait une fistule à la paroi supérieure du sinus, et encore si le malade de Bertrandi n'avait pas été borgne, je doute qu'on eût pu aussi facilement introduire un perforatif, sans s'exposer à blesser l'œil.

Perforation de la voûte palatine. — L'opération se pratique comme pour la perforation d'un alvéole; il n'y a que le siége de la ponction qui diffère. Mais la voûte palatine ne peut pas être un *lieu d'élection*, c'est un *lieu de nécessité*; on ne la perfore pour pénétrer dans le sinus que dans le cas où il y a de la fluctuation, ou lorsqu'il existe déjà un orifice fistuleux insuffisant pour donner issue aux matières accumulées.

Perforation de la paroi externe. — L'incision de la joue pour arriver sur la paroi externe du sinus est généralement abandonnée. Il suffit de faire relever la lèvre par un aide pour qu'on puisse porter le trocart sur la plus grande partie de cette paroi. La fosse canine est alors le point le plus convenable.

On ne pratique guère cette opération que lorsque la tumeur du sinus est saillante dans cette région.

Dans un cas où un abcès de cette cavité s'était fait jour à travers la voûte palatine, Ruffel introduisit par la fistule un trocart qu'il fit sortir en dehors au-dessus des alvéoles, et qu'il remplaça par une mèche à séton.

40

Perforation de la paroi interne. — On a perforé la paroi interne du sinus maxillaire pour laisser écouler le liquide qui s'y est accumulé, et l'on a remplacé le perforatif par une canule de plomb qu'on a laissée à demeure (Gooch).

Appréciation. — Lorsque la paroi interne du sinus, distendue par du pus ou de la sérosité, fait saillie dans la fosse nasale correspondante, je crois qu'il vaut mieux faire la perforation en ce point que partout ailleurs; un trocart ordinaire suffit pour la pratiquer, à cause du peu de résistance qu'offre cette paroi naturellement très-mince et amincie encore par la distension.

Dans les cas où la fluctuation n'existe en aucun point de la tumeur, c'est par les alvéoles qu'il est le plus avantageux de faire la perforation.

CHAPITRE V.

OPÉRATIONS QU'ON PRATIQUE SUR LE COU.

Nous ne parlerons dans cet article que des opérations qu'on pratique sur la portion cervicale des voies respiratoires, sur l'œsophage et sur le corps thyroïde, car nous avons rattaché aux opérations de la bouche celles des glandes parotide et sous-maxillaire.

ARTICLE Ier.

VOIES RESPIRATOIRES.

§ 1er. — **Bronchotomie.**

On donne le nom de *bronchotomie* à l'incision de la portion cervicale des voies respiratoires. Suivant qu'on pratique cette incision sur la trachée, sur le larynx ou sur l'un et l'autre de ces organes, l'opération prend le nom de *trachéotomie, laryngotomie, laryngo-trachéotomie.*

A. *Trachéotomie.*

Anatomie. — La trachée est cette partie des voies respiratoires qui commence au bord inférieur du larynx et se termine dans le thorax par une bifurcation qui constitue les bronches. Elle est formée de canaux cartilagineux séparés les uns des autres par des intervalles membraneux. Située sur la ligne médiane, elle descend verticalement en s'infléchissant pourtant un peu à droite.

En avant, l'isthme du corps thyroïde recouvre son premier et souvent son second anneau ; plus bas, la trachée est recouverte par les muscles sterno-hyoïdiens et sterno-thyroïdiens droits et gauches, qui ne sont séparés les uns des autres que par la ligne blanche.

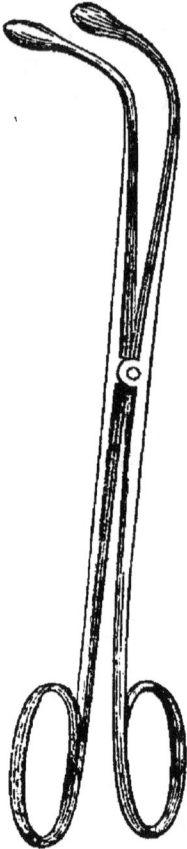

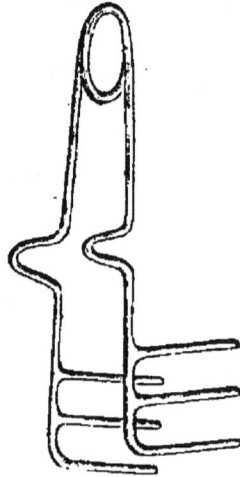

Fig. 219.

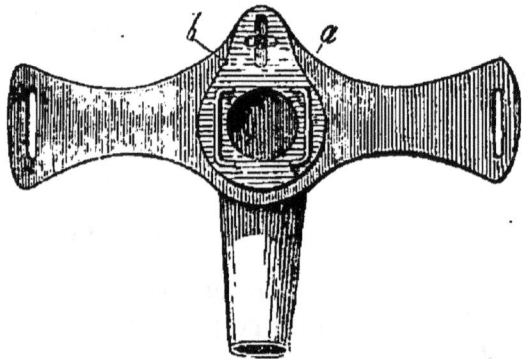

Fig. 220.

Fig. 218.　　　*a.* Pavillon ailé de la canule externe. — *b.* Canule interne

Entre ces muscles et la trachée, se trouvent le plexus veineux thyroïdien et l'artère thyroïdienne de Neubauer, qui, quand elle existe (ce qui heureusement est rare), monte le long de la ligne médiane vers l'isthme du corps thyroïde.

Sur les côtés, la trachée est couverte, dans une grande étendue, par les lobes du corps thyroïde. L'artère carotide primitive et le nerf pneumogastrique longent ses bords ; près du thorax à droite elle est un peu débordée en avant par le tronc artériel brachiocéphalique.

Avant de pratiquer la trachéotomie, il faut disposer sur une table un bistouri droit et un bistouri boutonné, une pince à disséquer, la pince dilatatrice de M. Trousseau (fig. 218), ou le dilatateur de M. Maslieurat (fig. 219), enfin une canule double dont l'interne peut être nettoyée pendant que l'externe reste en place (fig. 220). La canule externe est prolongée à droite et à gauche par une petite lame à laquelle s'attache un ruban inextensible qui sert à fixer l'instrument.

Opération. — Le malade couché sur le dos, son cou appuyé sur un oreiller plié en deux, sa tête portée dans le sens de l'extension, mais pas assez renversée en arrière pour augmenter la difficulté de respirer, le chirurgien se place à la gauche du malade, qui doit tourner le dos à la fenêtre, de manière que la lumière l'éclaire de la tête vers la poitrine. L'opéré étant maintenu dans cette position par trois ou quatre aides, l'opérateur fixe la trachée entre le pouce et l'indicateur de la main gauche, et portant la pointe d'un bistouri légèrement convexe à un travers de doigt du bord supérieur du sternum, il incise de bas en haut jusqu'auprès du cartilage cricoïde. La peau, le tissu cellulaire et le muscle peaucier ayant été divisés, le chirurgien cherche la ligne blanche, et soulevant les muscles sterno-thyroïdiens qui se touchent presque en ce point, il les écarte l'un de l'autre. C'est alors qu'on découvre de nombreux et gros rameaux veineux qui se répandent dans le tissu cellulaire sousjacent aux muscles. S'ils formaient un plexus inextricable, il faudrait, à l'exemple de M. Trousseau, se décider à les diviser ; mais comme presque toujours il y a entre eux des intervalles qui s'étendent dans la direction de la trachée, il n'est pas difficile de les éviter ; et cela est plus important que ne le pensent les médecins qui n'ont pratiqué la trachéotomie que sur des enfants, parce que les vaisseaux qui composent le plexus acquièrent avec l'âge un développement qui donne de la gravité à leur lésion.

Les muscles sterno-thyroïdiens ayant été éloignés l'un de l'autre, et les rameaux du plexus veineux écartés, le chirurgien tenant son bistouri comme une plume à écrire, en porte la pointe sur la trachée, dans le point le plus bas de l'incision, et, appuyant la pulpe de l'indicateur gauche sur le dos de l'instrument (fig. 221), il divise la trachée dans une étendue qui varie suivant la cause pour laquelle on pratique l'opération.

Quand la trachéotomie a pour but d'extraire un corps étranger, l'incision doit comprendre cinq ou six cerceaux, tandis qu'il suffit d'en inciser quatre pour placer une canule qui permette l'entrée d'une assez grande quantité d'air.

Quelques chirurgiens remplacent le bistouri pointu par un bistouri boutonné, ou se servent de ciseaux, dès que le premier instrument a fait une ouverture à la trachée; mais cette précaution est inutile, lorsqu'on opère comme je viens de le dire; la main droite modère, en effet, l'impulsion qui est imprimée à l'instrument par l'indicateur de la main gauche, et, dans aucun cas, ce mode opératoire ne peut donner lieu à des échappées qui inciseraient au delà de ce qui est utile.

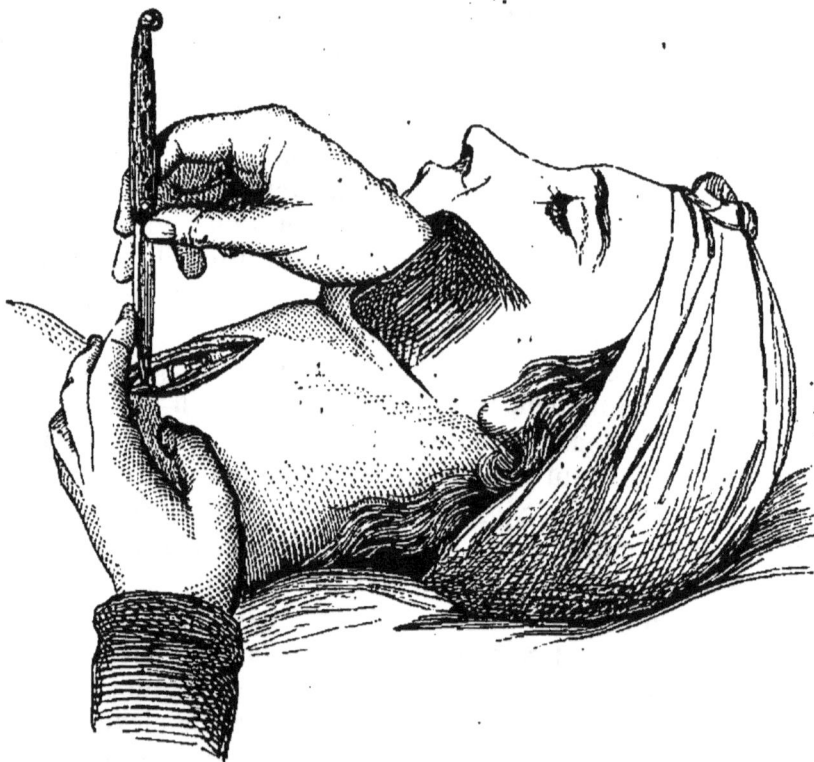

Fig. 221.

La trachée ayant été incisée, et les deux lèvres de cette incision étant écartées à l'aide d'une pince dont les deux mors coudés, introduits de haut en bas, dans le bout inférieur de la trachée, s'éloignent l'un de l'autre (Trousseau), on glisse la canule dans leur intervalle, et pendant que le chirurgien la tient appliquée, un aide noue derrière le cou du malade les deux liens qui

sont attachés aux petites plaques de l'instrument qu'ils doivent
fixer assez solidement pour que la canule reste dans la trachée,
malgré l'impulsion qui lui est communiquée par une toux con-
vulsive.

Avec une plume ou un petit écouvillon monté sur une baleine
flexible, on enlève les fausses membranes qui ont déjà envahi la
partie inférieure de la trachée.

Quelques médecins, MM. Trousseau et Bretonneau, conseillent de faire tomber sur la muqueuse trachéale quelques gouttes
d'une solution de nitrate d'argent pour modifier sa vitalité
(30 centigrammes pour 30 grammes d'eau).

Après l'opération, il faut passer autour du cou une petite
cravate de mousseline qui tamise l'air et l'échauffe un peu avant
son entrée dans les voies respiratoires.

Procédé de M. Chassaignac. — Ce procédé a pour but d'inciser la trachée en même temps que les parties molles qui la
recouvrent. Il y a longtemps que des chirurgiens ont eu la
même idée (Velpeau, *Médecine opératoire*); mais parmi les
procédés qui ont été imaginés dans cet ordre d'idées, il n'en
est aucun qui soit supérieur à celui de M. Chassaignac.

Opération. — Fixant avec l'indicateur de la main gauche le
bord inférieur du cartilage cricoïde, le chirurgien passe, au-
dessous de ce cartilage, la pointe d'un ténaculum dont la convexité, alors tournée vers le sternum, est creusée d'une cannelure. La main gauche saisissant cet instrument et le fixant d'une
manière solide, l'opérateur plonge dans la cannelure un bistouri
droit avec lequel il pénètre dans la trachée et divise quatre
anneaux de cet organe.

La canule est ensuite introduite et fixée comme nous l'avons
dit plus haut.

Chez les enfants, après avoir fait une ponction de la trachée
avec le bistouri droit, le chirurgien se sert d'un bistouri boutonné pour achever son incision.

Appréciation. — Dans un cas imminent de suffocation, le
procédé de M. Chassaignac pourrait être préférable au procédé
ordinaire; mais j'aime mieux le dernier, parce que avec lui on
voit mieux ce qu'on fait, on sait mieux ce qu'on coupe, et s'il
est moins expéditif, il est pourtant plus satisfaisant pour l'esprit
du chirurgien.

On ne saurait trop recommander d'apporter toute son attention pour introduire la canule, parce qu'il est arrivé à des
chirurgiens de la pousser entre la trachée et les muscles sterno-

thyroïdiens. Cette faute provient de ce que, au moment de l'introduction, un des côtés de la trachée, cédant sous la pression de l'instrument, s'est, en vertu de son élasticité, rapproché de l'autre côté, et a fermé la cavité dans laquelle on veut mettre la canule. Avec un dilatateur, cet accident est moins à craindre que lorsqu'on fait tenir une des lèvres de la plaie par une pince confiée à un aide inexpérimenté.

Je donne, contrairement à des chirurgiens qui font autorité, et à la tête desquels il faut nommer M. Velpeau, le conseil d'inciser de bas en haut, afin qu'on ne soit pas exposé, en faisant une échappée, à blesser le tronc brachio-céphalique qui croise un peu en avant le bas de la portion cervicale de la trachée. Je reconnais pourtant que, par ce mode opératoire, la main de l'opérateur peut être gênée par le menton du malade.

B. *Laryngo-trachéotomie.*

Au lieu de n'inciser qu'à 1 centimètre au-dessous du cartilage cricoïde, commencez l'incision au-dessus de ce cartilage, sur la membrane crico-thyroïdienne, et prolongez-la dans une étendue de 3 centimètres environ.

En divisant la membrane crico-thyroïdienne, il faut tâcher d'éviter l'artériole qui la croise horizontalement. Si l'on aperçoit cette artériole, on la repoussera en haut et l'on incisera au-dessous.

C. *Laryngotomie thyroïdienne.*

Procédé de Desault. — Le cartilage thyroïde étant placé superficiellement sous la peau, rien n'est plus facile que de le sentir en palpant cette région : de son bord supérieur à l'inférieur, il n'y a ni vaisseau ni nerf un peu important dont on ait à craindre la lésion. On peut donc inciser le cartilage sur la ligne médiane de bas en haut ou de haut en bas, comme on voudra ; pourvu que l'on reste sur la ligne médiane, on est sûr d'épargner les cordes vocales et les muscles thyro-aryténoïdiens qui s'insèrent dans l'angle rentrant du cartilage thyroïde. Il faut seulement se souvenir que l'échancrure du bord supérieur de ce cartilage donne insertion en arrière à la pointe de l'épiglotte, pour ne pas prolonger l'incision trop profondément et trop loin de ce côté.

On ne pratique cette opération que pour extraire un corps

étranger ; les bords du cartilage étant maintenus écartés, le chirurgien saisira ce corps avec une pince, si de lui-même il ne sort violemment par la plaie.

Après l'opération, il ne reste plus qu'à réunir les lèvres de la division au moyen de bandelettes agglutinatives.

D. *Laryngotomie thyro-hyodienne.*

Cette opération consiste à inciser largement la membrane qui s'étend de l'os hyoïde au cartilage thyroïde. En allant de la peau vers les parties profondes, on trouve le tissu cellulaire sous-cutané, le muscle peaucier qui, sur la ligne médiane, est uni à celui du côté opposé par une aponévrose ; plus profondément, mais sur les côtés, les muscles thyro-hyoïdiens, sterno-hyoïdiens et omo-hyoïdiens.

L'artère laryngée supérieure longe le bord supérieur du cartilage thyroïde.

Opération (*Procédé de M. Velpeau*). — Faites sur la ligne médiane une incision verticale de 6 centimètres ; puis élargissant les lèvres de la plaie, divisez la membrane thyro-hyoïdienne transversalement et plongeant un bistouri plus profondément, mais de haut en bas, faites à la racine de l'épiglotte une incision verticale qui permette d'introduire dans le larynx les mors d'une pince dont vous vous servirez pour extraire le corps étranger qui a nécessité l'opération.

Procédé de M. Malgaigne. — Au lieu d'inciser les parties molles sur la ligne médiane, M. Malgaigne les divise en travers, fait à la membrane thyro-hyoïdienne une incision transversale, entre les lèvres de laquelle on attire l'épiglotte avec une érigne ; la pince pénètre dans la cavité du larynx en passant par-dessus l'épiglotte abaissée.

Appréciation. — Lorsqu'on veut placer une canule dans les voies respiratoires pour remédier à la suffocation du croup, la *trachéotomie* est l'opération qu'il faut préférer : aussi facile au moins que les autres procédés de bronchotomie, elle n'expose à léser aucune branche artérielle. Le plexus veineux thyroïdien est trop peu développé chez les enfants pour que l'incision de quelqu'une de ses branches puisse donner lieu à une hémorrhagie, et chez l'adulte il est facile, avec un peu d'habileté, de respecter les grosses veines de ce plexus.

Je préfère le procédé ordinaire à celui de M. Chassaigna

parce que ce dernier doit exposer à la lésion de la branche anastomotique qui fait communiquer les deux artères thyroïdiennes
supérieures au niveau du bord inférieur du cartilage cricoïde, et
qu'entre des mains moins habiles que celles de l'inventeur, il
pourrait arriver que le bistouri se déviât à droite ou à gauche
en coupant tout à la fois la trachée et les parties molles qui la
recouvrent. Pour être juste, je dois ajouter que cette critique
du procédé de M. Chassaignac ne peut jusqu'à présent s'étayer
d'aucun accident survenu dans la pratique de cet habile chirurgien.

Lorsqu'on veut extraire un corps étranger introduit dans les
voies respiratoires, c'est encore la trachéotomie qu'il faut préférer, si le corps étranger a dépassé le larynx ; et alors même
qu'il est engagé dans la glotte, il serait facile de le repousser vers
la bouche en le pressant de bas en haut avec une sonde introduite dans une ouverture faite à la trachée. Pour ce dernier
cas, il est pourtant préférable d'avoir recours à la laryngotomie
thyroïdienne, lorsque le malade sent que le corps étranger est
immobile dans la glotte et ne chemine pas sous l'impulsion du
souffle de la respiration. Mais il faut se défier des sensations des
malades qui accusent parfois de la douleur dans le larynx,
lorsqu'un corps dur ne fait que froisser cet organe en passant
dans l'œsophage. Des chirurgiens ont eu à regretter d'avoir pratiqué la trachéotomie dans des cas semblables. Quelques personnes ont pensé qu'il fallait ranger dans cette catégorie de
faits le malade opéré par M. Jobert, et dont l'observation a été
rapportée d'une manière inexacte par plusieurs journaux poli-
tiques : cette opinion est fondée sur ce que l'opéré rendit, plus
tard, par la bouche, le pruneau que le chirurgien avait espéré
extraire par une ouverture faite à la trachée ; mais il est probable
que ce corps étranger était engagé dans les voies respiratoires,
et non dans celles de la digestion, parce que, dans ce dernier
cas, rien ne se serait opposé à ce qu'il suivît le même chemin
que les autres aliments.

§ 2. — Cathétérisme du larynx.

On pratique le cathétérisme du larynx : 1° pour insuffler de
l'air dans les poumons des nouveau-nés, ou des personnes, qui,
comme eux, sont menacées d'asphyxie par privation d'air ;
2° pour cautériser les voies aériennes au-dessous de l'orifice
supérieur du larynx.

Desault a décrit un procédé qui consiste à introduire la sonde par l'une des narines, et à la faire pénétrer dans le larynx, de la même manière qu'il est dit plus loin (page 481) pour le cathétérisme de l'œsophage, avec cette différence, toutefois, qu'au lieu de pousser le bec de la sonde contre la colonne vertébrale, on le porte en avant pour l'engager dans l'orifice supérieur du larynx. Mais il est beaucoup plus facile de pratiquer cette opération en introduisant la sonde par la bouche.

L'instrument dont on se sert généralement pour le cathétérisme porte le nom de *tube laryngien* ou *sonde de Chaussier*. Il consiste en un tube d'argent long de 20 centimètres environ, légèrement recourbé près de celle de ses extrémités qui doit entrer dans le larynx. Au niveau de cette courbure, il existe une virole percée de plusieurs trous, qui sert à fixer en ce point un morceau d'agaric ou tout autre corps propre à fermer l'orifice du larynx.

L'introduction de cet instrument est plus facile chez l'enfant nouveau-né que chez l'adulte, à cause de l'absence de dents aux deux mâchoires. Après avoir enlevé, avec le doigt, les mucosités qui obstruent l'arrière-bouche, le chirurgien glisse la sonde à la base de la langue, puis, lorsqu'on est parvenu au niveau de l'orifice supérieur du larynx, le chirurgien s'efforce d'en introduire l'extrémité au-dessous de l'épiglotte ; après quoi, il relève l'extrémité externe de la sonde pour faire pénétrer l'extrémité laryngienne jusqu'à ce que la plaque d'agaric mette obstacle à cette introduction, en s'appliquant contre les ligaments aryténo-épiglottiques. (Voyez *Journal de chirurgie*, 1845.)

Pour pratiquer le cathétérisme du larynx chez l'adulte, M. Loiseau s'est servi, avec grand avantage, d'un large anneau métallique dont il se garnit l'index de la main gauche. Avec le doigt il abaisse la base de la langue, et il s'en sert pour guider l'instrument qu'il tient de la main droite.

S'il s'agit d'insuffler de l'air, on adapte ses lèvres à l'ouverture de la sonde, pour aspirer d'abord les mucosités, puis on insuffle à plusieurs reprises pendant cinq à dix minutes.

Quand on veut cautériser le larynx ou la trachée, on emploie une sonde sans virole et sans agaric, dans laquelle on peut insuffler des poudres ou injecter un liquide caustique. M. Loiseau se sert aussi de pinces semblables à celle que M. Trousseau a imaginée pour tenir écartées les lèvres de la trachée pendant l'opération de la trachéotomie. Au moyen de ces pinces, il va chercher jusque dans le larynx les fausses membranes qui l'obstruent.

§ 3. — **Plaies de la trachée et fistules.**

La trachée est souvent ouverte par le rasoir ou tout autre instrument tranchant dont se servent les individus qui veulent, dans une idée de suicide, s'ouvrir les gros vaisseaux du cou, et comme presque toujours la douleur arrête la main qui coupe, les chirurgiens ont de fréquentes occasions de soigner les plaies de la trachée.

La première pensée qui se présente à l'esprit du chirurgien, c'est de tenter de rapprocher les lèvres de la plaie ; mais l'expérience a démontré que la suture peut avoir, dans ce cas, des conséquences fâcheuses. Il faut donc se borner à tenter le rapprochement à l'aide de bandelettes agglutinatives.

Comme il reste presque toujours une large ouverture qui empêche l'air d'arriver au larynx, on a cherché par divers moyens à remédier à cet état de choses.

Bronchoplastie. — Procédé de M. Velpeau. — Comme je l'ai dit, M. Velpeau a fait une heureuse application du procédé autoplastique de Jameson (voy. page 296) dans un cas de fistule de la trachée. Voici en quoi consiste l'opération :

Taillez au devant du cou un lambeau large de 1 centimètre 1/2 environ, mais assez long pour qu'étant enroulé sur lui-même, il remplisse exactement l'orifice fistuleux de la trachée. Ce lambeau ayant été disséqué et séparé des parties sous-jacentes auxquelles il n'adhère plus qu'auprès de la fistule, retournez-le, et l'ayant roulé sur lui-même de manière que sa face épidermique étant interne, sa surface saignante soit externe et en rapport avec les bords avivés de la fistule.

Ce bouchon est fixé dans le trajet fistuleux, au moyen de deux points de suture entortillée qui le traversent en même temps que les bords avec lesquels il doit se souder.

Bronchoplastie par glissement (Dupuytren). — Avivez les bords de la fistule, et les saisissant avec une pince, disséquez la peau avec laquelle ils se continuent, jusqu'à ce que vous puissiez en recouvrir la perte de substance que vous voulez réparer ; il ne reste plus alors qu'à réunir les bords de la plaie au moyen d'une suture entortillée.

Appréciation. — L'autopsie par glissement ne peut réussir que dans les cas où l'ouverture de la trachée est peu considérable, et je doute que cette opération soit jamais d'une grande utilité. Il n'en est pas de même de celle qui a déjà réussi entre les mains

de M. Velpeau. Quoiqu'il n'y ait pas dans la science un nombre
suffisant de faits pour affirmer l'efficacité de cette autoplastie, je
crois que c'est à peu près la seule opération qui puisse guérir les
fistules un peu larges de la trachée.

Moyens palliatifs. — L'inefficacité des moyens employés
pour la cure radicale des fistules de la trachée a inspiré à Auguste
Bérard l'idée d'indroduire dans la plaie une canule dont l'ouverture externe est munie d'une soupape qui permet l'entrée de
l'air, mais qui, s'opposant à sa sortie, le repousse vers la bouche
par une ouverture pratiquée à la paroi supérieure de l'instrument.

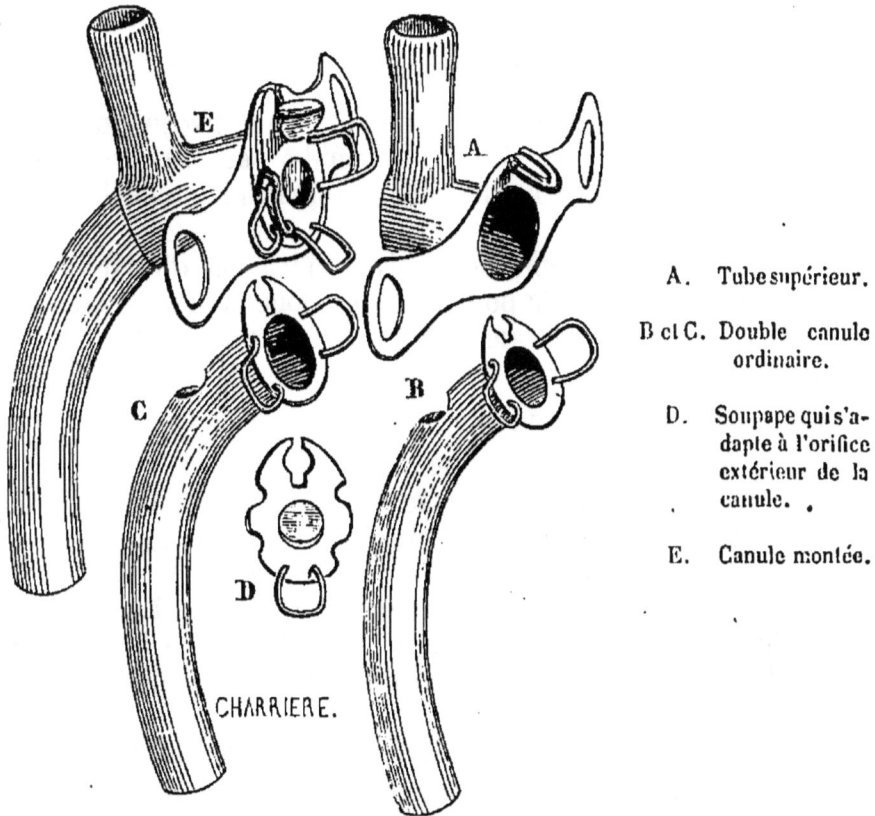

A. Tube supérieur.

B et C. Double canule
ordinaire.

D. Soupape qui s'a-
dapte à l'orifice
extérieur de la
canule.

E. Canule montée.

Fig. 222.

Cette pratique avait été abandonnée, lorsque, tout récemment,
M. Richet a fait construire par M. Charrière un instrument très-
ingénieux, dont je dois le dessin à l'obligeance du fabricant
(fig. 222). La légende explicative suffira pour faire comprendre
comment cette canule s'applique et comment elle fonctionne.

Comme la canule de A. Bérard, elle a pour but de permettre à l'air expiré de passer dans le larynx et d'y produire des sons. Le malade présenté par M. Richet devant la Société de chirurgie pouvait proférer à voix basse des mots qu'on distinguait très-bien; mais le contact de cet instrument avec la membrane muqueuse de la trachée ne sera-t-il pas une cause incessante d'inflammation? C'est ce que l'expérience seule pourra décider.

ARTICLE II.

VOIES ALIMENTAIRES.

§ 1er. — Cathétérisme de l'œsophage.

Anatomie. — L'œsophage commence au niveau du bord inférieur du cartilage cricoïde, et descend à peu près verticalement pour se terminer à la partie de l'estomac à laquelle il donne son nom.

En haut, il est situé entre le rachis et la trachée qu'il déborde un peu à gauche; dans la poitrine, il est logé dans le médiastin postérieur, en avant de l'aorte descendante qui le sépare de la colonne vertébrale.

Opération. — On sonde *par le nez* et *par la bouche*.

Par le nez. — *Procédé de Desault.* — Le malade étant assis, ayant la tête légèrement renversée et soutenue par un aide, le chirurgien prend une sonde œsophagienne (dont la grosseur est à peu près celle du petit doigt, et qui est longue de 80 centimètres environ), et la tenant comme une plume à écrire, il l'introduit par l'une des narines, en ayant soin de la pousser contre la colonne vertébrale, afin de l'éloigner le plus possible de l'orifice supérieur du larynx.

Si le malade n'est pas un aliéné, on lui recommande d'ouvrir la bouche, pour que la vue guide l'instrument au niveau du pharynx.

Desault introduisait dans la sonde un mandrin recourbé, dont la concavité était tournée en bas; lorsque la sonde était parvenue vers la partie moyenne du pharynx, le chirurgien continuait à la pousser de la main gauche, pendant que de la main droite il retirait le mandrin : mais comme il est difficile de retirer le fil de fer à cause de la fixité de sa courbure, mon ami le docteur Em. Blanche a imaginé un mandrin articulé qui soutient la sonde, l'empêche de se recourber trop facilement, et qui, en raison du grand nombre de pièces dont il est composé, peut traverser les fosses nasales et se prêter à la forme des voies parcourues.

Cet instrument est infiniment supérieur à la sonde de Desault.

M. Baillarger se sert d'une sonde de gomme munie d'un fil de fer et d'un mandrin de baleine (fig. 223). Le fil de fer est courbé pour qu'après avoir franchi les fosses nasales, il dirige la sonde vers l'œsophage; la baleine, tendant toujours à se redresser, empêche le bec de la sonde de se porter trop avant.

Dans le cathétérisme de l'œsophage, la sonde est souvent arrêtée au niveau du cartilage cricoïde; il faut bien se tenir en garde contre les indications qu'on pourrait tirer de cette résistance et ne pas conclure à l'existence d'un corps étranger, parce que l'on éprouve quelque difficulté à introduire la sonde au delà de ce point.

Par la bouche. — Le malade ouvrant largement la bouche, le chirurgien abaisse la langue avec l'indicateur de la main gauche, sur lequel il se guide pour porter le bout de la sonde contre la paroi postérieure du pharynx. Si l'instrument dont on se sert est muni d'un mandrin articulé, on le pousse jusque dans l'estomac; si le mandrin a une courbure fixe, comme celui dont se servait Desault, on le retire dès que la sonde a dépassé le niveau du cartilage cricoïde.

Comme il est difficile de conserver longtemps dans la bouche l'extrémité d'une sonde œsophagienne dont le volume est généralement considérable, Boyer a imaginé de la ramener par le nez en l'attachant à une sonde de Bellocq introduite dans la bouche par les fosses nasales. Pour pratiquer ce temps de l'opération, dès que la sonde œsophagienne est liée à la sonde par une forte ligature, il faut la pousser vers l'estomac pour que son pavillon arrive dans le pharynx, derrière le voile du palais, contre lequel elle arc-bouterait, sans cette précaution.

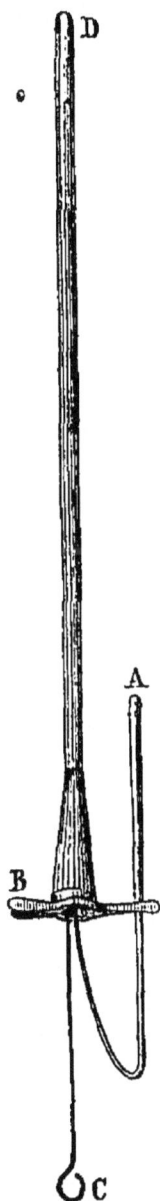

FIG. 223.

Appréciation. — M. Malgaigne s'est exagéré la difficulté du cathétérisme par le nez, qui n'est jamais, comme il le croit, une opération impossible. Tous les médecins qui donnent des soins aux aliénés ont sans cesse recours à ce cathétérisme, qu'ils trouvent beaucoup plus facile que celui qu'il faudrait pratiquer par la bouche, en maintenant les mâchoires écartées à l'aide d'un coin.

Le cathétérisme par la bouche étant plus facile que l'autre chez un malade qui s'y prête, on y a recours dans les cas de rétrécissement de l'œsophage, ou lorsqu'il faut alimenter un individu affecté de quelque tumeur qui gêne l'ingestion naturelle des aliments.

§ 2. — Rétrécissement de l'œsophage.

Les rétrécissements de l'œsophage ont été comparés à ceux du canal de l'urèthre, et l'on a employé contre les premiers les moyens dont on avait reconnu l'efficacité contre les seconds.

Cautérisation. — Le nitrate d'argent est le caustique que l'on a généralement préféré. On l'introduit jusqu'au point rétréci, au moyen d'un petit tampon de linge qui en est imbibé.

Incision. — Je ne crois pas qu'on ait incisé l'œsophage de dedans en dehors pour remédier aux rétrécissements qui proviennent d'une brûlure de la membrane muqueuse œsophagienne; mais si je devais faire quelque opération pour un cas semblable, je n'hésiterais pas à pratiquer de dehors en dedans de longues et profondes incisions des parois œsophagiennes au moyen d'un instrument pareil aux uréthrotomes, ou simplement avec un bistouri.

Dilatation temporaire. — On a cherché à dilater l'œsophage, en y introduisant successivement des bougies dont le volume augmentait graduellement. M. Fletcher s'est servi d'une canule courbe dans laquelle passe une tige qui écarte de l'axe de l'instrument trois branches qui repoussent la paroi de l'œsophage en trois points différents.

M. Trousseau se sert d'une longue baleine, terminée à l'une de ses extrémités par une petite olive, au collet de laquelle il fixe solidement une éponge fine. Cette éponge ayant été enduite de blanc d'œuf, on l'introduit dans le point rétréci; puis au bout de quelques secondes, on pousse l'éponge au delà de l'obstacle, pour l'y engager de nouveau en la retirant. En pratiquant cette opération deux fois par jour, on peut augmenter graduellement le volume du corps dilatant, de manière qu'il soit bientôt aussi gros qu'un bol alimentaire ordinaire ; on met alors deux ou plusieurs jours entre deux cathétérismes.

Dilatation permanente. — M. Switzer s'est servi d'une tige de baleine pour porter au niveau du rétrécissement des billes d'ivoire dont le centre est percé d'un trou qui donne passage à un cordon de suspension. Ces billes, introduites à frottement dans la partie rétrécie, sont remplacées par de plus grosses dès qu'elles deviennent mobiles.

Appréciation. — Les rétrécissements de l'œsophage étant le plus souvent produits par l'action de substances caustiques, je ne pense pas que la dilatation puisse en triompher ; les incisions des parois avec un instrument analogue aux uréthrotomes ou avec un bistouri me semblent devoir constituer une méthode supérieure à tous les moyens qui ont été conseillés jusqu'ici.

§ 3. — Corps étrangers dans l'œsophage.

Lorsqu'un corps étranger s'est arrêté dans l'œsophage, on peut le dégager, soit en le poussant dans l'estomac, soit en le retirant par la bouche.

A. *Propulsion vers l'estomac.* — Pour pousser vers l'estomac les corps étrangers arrêtés dans l'œsophage, on a conseillé la déglutition d'une grande quantité d'eau, de pruneaux débarrassés de leurs noyaux, de figues, de mie de pain, d'une boule de plomb pendant au bout d'un fil ; on a encore poussé ces corps avec un grand nombre d'instruments : 1° de longues bougies ; 2° une tige de plomb (Albucasis) ; 3° une boule de plomb fixée à l'extrémité d'une tige d'argent ou de fer (Mesnier) ; 4° une tige d'argent terminée en olive (Verduc) ; 5° un poireau (A. Paré), etc.

Les coups de poing dans le dos pour faire descendre les corps étrangers de l'œsophage ont été employés par beaucoup de chirurgiens, et comme c'est un moyen facile, les personnes étrangères à la médecine y ont recours toutes les fois que l'occasion s'en présente.

Extraction. — Nous aurions à faire ici une longue énumération des instruments qui ont été inventés, si beaucoup n'avaient pas, avec d'autres, une analogie qui nous dispensera de les citer. Je parlerai des plus employés qui sont : 1° La *sonde à double crochet de Grœff*, consistant en une longue tige de baleine, terminée par un double crochet à bascule, qui passe facilement entre le corps étranger et les parois de l'œsophage, quand on

l'introduit, mais qui, quand on le retire, heurte contre le corps
étranger qu'il fait rétrograder vers le pharynx; 2° la *pince litholabe de M. Blondau*; 3° la *double pince de M. Gensoul*,
composée d'un bec-de-grue qui saisit le corps étranger, et d'une
pince externe qui éloigne les parois de l'œsophage, pour les
empêcher d'être pincées par le bec-de-grue ; 4° l'*instrument de
Baudens*, espèce de parapluie qui entre fermé jusqu'à ce qu'il ait
dépassé le corps étranger, au-dessous duquel on l'ouvre pour le
retirer. 5° Le crochet imaginé par M. Leroy d'Étiolles, pour
l'extraction des graviers de l'urèthre, pourrait rendre de grands
services pour extraire les corps étrangers de l'œsophage, si on
lui donnait les proportions que comporte ce dernier conduit.
6° M. Leroy d'Anthony a eu recours à un moyen extrêmement
ingénieux dans un cas particulier où un hameçon était entré
dans l'œsophage, et s'était fiché dans sa paroi : le fil qui tenait
encore à l'hameçon fut passé au travers d'une balle de plomb
percée, que le chirurgien fit descendre par son propre poids
jusque dans l'œsophage : puis ce fil ayant été engagé dans un
roseau qu'on poussa sur la balle, le chirurgien en pressant sur
cette tige, fit descendre l'hameçon dont il appliqua la pointe sur
la balle, en tirant sur le fil et en poussant sur le roseau. 7° Lorsque
le corps étranger est arrêté au niveau du cartilage cricoïde, ce
qui est le cas le plus ordinaire, on peut l'extraire avec une longue
pince légèrement courbe, qu'on introduit en abaissant la langue
avec l'indicateur de la main gauche. 8° Une éponge attachée au
bout d'une tige flexible et couverte d'un boyau ou renfermée dans
une sonde ; 9° l'anse d'une ficelle introduite comme s'il s'agissait
de retirer un bouchon tombé dans une bouteille ; 10° des brins
de fil, de filasse ou de crin formant anse, et fixés à l'extrémité
d'une baleine ou d'une longue sonde, etc., sont des moyens qui,
avec beaucoup d'autres encore, comptent tous quelques succès.
Dans les cas où le corps étranger arrêté dans l'œsophage présente
des aspérités qui ont pénétré dans l'épaisseur des parois sous
l'influence du spasme de ce conduit, on pourrait avoir recours
au procédé de M. Fontau (de Chazelles sur Lyon) qui est décrit
dans les *Bulletins de la Société de chirurgie*. L'appareil instrumental se compose d'une sonde uréthrale, garnie à chacune de
ses extrémités d'une petite vessie. Lorsque l'instrument est
introduit dans l'œsophage, on remplit là vessie supérieure avec
de l'eau qui, sous l'influence de la pression de la main, pénètre
dans la vessie inférieure, la distend et dégage ainsi les saillies
osseuses engagées dans l'épaisseur du conduit œsophagien.

§ 4. — Œsophagotomie.

Quand les corps étrangers de l'œsophage ne peuvent être ni retirés ni poussés dans l'estomac, on est forcé de recourir à l'œsophagotomie.

Anatomie. — Avant de pratiquer cette opération, il importe de dire quelques mots de l'anatomie de la région latérale du cou. L'espace qu'il importe de connaître est compris entre la ligne médiane et le muscle sterno-cléido-mastoïdien du côté gauche. Nous y trouvons, en procédant de la peau vers les parties profondes : la peau soulevée par le bord antérieur du muscle sterno-cléido-mastoïdien, le tissu cellulaire, le muscle peaucier,

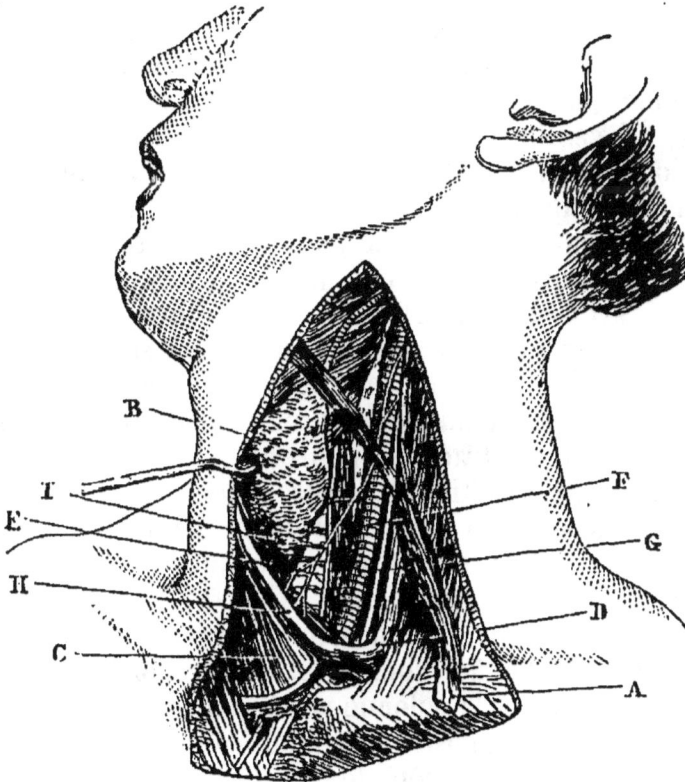

FIG. 224.

A. Faisceau sternal (muscle sterno-mastoïdien) renversé.	E. Nerf récurrent.
	F. Œsophage.
B. Corps thyroïde porté à droite par une érigne.	G. Carotide interne.
	H. Veine jugulaire antérieure.
C. Muscle sterno-hyoïdien.	I. Branche descendante du nerf hypoglosse.
D. Jugulaire interne.	

l'aponévrose cervicale superficielle, le bord antérieur du muscle sterno-mastoïdien, sous lequel on trouve (fig. 224) : la veine jugulaire antérieure, qui lui est accolée dans la moitié inférieure du cou ; plus profondément la veine jugulaire interne, la carotide primitive, et entre ces deux vaisseaux le nerf pneumogastrique. Au-dessous du cartilage cricoïde, le lobe gauche du corps thyroïde descend entre la trachée et le muscle sterno-mastoïdien. Le muscle omo-hyoïdien croise obliquement la direction des vaisseaux et nerfs de cette région. Enfin, dans le point le plus profond, entre la trachée-artère et la colonne vertébrale, se trouve l'œsophage, qui déborde un peu à gauche.

En avant de l'œsophage et en arrière de la trachée, on voit le nerf récurrent, qui, du côté droit, est situé entre l'œsophage et la colonne vertébrale.

Opération. — Le malade étant couché sur le dos, et ayant la tête un peu soulevée par des oreillers et tournée à droite, le chirurgien, placé à sa gauche, fait une incision qui, commençant en bas, à 2 centimètres de l'extrémité supérieure du sternum, se prolonge en haut le long du bord antérieur du muscle sterno-mastoïdien jusqu'au niveau de l'os hyoïde. Cette incision ne doit comprendre que la peau et le tissu cellulaire sous-cutané. Dans un second temps, on incise le muscle peaucier et l'aponévrose qui, après avoir enveloppé le muscle sterno-mastoïdien, va fournir une gaîne aux muscles sterno-hyoïdien et sterno-thyroïdien ; puis saisissant le bord antérieur du muscle sterno-mastoïdien, et le faisant écarter par un aide, on incise plus profondément en se rapprochant de la trachée, pour ne pas s'exposer à blesser l'artère carotide primitive. A mesure qu'on a disséqué des parties superficielles vers les parties profondes, un aide a épongé le sang, et cette précaution est plus que jamais indispensable dans la dernière partie de l'opération.

Quand on aperçoit la trachée, que l'on reconnaît aux cerceaux qui la constituent et à sa couleur blanchâtre, on peut, en portant le doigt entre elle et la colonne vertébrale, sentir le corps étranger sur lequel une incision longitudinale, proportionnée à son volume, est faite sur le côté de l'œsophage.

Le corps étranger ayant été extrait à l'aide de pinces ou avec les doigts, on rapproche les lèvres de la plaie sans les unir par la suture, et l'on panse avec un linge cératé et de la charpie.

Comme les aliments et les boissons passent toujours en partie de la cavité œsophagienne dans la plaie, on doit introduire par le nez, dans l'œsophage, une sonde qui, dépassant le niveau de l'incision, conduit dans l'estomac les aliments liquides, et que l'on retire dès que la lymphe plastique épanchée à la surface de la plaie s'oppose à ce que les liquides fusent le long des muscles et des organes qui vont du cou dans la cavité thoracique ; cet obstacle est suffisant vers le quatrième ou le cinquième jour.

L'usage de la sonde me paraît indispensable chez les opérés qui n'ont pas la force de supporter la diète pendant cinq ou six jours, mais il vaut mieux que le malade se soumette à une abstinence absolue pendant le temps qui est nécessaire à la cicatrisation de la plaie de l'œsophage.

Au lieu de se guider uniquement sur l'anatomie de la région cervicale et sur la saillie du corps étranger, beaucoup de chirurgiens introduisent par le nez ou par la bouche une sonde dont l'extrémité est poussée contre la paroi gauche de l'œsophage, de manière à la rendre saillante vers le milieu de l'espace qui existe entre le sternum et l'os hyoïde. Vacca Bellinghieri a même imaginé pour cela un instrument ingénieux dont j'emprunterai la description à l'ouvrage de M. Velpeau, où les auteurs de médecine opératoire ont puisé plus souvent qu'on ne le croit généralement. « C'est une longue tige métallique, terminée par une lentille, et fendue en forme de pince à l'une de ses extrémités ; cette tige glisse dans une canule qui offre latéralement une large ouverture à quelques pouces au-dessus de sa terminaison. L'instrument complet est introduit fermé jusqu'au-dessous du corps étranger. Alors le chirurgien tire doucement à lui la pince dont l'une des branches, entraînée par sa propre élasticité, ne manque pas de s'engager dans le trou latéral de la sonde qui lui servait de gaîne, et vient soulever sur le côté du cou les diverses couches qu'il faut diviser. »

Je ne crois pas, comme M. Velpeau, que la sonde à dard soit préférable à l'instrument de Vacca. Elle me semble d'un usage dangereux entre des mains peu expérimentées, et je crois qu'un chirurgien habile n'a besoin d'aucun conducteur pour découvrir l'œsophage, surtout lorsqu'un corps étranger y fait une saillie plus ou moins considérable.

ARTICLE III.

DU GOÎTRE.

Le goître, inconnu dans son essence, se présente à nous sous la forme d'une intumescence générale ou partielle du corps thyroïde. Quoique ce corps ait avec les parties voisines des rapports qui varient plus ou moins en raison du développement qu'il acquiert, nous dirons quelques mots de l'anatomie chirurgicale de la région qu'il occupe.

Anatomie. — Le corps thyroïde est formé de deux lobes latéraux réunis sur la ligne médiane par une partie rétrécie qu'on appelle *isthme*. L'isthme est recouvert par les muscles sterno-hyoïdiens et sterno-thyroïdiens ; il est couché sur les deux premiers cerceaux de la trachée, sur lesquels il se moule. Ses dimensions varient beaucoup sans que cette augmentation de volume constitue un goître. Les *lobes latéraux*, concaves en dedans, recouvrent les parties latérales du cartilage cricoïde, de la trachée et un peu aussi la fin du pharynx et le commencement de l'œsophage ; en avant, ils sont recouverts par les muscles sterno-thyroïdiens et sterno-hioïdiens. L'artère carotide primitive, la veine jugulaire interne, les nerfs pneumogastrique et grand sympathique, sont situés en dehors de ces lobes qui les recouvrent dès que le corps thyroïde acquiert un développement anormal.

Il suffit d'avoir disséqué une seule fois cette région pour avoir une idée de l'extrême vascularité du corps thyroïde. Née de la carotide externe, près de la bifurcation de la carotide primitive, l'artère *thyroïdienne supérieure*, d'abord superficielle, s'enfonce bientôt sous les muscles omo-hyoïdien, sterno-hyoïdien et sterno-thyroïdien ; parvenue près du corps thyroïde, elle se divise en trois rameaux dont l'un se place entre ce corps et la trachée, tandis que l'un des deux autres vient s'anastomoser sur la ligne médiane avec celle du côté opposé. L'artère *thyroïdienne inférieure*, née de la sous-clavière, au niveau de l'apophyse transverse de la sixième vertèbre cervicale, se porte, en décrivant des lignes flexueuses, vers la corne inférieure du lobe latéral du corps thyroïde. Les rameaux provenant de ces deux branches s'anastomosent entre eux dans le corps thyroïde, les supérieurs avec les inférieurs, ceux du côté droit avec ceux du côté gauche ; et comme il y a deux veines pour une artère ; et que parfois il existe en outre une artère thyroïdienne de Neubaüer, le corps thyroïde est un organe d'une excessive vascularité.

A cause de cette texture vasculaire, les chirurgiens ont de tout temps redouté les suites des opérations pratiquées avec le bistouri sur le corps thyroïde. On a pourtant tenté l'extirpation de ce corps, et quoiqu'elle ait été pratiquée rarement, je commencerai par elle la description des opérations auxquelles on a recours pour remédier au goître.

Comme ce n'est que pour un goître d'un grand volume qu'on extirpe le corps thyroïde, le chirurgien, pour être plus à l'aise, fait une incision cruciale comprenant la peau, le tissu cellulaire, les muscles peauciers, sterno-hyoïdiens et sterno-thyroïdiens, et dont les extrémités dépassent les limites de la tumeur. Les quatre lambeaux qui résultent de cette incision ayant été disséqués, un aide saisit le corps thyroïde avec une érigne ou une pince de Museux, et le soulevant par des tractions modérées, il en rend la dissection plus facile. Dès qu'un gros vaisseau est ouvert, on doit s'empresser d'en faire la ligature, sous peine de voir le malade succomber avant la fin de l'opération, qui, comme je l'ai dit plus haut, porte sur un organe dont les vaisseaux nombreux et d'un gros calibre, à l'état normal, acquièrent dans le goître un développement proportionné à celui du corps thyroïde.

Dans la crainte d'une hémorrhagie à laquelle le malade peut succomber, quelques chirurgiens ont pensé que la ligature des artères thyroïdiennes doit précéder l'extirpation du goître. Dans ce cas, pour ne pas multiplier les incisions, je crois que ce qu'il y a de mieux à faire, c'est de chercher les artères sur les limites du corps thyroïde et de les lier l'une après l'autre, après avoir disséqué les lambeaux de l'incision cruciale. Dans cette dissection des lambeaux et du goître, le chirurgien doit toujours se souvenir des rapports du corps thyroïde avec les artères carotides primitives, les veines jugulaires internes, les nerfs pneumogastriques et grand sympathique qu'il recouvre d'autant plus qu'il acquiert plus de développement. Il doit se rappeler aussi qu'une pression exercée sur la trachée ou sur le larynx ajouterait la suffocation aux angoisses de l'opéré.

Quoique je sois loin de conseiller l'extirpation du corps thyroïde, je pense que cette opération serait aujourd'hui moins dangereuse qu'avant la découverte des propriétés hémostatiques du perchlorure de fer.

La cautérisation, comme moyen de guérison pour les goîtres, avait été abandonnée depuis longtemps, lorsque M. Bonnet s'est efforcé de la remettre en honneur. La pratique de l'habile chirurgien de Lyon est exposée dans le livre de M. Philippeaux, auquel j'emprunterai la description de cette méthode, en la restreignant toutefois aux proportions que comporte un ouvrage qui ne peut pas avoir pour chaque chapitre les développements qu'on trouve dans une monographie.

La cautérisation peut être appliquée à la destruction des kystes du corps thyroïde, dont les parois sont fibreuses, fibro-cartilagineuses et osseuses, ou qui contiennent du sang, des matières mélicériques et athéromateuses. Elle peut être faite suivant quatre procédés :

Premier procédé. — Cautérisation d'une partie de la paroi antérieure du kyste.

Deuxième procédé. — Destruction des kystes par le séton caustique.

Troisième procédé. — Destruction de toute la paroi antérieure par la cautérisation.

Quatrième procédé. — Destruction complète des kystes.

Les deux premiers procédés n'ont pas besoin d'être décrits ; il suffit d'énoncer le but pour qu'on comprenne en quoi consiste l'opération. Il en serait de même du troisième procédé, sans les remarques suivantes que je trouve dans le livre de M. Philippeaux :

« 1° Il ne faut pas imiter la pratique de ceux qui, croyant exécuter la cautérisation conseillée par M. Bonnet, se contentent d'une ouverture longitudinale des kystes de la thyroïde. Cette manière de cautériser ne peut produire des résultats favorables. Il faut, pour réussir, détruire la totalité ou du moins la plus grande partie de la paroi antérieure de cet instrument.

» 2° Lorsqu'on a détruit la paroi antérieure des kystes, il est nécessaire de dessécher l'intérieur de leur cavité, en y laissant appliqué, pendant une ou deux heures, un morceau de pâte au chlorure de zinc, ou de la charpie trempée dans une solution caustique. Cette cautérisation légère fait cesser tout écoulement de liquide et détruit la membrane interne de ces tumeurs ; de sorte que lors de l'élimination des eschares, la cicatrisation de la plaie étant assurée, on n'a pas à redouter l'existence de ces trajets fistuleux qui se montrent lorsqu'on ne prend pas cette précaution indispensable. »

Le quatrième procédé consiste à détruire par le caustique, non-seulement la partie antérieure des kystes, mais encore les points les plus profonds, par des applications successives de pâte de zinc.

CAUTÉRISATION DES GOÎTRES INTRATHORACIQUES.

Parfois les goîtres, en se développant, glissent au-devant de la trachée et derrière le sternum, de manière à produire une dyspnée extrême. Si quelque opération doit être tentée pour les goîtres, c'est assurément pour cette espèce. M. Bonnet a imaginé de les porter en haut, et de les détruire en partie par la cautérisation, qui a pour second but de fixer ce qui en reste au-dessus de la cavité thoracique. Pour relever la tumeur, M. Bonnet se sert d'une broche ou fourchette, longue de 15 centimètres, garnie près de sa pointe d'un renflement qui l'empêche d'aller au delà de la peau à plus de 2 centimètres et demi. A l'union du manche avec la pointe, s'adapte un coussin, épais de 1 centimètre, qui sert à favoriser la bascule, lorsque la tumeur étant traversée, on ramène contre la poitrine la plaque de l'instrument.

Les doigts de la main gauche tenant la tumeur soulevée, on la traverse de bas en haut et d'avant en arrière avec l'aiguille, que l'on pousse jusqu'à ce qu'elle ait pénétré à 3 centimètres ou 2 centimètres et demi de la pointe. La tumeur traversée, on ramène la plaque de l'instrument contre la poitrine, ce qui, grâce au coussinet sous-sternal, porte le goître en haut et en avant. La fourchette est maintenue dans cette position à l'aide d'un grand nombre de bandelettes de linge trempées dans du collodion, et qui appliquent le manche de l'instrument contre la poitrine.

Il ne reste plus qu'à détruire la peau par le caustique de Vienne et à appliquer sur l'eschare de la pâte de chlorure de zinc, qu'on laisse en place pendant quarante-huit heures ; au bout de ce temps, l'eschare ayant été fendue, une nouvelle couche de chlorure de zinc est appliquée et laissée le même temps que la première. Après ces quatre jours de cautérisation, la tumeur est assez fixée pour qu'on puisse enlever la fourchette.

Je ne puis pas me prononcer sur la valeur de la cautérisation employée dans le but de guérir les goîtres. Il résulte seulement des faits consignés dans l'ouvrage de M. Philippeaux, que ce moyen est loin d'être sans danger ; mais je crois, comme M. Bonnet, que l'idée du déplacement des goîtres qui glissent dans la cavité thoracique est pleine d'avenir.

LIGATURE.

Procédé de Moreau. — Traversez la base du goître avec une ligature double, et, séparant les deux cordes dont elle est formée, servez-vous de chacune d'elles pour serrer et étreindre les deux moitiés de la tumeur.

Procédé de Mayor. — Une incision ayant découvert la tumeur, soulevez-en les lobes avec une pince ou une érigne, en vous aidant des doigts et des ongles pour les détacher des parties sous-jacentes, et quand ils sont bien isolés, étranglez-les près du point où ils se continuent avec l'isthme : la constriction est maintenue et augmentée chaque jour à l'aide d'un serre-nœud à chapelet. Quand les lobes ne sont pas pédiculés, Mayor veut qu'on les traverse avec un double lien qui sert à en étreindre séparément les deux moitiés.

La peau ayant été soulevée, le fil AB est passé entre elle et la tumeur à l'aide d'une aiguille.

L'aiguille C traverse la tumeur par les points qui correspondent aux deux extrémités du fil, quand la peau est abandonnée à elle-même.

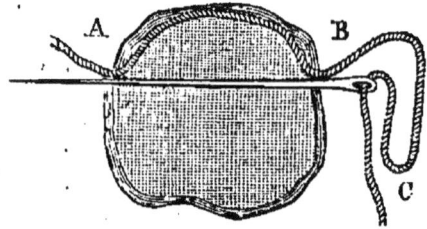

FIG. 225.

Procédé de MM. Ballard et Rigal (de Guillac). — Ce procédé diffère entièrement de celui dont nous avons parlé au chapitre des tumeurs érectiles : comme pour ce dernier, la repré-

L'aiguille, ayant traversé la tumeur, entraîne une ligature double à l'anse de laquelle elle correspond.

L'anse de fil étant coupée, le chef A devient libre.

B,C, sont les deux extrémités d'une ligature qui touche à la ligature A, dont elle devient complétement indépendante.

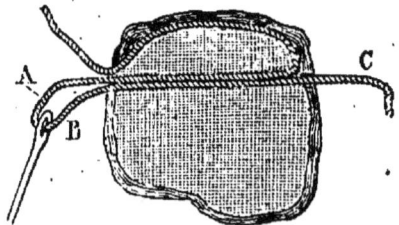

FIG. 226.

sentation par le dessin des différents temps de l'opération, avec le texte explicatif, nous semble suffisante pour faire comprendre ce système de ligature (fig. 225, 226, 227).

42

On pourrait encore avoir recours à la ligature par le procédé de M. Manec, que nous avons décrit page 329.

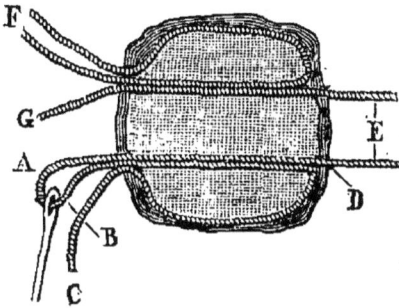

A,B,C, représentent la répétition en bas de la ligature de l'extrémité supérieure de la tumeur.

B et C ayant été noués ensemble, on noue les deux chefs de la ligature F; il reste alors deux ligatures GE et AD qui servent à étreindre la partie moyenne de la tumeur : pour cela on noue l'extrémité A avec l'extrémité G, et D avec E.

Fig. 227.

Injection. — Ce moyen ne peut convenir que lorsque le goître est constitué par un kyste d'une partie du corps thyroïde. Dès 1839, M. Velpeau conseillait dans ce cas les injections de teinture d'iode. Je ne pense pas qu'il puisse y avoir quelque danger à faire ces opérations, lorsque le kyste ne contient que de la sérosité. Il n'en est plus de même quand le liquide contenu est mélangé de sang. Dans un cas de kyste hématique du corps thyroïde, qui fut injecté par M. Velpeau, le malade mourut deux heures après l'opération. Peu de jours après cet accident, j'avais dans mes salles, à la Charité, pendant que je remplaçais Gerdy, une jeune femme affectée d'un goître, ou plutôt d'un kyste hématique, qui se vidait complétement par la ponction. Redoutant l'action de la teinture d'iode, j'eus l'idée, après avoir évacué tout le liquide, de maintenir les parois du kyste en contact, au moyen de deux plaques garnies de pointes ayant pour but de modifier la vitalité de la poche. Malheureusement, la malade quitta l'hôpital, et je n'ai pas eu l'occasion de recourir à ce moyen, que je recommande aux chirurgiens qui redouteraient l'iode dans les poches sanguines.

Séton. — L'application du séton n'offre ici rien de particulier.

Appréciation. — A part les cas de kystes sanguinolents, séreux ou purulents, je crois qu'il faut résister aux demandes des malades qui veulent être débarrassés d'un goître par une opération. Sans doute, toutes les méthodes employées comptent quelques succès ; mais si l'on faisait l'histoire véridique de tous les insuccès, toutes seraient bientôt universellement rejetées.

Le séton est la méthode la plus inoffensive ; plusieurs chirurgiens, Dupuytren, Quadri, etc., disent que, sous l'influence de ce moyen, ils ont vu des goîtres s'affaisser et le corps thyroïde reprendre des dimensions normales.

On ne peut pas se prononcer sur la valeur de la cautérisation, les faits étant trop récents et trop peu nombreux. Mais je n'hésiterais pas à recourir à la méthode du déplacement dans le cas où le goître causerait de la suffocation en glissant dans la cavité thoracique.

CHAPITRE VI.

OPÉRATIONS QU'ON PRATIQUE SUR LE THORAX.

§ 1er. — Extirpation de la mamelle.

Anatomie. — La glande mammaire repose sur le muscle grand pectoral enveloppé de son aponévrose, dont elle est séparée par du tissu cellulaire à mailles peu serrées. Sa surface superficielle est unie à la peau par des prolongements de la glande, qui adhèrent au derme d'autant plus intimement qu'ils sont plus rapprochés du mamelon.

Les vaisseaux lymphatiques de la mamelle vont se rendre aux ganglions de l'aisselle, dans lesquels se propagent les affections organiques dont le sein est si souvent le siége.

Les artères proviennent de la mammaire interne et des intercostales.

Opération. — Le malade étant allongé sur un lit et un peu tourné du côté opposé à celui sur lequel on fait l'opération, le membre thoracique du côté affecté étant écarté par un aide, qui, pour que cet écartement soit moins pénible, soutient l'avant-bras fléchi sur le bras, le chirurgien, placé entre ce membre et le tronc du malade, saisit le sein avec sa main gauche, et, le poussant vers la ligne médiane (fig. 228), il tend la peau qui le recouvre en dehors; puis tenant comme un couteau à découper un bistouri légèrement convexe, dont il porte la pointe vers le creux de l'aisselle sur le prolongement du plus grand diamètre de la glande mammaire, il pratique une incision convexe en dehors et de forme semi-elliptique, dont la direction va obliquement du creux de l'aisselle vers la région épigastrique, et dont les extrémités seraient réunies par une ligne droite qui passerait par le mamelon. Une incision semblable, dont les deux extrémités ne doivent jamais dépasser celles de la première, ayant été faite du côté opposé, l'opérateur dissèque la peau qui recouvre la périphérie de la glande ; puis confiant à un aide le bord de cette

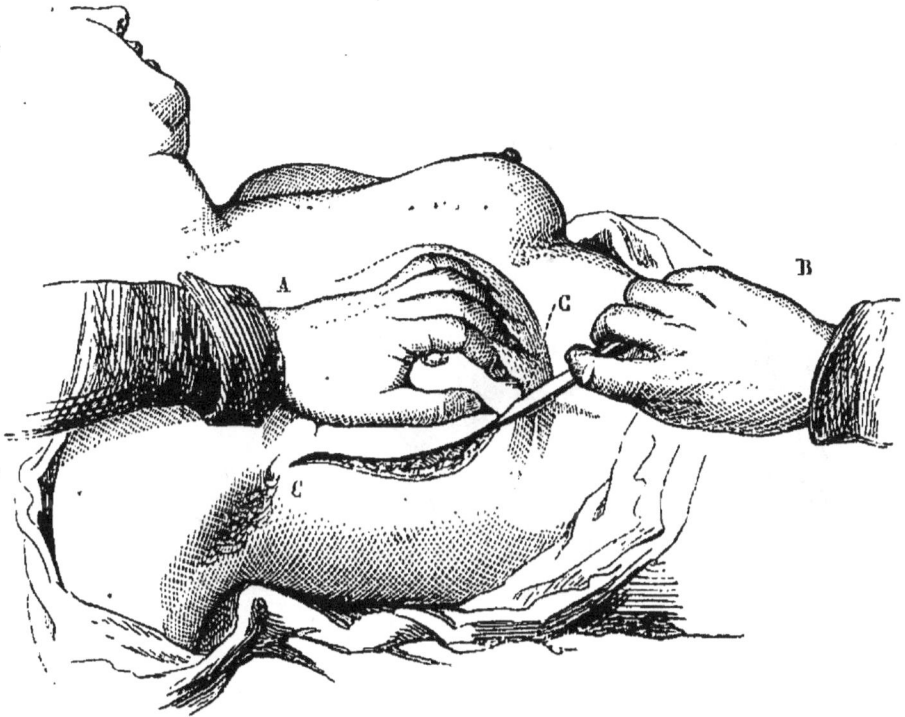

FIG. 228.

A. Main gauche du chirurgien tendant la   B. Main droite tenant le bistouri.
   peau en dehors de la mamelle.   CC. Première incision.

peau disséquée, il saisit la mamelle avec une érigne ou mieux avec les doigts de la main gauche, et l'éloignant du muscle grand pectoral (fig. 229), il agrandit l'espace dans lequel le bistouri, tenu de la main droite, divise le tissu cellulaire qui unit la glande à l'aponévrose du muscle.

Lorsque la mamelle a acquis un développement considérable, les vaisseaux se sont développés aussi, et à mesure qu'ils sont divisés par le bistouri, il faut qu'un aide éponge le sang qui s'en écoule et qu'un autre modère l'hémorrhagie en appuyant un doigt sur la lumière des artères coupées. A cause du sang qui s'écoule souvent abondamment, il convient de commencer l'opération par l'incision inférieure dont le sang ne peut pas alors recouvrir les parties qui restent à diviser.

Les deux incisions semi-elliptiques qui circonscrivent la partie que l'on veut enlever doivent être plus ou moins écartées l'une de l'autre dans leur milieu, suivant l'étendue de peau comprise dans la dégénérescence; mais comme je suis convaincu que le

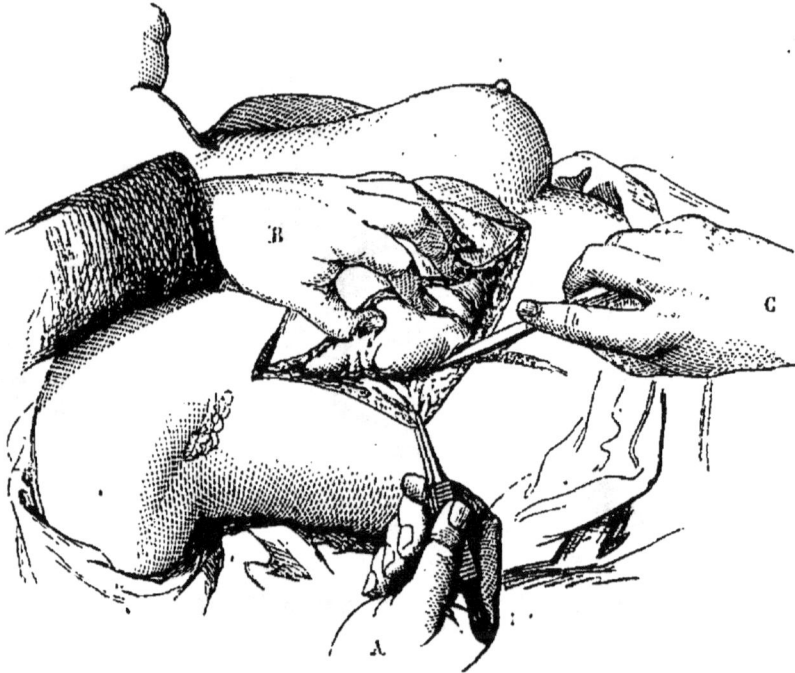

FIG. 229.

Cette figure représente la mamelle circonscrite par deux incisions semi-elliptiques et son extirpation par dissection.
A. Main d'un aide tendant la lèvre externe de l'incision.

B. Main gauche du chirurgien soulevant la mamelle et la portant vers la ligne médiane.
C. Main qui incise le tissu cellulaire sous-jacent à la mamelle.

cancer se prolonge de la glande mammaire à la peau par les prolongements fibro-glandulaires qui vont de l'une à l'autre, je crois qu'il faut, même dans les cas les moins graves en apparence, circonscrire le mal par des incisions qui se rapprochent le plus possible de la périphérie de la glande.

Le pansement consiste à lier les artères divisées et à réunir les lèvres de la plaie à l'aide des serres-fines ou par une suture entortillée. Lorsque les lèvres ne peuvent pas être mises en contact, on les maintient rapprochées par de longues bandelettes de sparadrap; si elles sont peu écartées l'une de l'autre, on peut en faciliter le rapprochement en décollant la peau dans l'étendue de quelques centimètres.

Tout le monde sait que très-souvent les ganglions de l'aisselle sont envahis par le cancer dont la glande mammaire est affectée. Il faut, dans ce cas, les enlever en prolongeant les incisions jusqu'au haut du creux axillaire. Cette extirpation est généralement plus difficile que celle de la glande, parce que les ganglions malades avoisinent les troncs vasculaires et nerveux qui se rendent dans le bras. Lorsque le mal a envahi les ganglions les plus élevés de cette région, ce qu'il n'est pas toujours facile de reconnaître avant l'opération, on doit tâcher de les énucléer et de les extraire plutôt avec les doigts qu'avec l'instrument tranchant. Quand un ganglion est détaché des parties qui l'entourent et qu'il ne tient plus que par un pédicule composé de tissus sains au milieu desquels on redoute la présence d'un gros vaisseau, il est prudent de lier ce pédicule au delà du point où il doit être divisé.

§ 2. — Plaies pénétrantes de la poitrine.

Depuis les travaux de A. Petit et de Larrey, tout le monde admet qu'il faut fermer les plaies pénétrantes de poitrine pour les soustraire à l'action de l'air qui tend à enflammer la plèvre, et à la pression atmosphérique qui s'oppose à l'expansion pulmonaire. Lorsqu'une plaie pénétrante n'est pas compliquée d'hémorrhagie, on voit que le chirurgien n'a autre chose à faire qu'un pansement simple, qui réunit les lèvres de la peau divisée.

§ 3. — Plaie d'une artère intercostale.

Il n'en est plus de même quand une artère intercostale a été divisée. Dans ce cas, il faut avoir recours à une opération.

Anatomie. — Les artères intercostales, nées directement de l'aorte, se divisent, à l'union du tiers postérieur avec les deux tiers antérieurs des espaces intercostaux en deux branches : l'une, qui s'applique dans la gouttière qui longe en dedans le bord inférieur de la côte qui est au-dessus ; l'autre qui se cache derrière le bord supérieur de la côte qui est au-dessous. Ces artères intercostales s'anastomosent en avant avec des rameaux de l'artère mammaire interne.

Opération. — Le nombre des procédés inventés pour remédier à l'hémorrhagie des artères intercostales l'emporte sur celui des observations de cette blessure. Nous ne parlerons que des plus connus.

Procédé de Desault. — Ayant poussé le milieu d'une compresse fine dans la cavité thoracique, le chirurgien remplit de charpie le cul-de-sac ainsi formé, qui devient une espèce de tampon quand on tire sur les deux chefs de la compresse. Ces deux chefs sont ensuite unis et fortement serrés sur une attelle garnie ou sur une pelote qu'on applique sur les côtes.

Procédé de Gérard. — Ce procédé consiste à porter dans la plaie une aiguille courbe que l'on fait sortir de dedans en dehors par l'espace intercostal qui est au-dessus ; cette aiguille entraîne après elle un fil très-résistant auquel est attachée une tente de charpie, et dont on noue les deux bouts en dehors de manière à étreindre la côte et à comprimer avec la tente l'artère qui est située à sa face interne.

Procédé de Quesnay. — Un jeton est engagé dans la plaie ; son extrémité supérieure est portée contre l'artère divisée qu'elle comprime en raison de la pression exercée sur l'autre extrémité.

Lottery et Bellocq ont imaginé des appareils qui agissent à peu près de la même manière.

On a encore exercé la compression avec les doigts recourbés sous la côte.

Appréciation. — Le procédé de Desault est simple, on peut toujours y avoir recours, et je le préfère à tous les autres ; mais il est rare qu'il faille y avoir recours, parce que, dès que la plaie extérieure est fermée, le poumon, qui se remplit d'air et s'applique exactement contre la face interne des côtes, exerce sur l'artère divisée une compression qui suffit pour arrêter l'hémorrhagie.

§ 4. — Empyème.

Anatomie. — L'empyème est une opération qui a pour but d'évacuer un épanchement de sang, de pus ou de sérosité, qui s'est fait dans la cavité des plèvres.

La présence du cœur à gauche doit être prise en grande considération pour fixer le point où l'on doit opérer de ce côté. A droite, c'est le foie qui, repoussant le diaphragme en haut, pourrait être blessé si la ponction était faite trop bas.

N'oublions pas que le diaphragme s'insère à l'appendice xiphoïde et au cartilage de la septième côte ; plus en dehors, les insertions se fixent à la face interne des huitième, neuvième, dixième, onzième et douzième côtes, de sorte que, en avant, la ponction de la poitrine ne pourrait pas être faite aussi bas qu'en arrière.

Si l'on se rappelle que les artères intercostales sont placées, dans le tiers postérieur de leur étendue, au milieu de l'espace intercostal, tandis que dans les deux tiers antérieurs les deux branches de bifurcation de ces artères se cachent derrière les bords correspondants des côtes ; si l'on considère, d'autre part, que dans le quart postérieur du thorax, il y a la masse musculaire des gouttières ; que le poumon est refoulé en arrière et en dedans par les liquides qui s'épanchent dans la cavité des plèvres, on comprendra que l'opération de l'empyème doit toujours être faite en avant du tiers postérieur des espaces intercostaux.

Considérant que le point le plus déclive de la poitrine est au niveau du neuvième espace intercostal, quelques chirurgiens veulent qu'on y pratique l'empyème ; mais on ne réfléchit pas assez que, lorsque l'air dilate les poumons, les liquides épanchés dans la cavité thoracique sortent moins sous l'influence de la pesanteur qu'en raison de l'expansion pulmonaire qui les chasse vers l'ouverture par laquelle ils doivent se faire jour à l'extérieur.

Pour toutes ces raisons, je crois que l'empyème doit être pratiqué dans le tiers moyen du cinquième ou du sixième espace intercostal.

Opération. — On a longtemps fait cette opération avec un bistouri, c'est l'*empyème* proprement dit ; on préfère généralement aujourd'hui le trocart pour faire la ponction du thorax, qui prend alors plus spécialement le nom de *thoracentèse*.

Empyème. — Le malade étant couché, incisez la peau parallèlement à la direction des côtes, et dans l'étendue de 4 centimètres environ ; puis divisez successivement le tissu cellulaire, les muscles intercostaux et la plèvre, en faisant une incision dont l'étendue doit être d'autant moindre qu'elle porte sur des tissus plus profonds, de telle sorte que la plèvre ne soit pas ouverte dans plus de 1 centimètre.

« L'opération de l'empyème doit être faite au même endroit et de la même manière, soit qu'on la pratique pour donner issue à du sang, à de la sérosité ou à du pus épanché sur le diaphragme, entre la plèvre et le poumon ; mais comme l'entrée de l'air dans la poitrine, toujours sensible, quelle que soit la nature du liquide épanché dans cette cavité, l'est beaucoup plus quand ce liquide est du pus, on doit prendre alors toutes les précautions possibles pour la prévenir. Ainsi on donnera très-peu d'étendue à l'incision des muscles intercostaux et de la plèvre, et aussitôt qu'il sera sorti une certaine quantité de pus, on remplira exactement la plaie avec une tente mollette assujettie avec un fil, au lieu d'y introduire une bandelette effilée, comme il est d'usage dans les épanchements sanguins. »

Boyer, à qui j'emprunte cette description, ajoute que cette opération est insuffisante lorsque le liquide est épanché en grande quantité; et depuis longtemps il propose, pour ces cas-là, de s'opposer à l'entrée de l'air dans la cavité de la plèvre, en tendant fortement la peau au moment où on l'incise, de manière qu'il n'y ait pas de parallélisme entre la plaie des téguments et celle des muscles intercostaux.

Procédé de M. Velpeau. — Lorsque le liquide épanché soulève la peau, M. Velpeau plonge le bistouri d'un seul coup dans la cavité pleurale, au lieu d'inciser couche par couche les différents plans d'un espace intercostal.

Procédé de Vidal (de Cassis). — Ayant incisé la peau, le tissu cellulaire et le muscle intercostal externe, le chirurgien remplit la plaie avec de la charpie qu'il laisse en place jusqu'à ce que la suppuration soit établie. Alors on applique sur le fond de la plaie un morceau de potasse caustique, de la grosseur d'un grain de chenevis, qui forme une eschare dans laquelle la plèvre est comprise; le liquide épanché s'écoule peu à peu à mesure que l'élimination de l'eschare s'effectue.

Thoracentèse: — *Procédé ordinaire.* — Le malade étant couché sur le côté sain, mais ayant la tête et le haut de la poitrine fortement soulevés, le chirurgien marque avec le bout de son indicateur gauche le point où il veut faire la ponction, et plonge hardiment dans la poitrine un trocart dont il tient le manche dans la paume de la main droite, tandis que l'indicateur de la même main, allongé sur la lame, limite l'étendue de l'instrument qui doit pénétrer.

Quand le trocart est parvenu dans la cavité de la plèvre, ce qu'on reconnaît à la mobilité de sa pointe, on en retire la lame avec la main droite pendant qu'on maintient la canule en place avec le pouce et l'indicateur de la main gauche. Le liquide s'écoule alors de lui-même, et à mesure qu'il sort de la poitrine, le malade respire plus facilement. Il y a pourtant un moment où le chirurgien pourrait être effrayé, s'il n'était pas prévenu de ce qui arrive. Lorsque le liquide est presque entièrement sorti, il se produit une toux saccadée qui dure quelques secondes presque sans interruption. Cela est dû, je crois, au contact du trocart contre le poumon, et l'opérateur, loin de s'en effrayer, doit se réjouir, car l'opération n'est pas complète tant que cette quinte de toux ne s'est point produite.

La canule étant retirée, on recouvre la petite plaie d'un morceau de taffetas gommé, et l'on entoure la poitrine du malade d'un bandage de corps légèrement serré.

Procédé de M. Reybard. — Ce procédé consiste à perforer une côte avec un trocart dont on laisse la canule à demeure ; mais, pour que l'air ne puisse pas entrer dans la cavité de la plèvre, on adapte au bout de la canule un tube de baudruche mouillée dont les parois opposées s'accolent et ne permettent pas l'entrée de l'air, tandis que le liquide qui s'écoule suffit pour les éloigner et se faire jour.

Pour être plus sûr d'obtenir de cet appareil le résultat qu'on désire, on peut plonger dans un vase à moitié plein d'eau l'extrémité du tube de baudruche.

Ponction sous-cutanée. — Avec l'instrument de M. Jules Guérin, que nous avons décrit page 321, et représenté fig. 156 et 157, on peut faire une ponction sous-cutanée et pomper le liquide épanché dans la poitrine, comme s'il s'agissait d'un abcès par congestion.

Un pli étant fait à la peau, on plonge à sa base la pointe préalablement huilée du trocart plat, qu'on dirige de bas en haut, parallèlement au plan externe de la cage thoracique ; puis, abandonnant la peau à elle-même, on fait basculer le trocart en relevant son manche et en enfonçant sa pointe dans l'espace intercostal qui est situé 2 centimètres plus haut que le point où la peau a été ponctionnée (fig. 230). Le reste de l'opération se fait comme nous l'avons dit pages 321 et 322.

Appréciation. — La ponction sous-cutanée est incontestablement supérieure à tous les autres procédés ; elle seule s'oppose efficacement à l'entrée de l'air dans la cavité de la plèvre. Mais lorsqu'il y a de la fibrine ou des fausses membranes flottant au milieu du liquide, il n'est pas rare que la canule du trocart s'oblitère, ce qui s'oppose à ce qu'on puisse continuer l'opération.

Le procédé de M. Reybard donne à peu près le même résultat, mais la perforation de la côte est une idée tellement malheureuse, qu'il n'est pas besoin de discuter sa valeur. Si donc on craignait que le liquide ne contînt des parcelles de fibrine ou de fausses membranes, on ponctionnerait un espace intercostal avec un trocart cylindrique, à la canule duquel on adapterait un tube de baudruche mouillée, et, pour que la plaie pût être fermée, on plongerait ce trocart obliquement de manière à le faire pénétrer dans la plèvre 2 centimètres plus haut que la piqûre qui est faite à la peau. Cette ponction sous-cutanée est presque aussi facile avec un trocart cylindrique qu'avec un trocart plat, parce que la peau du thorax étant peu adhérente aux tissus sous-jacents, on peut glisser au-dessous d'elle un instrument d'un gros volume.

L'empyème proprement dit doit être réservé pour les cas où du pus soulève les muscles intercostaux et menace de s'ouvrir spontanément une issue au dehors.

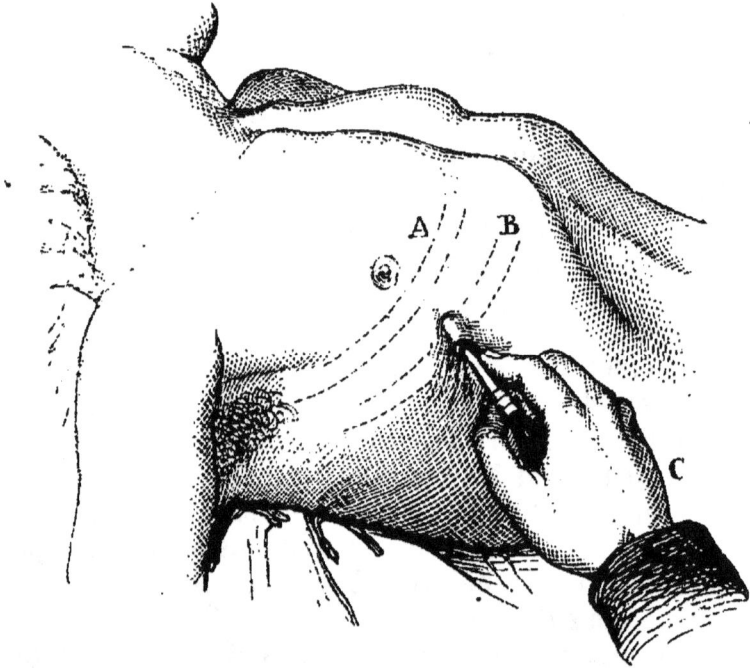

FIG. 230.

A et B. Traits ponctués indiquant les côtes entre lesquelles on fait la ponction.

C. Main qui tient le trocart et le fait glisser entre la côte et la peau, pour le faire pénétrer ensuite dans l'espace intercostal.

§ 5. — Paracentèse du péricarde.

Le danger qu'il y aurait à enfoncer un instrument dans le cœur fera souvent préférer le bistouri au trocart pour faire la paracentèse du péricarde.

Procédé de Desault.—Entre la sixième et la septième côte gauche divisez successivement la peau, le tissu cellulaire, les muscles intercostaux ; puis avec le doigt indicateur, porté au fond de la plaie, ayant constaté la présence d'un liquide, faites au péricarde une incision d'un demi-centimètre qui sera toujours suffisante pour que la matière de l'épanchement s'écoule au dehors.

Procédé de Skielderap.—Ce procédé, qui consiste à pénétrer dans le péricarde par l'application d'une large couronne de trépan sur le sternum, au niveau du cartilage de la cinquième côte, ne mérite pas l'honneur qu'on lui fait en le citant. A part le cas où l'épanchement serait dû à la présence d'un corps étranger dans la cavité du péricarde, c'est une opération qui ne sera jamais pratiquée par un chirurgien prudent.

Le diagnostic des épanchements est devenu, grâce à la percussion, d'une précision si grande, qu'il est possible de plonger un trocart dans le péricarde avec la certitude de ne pas blesser le cœur. On sait en effet que cet organe, suspendu à son extrémité supérieure par les artères aorte et pulmonaire, et fixé en arrière par les veines caves et pulmonaires, ne peut qu'être refoulé en arrière et en haut, lorsqu'un épanchement se produit dans le péricarde. Or si l'on reconnaît qu'une grande quantité de liquide s'est épanchée, on ne courra aucun risque en plongeant un trocart à 2 centimètres du sternum, au niveau du quatrième espace intercostal, pourvu qu'on se contente d'enfoncer 2 centimètres de l'instrument.

CHAPITRE VII.

OPÉRATIONS QU'ON PRATIQUE SUR L'ABDOMEN.

ARTICLE Ier.

DES OPÉRATIONS NÉCESSITÉES PAR L'ASCITE.

Quoique les collections de liquide des divers organes de l'abdomen aient la plus grande analogie, nous traiterons séparément des opérations nécessitées par l'*ascite*, par les *kystes du foie* et par les *kystes de l'ovaire*.

Les opérations auxquelles on peut avoir recours pour guérir l'ascite sont la *paracentèse* de l'abdomen et le *séton*.

Depuis quelques années, on injecte dans la cavité du péritoine des liquides propres à modifier les fonctions de sécrétion et d'absorption de cette membrane, comme nous l'indiquerons plus loin pour l'hydrocèle.

Nous ne décrirons que la *paracentèse* et le *séton*, l'injection de teinture d'iode ne présentant ici rien de particulier sous le rapport du manuel opératoire.

§ 1er. — Paracentèse de l'abdomen.

Anatomie.—La sérosité épanchée dans la cavité du péritoine refoulant la masse intestinale en arrière et en haut, c'est dans la moitié antérieure et inférieure de l'abdomen que l'on doit pratiquer la paracentèse.

Pour fixer le lieu d'élection de cette opération, on a voulu éloigner l'instrument de la vessie, du côlon et du foie.

L'artère sous-cutanée abdominale et l'artère épigastrique ont été blessées par le trocart; il faut donc que le chirurgien se souvienne de leur direction, qui est à peu près celle d'une ligne qui, partant du milieu du ligament de Poupart, irait aboutir 4 centimètres au-dessus de l'ombilic. L'artère sous-cutanée abdominale est située entre la peau et l'aponévrose du grand oblique, et l'épigastrique entre le péritoine et le fascia qui tapisse la face postérieure du muscle transverse.

Opération.—Les considérations anatomiques qui précèdent ont décidé les médecins anglais à pratiquer la paracentèse sur la ligne blanche, au niveau ou au-dessous de l'ombilic. Pour ma part je n'ai pas d'objection sérieuse à élever contre ce lieu d'élection; mais en France on opère généralement au milieu d'une ligne droite allant de l'ombilic à l'épine iliaque antérieure et supérieure du côté gauche. Dans ce dernier point on est également à l'abri de la lésion des vaisseaux et des viscères; mais, avant de commencer, il est toujours prudent de reconnaître par la percussion le niveau du liquide épanché et la situation des intestins refoulés en haut.

Le malade étant à demi-couché sur le bord gauche de son lit, sa tête et sa poitrine étant fortement relevées par des coussins, un aide pressant la région lombaire droite afin de repousser le liquide en avant, le chirurgien, placé à gauche du malade, saisit un trocart dont il tient le manche dans la paume de la main droite, tandis qu'avec le doigt indicateur allongé sur la lame, jusqu'à 2 centimètres 1/2 de la pointe, il limite l'étendue de

43

l'instrument qui doit pénétrer la paroi abdominale ; alors, d'un coup rapide et brusque, il enfonce le trocart dont il reconnaît la pénétration dans la cavité de l'épanchement à la liberté des mouvements qu'il imprime à sa pointe. Pour que le liquide s'écoule, l'opérateur retire la tige de l'instrument, pendant que de la main gauche il retient la canule. On facilite cet écoulement par la pression d'arrière en avant, qu'un aide exerce sur la région lombaire de l'opéré.

Lorsque l'opération est terminée, le chirurgien retire la canule d'une main, tandis que de l'autre il empêche la peau d'être tiraillée dans ce mouvement.

Un morceau de sparadrap ou de taffetas gommé recouvre la petite plaie dont on a exprimé le sang et la sérosité, puis on comprime un peu l'abdomen à l'aide d'une serviette ou d'un bandage de corps.

On arrêterait facilement une hémorrhagie qui proviendrait de la lésion de l'artère sous-cutanée abdominale, en la comprimant dans un repli de la peau. Lorsque la paroi antérieure de l'abdomen est lâche et flasque, on pourrait également comprimer l'artère épigastrique dans un repli de cette paroi ; mais comme cette compression n'es pas toujours facile, on s'oppose à l'hémorrhagie de cette artère en enfonçant dans le trajet du trocart un morceau de cire ou le bout d'une sonde qui y entre à frottement.

Séton (Dupiéris).—Le malade étant placé comme pour la paracentèse ordinaire, le trocart est enfoncé à travers la ligne blanche, quatre travers de doigt au-dessous de l'ombilic ; puis le poinçon ayant été retiré on évacue le liquide. Mettant alors l'opéré dans la position horizontale, le chirurgien glisse la canule le long de la face interne de la paroi abdominale, et appuyant le bout de cet instrument à 8 ou 9 centimètres de son entrée, il réintroduit le poinçon, de manière à en faire sortir la pointe de dedans en dehors.

La canule, ayant ainsi ses deux extrémités hors du ventre, sert à introduire le fil de plomb que l'on fixe en tordant ses deux bouts l'un sur l'autre.

Appréciation.—La paracentèse a été, de temps immémorial, employée pour faire cesser la dyspnée produite par l'ascite. Elle n'est ni dangereuse, ni difficile ; par le séton, on a la prétention de guérir non la cause de la maladie, mais l'épanchement. Jusqu'ici M. Dupiéris n'a pas encore publié les observations sur lesquelles il s'appuie pour vanter cette méthode.

Pour moi, j'aurais plus volontiers recours à l'injection de

teinture d'iode, dans les cas où l'ascite n'est pas liée à l'existence d'une maladie du cœur ou des gros vaisseaux.

§ 2. — Abcès du foie.

Le foie étant enveloppé par le péritoine, à l'exception de son bord postérieur, si le feuillet séreux de sa face supérieure ne s'unissait pas à la partie correspondante du péritoine pariétal, les abcès de ce viscère ne pourraient être ouverts sans que le pus s'épanchât en plus ou moins grande quantité dans la cavité abdominale.

C'est donc à obtenir cette adhérence que doivent tendre les efforts du chirurgien qui veut ouvrir un de ces abcès.

Procédé de Récamier. — Un premier morceau de potasse caustique est appliqué sur la peau qui recouvre la tumeur, et, lorsqu'au bout de quelques jours l'eschare qui en résulte a été fendue on fait une nouvelle application de potasse sur le premier cautère, en tâchant de borner son action au centre de la plaie pour que le caustique agisse bien plus en profondeur qu'en largeur.

Quand on pense que les cautérisations, répétées un certain nombre de fois, ont dû déterminer l'adhésion du feuillet pariétal au feuillet viscéral du foie, on plonge un bistouri au centre de l'abcès que l'on ouvre largement.

Récamier faisait ensuite chaque jour une ou plusieurs injections dans le foyer de l'abcès, où il s'efforçait d'en retenir le liquide en bouchant la plaie extérieure avec de l'éponge ou de la charpie.

Procédé de M. Graves. — Incisez les parties molles jusqu'à 3 ou 4 millimètres de l'abcès, remplissez cette plaie avec de la charpie, et attendez que l'inflammation suppurative, en s'étendant à la collection purulente, lui donne issue au dehors.

M. Bégin incise jusqu'au péritoine exclusivement, et il attend, comme dans le procédé de M. Graves, que l'inflammation suppurative de l'incision ait gagné la paroi de l'abcès.

Appréciation. — Ces trois procédés ne sont que des modifications d'une méthode ingénieuse qui a déjà donné quelques résultats heureux. Pour dire toute la vérité, je dois ajouter que bien des fautes ont été commises par des médecins qui ont incisé l'abcès avant que des adhérences se fussent formées entre le feuillet séreux qui le recouvre et le feuillet pariétal du péritoine.

Je pourrais même citer des chirurgiens qui ont porté le trocart et le bistouri dans le foie, sans que cet organe fût le siége d'un abcès.

§ 3. — Kystes du foie.

S'il y avait des hydatides dans le foie, on aurait recours à l'opération que nous venons de décrire ; s'il s'agissait d'un kyste séreux et que l'on pût avoir la certitude de son existence, une ponction avec le trocart et une injection de teinture d'iode constitueraient le meilleur traitement : mais, pour ce dernier cas, la méthode de Récamier convient encore, et c'est elle qui est le plus souvent employée, à cause de la difficulté du diagnostic et du danger qu'il y aurait à traiter par la ponction un abcès dont une partie du pus se répandrait infailliblement dans la cavité du péritoine.

M. Rees, M. Boinet et d'autres encore ont vanté un procédé qui consiste à faire une ponction avec un trocart dont on laisse la canule à demeure, pour faire des injections dans le kyste, mais on ne peut invoquer qu'un trop petit nombre de faits en faveur de cette manière de faire, pour qu'elle doive être préférée à la méthode de Récamier. (Voyez les *Bulletins de la société de chirurgie*, mars 1864).

§ 4. — Abcès périnéphriques.

L'abcès périnéphrique ayant été reconnu, on peut pour l'ouvrir avoir recours soit à l'incision, soit aux caustiques.

Incision. — Indiquant avec l'extrémité des doigts de la main gauche le bord externe de la masse lombo-sacrée, le chirurgien incise en dehors pour éviter de tomber dans le dédoublement aponévrotique par lequel les muscles long dorsal, sacro-lombaire et transversaire épineux sont enveloppés.

L'incision doit être longue de 8 à 10 centimètres ; elle sera, toutefois, proportionnée à l'épaisseur de la couche graisseuse qu'il faudra inciser.

Ayant reconnu la dépression qui existe en dehors de la masse sacro-lombaire, on incise l'aponévrose dans toute l'étendue de la plaie extérieure, et aussitôt un flot de pus indique au chirurgien qu'il a terminé son opération.

Si je ne me trompe, c'est à M. le professeur Trousseau que revient l'honneur d'avoir institué ce procédé opératoire qui est d'une exécution facile. J'y ai eu recours deux fois pour des abcès périnéphriques de la grosseur d'une tête d'enfant et j'ai eu la satisfaction de voir guérir les deux femmes que j'avais opérées.

Cautérisation. — On peut ouvrir ces abcès par la potasse caustique ou par des applications répétées de pâte de Vienne. Mais si l'on considère qu'il est facile d'arriver au même but par le procédé que nous venons de décrire, procédé expéditif et plus précis que l'emploi des caustiques, on préférera l'ouverture de cet abcès avec le bistouri.

§ 5. — Kystes de l'ovaire.

Il y a des kystes de l'ovaire qui sont susceptibles d'acquérir un développement illimité ; mais comme il y en a qui, au delà d'un certain degré, ne s'accroissent plus, le chirurgien, pour intervenir, doit attendre qu'ils soient devenus une cause de trouble pour les fonctions indispensables à la vie.

Anatomie. — Quelques-unes de ces tumeurs ne sont qu'une grande poche uniloculaire, à parois minces et contenant de la sérosité limpide ; d'autres, au contraire, sont constituées par des cellules cloisonnées qui ne communiquent point entre elles. Cette distinction est importante au point de vue de la médecine opératoire ; il en est de même des rapports du kyste avec les organes qui l'avoisinent : tantôt, en effet, il adhère au péritoine qui recouvre ces organes ou à celui qui tapisse la face postérieure de la paroi abdominale antérieure ; tantôt, au contraire, sa périphérie est complétement libre d'adhérence.

La forme des kystes de l'ovaire est plus ou moins celle d'un ballon dont l'extrémité inférieure est adhérente ; cette partie adhère aux débris de l'ovaire ou au ligament large, lorsque l'ovaire a complétement disparu.

Lorsque les parois du kyste ont une épaisseur considérable, de gros vaisseaux s'y développent et se continuent avec les vaisseaux ovariques.

Opération. — On opère les kystes de l'ovaire par : 1° *ponction*, 2° *ponction et injection*, 3° *incision*, 4° *séton* ou *canule à demeure*, 5° *excision*, 6° *extirpation*.

Ponction. — La ponction des kystes de l'ovaire ne diffère pas de la paracentèse abdominale, et plus d'une fois on a guéri de ces kystes par cette méthode, en croyant avoir affaire à une ascite.

Ponction et injection. — Les kystes de l'ovaire ressemblent trop à l'hydrocèle, pour que le même traitement ne soit pas applicable à l'une et à l'autre de ces maladies.

Incision. — La malade étant allongée en supination un peu forcée, ayant des oreillers sous les reins, pour tendre la paroi antérieure du kyste et l'appliquer le plus exactement possible contre la paroi antérieure de l'abdomen, le chirurgien se place du côté du siége de la maladie, et cherchant la partie la plus déclive de la tumeur, il y pratique une incision parallèle aux bords du muscle droit, en dehors de ce muscle ou sur la ligne blanche. Cette incision, longue de 6 à 8 centimètres, laisse écouler le liquide contenu dans la tumeur, lorsque le kyste est uniloculaire. Dans le cas contraire, on divise les parois des autres cellules jusqu'à ce que l'évacuation soit complète.

Une bandelette effilée, une tente de charpie, ou une canule introduite dans la plaie permet au liquide de s'écouler à mesure qu'il se reproduit; au bout d'un temps variable, la face interne du kyste suppure et ses parois opposées se réunissent par seconde intention.

Au lieu d'attendre cette suppuration des parois du kyste, après avoir ouvert et vidé toutes les cellules, on a traversé la tumeur dans sa partie la plus résistante avec un fil dont on s'est servi pour l'attirer près de la plaie extérieure et empêcher le pus de s'épancher dans la cavité abdominale.

Séton. — Pour l'application du séton, voir le procédé de M. Dupiéris (art. *Ascite*, page 506).

Excision. — Une large incision ayant été faite à la paroi abdominale et ses lèvres étant écartées par des érignes confiées à des aides, le chirurgien saisit la tumeur, en excise la plus grande étendue, et fixe près de la plaie, à l'aide d'un fil, la partie qu'il n'a pas pu enlever.

Dzondi veut qu'on excise des portions de la tumeur à mesure qu'elles se ramollissent par la suppuration.

Extirpation. — Theden a conseillé d'extirper les kystes de l'ovaire par énucléation; mais le plus souvent on les a enlevés avec le feuillet du péritoine qui les recouvre.

A. *Énucléation.* — Faites dans la région inguinale une incision courbe qui, partant du milieu du ligament de Poupart, un peu en dehors de l'artère épigastrique, remonte vers l'épigastre en passant à 4 centimètres de l'épine iliaque antérieure et supérieure; incisez les téguments avec les mêmes précautions que pour la ligature des artères iliaques; puis les muscles obliques et transverse ayant été divisés, écartez les lèvres de la plaie, et, les confiant à des aides, repoussez en dedans le kyste et les intestins, de manière à arriver jusqu'à l'ovaire. Décollez ensuite le sac en détruisant ses adhérences avec le péritoine et la paroi abdominale; puis l'attirant dans la plaie, poussez-le au dehors, si son volume n'est pas un obstacle; dans le cas contraire, videz-le par une ponction ou une incision, et tâchez de le détacher de l'ovaire.

Il ne reste plus après cela qu'à réunir les lèvres de la plaie extérieure.

Comme il est rare qu'un kyste n'ait pas avec l'ovaire des adhérences intimes, on est forcé de lier son pédicule et de le détacher avec le bistouri un peu en deçà de la ligature.

B. *Extirpation directe* (Mac Dowell). — Faites sur la ligne blanche une incision allant de l'ombilic jusqu'à 2 ou 3 centimètres du pubis et comprenant toute l'épaisseur de la paroi abdominale jusqu'au péritoine exclusivement. Soulevant alors cette membrane, coupez-la avec un bistouri porté en dédolant, pour ne pas vous exposer à blesser les intestins; puis, passant deux doigts dans la plaie, incisez le péritoine dans leur intervalle avec un bistouri boutonné ou avec des ciseaux, aussi largement que les autres éléments de la paroi abdominale.

Les lèvres de cette plaie étant écartées par des aides, on éloigne du kyste l'épiploon et les intestins, et lorsque la tumeur est bien isolée, on l'incise largement. Le liquide s'étant écoulé, il ne reste plus qu'une poche flasque que l'on attire au dehors où on la fait tenir par un aide. Le chirurgien porte alors une forte ligature autour du pédicule de la tumeur et l'étreint vigoureusement. Le kyste est alors extirpé par une incision qui le détache du ligament large en deçà, mais tout près de la ligature.

Le sang épanché dans l'abdomen ayant été épongé avec soin, on coupe l'un des chefs de la ligature et l'on fixe l'autre au dehors. On réunit les lèvres de la plaie par une suture enchevillée en laissant en bas un espace suffisant pour le passage du fil.

Un large cataplasme doit recouvrir l'abdomen; si la réaction est trop forte, on la combattra par une saignée proportionnée à la constitution de la malade. Il est inutile d'ajouter que la diète est indispensable après une pareille opération.

Quelques chirurgiens ont prolongé l'incision jusque auprès de l'appendice xiphoïde; Monteggia, au contraire, veut qu'on ponctionne le kyste, et que, agrandissant un peu l'ouverture faite par le trocart, on y introduise une pince avec laquelle on entraîne la tumeur affaissée à travers les lèvres de la plaie.

— Depuis 1855, époque à laquelle j'écrivais ce qui précède, on a pratiqué cette opération en France, et la mort en a été la conséquence dans le plus grand nombre des cas.

Les opérateurs qui avaient fait le plus de bruit avec cette méthode qu'ils avaient cru nouvelle pour tous les médecins français, sont devenus plus réservés, et j'espère qu'on n'y aura plus recours que dans les cas extrêmes.

Au lieu de lier le pédicule du kyste avec un fil, les chirurgiens anglais le fixent maintenant dans la plaie avec une pince (fig. 231) qu'ils appellent *clamp*.

Au lieu d'inciser largement le kyste, on le ponctionne avec un très-gros trocart pour le vider. Comme on ne pratique cette opération que pour les kystes multiloculaires, quand un kyste est vidé, un autre se présente, puis un troisième et on les vide comme le premier; la tumeur vidée est tirée au dehors, et son pédicule ayant été fixé par le *clamp*, on fait la suture de la plaie de l'abdomen avec des fils métalliques, et la partie de la tumeur qui est au dehors du clamp est excisée.

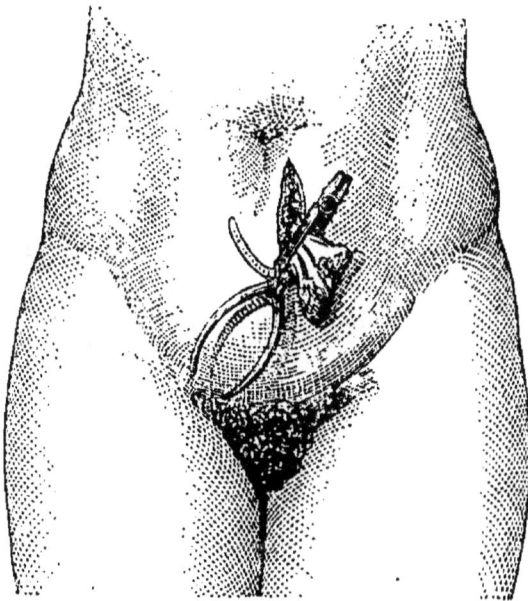

FIG. 231.

La malade est enveloppée dans des draps mouillés (Langenbeck), ou l'on recouvre simplement l'abdomen d'un large cataplasme (Spencer Wels).

Quand les malades succombent à l'opération, la mort arrive vite. M. Clay (cité dans un très-bon mémoire de M. Jules Wortms) dit que sur 131 cas de mort à la suite de l'ovariotomie, la mort est survenue 23 fois dans le premier jour, 32 fois dans le deuxième, 18 fois dans le troisième, 10 fois dans le quatrième, 9 fois dans le cinquième, 11 fois dans le sixième.

L'épuisement nerveux et l'hémorrhagie paraissent être, avec la péritonite, les causes ordinaires de la mort.

Au lieu d'inciser sur la ligne médiane, Baker Brown incise un peu à gauche.

Au moment de la ponction du kyste, il faut que des aides pressent la tumeur de manière à l'appliquer exactement sur les lèvres de la plaie pour empêcher le liquide de s'écouler dans la cavité du péritoine.

Appréciation. — L'extirpation des kystes de l'ovaire a souvent réussi : en 1850, M. le docteur Lane, chirurgien de sainte-Marie de Londres, m'en a montré trois, plus grands qu'une vessie de porc, qu'il a extirpés avec bonheur. Beaucoup de médecins anglais et américains n'ont pas été moins heureux, et malgré cela, je suis loin d'être partisan d'une semblable opération (1).

M. Barth ayant proposé de traiter les kystes de l'ovaire par la canule à demeure, l'Académie de médecine s'est prononcée contre ce procédé, qui me semble, en effet, le moyen le plus propre à produire une péritonite grave.

On ne pratiquera l'ovariotomie que dans les cas de kystes multiloculaires, et quand rien ne fera craindre de trop grandes adhérences du kyste avec les organes voisins.

ARTICLE II.

PLAIES PÉNÉTRANTES DE L'ABDOMEN.

Ces plaies atteignent la paroi abdominale seule ou elles divisent l'intestin lui-même. Les premières sont dites *plaies pénétrantes simples;* on appelle les autres *plaies compliquées.*

§ 1er. — Plaies pénétrantes simples.

Lorsque la plaie ne comprend que la paroi abdominale, le traitement consiste à en réunir les lèvres par la suture enchevillée, le plus promptement possible, et à combattre les accidents inflammatoires, qui ont toujours alors une grande tendance à se produire. Mais pour pratiquer cette suture, il faut commencer par faire rentrer dans la cavité abdominale les anses d'intestin qui ne manquent presque jamais de s'étrangler dans la plaie, par laquelle elles passent au dehors.

Si les anses intestinales ne peuvent pas être repoussées dans le ventre par le taxis, il faut alors recourir au débridement de la plaie, que l'on fera avec les plus grandes précautions. Un bistouri boutonné, droit ou courbe, introduit avec les plus grands ménagements entre une des lèvres de la plaie et l'intestin que l'on déprime, suffira toujours pour cette opération. La sonde can-

(1) Depuis dix ans, des travaux importants ont été publiés en Angleterre sur ce sujet. M. Clay (de Manchester) dit avoir guéri soixante-quatre femmes sur quatre-vingt-treize opérations d'ovariotomie. En France on a été jusqu'ici assez malheureux pour que les chirurgiens prudents ne se pressent pas de pratiquer cette opération.

nelée, dont quelques chirurgiens conseillent de se servir, ne simplifie et ne facilite en rien le débridement.

Pour ne pas débrider les lèvres de la plaie, on a fait évacuer les gaz de l'intestin en enfonçant une aiguille dans un point de l'anse étranglée.

Il ne faut pas s'exagérer la difficulté de cette réduction : en inspirant de la confiance au blessé, en le rassurant, on diminue la contraction musculaire qui a sur l'étranglement une influence que personne ne saurait méconnaître. Une position convenable étant alors donnée au malade, dont on fléchira légèrement les cuisses sur le bassin et la tête sur la poitrine, la plaie étant au point le plus élevé du ventre, le chirurgien pressera sur les anses étranglées, en cherchant à faire rentrer d'abord celles qui sont sorties les dernières, et presque toujours il réussira sans débridement, s'il opère avec habileté.

L'épiploon est réduit comme les intestins, avec la précaution de le déplisser et de ne pas le rouler sur lui-même.

§ 2. — Plaies de l'intestin.

Ces plaies sont faites dans le sens de la longueur de l'intestin, ou bien elles sont transversales.

A. *Plaies longitudinales.*

Procédé de Palfyn. — Ce procédé consiste à passer un fil à travers le milieu des deux bords de l'intestin divisé qu'on attire au contact de la plaie extérieure.

Procédé de M. Reybard. — On prend une planchette de sapin à angles arrondis, large de 2 centimètres et d'une longueur qui dépasse celle de la plaie, on la suspend à une anse de fil qui correspond à son milieu et dont chacun des deux chefs est enfilé dans une aiguille. Cette planchette ayant été introduite dans l'intestin, le chirurgien passe chacune des aiguilles dans le bord correspondant de la plaie, puis, ayant réduit l'intestin dans l'abdomen, il réunit ces deux fils et les enfile dans une seule aiguille qui est portée dans le ventre pour traverser la paroi abdominale près de la plaie. Ce petit appareil est fixé en place par un nœud qu'on fait sur une compresse avec les deux chefs de l'anse qui soutient la planchette.

Procédé de M. Moreau-Boutard. — La membrane muqueuse, renversée de dedans en dehors en manière de bourrelet,

est excisée dans toute l'étendue de la plaie, et les surfaces avivées
sont maintenues en contact par une suture à points séparés.
L'auteur de ce procédé veut que les fils soient attirés au dehors
pour fixer l'intestin divisé contre la paroi de l'abdomen.

On peut encore faire les *sutures du pelletier*, *à points passés*,
à points séparés et *à anse*. Comme pour les plaies transversales,
ici il est de la plus haute importance de mettre en contact les
membranes séreuses des deux bords de la plaie.

Toutes ces sutures ont été décrites, à l'exception de la *suture
à anse* que nous décrirons ici. Elle constitue le *procédé de
Ledran*.

Une aiguille, entraînant un fil après elle, traverse les deux bords
de la plaie ; quand ce fil est passé, on en place un second de la
même manière, à 5 millimètres du premier ; puis un troisième,
et enfin un nombre égal aux points de suture exigés par l'étendue
de la plaie. Un aide saisit alors tous les chefs d'un côté, le chirurgien prend ceux du côté opposé, et tous les deux se mettent à
tordre ces fils en sens inverse, pour en faire deux cordons qu'on
enroule ensemble de manière qu'ils n'en forment plus qu'un.

Cette suture produit un froncement des bords de la plaie que
Ledran croyait propre à favoriser leur agglutination.

Une aiguille entrant en A,
sort en B.

De B elle est portée par-dessus la plaie au point C, où
elle entre pour sortir en D.

Elle est alors portée en E,
où elle entre pour sortir au
point F.

La même opération est faite
de l'autre côté avec l'autre
aiguille, de telle sorte que
les aiguilles piquent alternativement à droite et à
gauche.

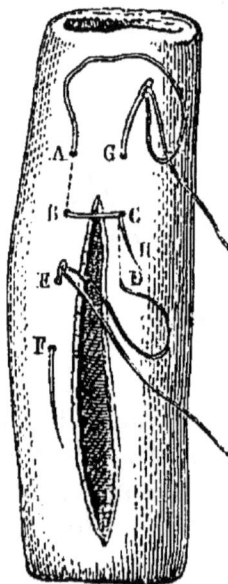
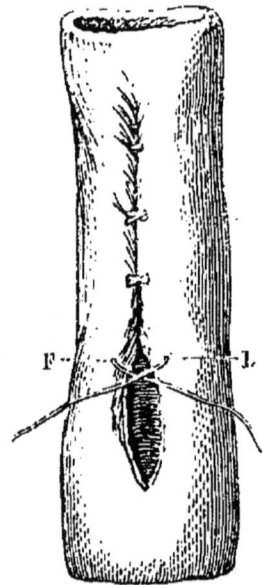

Fig. 232.   Fig. 233.

Procédé de M. Gély. — Pour pratiquer une suture par ce
procédé, il faut avoir un fil d'une longueur proportionnée à

l'étendue de la plaie que l'on veut réunir et dont chacune des extrémités est armée d'une aiguille. On porte la pointe de l'une de
ces aiguilles un peu au-dessus de la plaie, à un demi-centimètre de l'un de ses bords; on l'enfonce de dehors en dedans,
puis on la fait sortir de dedans en dehors, quelques millimètres
plus bas, de manière que le fil qui est ainsi passé dans la cavité
de l'intestin soit parallèle au bord correspondant de la plaie
(fig. 232). La même opération ayant été faite avec l'autre aiguille
sur le bord opposé, l'aiguille qui a servi à faire le premier point à
droite est portée à gauche, enfoncée dans le trou de sortie de
l'aiguille de ce côté, pour sortir plus bas parallèlement aux bords
de la plaie et à une distance égale à celle du premier point;
l'aiguille qui a servi à faire le premier point à gauche fait le second à droite, et ainsi alternativement jusqu'à la fin.

Lorsque la suture est achevée, en tirant sur les deux bouts du
fil, on renverse en dedans toute la partie de l'intestin qui est
comprise entre les piqûres et les bords de la plaie (fig. 233). De
cette manière, on adosse les membranes séreuses des deux bords
de la division, en faisant à l'intérieur de l'intestin un double pli
formé par ces bords adossés.

B. *Plaies transversales de l'intestin.*

1° Suture par adhésion d'une membrane séreuse à une membrane muqueuse.

Procédé de Ramdohr. — On introduit le bout supérieur de
l'intestin dans l'inférieur, de manière que l'enveloppe séreuse
du bout supérieur soit en contact avec la membrane muqueuse
du bout inférieur; on maintient ce rapport par deux ou trois
points de suture, on réduit l'intestin et on l'abandonne dans
l'abdomen.

Quoique un militaire, traité de cette manière par Ramdohr,
ait obtenu une guérison complète, je regarde ce procédé comme
peu rationnel, parce que les membranes muqueuses contractent
très-difficilement des adhérences, et aussi parce qu'il est difficile
de distinguer le bout supérieur du bout inférieur de l'intestin.

2° Suture par contact des surfaces séreuses.

Bichat et les physiologistes qui le suivirent ayant reconnu
l'inaptitude des membranes muqueuses à contracter des adhérences, MM. Denans, Jobert et Lembert, imaginèrent, à peu

près à la même époque, de tenter la réunion par le contact des membranes séreuses.

Procédé de M. Lembert. — Portant la pointe d'une aiguille courbe à 1 centimètre de la plaie, enfoncez-la de dehors en dedans ; et la dirigeant aussitôt de dedans en dehors, faites-la sortir à mi-chemin du bord de la plaie et du point où elle est entrée dans l'intestin ; puis portez-la sur la face externe de l'autre lèvre, à un demi-centimètre de son bord, pour la faire sortir un demi-centimètre plus loin ; et tirant sur les bouts du fil, adossez ainsi la membrane séreuse du bout supérieur à celle du bout inférieur (fig. 234). On applique ainsi des fils en nombre proportionné à l'étendue de la plaie et on les noue isolément, ou bien on les enroule comme dans la suture de Ledran.

A,B. Extrémité du fil passé à travers les deux bords de la plaie.

C,D. Aspect de la plaie lorsqu'on noue les deux bouts d'un des fils.

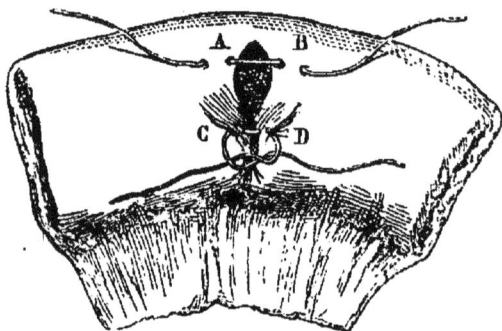

FIG. 234.

Ce procédé est le meilleur de tous ceux qui ont été conseillés. Celui de M. Gély donne le même résultat, mais il est peut-être d'une exécution un peu plus difficile, et il a l'inconvénient, pour les plaies transversales, de faire à l'intérieur de l'intestin une valvule qui s'oppose au libre passage des matières alimentaires.

Quand on a recours à la suture de M. Gély, on la pratique comme nous l'avons dit pour les plaies longitudinales, avec cette seule différence qu'il faut l'arrêter par un double nœud, dès qu'en serrant deux points, on a la possibilité d'adosser, séreuse à séreuse, une partie des deux lèvres de la plaie.

Procédé de M. Jobert. — Le procédé de M. Jobert ressemble à celui de M. Lembert. M. Jobert adosse d'abord les membranes séreuses en invaginant l'un des bouts de l'intestin dans l'autre, et il maintient l'invagination par quelques points de suture.

On voit donc que ces deux procédés diffèrent en ce que M. Jobert invagine les bouts renversés de l'intestin, tandis que

M. Lembert met les membranes séreuses en contact sans chercher à introduire l'un des bouts de l'intestin dans l'autre.

Cette différence rend le procédé de M. Lembert beaucoup plus facile que celui de M. Jobert.

Procédé de M. Denans. — Prenez deux viroles d'étain ou d'argent, ayant presque le même volume que le tube intestinal ; introduisez-en une dans le bout supérieur et l'autre dans le bout inférieur, puis renversant les bords libres de l'intestin chacun dans une de ces viroles, il ne reste plus qu'à les mettre l'un et l'autre en contact à l'aide d'une troisième virole qui se visse avec les deux autres jusqu'à ce que les bords correspondants de celles-ci soient en contact.

La partie renversée de l'intestin tombe avec les viroles, et les surfaces mises en contact adhèrent l'une à l'autre.

Le danger qu'entraîne la présence de corps étrangers sur la membrane muqueuse intestinale ne permet pas de recourir à ce dernier procédé.

Suture des quatre maîtres. — Ayant introduit les deux extrémités d'une trachée d'animal dans les deux bouts de l'intestin divisé, qu'on rapproche par-dessus, on maintient l'intestin et la trachée en contact par quelques points de suture.

Plus tard, on eut recours à un cylindre de gélatine, de carte, de papier, de gomme élastique, etc., qu'on fixait tantôt par des points de suture qui ne comprenaient qu'un côté de l'intestin, tantôt en traversant le cylindre intestinal de part en part.

Cette méthode est de nos jours généralement abandonnée.

Procédé d'Amussat. — Le procédé d'Amussat peut être rapporté à la méthode ancienne, quoique pourtant il ait pour but d'obtenir la réunion des séreuses.

Plaçant dans l'intestin un bouchon en forme de sablier et invaginant l'un dans l'autre les deux bouts divisés qu'il ramène pardessus ce corps étranger, le chirurgien exerce sur eux une constriction avec un fil ciré, au niveau du point où ils se recouvrent. D'après Amussat, les membranes séreuses des deux bouts de l'intestin s'unissent par-dessus le fil, qui, coupant les autres tuniques intestinales, est bientôt rendu par les selles.

Je crains fort qu'un pareil procédé ne puisse pas réussir sur les hommes. Pour ma part, j'aurais peur, en y ayant recours, de provoquer des accidents d'étranglement.

Appréciation. — Ce n'est pas à cause de la difficulté que leurs lèvres ont à se réunir, que les plaies intestinales sont dangereuses, mais bien parce que les fils qui sont indispensables pour la suture sont une cause de péritonite. Si les ligatures ont à mes yeux cette funeste influence, je regarde comme bien autrement dangereuse l'introduction dans la cavité intestinale des viroles métalliques, des planchettes, etc., et en raison de cette conviction, je rejette d'une manière absolue tous les procédés dans lesquels on introduit des corps étrangers dans l'intestin. Parmi les autres, je préfère ceux qui ont pour but de réunir les lèvres de la plaie séreuse contre séreuse, à ceux qui se contentent de rapprocher les bords libres de la division. Le procédé de M. Lembert et celui de M. Gély sont ceux auxquels on donne généralement la préférence. Celui de M. Jobert n'a d'ailleurs d'autre inconvénient que d'exiger l'invagination d'un bout de l'intestin dans l'autre, quand il s'agit d'une plaie transversale, ce qui ajoute un peu à la longueur, et par conséquent à la gravité de l'opération. Je pense que ce dernier chirurgien, en réunissant les plaies longitudinales par la suture à anse, a été beaucoup mieux inspiré que pour le traitement des plaies en travers.

ARTICLE III.

DES HERNIES.

Les hernies peuvent se produire dans un grand nombre de points des parois abdominales; mais comme plusieurs ne sont que des cas rares, nous ne nous en occuperons pas, et nous ne décrirons ici le manuel opératoire que pour les *hernies inguinale, crurale* et *ombilicale.*

§ 1er. — Hernie inguinale.

Anatomie.— Le *canal inguinal* est oblique de haut en bas, d'arrière en avant et de dehors en dedans (fig. 235); il a un peu plus d'obliquité que le ligament de Poupart, dont il est distant de 1 centimètre près de son orifice péritonéal, tandis que son orifice externe est situé dans le prolongement de ce ligament. Long de 4 centimètres, il donne passage au cordon spermatique chez l'homme et au ligament rond chez la femme. Il est constitué par la réflexion du grand oblique qui se continue en arrière avec le fascia transversalis. On considère à ce canal : une paroi antérieure formée par l'aponévrose du grand oblique; une paroi inférieure formée par la réflexion de ce fascia ; une postérieure formée par le fascia transversalis ; la paroi supérieure manque, elle est représentée par le bord inférieur des muscles petit oblique et transverse.

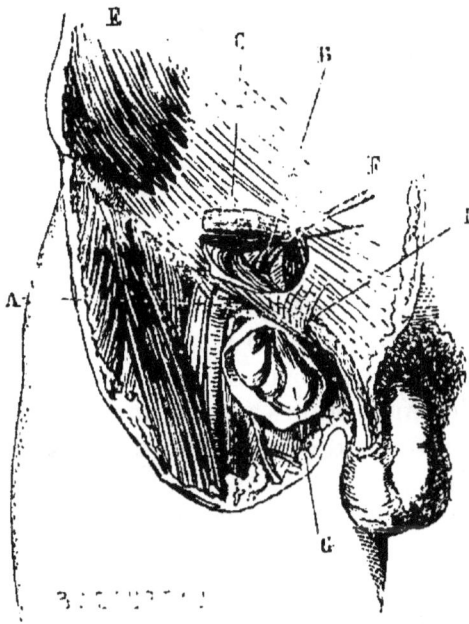

A. Artère fémorale.

B. Artère épigastrique.

C. Bord inférieur du muscle petit oblique soulevé par une érigne F.

D. Anneau inguinal externe.

E. Muscle grand oblique de l'abdomen.

G. Hernie crurale.

Fig. 235.

Des deux orifices du canal inguinal, l'externe, résultant de l'écartement des deux piliers, a une forme ovalaire ; son grand diamètre est oblique de haut en bas et de dehors en dedans, et sa partie la plus large correspond à l'intervalle qui existe entre la symphyse et l'épine du pubis, points d'insertion des piliers ; l'interne ou péritonéal, qui avant toute dissection n'est indiqué que par une dépression du péritoine, est constitué par la réflexion du fascia transversalis qui forme en dedans un rebord saillant. Cette dépression porte le nom de *fossette inguinale externe* : c'est par là que se produit la *hernie inguinale oblique*. L'*artère épigastrique*, née de l'iliaque externe, près du ligament de Poupart, est située en dedans de l'orifice interne du canal. En dedans de ce vaisseau, il existe une dépression appelée *fossette inguinale interne*, par laquelle se fait la *hernie directe*. Cette dernière fossette est limitée en dehors par l'artère épigastrique, en dedans par l'artère ombilicale oblitérée : en dedans de ce dernier vaisseau se trouve une troisième dépression à laquelle M. Velpeau a donné le nom de *vésico-pubienne*, et qui est un peu plus près de la ligne médiane que l'anneau inguinal externe; la hernie qui passe par cette dépression est dite *oblique interne* ou *sus-pubienne*.

L'*artère sous-cutanée abdominale*, située dans le tissu cellulaire sous-cutané, suit, comme l'épigastrique, une direction indiquée par une ligne partant du milieu du ligament de Poupart et allant vers l'épigastre.

La hernie inguinale descendant dans la gaîne du cordon, il me semble convenable de rappeler les membranes qui enveloppent cette partie.

En procédant de dehors en dedans, on trouve : la peau ou *scrotum*, le *dartos*, la *tunique fibreuse superficielle*, la *tunique érythroïde* et la *tunique fibreuse profonde*. Mais on se ferait une bien fausse idée des couches de tissus qu'il faut inciser pour arriver au sac d'une hernie inguinale, si l'on s'attendait à ne trouver sous son scalpel que les membranes qui viennent d'être énumérées. De la condensation du tissu cellulaire et de la sécrétion de lymphe plastique qui se produit souvent dans les hernies, résultent de nouvelles couches entre la peau et le sac herniaire.

A. *Réduction de la hernie inguinale.*

Procédé ordinaire. — Le malade est couché sur un lit où ses cuisses sont légèrement fléchies sur le tronc; son siége est élevé sur des coussins, de façon que l'anneau par lequel la hernie s'est faite soit le point culminant d'un plan incliné dont la poitrine est le point le plus déclive; pour que les muscles de la paroi abdominale soient dans le relâchement le plus complet, la tête de l'opéré est maintenue fléchie sur le sternum par un oreiller sur lequel elle repose.

Des aides maintenant le malade dans cette position et s'opposant à ses mouvements, le chirurgien, placé à la droite du lit, soulève le fond de la hernie avec sa main droite, tandis que les doigts de sa main gauche sont appliqués doucement sur la racine du scrotum pour diriger les intestins lorsqu'ils sont repoussés vers l'anneau inguinal, et pour les empêcher de sortir à mesure qu'on les aura réduits. Pendant que la main, dont la paume correspond au fond du scrotum, pousse la hernie de bas en haut (fig. 236), les doigts qui sont appliqués sur la racine la pressent doucement pour l'amincir et la réduire au diamètre de l'anneau qu'elle doit traverser.

C'est la manière la plus ordinaire de réduire une hernie; mais quand elle n'a pas réussi, on peut, au lieu de faire la réduction en bloc, s'efforcer de faire rentrer les parties les plus rapprochées de l'anneau, en n'exerçant de pression que sur elles. Lorque la hernie est une entérocèle, un gargouillement, que les doigts et l'oreille font percevoir en même temps, annonce sa réduction; dans ce cas, l'intestin rentre subitement et en totalité. Lorsque la hernie ne contient que de l'épiploon, elle rentre peu à peu et sans bruit; on reconnaît cette réduction à la diminution graduelle de la tumeur.

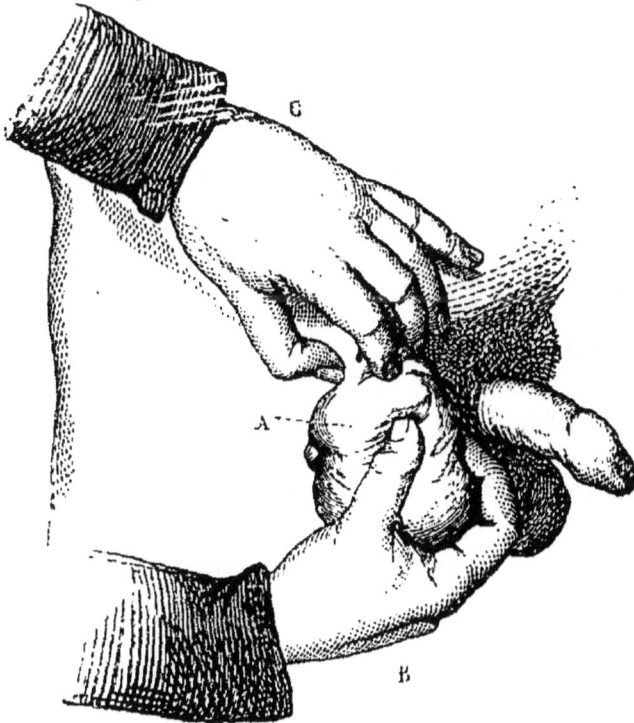

A. Hernie scrotale.

B. Main droite du chirurgien.

C. Main gauche.

FIG. 236.

J'ai dit que la main qui presse la hernie la repousse vers la cavité abdominale; mais cette opération n'est pas aussi simple que je l'ai dit tout d'abord, dans la crainte que ma description ne devînt obscure. Avant d'imprimer cette impulsion, le chirurgien doit tirer sur la tumeur comme pour faire sortir une étendue plus grande d'intestin; puis, lorsqu'il cherche à faire rentrer dans le ventre les anses intestinales herniées, il les repousse d'abord d'*avant en arrière* pour leur faire traverser l'anneau inguinal externe; puis de *dedans en dehors*, quand une portion d'intestin a franchi cet anneau. Le taxis est prolongé pendant un temps variable. Amussat l'a pratiqué pendant plusieurs heures, tandis que la plupart des chirurgiens pensent qu'il est dangereux de continuer les tentatives de réduction au delà de quelques minutes.

Le *taxis forcé* a bien plus d'inconvénients encore que le *taxis prolongé*. Tout le monde a vu quelques-uns des accidents qui peuvent être la suite d'une semblable pratique : inflammation, gangrène et rupture de l'intestin.

Le taxis ne doit être tenté que d'une manière douce et modérée. Quelques succès obtenus par la violence ne sauraient compenser les accidents auxquels une pareille méthode expose nécessairement.

Quelques chirurgiens ont cherché a obtenir la réduction des hernies par la position seule. Un aide saisissant le malade par les jarrets et lui mettant la tête en bas, le secouait, et dans l'intervalle des secousses le chirurgien tentait le taxis.

Procédé de Després. — Au lieu de soutenir la racine du scrotum avec la main gauche, Després l'entourait de cette main à moitié fermée, de manière à faire à la hernie un canal dans lequel il la poussait en pressant le scrotum avec la main droite. Avec de la patience, et en opérant sans violence, j'ai vu réduire de cette manière des hernies qui avaient résisté au taxis ordinaire.

Moyens adjuvants.—*Bains.*—Le bain chaud, en diminuant la douleur et calmant le molimen inflammatoire, met le malade dans de bonnes conditions pour subir le taxis. On tente cette opération pendant l'immersion dans l'eau, ou quelques minutes après la sortie du bain.

Saignée.—Si la hernie est plus douloureuse à la pression qu'elle ne l'est dans la majorité des cas, bien qu'elle ne soit étranglée que depuis peu de temps, on peut pratiquer une saignée pour diminuer le mouvement fluxionnaire. Lorsqu'une syncope survient à la fin de la saignée, le moment est très-favorable pour réduire la hernie, parce que alors il y a relâchement complet du système musculaire, qui cesse, dans ce moment, de comprimer et de pousser la masse intestinale vers l'anneau qui étrangle la hernie.

Purgatifs.—On a vanté les purgatifs pris en lavements ou ingérés dans l'estomac.

Topiques.—Cataplasmes, onctions et frictions avec l'extrait de belladone, réfrigérants de toute espèce, ont eu leurs partisans.

Electro-puncture. — Leroy d'Etiolles a eu l'idée d'employer l'électro-puncture pour exciter dans les intestins des mouvements susceptibles de déplacer l'anse intestinale étranglée. Pour cela, mettant un des pôles d'une pile en rapport avec la langue ou l'anus, il plaçait l'autre pôle en rapport avec la hernie en y enfonçant une aiguille à acupuncture.

Chloroforme. — *Appréciation.* — Les bains et la saignée mettent les malades dans de meilleures conditions pour subir le taxis. Les sangsues ont plus d'inconvénients que d'avantages : elles sont impuissantes à prévenir l'inflammation du sac et de l'intestin, et le sang qui s'extravase au-dessous de la peau, après leur application, gêne pour faire l'incision des tissus situés en dehors du sac, lorsqu'on est forcé d'en venir au débridement.

Les purgatifs ne sont pas sans danger lorsqu'on les administre par la bouche. Ils déterminent des vomissements qui fatiguent le malade et augmentent la fluxion inflammatoire vers la hernie. J'ai vu souvent Blandin faire administrer des lavements de tabac pour combattre l'étranglement des hernies, et je n'ai jamais vu que ce moyen ait rendu le taxis plus efficace.

En faisant respirer l'*éther* ou le *chloroforme* jusqu'à production d'anesthésie complète, on a, depuis quelques années, réduit un grand nombre des hernies qu'on eût opérées avant la découverte de la merveilleuse propriété de ces agents; mais quand on a recours aux anesthésiques, il faut bien se garder de pratiquer le taxis dans la période d'excitation ; on doit attendre la période de collapsus, pendant laquelle les muscles sont dans le relâchement le plus absolu.

B. *Du débridement dans la hernie étranglée* (herniotomie).

Rarement l'étranglement de la hernie inguinale se fait à l'anneau externe : c'est le plus souvent au niveau de l'interne qu'il a lieu, qu'il soit produit directement par cet anneau, ou bien par le collet du sac, resserré en ce point par un travail pathologique. J'ai déjà indiqué les rapports de l'anneau inguinal, desquels il résulte que la *hernie oblique*, en passant dans toute l'étendue du canal, se trouve avoir : l'artère épigastrique à son côté interne, le cordon testiculaire au-dessous d'elle, tandis que, lorsqu'elle est directe, l'artère épigastrique est à son côté externe. Or, comme rien n'est plus difficile que de distinguer sur le vivant une hernie inguinale directe d'une hernie oblique, le chirurgien ne peut se défendre d'une certaine appréhension au moment de débrider l'anneau.

Ce débridement ne peut être fait en bas, à cause du cordon testiculaire ; on ne peut le faire en dedans, s'il s'agit d'une hernie oblique, ni en dehors, si c'est une hernie directe, sans s'exposer à léser l'artère épigastrique.

Ces considérations ont engagé les chirurgiens les plus éminents de notre siècle, Scarpa, A. Cooper, Dupuytren, à débrider directement en haut, et je crois que la prudence exige que l'on opère ainsi.

Opération. — Le malade étant étendu sur un lit, après qu'un aide a rasé la région pubienne du côté où siége la hernie, le chirurgien, placé de ce côté et tenant comme un archet de violon un bistouri très-légèrement convexe, fait sur le devant de la tumeur une incision qui s'étend du fond du scrotum jusque auprès de l'anneau inguinal interne. (En n'incisant qu'à 1 centimètre ou 2 au-dessus de l'anneau externe, on se prépare, pour le moment du débridement, des difficultés sans compensation.)

La peau et le tissu cellulaire sont compris dans cette première incision. Avec un peu d'habileté, on peut continuer à inciser ainsi directement de dehors en dedans, jusqu'à ce qu'on soit arrivé au sac ; mais si l'on craint d'aller plus loin qu'il ne faut, dès que la peau et le tissu cellulaire ont été divisés, on coupe les tissus sous-jacents avec le bistouri porté à plat, pendant qu'on les soulève avec une pince à disséquer. Lorsqu'on a fait de cette manière une boutonnière à une couche de tissu, on y passe une sonde cannelée pour prolonger l'incision en haut et en bas, dans une étendue égale à celle de la peau.

La surface extérieure du sac, étant souvent lisse et comme lubrifiée, a pu en imposer pour une anse intestinale ; mais on évitera cette erreur en remarquant que le sac est toujours adhérent, par sa surface externe, dans quelque point de son étendue, lorsque la hernie est déjà ancienne, et qu'un intestin ne peut avoir une forme vésiculaire que dans le cas où toute sa circonférence n'a pas franchi l'anneau. Si la hernie est assez grosse pour qu'il y ait plus que pincement d'un segment du pourtour de l'intestin, s'il y a une anse intestinale, on n'aura pas incisé le sac tant que la tumeur aura une surface uniforme et ne sera point constituée par deux tubes membraneux adossés. Le plus souvent, d'ailleurs, le sac contient une quantité variable de sérosité que l'on sent en pressant avec le doigt, et qui suffit pour guider le chirurgien.

Le sac est incisé en dédolant, comme les couches membraneuses qui le recouvrent immédiatement, et, pour agrandir l'incision, on se sert d'une sonde cannelée sur laquelle on glisse un bistouri droit. Il vaut peut-être mieux encore se servir de ciseaux pour ce dernier temps de l'opération, en ayant soin d'éloigner les lames de cet instrument de l'intestin contenu dans le sac.

Le sac herniaire ayant été largement divisé en haut et en bas, l'opérateur cherche avec l'indicateur gauche le point où l'étranglement s'est produit, et, glissant l'ongle entre l'intestin et l'anneau qui étrangle, il se sert de ce doigt pour diriger un bistouri boutonné, dont la lame est introduite à plat entre l'anneau qui étrangle et l'ongle de l'opérateur (fig. 237).

Au lieu de se servir d'un *bistouri boutonné droit*, Pott veut qu'on emploie le *bistouri concave* qui porte son nom, et que A. Cooper a modifié de manière que son tranchant, qui commence à un demi-centimètre de son extrémité, n'ait qu'une étendue de 2 centimètres environ. Je mentionnerai pour mémoire

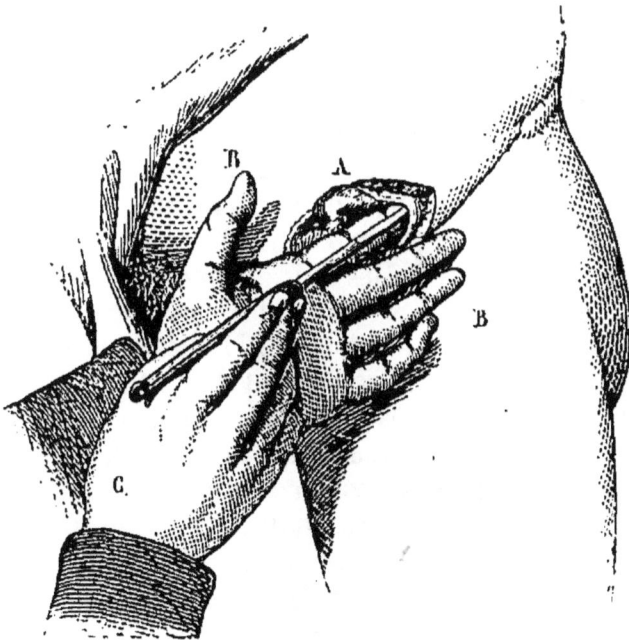

Fig. 237.

A. Plaie sur les côtés de laquelle on voit des anses intestinales pressées par le doigt.

BB. Main gauche de l'opérateur dont l'indicateur, introduit dans la plaie, sert à guider un bistouri boutonné.

C. Main tenant le bistouri porté à plat.

seulement la *sonde ailée* de Méry, celle de Vidal, qui éloignent l'intestin en même temps qu'elles guident le bistouri ; car avec le bistouri boutonné ordinaire on peut très-bien se passer des autres.

Lorsque le bistouri a pénétré dans une étendue de 3 ou 4 millimètres, on retourne son tranchant vers la partie qu'il doit diviser, et l'on incise en retirant l'instrument. J'ai déjà dit que c'est sur le segment antérieur de l'anneau qu'il convient de faire ce débridement. Quelques chirurgiens, après Scarpa, veulent qu'on le fasse sur plusieurs points de l'anneau, afin que les incisions soient très-peu profondes, et n'exposent pas à léser les vaisseaux qui avoisinent le collet de la hernie.

L'obstacle à la rentrée des parties étranglées ayant été levé, le chirurgien attire au dehors de nouvelles anses intestinales, pour s'assurer que l'étranglement n'a point ulcéré une partie de l'intestin ; puis, les repoussant aussitôt de bas en haut, il les fait rentrer successivement, en commençant par les dernières sorties.

Cette opération étant terminée, on lave les parties voisines de la plaie, et l'on fait un pansement simple avec du linge cératé et de la charpie. On recommande au malade de ne pas se livrer à des efforts capables de repousser les intestins au dehors. Il faut bien se garder de tenter une réunion par première intention, qui s'opposerait à l'évacuation des matières séreuses ou séro-sanguinolentes qui souvent se sont déjà épanchées dans la cavité abdominale au moment de l'opération.

Lorsque la hernie a été mal contenue avant de s'étrangler, on rencontre souvent des brides qui, allant du sac à l'intestin, s'opposent à la réduction. Si les brides sont ligamenteuses, rien n'est plus facile que de les couper ; si elles sont courtes, on les divise avec précaution en se servant du bistouri ou des ciseaux quand elles sont anciennes ; tandis qu'on se contente de les déchirer avec l'ongle ou le manche d'un scalpel, quand elles sont récentes et qu'elles n'ont pas encore une consistance fibreuse.

Lorsque l'épiploon est descendu dans le sac, on le repousse dans le ventre de la même façon que l'intestin ; mais il arrive souvent qu'il est adhérent au dehors d'une manière si intime, qu'il est presque impossible de le détacher sans le diviser lui-même. Dans ce cas, on peut lier la masse épiploïque près de l'anneau pour la mortifier. Mais cette méthode ayant souvent donné lieu à des accidents mortels, on a retranché toute la portion d'épiploon herniée, en l'incisant transversalement près de l'anneau, et l'on a lié ensuite isolément tous les vaisseaux qui donnent du sang. Pour moi, je préfère abandonner l'épiploon dans la plaie, où je le recouvre de glace pour prévenir son inflammation. Plusieurs fois j'ai agi ainsi, et je m'en suis bien trouvé. Tantôt la plus grande partie de l'épiploon s'est sphacélée sous l'influence du froid ; tantôt la presque totalité s'est fondue par la suppuration, et dans un cas où une masse d'épiploon plus grosse que le poing était restée entre les lèvres de la plaie, je l'ai détruite par plusieurs cautérisations successives faites avec de la pâte de Vienne.

Souvent les malades ne s'adressent à un chirurgien que lorsque l'anse intestinale étranglée est déjà atteinte par la gangrène. Dans ce cas, ce qu'il y a de mieux à faire, c'est d'y pratiquer une large incision, pour que les matières fécales puissent facilement s'épancher au dehors. Dans les cas douteux, où l'intestin est d'un gris noirâtre, sans avoir perdu toute sa vitalité, on a donné le conseil de passer un fil dans le mésentère voisin de cette anse intestinale, pour pouvoir l'attirer sûrement dans la plaie ; mais quelques faits dont j'ai été témoin me font regarder cette pratique comme dangereuse. Ce fil, pressant nécessairement une partie de l'intestin, peut y produire une inflammation ulcérative ; il n'est point d'ailleurs indispensable pour que la solution de continuité intestinale reste près de la plaie extérieure.

Au lieu d'inciser le sac pour débrider, Franco, Ravaton, J.-L. Petit et bien d'autres depuis, ont donné le conseil d'inciser l'anneau, seulement de sa périphérie vers son bord libre, et de réduire la hernie après ce débridement. Ce mode opératoire peut convenir dans les cas où le collet du sac ne contribue pas à l'étranglement ; mais comme, dans le cas contraire, on repousserait l'intestin dans le ventre avec le sac dont le collet l'étrangle, on aurait fait une opération inutile, et par conséquent nécessairement mortelle, puisque l'étranglement serait seulement devenu interne, d'externe qu'il était.

C. *Contention de la hernie inguinale.*

Les bandages herniaires dont on se sert habituellement n'ont pas besoin d'être décrits. Voici comment on applique ceux dont le ressort fait partie de la ceinture, et qu'on nomme *bandages français*. La ceinture est d'abord passée autour du bassin, de manière que la partie moyenne du ressort soit un peu au-dessous de la crête iliaque ; alors on fait rentrer la hernie, et la maintenant réduite avec les doigts de la main gauche, qui pressent sur la partie interne du canal inguinal, on saisit la pelote du bandage avec l'autre main, et on l'applique sur toute l'étendue du canal, en évitant toutefois de la faire appuyer sur l'anneau inguinal externe, parce qu'une pelote qui comprimerait cet anneau ne pourrrait pas exercer une compression suffisante sur l'interne, dans lequel il importe surtout d'empêcher l'intestin de s'engager.

Le *bandage franc-comtois*, dont la ceinture est molle, est bien inférieur au bandage français, dont le seul inconvénient est d'être gênant. Le bandage anglais a un ressort plus long que le bandage français, et il entoure le côté du bassin opposé à la hernie. Sa pelote est mobile sur le ressort, et, suivant moi, c'est là un inconvénient réel.

Je ne veux pas parler plus longuement des bandages, parce que leur application ne touche que d'assez loin à la chirurgie opératoire. Avant d'en finir avec ce chapitre, je signalerai, pourtant, au public médical, un appareil très-ingénieux imaginé par M. Bourjeaurd, ancien chirurgien de la marine. Les bandages ordinaires n'exerçant pas la même compression pendant la station assise que pendant la station debout, et étant souvent déplacés dans les divers mouvements que fait le malade, M. Bourjeaurd a cherché un moyen d'augmenter la compression sur le canal inguinal, lorsque la masse intestinale est poussée avec plus de force vers cette région.

L'appareil dont il se sert consiste en une ceinture de caoutchouc vulcanisé qui exerce sur le ventre une constriction modérée, mais constamment la même. A cette ceinture s'adapte un système de pelotes des plus ingénieux, composé de deux vessies de caoutchouc vulcanisé, pleines d'air, qui communiquent l'une avec l'autre par un tube de même substance. L'une de ces pelotes appuie sur le canal inguinal, et y est maintenue d'une manière assez solide pour l'affaisser ; l'autre ceinture correspond à la fesse. Lorsque le malade est debout, la pelote antérieure exerce une compression qui suffit pour empêcher la hernie de s'engager dans le canal inguinal, et lorsque le malade monte à cheval ou s'assied, le poids de son corps, pressant sur la pelote postérieure, en chasse l'air vers l'antérieure, dont elle augmente par conséquent la force, proportionnellement à la résistance que celle-ci doit opposer.

Cet appareil m'a semblé préférable à tous les bandages em-

45

ployés jusqu'ici lorsque la hernie n'est pas très-difficile à contenir.

D. *Cure radicale de la hernie inguinale.*

Procédé de Gerdy. — Le malade ayant été purgé la veille, pour qu'il n'ait point d'efforts de défécation à faire après l'opération, on le place transversalement sur son lit, comme pour l'opération de la taille, confiant à des aides ses cuisses fléchies sur le bassin, et élevant sa tête au moyen d'un oreiller. Le chirurgien, placé entre les cuisses du malade, réduit la hernie, et, la faisant maintenir par un aide qui presse sur l'anneau inguinal interne, il introduit dans le canal inguinal son indicateur gauche, qui pousse au-devant de lui la peau de la partie supérieure des bourses.

Ce doigt, dont la face palmaire est tournée en avant, est porté dans le canal aussi loin que possible; mais Gerdy tient à ce qu'au lieu de se coiffer du sac herniaire, comme il fait du scrotum, *il passe au-devant de lui*, de manière qu'il n'y ait au-devant du doigt que la partie antérieure du scrotum invaginé, le fascia transversalis, le muscle transverse, le petit oblique, l'aponévrose du grand oblique et la peau de la paroi abdominale antérieure. Les parties situées derrière sont : la partie postérieure du scrotum invaginé, le sac herniaire, le cordon, l'artère épigastrique.

Le chirurgien prend alors une *aiguille engaînée*, représentée figures 238, 239, 240, qui porte près de sa pointe deux trous destinés à laisser passer les deux chefs d'un fil double dont l'anse correspond à l'espace intermédiaire à ces deux ouvertures. Les extrémités de ce fil pendent et flottent du côté de la concavité de la gaîne dans laquelle est cachée l'aiguille, et dont la convexité répond à la face palmaire du doigt.

Cet instrument, glissé sur la face antérieure du doigt invaginateur, étant arrivé jusqu'au fond du cul-de-sac formé par le scrotum, le chirurgien, en poussant le curseur, fait sortir l'aiguille en avant et l'enfonce à travers la paroi abdominale antérieure. L'aiguille faisant une convexité en arrière et sa pointe se portant en avant, Gerdy pense qu'elle ne peut, dans aucun cas, blesser le péritoine.

« Dès que la pointe apparaît en avant, on retire l'extrémité supérieure du fil du trou supérieur ; on le confie à un aide, on fait rentrer l'instrument dans sa gaîne, et l'on ramène le tout

au dehors, sauf le bout supérieur du fil. On retire alors le bout
inférieur du fil, puis on le repasse par les trous de l'aiguille,
comme il était auparavant, de manière que l'anse correspondant à la rainure de la convexité de l'aiguille, les deux extrémités du fil aillent de la convexité à la concavité de l'instrument,

Cette figure représente
le porte-aiguille dans
lequel l'aiguille est
cachée.

A. Manche de l'instru-
ment.

B. Curseur avec lequel
on fait sortir l'ai-
guille de sa gaine.

C. Gaine du porte-ai-
guille.

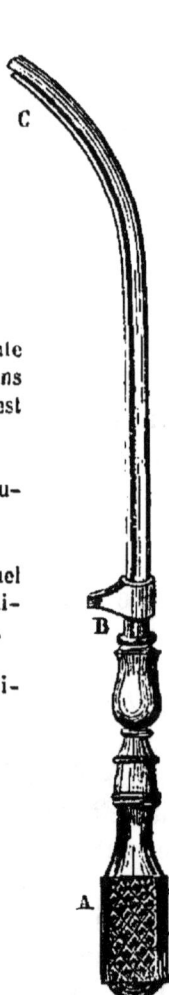

Cette figure montre l'aiguille
sortie de sa gaine.

AB. Manche de l'instru-
ment.

C. Curseur.

D. Extrémité du porte-
aiguille.

E. Aiguille sortie.

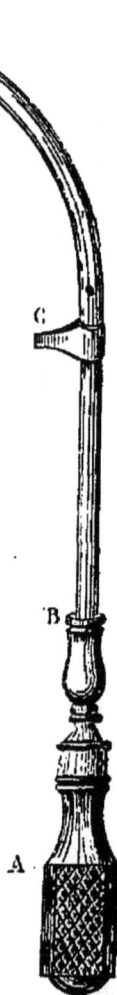

FIG. 238.   FIG. 239.

et flottent de ce côté. Pour obtenir ce résultat, on passe l'extrémité du fil, qui est pendante par le cul-de-sac invaginé, de la
concavité de l'aiguille à sa convexité, par le trou supérieur,
puis par l'inférieur en sens inverse ; puis on invagine ensuite
de nouveau la peau dans le canal inguinal, et l'on pratique un
second point de suture, comme le premier, à 1 centimètre à·

côté de celui-ci. Alors le fil, tiré en haut par ses deux bouts, forme une anse qui tient la peau invaginée, et a ses extrémités sur la région inguinale. » (Gerdy, *Archives de médecine*, 1855).

Chacun des deux chefs de ce fil est ensuite dédoublé, et il ne reste plus qu'à terminer comme pour une suture encheviilée ordinaire.

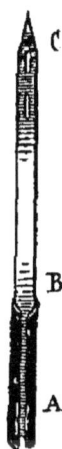

Cette figure montre l'aiguille vue de face.

A. Gaîne du porte-aiguille.

B. Point où l'aiguille sort de la gaine.

C. Trou destiné à laisser passer les deux extrémités d'un fil double.

FIG. 240.

Le nombre des points de cette suture était d'abord de six. Gerdy l'a réduit à un ; le fil double traverse dans ce dernier cas un grain de chapelet qui correspond au fond du cul-de-sac, de manière que l'anse de ce fil ne presse plus directement sur la partie invaginée du scrotum (fig. 241).

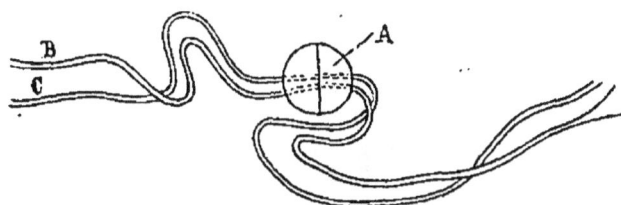

A. Grain de chapelet.

BC. Fil double traversant le grain de chapelet et servant à la suture.

FIG. 241.

Quand on ne fait qu'un point de suture (ce qui m'a toujours suffi jusqu'ici), l'opération est alors beaucoup plus simple que celle dont nous avons emprunté la description au mémoire de Gerdy : le scrotum ayant été poussé par l'indicateur d'une main, jusque dans l'intérieur du canal inguinal, le porte-aiguille est glissé sur le doigt, et, quand son extrémité est arrivée contre la paroi antérieure du canal inguinal, on fait saillir l'aiguille qui entraîne après elle le fil double dont les deux chefs sont liés sur un bout de sonde qu'elles appliquent fortement sur la paroi abdominale.

La constriction des fils ne doit pas être assez forte pour que la pression du doigt réveille de la douleur à plus de 3 centimètres du point où les fils sont liés sur le bout de sonde.

Dans un certain nombre de cas, Gerdy a cautérisé le fond du cul-de-sac avec de l'ammoniaque liquide concentrée.

Le froid, les vessies contenant de la glace, mises sur le ventre pour calmer la douleur, ont quelquefois enrhumé les malades, et Gerdy attribue à ce moyen la suppuration diffuse qui s'est produite dans un cas.

Vers le troisième ou quatrième jour on peut enlever les fils, et le scrotum est déjà adhérent aux parois du canal inguinal. Après cela, un peu de linge cératé et de charpie constitue tout le pansement.

Dès le quinzième jour, un opéré peut se lever sans bandage, mais c'est s'exposer à une récidive. Gerdy ne permettait aux malades de quitter le lit que du vingtième au trentième jour. A cette époque, on leur applique un bandage herniaire qu'ils doivent porter jusqu'à ce qu'ils sentent un peu de force dans l'aine, et qu'ils ne peuvent quitter que lorsque, dans un effort, l'intestin ne fait pas la moindre saillie dans la région inguinale.

AB. Vis servant à rapprocher les mors de la pince.

C,D. Corps dans lequel la vis se meut.

EC. Mors de la pince.

F. Dents dont les mors sont armés.

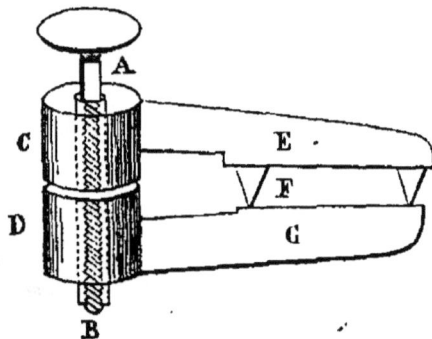

FIG. 242.

Dans les dernières années de sa vie Gerdy n'employait plus que le procédé que nous venons de décrire; mais il avait commencé par se servir d'une pince analogue à celle que Breschet employait pour le varicocèle (fig. 242). L'un des mors de cette pince était introduit sur le doigt au fond du cul-de-sac formé par le scrotum invaginé, l'autre correspondait à la peau qui recouvre le canal inguinal en avant ; ils étaient rapprochés l'un de l'autre à l'aide d'une vis, pour que, sous l'influence de cette pression, le scrotum contractât des adhérences avec la partie du canal contre laquelle il était pressé.

Le procédé de M. Wurtzer et de M. Sotteau consiste dans l'emploi d'un instrument à peu près semblable.

Procédés de M. Valette (de Lyon). — M. Valette a eu recours à deux procédés, dont l'un n'est qu'une modification de l'autre.

Premier procédé. — Le malade étant couché dans son lit, applique une ceinture spéciale, dont la description serait trop longue, et qui est destinée à fixer un invaginateur avec l'aiguille qui le traverse (fig. 243).

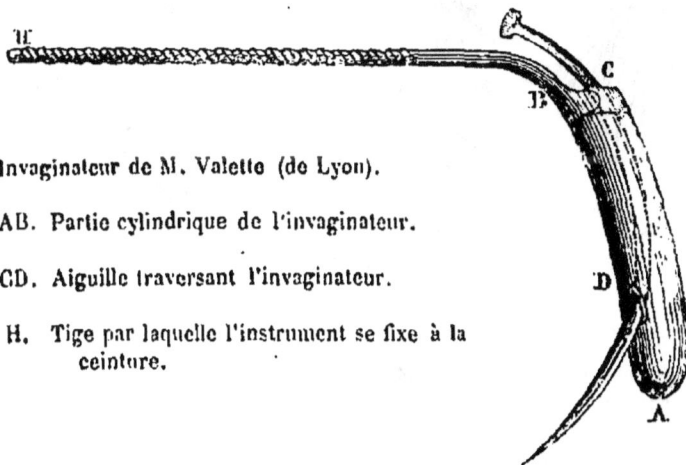

Invaginateur de M. Valette (de Lyon).

AB. Partie cylindrique de l'invaginateur.

CD. Aiguille traversant l'invaginateur.

H.   Tige par laquelle l'instrument se fixe à la ceinture.

FIG. 243.

La hernie ayant été réduite et l'indicateur gauche du chirurgien, enfoncé dans le canal inguinal de bas en haut, ayant invaginé la peau des bourses, comme nous l'avons dit pour le procédé de Gerdy, l'*invaginateur*, dans lequel l'aiguille est cachée, est substitué au doigt et poussé dans le canal aussi haut que possible ; on fixe alors cet instrument à la ceinture, et quand on s'est assuré qu'il ne peut pas sortir, on pousse l'aiguille de manière à lui faire traverser la peau invaginée et la paroi antérieure du canal (fig. 244).

Le scrotum invaginé étant ainsi solidement maintenu, on applique une traînée de pâte de Vienne sur la peau de l'abdomen, dans une étendue de 4 à 5 centimètres de longueur sur 2 à 3 millimètres de largeur, de manière que le trou de l'aiguille se trouve à la réunion des trois quarts internes avec le quart externe de la partie cautérisée. Lorsque ce caustique a suffisamment agi pour dénuder les téguments, on l'enlève et l'on applique sur la surface noircie une bandelette de sparadrap au chlorure de zinc de la même dimension ; l'aiguille traverse ce sparadrap caustique, qui est en outre fixé par deux bandelettes agglutinatives.

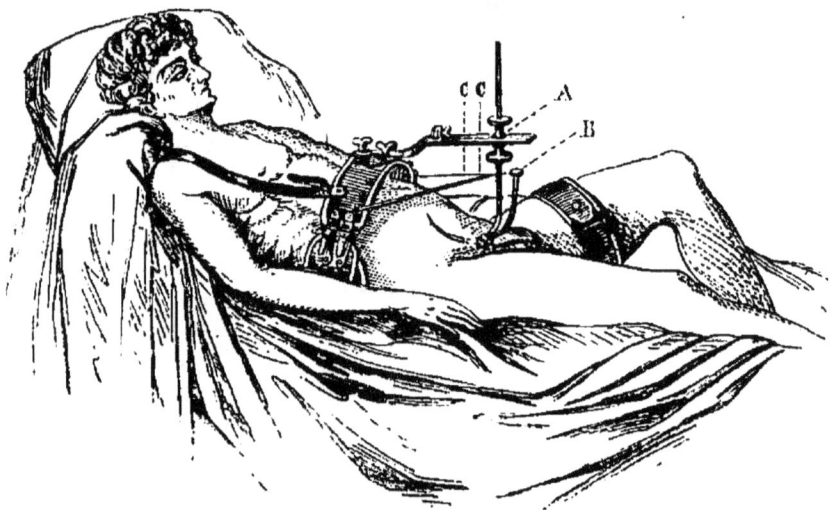

FIG. 244.

Figure représentant l'appareil appliqué dont M. Valette se sert pour la cure radicale des hernies.
A. Pièce fixant l'invaginateur à la ceinture.

B. Talon de l'aiguille qui traverse la paroi antérieure du canal inguinal.
C,C. Courroies contribuant à la solidité de l'appareil.

Vingt-quatre heures après, on enlève le caustique, on incise avec précaution l'eschare, dont il serait trop long d'attendre la chute, et l'on applique du sparadrap au chlorure de zinc à travers la boutonnière faite à l'eschare. Trois, quatre et cinq applications caustiques sont ainsi successivement pratiquées jusqu'à ce qu'on aperçoive l'invaginateur au fond de la plaie. A cette époque, l'opération est terminée ; il ne reste plus qu'à enlever l'appareil et à panser simplement avec de la charpie et du cérat.

Dans cette opération, le péritoine qui forme le sac est adossé à lui-même par l'invaginateur qu'il coiffe, et il est, par conséquent, intéressé par le caustique.

Deuxième procédé. — Ce procédé, dit M. Valette, ne diffère du précédent que par une modification légère en apparence, mais qui suffit cependant pour changer complétement les conditions de l'opération. Tous les changements portent sur l'aiguille qui traverse l'invaginateur ; à 3 ou 4 centimètres de la pointe de l'aiguille existe une fenêtre qui est destinée à recevoir un peu de pâte caustique de chlorure de zinc. Le manuel opératoire n'est, d'ailleurs, modifié en rien. L'aiguille est poussée jusqu'à ce qu'on aperçoive au ras de la peau de la paroi abdominale le commencement de la fenêtre dans laquelle on a déposé le caustique, qui se trouve ainsi en rapport avec toutes les parties molles traversées par l'aiguille.

Au bout de dix à douze heures, la cautérisation est ordinairement suffisante ; on pousse alors l'aiguille assez loin pour dégager la partie inférieure de sa fenêtre, et on laisse l'appareil en place pendant un temps qui varie de cinq à sept jours. On le retire en commençant par l'aiguille, lorsque l'eschare est près de se détacher.

Procédé de M. J. Guérin. — Le malade ayant les cuisses écartées et un peu fléchies sur le bassin, le chirurgien saisit le scrotum près de sa racine et repousse en arrière le cordon avec tous les éléments qui le composent : puis le confiant à un aide, il fait, à 3 ou 4 centimètres au-dessous de l'anneau inguinal externe, un pli transversal, à la base duquel il pratique une ponction avec un petit bistouri tranchant des deux côtés. Un ténotome, introduit par cette incision dans le canal inguinal, sert à scarifier les parois de ce conduit en haut, en dehors et en dedans, mais non en bas, où l'on blesserait infailliblement le cordon. En retirant le ténotome, on divise profondément les deux piliers dont l'écartement constitue l'anneau inguinal externe.

Après avoir exprimé le sang qui s'est écoulé pendant l'opération, on applique un morceau de taffetas gommé ou de sparadrap sur la petite plaie extérieure, et l'on exerce une compression modérée sur le trajet du canal inguinal, à l'aide de compresses maintenues par le spica de l'aine.

Procédé de M. Bonnet (de Lyon). — Un pli comprenant toute l'épaisseur de la racine des bourses étant confié à un aide, le chirurgien le traverse de part en part avec une épingle, que l'on a préalablement enfoncée jusqu'à la tête dans un morceau de liége ; un second morceau de liége, traversé par l'épingle, vient s'appliquer sur la peau, et l'on fixe ce petit appareil en tordant et repliant la pointe de l'épingle jusqu'à ce que le pli de la peau soit légèrement comprimé.

On fait ainsi deux ou trois sutures, en évitant soigneusement de piquer le cordon spermatique ou d'y exercer de la compression. Mayor (de Lausanne) faisait cette opération avec des points de suture enchevillée.

Procédé de M. Velpeau. — Faites sur le scrotum une incision de 3 centimètres environ, comprenant les tuniques du cordon jusqu'à la surface externe du sac herniaire. Ponctionnez le sac avec un trocart, et injectez par la canule de cet instrument un mélange de 180 grammes de teinture d'iode et de 90 grammes d'eau, que vous laissez sortir au bout de deux ou trois minutes.

Un aide comprime le canal inguinal pour empêcher la pénétration du liquide dans le péritoine.

M. Jobert, qui a parlé récemment de cette méthode, s'en est cru l'inventeur ; mais M. Velpeau a pratiqué cette opération en 1837, et il l'a décrite dans son *Traité de Médecine opératoire*, édition de 1839.

Procédé de M. Belmas. — Ce procédé, complétement abandonné, consiste à boucher la partie supérieure du sac herniaire avec une petite poche de baudruche que l'on insuffle, après l'avoir introduite par une incision faite aux enveloppes de la hernie.

On a encore tenté la cure radicale de la hernie inguinale :

1° Par la ligature du sac, en y comprenant ou non le cordon spermatique ; le sac ayant été mis à nu par l'incision des parties qui le recouvrent, on l'entourait d'un fil d'or (point doré) ou de plomb, que l'on serrait de manière à mortifier les parties comprises dans la ligature.

2° Par la *suture royale*, qui consistait à coudre le sac de haut en bas, de manière à l'étrangler, en respectant le cordon spermatique.

3° Par la castration.

4° Par un bouchon d'épiploon remplissant le canal inguinal, ou par le sac roulé sur lui-même.

5° Par la compression avec ou sans le décubitus dorsal.

6° Par les scarifications de la paroi antérieure du sac.

Appréciation. — Le nombre des hernies guéries par la méthode de Gerdy (procédés de Wurtzer, Sotteau, Valette, etc.) est aujourd'hui de plusieurs centaines. Sur 140 opérations, pratiquées à la clinique de Munich, il n'y a pas eu un cas de mort, et le procédé employé, qui est celui de M. Wurtzer, n'a complétement échoué que dans six cas. Gerdy a personnellement opéré plus de 100 malades, et, malgré l'inexpérience inévitable chez l'homme qui emploie le premier l'opération qu'il a imaginée (*Arch. de Méd.*, 1855), il n'a perdu que 4 malades ; presque tous les autres ont guéri, mais 25 peut-être ont eu des récidives. M. Valette a jusqu'ici été aussi heureux que le chirurgien de Munich, il n'a perdu aucun de ses opérés ; il est vrai qu'il n'a pratiqué qu'une vingtaine d'opérations, chiffre insuffisant pour qu'on puisse comparer son procédé à ceux de Gerdy et M. Wurtzer, et il faut ajouter que sur ce petit nombre de faits, encore récents, ce chirurgien a déjà eu des récidives.

L'avenir nous dira quel est le meilleur de ces procédés. Constatons seulement que la méthode de l'*invagination du scrotum* nous donne le moyen de guérir, presque sans danger, une infirmité contre laquelle on n'a pas craint d'employer la castration.

La *méthode des scarifications* a eu, entre les mains de M. J. Guérin, des succès incontestables ; mais cet habile chirurgien n'ayant point encore publié les résultats de sa pratique, je ne peux pas les comparer à ceux de la méthode précédente.

La *méthode de l'injection* a pu réussir ; mais une compression insuffisante du sac dans le canal inguinal, pouvant occasionner la mort du malade, je me déciderais difficilement à pratiquer une opération aussi dangereuse, quand la chirurgie offre d'autres moyens qui sont plus efficaces et moins dangereux. Je crois, d'ailleurs, que M. Velpeau lui-même n'a guère plus de confiance que nous en cette méthode, dont il est l'inventeur.

Toutes les méthodes autres que celles dont nous venons de parler doivent être rejetées comme dangereuses ou inefficaces.

§ 2. — Hernie crurale.

Anatomie. — L'*anneau crural* est une ouverture limitée : en dedans, par le ligament de Gimbernat ; en dehors, par la veine crurale ; en avant, par le ligament de Fallope ; en arrière, par la crête ilio-pectinée. Cet anneau est, à l'état normal, en partie fermé par le *septum crural*, espèce de diaphragme criblé de pertuis et percé à son centre d'une ouverture souvent remplie par un ganglion lymphatique, et qui est sur un plan un peu interne ou supérieur, par rapport au ligament de Gimbernat. Le péritoine recouvre la face abdominale du septum.

Près du bord libre du ligament de Gimbernat se trouve une branche artérielle, qui fait communiquer l'épigastrique avec l'obturatrice. Souvent son volume est assez considérable pour que l'épigastrique semble naître de l'obturatrice, ou celle-ci de l'autre. En avant de l'anneau crural passe le canal inguinal, dans lequel est le cordon spermatique avec ses vaisseaux et le canal déférent; l'artère épigastrique, naissant de l'artère crurale et se portant en dedans et en haut, l'anneau crural est entouré de tous côtés par des vaisseaux.

La hernie crurale passe ordinairement par cet anneau, et elle descend vers le point où la veine saphène interne se jette dans la veine crurale. Elle est, dans ce trajet, recouverte par la peau, le tissu cellulaire sous-cutané, le fascia superficialis, le fascia cribriforme, le tissu cellulo-fibreux placé entre ce dernier fascia et le sac, enfin le sac herniaire.

Dans le tissu cellulaire sous-cutané, on trouve l'artère honteuse externe supérieure qui passe transversalement en avant de la hernie.

A. *Réduction de la hernie crurale.*

Le malade étant dans la position indiquée pour la hernie inguinale, mais la cuisse étant un peu dans l'adduction en même temps qu'elle est à demi-fléchie sur le bassin, on procède comme il a été dit pour cette hernie, en ayant soin de presser d'abord d'avant en arrière, et de dedans en dehors, puis directement en haut.

B. *Débridement pour la hernie crurale étranglée.*

On fait généralement l'incision des téguments dans la direction du pli de l'aine : cette incision comprend la peau, le fascia superficialis, dans les deux feuillets duquel se trouve du tissu cellulo-adipeux; on soulève successivement les couches sous-jacentes avec la pince, et on les coupe d'abord en dédolant pour leur faire une boutonnière, puis sur la sonde cannelée dans toute l'étendue de la plaie, comme nous l'avons indiqué pour la hernie inguinale.

Le sac ayant été ouvert, il reste à débrider l'anneau qui étrangle la hernie. Le plus ordinairement, l'étranglement a lieu à l'anneau crural; quelquefois aussi c'est par une éraillure du fascia cribriforme, rarement au collet du sac, qu'il se produit.

a. Lorsque la hernie est étranglée par les bords d'une éraillure du fascia cribriforme, le débridement n'offre aucun danger autre que la lésion de l'intestin, qui ne peut être que le résultat d'une maladresse.

b. Quand l'étranglement a lieu à l'anneau crural, un aide éloignant les parties herniées, le chirurgien passe l'ongle de son indicateur gauche entre l'anneau qui étrangle et l'intestin étranglé, de manière que la pulpe de ce doigt soit tournée du côté où l'on fera le débridement; puis, glissant à plat un bistouri boutonné droit ou courbe entre l'ongle de son indicateur et l'anneau, il l'introduit dans l'étendue de 1 centimètre, puis il incise en le retirant.

Le point sur lequel doit se faire le débridement a souvent varié : Sharp veut qu'on débride *en haut* et *en dehors*, Sabatier *en haut* et *en dedans*, Pott directement *en haut*.

La plupart des chirurgiens de notre époque débrident *en dedans*, sur le ligament de Gimbernat.

Si le débridement devait être de 2 centimètres, comme on l'a souvent pratiqué, de quelque côté qu'on le fît, on aurait à craindre de léser un des vaisseaux dont l'anneau crural est entouré ; mais de nos jours, il n'est, je crois, personne qui débride dans une semblable étendue. Pour moi, j'ai déjà opéré un certain nombre de hernies, et il m'a toujours suffi de faire directement en haut ou en dedans, sur le ligament de Gimbernat, un débridement de 5 à 6 millimètres.

En opérant ainsi, on ne court presque aucun risque de blesser les vaisseaux qui avoisinent l'anneau crural. Si un premier débridement n'était pas suffisant pour permettre la réduction de la hernie, on en ferait un second, un troisième, ou un plus grand nombre, sur un ou plusieurs autres points de l'anneau. Ce *débridement multiple* que Vidal prescrit dans tous les cas, est une méthode adoptée depuis quelques années par un grand nombre de chirurgiens, et je crois qu'aucun procédé n'offre d'aussi grandes garanties d'innocuité. Mais je conseille de n'y avoir recours qu'après s'être assuré qu'une première incision de 5 millimètres est insuffisante.

c. Il arrive parfois que l'étranglement a lieu au collet du sac, et, dans ce cas, le débridement n'a pas besoin d'une grande profondeur pour permettre la réduction de la hernie. On peut alors débrider en haut ou en dedans, sans craindre la lésion d'un des vaisseaux dont nous avons parlé. Malheureusement l'étranglement au collet du sac est loin d'être la règle, et M. Malgaigne lui-même, qui, pour la *hernie inguinale*, croit que jamais il n'y a d'étranglement que par le collet du sac, prétend qu'il lui a toujours suffi, depuis près de dix ans, d'érailler avec une spatule l'anneau crural, pour réduire la hernie qui se fait par cet orifice. Non-seulement ce chirurgien ne débride pas le collet du sac; mais, lorsque l'étranglement est récent, il n'incise pas même le sac herniaire.

Je suis loin d'adopter une méthode aussi exclusive, qui expose à réduire une anse intestinale étranglée par une bride pseudo-membraneuse ou épiploïque; mais j'ai cité cette opinion de M. Malgaigne, pour qu'on sache bien que c'est le plus souvent sur l'anneau fibreux que le débridement devra être pratiqué.

§ 3. — Hernie ombilicale.

L'anneau ombilical est un espace que les fibres aponévrotiques de l'abdomen laissent entre elles pour le passage des vaisseaux du cordon ombilical. Ces vaisseaux, s'oblitérant peu de temps après la naissance, ne sont jamais une cause de danger pendant l'opération du débridement.

Le péritoine adhère à l'anneau ombilical d'une manière si intime, qu'il est presque toujours incisé, dans le débridement, en même temps que les couches de la paroi abdominale qui le recouvrent, et auxquelles il est accolé.

Le *taxis* et le *débridement* de la hernie ombilicale ne présentent rien de particulier, si ce n'est que pour cette dernière opération la paroi abdominale doit être incisée crucialement ou en T.

La *contention* s'exerce à l'aide d'une ceinture rembourrée, molle et sans ressort, qui fixe sur l'anneau ombilical une pelote ronde, dont le centre est un peu plus saillant que la périphérie.

Les ceintures en tissu de caoutchouc vulcanisé sont bien préférables à celles de cuir; se prêtant au développement et à l'affaissement de l'abdomen, elles exercent sur l'anneau ombilical une pression constante.

La *cure radicale* de la hernie ombilicale s'obtient facilement dans les premiers mois de la vie; elle offre d'autant plus de difficultés que le malade est plus avancé en âge.

La *contention* est le moyen le plus sûr d'arriver à une guérison définitive, mais il faut qu'elle soit assez bien faite pour maintenir la hernie réduite sans la moindre interruption. Pour cela, on applique sur l'anneau ombilical une petite pelote hémisphérique de caoutchouc, soutenue par une plaque d'acier rembourrée sur laquelle on boucle une ceinture élastique dont la résistance est suffisante pour s'opposer à l'issue de la hernie, lorsque le malade tousse ou fait un effort quelconque.

La *ligature* des parties molles qui recourent la hernie est ou doit être définitivement abandonnée. Les succès que Desault prétendait avoir obtenus par cette méthode n'étaient pas aussi nombreux que le croyait cet illustre chirurgien.

Marjolin racontait qu'il avait revu des malades, opérés par Desault, qui étaient plus infirmes après qu'avant l'opération. Bon nombre d'opérés ayant d'ailleurs succombé, je crois qu'il n'est pas permis de recourir à une pareille pratique pour une infirmité à laquelle on peut remédier à l'aide de bandages.

GUÉRISON DE L'ANUS CONTRE NATURE.

Anatomie. — A la suite d'une hernie étranglée, on voit assez souvent les matières fécales sortir à travers une solution de continuité de la peau qui recouvrait la hernie. On désigne cet état sous le nom d'*anus contre nature*.

Son siége varie comme celui des hernies.

Tantôt, c'est par une sorte de crible; le plus souvent, c'est par une large fistule que les matières fécales se répandent au dehors.

Les rapports de l'intestin avec la plaie extérieure sont d'un grand intérêt. Il peut arriver, en effet, que le bout supérieur seul s'abouche avec la plaie, et que l'inférieur, caché dans le ventre, rende ainsi toute opération impossible. Le plus souvent, les deux bouts de l'intestin s'ouvrent au dehors, accolés l'un à l'autre comme les deux canons d'un fusil. On donne le nom d'*éperon* à la double cloison qui résulte de cet accolement (fig. 245).

C'est cet éperon qui, en s'avançant entre les deux bouts de l'intestin, empêche le libre cours des matières fécales. On le voit quelquefois disparaître spontanément, fait que Scarpa explique par la *rétraction du mésentère*.

Par suite de cette rétraction ou des mouvements communiqués à l'intestin, il se forme entre l'orifice intestinal et la plaie extérieure un espace membraneux par l'intermédiaire duquel les deux bouts de l'intestin communiquent. La facilité de cette communication est en raison de l'étendue de cet espace, qui est connu sous le nom d'*entonnoir membraneux*.

Quand les deux bouts de l'intestin sont exactement adossés,

ordinairement il se fait entre eux une adhérence proportionnée à l'étendue de leur contact ; mais quand ils se rencontrent sous un angle plus ou moins aigu, leurs parois correspondantes n'étant pas accolées l'une à l'autre, ne peuvent devenir le siége d'une inflammation adhésive, tant qu'on n'a pas rendu leur contact plus intime. La section de l'éperon, faite avec un instrument tranchant avant la fusion par agglutination des parois intestinales qui le composent, ouvrirait nécessairement la cavité du péritoine.

A et B. Anse intestinale ouverte en avant pour laisser voir l'entérotome.

C. Mésentère.

D. Éperon formé par les deux bouts adossés de l'intestin.

E. Plaie extérieure.

F. Entérotome de Dupuytren.

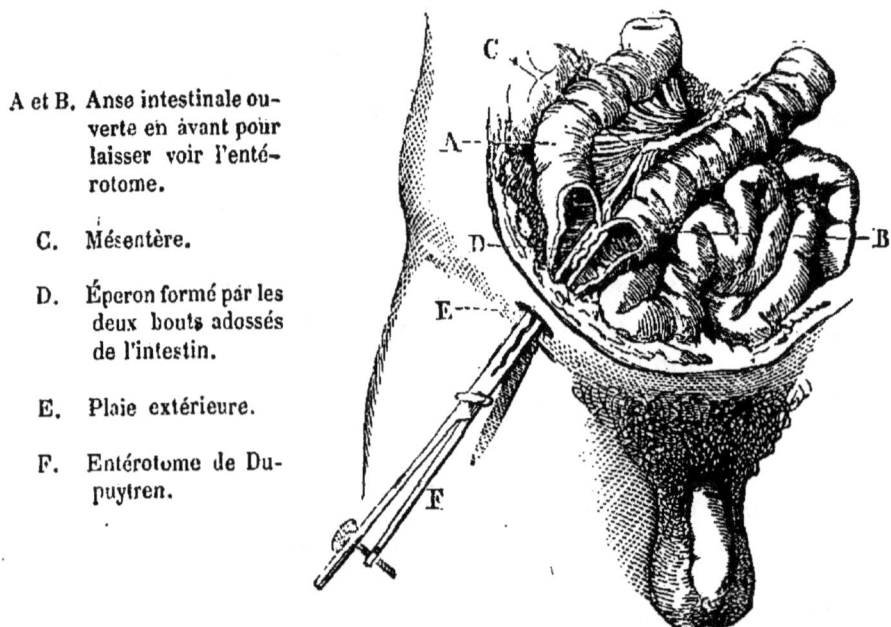

FIG. 245.

Opération. — *Méthode de Dupuytren* — En 1813, Dupuytren imagina de remédier à l'anus contre nature par la section de l'éperon formé par les deux bouts adossés de l'intestin. La pince dont on se sert pour cette opération est composée de deux branches *mâle* et *femelle*, qui s'articulent à la manière d'un forceps ; on l'appelle *entérotome.*

Voici comment on en fait l'application :

Le malade étant couché sur le dos, la tête un peu élevée et les cuisses légèrement fléchies, on introduit dans le bout inférieur de l'intestin le doigt indicateur de la main gauche, et l'on glisse sur sa face palmaire l'une des branches de l'entérotome ; la seconde branche étant introduite de la même manière, on les articule l'une avec l'autre ; puis, au moyen d'une vis qui les réunit, on exerce sur leurs mors une constriction suffisante pour suspendre la circulation dans la partie de l'éperon qui est serrée par les pinces (fig. 245). Chaque jour, jusqu'au cinquième, un tour de vis ajoute à la constriction.

La pince tombe ordinairement vers le douzième jour. Tant qu'elle est en place, elle est soutenue par un tampon de linge placé sur le haut de la cuisse légèrement fléchie ; on la fixe au moyen d'une bande peu serrée qui entoure le tampon de linge et la partie correspondante du membre inférieur.

Procédé de M. Liotard. — M. Liotard a proposé de remplacer l'instrument de Dupuytren par un entérotome dont les mors représentent une plaque largement fenêtrée à son centre. Avec cet instrument, on peut couper, dès le premier jour, la partie de l'éperon qui correspond à la fenêtre de l'entérotome. Mais cet avantage ne compensant pas l'inconvénient qu'il y aurait à diviser l'éperon avant que la constriction soit suffisante, on a généralement recours au procédé de Dupuytren.

Compression. — Dans les cas où l'ouverture extérieure est assez considérable pour que l'intestin, en se retournant sur lui-même, s'invagine et sorte de la plaie, la compression peut être d'une grande utilité. On l'exerce à l'aide de compresses fines soutenues par un spica de laine.

Ce n'est pas seulement pour le cas précédent qu'on a employé la compression ; on y a eu recours dans le but de repousser l'éperon qui s'oppose au passage des matières alimentaires. Desault l'exerçait à l'aide de tentes de charpie, allant du bout supérieur de l'intestin dans l'inférieur ; par-dessus ces tentes, il appliquait un tampon de charpie, soutenu par des compresses. Le tout était maintenu en place au moyen de tours de bande qu'on serrait assez pour que l'éperon, repoussé de dehors en dedans, finît par s'effacer.

Au lieu de la tente dont se servait Desault, on a employé une sorte de fourche d'ivoire, dont les branches ont la forme d'un croissant ; on repousse l'éperon en exerçant une compression sur le bout du manche de cet instrument à l'aide d'un spica de l'aîne ou d'un bandage herniaire.

Suture. — On a pensé (Lecat) qu'on rétablirait le cours des matières fécales par la suture simple des bords de la plaie extérieure, mais cette méthode ne peut convenir que lorsque l'éperon n'existe pas ou lorsqu'il a été détruit par l'entérotomie.

Quand l'anus contre nature n'a plus d'*éperon*, et qu'au lieu de se fermer, la plaie reste la même, il arrive souvent que l'intestin se renverse de manière que la membrane muqueuse fasse un bourrelet saillant au dehors; dans ce cas, la structure simple n'étant plus praticable, quelques chirurgiens ont cherché à fermer la plaie extérieure en *excisant les bords de la fistule* avant de procéder à la suture. Je ne puis me dispenser de faire connaître quelques-uns des procédés qui se rapportent à cette méthode :

Procédé de M. Velpeau. — Deux incisions semi-elliptiques, se réunissant à leurs extrémités, circonscrivent l'orifice extérieur de la fistule, sans atteindre l'intestin dans l'intérieur duquel on introduit une plaque de bois que l'on comprend dans les points de suture qui doivent réunir les bords de la plaie extérieure. Ces points de suture, placés à 4 millimètres l'un de l'autre, ne doivent pas toucher aux parois intestinales.

Pour que les lèvres de la plaie ne soient point exposées à être coupées par le fil qui sert à les réunir, on s'oppose à leur tiraillement en pratiquant de chaque côté, à 2 ou 3 centimètres de la plaie, une longue incision comprenant la peau, le tissu cellulaire sous-cutané, l'aponévrose du grand oblique en haut, le feuillet superficiel de l'aponévrose crurale en bas.

Procédé de M. Malgaigne. — Toute la partie de l'anus contre nature qui va de la peau à l'intestin exclusivement ayant été avivée, le chirurgien détruit les adhérences extérieures de l'orifice intestinal, en ayant soin de ne pas ouvrir le péritoine; puis, ayant réuni les deux lèvres de l'intestin par le procédé de M. Gély, en les adossant par leur surface séreuse, il fait une suture entortillée ou enchevillée pour mettre en contact les bords opposés des parties avivées.

M. Malgaigne résume cette opération en disant qu'elle consiste à isoler l'intestin et à replier ses deux lèvres en dedans pour fermer la plaie extérieure par-dessus.

Procédé de M. Gosselin. — Dans un cas d'anus contre nature compliqué d'un renversement considérable et irréductible, mon ami M. Gosselin a eu recours à une opération qui me semble un perfectionnement des procédés de MM. Velpeau et Malgaigne.

1er TEMPS. — Ablation de la membrane muqueuse sur toute la surface de l'intestin renversé.

2e TEMPS. — Ablation de la peau tout autour de l'ouverture dans une étendue de 2 à 3 centimètres.

3e TEMPS. — Rapprochement et union des bords opposés de la surface dénudée à l'aide de la suture enchevillée. Les fils de cette suture ne traversent que la paroi abdominale et passent au-devant de l'intestin, sans le comprendre de peur de rencontrer le péritoine.

4ᵉ TEMPS. — Deux incisions circonvoisines, faites à 2 ou 3 centimètres de la première plaie, servent, comme dans le procédé de M. Velpeau, à relâcher les téguments et à assurer leur réunion.

Ce qui caractérise ce procédé, c'est l'avivement de l'intestin par l'excision de la membrane muqueuse. Un premier succès nous autorise à conclure comme M. Gosselin, que cette modification est une ressource à ajouter aux moyens opératoires usités en pareil cas.

Appréciation. — La *compression*, quand on l'exerce sur l'intestin retourné et faisant saillie dans la plaie, est une méthode dont on peut retirer de grands avantages ; mais je n'engagerai jamais à l'appliquer sur l'éperon, soit qu'on ait recours à la fourche d'ivoire, soit qu'on se contente des tentes de charpie soutenues par un bandage.

La *section de l'éperon* par la méthode de Dupuytren est infiniment préférable à la compression ; elle est indiquée toutes les fois que les deux bouts de l'intestin sont adossés l'un à l'autre de manière que l'éperon s'oppose au passage des matières alimentaires du bout supérieur dans l'inférieur.

Il faut bien se garder de recourir trop tôt à la *suture des bords de la fistule*, parce qu'on s'exposerait alors à des épanchements de matière fécale dans la cavité du péritoine ; mais lorsque le passage des matières alimentaires se fait presque en totalité du bout supérieur dans l'inférieur, on peut employer cette méthode avec avantage. Je crois pourtant qu'avant d'y avoir recours, on doit tenter la guérison en pratiquant la cautérisation des bords de la plaie avec le nitrate d'argent, et même avec le fer rouge.

La suture par les procédés de MM. Velpeau et Malgaigne ne m'inspire pas une grande confiance ; mais les faits manquent pour asseoir un jugement définitif. Il est également impossible d'être fixé sur la valeur du procédé de M. Gosselin, quoique, dans les cas où les bords renversés de l'intestin ne peuvent pas être réduits par la compression, l'excision de la membrane muqueuse et la suture des bords de la plaie extérieure me paraissent très-indiquées lorsqu'il n'y a pas d'éperon pour gêner le cours naturel des matières alimentaires, et quand la fistule semble n'être entretenue que par le bourrelet muqueux qui s'interpose entre les bords de la solution de continuité.

CHAPITRE VIII.

OPÉRATIONS QUI SE PRATIQUENT SUR LE RECTUM.

Anatomie. — Le rectum commence au côté gauche de la cinquième vertèbre lombaire, descend au-devant du sacrum et du coccyx, et se termine à l'anus, 3 centimètres environ au-devant de ce dernier os.

Le rectum est généralement cylindrique ; mais, à sa partie inférieure, il présente une ampoule ou dilatation dont le développement est en raison de l'accumulation plus ou moins fréquente et plus ou moins abondante des matières fécales, qui se fait en ce point, en dépit de la théorie de M. O'Beirn.

La partie postérieure du rectum est presque toujours, dans toute sa longueur, dépourvue de péritoine. Ce n'est que dans des cas exceptionnels qu'on rencontre un mésorectum.

Sa face antérieure est recouverte par le péritoine dans ses deux tiers supérieurs. Dans le tiers inférieur, elle correspond, *chez l'homme* (fig. 267), au bas-fond de la vessie, aux vésicules séminales, à la prostate, au-devant de laquelle l'urèthre et le rectum s'éloignent de plus en plus l'un de l'autre. *Chez la femme*, le tiers inférieur du rectum correspond au vagin dont il n'est séparé que par une cloison mince, appelée *cloison recto-vaginale*.

Suivant Lisfranc, le cul-de-sac du péritoine est à 10 centimètres et demi au-dessus de l'anus ; suivant Blandin, la distance qui sépare ces deux parties est de 8 centimètres chez l'homme, et de 4 chez la femme.

La membrane muqueuse du rectum est épaisse ; on y voit des follicules très-développés. La membrane cellulo-fibreuse sous-jacente à la muqueuse a également une grande épaisseur, et n'est pas toujours assez adhérente à cette dernière membrane pour s'opposer à son prolapsus.

La membrane musculeuse est composée de fibres externes, qui sont longitudinales, et de fibres internes, qui sont circulaires. Ce sont les dernières fibres internes qui forment le *sphincter interne*. MM. Nélaton et Velpeau ont, les premiers, constaté l'existence d'un sphincter supérieur qui existe à 10 ou 12 centimètres au-dessus de l'anus.

Les artères du rectum sont : l'hémorrhoïdale supérieure, provenant de la mésentérique inférieure ; l'hémorrhoïdale

moyenne, provenant de l'hypogastrique ; l'hémorrhoïdale inférieure, branche de la honteuse interne.

Les veines sont très-nombreuses, elles forment entre la membrane muqueuse et le sphincter interne un plexus qu'on nomme
plexus hémorrhoïdal. Ces veines aboutissent aux rameaux veineux qui accompagnent les artères hémorrhoïdales.

Les nerfs de cette partie du gros intestin proviennent du grand
sympathique et des nerfs sacrés.

§ 1ᵉʳ. — Excision du rectum.

Le malade étant couché transversalement sur un lit que son
siège déborde, ses jambes et ses cuisses étant fortement fléchies
sur le bassin, on fait deux incisions semi-elliptiques qui, en se
réunissant, circonscrivent l'anus et la tumeur ; on dissèque cette
partie de l'intestin jusqu'à ce que l'on soit parvenu au-dessus du
mal (pourvu que le cancer ne dépasse pas le point où son excision entraînerait l'ouverture du péritoine). Au moyen d'érignes
ou de fils passés dans la partie saine, on abaisse le rectum, de
manière à pouvoir réséquer toute la partie malade, soit avec
des ciseaux, soit avec un bistouri.

Lisfranc donnait le conseil de lier les vaisseaux à mesure qu'ils
étaient coupés.

Le pansement consiste à appliquer sur la plaie un linge fenêtré
enduit de cérat, et à le recouvrir de charpie sèche, soutenue
par un bandage en T. M. Velpeau veut qu'on introduise tout de
suite, dans la partie restante du rectum, une mèche de charpie,
dont on continue l'usage pendant plusieurs semaines, pour
s'opposer au rétrécissement trop considérable de cette partie de
l'intestin.

La grande vascularité de cette région et les nombreux accidents inflammatoires qui ont suivi cette opération, m'engagent
à conseiller l'application d'eau froide et même glacée, tant que
le malade n'en sera pas incommodé.

Appréciation.—Cette opération a réussi dans quelques cas,
M. Velpeau a guéri deux malades sur six. D'après la thèse de
M. Pinault, Lisfranc comptait cinq succès sur neuf opérations.
Malheureusement les succès sont souvent publiés un peu
trop tôt, pour qu'on ne se tienne pas en garde contre d'aussi
beaux résultats, et je suis d'avis qu'il ne faut faire cette opération que dans les cas où le cancer ne dépasse pas le sphincter
externe.

Procédé de Récamier.—Le malade étant couché, comme nous l'avons dit plus haut, le chirurgien prenant une grande aiguille courbe qui entraîne un fil double, l'introduit par l'anus, en traversant l'épaisseur du rectum, et la fait sortir à travers la peau qui avoisine l'orifice anal (fig. 246) ; enfilant ensuite dans la même aiguille un fil simple et celui des deux chefs de la première ligature qui passe par l'anus, il introduit cette seconde aiguille comme il a fait pour la première.

B et N sont les deux fils de la première ligature.

A est l'extrémité anale du fil dont B est l'extrémité externe.

A et B sont noués ensemble.

En même temps que A a traversé l'intestin pour venir se nouer avec B, on a passé avec lui un fil CD, dont l'extrémité anale C traverse ensuite l'intestin de dedans en dehors avec le fil EF, C et D sont noués ensemble, et ainsi de suite.

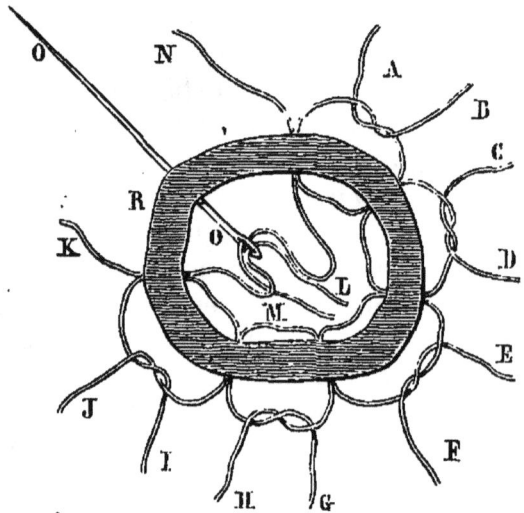

FIG. 246.

A ce temps de l'opération, on peut déjà nouer ensemble les deux chefs du fil qui a servi deux fois.

Prenant ensuite le chef *anal* du fil qui n'a servi qu'une fois, il l'introduit avec un nouveau fil à quelque distance du point où il a déjà traversé le rectum. On continue ainsi jusqu'à ce que l'on ait entouré l'intestin. Quand on est arrivé auprès du point par lequel on a commencé la ligature, on enfile les chefs correspondants du premier et du dernier fil (voyez GO, fig. 246) dans une aiguille qui les ramène de dedans en dehors en traversant une paroi du rectum et la peau voisine de l'anus. Serrant alors et nouant ensemble les deux extrémités d'un fil, et faisant la même chose pour tous, on étrangle les parois du rectum, sans en oblitérer la cavité (fig. 247).

L'*écrasement* a été tenté, par Amussat, contre le cancer du rectum. Mais on ne peut songer à attaquer par cette méthode qu'une tumeur très-limitée.

L'*arrachement* est un moyen qui a été employé par Récamier, mais, depuis les essais de ce chirurgien, un peu trop aventureux, personne n'a été tenté d'y avoir recours.

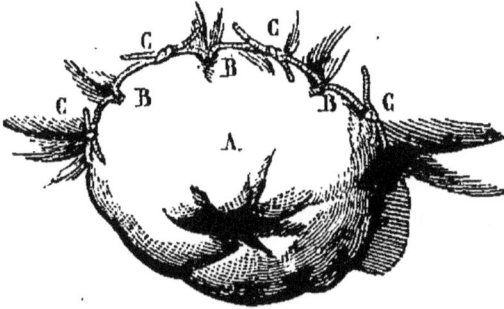

Rectum entouré de ligatures, par le procédé de Récamier.

A. Anus.

B, B, B. Points où les deux chefs d'un même fil traversent l'intestin pour venir se nouer ensemble aux points C, C, C.

FIG. 247.

La *cautérisation* n'offre rien de particulier quand on l'emploie contre le cancer du rectum ; c'est une méthode qui a sur l'excision l'avantage de ne pas exposer aux hémorrhagies, et sur la ligature celui d'atteindre plus sûrement toutes les parties envahies par la dégénérescence.

C'est pour l'ablation du rectum que l'*écraseur* linéaire est, peut-être, le plus utile. Mais comme la peau offre une résistance très-grande à la section par la chaîne articulée, lorsque j'ai eu recours à ce moyen, j'ai commencé l'opération par une incision elliptique de la peau qui entoure l'anus.

§ 2. — Fissure à l'anus.

Anatomie. — L'anus est constitué par un orifice dont les bords froncés forment des plis radiés au fond desquels existent souvent de petites ulcérations longitudinales et peu profondes qu'on appelle *fissures*.

Au-dessous de la membrane muqueuse qui forme ces plis, on trouve du tissu cellulaire qui est, dans ce point, assez serré pour qu'il soit difficile d'y introduire un bistouri mousse. Au-dessous du tissu cellulaire se trouve le muscle sphincter externe, qui se prolonge sous la membrane muqueuse dans la hauteur de 3 centimètres environ. Le bord inférieur de ce muscle adhère au tissu cellulaire sous-cutané d'une manière d'autant plus intime qu'il se rapproche davantage de la ligne médiane.

Les artères et veines hémorrhoïdales inférieures, provenant des honteuses internes, se répandent dans la membrane muqueuse, le tissu cellulaire, le sphincter de l'anus et la peau de cet orifice.

Ce sont surtout les veines hémorrhoïdales inférieures qui sont le siége des varices appelées hémorrhoïdes.

Opération. — *Débridement du muscle sphincter* (méthode de Boyer).—Le malade étant couché sur le bord de son lit, ayant la cuisse inférieure étendue et l'autre fléchie, le chirurgien introduit le doigt indicateur de la main gauche dans l'orifice anal, jusqu'au-dessus du sphincter, glisse à plat, entre ce doigt et la membrane muqueuse, un bistouri boutonné, dont il retourne ensuite le tranchant, de manière à inciser la membrane muqueuse, le muscle sphincter, dans toute son étendue, et la peau voisine de l'anus; dans l'étendue de 1 à 2 centimètres, cette incision a la forme d'une pyramide triangulaire dont le sommet correspondrait à l'extrémité la plus élevée du sphincter.

Si le malade est affecté d'hémorrhoïdes, on incisera entre deux tumeurs hémorrhoïdales.

L'opération réussit toujours, soit que l'incision porte sur la fissure, soit qu'elle ait été pratiquée sur un autre point.

Le sang qui s'écoule après cette opération s'arrête facilement; s'il survenait une hémorrhagie, une grosse mèche de charpie introduite dans le rectum et dans la plaie, suffirait pour la faire cesser.

Dans les cas ordinaires, on fait un pansement simple, avec de la charpie et du cérat.

Incision sous-cutanée. —Faisant l'application de la méthode sous-cutanée, si heureusement généralisée par M. J. Guérin, Blandin incisait le muscle sphincter de l'anus en pratiquant une simple ponction à la peau voisine de l'orifice anal. Voici comment on pratique cette opération :

Faites à la peau, à 1 centimètre 1/2 de l'anus, une ponction qui permette l'introduction d'un ténotome ; glissez cet instrument à plat sous la membrane muqueuse, jusqu'au-dessus du sphincter, et incisez le muscle en aidant l'action du ténotome, par une pression exercée sur son dos avec le doigt indicateur gauche introduit dans le rectum. Un craquement et la sensation d'une résistance vaincue indiquent que le muscle a été coupé.

Cette opération paraît très-facile ; mais quand on l'a pratiquée, on sait que l'introduction du ténotome offre une assez grande difficulté pour qu'il soit nécessaire de s'y exercer sur le cadavre.

L'union intime qui existe entre la peau et le bord inférieur du muscle sphincter, au moyen du tissu cellulaire dense que nous avons signalé au commencement de ce chapitre, explique suffisamment la difficulté de l'introduction du ténotome.

Après cette opération, on introduit dans le rectum une grosse mèche qui en exerçant une compression sur les parois rectales, modère et arrête l'écoulement du sang qui sort des vaisseaux divisés. Si l'on négligeait cette précaution, on exposerait le malade à la suppuration qu'on se propose de prévenir par ce procédé.

Dilatation.— A. Dubois introduisait une grosse mèche qu'on renouvelait chaque jour dans le but de s'opposer à la constriction du muscle sphincter.

M. Récamier a eu recours à la *dilatation violente et instantanée.* Ce procédé est bien simple : introduisant dans l'anus les deux doigts indicateurs, de manière que leurs faces dorsales soient en contact, et les écartant violemment, on rompt tout d'un coup la corde formée par le sphincter contracturé.

Pour atteindre le même but, d'autres chirurgiens introduisent un spéculum à valves, qu'ils ouvrent subitement.

Excision. — Saisissez l'extrémité de la fissure avec une pince à dents de rat, et excisez avec les ciseaux la partie de membrane muqueuse sur laquelle repose l'ulcération.

M. Velpeau avait pratiqué, en 1839, l'incision sur six malades, *dont deux virent leur fissure reparaître, sans avoir jamais été complétement guéris.*

C'est une opération incertaine et aussi douloureuse que l'incision.

Cautérisation.—En cautérisant la fissure avec le nitrate d'argent ou le nitrate acide de mercure, on dit avoir obtenu quelques guérisons ; pour ma part, je suis forcé d'avouer que je n'ai jamais été témoin de pareils faits.

Pincement de la fissure.—On a bien pu calmer le mal, l'empêcher de prendre un grand développement, en pinçant la fissure, au moment de la défécation ; car, en agissant ainsi, on met cette petite ulcération à l'abri du contact des matières fécales qui l'irriteraient. Mais ce ne peut être qu'un moyen palliatif.

Appréciation. —Les moyens palliatifs, tels que les injections de ratanhia, la dilatation au moyen d'une mèche, etc., peuvent calmer la douleur ; mais dans la grande majorité des cas il faut avoir recours à une opération.

La *dilatation violente et instantanée* est le moyen le moins effrayant pour les malades ; il réussit presque toujours. L'*incision sous-cutanée* donne un résultat très-satisfaisant dans quelques cas; car la douleur ayant cessé, la plaie est guérie en quatre ou cinq jours; mais souvent les chirurgiens qui y ont eu recours ont été obligés de faire une seconde opération.

L'incision simple, telle que la faisait Boyer, donne une grande plaie dont la guérison oblige le malade à rester une huitaine au lit, mais c'est encore le moyen le plus sûr de faire cesser les douleurs intolérables causées par la fissure à l'anus.

§ 3. — Fistules à l'anus.

Les fistules *borgnes externes* se guérissent quelquefois par des topiques émollients, auxquels on fait succéder les injections iodées, ou simplement astringentes. Dans quelques cas on est forcé de les convertir en fistules complètes, et de faire l'opération qui convient à ces dernières.

Le plus souvent les chirurgiens ne sont consultés pour les fistules *borgnes internes*, que dans les cas où un abcès va les transformer en fistules complètes.

Opération. — Les fistules *complètes* réclament toujours une opération, à moins qu'elles n'existent chez des individus affectés de tubercules.

Procédé ordinaire. — Le gros intestin ayant été vidé par un purgatif administré la veille, le malade est couché du côté où la fistule existe, ayant la jambe de ce côté étendue et l'autre fléchie. Un aide maintient le bassin et les cuisses, un autre écarte les fesses, puis le trajet fistuleux ayant été préalablement sondé, le chirurgien y introduit une sonde d'argent cannelée, qu'il fait parvenir jusque dans le rectum, d'où son doigt indicateur gauche la ramène au dehors en passant par l'anus. Le bistouri, étant alors glissé le long de la cannelure de la sonde, coupe toutes les parties qui sont comprises entre le trajet fistuleux et la peau.

Procédé de Desault. — Un gorgeret d'ivoire ou tout autre de bois dur, ayant été introduit dans le rectum jusqu'au-dessus de l'orifice interne de la fistule, est confié à un aide; le bec d'une sonde d'acier cannelée, qui traverse le trajet fistuleux, vient s'appliquer contre la concavité du gorgeret.

Le chirurgien, saisissant la sonde, conduit dans sa cannelure un bistouri droit, qui traverse la membrane muqueuse au niveau de l'orifice interne de la fistule, et coupe d'un seul coup toutes les parties comprises entre le trajet fistuleux et l'anus.

On retire ensemble le gorgeret et la sonde maintenus en contact pour s'assurer que l'incision est complète.

Quand la membrane muqueuse est décollée au-dessus de l'orifice interne de la fistule, on l'incise avec le bistouri ou avec

47

des ciseaux. Si la peau est décollée et s'il y a des lambeaux flottants, on excise ces parties.

Le pansement consiste à introduire dans l'anus une énorme mèche de charpie enduite de cérat ; une partie de cette mèche doit être placée entre les lèvres de la plaie, dont on prévient de cette manière le recollement partiel. La mèche doit dépasser dans le rectum l'extrémité supérieure de l'incision.

Avant de faire le pansement, il faut rechercher avec soin si la fistule n'a pas plusieurs ouvertures dans l'intestin, cas dans lequel il faudrait faire une nouvelle incision.

Appréciation. — Le procédé ordinaire est préférable au procédé de Desault, en ce qu'il n'oblige pas à se servir d'un instrument qu'on n'a pas toujours à sa disposition. Mais lorsque l'orifice interne de la fistule remonte très-haut dans le rectum, on peut avoir quelque difficulté à ramener la sonde cannelée au dehors ; dans ce cas, le procédé de Desault est plus facile et moins douloureux. Par ce dernier procédé, on peut encore comprendre dans son incision les parties qui seraient décollées au-dessus de l'orifice interne de la fistule ; il suffit pour cela de faire remonter la sonde cannelée jusqu'à la partie la plus élevée du décollement.

Injection.—Depuis que M. Velpeau a vanté les propriétés de la teinture d'iode, il n'est pas de chirurgien qui n'ait reconnu l'heureuse influence qu'elle exerce sur la cicatrisation des plaies et des ulcères. Dernièrement M. Boinet a soutenu que les fistules à l'anus peuvent toujours être guéries par des injections d'iode. Pour pratiquer cette petite opération, il faut que le chirurgien bouche avec la pulpe de l'indicateur gauche l'orifice interne de la fistule, pendant qu'il fait l'injection avec la main droite.

Lorsque la fistule a plusieurs orifices externes, tous, à l'exception de celui dans lequel on introduit la canule, doivent être clos par les doigts d'un aide. Lorsqu'on a reconnu plusieurs orifices internes, la pulpe de l'indicateur n'est plus suffisante ; il faut, dans ce cas, s'opposer à la pénétration de la teinture dans le rectum en introduisant par l'anus une vessie de caoutchouc, que l'on insuffle lorsqu'elle est parvenue au niveau des orifices internes de la fistule.

Le liquide injecté doit séjourner dans le trajet fistuleux pendant deux ou trois minutes.

Ligature. —Soit qu'on se serve d'un fil ciré, soit qu'on ait recours à un fil métallique, il faut toujours introduire la ligature par la fistule et la ramener au dehors avec le doigt indicateur qui va la chercher dans le rectum.

On fait un nœud qu'on serre chaque jour jusqu'à ce qu'on ait obtenu la section complète des parties comprises dans la ligature.

C'est une opération complétement abandonnée de nos jours. Sa réussite est très-incertaine ; le traitement est toujours long, et les douleurs produites par une constriction qui augmente tous les jours deviennent insupportables chez les personnes douées d'une grande sensibilité.

A. Anus.

B et C. Incisions des trajets fistuleux.

D. Tissu induré.

E. Main gauche du chirurgien soulevant avec une pince le tissu induré du fond de la plaie.

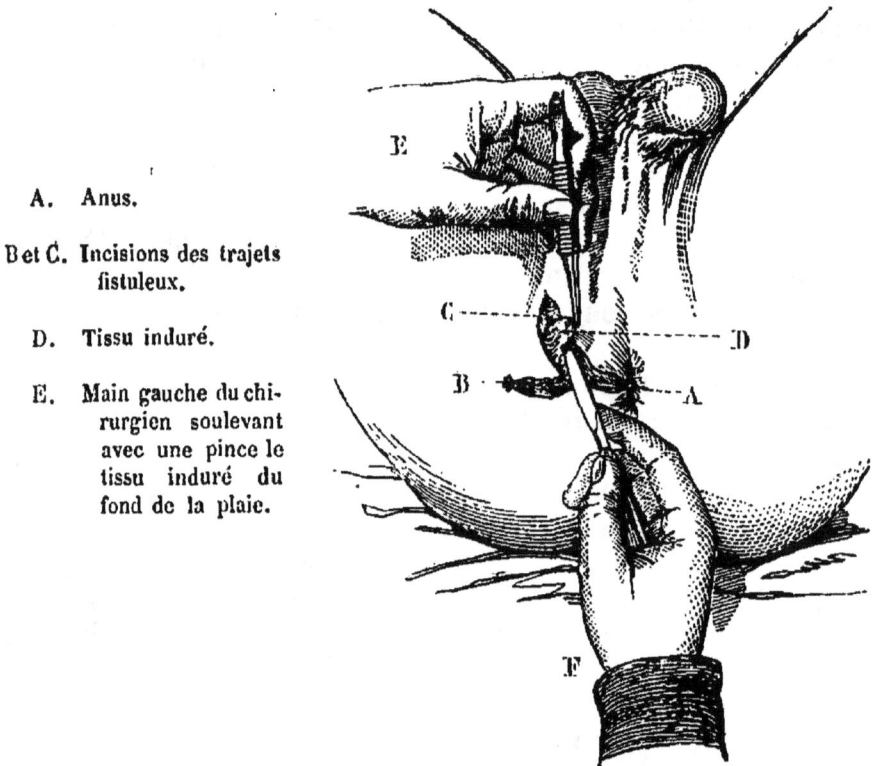

Fig. 248.

Compression excentrique. — M. Bermond a pensé qu'au moyen d'une canule à chemise, il parviendrait à exercer sur le trajet fistuleux une compression sous l'influence de laquelle les parois de la fistule adhéreraient l'une à l'autre. M. Piédagnel a conseillé, dans le même but, l'introduction dans le rectum d'un sac qu'on remplit de charpie. Mais, comme le fait remarquer M. Velpeau, *il n'y a que l'instrument tranchant qui puisse triompher sûrement de la fistule à l'anus.*

Excision. — Lorsque les trajets fistuleux sont indurés, j'ai l'habitude de saisir avec une pince à dents de souris l'espèce de membrane fibro-muqueuse qui les tapisse intérieurement, et de l'exciser dans toute son étendue avec un bistouri qui coupe en dédolant (fig. 248).

Après cette opération, on introduit une mèche dans le rectum comme après la méthode de l'incision, et l'on panse avec des plumasseaux de charpie, enduits de cérat, les plaies qui résultent de l'excision des tissus indurés des trajets fistuleux.

Appréciation. — Il ne suffit pas qu'un malade soit affecté d'une fistule à l'anus pour qu'on se croie obligé de lui pratiquer une opération. Le nombre des fistules qui se guérissent d'elles-mêmes est bien plus grand qu'on ne le pense généralement. Le repos et des applications émollientes ont bien souvent guéri celles qui succèdent aux petits phlegmons hémorrhoïdaux de l'anus ; aussi je ne saurais trop conseiller de n'opérer ces fistules que lorsqu'on a reconnu qu'elles sont réfractaires aux émollients.

Dans tous les cas, je crois qu'il est du devoir du chirurgien de recourir aux injections de teinture d'iode ; mais lorsque ce moyen a échoué, il ne faut pas hésiter à pratiquer l'*incision*, si la fistule est encore récente, et l'*excision*, quand son trajet, simple ou multiple, est tapissé par du tissu induré.

§ 4. — Végétations vénériennes.

Les végétations vénériennes siégeant à l'anus se développent généralement sur une large surface, de telle sorte qu'on ne pourrait les lier que partiellement.

C'est ordinairement par l'*excision* et la *cautérisation* qu'on les détruit. Ces petites opérations sont d'ailleurs trop simples pour qu'il soit besoin de les décrire.

§ 5. — Polypes du rectum.

Les polypes qui se développent sur la membrane muqueuse du rectum occupent ordinairement le voisinage de l'anus, mais comme ils sont longtemps cachés dans l'intérieur de l'intestin, le malade est obligé de faire des efforts de défécation pour les expulser au delà de l'orifice anal.

La *ligature*, l'*excision* et l'*application des caustiques*, ne présentent d'ailleurs rien de particulier pour les polypes du rectum. L'excision est la méthode que l'on a généralement préférée, parce qu'elle est très-expéditive et qu'elle ne donne lieu ni aux hémorrhagies ni aux récidives qui sont si fréquentes pour les polypes des fosses nasales.

L'*arrachement* ne convient point pour les polypes du rectum, à cause de la facilité avec laquelle se déplace la membrane muqueuse de cette partie de l'intestin.

Les tumeurs hémorrhoïdales qui ne franchissent pas l'anneau du sphincter de l'anus réclament bien rarement l'intervention du chirurgien.

§ 6. — Tumeurs hémorrhoïdales.

Les tumeurs hémorrhoïdales dites *externes* sont à peu près les seules pour lesquelles on fasse des opérations.

1° *Réduction des bourrelets hémorrhoïdaux.* — Quand les hémorrhoïdes ont été expulsées hors du rectum, il arrive souvent qu'elles sont étranglées par le sphincter, au point de déterminer des douleurs très-vives. Le meilleur moyen de faire cesser ces douleurs et de s'opposer à la gangrène qui peut être la conséquence de l'étranglement, est de réduire le bourrelet hémorrhoïdal en le repoussant au dedans de l'intestin.

Pour cela, prenant une compresse sur le milieu de laquelle on a mis une couche de cérat, le chirurgien l'applique sur l'anus de manière que la partie cératée corresponde au centre du bourrelet, et la poussant avec un doigt qu'il introduit dans le rectum, il entraîne avec elle le bourrelet hémorrhoïdal tout entier.

Ce procédé m'a toujours mieux réussi que la pression exercée de la périphérie de la tumeur vers son centre.

Contention des bourrelets hémorrhoïdaux. — Chez quelques personnes, on voit des bourrelets hémorrhoïdaux qui, rentrant sous la moindre pression et sortant par le moindre effort, finissent par rester hors de l'anus, et constituent une infirmité des plus dégoûtantes à cause de la sécrétion qui se fait continuellement à leur surface.

Le meilleur moyen de remédier à cet état est celui auquel j'ai eu recours dans plusieurs cas; il consiste à comprimer la tumeur à l'aide d'un appareil composé d'un cône dont le sommet tronqué correspond au centre de l'anus, et dont la base est appliquée sur le point d'entrecroisement de quatre courroies élastiques (deux antérieures, deux postérieures) qui vont se

47.

fixer à une ceinture dont le malade est entouré au-dessus des hanches.

Pour que ce cône n'entre pas dans le rectum, on le passe dans des anneaux, formés de tubes de caoutchouc qui le recouvrent d'abord dans toute sa longueur, et dont quelques-uns sont retirés à mesure que le bourrelet doit s'enfoncer dans l'interstice des fesses.

L'élasticité des courroies permet au malade de se livrer à toute espèce de mouvements sans que l'appareil se déplace ou cesse de comprimer la tumeur hémorrhoïdale.

2° *Destruction des bourrelets hémorrhoïdaux.* — On a tenté de détruire les bourrelets hémorrhoïdaux par la *cautérisation,* l'*excision* et la *ligature.*

Excision. — Le malade étant couché sur le bord d'un lit, reposant sur le côté de manière que son anus soit tourné vers le chirurgien, sa cuisse inférieure étant allongée, tandis que l'autre est fléchie, l'opérateur saisit les tumeurs hémorrhoïdales avec des pinces à griffes, et les excise l'une après l'autre avec un bistouri ou des ciseaux courbes sur le plat, en commençant par celles qui sont dans le point le plus déclive, pour que le sang ne masque pas celles qui doivent être enlevées les dernières.

Boyer veut qu'on passe une anse de fil dans chacune des tumeurs, afin de s'opposer à ce qu'elles rentrent dans le rectum sous l'influence des contractions qui se manifestent souvent au moment de la première excision.

Dupuytren excisait les tumeurs hémorrhoïdales à quelque distance de leur implantation sur la membrane muqueuse, dans le but de s'opposer aux hémorrhagies et aux rétrécissements consécutifs de l'extrémité inférieure du rectum.

Pansement. — Le pansement consiste à introduire dans le rectum une grosse mèche de charpie enduite de cérat, qui doit pénétrer au delà du siége le plus élevé des hémorrhoïdes excisées. Des plumasseaux de charpie recouverts de compresses ayant été appliqués sur l'anus, on maintient le tout à l'aide d'un bandage en T.

Tamponnement du rectum. — Comme les hémorrhagies sont fréquentes à la suite de l'excision des hémorrhoïdes, il faut faire surveiller l'opéré, pour qu'on s'oppose à l'écoulement du sang, que l'on reconnaît facilement à la pâleur du visage, à la petitesse du pouls, aux syncopes, etc., dès qu'il prend des proportions inquiétantes.

Pour prévenir les hémorrhagies, on pratique le tamponnement du rectum. Voici en quoi consiste cette petite opération :

Prenez un tampon de charpie, serré et embrassé par une forte ligature dont les deux chefs sont pendants ; l'ayant recouvert de cérat, introduisez-le dans le rectum à l'aide d'un porte-mèche ; les deux chefs de la ligature ayant été confiés à un aide, poussez des boulettes de charpie sur le premier tampon introduit au delà du point d'où le sang s'écoule, et quand la charpie est en quantité suffisante pour distendre l'intestin et comprimer les vaisseaux hémorrhoïdaux, fixez les dernières boulettes en nouant par-dessus les deux chefs de la ligature. Des plumasseaux et des compresses sont ensuite appliqués sur l'anus, et maintenus à l'aide d'un bandage en T. Ce tamponnement doit durer quatre ou cinq jours.

On pourrait tremper quelques-unes des boulettes de charpie dans une solution concentrée de perchlorure de fer, si l'on craignait que la compression ne pût pas être supportée longtemps par le malade.

Pour s'opposer aux hémorrhagies qui surviennent après l'excision des hémorrhoïdes, Dupuytren, au lieu de tamponner le rectum, appliquait un fer rouge sur toutes les plaies provenant de l'excision.

B. *Cautérisation.* — M. Bégin a pensé que, puisqu'on cautérisait les hémorrhoïdes, il devenait inutile de les exciser ; de là est née une méthode qui, chaque jour, reçoit son application.

Quand le bourrelet hémorrhoïdal que l'on veut détruire est extérieur, il suffit de le toucher avec un fer chauffé à blanc que l'on remplace par un autre, dès qu'il a perdu une partie de sa chaleur ; mais si l'on craint qu'une portion de la tumeur hémorrhoïdale ne rentre au moment de l'application du fer rouge, il est bon d'imiter la pratique de M. Bégin, qui consiste à introduire dans le rectum un gros tampon de charpie, lié dans son milieu par un fil de laiton, pour pouvoir en le retirant en partie, pendant que le malade fait des efforts de défécation, repousser au dehors les hémorrhoïdes que l'on veut cautériser.

Après la cautérisation, on applique sur l'anus des compresses trempées dans l'eau froide pour prévenir le développement de l'inflammation.

Pour cautériser les hémorrhoïdes, Amussat se servait de pinces au moyen desquelles il bornait l'action du caustique.

C. *Ligature.* — La ligature était généralement abandonnée lorsque M. Chassaignac a eu l'idée de la pratiquer avec l'instru-

ment de son invention qu'il appelle *écraseur* (fig. 249).
Le malade étant placé comme nous l'avons indiqué pour

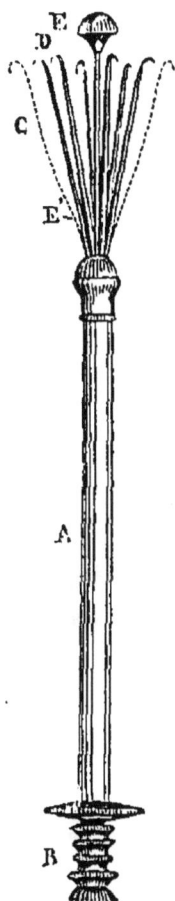

Fig. 249.

A.   Tige de l'instrument.

B.   Vis de rappel qui fait rentrer les crochets
dans la tige.

C, D. Érignes susceptibles de rentrer dans la
canule.

E.   Boule qui suit les érignes dans leurs mouvements, et qui permet d'introduire facilement l'instrument fermé.

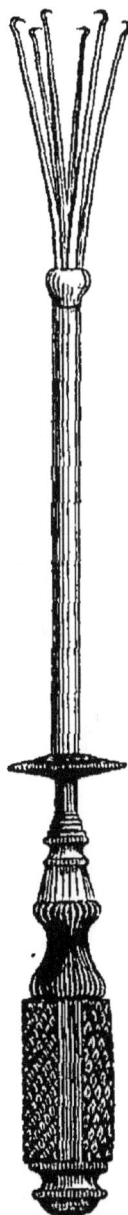

Fig. 250.

l'excision, le chirurgien introduit dans l'anus un instrument
fermé que l'on ouvre ensuite, et qui laisse alors sortir plusieurs
branches dont les pointes, tournées en dehors, s'enfoncent dans

la membrane muqueuse (fig. 250); en tirant sur le manche de
l'instrument, on attire au dehors la totalité du paquet hémorrhoïdal, dont la base est alors embrassée par la chaîne de l'écraseur au delà de l'implantation des griffes (fig. 251). Par quelques
tours imprimés à la double crémaillère de l'écraseur, on étreint
la tumeur de plus en plus jusqu'à ce qu'elle se détache, résultat
que l'on obtient dans un temps qui varie entre cinq ou dix
minutes.

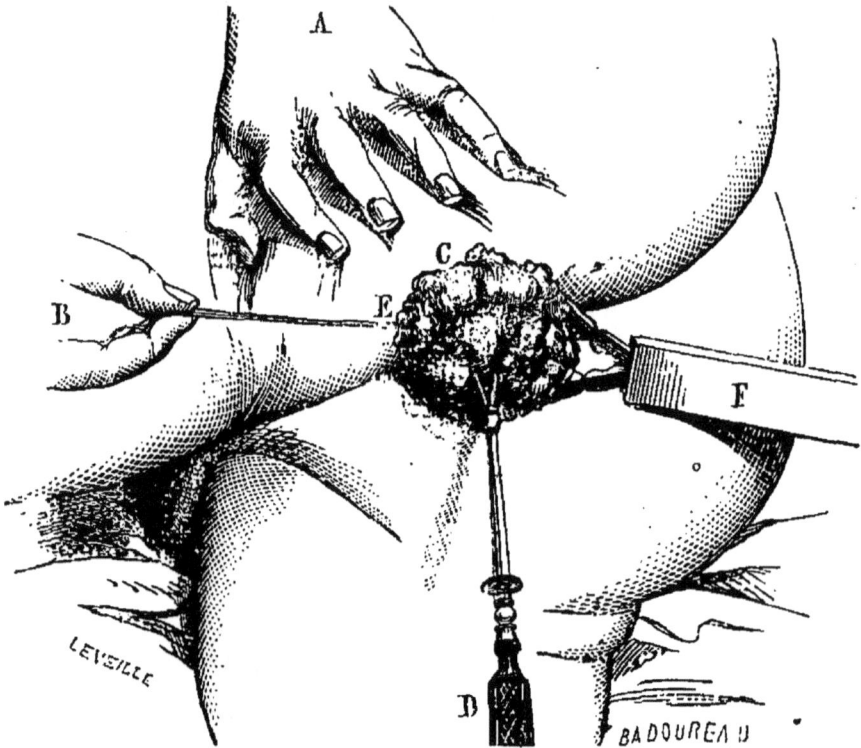

FIG. 251.

A. Main d'un aide écartant l'une des fesses.	C. Tumeur.
B, C. Fil passé dans une partie de la tumeur.	D. Pinces à érignes saisissant la tumeur.
	F. Écraseur appliqué.

Lorsque les hémorrhoïdes sont extérieures, on les saisit avec
un instrument semblable à celui que l'on introduit dans le rectum, mais dont les griffes sont tournées en dedans (fig. 250).

Appréciation. —Quand les tumeurs hémorrhoïdales donnent
lieu à des hémorrhagies abondantes qui épuiseraient le malade,
ou bien lorsqu'elles ont acquis un développement très-considérable, il faut se résigner à les détruire. Je ne crois pas qu'il

soit utile de conserver une petite hémorrhoïde pour que le sang qui se porte vers l'anus puisse trouver une issue. Ce conseil de Boyer n'est plus suivi par personne, et je pense qu'il vaut mieux combattre le molimen hémorrhagique par un régime approprié.

Lorsque la destruction des bourrelets hémorrhoïdaux est décidée, le moyen le plus sûr et le moins dangereux est la cautérisation avec le fer rouge. La douleur causée par cette opération n'est plus une objection depuis la découverte des propriétés anesthésiques du chloroforme et de l'éther.

L'*excision* par l'*écraseur* de M. Chassaignac est une méthode trop nouvelle pour qu'on puisse porter sur elle un jugement définitif; mais ce que j'en sais jusqu'à présent m'autorise à penser qu'elle ne sera pas moins avantageuse que la cautérisation.

§ 7. — Corps étrangers du rectum.

Les corps étrangers introduits dans le rectum sont de nature et de forme trop variables pour qu'il soit possible de déterminer d'une manière précise l'opération à laquelle on devra avoir recours dans tous les cas.

Si le corps étranger pouvait, en sortant, déchirer les parois du rectum, il conviendrait de l'extraire à l'aide d'un forceps de dimension appropriée, dont on introduirait séparément les cuillers, comme pour un accouchement. Dans le cas contraire, une forte pince peut suffire; mais dans quelques-unes des nombreuses observations qui sont rapportées par les auteurs, il a fallu débrider l'anus et son sphincter par une large incision.

§ 8. — Chute du rectum.

La procidence d'une partie de l'intestin renversé sur lui-même, et sortant par l'anus, ne réclamant qu'un traitement palliatif étranger à la chirurgie, je ne m'occuperai que des opérations par lesquelles on remédie à la chute de la membrane muqueuse du rectum.

Excision de la tumeur. — Cette excision se fait comme celle des bourrelets hémorrhoïdaux; il suffit qu'elle comprenne la moitié de la tumeur formée par le prolapsus. La moitié qu'on laisse disparaît dans le travail de cicatrisation.

Excision des plis de l'anus (Dupuytren). — Un lavement ayant débarrassé l'intestin des matières fécales qui pourraient s'y accumuler, le chirurgien saisit, avec une pince à dents de souris, un des plis de peau qui rayonnent vers l'anus, et, d'un coup de ciseaux, il l'excise ; on répète cette opération aux deux extrémités des diamètres transverse et antéro-postérieur de l'anus, et dans une étendue qui varie suivant l'étendue du prolapsus.

Cautérisation. — On cautérise la tumeur formée par la membrane muqueuse, ou bien on se contente d'appliquer le fer rouge sur plusieurs points de la peau qui forme les plis rayonnés de l'anus.

Appréciation. — La *cautérisation* et l'*excision* des plis rayonnés de l'anus ont, toutes les deux, donné lieu à un grand nombre de guérisons ; mais l'excision, outre qu'elle permet mieux que la cautérisation de mesurer l'étendue de la peau que l'on enlève, a encore l'avantage de faire une plaie qui se cicatrise beaucoup plus vite que celles qui résultent de l'application du cautère actuel.

L'excision de la tumeur est une méthode dangereuse qui mérite l'abandon dans lequel elle est tombée.

§ 9. — Rétrécissement du rectum.

Tantôt le rétrécissement siége à l'anus, tantôt il existe plus haut ; dans ce dernier cas, c'est souvent au sphincter supérieur qu'on l'observe.

Dilatation. — La dilatation peut être *instantanée* ou *graduelle*. Dans le premier cas, introduisant dans l'anus les deux doigts indicateurs qui se touchent alors par leur face dorsale, on les éloigne subitement l'un de l'autre en distendant violemment la partie rétrécie. Lorsque le rétrécissement siége trop haut pour que les doigts puissent l'atteindre, on peut opérer la dilatation à l'aide d'un spéculum dont on écarte subitement les valves.

Pour pratiquer la *dilatation graduelle*, on se sert de mèches de charpie, dont on augmente chaque jour le volume, et que l'on introduit au delà du point rétréci. Un grand nombre de procédés ont été imaginés dans ce but.

Procédé de M. Bermond. — La description de ce procédé étant tout entière dans celle de l'appareil instrumental, je l'emprunterai à la *Médecine opératoire* de M. Velpeau : « L'appareil de M. Bermond se compose de deux canules longues d'environ 6 pouces, l'une interne, lisse, terminée en cul-de-sac supérieurement ; l'autre externe, ouverte aux deux extrémités et creusée en dehors, d'espace en espace, de rainures circulaires, pour y fixer une chemise. On les porte engaînées dans l'organe. Avec de longues pinces, on glisse de la charpie entre elles et leur enveloppe de linge, de manière à refouler celle-ci en bourrelet annulaire jusqu'au niveau de leur sommet, de manière aussi à comprimer plus fort dans telle direction, moins dans telle autre, suivant qu'on le trouve convenable. On fixe le tout à l'extérieur.

» Quand le malade a besoin de rendre ses gardcrobes, on retire la canule interne sans déranger l'autre, qui peut avoir jusqu'à 6 lignes de diamètre. On remet ensuite la canule centrale qui s'engrène par un éperon latéral dans une échancrure que porte la canule engaînante près de son extrémité libre. »

Incision. — A l'aide d'un bistouri boutonné, porté sur la face palmaire de l'indicateur gauche introduit dans le rectum, on incise le point rétréci de cet intestin, et l'on maintient les lèvres de l'incision suffisamment écartées par une mèche de charpie dont le volume doit être égal à la capacité normale du rectum.

On peut encore faire ce débridement avec un lithotome caché dont la lame n'est tranchante qu'auprès de son extrémité libre, pour qu'on puisse borner l'incision à la partie rétrécie.

§ 10. — Imperforation du rectum.

Anatomie. — On voit souvent, chez les nouveau-nés des deux sexes, le rectum se terminer par un cul-de-sac qui est situé à une distance variable du point où existe ordinairement l'anus.

Cette terminaison peut avoir lieu au niveau de l'angle sacrovertébral. Dans quelques cas beaucoup plus simples l'anus existe et n'est séparé du rectum que par une cloison mince. Lorsque le cul-de-sac du rectum imperforé siége très-haut, il peut se faire que le muscle sphincter de l'anus manque ; cependant M. H. Blot a constaté l'existence de ce muscle dans un cas d'imperforation avec fistule vésico-vulvaire, ce qui permet d'espérer que les matières fécales seraient retenues si le bistouri du chirurgien arrivait au cul-de-sac du rectum par le centre du muscle sphincter.

Opération. — A. Lorsque l'*anus n'est fermé que par la peau ou par une cloison mince*, la fluctuation et une coloration particulière indiquant assez le siège de l'ampoule rectale, le chirurgien enfonce en ce point un bistouri droit dont le tranchant est tourné vers le coccyx ; quand l'instrument est entré dans l'intestin, on pratique une incision cruciale dont les branches s'entrecroisent au point où l'on a fait la ponction ; on excise les lambeaux qui résultent de cette incision, et l'on introduit dans le rectum une mèche dilatante qui l'empêche de s'oblitérer.

Lorsqu'on n'est pas assez sûr de trouver près de la peau le cul-de-sac du rectum, au lieu de se servir tout d'abord du bistouri, il est prudent de commencer par faire une ponction avec un trocart explorateur.

Pour ces cas, M. Guersant a eu l'idée de faire pratiquer sur la canule du trocart une fente par laquelle on peut glisser un bistouri droit pour inciser sûrement dans le trajet suivi par l'instrument explorateur.

B. Lorsque le *cul-de-sac terminal du rectum existe à une grande distance du point où l'anus se trouve normalement*, il faut aller à la recherche de l'intestin au travers des tissus qui le séparent de la peau. Un aide tenant sur ses genoux l'enfant dont il fléchit les cuisses sur le bassin, le chirurgien fait sur la ligne médiane du périnée une incision qui, commençant à 2 centimètres 1/2 en avant du coccyx, se prolonge en arrière tout près de cet os. Les parties molles sous-jacentes à la peau sont ensuite coupées, ce sont : le tissu cellulaire sous-cutané, le sphincter (s'il existe), l'aponévrose ano-périnéale et le releveur de l'anus.

La dissection est faite dans la direction du sacrum, afin d'éviter la vessie qui, dans les cas d'imperforation, remplit la presque totalité du bassin.

Quand le bistouri est entré dans le rectum, on agrandit l'ouverture par une incision cruciale, et l'on s'efforce d'abaisser l'intestin pour en fixer les bords aux lèvres de la plaie extérieure (Dieffenbach).

Une mèche introduite dans l'anus en prévient la coarctation.

Toutes les fois qu'il est possible d'arriver au rectum par une opération faite sur le périnée, il faudra y avoir recours, parce que si l'enfant ne succombe pas, il n'aura point à souffrir d'une de ces infirmités dégoûtantes auxquelles donne lieu l'opération d'un anus artificiel.

Procédé de M. Martin (de Lyon). — M. Martin conseille

d'ouvrir l'S iliaque du côlon, par la méthode de Littre, et de pousser de haut en bas par cette ouverture une sonde qui serve de guide dans l'exploration du rectum et dirige le bistouri à travers les parties molles de la région antécoccygienne. M. Martin veut même que l'on fasse pénétrer de haut en bas un énorme trocart que M. Velpeau conseille de remplacer par une sonde à dard.

Sans rejeter absolument un pareil procédé, je ne pense pas qu'il puisse séduire les chirurgiens qui apprécient, comme il convient, les dangers de l'opération de Littre.

§ 11. — Anus artificiel.

1° *Méthode de Littre.* — L'enfant étant couché sur le dos et tenu allongé, le chirurgien fait une incision oblique qui, commençant en avant de l'épine iliaque antérieure et supérieure, vient finir près du milieu du ligament de Poupart. Cette incision divise successivement la peau, le tissu cellulaire, le fascia superficialis, l'aponévrose du grand oblique, les muscles petit oblique et transverse, le fascia transversalis et le péritoine (1).

On reconnaît l'intestin distendu à l'aspect de ses fibres ; on passe un fil à travers son mésentère et on l'ouvre dans le sens de sa longueur.

Le fil qui retient le mésentère est tiré dès que les adhérences se sont établies entre l'S iliaque et les bords de la plaie de la paroi abdominale, ce qui a lieu du troisième au quatrième jour.

2° *Méthode de Callisen.* — Cette méthode consiste à faire dans la région lombaire gauche une incision qui permette de pénétrer dans le côlon descendant, sans ouvrir le péritoine, ce qui est facile, par suite de la disposition anatomique du côlon descendant qui, dans la majorité des cas, n'est recouvert par la membrane séreuse que dans ses trois quarts antérieurs, disposition qui est rendue plus saillante, lorsque l'intestin est distendu par le méconium du nouveau-né et par les gaz intestinaux.

Cette partie de l'intestin correspond au bord externe du muscle carré des lombes qui, lui-même, est parallèle au bord externe de la masse sacro-lombaire. Une incision longitudinale, faite en dehors de cette masse musculaire, permet d'arriver au côlon descendant, sans trop de difficulté.

---

(1) Bien que M. Huguier ait avancé que l'S iliaque se trouve à droite chez les nouveau-nés, je pense avec plusieurs anatomistes que, le plus souvent, cette partie de l'intestin est à gauche, et que c'est de ce côté qu'il faut opérer.

Cette opération n'avait été pratiquée que deux ou trois fois, lorsque Amussat la tira de l'abandon où elle était tombée.

Procédé d'Amussat. — Le chirurgien, au lieu de l'incision longitudinale de Callisen, en fait d'abord une transversale à deux travers de doigt au-dessus de la crête iliaque. Cette incision, commençant sur le bord externe de la masse sacro-lombaire, se continue en dehors, dans une étendue de 6 à 8 centimètres, à travers la peau, le tissu cellulaire, le muscle long dorsal, le grand et le petit oblique, le muscle transverse et l'aponévrose qui se bifurque pour tapisser en avant et en arrière le muscle carré des lombes. Saisissant les bords de cette plaie avec une forte pince ou simplement avec la main gauche, on les divise dans le sens de l'axe du corps, de manière à avoir une incision cruciale.

Quand on est arrivé sur le côlon, on y passe deux anses de fil entre lesquelles on fait une incision de 2 à 3 centimètres, dont les bords sont unis à ceux de la plaie extérieure par une suture qu'on pourrait remplacer aujourd'hui par les serres-fines.

Appréciation. — L'établissement d'un anus artificiel donne lieu à une infirmité si repoussante, que, malgré les succès obtenus par Amussat, cette opération est à mes yeux une des plus malheureuses de la chirurgie.

L'art du chirurgien, en effet, a souvent pour but de guérir une infirmité, et ici il la produit volontairement.

Amussat a fait, après Callisen, tout ce qu'il était possible d'imaginer pour s'opposer à la mort des enfants nés avec une imperforation grave du rectum ; et il n'est pas douteux que cette méthode ne soit préférable à celle de Littre, qui arrive à l'intestin à travers le péritoine ; mais, quelque ingénieuse que soit cette opération, on ne trouvera pas beaucoup de malades qui veuillent s'y soumettre, quand elle devra être pratiquée pour une oblitération de l'anus survenue chez un adulte.

CHAPITRE IX.

OPÉRATIONS QU'ON PRATIQUE SUR LES ORGANES GÉNITO-URINAIRES.

Nous commencerons par les opérations que réclament les organes génitaux de l'homme.

ARTICLE Ier.

OPÉRATIONS QU'ON PRATIQUE SUR LE TESTICULE ET SES ENVELOPPES.

A. *Sarcocèle.*

Plusieurs méthodes opératoires ont été mises en usage contre le cancer du testicule ; mais la castration est à peu près la seule à laquelle on ait habituellement recours.

Castration. — *Procédé ordinaire.* — Le malade étant couché sur le dos, ses cuisses étant écartées et maintenues fléchies par des aides, le pubis et le scrotum ayant été préalablement rasés, la verge étant recouverte d'un linge et abritée par la main d'un aide, le chirurgien, placé du côté du testicule malade, saisit et embrasse la tumeur par sa face postérieure avec la main gauche, et fait, sur sa face antérieure, avec un bistouri convexe tenu de la main droite, une incision qui s'étend de la partie la plus déclive du scrotum jusqu'au niveau de l'anneau inguinal externe.

Quand la peau, le dartos, la tunique fibreuse externe, le crémaster et la tunique fibreuse interne ont été incisés, on peut voir le cordon, en faire la *ligature en masse*, le couper d'un coup de bistouri au-dessous du point où il est lié, et saisissant le testicule à pleine main, l'enlever en divisant toutes les parties qui l'unissent aux téguments que le cancer n'a pas envahis.

Aumont a conseillé de faire l'incision sur la *face postérieure* du scrotum, pour dissimuler la cicatrice.

Pansement. — Le sang ayant été lavé, on réunit avec des serres-fines les lèvres de la division, dont l'extrémité inférieure reste seule béante, pour donner issue à la sérosité sanguinolente qui s'épanche dans la plaie.

On reproche à la *ligature en masse* de causer une douleur excessive ; beaucoup de chirurgiens préfèrent confier le cordon à un aide qui le comprime doucement au-dessus du point où il doit être coupé, et lorsque la section est faite, le canal déférent étant éloigné, on fait la ligature des vaisseaux sanguins comme dans une plaie ordinaire.

Craignant que le cordon ne soit pressé d'une manière douloureuse, par l'aide auquel il est confié, quelques chirurgiens préfèrent le laisser libre, en diviser les éléments l'un après l'autre et lier les vaisseaux à mesure qu'ils sont coupés ; en opérant ainsi, on est sûr qu'un vaisseau divisé ne peut remonter dans le canal inguinal et se soustraire à la ligature, parce que la partie du cordon restée intacte offre toujours un moyen de le ramener au dehors.

M. Malgaigne pense qu'il ne faut pas se préoccuper du sang qui peut s'écouler après cette opération. Il se contente d'appliquer, sur le trajet du canal inguinal dans lequel le cordon s'est rétracté, un bandage herniaire qu'il laisse en place pendant vingt-quatre heures.

Excision avec lambeau. — *Procédé de Lafaye.* — Le cancer s'étendant souvent au scrotum, au lieu d'inciser longitudinalement comme dans le procédé qui précède, on enlève toute la partie dégénérée au moyen de deux incisions semi-elliptiques qui se réunissent au bas du scrotum et près de l'anneau inguinal externe.

L'opération s'achève comme dans le procédé ordinaire.

Procédé de Rima. — Le testicule étant soulevé par un aide, le chirurgien saisit de la main gauche les téguments qui recouvrent la tumeur en arrière, et plonge un long bistouri droit dans la base du pli qu'il forme ainsi, pour tailler un lambeau comme s'il s'agissait de l'amputation d'un membre.

Ce lambeau étant confié à un aide, l'opérateur tourne le tranchant de son bistouri en avant, vers le cordon qu'il coupe, en taillant un second lambeau semblable au premier.

Appréciation. — Le procédé de Lafaye est préférable au procédé ordinaire, parce qu'il enlève avec le testicule une partie des téguments presque toujours envahis par le cancer; il est, d'ailleurs, supérieur au procédé de Rima par la facilité de l'exécution.

Depuis la découverte de la propriété anesthésique du chloroforme, la douleur ne peut plus être un argument contre le procédé de la *ligature en masse*; ayant éprouvé que les vaisseaux coupés peuvent se rétracter très-loin dans le canal inguinal, quand une partie du cordon est encore intacte, je pense qu'il est toujours prudent de faire tenir le cordon par un aide, tant qu'on n'a pas fait la ligature de tous les vaisseaux. Comme il est arrivé d'ailleurs que la rétraction s'est opérée même entre les doigts d'un aide, la ligature en masse, faite avant la section, me paraît le procédé le plus sûr. M. Velpeau dit l'avoir vu pratiquer plus de cent fois, sans qu'il en soit jamais résulté d'inconvénients.

B. *Hydrocèle.*

Il ne sera question ici que de l'hydrocèle par *épanchement*, qui comprend : 1° l'hydrocèle limitée à la tunique vaginale,

48.

2° l'hydrocèle congénitale dans laquelle la tunique vaginale communique avec la cavité du péritoine.

A. *Hydrocèle vaginale.*—On opère cette hydrocèle par *ponction et injection*, par *incision*, par *excision*, par le *séton*, par la *cautérisation* et par l'*électro-puncture*.

1° *Ponction et injection.*— Le malade étant couché sur le bord de son lit de manière qu'un aide puisse se tenir entre ses jambes, le chirurgien, placé à la droite du malade, saisit la tumeur à pleine main, et s'étant assuré du point occupé par le testicule, il prend de la main droite un trocart et le plonge, de bas en haut, à travers la paroi antérieure de l'hydrocèle, en limitant, avec l'indicateur étendu vers la pointe de l'instrument, la profondeur à laquelle il croit convenable de pénétrer.

Soutenant alors la canule du trocart, avec deux doigts de la main gauche, il en retire la lame pour donner issue à la sérosité qui constitue l'hydrocèle. Pour que la tunique vaginale se vide complétement, on presse le scrotum comme si l'on voulait exprimer l'eau d'une éponge ; mais ce temps de l'opération exige la plus grande circonspection, parce qu'il est souvent arrivé que la canule ayant été repoussée hors de la cavité vaginale par cette pression, le liquide de l'injection a pénétré entre les enveloppes du testicule et les a sphacélées.

L'opération est terminée, si l'on n'a voulu que faire la ponction de l'hydrocèle et en évacuer le liquide ; mais comme cette opération est presque toujours insuffisante, on complète le traitement en faisant une injection dans la tunique vaginale, qui était le siége de l'épanchement. Pour cela, ayant rempli une seringue avec de la teinture d'iode étendue de trois fois autant d'eau, ou avec du gros vin, à la température de 36 degrés centigrades, on adapte la canule de cet instrument à celle du trocart, et l'aide pousse l'injection, pendant que le chirurgien maintient la canule et veille à ce que son extrémité libre ne touche pas une des parois de la cavité. Pendant ce temps de l'opération, il est bon qu'un autre aide comprime la racine de la tumeur au niveau de l'anneau inguinal externe, pour s'opposer à la pénétration du liquide dans le ventre, dans le cas où la tunique vaginale viendrait à se rompre.

L'injection distendant suffisamment la tunique vaginale, l'aide retire la seringue, et à ce moment le chirurgien applique vivement la pulpe de son indicateur gauche sur l'orifice de la canule du trocart, pour s'opposer à l'écoulement du liquide injecté.

Lorsque la matière de l'injection a séjourné pendant deux ou trois minutes, on la laisse sortir, et l'on en refait une autre qui doit rester le même temps dans la tunique vaginale.

Le liquide s'étant écoulé, on retire la canule, et l'on colle sur la piqûre un petit morceau de sparadrap.

Des compresses trempées dans un liquide résolutif, vin ou teinture d'iode, sont ensuite appliquées sur le scrotum, que soutient l'anse d'une compresse dont les chefs sont attachés à un bandage de corps.

L'inflammation qui suit cette opération reproduit, dès le lendemain, une quantité très-notable de sérosité qui disparaît d'elle-même. La guérison est ordinairement complète du vingtième au trentième jour.

Cette opération est facile, mais cette facilité ne doit pas dispenser l'opérateur de la faire avec la plus grande attention, car on a vu les hommes les plus expérimentés laisser sortir la canule de la cavité de la tunique vaginale, et injecter le liquide dans le tissu cellulaire qui unit entre elles les enveloppes du cordon. Cet accident dépend, suivant moi, dans un certain nombre de cas, de ce que la tunique érythoïde a conservé une grande force de rétraction qui s'exerce à mesure que l'évacuation du liquide s'opère, tandis que dans les cas les plus ordinaires, la distension à laquelle cette membrane a été soumise en fait une poche inerte au moment de l'opération. Quand cet accident a lieu, on le reconnaît à l'impossibilité où l'on est de faire sortir la matière injectée. Pour s'opposer à la gangrène des bourses, il est alors prudent de pratiquer aussitôt de larges incisions au scrotum et aux tuniques sous-jacentes.

Comme il est arrivé à des chirurgiens prudents et expérimentés de faire l'injection dans le tissu cellulaire, je crois que le seul moyen de prévenir cet accident est d'injecter le liquide, quand il reste encore un peu de sérosité dans la tunique vaginale, et au moment même où il en sort encore par la canule. J'ai recours à cette pratique depuis plusieurs années et mes malades guérissent aussi vite qu'à l'époque où je ne faisais l'injection qu'après avoir complétement vidé la tunique vaginale.

M. Dupieris (de la Havane) pense qu'on peut se contenter d'injecter quelques grammes d'alcool que l'on abandonne dans la tunique vaginale, sans que la guérison soit moins prompte que par l'injection ordinaire. Le même praticien a démontré (fait qui a une plus grande importance) que, le lendemain de l'injection, le malade peut se lever et se promener sans aucun inconvénient.

2° *Incision*. — Le malade étant dans la position indiquée

pour la *ponction*, le chirurgien soulève la tumeur et tend la peau de sa face antérieure avec la main gauche, passée derrière elle ; puis avec un bistouri convexe tenu de la main droite, il fait sur le devant du scrotum une incision longitudinale qui pénètre dans la cavité de la tunique vaginale, et qu'il prolonge jusqu'au point le plus déclive de cette cavité. Pour agrandir l'incision, il est prudent de se servir d'un bistouri boutonné avec lequel on a bien moins à craindre de léser le testicule que si l'on continuait à couper avec le bistouri pointu.

De la charpie est introduite dans la plaie, dans le but d'exciter la production des bourgeons charnus ; des compresses enveloppent la partie malade, et le tout est soutenu par un bandage en T.

En commençant l'opération, il faut veiller à ce que le bistouri ne pénètre point trop profondément ; pour cela il importe d'inciser les enveloppes de l'hydrocèle une à une, afin que le tranchant n'aille pas, sous une pression trop forte, léser le testicule ou les vaisseaux du cordon.

3° *Excision*. — On fait cette excision de plusieurs manières : tantôt on emporte un segment elliptique de toutes les enveloppes du testicule, tantôt, au contraire, par une incision longitudinale, on arrive jusque sur la face externe de la tunique vaginale que l'on isole par une dissection soignée des tuniques du testicule qui la recouvrent, et lorsqu'on l'a découverte dans les trois quarts de son étendue, on l'excise avec de grands ciseaux ou avec un bistouri que l'on promène d'une extrémité à l'autre de la tunique vaginale, sur la limite de la portion dénudée.

4° *Séton*. — L'inflammation de la surface séreuse de la tunique vaginale étant regardée comme le point de départ de la guérison de l'hydrocèle, plusieurs chirurgiens ont, depuis Pott, cherché à la produire à l'aide de mèches à séton traversant toute l'épaisseur des bourses.

5° *Tubes et canule*. — C'est dans le même but que des bougies, des sondes et des canules, ont été introduites dans la poche de l'hydrocèle, et y ont été laissées en place pendant un temps suffisant pour produire l'inflammation de la surface séreuse.

6° *Cautérisation*. — Si l'on voulait avoir recours à cette méthode, on appliquerait sur le devant de l'hydrocèle un morceau de potasse caustique de la grosseur d'un grain de chènevis, et l'on panserait comme un cautère ordinaire.

Appréciation. — Que l'on cherche, chez un malade timoré, à guérir l'hydrocèle par une simple ponction, je comprends encore, quoique l'injection ne donne pas lieu à une bien vive douleur ; mais en quoi le séton et les sondes passés à travers la tumeur, en quoi la cautérisation, en quoi toutes ces méthodes peuvent-elles l'emporter sur l'injection ?

Cette dernière méthode réussit toujours, ou quand elle échoue, c'est qu'avant de la pratiquer on n'a pas suffisamment apprécié l'état de la tunique vaginale. Il arrive, en effet, que cette membrane s'épaissit et s'indure au point qu'elle revient difficilement sur elle-même lorsque le liquide de l'hydrocèle a été évacué. Ces cas-là, qui peuvent être réfractaires au traitement par l'injection, ne résistent point à la méthode de l'incision que j'ai vu pratiquer un grand nombre de fois, sans qu'il y ait eu fonte purulente du testicule, accident observé par Cheselden, Sharp et Bertrandi ; je préfère cette méthode à celle de l'excision qui ne réussit pas plus sûrement et qui expose plus que l'incision aux accidents d'inflammation et d'infection purulente, mais je crois qu'en prenant la précaution de laisser dans le sac de l'hydrocèle une certaine quantité de liquide injecté, on parviendra toujours à produire dans la tunique vaginale la modification vitale sous l'influence de laquelle l'équilibre s'établit entre la sécrétion et l'absorption de l'humeur séreuse qui lubrifie la surface interne de cette membrane.

Quand on pratique l'injection, quelques chirurgiens veulent, avec M. Velpeau, que la teinture d'iode soit préférée au vin chaud, alléguant que, fût-elle injectée dans le tissu cellulaire, elle n'y produirait pas d'accident. Pour moi, je crois que le vin, quand il a une température de 36 degrés centigrades, réussit tout aussi bien et même mieux que tout autre liquide ; je crois même que la chaleur de la matière injectée a une grande influence sur la guérison.

B. *Hydrocèle congénitale.* — On guérit l'hydrocèle congénitale comme l'hydrocèle ordinaire, en y faisant une injection ; mais comme le liquide injecté passerait inévitablement dans la cavité du péritoine, il faut qu'un aide s'oppose à ce passage en comprimant la racine de la tumeur au niveau de l'anneau inguinal externe. Quand la totalité de l'injection est sortie, on remplace les doigts de l'aide par la pelote d'un bandage herniaire qui interrompt la communication de la cavité du péritoine avec celle de la tunique vaginale jusqu'à ce que toute trace de l'épanchement consécutif à l'opération ait complétement disparu.

Viguerie voulait qu'au lieu de traiter cette hydrocèle par ponction et injection, on se contentât, après avoir refoulé le liquide dans l'abdomen, de s'opposer à ce qu'il redescendît de nouveau, en appliquant un bandage herniaire dont la pelote comprimât le collet du kyste au niveau du canal inguinal.

VARICOCÈLE.

Anatomie. — Le cordon testiculaire se compose de vaisseaux qui ont entre eux des rapports qu'il faut connaître lorsqu'on veut tenter la guérison du varicocèle par une opération.

Les veines, au nombre de cinq ou six, entourent l'artère spermatique, de telle sorte qu'il serait impossible de les lier ou de les comprimer sans comprendre l'artère dans la ligature ou entre les mors de la pince qui comprime. Quant au canal déférent, il est placé derrière les vaisseaux artériels et veineux (fig. 253), avec lesquels sa consistance, qui le fait rouler sous les doigts, ne permet pas qu'on le confonde.

L'artère spermatique a avec les artères honteuses externes des anastomoses qui expliquent comment se rétablit la circulation après l'oblitération ou la destruction de ce vaisseau.

Opération. — *Procédé de Breschet.* — Ayant isolé le canal déférent avec le pouce et l'indicateur de la main gauche, et l'ayant confié à un aide, le chirurgien applique sur le paquet variqueux les deux mors de la pince représentée fig. 252. Ces

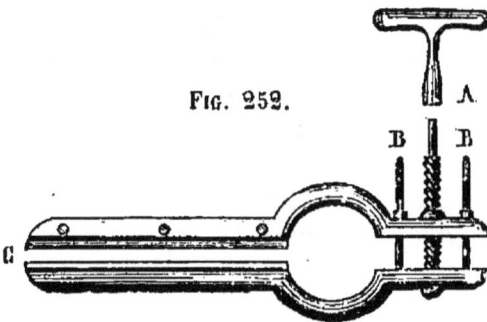

Fig. 252.

A. Clef servant à rapprocher les deux mors l'un de l'autre.

B, B. Tiges le long desquelles glissent les mors de la pince.

C. Intervalle des deux mors.

mors sont ensuite rapprochés l'un de l'autre au moyen d'une vis, de manière à arrêter la circulation veineuse du cordon. Chaque jour, on ajoute un tour de vis jusqu'à mortification des parties comprises dans la pince.

Le malade doit rester au lit jusqu'à ce que la plaie résultant de la section de la peau soit en voie de guérison.

Les testicules sont soutenus par un coussinet placé entre les cuisses du malade. La pince est fixée par des cordons qui vont s'attacher à un bandage de corps dont le bassin du malade est entouré.

La cicatrisation n'est complète qu'au bout d'un temps qui varie d'un mois à six semaines.

M. Robert a modifié ce procédé de la manière suivante : il saisit les veines du cordon et le scrotum qui les recouvrent avec une première pince, puis il en place une autre au-dessus ou au-dessous de la première, en ayant soin que ces pinces soient dirigées obliquement, de manière qu'en se touchant presque par leur extrémité elles circonscrivent sur le scrotum un espace en **V** ; à la chute des pinces, les bords de la perte de substance peuvent être rapprochés par seconde intention.

Procédé de M. Chassaignac. — Saisissant le plexus veineux spermatique à travers le scrotum, M. Chassaignac l'attire avec la peau qui le recouvre dans l'anse de l'écraseur linéaire, qu'il resserre en faisant jouer l'écrou, jusqu'à ce que la section des parties étranglées soit complète.

Procédé de Vidal (de Cassis). — Au moyen d'une aiguille droite, on passe un fil d'argent à travers la peau du scrotum, derrière les veines dilatées du cordon, on en passe un autre au-devant, et l'on tord les extrémités de ces fils de manière à en faire une corde unique. Dans ce mouvement de torsion, les veines finissent par s'enrouler autour des fils, ce qui fait qu'elles sont comprimées dans plusieurs points.

Une bande roulée étant appliquée sur la peau du scrotum, entre les deux chefs des fils métalliques, ceux-ci sont tordus sur eux-mêmes de manière qu'ils étranglent le paquet variqueux sur le rouleau de bande qu'ils étreignent de plus en plus à mesure qu'on les tord.

On augmente chaque jour cette constriction jusqu'à ce qu'on ait obtenu la section complète des veines et de la peau du scrotum comprises dans la ligature.

Procédé de M. Ricord. — Le paquet variqueux ayant été isolé du canal déférent, comme dans le procédé de Breschet, on passe à travers le scrotum, derrière les veines, une aiguille droite et pointue qui entraîne après elle les deux bouts d'une anse de fil. A l'aide d'une aiguille droite, mais mousse, on passe au-devant des veines un fil semblable au premier, mais en ayant soin que les anses des deux fils ne soient pas du même côté, puis, passant à travers l'anse de gauche les bouts du fil de droite, et réciproquement, on tire sur les chefs des deux fils jusqu'à ce que les deux anses étreignent le paquet variqueux (fig. 253).

Cette constriction est maintenue au moyen d'un serre-nœud très-ingénieux représenté fig. 254, et, lorsque la section des veines est opérée, rien ne s'oppose plus à ce qu'on enlève les fils en tirant sur l'un de leurs chefs.

Appréciation. — Le procédé de M. Ricord laisse le scrotum intact, et c'est un avantage qu'il a sur ceux de Breschet et de Vidal. Disons d'ailleurs qu'il est moins sûr que ceux-ci, plus incertain surtout que celui de Vidal, qui étrangle et détruit le paquet variqueux en plusieurs points.

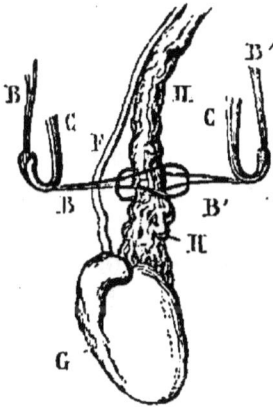

FIG. 253.

B, B. Chefs de l'une des ligatures.
B',B'. Chefs de l'autre.
C, C. Commencement du serre-nœud sur lequel on passe les ligatures.
F. Canal déférent.
G. Épididyme.
H. Vaisseaux sanguins du cordon.

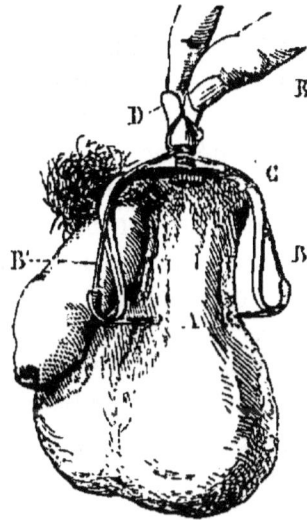

FIG. 254.

A.   Scrotum.
B,B'. Ligatures passées dans la rainure du porte-ligature.
D.   Vis autour de laquelle s'enroulent les fils à mesure qu'on lui imprime des mouvements de rotation.

Pour être juste, nous devons ajouter que si la plaie du scrotum à laquelle donne lieu cette dernière opération se guérit plus vite que celle du procédé de Breschet, elle a un inconvénient que n'a pas l'opération de M. Ricord.

ARTICLE II.

OPÉRATIONS QU'ON PRATIQUE SUR LA VERGE.

La verge peut être affectée d'un certain nombre de maladies qui, pour la plupart, réclament l'intervention de la chirurgie opératoire.

§ 1er. — Section du frein de la verge.

Lorsque le frein de la verge s'implante très-près du méat urinaire, il arrive parfois qu'il cause de la douleur pendant l'érection ; dans ces cas la section remédie à l'infirmité.

Cette petite opération est bien simple.

Le filet étant tendu par un aide qui tire sur la partie du prépuce où le repli s'insère, et par le chirurgien qui saisit le gland entre le pouce et l'indicateur de la main gauche, l'opérateur passe au milieu du frein la pointe d'un bistouri droit, dont le dos est tourné vers la racine de la verge, et dont le tranchant, à mesure qu'il pénètre plus profondément, incise toute la partie du frein qui est comprise entre son bord libre et le point d'entrée du bistouri. Les lèvres de la plaie sont maintenues écartées au moyen de quelques brins de charpie qu'on place dans leur intervalle.

Il est plus facile de faire la section du frein de la verge avec des ciseaux qu'avec le bistouri ; mais il faut que les lames de cet instrument soient assez serrées pour qu'on ne soit pas obligé de couper en deux fois.

Comme l'instrument dont on se sert pour cette petite opération doit raser le gland, si le chirurgien n'était par sûr de sa main, il pourrait passer le frein dans la fente du pavillon d'une sonde cannelée et faire cette section comme celle du filet de la langue.

§ 2. — Phimosis.

L'étroitesse du prépuce, lorsqu'elle est assez considérable pour empêcher de découvrir le gland, porte le nom de *phimosis*.

Opération. — Le moyen le plus simple d'y rémédier consiste à inciser le prépuce dans toute sa hauteur. Cette opération se pratique de plusieurs manières.

Incision dorsale. — Le malade étant couché, le chirurgien, se tenant à sa droite, porte à plat entre le prépuce et la face dorsale du gland un bistouri droit au bout duquel on a piqué une petite boulette de cire. Pour que cette introduction se fasse facilement, l'opérateur saisit, entre le pouce et l'indicateur de la main gauche, un point de l'orifice préputial, tandis qu'un aide fait la même chose de l'autre côté de la ligne médiane (fig. 255). Quand l'instrument est arrivé au fond du sillon qui existe entre le gland

49

et le prépuce, on retourne son tranchant en haut ; de sa pointe on traverse le prépuce qu'on incise dans toute sa hauteur d'un seul coup. — La rétraction de la peau étant toujours plus grande que celle de la membrane muqueuse, il faut, avec les ciseaux, prolonger l'incision de celle-ci jusqu'au niveau du point où la peau s'est rétractée.

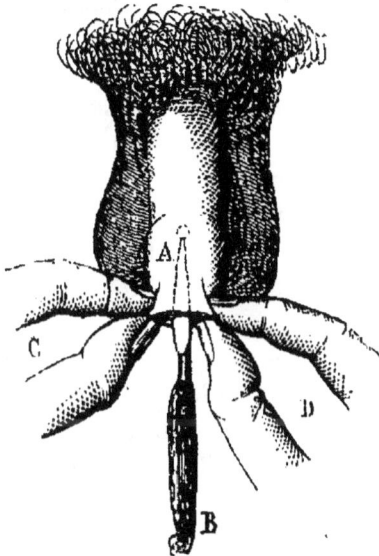

A. Lame du bistouri introduite à plat
entre le prépuce et le gland.

B. Manche du bistouri.

C. Main gauche du chirurgien.

D. Main d'un aide.

Fig. 255.

La plupart des chirurgiens se servent d'une sonde cannelée sur laquelle ils portent le bistouri, comme s'il s'agissait d'un débridement ordinaire.

On a généralement renoncé à l'usage des ciseaux, qui n'ont que des inconvénients pour quiconque sait se servir d'un bistouri.

Le pansement consiste à couvrir la plaie d'un linge enduit de cérat qu'on maintient avec quelques tours d'une bande large de 2 centimètres.

Incision inférieure (Cloquet). — On porte le bistouri près du frein et l'on incise le prépuce comme dans le procédé qui vient d'être décrit. Quand le frein est trop court, on le divise d'un coup de ciseaux.

Procédé de M. Velpeau. — M. Velpeau réunit avec des fils la peau et la membrane muqueuse des deux lèvres de la plaie qu'il fait, comme M. Cloquet, sur un des côtés du frein :

« Je passe, dit-il, trois ou quatre cercles de fil à trois lignes
» au-devant l'un de l'autre et de chaque côté du frein, que je

» détache aussitôt avec de bons ciseaux ; la pointe d'un bistouri
» enfoncée sur la ligne médiane par la racine de cette plaie,
» fend ensuite le prépuce comme dans le procédé de M. Clo-
» quet ; l'anse des fils ayant été divisée par le milieu, je les
» noue sur-le-champ séparément, et j'obtiens ainsi autant de
» points de suture qui ferment immédiatement les deux côtés
» de la plaie. De la sorte, on n'a besoin d'aucun pansement, et
» la guérison est possible en trois ou quatre jours. » (Velpeau,
Méd. opérat.)

Procédé des incisions multiples (Coster). — Ce procédé
consiste à faire sur le bord libre du prépuce trois ou quatre incisions d'une profondeur de 7 à 8 millimètres.

Excision. — L'incision dorsale étant faite, comme nous
l'avons dit précédemment, on tend les deux lèvres de la plaie
et on les excise obliquement de manière à faire un ovale dont
la grosse extrémité correspond au frein.

Pour plus de précision, je fais tenir les lèvres de la plaie au
moyen d'une pince courbe dont les mors entrent dans la peau
(fig. 256), et prenant de la main gauche la partie qu'il faut enlever, je la coupe en glissant un bistouri tout le long du bord
inférieur de la pince.

A. Section oblique du côté
   gauche du prépuce.
B. Bord droit du prépuce saisi
   par la pince.
C. Pince courbe.
D. Ciseaux coupant au-dessous
   et le long de la pince.

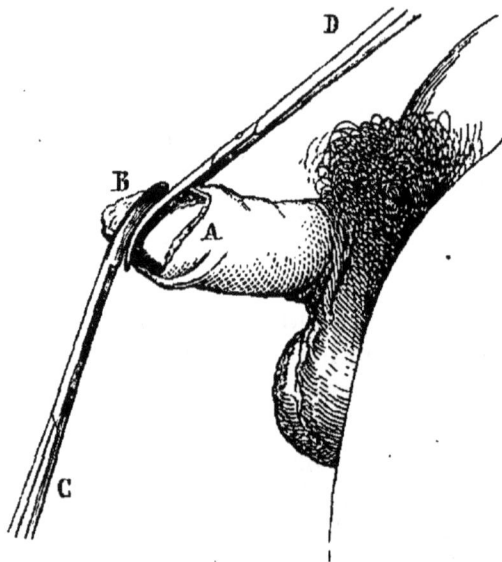

FIG. 256.

La membrane muqueuse est réunie à la peau par des serres-
fines dont le nombre est proportionné à l'étendue de la plaie, et
qu'il suffit de laisser douze heures en place.

Procédé de Taxil. — Ce procédé consiste à enlever le frein par une incision en V faite à la partie voisine du prépuce.

Procédé de Lisfranc. — Le prépuce étant écarté du gland, on en excise avec des ciseaux un lambeau semi-lunaire.

Circoncision. — Le prépuce étant attiré en avant par des aides qui le saisissent avec des pinces en plusieurs points de son bord libre, le chirurgien l'étreint avec une pince à pansement immédiatement en avant du méat urinaire, et d'un seul coup de ciseaux, ou avec un bistouri, il enlève tout ce qui dépasse la pince transversale.

Procédé de M. Ricord. — Avant l'invention des serres-fines, M. Ricord avait imaginé de saisir le prépuce transversalement avec une pince fenêtrée, dans la fente de laquelle il introduisait des aiguilles entraînant un fil à travers les deux parois opposées du prépuce.

Le prépuce ayant été excisé au ras du bord supérieur de la pince, le chirurgien coupait chacun des fils dans son milieu. Il avait ainsi passé des ligatures qui servaient à réunir la peau et la membrane muqueuse sur tout le pourtour de la section.

Mais depuis que le chirurgien a la ressource des serres-fines, ce procédé n'est plus employé, même par M. Ricord.

Procédé de Vidal (de Cassis). — Un aide fixe la verge avec l'index et le médius droits, dont la face palmaire est tournée du côté des bourses; l'opérateur saisit le limbe du prépuce avec deux pinces à disséquer : l'une, du côté du frein, est tenue par la main gauche de l'aide; l'autre, vers le dos de la verge, est tenue par la main gauche de l'opérateur. Une légère traction étant exercée avec ces deux pinces, on étreint toute la circonférence du prépuce avec une longue pince à pression continue que l'on applique obliquement dans la direction de la coupe naturelle du gland, de manière qu'elle empiète beaucoup plus vers le dos de la verge.

Les deux petites pinces ayant alors été enlevées, le chirurgien, saisissant de forts ciseaux, coupe le prépuce d'un seul coup entre le gland et la pince à pression continue.

Le gland est alors largement découvert; il ne reste plus qu'à faire le pansement de la plaie. On procède à la réunion, qui nécessite de dix à quinze serres-fines rapprochées les unes des autres, et dont la première est appliquée du côté du frein, tandis que les autres s'approchent de plus en plus de la face dorsale de la verge. Pour que la réunion soit bien exacte, il faut que l'aide, avec les deux petites pinces qui ont servi à tirer sur le limbe du prépuce, affronte bien exactement la peau et la membrane muqueuse, et que l'opérateur se garde bien d'appliquer la serre-fine où le tissu cellulaire fait hernie. Le soir, on peut enlever toutes les serres-fines, s'il s'agit d'un enfant ; si c'est un adulte, on en enlève la moitié, et les autres vingt-quatre heures après. On s'oppose à l'inflammation en recouvrant la verge avec une compresse imbibée d'eau fraîche que l'on renouvelle toutes les deux heures environ.

Appréciation. — L'opération du phimosis n'expose plus aux hémorrhagies et aux longues suppurations, depuis l'invention des serres-fines. Aussi, parmi les nombreux procédés que j'ai successivement décrits, je n'hésiterais point à donner la préférence à celui de Vidal, s'il n'exposait à léser l'extrémité du gland. A cause de ce danger, je préfère le mode opératoire qui consiste, l'incision dorsale du prépuce étant faite, à exciser les lèvres de la plaie à l'aide de la pince que j'ai fait représenter figure 256. En opérant de cette dernière manière, et en pansant avec les serres-fines de Vidal, l'opération du phimosis est facile et sans inconvénients.

§ 3. — Paraphimosis.

Le paraphimosis consiste dans une sorte d'étranglement du gland par le prépuce rétracté au delà de la couronne glandaire ; on y remédie par deux méthodes, la *réduction* et le *débridement*.

Réduction. — Dans les premiers moments de la production du paraphimosis, il n'est pas difficile de ramener le prépuce sur le gland ; quand l'étranglement existe depuis plus de vingt-quatre heures, l'inflammation qui se produit détermine entre la peau voisine du bourrelet préputial et les tissus sous-jacents des adhérences qui s'opposent à la réduction. Cet étranglement ne détermine jamais la mortification du gland, mais l'anneau qui étrangle se crevasse et se sépare de la peau qui ne participe pas à l'étranglement ; de telle sorte que les efforts de réduction ne peuvent alors aboutir qu'à agrandir cette solution de continuité.

Lorsque la peau de la verge est encore saine, il convient de réduire immédiatement.

Opération. — Le gland ayant été malaxé pour en exprimer le sang et le faire refluer dans les veines affluentes, le chirurgien presse doucement cette partie de la verge avec la main

droite, et, saisissant la peau située en arrière du bourrelet
préputial avec le pouce et l'indicateur de la main gauche réunis
en cercle, il l'attire en avant, de manière que le prépuce vienne
recouvrir le gland (fig. 257). Pour que les doigts de la main
gauche ne glissent pas sur la peau, il est bon d'interposer une
compresse un peu humide qui adhère aux parties avec lesquelles
elle est en contact.

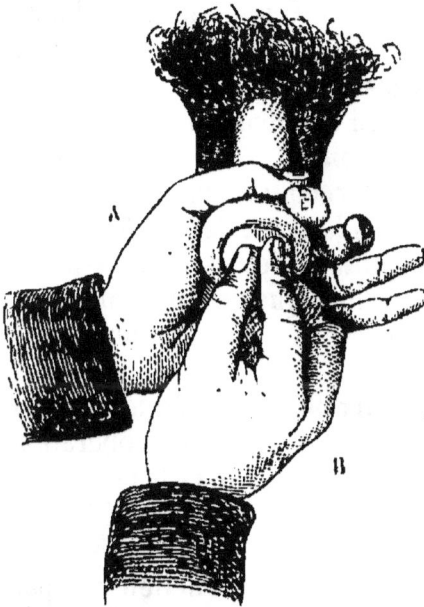

A. Main gauche du chirurgien.

B. Sa main droite.

FIG. 257.

Quand la peau du gland est sèche, on doit la recouvrir d'une
couche d'huile ou de cérat pour que le prépuce ait plus de
facilité à glisser sur elle.

Si l'on ne réussit pas en opérant ainsi, on peut, à l'exemple
de Boyer, appliquer un bandage compressif sur le gland et sur le
bourrelet qui cause l'étranglement; mais je crois qu'il faut
s'abstenir, lorsque, sous les efforts de réduction, le prépuce se
détache de la peau qui recouvre la partie moyenne de la verge.

Débridement. — Quand le paraphimosis s'accompagne d'une
grande inflammation et cause une grande douleur, le *débridement* de l'anneau qui étrangle offre un moyen de faire cesser
les accidents.

Le malade étant couché, le chirurgien glisse sous le bourrelet
préputial un bistouri droit et pointu, qui est introduit à plat, de
la face muqueuse vers la face cutanée, de manière que sa pointe

vienne traverser la peau au point où le bourrelet finit en arrière ; tournant alors le tranchant du bistouri en haut, il coupe l'anneau formé par le prépuce, d'un seul coup et dans toute son épaisseur. La même opération ayant été répétée sur un ou deux autres points, on malaxe le gland et l'on tâche de réduire le paraphimosis.

Mouchetures. — Quelques chirurgiens pratiquent des mouchetures avec la pointe d'une lancette sur la partie tuméfiée du prépuce, dans l'espoir de rendre la réduction plus facile. J'ai cessé d'avoir recours à cette méthode depuis que j'ai vu des ulcérations se développer dans les points piqués, lors même qu'il n'existait ni chancre apparent, ni écoulement uréthral.

Appréciation. — La *réduction* est une méthode simple qui réussit facilement, lorsqu'on y a recours peu d'heures après la formation du paraphimosis ; mais lorsque des adhérences se sont établies entre le bourrelet préputial et les tissus sous-jacents, les efforts de réduction ne peuvent alors que produire une déchirure de la peau dans le sillon qui existe derrière l'anneau par lequel l'étranglement est produit.

Lorsque la maladie a résisté aux efforts de réduction, je ne l'ai jamais vue céder au débridement. Cette dernière opération n'est utile qu'en ce qu'elle fait cesser la douleur et hâte la résolution de l'inflammation. Je signalais dans la première édition de ce livre l'adhérence de bourrelet préputial aux tissus sous-jacents comme étant la cause qui s'oppose à la réduction du paraphimosis, après le débridement. Depuis cette époque, M. Malgaigne a proposé, dans une communication faite à l'Institut, de glisser à plat, entre les téguments et les corps caverneux, un bistouri étroit, à l'aide duquel il divise les adhérences dans toute leur étendue.

Cette opération de M. Malgaigne est une nouvelle application du débridement sous-cutané. L'expérience nous dira si les résultats sont aussi favorables que la théorie le fait espérer. Pour ma part, j'ai tenté tout récemment cette opération qui a échoué complétement. Ayant reconnu que le ténotome passait sans difficulté entre l'anneau de la base du prépuce et la partie correspondante de la verge, je suis tenté de croire que si la réduction du paraphimosis est impossible au bout d'un certain temps, cela dépend de ce qu'il s'est fait un dépôt de lymphe plastique et des adhérences dans l'intervalle des lames cutanée et muqueuse de la portion du prépuce qui est antérieure au siége de l'étranglement.

§ 4. — Étranglement de la verge.

Lorsque la verge est engagée dans un anneau métallique, le moyen le plus sûr et le plus expéditif est de couper le corps étranger avec un fort sécateur. L'usage de la lime est difficile et expose à blesser la peau qui s'élève toujours un peu au-dessus de l'anneau.

§ 5. — Adhérences du prépuce au gland.

Si les adhérences sont lâches, on peut les diviser avec des ciseaux, en retroussant le prépuce jusqu'au niveau des adhérences ; si elles sont intimes et qu'elles existent sur une grande étendue, il faut inciser le prépuce de son bord libre vers son bord adhérent, comme nous l'avons dit pour le phimosis, page 577 ; puis, ayant séparé l'une de l'autre par une dissection délicate les surfaces préputiale et glandaire, on excise les bords du prépuce et l'on panse avec de la charpie enduite de cérat, de manière que de nouvelles adhérences ne puissent pas s'établir entre le gland et ce qui reste du prépuce.

§ 6. — Amputation de la verge.

Anatomie. — La verge est constituée par les deux corps caverneux adossés l'un à l'autre, et par le canal de l'urèthre qui est situé sur la ligne médiane, à la partie inférieure du point de jonction de ces corps.

L'urèthre est formé d'une membrane muqueuse enveloppée par du tissu érectile, qui lui-même est recouvert par une membrane fibreuse. De cette dernière disposition résulte l'affaissement du canal lorsque le tissu érectile n'est pas rempli de sang.

La nature érectile des corps caverneux explique comment les plaies de la verge sont si souvent suivies d'hémorrhagies. Les artères principales de cet organe sont les *branches dorsales* qui longent sa face supérieure, entre la peau et la gaîne fibreuse du pénis, et les *branches caverneuses* qui rampent dans l'intérieur des corps caverneux.

Opération. — Un aide tenant la verge et rétractant un peu la peau vers le pubis, le chirurgien saisit la partie malade, et d'un seul coup de bistouri, il ampute la verge 1 centimètre, au moins, au delà de la dégénérescence.

Immédiatement après cette section, les corps caverneux se rétractent, et c'est à peine si le moignon dépasse le niveau du pubis, lorsque le pénis est amputé par le milieu. Pour faire le pansement, on découvre la plaie en tirant un peu sur la peau qui la recouvre. Les artères qui fournissent du sang ayant été liées, on introduit une sonde dans le canal de l'urèthre, et l'on panse avec du linge cératé et de la charpie.

La sonde est maintenue à l'aide d'un fil de coton qu'on attache à un bandage triangulaire dont on se sert pour fixer les pièces du pansement.

Quelques chirurgiens, se préoccupant de la difficulté qu'on pourrait avoir à introduire la sonde après l'amputation, ont proposé de faire de cette introduction le premier temps de l'opération, et de couper d'un seul coup la verge et la sonde ; mais, outre qu'un anatomiste ne peut être longtemps embarrassé pour découvrir l'orifice du canal de l'urèthre, il y a des cas où, la dégénérescence ayant envahi le gland et le méat urinaire, l'urine ne filtre plus que par des pertuis qui guideraient très-mal la sonde qu'on chercherait à introduire dans l'urèthre, avant l'amputation. Pour moi, je suis convaincu que cette introduction peut être dans quelques cas plus facile lorsque la partie dégénérée a été enlevée ; j'attache plus d'importance aux difficultés qui naissent de l'envahissement du méat urinaire par le cancer qu'à la crainte, exprimée par quelques chirurgiens, de voir disparaître dans la vessie la sonde qu'on coupe au niveau de la section de la verge.

J'ai dit qu'un aide doit rétracter un peu la peau. Si l'on exagérait ce conseil, on aurait une manchette dont on ne saurait que faire. Il faut donc bien se garder de tomber dans cette exagération. La peau ne doit pas dépasser les corps caverneux de plus d'un demi-centimètre. Quelques chirurgiens, M. Velpeau entre autres, pensent que le rétrécissement du canal de l'urèthre n'est pas à craindre après l'amputation de la verge. J'aurais bien mauvaise grâce à opposer mon expérience à celle d'un homme qui a tant et généralement si bien observé ; mais je dois dire que dans les quelques observations que j'ai eu l'occasion de recueillir, j'ai toujours constaté une tendance à la coarctation, qu'il a fallu combattre par des sondes de plus en plus volumineuses.

ARTICLE III.

OPÉRATIONS QU'ON PRATIQUE SUR LES ORGANES URINAIRES.

Si nous voulions décrire tous les instruments qui ont été inventés pour les opérations qu'on pratique sur les organes urinaires, nous dépasserions les limites que nous nous sommes imposées. Nous ne parlerons donc que des instruments dont l'usage constitue un procédé.

§ 1er. — Cathétérisme de l'urèthre.

Le cathétérisme de l'urèthre est une petite opération qui n'est bien et régulièrement faite que par les chirurgiens qui ont sur la disposition anatomique de ce conduit les notions les plus exactes.

Anatomie. — La verge étans rapprochée du ventre, comme dans l'érection, le canal de l'urèthre est rectiligne depuis son méat jusque auprès de la symphyse du pubis ; mais là il s'infléchit, fixé qu'il est par le ligament suspenseur qui empêche la racine de la verge de s'abaisser, et décrit une courbe à concavité supérieure pour arriver au col de la vessie. Il résulte de cette dernière disposition que la ligne droite qui réunirait la partie antérieure de l'urèthre au col de la vessie passerait à travers la symphyse du pubis en formant la corde d'un arc décrit par la partie postérieure de ce conduit.

La longueur de l'urèthre est variable suivant les individus et suivant l'état de distension ou de flaccidité de la verge. Si on la mesure sur un certain nombre de cadavres, sans couper les parties qui unissent le pénis aux parties environnantes, on trouve qu'elle est, en moyenne, de 18 à 22 centimètres. Sa largeur est plus variable encore à cause de son extrême dilatabilité ; d'après Ev. Home, le diamètre de l'urèthre serait de 4 lignes (1 centimètre) ; le méat urinaire et la portion bulbeuse sont les points les moins larges de ce conduit.

Le canal de l'urèthre se compose de trois portions : *prostatique, membraneuse* et *spongieuse*. Cette dernière se termine par le *gland* en avant, et en arrière par le *bulbe* (fig. 267). L'intérieur de l'urèthre offre, au niveau du gland, une dépression qui est connue sous le nom de *fosse naviculaire*. Ce canal est constitué, depuis le bulbe inclusivement jusqu'au méat urinaire, par une membrane fibro-muqueuse enveloppée d'une couche de tissu érectile.

Au point de vue du cathétérisme, la surface interne ou muqueuse est ce qu'il nous importe surtout de bien connaître. Cette surface est criblée de petits trous plus développés à la paroi supérieure qu'à l'inférieure : ce sont les orifices des glandules de Morgagni. Les conduits de ces petites glandes sont presque tous dirigés d'arrière en avant ; j'en ai pourtant vu qui, se dirigeant en sens inverse, allaient s'ouvrir en arrière des glandes dont ils excrétaient le mucus. Ces orifices, quand ils sont un peu larges, sont bordés par de petits replis de la membrane muqueuse.

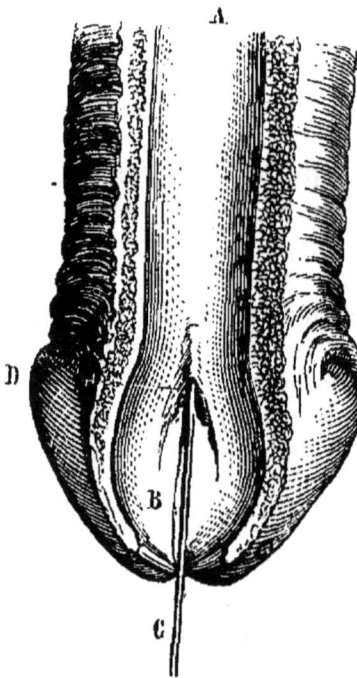

FIG. 258.

A. Paroi supérieure du canal de l'urèthre ouvert.
B. Commencement du pli valvulaire.
C. Sonde passée entre la valvule et la paroi supérieure de l'urèthre.
D. Valvule.

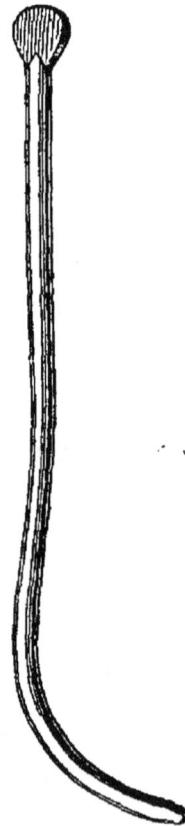

FIG. 259.

J'ai décrit, il y a quelques années, une valvule qui a son siége plus ou moins en arrière de la fosse naviculaire, et dont le bord libre, tourné en avant, arrête souvent la sonde (fig. 258). Ce repli muqueux a une longueur de 1 centimètre environ, et la cavité qui existe entre elle et la paroi supérieure de l'urèthre, sur laquelle elle s'implante, peut recevoir le bout d'une sonde de la grosseur d'une plume de corbeau. Je crois qu'elle n'est que l'exagération normale des petits replis muqueux qu'on observe à l'orifice de toutes les glandules; mais comme son existence est constante, il importe de ne pas porter dans cette région le bec de la sonde contre la paroi supérieure du canal de l'urèthre.

Dans la portion prostatique, on voit sur la ligne médiane de la paroi inférieure le vérumontanum, saillie au centre de laquelle se trouve l'*utricule*, cavité dans laquelle s'ouvrent, le plus souvent, les deux conduits déférents. L'utricule a parfois des dimensions telles que l'extrémité d'une sonde ordinaire peut y entrer sans peine. C'est, souvent, je crois, dans les cas où la sonde s'est égarée en ce point que le cathétérisme donne naissance à l'épididymite. Autour du vérumontanum s'ouvrent les conduits prostatiques, dont le nombre paraît varier de douze à vingt, et qui sont susceptibles d'acquérir, sous l'influence de l'inflammation, un développement tel que leurs orifices peuvent recevoir des bougies de 5 à 6 millimètres de diamètre.

On rencontre encore sur cette paroi une saillie transversale, formée au niveau du col de la vessie par un relief de la portion vésicale de la prostate (lobule de Everard Home), contre laquelle la sonde peut arc-bouter; mais la courbure du canal de l'urèthre au niveau du pubis est le plus grand obstacle au cathétérisme, parce que l'extrémité de la sonde vient heurter contre la symphyse; ou bien, poussée contre la paroi inférieure de l'urèthre, elle forme un cul-de-sac au-dessous de la direction du conduit, et s'applique contre un plan fibreux dont sont doublés les muscles de Wilson et de Guthrie, qui forment une espèce de diaphragme percé par le canal de l'urèthre.

Opération. — Le mode opératoire est différent, suivant que l'on se sert d'une *sonde métallique* ou d'une *sonde flexible*. Nous nous occuperons d'abord du cathétérisme avec les sondes métalliques.

Sondes métalliques. — Il y a plusieurs procédés pour faire parvenir ces instruments dans la vessie : nous décrirons le *procédé ordinaire*, celui du *tour de maître*, et celui d'Amussat.

Procédé ordinaire. — Le malade étant couché sur le bord gauche de son lit, ses jambes et ses cuisses étant légèrement fléchies, et sa paroi abdominale antérieure étant dans le relâche-

ment, le chirurgien, placé à gauche, prend de la main droite
le pavillon d'une sonde métallique enduite de cérat ou d'huile,
dont la courbure, représentée fig. 259, est un peu plus prononcée pour les vieillards que pour les hommes jeunes ; puis, de
la main gauche, saisissant la verge entre l'annulaire et le médius,
placés en demi-supination (fig. 260), il découvre le gland avec le
pouce et l'index de la même main en le serrant doucement près
de sa base.

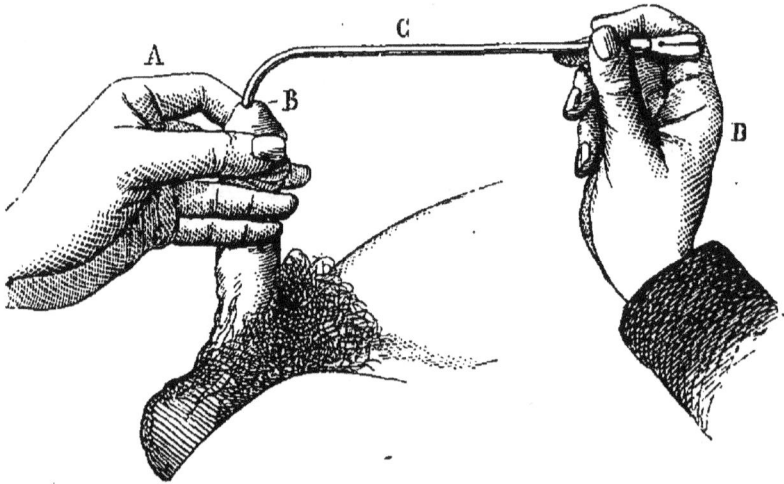

FIG. 260.

A. Main gauche du chirurgien.   C. Sonde.
B. Position de cette main sur le gland   D. Main droite de l'opérateur.
    et la partie voisine de la verge.

1er TEMPS. — Attirant alors la verge obliquement par rapport
au tronc, de manière que le gland corresponde à la dépression
qui existe au-dessus de l'épine iliaque gauche, le chirurgien
introduit la sonde dans le méat urinaire et la pousse de haut en
bas pendant que, de la main gauche, il attire la verge sur elle.
L'instrument, dans ce premier temps, doit glisser sur la paroi
inférieure du canal pour qu'il ne s'engage pas dans la valvule
que j'ai décrite, et qui existe constamment sur la paroi supérieure, à 2 ou 3 centimètres du méat urinaire.

2e TEMPS. — La sonde arrive ainsi au niveau de l'arcade du
pubis, sous laquelle on l'engage par un petit mouvement de
bascule, dans lequel l'extrémité interne de l'instrument est
rapprochée de la paroi inférieure de l'urèthre, tandis que son
extrémité externe décrit un petit arc de cercle en sens inverse.

3ᵉ TEMPS. — D'oblique qu'elle était, la sonde est alors ramenée dans la direction de la ligne blanche avec laquelle elle est presque parallèle.

4ᵉ TEMPS. — Puis redressée perpendiculairement au plan de la paroi abdominale.

5ᵉ TEMPS. — On lui fait décrire dans un dernier temps un arc de cercle par lequel elle pénètre dans la vessie pendant que son pavillon est abaissé entre les cuisses du malade.

On reconnaît que la sonde est entrée dans la vessie, à la possibilité de porter son extrémité vésicale en divers sens et à l'absence de la sensation que donnerait un obstacle à l'introduction de l'instrument. Si la vessie est pleine, le liquide qui s'écoule est une preuve irrécusable de la réussite de l'opération.

Le cathétérisme uréthral, pratiqué comme nous venons de l'indiquer, est toujours une opération facile lorsqu'il n'y a ni rétrécissement du canal, ni altération de la prostate ou du col de la vessie. Avec une sonde métallique, il est rare qu'on soit arrêté par l'utricule ou par les orifices des conduits prostatiques, quoique j'aie constaté ces obstacles sur plusieurs cadavres. La seule difficulté de cette opération consiste à faire passer l'extrémité de la sonde de la portion spongieuse dans la portion membraneuse ; c'est souvent, en effet, au niveau du bulbe que les fausses routes ont leur siége. Pour ne pas être arrêté en ce point, il suffit de glisser la sonde sans violence jusqu'au-dessous du pubis avant de chercher à la faire pénétrer dans la vessie, et quand elle est engagée sous la symphyse, il faut lui imprimer le mouvement de bascule indiqué plus haut, sans tâtonnement et avec assurance, mais lentement.

Je suis convaincu que la lenteur, sans hésitation, est la première condition pour le succès de cette opération.

Procédé du tour de maître. — Le malade étant couché transversalement sur son lit, de manière que son siége soit sur le bord du matelas, ses cuisses étant écartées et fléchies, le chirurgien se place dans leur écartement, et prenant la verge de la main gauche, il introduit dans le méat urinaire la sonde dont la convexité est tournée en haut, tandis que son pavillon, tenu par la main droite de l'opérateur, est du côté des pieds du malade.

La sonde est introduite ainsi jusqu'au-dessous du pubis ; mais quand elle est parvenue dans ce point, le chirurgien, faisant décrire un demi-cercle à sa main droite, imprime à l'instrument un mouvement de rotation dans lequel sa partie horizontale décrit un grand cercle, tandis que sa partie recourbée roule sur son axe. En combinant ce mouvement, qui amène le pavillon de la sonde vers l'ombilic, avec le mouvement de bascule du procédé ordinaire, on parvient assez facilement à engager l'extrémité de l'instrument dans la portion membraneuse, d'où elle pénètre presque d'elle-même dans la vessie.

Procédé d'Amussat. — Le malade étant dans la position que nous avons indiquée pour le tour de maître, le chirurgien, placé entre ses cuisses, saisit la verge avec les doigts de la main gauche, et la tenant perpendiculairement à l'axe du corps, il introduit dans l'urèthre une sonde droite qu'il pousse jusqu'au-devant du pubis. Alors, attirant la verge vers lui, il abaisse le pavillon de la sonde en lui faisant décrire un quart de cercle, mouvement dans lequel le bec de l'instrument viendrait heurter contre le ligament pubien, si l'on n'avait pas à ce moment la précaution de le déprimer un peu.

Pour mieux dégager la sonde ainsi inclinée, le chirurgien la retire à lui de quelques millimètres et la repousse aussitôt vers la vessie en l'abaissant dans la direction de l'axe du corps.

En résumant cette opération, on voit qu'elle se compose de quatre temps : dans le premier, la sonde est introduite verticalement jusqu'au pubis ; dans le second, on l'incline de 45 degrés ; dans le troisième, le chirurgien l'attire de quelques millimètres vers soi ; dans le quatrième, enfin, elle devient horizontale et entre dans la vessie.

Appréciation. — Le procédé d'Amussat a, tout le monde le reconnaît, rendu de grands services à la chirurgie tant que l'on a pratiqué la lithotritie avec des instruments droits ; mais elle est justement abandonnée depuis l'invention des instruments lithotriteurs courbes. Quant au procédé du tour de maître, il me semble qu'il n'a jamais été qu'une jonglerie destinée à exagérer les difficultés du cathétérisme. Le procédé ordinaire est donc le seul auquel un chirurgien prudent puisse avoir recours. Avec de l'habitude et un peu d'adresse, il est toujours facile de sonder par ce procédé, pourvu qu'on ne cherche point à imiter les chirurgiens qui s'imaginent que la promptitude est la première qualité d'une bonne opération. Pour moi, je suis convaincu que c'est une grande faute que d'agir ainsi ; en sondant lentement, on cause moins de douleur et l'on est bien plus sûr de ne point provoquer l'éréthisme du canal de l'urèthre.

Sondes flexibles. — Les sondes flexibles sont ordinairement formées d'une toile enduite d'huile de lin et roulée sur elle-même ; ce sont ces instruments qui sont généralement connus sous le nom de *sondes de gomme*. On s'est servi, il y a peu d'années, de sondes et bougies de gutta-percha ; mais on les a bientôt abandonnées, parce qu'elles devenaient rugueuses et que d'ailleurs elles avaient une fragilité qui, dans quelques cas, a donné lieu à des accidents graves.

Les *bougies* sont, comme les sondes, de toile recouverte d'huile de lin, ou bien elles sont de cire.

L'introduction des bougies et des sondes sans mandrin est une opération bien simple : la verge du malade inclinée sur le ventre sous un angle de 45 degrés, le chirurgien la saisit de la main gauche, et, introduisant la sonde dans la portion spongieuse du canal de l'urèthre, il la pousse doucement dans la même direction jusqu'à ce qu'elle soit parvenue dans la vessie.

Quand on sonde avec une bougie, il arrive souvent que le bec de cet instrument heurte contre une lacune ; il faut alors retirer la bougie de quelques millimètres et la pousser ensuite en l'écartant, autant que possible, de la paroi sur laquelle on a rencontré l'obstacle. C'est pour ce cathétérisme qu'il importe surtout de se souvenir de la valvule dont j'ai démontré l'existence normale, et qui, s'insérant sur la paroi supérieure du canal de l'urèthre, a son orifice tourné en avant. Cette valvule s'oppose si fréquemment au cathétérisme pratiqué avec une bougie ou une sonde d'un petit calibre, que plusieurs chirurgiens, avant que j'eusse reconnu son existence normale et constante, avaient cru devoir l'inciser pour détruire cet obstacle qu'ils regardaient comme un état pathologique fréquent.

Lorsqu'on se sert d'une sonde creuse remplie par un mandrin, on opère comme nous l'avons dit pour les sondes métalliques. Quand la sonde est arrivée dans la vessie, on la maintient de la main gauche pendant que de la droite on retire le mandrin.

Sondes à demeure. — Lorsqu'une sonde doit séjourner dans la vessie, il y a plusieurs manières de la fixer.

1° On attache la sonde avec le milieu d'une mèche de coton dont les deux chefs sont portés, et noués ensemble, autour du collet qui sépare le gland du reste de la verge. Les deux chefs d'une seconde mèche descendant au extrémités d'un autre diamètre du gland et étant fixés comme ceux du premier lien, la sonde se trouve liée de manière à ne pas pouvoir être repoussée hors de la vessie. Malheureusement, ce mode de fixation a le grand inconvénient de produire un étranglement douloureux quand la verge entre en érection.

2° Dupuytren attachait les chefs des deux mèches de coton aux extrémités des deux diamètres d'un large anneau dans lequel il passait la verge du malade, et qu'il fixait à un bandage triangulaire.

3° Ces liens sont généralement fixés à un suspensoir de toile, et je crois que ce mode de fixation est le plus facile et le plus exempt d'inconvénients.

Quel que soit le procédé auquel on ait recours, il importe de ne pas enfoncer la sonde de manière que son bec vienne presser contre les parois de la vessie.

§ 2. — Rétrécissement de l'urèthre.

Anatomie. — Il existe des rétrécissements de plusieurs sortes. On les a désignés sous les noms de *symptomatique, inflammatoire, spasmodique* et *organique*. Nous n'avons point à nous occuper ici du rétrécissement *symptomatique*, qui est généralement dû à la compression exercée sur l'urèthre par une tumeur voisine.

Le rétrécissement purement *inflammatoire*, c'est-à-dire consistant en un état de phlogose de la membrane muqueuse uréthrale, n'exigeant aucune opération, nous nous contenterons de le mentionner.

Le rétrécissement *spasmodique* a été successivement admis et rejeté. Des chirurgiens, admettant des fibres musculaires, ont soutenu qu'elles pouvaient opposer un obstacle momentané à l'émission de l'urine et à l'introduction d'une sonde ; d'autres ont repoussé cette cause de rétrécissement, se fondant sur ce que les fibres musculaires décrites par Everard Home n'ont jamais été démontrées.

Toutes les discussions, et depuis cent ans il y en a eu beaucoup, ont toujours roulé sur l'état musculaire ou non des parois de l'urèthre.

Je crois qu'il y a des rétrécissements *spasmodiques*, et voici comment je comprends qu'ils sont produits. J'ai démontré dans un Mémoire lu à l'Académie de médecine, en 1849, que le sang oscille du gland au bulbe dans le tissu caverneux de la portion spongieuse de l'urèthre, et que les parois opposées de ce canal sont appliquées l'une contre l'autre par la pression que le sang, poussé vers le bulbe, exerce sur la membrane muqueuse. Toutes les fois que le muscle bulbo-caverneux se contracte, il pousse une ondée sanguine vers le gland. Or, si au moment de cette contraction on introduit dans l'urèthre une sonde qui, en pressant sur les parois de ce canal, s'oppose au mouvement communiqué à la colonne de sang, la partie de l'urèthre située entre le bulbe et l'extrémité de la sonde, devra être fermée d'autant plus exactement, que la sonde sera plus volumineuse et que la contraction du muscle bulbo-caverneux sera plus soutenue. C'est pour cela que la facilité du cathétérisme est en raison de la lenteur que l'on met à le pratiquer. J'aurais beaucoup de choses à dire sur ce sujet ; mais la nature de mon livre ne comporte pas ces développements.

Convaincu que le spasme du muscle bulbo-caverneux peut diminuer le calibre de l'urèthre et s'opposer au cathétérisme, j'ai l'habitude depuis longtemps d'occuper l'esprit du malade au moment où je vais le sonder ; je m'arrête quand je sens que la sonde est repoussée par des contractions, et, avant de l'introduire, je presse le périnée, et j'en masse un moment les muscles pour les rendre moins irritables, quand je reconnais une grande sensibilité du malade.

Les rétrécissements *organiques* sont permanents; ils sont dus à la production de lymphe plastique dans le tissu caverneux du corps spongieux, ou bien à la rétraction des fibres qui constituent ce tissu (1). J'ai constaté que, dans un certain nombre de cas, l'accumulation de muco-pus dans les conduits à moitié clos des glandules uréthrales peut diminuer le calibre de l'urèthre et s'opposer à l'introduction d'une sonde peu volumineuse.

Les rétrécissements organiques peuvent occuper toute la portion spongieuse de l'urèthre ; mais c'est dans la région du bulbe qu'on les observe le plus souvent.

Avant de traiter ces rétrécissements, il faut en reconnaître l'existence, le siége, le degré et la longueur : c'est dans ce but qu'on a recours au *cathétérisme d'exploration.*

Cathétérisme d'exploration. — *Bougies ordinaires.* — On peut, à l'aide de bougies ordinaires, apprécier à peu près l'état d'un urèthre rétréci. Quand la sonde s'engage dans la partie rétrécie du canal, la main qui la pousse rencontre une résistance qu'elle ne peut vaincre que par une pression plus forte. Dans le plus grand nombre des cas, cette appréciation approximative est tout ce qu'il faut au chirurgien.

---

(1) Voyez mon Mémoire sur les rétrécissements de l'urèthre (*Mémoires de la Société de chirurgie*).

Bougies à boule. — Depuis quelques années, on se sert de bougies de gomme terminées par un petite boule d'un diamètre un peu plus grand que celui du reste de l'instrument. La boule de ces bougies entre sous l'influence de la pression soutenue que lui communique la main du chirurgien, et, quand on la retire, on reconnaît qu'elle est serrée par les parois du canal dans les points qui sont le siége d'un rétrécissement.

Bougies emplastiques. — Je ne parlerai point ici des divers emplâtres dont on a recouvert les bougies. Je crois que la cire à empreintes, qu'on laisse dans le canal assez longtemps pour qu'elle s'y ramollisse, est la substance la plus convenable ; mais les bougies à empreintes de Ducamp ont eu trop de vogue pour que je n'en dise pas ici quelques mots. Voici en quoi elles consistent :

Prenez une mèche de soie grége que vous nouez plusieurs fois dans le même point, afin d'y faire une saillie ; roulez ce nœud dans de la cire fondue jusqu'à ce qu'il soit régulièrement arrondi ; puis, prenant une sonde de gomme, du n° 9 environ, percée à ses deux extrémités, dont l'une est moins volumineuse que l'autre, introduisez-y par le bout le plus large la mèche de soie que vous retirez par l'autre bout où le nœud est bientôt arrêté. Trempez alors le pinceau de filets soyeux qui dépasse la sonde dans un mélange chaud composé de diachylon, de cire et de poix, où vous le laissez un temps suffisant pour qu'il acquière le volume de la sonde. Après avoir malaxé cette substance, arrondissez-la en la roulant sur un corps poli, et l'ayant coupé à 5 millimètres de l'extrémité de la sonde, affaissez les angles de la section pour que ce bout de bougie n'éprouve pas de difficulté à pénétrer dans le canal.

Cet instrument, ainsi constitué, est introduit dans l'urèthre, et on le pousse jusqu'à ce qu'on le sente engagé dans le rétrécissement. Alors on le laisse en place pendant deux ou trois minutes, temps suffisant pour que la cire acquière un degré de ramollissement qui lui permette de se mouler sur les parois de la partie rétrécie du canal dans laquelle on l'engage ensuite.

En retirant la sonde avec précaution, il est facile de juger de la forme, du siége et de l'étendue du rétrécissement.

Procédé de M. Ségalas. — L'instrument de M. Ségalas consiste dans une sonde de gomme graduée, ouverte par les deux bouts, dans laquelle on introduit un stylet d'argent boutonné dont la boule seule est poussée au delà du rétrécissement.

La sonde de gomme étant retirée, on constate le rétrécissement comme on le ferait avec une des bougies à boule dont nous avons parlé plus haut.

Procédé d'Amussat. — Amussat se sert d'une longue canule graduée, percée d'un conduit tout près de son extrémité, et recevant un mandrin terminé par une petite lentille qui ferme le conduit et donne à la canule la forme d'une sonde. A l'aide d'une vis qui existe à l'autre extrémité du mandrin, on fait saillir la lentille qui explore l'urèthre d'une manière un peu rude, mais sûre, lorsqu'on retire l'instrument.

Appréciation. — Les instruments gradués peuvent sans doute rendre de grands services pour l'exploration de l'urèthre; mais je crois que tout cet appareil instrumental n'est propre qu'à embarrasser la science. On peut toujours se faire une idée suffisamment exacte d'un rétrécissement, à l'aide d'une bougie à boule, lorsqu'une bougie de cire n'est pas suffisante.

Opération définitive. — Le traitement des rétrécissements comprend la *dilatation*, l'*incision* et la *cautérisation.*

L'urèthre peut être dilaté lentement et progressivement, ou bien subitement par une sorte de violence : d'où deux méthodes distinctes, la *dilatation progressive* et la *dilatation forcée.*

Dilatation progressive. — Une bougie introduite au delà du rétrécissement est laissée en place pendant un temps qui a beaucoup varié. Il y a vingt ans, au lieu d'une bougie, c'était une sonde que l'on employait, et on laissait cet instrument dans la vessie jusqu'à six ou huit jours; depuis, la plupart des chirurgiens ont abandonné cette pratique qui irritait la membrane muqueuse vésicale, produisait souvent le catarrhe de la vessie, et qui, dans quelques cas, a même ulcéré les parois de cet organe.

A moins qu'on ne craigne de ne pas retrouver l'orifice du rétrécissement dans un second cathétérisme, c'est maintenant une règle pour tout le monde de retirer la bougie une demi-heure après son introduction.

Si presque tous les chirurgiens sont d'accord pour proscrire les sondes à demeure, il n'en est pas de même pour le temps qu'ils mettent entre deux cathétérismes. Il y en a encore beaucoup qui pensent qu'on ne peut que hâter la guérison en sondant tous les jours, tandis que d'autres regardent avec raison cette pratique comme dangereuse.

Pour ma part, je suis convaincu, et ma conviction repose sur des observations cent fois répétées, qu'il vaudrait encore mieux laisser une sonde à demeure que de vouloir sonder un malade tous les jours. Je sais bien qu'il y a des exceptions, et que certains individus sont doués d'une insensibilité qui les sauve quand ils sont ainsi traités; mais dans l'immense majorité des cas, l'urèthre qui a été traversé par une sonde a besoin de plus de vingt-quatre heures pour que l'inflammation résultant du cathétérisme puisse s'éteindre. C'est parce que les malades sont imbus de l'idée que la promptitude de la guérison est proportionnée à la fréquence des opérations, que ceux qui ont appris à se sonder ne se guérissent que lorsqu'une longue et douloureuse observation leur a démontré les inconvénients de cette pratique.

On peut dire d'une manière générale qu'il n'est pas prudent de sonder plus de deux fois par semaine; dans quelques cas, j'ai dû attendre huit jours pour recommencer cette opération, parce que les malades ressentaient encore de la douleur sous l'influence du passage de l'urine, quoique, depuis bien des années déjà, j'aie l'habitude de ne jamais prolonger plus de quelques minutes les tentatives de cathétérisme.

C'est surtout dans les cas de rétrécissements qu'il importe de ne pas oublier que la bougie doit être introduite lentement et avec douceur, à moins qu'on ne soit tenté de recourir à la méthode du cathétérisme forcé, dont nous nous occuperons dans un instant.

Lorsqu'un rétrécissement s'oppose au passage d'une bougie, une main exercée en perçoit la sensation avant que l'instrument se soit courbé sur lui-même; il faut aussitôt retirer la bougie de quelques millimètres et la réintroduire en tâchant de diriger sa pointe du côté opposé à celui où elle a été arrêtée.

M. Leroy d'Étiolles a imaginé de donner à la pointe des bougies de gomme une forme de vrille, en roulant cette partie autour d'une grosse épingle à cheveux. Cette pratique réussit quelquefois lorsqu'on a échoué avec une bougie droite.

Dans cette méthode, dès qu'une bougie passe sans difficulté, on en prend une autre d'un diamètre supérieur. Il ne faut pas être trop ambitieux, et vouloir passer d'un numéro à un autre beaucoup plus élevé; car, en agissant ainsi, on s'expose à ne pas réussir, et une tentative infructueuse est toujours extrêmement irritante.

Procédé de Béniqué. — Ce procédé est fondé sur l'observation, faite par tout le monde, que l'introduction d'une bougie dilate la partie rétrécie de l'urèthre. Béniqué, profitant de la dilatation produite par une première bougie, qu'il ne laissait en place que le temps suffisant pour en prendre une autre d'un numéro immédiatement supérieur, introduisait, dans une séance de quelques minutes, un nombre variable de bougies. Il s'arrêtait quand, en en retirant une, il reconnaissait qu'elle était serrée par l'urèthre.

Pour être plus sûr de passer une seconde bougie après avoir retiré la première, Béniqué, multipliant les numéros de la filière, qu'il avait portés à soixante, obtenait des bougies dont le dia-mètre augmentait insensiblement.

Dilatation forcée (Mayor). — Cette méthode consiste à franchir un rétrécissement en y introduisant de force une sonde métallique d'un fort calibre. La plus petite des sondes de Mayor a 5 millimètres, sa plus grosse en a 10.

Procédé de Perrève. — Au lieu d'une grosse sonde que l'on pousse avec force dans la partie rétrécie de l'urèthre, M. Perrève se sert d'une bougie métallique ayant une forme conique et composée de deux lames susceptibles d'être éloignées l'une de l'autre par un mandrin intérieur, excepté à la pointe de l'instrument, où elles sont intimement unies.

Cet instrument *dilatateur* ayant été porté assez loin dans l'urèthre pour que son extrémité dépasse le siége du rétrécissement, on pousse le mandrin et l'on éloigne les lames l'une de l'autre, de manière que la première opération donne au canal un diamètre de 6 à 8 millimètres.

Scarifications. — Trop d'instruments ont été inventés dans le but d'inciser l'intérieur de l'urèthre pour que nous puissions les décrire tous; nous dirons seulement d'une manière générale qu'ils consistent en une bougie métallique, droite ou courbe, creusée, sur un de ses côtés, d'une gouttière dans laquelle glisse un mandrin terminé par une lame que l'on cache et que l'on fait saillir à volonté. Les figures 261, 262 et 263 représentant les scarificateurs de MM. Leroy d'Étiolles et Ricord, donneront une idée suffisante de ces instruments.

Il y a deux manières d'inciser les points rétrécis de l'urèthre. Dans l'une, quand le scarificateur est arrêté par le rétrécissement, le chirurgien le pousse, et, faisant saillir sa lame il l'introduit d'avant en arrière en incisant l'obstacle; dans l'autre l'incision se fait d'arrière en avant. Dans ce dernier cas, il faut que l'urèthre ait préalablement subi une dilatation suffisante pour que la partie rétrécie se laisse traverser par le scarificateur. Cet instrument ayant été introduit au delà de la portion bulbeuse, on le retire jusqu'à ce qu'on le sente arrêté par le rétrécissement. Poussant alors la lame hors de sa gaîne, on tire sur le scarificateur en le pressant dans le sens où il doit couper et l'on s'empresse de rengainer la lame dès qu'on sent que l'obstacle a été divisé.

Repoussant ensuite l'instrument vers la vessie, on recommence la même opération sur un ou plusieurs autres points de la circonférence de la partie rétrécie, jusqu'à ce que la partie saillante du scarificateur passe partout sans la moindre difficulté.

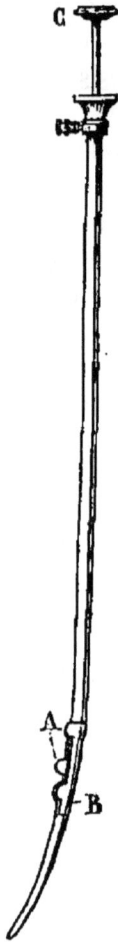

FIG. 261.

Scarificateur de M. Leroy d'Étiolles.
A. Lame de l'instrument.
B. Saillie qui s'arrête au rétrécissement.
C. Manche du mandrin.

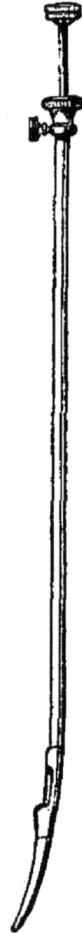

FIG. 262.

Scarificateur fermé, prêt à être introduit.

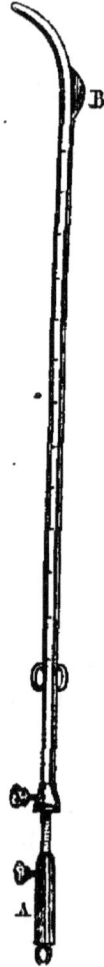

FIG. 263.

Scarificateur courbe de M. Ricord, prêt à inciser.

A. Extrémité du mandrin qui pousse la lame.
B. Lame du scarificateur.

Pour maintenir l'élargissement du canal, on y introduit une sonde d'un très-fort calibre, du n° 32 ou 34 de la filière Charrière.

Quelques chirurgiens veulent que les sondes ne restent pas longtemps dans l'urèthre; d'autres, au contraire, les laissent à demeure. Je me suis prononcé contre le séjour prolongé des bougies dans le but de vaincre un rétrécissement ; mais je ne suis plus du même avis lorsque les parois du canal ont été scarifiées plus ou moins profondément. Après les scarifications, une grosse sonde, par la compression qu'elle exerce s'oppose aux hémorrhagies et maintient écartées les lèvres des incisions qui ont une tendance naturelle à se rapprocher. Je crois donc qu'immédiatement après l'opération, il faut introduire une sonde d'un gros calibre, et ne la retirer, au bout de deux ou trois jours, que pour la remplacer par une autre beaucoup plus volumineuse.

Les rétrécissements fibreux de l'urèthre étant formés par un dépôt de lymphe plastique qui se fait en dehors de la membrane muqueuse et par la rétraction des fibres du tissu spongieux de ce canal, sans que la membrane muqueuse y soit comprise originairement, les scarifications superficielles doivent être insuffisantes dans tous les cas et ne peuvent pas donner lieu à une guérison définitive. Aussi, depuis quelques années, plusieurs chirurgiens ont-ils eu recours à des incisions comprenant toute l'épaisseur de la paroi uréthrale. Grâce à cette méthode, les rétrécissements de l'urèthre ne sont plus considérés comme une maladie incurable.

Les instruments qui servent à inciser dans toute l'épaisseur des rétrécissements se distinguent des scarificateurs par des lames plus longues et généralement dirigées perpendiculairement à la tige des instruments.

Celui dont M. Maisonneuve est l'inventeur fait exception à cette définition ; ressemblant à un lithotome, il s'ouvre et coupe comme cet instrument.

La profondeur des incisions a fait craindre qu'elles ne portassent sur tout autre point que celui qui est rétréci. Pour se mettre en garde contre cette possibilité, plusieurs chirurgiens ont eu l'idée d'adapter à l'extrémité du coarctotome, les uns une bougie flexible de gomme qui peut entrer jusque dans la vessie, les autres une tige métallique qui s'engage dans le rétrécissement et le long de laquelle ils font glisser la lame de l'instrument.

Malgré l'opposition qui a été faite à cette innovation, je dois reconnaître que l'incision de l'urèthre est mieux calculée, lorsqu'une bougie, vissée à l'extrémité de l'uréthrotome, précède la lame de l'instrument dans la partie que l'on veut inciser.

Cautérisation. — Le nitrate d'argent est le caustique le plus généralement employé contre les rétrécissements ; l'instrument dont on se sert est une canule élastique ou métallique, percée à ses deux extrémités, dans laquelle glisse un mandrin terminé par une petite olive qui ferme la canule à son extrémité vésicale. Un peu en deçà de l'olive, le mandrin porte une cuvette, longue de 2 centimètres, que l'on remplit de nitrate d'argent, qui est ensuite fondu à la flamme d'une bougie.

Le porte-caustique ainsi préparé, on fait rentrer sa cuvette dans la canule, d'où on la fait sortir lorsque l'extrémité de l'instrument est arrivée au delà du rétrécissement. C'est en retirant le porte-caustique que l'on cautérise la partie rétrécie dans laquelle on l'engage. Je ne décrirai point tous les porte-caustique qui ont été inventés pour cette opération ; tous ont la plus grande analogie avec celui de Ducamp, qui a été le grand propagateur de la cautérisation uréthrale. Les uns portent le nitrate d'argent dans une

Porte-caustique de Lallemand.

A. Boulon terminal du mandrin.

B. Vis fixant le mandrin.

C. Cuvette remplie de nitrate d'argent fondu.

Fig. 264.

cuvette latérale, et servent à pratiquer la cautérisation rétrograde ; les autres le portent dans un tube qui fait saillie à l'extrémité de la canule, et sont destinés à cautériser d'avant en arrière (fig. 264).

Électricité. — M. Werteimber a pensé qu'il serait possible de faciliter par l'électricité l'entrée d'une bougie métallique arrêtée contre un rétrécissement. Pour cela, il applique l'un des pôles d'une pile de Volta sur la bougie, et l'autre sur la peau du péri-

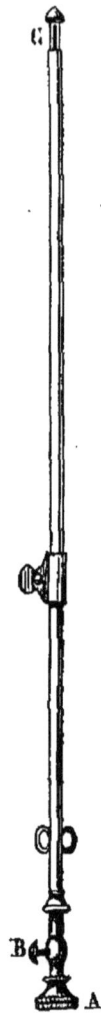

née. Lorsque la communication électrique s'établit entre les deux parties touchées, M. Werteimber croit que la sonde doit traverser le rétrécissement sans difficulté.

Injections forcées (Amussat). — Une vessie de caoutchouc, pleine d'eau, s'adaptant à une sonde de gomme qui est introduite jusqu'auprès de la partie rétrécie de l'urèthre, est pressée vivement et avec force entre les deux mains, de manière qu'un jet de liquide vienne heurter contre le rétrécissement. Cette opération est répétée jusqu'à ce que la sonde puisse franchir l'obstacle.

Au lieu d'une vessie de caoutchouc, on pourrait se servir d'une seringue à laquelle s'adapterait la sonde de gomme.

Boutonnière. — Procédé de Syme. — Après avoir élargi la partie rétrécie, le malade étant couché transversalement sur un lit que son siége déborde, ses jambes et ses cuisses fléchies étant soutenues par un aide, on introduit dans le canal de l'urèthre, au delà du rétrécissement, une sonde cannelée ou une petite bougie qu'un aide tient dans l'immobilité la plus complète. Le chirurgien, prenant un bistouri droit, fait sur le raphé du périnée une incision longue de 3 centimètres, dont l'extrémité antérieure est plus près des bourses que la postérieure ne l'est de l'anus. Cette incision comprend la peau, le tissu cellulaire, le muscle de Wilson, le bulbe de l'urèthre et la membrane muqueuse.

Ce serait une opération presque impossible dans les cas où le calibre de l'urèthre ne laisse qu'avec peine passer une petite bougie, si la sonde cannelée, introduite au delà du rétrécissement, n'était pas là pour guider l'opérateur. Grâce à cette précaution, l'opération est facile et peut être faite promptement et sans le moindre tâtonnement.

Appréciation. — Je dirai d'abord ce que je pense des *injections forcées* et de l'*électricité*, moyens qui ne sont guère employés que par leurs inventeurs. Une injection poussée avec force peut laver l'urèthre et le débarrasser des mucosités qui remplissent les glandules de Morgagni. Comme cette accumulation de mucus s'oppose, suivant moi, dans quelques cas, à l'introduction d'une sonde un peu volumineuse, il n'est pas impossible que cette méthode ait contribué à guérir un état qui en impose facilement pour un rétrécissement ; mais jamais les injections ne vaincront un rétrécissement fibreux. Il faudrait pour cela une force bien autrement considérable que celle qui peut être obtenue au moyen d'une vessie pressée entre les deux mains.

L'*électricité* a, dit-on, réussi à faire pénétrer dans la vessie des bougies qui, avant le passage du courant électrique, étaient arrêtées dans un point du canal de l'urèthre ; mais quel est l'obstacle franchi par cette méthode ? Personne n'est plus défiant que moi au sujet des rétrécissements qu'on franchit tout d'un coup avec une sonde d'un fort calibre. Les rétrécissements fibreux bien constitués résistent plus que ne l'imaginent ceux qui espèrent les vaincre par l'électricité. Si l'on se reporte à l'explication que j'ai donnée des rétrécissements spasmodiques, on comprendra facilement comment la méthode de M. Werteimber peut les faire cesser ; mais ce sont les seuls que l'électricité puisse guérir, et tout le monde sait que le spasme produit par le froid de la sonde ou par la peur ne tarde pas à se dissiper de lui-même.

Si l'on admet avec moi que le siége des rétrécissements n'est pas dans la membrane muqueuse, mais dans les tissus sous-jacents, il sera bien difficile d'accorder quelque efficacité à la *cautérisation*. L'expérience des praticiens les plus habiles a d'ailleurs, depuis plus de vingt ans, condamné cette méthode, qui est plus propre à augmenter le mal qu'à le guérir.

La *dilatation* est une méthode qui a rendu de grands services dans les cas où le rétrécissement est encore récent ; elle en rend encore dans ceux où la maladie est ancienne, en préparant la voie pour l'introduction d'un scarificateur. Si maintenant on compare entre eux les divers procédés de dilatation, le jugement ne sera pas difficile. Sans doute, on a réussi dans quelques cas avec la *dilatation forcée ;* mais si l'on tient compte de la douleur qu'elle cause et des accidents qui en ont été la suite, il sera impossible de ne pas lui préférer la *dilatation progressive.* Des divers procédés de cette dernière méthode, celui de Béniqué est le moins douloureux et le plus sûr.

Mais les indications de la dilatation ont leur limite, et quand on a vu des malades employer toute leur force pour franchir un rétrécissement fibreux avec une bougie métallique, il est impossible de conserver quelque illusion sur l'efficacité de la dilatation contre cette espèce de rétrécissement arrivé à un certain degré. Dans ces cas, il faut nécessairement recourir à la section des brides, qui ne sont pas en dedans du canal, comme on le croit généralement, mais qui, situées en dehors de la surface interne, exercent sur la membrane muqueuse une constriction analogue à celle qui est produite par l'anneau fibreux sur le sac herniaire qui l'a traversé.

Si, comme je le pense, d'après les observations que j'ai pu recueillir, il arrive que la stricture de la membrane muqueuse uréthrale ne dépend que de la constriction exercée par le tissu fibreux sous-jacent, les *scarifications* de l'urèthre devront être profondes pour comprendre l'épaisseur de tous les tissus qui produisent la constriction.

Il résulte encore de mes recherches, qu'il faut faire une distinction capitale dans le traitement des rétrécissements fibreux. Les uns, en effet, dépendant d'un dépôt de lymphe plastique qui s'est fait immédiatement au-dessous de la membrane muqueuse, ne réclameront que les scarifications profondes dont nous venons de parler ; mais les autres, provenant d'un dépôt de lymphe plastique dans le tissu spongieux de l'urèthre, et d'une induration des fibres de ce tissu, qui se traduit parfois par des viroles dures, faisant saillie sous la peau de la verge, ne peuvent être détruits que par l'*incision* faite de dehors en dedans, à la manière de M. Syme. Cette dernière méthode et celle des incisions intérieures ou scarifications profondes ont, comme on le voit, l'une et l'autre leurs indications. Toutes les deux ont guéri radicalement des affections que la dilatation ne pouvait que pallier.

§ 3. — Fistules urinaires.

La première condition pour guérir les fistules urinaires est de faire disparaître l'obstacle au cours de l'urine par les divers moyens employés contre les rétrécissements ; la seconde est de s'opposer au passage de l'urine par la fistule, but que l'on atteint en introduisant une sonde qu'on laisse à demeure dans la vessie. Dans quelques cas, cette sonde laisse passer l'urine entre elle et la paroi uréthrale ; il arrive souvent aussi qu'elle enflamme l'urèthre et la vessie. Il vaut mieux, à cause de ces inconvénients de la sonde à demeure, sonder le malade toutes les fois qu'il a besoin d'uriner et retirer la sonde tout de suite après. Cette dernière pratique est bien préférable à celle des chirurgiens qui laissent la sonde ouverte pour prévenir l'écoulement d'urine entre cet instrument et les parois de l'urèthre.

Les fistules urinaires, dont l'orifice interne est étroit, se guérissent ordinairement d'elles-mêmes sous l'influence des deux conditions que nous venons d'indiquer ; mais lorsqu'elles résullent d'une grande perte de substance de l'urèthre, il faut que le chirurgien ait recours à l'une des méthodes dont nous allons parler.

Ponction du périnée (Viguerie, Ségalas). — On pratique cette opération comme celle de la boutonnière; elle a pour but de s'opposer au passage de l'urine par la fistule dont on veut obtenir la guérison. On espère que la nouvelle plaie se guérira facilement dès qu'on rétablira le cours normal de l'urine. C'est une opération exceptionnelle et à laquelle on ne doit avoir recours que dans le cas où les autres méthodes ont échoué.

Suture. — La meilleure suture pour obtenir la réunion des bords avivés d'une solution de continuité de l'urèthre est la suture enchevillée. On la pratique d'ailleurs dans ce cas comme nous l'avons indiqué d'une manière générale, p. 11; mais on commence par introduire dans toute l'étendue de l'urèthre jusque dans la vessie, une sonde sur laquelle on réunit les bords de la plaie par des points de suture très-rapprochés.

M. Ricord dit avoir réussi en serrant les bords de la fistule par un lien circulaire, constituant la *suture en bourse*. Sanson et Dieffenbach l'avaient déjà employée dans les fistules vésico-vaginales. On la pratique en passant un lien tout autour de l'ouverture, en traversant les lèvres de la plaie alternativement de dedans en dehors et de dehors en dedans. Je ne doute pas du succès dans le cas que l'on a cité; mais j'ai donné des soins à un malade de la Maison de santé des hôpitaux, que M. Ricord avait traité par ce procédé, et qui n'eut que médiocrement à se féliciter du résultat. La constriction des parties rapprochées s'opposa bien pendant quelques jours au passage de l'urine par la plaie; mais bientôt un abcès se forma, et le malade se trouva aussi infirme après qu'avant l'opération, quoiqu'il eût été jusqu'à la fin du traitement un modèle de soumission aux prescriptions du chirurgien, qui prit la peine de faire lui-même tous les pansements.

Uréthroplastie. — La suture ayant été insuffisante, on a eu recours à l'uréthroplastie, que nous avons décrite page 309.

Cautérisation. — Débridez les trajets fistuleux dans toute leur longueur, en incisant la peau du périnée, du scrotum et même de la fesse, si cela est nécessaire; que ce débridement aille jusqu'à l'ouverture interne de la fistule; puis prenant un fer rouge, cautérisez toutes les surfaces saignantes sans en excepter le moindre point. M. Bonnet (de Lyon), qui est l'auteur de cette méthode, a éteint jusqu'à douze ou quinze cautères dans les anfractuosités de la plaie. Suivant lui, les tissus indurés se dégorgent, la région reprend sa forme naturelle, les plaies revêtent un bon aspect, et l'état général s'améliore rapidement.

Quinze ou vingt jours plus tard, M. Bonnet veut qu'on pratique l'uréthrotomie.

§ 4. — Corps étrangers.

Tantôt les corps étrangers arrêtés dans l'urèthre permettent encore l'introduction d'un instrument dans la vessie ; tantôt, au contraire, ils remplissent le canal de manière à rendre impossible le passage de l'instrument le moins volumineux entre eux et les parois de l'urèthre. Il résulte de là deux indications bien différentes, puisque dans un cas on peut retirer le corps étranger par le méat urinaire, tandis que dans l'autre il faut inciser la paroi du canal.

Extraction à l'aide d'instruments. — Les instruments inventés pour extraire les corps étrangers de l'urèthre sont tellement nombreux, qu'il nous faudrait consacrer un grand nombre de pages à leur description, si nous ne devions pas nous borner à faire connaître les plus utiles et les plus généralement employés. — La pince de Hunter a été pendant longtemps l'instrument le plus commode pour l'extraction des corps étrangers de l'urèthre (fig. 265). Elle consiste dans un mandrin contenu dans une canule métallique, et terminé par deux branches que leur élasticité porte à s'éloigner l'une de l'autre lorsqu'on les pousse au delà de la canule. L'instrument ayant été introduit fermé dans le canal de l'urèthre jusqu'à ce qu'il se trouve en contact avec le corps étranger, on pousse le mandrin, et ses deux branches, devenues libres, s'appliquent sur les côtés du corps que l'on veut extraire ; alors, faisant glisser la main on retient le mandrin, on ferme la pince sur le corps étranger, que l'on peut ensuite retirer facilement.

Cette pince a subi toutes sortes de modifications ; mais ce serait encore l'instrument le plus commode, si M. Leroy d'Étiolles n'avait inventé une espèce de *curette* avec laquelle l'extraction des corps étrangers de l'urèthre est devenue une opération des plus simples et des plus faciles. Cette curette consiste, comme je l'ai déjà dit en parlant des corps étrangers du conduit auditif, en une tige métallique droite, terminée par une petite branche qui, au moyen d'un mécanisme très-simple, se confond avec la tige principale quand on introduit l'instrument, et qu'on relève à angle presque droit dès qu'il a dépassé le corps étranger. La figure 266 suffira pour compléter cette description et faire comprendre le mécanisme de l'instrument.

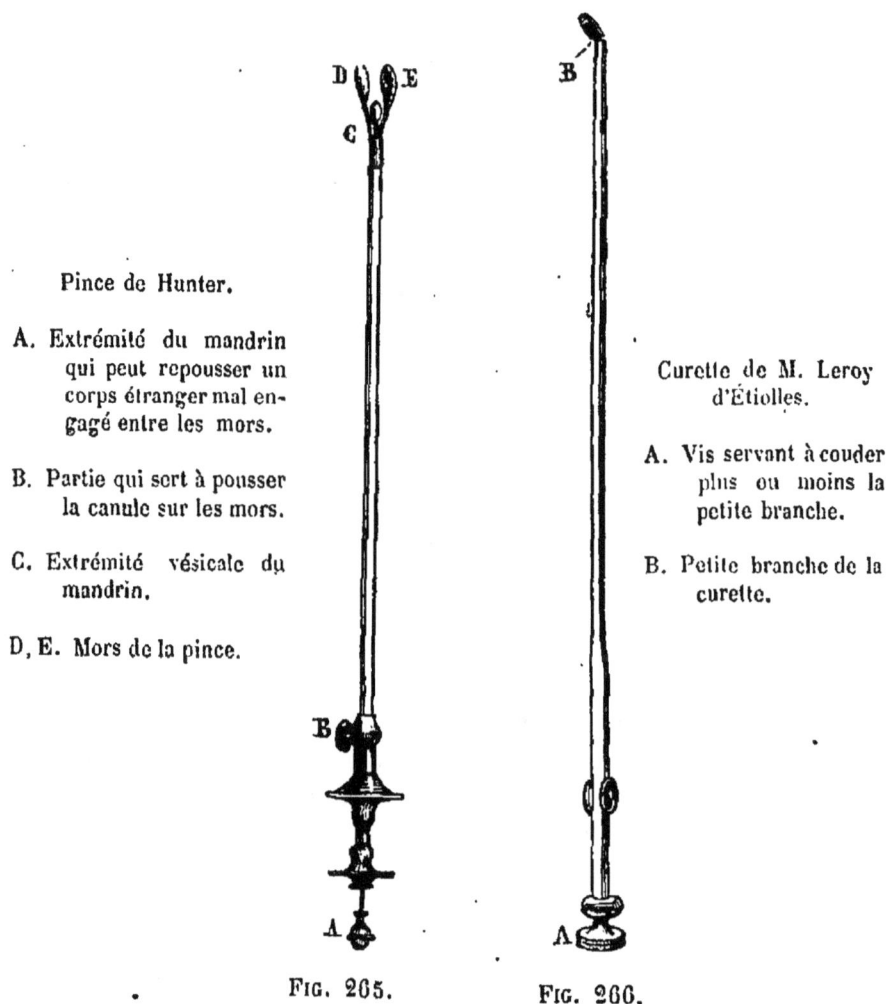

Pince de Hunter.

A. Extrémité du mandrin qui peut repousser un corps étranger mal engagé entre les mors.

B. Partie qui sert à pousser la canule sur les mors.

C. Extrémité vésicale du mandrin.

D, E. Mors de la pince.

Curette de M. Leroy d'Étiolles.

A. Vis servant à couder plus ou moins la petite branche.

B. Petite branche de la curette.

FIG. 265.　　FIG. 266.

Lorsque ni les pinces ordinaires, ni la pince de Hunter, ni la curette de M. Leroy d'Étiolles ne peuvent passer entre le corps étranger et les parois du canal, il faut alors recourir à l'*incision*.

Pour les cas où le corps étranger est une aiguille ou tout autre corps analogue, Dieffenbach a eu l'idée de l'enfoncer à travers la paroi inférieure de l'urèthre et de l'enlever en tirant avec des pinces sur la partie qui a traversé la paroi du canal.

Incision. — La présence d'un corps étranger dans l'urèthre étant bien constatée, l'opération est bien simple. Lorsque le corps est saillant sous la peau, le pouce et l'indicateur de la main gauche le fixant latéralement, on incise la peau et la paroi de l'urèthre dans la direction du canal et dans une étendue suffisante pour que le corps étranger sorte presque de lui-même et sans contondre les lèvres de la plaie.

Lorsque la pierre est engagée dans la portion prostatique, après avoir cherché à la saisir avec les instruments dont nous avons parlé, on doit essayer avec ceux qui servent à la lithotritie, et si l'on échoue, il faut encore avoir recours à l'incision, qui est dans ce cas celle que l'on pratique pour la *taille latéralisée*. (Voyez page 617).

§ 5. — Ponction de la vessie.

On ponctionne la vessie de trois manières : par le *périnée*, par l'*hypogastre* et par le *rectum*.

A. *Ponction périnéale.*

Anatomie. — Le bas-fond de la vessie repose sur la face antérieure du rectum ; la moitié postérieure de la prostate a le même rapport, mais sa moitié antérieure s'éloigne déjà de cette partie de l'intestin, avec laquelle la portion membraneuse et le bulbe de l'urèthre forment un angle de plus en plus ouvert (fig. 267).

En arrière de la prostate, à 1 centimètre de cette glande environ, le bas-fond de la vessie est en rapport avec les vésicules séminales entre lesquelles le péritoine descend, de manière à former entre la vessie et le rectum un cul-de-sac dans lequel on trouve des anses intestinales.

C'est dans le triangle formé en avant par le rectum et l'urèthre que l'on enfonce le trocart pour la ponction périnéale.

Opération. — Le malade étant couché transversalement sur son lit, que son siége déborde, des aides soutenant ses cuisses fléchies sur le bassin, un autre exerçant une pression douce sur l'hypogastre pour refouler en bas l'urine qui distend la vessie, le chirurgien, étant entre les cuisses du malade, porte l'indicateur gauche dans le rectum, et, en appuyant la pulpe sur la face inférieure de la prostate, il prend un trocart droit de la main droite et l'enfonce au milieu d'une ligne qui unirait l'ischion gauche au raphé du périnée, un demi-centimètre en avant de l'anus, et dans une direction un peu oblique de bas en haut et d'arrière en avant.

Le trocart cheminant lentement, le doigt, enfoncé dans le rectum, sert à le guider et l'empêche d'être porté trop en arrière.

La sensation d'une résistance vaincue et la possibilité de mouvoir l'extrémité vésicale de l'instrument indiquent que le trocart a pénétré dans la vessie ; l'urine s'écoule alors dès que le poinçon est retiré, et il ne reste plus au chirurgien qu'à fixer la canule dans la plaie.

Heureusement il arrive souvent, après la ponction vésicale, que la congestion, qui s'était faite dans la verge sous l'influence de la compression des vaisseaux par la vessie, venant à disparaître, il devient possible, immédiatement après l'opération, d'introduire une sonde par l'urèthre.

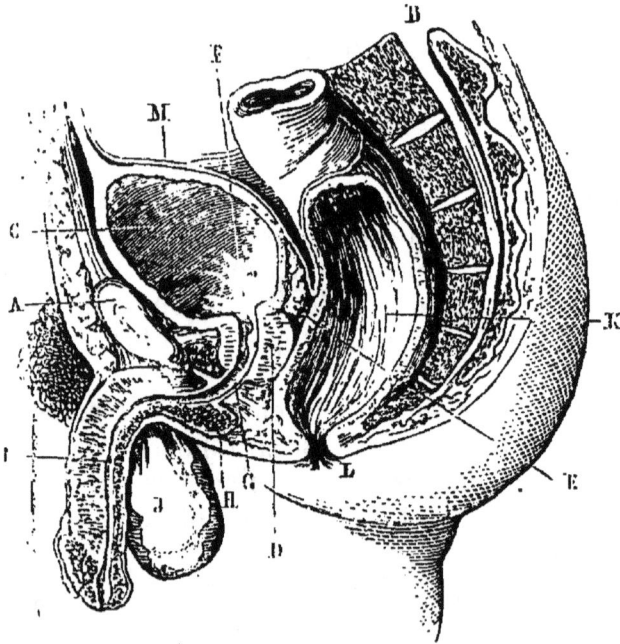

FIG. 267.

A. Pubis.	I. Portion spongieuse terminée par le gland.
B. Section du sacrum.	
C. Vessie.	J. Testicule.
D. Prostate.	K. Rectum.
E. Vésicule séminale.	L. Anus.
F. Portion prostatique de l'urèthre.	M. Péritoine allant de la face antérieure du rectum sur la face postérieure de la vessie.
G. Portion membraneuse.	
H. Bulbe de l'urèthre.	

Dans la ponction périnéale, la pointe du trocart doit pénétrer le bas-fond de la vessie sur le côté gauche, près de son col.

Dans la crainte de blesser le rectum ou les anses intestinales qui descendent dans le cul-de-sac péritonéal, quelques chirurgiens veulent qu'on fasse au périnée une incision qui permette de sentir avec le doigt la vessie distendue par l'urine, et d'y plonger le trocart avec sécurité. Mais il est évident que la ponction avec le trocart se trouve ainsi compliquée des inconvénients qui ont depuis longtemps fait rejeter la ponction avec le bistouri.

B. *Ponction hypogastrique.*

Anatomie. — Lorsque la vessie est vide et revenue sur elle-même, le péritoine descend derrière la partie supérieure de la symphyse; mais à mesure que cette poche se remplit d'urine, elle repousse son enveloppe séreuse, de telle sorte que toute la portion de la face antérieure qui déborde le pubis en haut est en rapport immédiat avec l'aponévrose qui tapisse en arrière la paroi abdominale antérieure (fig. 267).

C'est par là qu'on ponctionne habituellement la vessie.

Opération. — L'opération est bien simple. Le malade étant couché horizontalement sur le bord droit de son lit, le chirurgien, placé du même côté, tend la peau de la région hypogastrique avec sa main gauche, et, de la droite, tenant un trocart droit ou courbe, peu importe, il en applique la pointe sur la ligne blanche, 2 centimètres au-dessus de la symphyse du pubis, et, dirigeant l'instrument de haut en bas et d'avant en arrière, il le plonge hardiment dans la vessie.

Le poinçon étant retiré, l'urine s'écoule, et l'on enlève ou l'on fixe ensuite la canule, suivant qu'après la ponction il est possible ou non d'introduire une sonde dans l'urèthre.

C. *Ponction sous-pubienne.*

M. Voillemier a eu l'idée de ponctionner la vessie entre la région hypogastrique et la région périnéale. — Cette opération se pratique immédiatement au-dessous du pubis entre cet os et la face dorsale de la verge.

Le malade est couché sur le dos, les jambes un peu écartées. Un coussin épais doit être placé sous le bassin de manière à porter le pubis en avant; autrement la main de l'opérateur serait

gênée par la saillie que fait l'abdomen. Un aide placé à la gauche
du lit prend la verge du malade et la tire en bas et en arrière
de manière à tendre son ligament suspenseur. Le chirurgien
est debout à la droite du lit. Avec l'indicateur de la main droite,
il reconnaît la corde dure que le ligament suspenseur de la verge
forme sous les téguments. De la main gauche il prend le trocart
courbe de frère Côme, l'enfonce tout près du ligament suspenseur en lui faisant décrire une courbe de façon à contourner le
pubis. Pendant ce mouvement, il soutient et dirige l'instrument
avec le pouce et l'indicateur de la main droite, pour prévenir
toute échappée. Dès qu'on est arrivé dans la vessie, on en est
averti par un défaut de résistance et par l'urine qui coule dans
la cannelure de la tige du trocart.

D. *Ponction par le rectum.*

Le malade étant placé comme pour la ponction périnéale, le
chirurgien reconnaît la saillie formée par la vessie, en introduisant son indicateur gauche dans le rectum jusqu'à ce que
l'extrémité de sa face palmaire ait dépassé le bord postérieur de
la prostate ; puis, glissant sur le doigt un trocart courbe, dont
la convexité est en arrière, et dans laquelle la pointe du poinçon
est cachée, il en applique l'extrémité sur le bas-fond de la vessie,
immédiatement en arrière de la prostate. Pressant alors sur le
manche de l'instrument, il fait saillir la lame et l'enfonce dans
la vessie, en ayant soin de faire la ponction dans la direction
d'une ligne qui irait du bas-fond de cet organe à 3 ou 4 centimètres au-dessous de l'ombilic.

Appréciation. — La ponction par le rectum expose à tant
de dangers, qu'il est à peine besoin de discuter sa valeur. Son
plus grand inconvénient est d'exposer le malade aux fistules
recto-vésicales : cet accident me semble suffisant pour rejeter
une opération qui est d'ailleurs d'un exécution facile.

La ponction périnéale expose aux lésions du rectum, des vésicules séminales et du péritoine. Elle est, en outre, d'une
exécution moins facile que la ponction hypogastrique. Cette
dernière est incomparablement supérieure aux deux autres, et
doit leur être préférée, parce que, ne donnant point lieu, comme
elles, à des fistules urinaires, ne pouvant exposer le chirurgien à
aucune lésion d'organes, elle est aussi facile qu'une simple paracentèse de l'abdomen. La ponction sous-pubienne a réussi dans le
seul cas où on l'ait pratiquée ; c'est tout ce que je peux en dire.

Comme il est possible que la ponction vésicale, quelle que soit la méthode à laquelle on ait eu recours, soit suivie d'infiltration et d'abcès urineux ; comme, d'un autre côté, grâce aux progrès récents de l'étude des maladies des voies urinaires, il est extrêmement rare qu'on ne puisse pas introduire une sonde dans la vessie, la ponction de cet organe est bien rarement pratiquée. Je sais bien que quelques chirurgiens, M. Malgaigne entre autres, la pratiquent assez souvent ; mais Roux, dans toute sa carrière, n'a pas eu l'occasion d'y avoir recours. Je crois même que la plupart des chirurgiens qui s'occupent spécialement des maladies des voies urinaires sont dans le même cas. Cela tient à ce qu'ils savent attendre, et ne désespèrent pas de vaincre les rétrécissements qui semblent le mieux réclamer la ponction de la vessie. En pratiquant le cathétérisme à plusieurs reprises, avec douceur et lentement, il est rare qu'on ne parvienne pas à franchir les rétrécissements les plus serrés. Si l'on pense que la plénitude de la vessie produit une congestion du canal de l'urèthre, et ajoute ainsi un obstacle de plus au passage des bougies, on fait cesser cette turgescence de la membrane muqueuse uréthrale par une application de sangsues au périnée ; on met le malade au bain, et on l'y laisse un temps assez long pour calmer l'inflammation et l'éréthisme provoqué par une première opération.

Je crois donc, avec la plupart des chirurgiens de nos jours, qu'on peut toujours épargner aux malades affectés de rétention d'urine la ponction de la vessie, qui, quoi qu'en dise M. Malgaigne, expose nécessairement à des accidents mortels.

§ 6. — **Valvules prostatiques.**

Chez quelques malades, particulièrement chez les vieillards, il existe, à l'union de la paroi inférieure de l'urèthre et du col de la vessie, une membrane valvulaire qui s'oppose à l'excrétion de l'urine et à l'introduction des sondes dans la vessie. Ces espèces de valvules sont, d'après M. Mercier, formées tantôt par des éléments de la prostate hypertrophiée, tantôt par des fibres musculaires, d'où les noms de *valvules prostatiques* et *valvules musculaires*. On reconnaît cet état valvulaire du col de la vessie à l'aide de sondes métalliques à courte courbure. La figure 268 représente celle de M. Leroy d'Étiolles , dont la sonde de M. Mercier ne diffère que par une courbure plus anguleuse. Toutes les deux peuvent servir à l'exploration du col de la vessie.

Lorsqu'il existe une valvule prostatique, l'angle de la sonde exploratrice s'arrête contre cet obstacle qui est bientôt franchi, quand, par un mouvement de bascule, on porte la pointe de cet instrument en haut, en même temps qu'on la pousse vers la vessie. Un soubresaut annonce que la résistance a été vaincue.

Quand la sonde est entrée dans la vessie, on peut la tourner en tous sens, et si l'on cherche à la retirer elle peut sortir facilement quand la pointe est tournée en avant, tandis qu'elle §rencontre la valvule vésicale et ne peut la franchir quand son extrémité est dirigée en arrière. — Cette résistance à l'entrée et à la sortie de l'instrument est considérée comme une preuve de l'existence d'une valvule prostatique.

La lésion une fois constatée, on l'a combattue par plusieurs méthodes. La plus rationnelle est, sans contredit, l'*incision*, que l'on peut pratiquer avec le scarificateur de M. Mercier (fig. 268). Cet instrument consiste en une sonde dont la courbure est celle de l'instrument dont il se sert pour l'exploration, et dans l'angle rentrant de laquelle on peut faire saillir une lame tranchante. Cet instrument ayant été introduit dans la vessie, on dirige son extrémité vésicale en arrière, et on le retire jusqu'à ce qu'il soit arrêté par la valvule. Alors, le repoussant en arrière dans une étendue de quelques millimètres, on fait saillir sa lame et on lui fait couper le repli valvulaire, en l'attirant à soi. Après cette section, on fait rentrer la lame dans sa gaîne, et l'on retire l'instrument fermé.

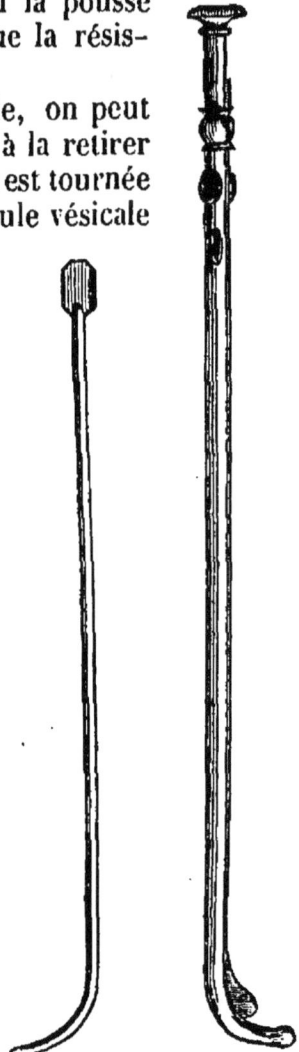

FIG. 268   FIG. 269.

Il faut, pour empêcher les lèvres de la plaie de se réunir, introduire dans l'urèthre, au bout de deux ou trois jours, une sonde métallique qu'on ne laisse séjourner que quelques minutes, mais qu'on réintroduit chaque jour.

La *compression*, qui a été vantée pour le traitement de ces valvules, est insuffisante lorsque le repli est un peu considérable. On pourrait, d'ailleurs, la pratiquer à l'aide de grosses bougies droites ou à courte courbure.

ARTICLE IV.

LITHOTOMIE OU TAILLE.

Nous décrirons : la *taille perinéale*, la *taille hypogastrique* et la *taille recto-vésicale*.

§ 1er. — Taille périnéale.

Anatomie. — Le périnée a la forme d'un triangle limité latéralement par les branches ascendantes de l'ischion et descendante du pubis des deux côtés, et en arrière par une ligne transversale fictive qui réunirait les deux tubérosités de l'ischion. — Cette région triangulaire, dont le sommet correspond à la symphyse du pubis, est divisée d'avant en arrière en deux parties égales par une saillie linéaire de la peau que l'on appelle *raphé*.

Les organes qu'il nous importe de faire connaître sont, en procédant d'arrière en avant, sur la *ligne médiane :* le col de la vessie, la prostate, la portion membraneuse et le bulbe de l'urèthre ; sur *les côtés :* l'espace compris entre la branche ascendante de l'ischion et les organes que je viens d'énumérer.

Nous insisterons particulièrement sur la prostate qui, dans toute taille périnéale, doit être largement incisée. Située sur la ligne médiane, elle embrasse le col de la vessie et la portion voisine du canal de l'urèthre, à laquelle elle donne son nom. Ses dimensions ont été étudiées avec le plus grand soin.

D'après Senn, de l'urèthre à la partie inférieure et moyenne de la prostate, la distance serait de 15 à 18 millimètres ; de l'urèthre à la partie inférieure et externe, il y aurait 20 à 25 millimètres, et 20 directement en dehors.

D'après M. Cruveilhier, voici quelles seraient les dimensions de la prostate, d'après des mesures prises sur des adultes : hauteur, 12 lignes (30 millim.) ; largeur, 18 lignes (45 millim.) ; diamètre antéro-postérieur ou longueur, 15 lignes (38 millim.).

Le volume de la prostate varie suivant l'âge ; à l'état rudimentaire chez l'enfant, cette glande acquiert des dimensions considérables chez les vieillards. On pense généralement que son accroissement est presque nul jusqu'à l'époque de la puberté ; mais H. Bell a démontré, par des observations faites sur une quarantaine de cadavres d'enfants, que cette opinion ne repose pas sur des faits. On jugera du développement de la prostate dans l'enfance par les chiffres suivants, que j'emprunte à ce médecin :

DE DEUX A QUATRE ANS.		DE DIX A DOUZE ANS.	
Diamètre transverse.. . .	12 à 13 millim.	Diamètre transverse. . .	16 à 19 millim.
Rayon postérieur oblique.	4 à 5	Rayon postérieur oblique.	6 à 8
Rayon postérieur direct.	2 »	Rayon postérieur direct.	4 à 5
Rayon antérieur direct..	1 »	Rayon antérieur direct..	2 à 3

Les rapports de cette glande n'ont pas moins d'importance que ses dimensions. Sa face inférieure répond au rectum, auquel elle est unie par un tissu cellulaire dense, dans lequel la graisse ne s'amasse jamais; sa face supérieure se continue, par l'aponévrose qui l'enveloppe, avec l'aponévrose pelvienne supérieure. Sa base embrasse le col de la vessie, et son sommet correspond au point où commence la portion membraneuse.

La prostate est complétement enveloppée par une aponévrose qui s'oppose à ce que le sang d'une plaie de cet organe se répande et fuse dans le ventre.

La prostate a une grande densité, et pourtant elle se déchire facilement quand une fois on a entamé son tissu.

En avant de la portion prostatique de l'urèthre se trouve la portion membraneuse dont la face inférieure, recouverte par le bulbe dans une certaine étendue, n'a que 10 ou 18 millimètres de longueur.

Le bulbe n'est qu'à 15 ou 20 millimètres en avant de l'anus. C'est un rapport des plus importants, parce que, dans la moitié des opérations de taille périnéale, on blesse cet organe, faute de se souvenir qu'il s'étend aussi loin en arrière. — Il est recouvert par le muscle bulbo-caverneux ou accélérateur de l'urine.

Les muscles ischio-caverneux longent les branches ascendante de l'ischion et descendante du pubis qui forment le côté externe du triangle périnéal; l'artère honteuse interne, cachée par le bord interne de cette partie du bassin, fournit une branche *transverse* qui se dirige vers le bulbe, auquel elle fournit un rameau connu sous le nom d'*artère bulbeuse*; elle donne encore naissance à l'artère *périnéale superficielle* qui suit la direction du bord interne du muscle ischio-caverneux. Du tissu cellulaire remplit l'espace qui existe entre le muscle ischio-caverneux et le canal de l'urèthre.

Opération. — La taille, ou lithotomie périnéale, se pratique d'après les méthodes suivantes : *taille latéralisée, taille bilaté-*

rale, *taille médiane*. Avant qu'on eût institué la première de
ces méthodes, il y en avait une qui a fait trop de bruit pour
qu'elle ne soit pas mentionnée ici : je veux parler de la taille
latérale.

A. *Taille latéralisée.*

Les instruments dont on se sert pour cette opération sont :
un *cathéter cannelé* à sa face inférieure, le *lithotome caché* de
frère Côme (fig. 270), un *bistouri droit*, un *conducteur*, des
tenettes (fig. 271), et, pour le cas où il y aurait une hémorrhagie, on se munit d'une *canule à tamponnement*.

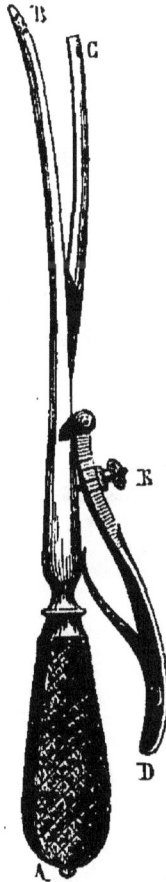

Lithotome modifié par
M. Charrière.

A. Manche du litho-
tome.

B. Pointe qui est des-
tinée à glisser dans
la cannelure du
du cathéter.

C. Lame de l'instru-
ment.

D. Bascule de la lame.

E. Vis limitant l'ouver-
ture de la lame.

FIG. 270.

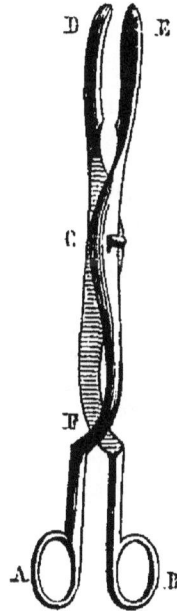

FIG. 271.

A, B. Anneaux
C. Point d'entrecroisement
des branches.
D, E. Cuillers de la tenette.
F. Second entrecroisement,
diminuant l'écartement
des anneaux.

La veille de l'opération, on prescrit un lavement pour que le
rectum, distendu par les matières fécales, ne soit pas exposé à
être atteint par la lame tranchante du lithotome. Le malade étant
couché transversalement sur un lit ordinaire dont son siége

dépasse le bord ; son corps étant allongé, sa tête légèrement
relevée par un oreiller, ses cuisses et ses jambes, fortement fléchies, étant maintenues solidement par des aides (1), le chirurgien introduit dans la vessie le cathéter cannelé, qu'il fait tenir,
perpendiculairement à l'axe du corps, par un aide qui relève

A. Main de l'aide fixant
le cathéter.

B. Incision oblique.

C. Main gauche du chirur-
gien.

D. Main tenant le bistouri
comme une plume à
écrire, et incisant sur
la cannelure du ca-
théter.

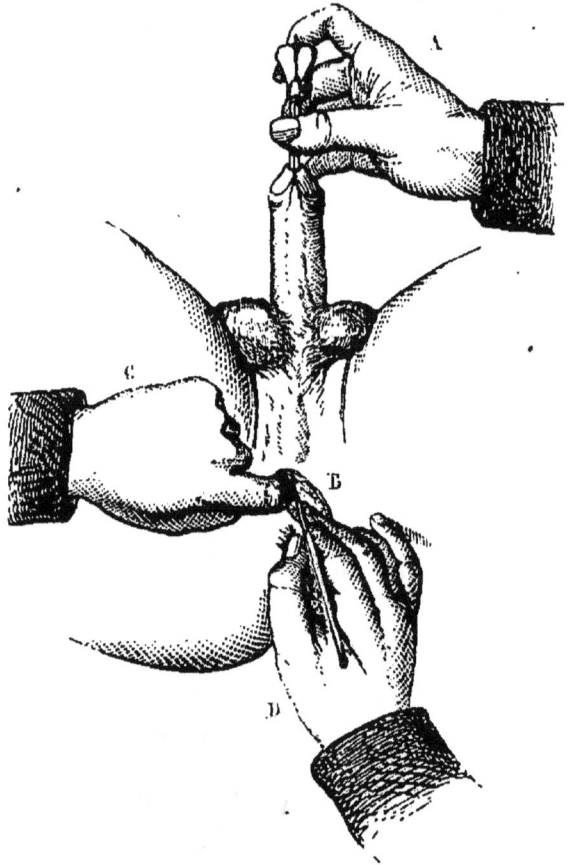

Fig. 272.

en même temps le scrotum ; puis, se plaçant entre les cuisses
du malade, il met le genou droit en terre, et, tendant de la main
gauche le périnée préalablement rasé, il fait avec un bistouri
droit, tenu de la main droite, une incision qui, commençant
sur la ligne médiane, 15 à 18 millimètres en avant de l'anus,

(1) Il n'y a pas longtemps que, pour plus de solidité, l'opéré saisissant le bord externe
de chacun de ses pieds avec la main correspondante, on fixait ces parties dans cette
position à l'aide de bandes qui décrivaient un huit de chiffre entre la plante du pied et
le bas de la jambe, en passant par-dessus la main et le poignet. Depuis que l'on se sert
de l'éther et du chloroforme, cette pratique est devenue plus que jamais inutile.

52.

vient aboutir au milieu d'une ligne qui irait de l'anus à la tubérosité de l'ischion. La peau et le tissu cellulaire sous-cutané
ayant été incisés, l'opérateur porte la pulpe de son indicateur
gauche au fond de l'extrémité supérieure de la plaie pour guider le bistouri qui incise plus profondément en ce point, jusqu'à
ce qu'il puisse sentir distinctement le cathéter à travers une
couche mince de tissu (fig. 272). Tournant alors le doigt de
manière que son bord radial soit en bas et sa face palmaire à
droite, et engageant la cannelure du cathéter entre la pulpe et
l'ongle (fig. 273), le chirurgien prend le bistouri comme une

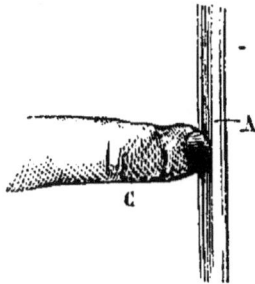

A. Cannelure du cathéter.

C. Doigt fixé sur le bord
   droit du cathéter.

FIG. 273.

plume à écrire, en porte la pointe sur la face dorsale de l'ongle,
au fond de la cannelure du catheter. Le bistouri est d'abord
perpendiculairement à la direction du cathéter (fig. 274), puis
obliquement, en relevant son manche et en abaissant un peu sa
pointe par un mouvement de bascule. Le bistouri étant ensuite
porté en sens inverse, de manière que son talon décrive un arc
de cercle dont la pointe, à peu près immobile, est le centre, la
portion membraneuse de l'urèthre se trouve incisée dans l'étendue de 5 à 8 millimètres. Laissant l'ongle de son indicateur
gauche en place, le chirurgien prend le manche du lithotome
dans la main droite, et, tournant en bas la convexité de sa gaîne,
il glisse sa pointe dans la rainure du cathéter, contre laquelle il
la presse vivement. S'étant assuré, par des mouvements de va-
et-vient, que le cathéter et le lithotome sont immédiatement en
contact, l'opérateur saisit le pavillon du premier de ces instruments et lui fait décrire un arc de cercle de haut en bas (fig. 275),
tandis que son bec, s'engageant dans la vessie, décrit un arc en
sens inverse.

La plupart des chirurgiens, relevant alors le manche du lithotome, poussent sa pointe en bas, dans la cannelure du cathéter,
jusqu'au cul-de-sac situé près de la pointe de cet instrument, et

le font ainsi parvenir dans la vessie; mais on s'expose, en opérant de cette manière, à faire fausse route à travers la prostate,
ou même en passant au-dessous de cet organe. Pour échapper
à ce danger, voici comment j'opère : tenant le cathéter de la
main gauche et le lithotome de la main droite, quand j'abaisse
le manche du premier de ces instruments, je maintiens immobile celui du second, de manière que le point par lequel ces
deux instruments se touchent reste toujours le même jusqu'à
ce que la pointe du lithotome soit engagée profondément dans
la portion prostatique de l'urèthre. C'est alors seulement que
je fais glisser le lithotome dans la cannelure du cathéter, en
ayant encore grand soin de ne pas trop relever le manche du
premier de ces instruments, dans la crainte de trop abaisser sa
pointe.

A. Cathéter.

BC. Bistouri glissé sur
l'ongle de l'indicateur
gauche.

BD. Arc qu'il décrit pour
que sa pointe vienne
au point E.

DF. Arc qu'il décrit en-
suite.

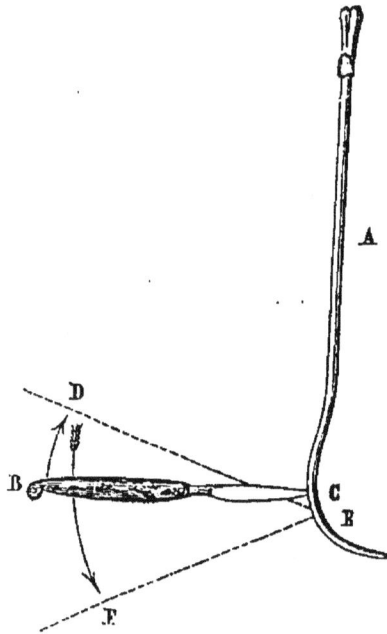

Fig. 274.

Ces deux instruments étant parvenus dans la vessie, le chirurgien retire le cathéter, et, saisissant le lithotome entre le
pouce et l'indicateur de la main gauche, appliqués sur les côtés
de l'instrument au niveau de l'articulation du manche avec la
lame, il en applique avec force le bord dorsal contre la symphyse du pubis. Le lithotome étant perpendiculaire au plan du
périnée, mais sa gaîne, dont le dos est toujours fortement appliqué contre la symphyse, étant tournée de telle sorte que la

lame qu'elle renferme sorte dans la direction de la plaie extérieure, l'opérateur presse, avec les quatre premiers doigts de la
main droite, le manche à bascule de la lame qu'il fait saillir,
dans une étendue fixée d'avance, par un mécanisme très-simple.
Dans l'instrument de frère Côme, il suffit de tourner le manche,
de manière que le chiffre qui indique le nombre de lignes que
l'on veut donner à l'incision corresponde à la bascule de la
lame; dans l'instrument de M. Charrière, qui n'est qu'une
modification du précédent, le mécanisme est encore plus simple.

Retirant alors le lithotome sans rien changer à sa direction,
on fait au col de la vessie et à la prostate une incision qui varie,
chez l'homme adulte, de 25 à 30 millimètres.

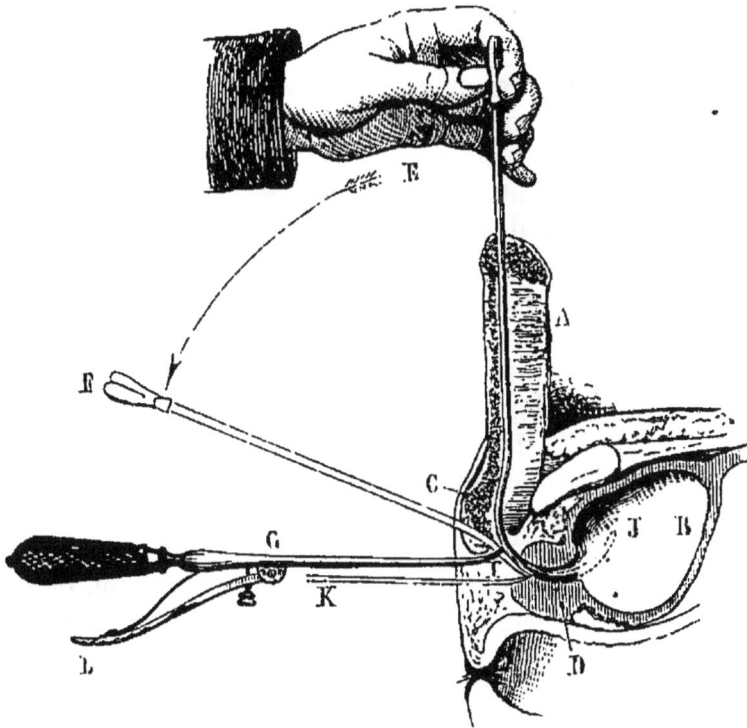

FIG. 275.

A. Verge fendue d'avant en arrière sur
la ligne médiane.
B. Vessie.
C. Bulbe.
EF. Arc décrit par le cathéter pour entrer
plus profondément dans la vessie.
G. Lithotome perpendiculaire au ca-
théter.

J. Bec du cathéter dans le 2ᵉ temps.
K. Seconde position du lithotome pour
ne pas quitter le point du cathéter
avec lequel sa pointe est en contact.
I. Espace parcouru par le lithotome pour
entrer dans la vessie avec le point du
cathéter contre lequel sa pointe est
appliquée.

Un flot d'urine s'étant aussitôt écoulé, le chirurgien porte son indicateur gauche dans la cavité de la vessie, et, tournant sa face palmaire en avant, il glisse sur elle le conducteur à arête qui sert à son tour à diriger les tenettes. Voici comment on pratique ce dernier temps de l'opération : abaissant de la main gauche le conducteur dans la partie déclive de la plaie, le chirurgien saisit la tenette avec la main droite, à peu près comme on prend un couteau à découper, et la fait glisser sur le conducteur dont l'arête, placée entre les deux mors de la tenette, s'oppose à toute déviation de ce dernier instrument.

On retire alors le conducteur, et, prenant un des anneaux de la tenette dans la main droite et l'autre dans la main gauche, on les écarte et on les rapproche jusqu'à ce qu'ayant saisi la pierre, on ne puisse plus fermer l'instrument.

L'extraction de la pierre est un temps important de l'opération. La convexité des mors correspondant aux lèvres de l'incision, qui sont ainsi protégées contre les aspérités du calcul, le chirurgien saisit la tenette de la main droite, comme pour l'introduire, et en maintenant les branches avec la main gauche, pour les empêcher de glisser l'une sur l'autre, il retire l'instrument et la pierre par des mouvements alternatifs d'abaissement et d'élévation, par lesquels on dégage l'un après l'autre les bords supérieur et inférieur des mors de la tenette.

La pierre ayant ordinairement son siége au bas-fond de la vessie, il ne suffit pas toujours, pour la saisir, d'ouvrir et de fermer la tenette. Mais si l'une des cuillers appuie sur la paroi inférieure de la vessie et la déprime, la pierre tombera d'elle-même dans sa cavité. Si l'on échouait en opérant ainsi, il faudrait, tenant un des anneaux de la tenette dans chaque main, faire faire à l'instrument un demi-tour sur lui-même, de manière qu'une de ses cuillers vînt balayer la face inférieure de la vessie et ramasser la pierre.

Avec de l'habitude et de l'habileté, on réussit toujours promptement par l'une ou par l'autre de ces méthodes.

Boyer, au lieu de porter le dos du lithotome contre la symphyse, l'applique contre la branche descendante du pubis, du côté droit, dirigeant ainsi le tranchant de la lame presque transversalement. En opérant de cette manière, on est moins exposé à léser le rectum ; mais on ne peut donner plus de 9 lignes (20 millimètres environ) d'ouverture à l'incision intérieure, sous peine de dépasser les limites de la prostate.

Pansement. — Pendant longtemps on a cru qu'une sonde

dans l'urèthre était de nature à empêcher les infiltrations d'urine; mais, de nos jours, tout le monde regarde cette précaution comme inutile ; il n'en est pas de même de celle qui consiste à introduire par la plaie une sonde de gomme, dans le but de conduire l'urine au dehors à mesure qu'elle arrive dans la vessie : je crois qu'il importe en outre que le malade, ayant la tête relevée par un oreiller, ait le tronc incliné de manière que la plaie extérieure en devienne le point le plus déclive.

A, B. Anneaux pour fixer l'instrument.

C. Orifice extérieur.

D. Partie renflée autour de laquelle on attache une compresse.

E. Orifice interne de la canule.

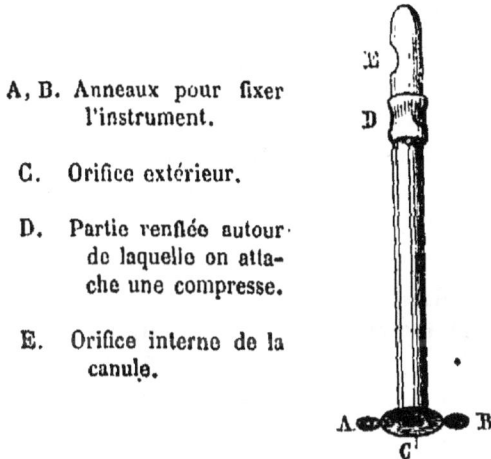

FIG. 276.

Lorsque le cours de l'urine se rétablit par l'urèthre, ce qui n'a guère lieu qu'au bout d'une quinzaine, on peut panser la plaie avec du linge cératé et de la charpie, parce qu'à cette époque les infiltrations urineuses ne sont plus possibles.

Accidents. — L'hémorrhagie étant un accident immédiat de la taille, on a imaginé plusieurs moyens d'y remédier. Le tamponnement à la manière de Dupuytren est le procédé le plus sûr et le plus exempt d'inconvénients. Prenez une canule, représentée fig. 276, ouverte à ses deux extrémités, et portant près de son extrémité interne une partie renflée autour de laquelle on lie une compresse qui forme ainsi un sac ouvert en bas et fermé en haut. Cette canule ayant été introduite dans la plaie, on remplit de charpie tassée tout l'espace compris entre elle et la compresse, de manière à comprimer la surface de la plaie tout en permettant l'écoulement des liquides contenus dans la vessie.

Taille avec le bistouri. — Au lieu de se servir du lithotome caché, beaucoup de chirurgiens préfèrent n'employer qu'un bistouri droit. En Angleterre surtout, on croirait son habileté compromise, si l'on opérait avec le lithotome. J'espère qu'un jour tout le monde comprendra l'utilité de cet instrument qui rend les *échappées* impossibles, et qui coupe dans une étendue mathématique et non approximative ; mais, puisque quelques personnes sont encore d'un avis opposé à celui de l'unanimité des chirurgiens français, je dirai en quelques mots comment on incise le col de la vessie avec le bistouri droit :

La portion membraneuse de l'urèthre ayant été incisée, comme nous l'avons dit, le chirurgien plonge la pointe de son bistouri dans la cavité vésicale, en lui faisant suivre la cannelure du cathéter. Lorsqu'un flot d'urine annonce qu'on est entré dans la vessie, on retire le cathéter, et, inclinant la lame du bistouri vers le milieu d'une ligne qui réunirait l'anus à la tubérosité gauche de l'ischion, on incise dans cette direction, en retirant à soi le bistouri dont la lame doit être légèrement inclinée, de manière que sa pointe soit un peu plus élevée que le manche de l'instrument.

Il est rare que la prostate soit divisée dans une étendue suffisante par les chirurgiens qui redoutent avec raison d'en dépasser les bords ; mais comme cette glande est très-friable, malgré sa densité, l'indicateur, introduit dans la vessie, agrandit assez la plaie pour que la pierre puisse être retirée au dehors.

M. Vidal a proposé de se servir du bistouri pour inciser la prostate dans la direction de ses quatre rayons horizontaux et verticaux. C'est la taille quadrilatérale.

M. Senn incise d'abord la prostate obliquement, avec le lithotome, comme dans la taille latéralisée simple ; puis, s'il craint que cette incision ne soit insuffisante, il en fait une autre qui va transversalement de la ligne médiane vers le bord droit de la prostate ; mais cette seconde incision est faite avec un bistouri boutonné.

Taille avec le gorgeret. — Au lieu du bistouri, on s'est servi, et quelques chirurgiens se servent encore, du gorgeret d'Hawkins avec ou sans modifications. Cet instrument consiste en une lame un peu semblable à celle d'un tranchet pour la forme, mais courte et boutonnée à sa pointe. Pour s'en servir, il suffit de le glisser dans la cannelure du cathéter, en inclinant son tranchant dans la direction que l'on veut donner à l'incision.

Quand on opère seulement avec le bistouri ou avec le gorgeret, il est avantageux de se servir du cathéter de Liston, dont la cannelure, au lieu de correspondre à sa face convexe, serpente un peu de cette face au bord gauche.

B. *Taille bilatérale.*

Le malade étant disposé comme pour la taille latéralisée, le chirurgien, placé entre ses cuisses écartées et fléchies, tend la peau du périnée avec sa main gauche, et, de la droite, il fait avec un bistouri une incision semi-circulaire dont la convexité, tournée en avant, n'est distante de l'anus que de 15 millimètres environ, et dont les deux extrémités viennent aboutir à égale distance de l'anus et des tubérosités de l'ischion. La peau et le tissu cellulaire ayant été incisés, l'opérateur cherche à sentir avec l'indicateur la cannelure du cathéter, et quand il peut placer le bord droit de cet instrument entre la pulpe et l'ongle du doigt, il laisse son bistouri, et prenant un lithotome double (fig. 277), dont la convexité est tournée en bas, il le glisse d'avant en arrière, en lui faisant suivre la cannelure du cathéter contre laquelle il le maintient solidement.

Le lithotome étant arrivé dans la vessie, on dirige sa convexité en avant, et l'appliquant contre la symphyse du pubis, on incise la prostate, en tirant l'instrument à soi perpendiculairement au plan du périnée.

Le reste de l'opération ne diffère pas de la taille latéralisée.

C. *Taille médiane.*

En pratiquant la *taille médiane*, d'après les procédés suivis par Mariano, Collot et beaucoup d'autres chirurgiens qui, incisant le périnée du scrotum à l'anus, divisaient nécessairement le bulbe, on n'avait pas même l'avantage de soustraire le malade aux hémorrhagies.

Le procédé de M. Vacca Bellinghieri est lui, du moins, exempt de ce danger. Il consiste à faire sur la ligne médiane une incision qui, commençant au-devant de l'anus, se prolonge en avant dans une étendue de 3 ou 4 centimètres ; cherchant la cannelure du cathéter dans la portion membraneuse de l'urèthre, par conséquent en arrière du bulbe, le chirurgien en introduit le bord droit entre l'ongle et la pulpe de son indicateur gauche, et glisse un long bistouri droit dans cette cannelure, jusque dans la vessie, d'où il le retire en élevant un peu le poignet et en pressant de haut en bas, pour diviser plus sûrement le col de la vessie et la prostate.

Cette opération étant généralement abandonnée, je crois inutile de la décrire avec plus de détails.

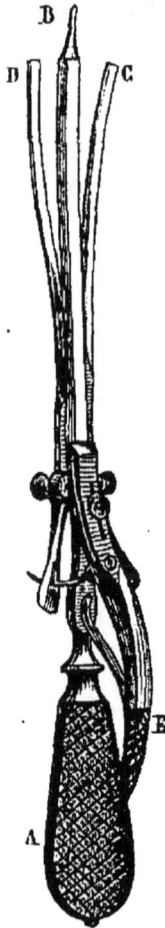

FIG. 277.

FIG. 278.

A. Manche de l'instrument.

B. Pointe de la tige.

C, D. Lames du lithotome.

E. Bascule au moyen de laquelle les lames sortent de leur gaîne.

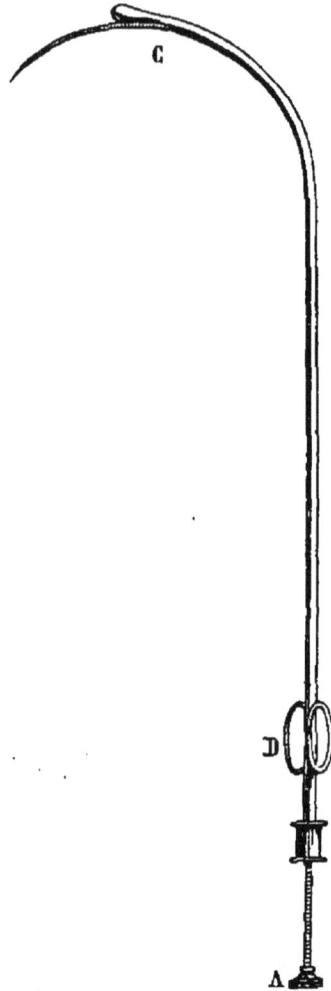

A. Bouton du mandrin qui pousse et retire la flèche de la sonde à dard.

B. Anneaux de la sonde.

C. Dard sortant en deçà du bec de la sonde.

D. *Taille latérale.*

Le malade étant dans la position indiquée pour la taille latéralisée, le chirurgien, placé au-devant du périnée, porte deux doigts de la main gauche dans le rectum, pour tâcher d'attirer et de fixer la pierre vers le col de la vessie; puis, tenant un bistouri de la main droite, il fait au périnée une incision, longue de 5 centimètres environ, parallèlement au bord interne du muscle ischio-caverneux gauche, entre ce muscle et le canal de l'urèthre. Toutes les parties molles ayant été incisées jusqu'à la pierre, l'opérateur fait au col de la vessie, en dehors de la prostate, une incision dans laquelle, avec les doigts introduits dans le rectum, il tâche d'engager la pierre. Celle-ci est alors saisie avec des pinces et retirée; si les doigts ne parvenaient pas à la pousser dans la plaie, il faudrait avoir recours à la curette avec laquelle on chercherait à l'accrocher.

§ 2. — **Taille hypogastrique.**

Cette méthode repose sur la disposition anatomique de la face antérieure de la vessie qui, n'étant point recouverte par le péritoine, peut être ouverte au-dessus du pubis, sans qu'on ait à craindre la pénétration de l'urine dans la cavité péritonéale.

La taille hypogastrique se faisant par une incision sur la ligne blanche, les parties divisées sont : la peau, le tissu cellulaire et le *fascia superficialis* confondus en ce point, les fibres entre-croisées des divers plans aponévrotiques de la paroi abdominale, enfin le *fascia propria* et la vessie.

Opération. — Le procédé de frère Côme a trop contribué à faire adopter la taille hypogastrique, pour qu'on puisse se dispenser de le décrire.

Procédé de frère Côme. — 1er TEMPS. — Le malade étant placé comme nous l'avons indiqué pour les autres méthodes, le chirurgien introduit dans la vessie un cathéter sur lequel il se guide pour faire au périnée l'incision oblique de la taille latéralisée. Quand le doigt, porté au fond de la plaie, n'est plus séparé du cathéter que par une couche mince de tissus, l'opérateur, prenant son bistouri comme une plume à écrire, l'enfonce dans la portion membraneuse de l'urèthre jusqu'à la prostate, et fait ainsi une large incision, par laquelle il introduit dans la vessie la *sonde à dard* (fig. 278), dont la flèche a été préalablement retirée dans sa gaîne.

2° Temps. — La sonde à dard étant solidement tenue par un aide, la situation du malade est changée ; on le couche de manière que son siége soit au milieu du lit. Le chirurgien se place alors à la gauche du malade, et, tendant la peau de l'hypogastre avec la main gauche, il fait sur la ligne blanche, avec un bistouri tenu de la main droite, une incision longitudinale qui, commençant au niveau de la symphyse du pubis, s'étend vers l'ombilic dans une étendue de 2 à 3 pouces (8 à 12 centimètres), mais ne dépasse pas d'abord le tissu cellulaire sous-cutané. La ligne blanche ayant ensuite été divisée par le bistouri plongé immédiatement au-dessus du pubis et promené de bas en haut, le chirurgien abandonne cet instrument, et, prenant de la main droite le pavillon de la sonde à dard, il en pousse le bec de bas en haut contre la symphyse du pubis et la paroi antérieure de la vessie, pendant qu'avec l'indicateur de la main gauche introduit dans la plaie de l'hypogastre, il guide le bec de la sonde, et repousse en haut les anses intestinales qui tendent à descendre sur la vessie. Quand il s'est assuré que le bec de la sonde est au-dessous du cul-de-sac péritonéal, il le saisit avec le pouce et l'indicateur de la main gauche ; puis, tenant de la main droite le pavillon de cet instrument, il fait sortir la flèche qui perce aussitôt la vessie.

3° Temps. — Dès que la flèche apparaît au dehors, le chirurgien s'en empare, et, confiant le pavillon de la sonde à un aide, il glisse un scalpel courbe dans la cannelure de la concavité de la flèche, et, le plongeant de haut en bas, il incise la paroi antérieure de la vessie.

4° Temps. — Le chirurgien, soulevant la partie supérieure de l'incision avec son indicateur gauche introduit dans la vessie, et le remplaçant bientôt par une érigne qu'il confie à un aide, saisit la pierre et la retire. On peut faire cette extraction avec les doigts ; mais il est plus commode de se servir d'une tenette.

Procédé de Rousset. — Le malade étant couché au milieu de son lit, l'opérateur introduit une sonde ordinaire dans la vessie pour y injecter un ou deux verres d'eau tiède, et la retire ensuite. Un aide, serrant la verge pour empêcher le liquide de sortir, le chirurgien fait sur la ligne blanche une incision longue de 3 ou 4 pouces et descendant jusqu'au tiers de la hauteur de la symphyse du pubis. Portant alors le doigt au fond de la plaie, on reconnaît facilement la saillie formée par la vessie distendue. Pour plus de certitude, pendant que l'indicateur gauche appuie sur la face antérieure de la vessie, Amussat, qui a modifié le procédé de Rousset, veut que l'opérateur, introduisant son indicateur droit dans le rectum et pressant sur la paroi antérieure de cette partie de l'intestin, produise une espèce de fluctuation entre ses deux doigts.

Portant alors la face palmaire de son indicateur gauche en arrière, et le recourbant pour élever la partie de la vessie qu'il veut inciser, le chirurgien plonge son bistouri de haut en bas dans la cavité vésicale. Aussitôt l'incision faite, l'indicateur gauche y entre, et, se recourbant en crochet sous son extrémité supérieure, il maintient la vessie en contact avec la paroi abdominale, et s'oppose ainsi à l'écoulement d'une grande quantité de liquide. Il ne reste plus qu'à extraire la pierre avec les tenettes, ce qu'on fait toujours de la même manière, quel que soit le procédé que l'on ait suivi jusque-là.

Procédé de M. Baudens. — Ce procédé consiste à ne pas injecter de liquide dans la vessie, et à inciser directement sur la pierre, sans se guider sur une sonde à dard. Pour cela, la région hypogastrique ayant été incisée de haut en bas et un peu en dehors de la ligne blanche, le chirurgien porte l'indicateur gauche derrière la symphyse du pubis, et, refoulant le péritoine en haut, il gratte avec l'ongle la face antérieure de la vessie pour la tendre et l'élever un peu. Le bistouri étant alors porté au-dessous de l'ongle du doigt qui refoule le péritoine, on incise la vessie au-dessus de son col et en dehors de la ligne médiane.

Les lèvres de la plaie étant écartées, on fait l'extraction de la pierre comme dans les autres procédés.

Procédé de Vidal. — La modification de Vidal constitue plutôt une méthode qu'un procédé. Elle consiste à inciser, dans un premier temps, la paroi abdominale jusqu'à la vessie exclusivement, et à n'ouvrir ce viscère que quatre ou cinq jours plus tard, lorsque la lymphe plastique est capable d'opposer une barrière à l'infiltration urineuse entre les diverses couches de tissu qui constituent la paroi abdominale.

Je ne parlerai pas des nombreux instruments inventés pour faciliter la taille hypogastrique. Les *aponévrotomes* et *cystotomes* de M. Leroy d'Étiolles sont sans doute ingénieux, mais on peut très-bien s'en passer. Je ne sais pas même si l'on s'en est jamais servi. M. Belmas a fait subir à la sonde à dard des modifications qui ne me semblent pas de nature à faire adopter cet instrument.

Pansement. — Le pansement n'est pas le même pour tous

les procédés. de taille hypogastrique. Frère Côme introduisait une canule dans la plaie du périnée, pour empêcher l'urine de s'accumuler dans la vessie au niveau de l'incision faite à la paroi antérieure de ce viscère. La plaie de l'hypogastre était maintenue ouverte à l'aide d'une bandelette de linge dont un bout était dans la vessie, tandis que l'autre était fixé au dehors.

Au bout de trois ou quatre jours, on commençait à rapprocher les bords de cette plaie à l'aide de bandelettes agglutinatives qui laissaient une ouverture pour le passage du pus.

Dans les autres procédés, tantôt on a voulu réunir les bords de l'incision de la vessie et de la plaie extérieure; tantôt on a laissé la vessie revenir sur elle-même, sans chercher à s'opposer à l'issue de l'urine par la plaie de l'hypogastre.

Le danger de la taille hypogastrique provenant de l'infiltration urineuse, il n'est pas étonnant que tout le monde se soit préoccupé des moyens d'empêcher l'urine de se répandre dans le tissu cellulaire du bassin et des divers plans de la paroi abdominale. En adoptant la méthode en deux temps de Vidal, les infiltrations urineuses étant moins à craindre, on peut sans inconvénient laisser la vessie ouverte, et ne pas se presser de fermer la plaie extérieure.

Dans tous les cas, l'incision de la vessie doit toujours être fermée avant celle de la paroi abdominale.

Appréciation. — Il ne peut plus être question de la taille *latérale;* je n'en ai parlé que pour qu'on sache en quoi elle diffère de la taille *latéralisée.* La taille *médiane* a bien l'avantage de mettre à l'abri de toute lésion les branches artérielles qui proviennent de l'artère honteuse interne, puisque, dans cette méthode, c'est sur le raphé du périnée qu'on pratique l'incision; mais cet avantage est singulièrement contre-balancé par l'impossibilité où l'on est d'inciser largement, sans dépasser les limites de la prostate, puisque le diamètre vertical de cette glande est beaucoup plus court que les autres. Du peu d'étendue du diamètre vertical de la prostate résultent nécessairement des lésions fréquentes du rectum, par l'instrument dont on se sert pour inciser les portions membraneuse et prostatique de l'urèthre.

La taille *latéralisée* a sur les autres méthodes des avantages tellement incontestables, qu'elle est, depuis plus de trente ans, presque la seule que l'on pratique. L'hémorrhagie qui survient parfois après cette opération provient, dans l'immense majorité des cas, de la lésion du bulbe, et non de la section d'une des branches de l'artère honteuse interne. On évitera le bulbe en se souvenant qu'il n'est guère éloigné de l'anus que de 1 centimètre 1/2. Il faudra donc, après avoir incisé la peau et le tissu cellulaire, s'assurer qu'un doigt, porté dans la plaie, n'est séparé du cathéter que par une couche mince de tissus, tandis qu'il serait presque impossible de sentir cet instrument à travers l'épaisseur du bulbe. Si à ce guide on ajoute encore la distance qui existe entre cette partie et l'anus, il sera facile d'éviter un accident qui n'est aussi fréquent que parce qu'on s'est trompé sur la cause des hémorrhagies qui se produisent après les opérations de taille.

Quant au choix du procédé, j'ai déjà dit que je préfère le lithotome au bistouri et au gorgeret, parce qu'avec cet instrument on fait une incision dont l'étendue est d'une précision mathématique, tandis qu'avec le bistouri il est beaucoup plus facile de blesser le rectum et de dépasser les limites de la prostate.

La taille *latéralisée* a sur la taille *bilatérale* l'avantage de ne pas exposer à couper les deux conduits éjaculateurs, et c'est une considération qui n'est point indifférente lorsqu'on opère un enfant ou un sujet encore jeune. Quand on craint que l'incision oblique de la taille latéralisée ne soit insuffisante pour laisser sortir une pierre trop volumineuse, il vaut mieux alors avoir recours tout de suite à la taille hypogastrique.

Les hémorrhagies sont impossibles dans la taille *hypogastrique* faite par une incision de la ligne blanche; mais les infiltrations urineuses qui succèdent à cette opération sont si fréquentes et si souvent mortelles, que le volume excessif du calcul peut seul décider à y avoir recours. La sonde à dard, dont on s'est longtemps servi depuis le frère Côme, est aujourd'hui généralement abandonnée; on en est revenu au procédé de Rousset, qui consiste à distendre la vessie avec un ou deux verres de liquide; mais cette pratique a l'inconvénient d'être très-douloureuse. Le procédé de M. Baudens est certainement préférable à tous les autres, parce que la vessie étant presque vide, le tissu cellulaire du bassin n'est point, comme dans les autres procédés, inondé par le liquide qui se répand au dehors, dès que le bistouri est entré dans la cavité vésicale : disons pourtant qu'on est plus exposé à blesser le péritoine que lorsque la vessie a été préalablement distendue, et qu'à l'exemple d'Amussat, on reconnaît la situation de ce viscère par la fluctuation qu'un doigt, introduit dans le rectum, permet d'y constater.

Les opérations de taille hypogastrique étant devenues assez

rares, je ne peux pas juger définitivement la double incision du périnée et de l'hypogastre. Mais cette contre-ouverture du périnée me semble très rationnelle et propre à prévenir les infiltrations qui succèdent à l'épanchement de l'urine, par la plaie antéro-supérieure de la vessie. Je crois seulement qu'après avoir fait au périnée une incision semblable à celle de la taille latéralisée, au lieu de se servir des canules et de la sonde à dard du frère Côme, il conviendrait d'inciser la paroi antérieure de la vessie par le procédé de M. Baudens.

Taille recto-vésicale.

Nous n'aurons pas besoin de rappeler longuement les rapports de la paroi inférieure de la vessie, nous les avons déjà indiqués (fig. 267). Le péritoine ne descendant qu'à 2 centimètres environ du bord postérieur de la prostate, où il forme un cul-de-sac, laisse le rectum en contact immédiat avec la face inférieure de la prostate et avec 1 centimètre environ de la partie du trigone vésical, qui est situé en arrière de cette glande.

De là résulte la possibilité de pénétrer dans la vessie par une incision faite à la paroi antérieure du rectum, sans blesser le péritoine.

Opération. — Le malade étant placé comme pour la taille latéralisée, un cathéter cannelé ayant été placé dans la vessie et étant tenu par un aide perpendiculairement à l'axe du corps, le chirurgien introduit l'indicateur gauche dans l'anus à 3 centimètres de profondeur environ. La face palmaire de ce doigt, tournée en avant, sert à diriger un bistouri pointu, qui, d'abord glissé à plat, est retourné ensuite, de manière que son tranchant soit tourné en avant et en haut. Cet instrument est alors poussé de bas en haut à travers la prostate jusque dans la vessie, d'où l'opérateur le tire à soi en élevant la main droite qui en tient le manche, et en incisant tout ce qui se trouve dans l'espace triangulaire, formé par l'écartement du rectum et de l'urèthre.

L'opérateur porte alors son indicateur gauche au fond de cette incision du triangle périnéo-rectal, et plaçant son ongle, comme nous l'avons indiqué pour la taille latéralisée, dans la cannelure du cathéter, à travers la couche mince des tissus qui constituent la portion membraneuse de l'urèthre, il conduit la pointe de son bistouri au fond de la cannelure, et incise d'avant en arrière jusqu'à ce qu'il tombe dans la première incision : on a aussi une large plaie comprenant la paroi antérieure du rectum, la portion

membraneuse de l'urèthre, sa portion prostatique et la paroi inférieure du col de la vessie.

Procédé de M. Maisonneuve. — Ce procédé consiste à faire
à la vessie, par le rectum, une incision antéro-postérieure sans
toucher au sphincter de l'anus ; un lithotome double est introduit par cette plaie et incise transversalement la prostate.

Appréciation. — Il est bien évident que les résultats heureux de la taille latéralisée ne permettent plus de songer à la
taille recto-vésicale pour une pierre d'un volume ordinaire.
Quand le calcul qu'il faut extraire est trop volumieux pour
sortir par une simple incision oblique faite à la prostate, est-il
convenable de lui donner issue par une plaie du rectum et du
bas-fond de la vessie ? Sans doute, cette opération expose peu
aux hémorrhagies ; mais c'est là son seul avantage, et il est
bien compensé par les inconvénients. L'urine, trouvant de
larges voies ouvertes, s'infiltre facilement entre les gaînes aponévrotiques, et, comme la prostate est incisée dans toute son
étendue antéro-postérieure, rien ne s'oppose à ce que l'infiltration urineuse se fasse dans le tissu cellulaire situé en dehors du
péritoine.

Si l'incision ne va pas au delà du bord postérieur de la prostate, la taille recto-vésicale ne donne pas une ouverture aussi
large que celle de la taille latéralisée ; il faudrait, pour qu'elle
fût égale à celle de la taille bilatérale, qu'elle s'étendît 3 centimètres en arrière de la base de cette glande, et alors on courrait
grand risque de diviser le cul-de-sac du péritoine. L'incision
transversale, ajoutée par **M.** Maisonneuve à l'incision antéro-
postérieure, donnerait, à la vérité, un large passage aux pierres
de la vessie ; mais quel que soit le procédé auquel on ait recours,
le malade sera toujours exposé aux fistules vésico-rectales. Une
statistique dressée par **M.** Velpeau me semble suffisante pour
faire définitivement rejeter cette opération : sur une centaine
d'opérés, on trouve une vingtaine de morts, autant de fistules,
et plusieurs accidents qui ont mis la vie de quelques autres malades en *danger.*

ARTICLE V.

LITHOTRITIE.

Dans les premières années de la lithotritie, obligés de pratiquer cette opération avec des instruments droits, les chirurgiens
broyaient les calculs par *usure progressive :* c'est la lithotritie par

la *méthode rectiligne*. Depuis longtemps déjà cette méthode est abandonnée, et l'on ne pratique plus la lithotritie qu'avec des instruments courbes (*méthode curviligne*).

§ 1er. — Méthode rectiligne.

L'instrument dont on se sert pour cette méthode de la lithotritie consiste en une canule droite, d'un diamètre de 7 à 9 millimètres, dans laquelle passe une autre canule, appelée *litholabe,* qui se termine à l'une de ses extrémités par une pince à trois branches. Un mandrin, terminé d'un côté par une espèce de foret, et de l'autre par une poulie, traverse le litholabe et sert à broyer la pierre saisie par la pince à trois branches.

Le malade est étendu sur un lit étroit ; son siége repose sur des coussins durs, de manière que le bas-fond de sa vessie soit la partie la plus déclive de ce viscère ; sa tête est un peu fléchie sur la poitrine et soutenue par un oreiller ; ses jambes, modérément fléchies, sont maintenues par des aides, ou reposent sur des coussins passés sous la région poplitée.

De l'eau ayant été injectée dans la vessie en proportion de la capacité de cet organe, le chirurgien introduit l'instrument lithotriteur droit de la manière que nous avons indiquée pour le cathétérisme rectiligne, et, promenant son extrémité en différents sens sur le bas-fond de la vessie, il ne tarde pas à heurter contre la pierre. Alors, prenant de la main droite l'extrémité du litholabe et le tenant immobile, l'opérateur tire à lui la canule externe avec la main gauche ; puis poussant l'instrument, ainsi ouvert, en différents sens, il tâche d'engager le calcul entre ses branches que l'on rapproche de temps en temps pour s'assurer si elles ont saisi une partie ou la totalité de la pierre.

Quand le premier temps de l'opération a réussi, on fixe l'extrémité de l'instrument sur un support que l'on confie à un aide ou que l'on fixe à une sorte d'étau adapté au lit. L'opérateur, passant alors la corde d'un archet à la poulie qui termine extérieurement le foret, imprime à cette partie de l'instrument des mouvements circulaires de va-et-vient, qui tendent à faire entrer la pointe du mandrin dans la pierre, fixée par la pince à trois branches.

Au début de la lithotritie, chaque séance durait de dix à vingt minutes ; mais on ne tarda pas à reconnaître que d'aussi longues séances fatiguent le malade et disposent à l'inflammation de la vessie. Chaque opération doit être, d'après M. Civiale, de deux minutes au plus.

Cette méthode étant aujourd'hui généralement abandonnée, je ne décrirai pas les nombreuses modifications qu'elle a subies; je me contenterai d'emprunter à M. Velpeau un résumé des divers modes opératoires.

« Dans un procédé, celui qui a été mis le premier à l'épreuve sur le vivant à Paris, on se borne à percer le calcul dans plusieurs sens, à le réduire ensuite en morceaux pour les perforer ou les broyer l'un après l'autre, et les extraire par fragments quand la vessie ne parvient pas à les chasser elle-même avec l'urine.

» Dans un autre, on ne s'en tient pas à de simples perforations : le chirurgien cherche, au moyen d'instruments particuliers, à creuser le calcul du centre à la circonférence, à le transformer en une sorte de coque qu'on brise ensuite, qu'on réduit en parcelles, comme précédemment.

» Dans un troisième, l'instrument agit sur la pierre de la circonférence au centre, et tend à la pulvériser au moyen d'un véritable broiement concentrique.

» Une quatrième manière de faire est celle qui s'attache à *gruger*, à écraser les pierres sans les perforer préalablement, soit du centre à la circonférence, soit d'avant en arrière.

» Un autre procédé a pour but d'écraser, de *casser* la pierre. On a proposé aussi de la faire éclater par le centre. » (Velpeau, *Méd. opér.*)

§ 2. — Méthode curviligne.

Cette méthode est à peu près la seule que l'on pratique, depuis que M. Heurteloup a inventé son *percuteur courbe*. Nous dirons pourtant quelques mots de l'instrument de *Jacobson*, qui est infiniment supérieur à la pince de la méthode rectiligne.

Procédé de M. Heurteloup. — L'instrument de M. Heurteloup consiste en une tige d'acier, ayant à son extrémité à peu près la courbure de la sonde prostatique de M. Leroy d'Étiolles (fig. 279). Cette tige se compose d'une *branche femelle* creusée d'une rainure, dans laquelle glisse une *branche mâle;* par leur réunion, ces deux parties forment un cathéter arrondi. Le manche de la branche femelle présente une armure destinée à s'adapter à un support; la branche mâle se termine par un bouton sur lequel on frappe avec un marteau pour écraser la pierre, quand on a réussi à la saisir entre les deux mors de l'instrument.

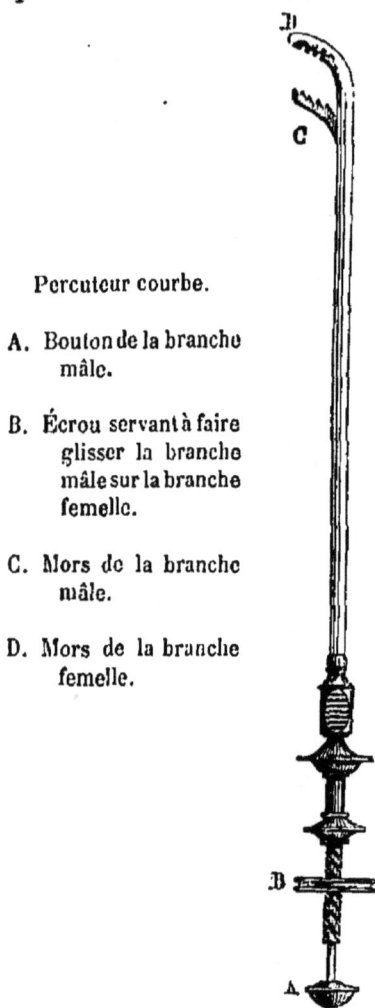

Percuteur courbe.

A. Bouton de la branche mâle.

B. Écrou servant à faire glisser la branche mâle sur la branche femelle.

C. Mors de la branche mâle.

D. Mors de la branche femelle.

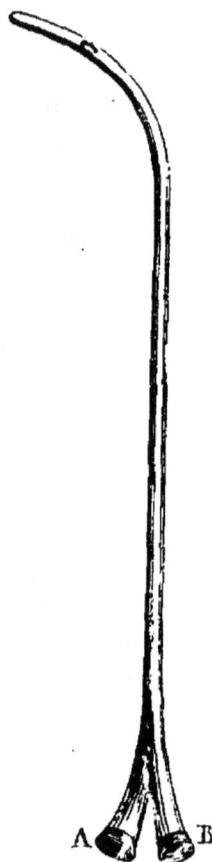

Sonde à double courant.

A et B. Orifices des deux tubes.

FIG. 279.   FIG. 280.

Les deux mors du percuteur, par leur union à angle presque droit avec la tige, donnent à l'instrument la courbure indiquée plus haut. Le mors de la branche femelle est creusé d'une fenêtre, à laquelle correspond le bord antérieur denté de la branche mâle.

L'armure de la branche femelle étant fixée par la main de l'opérateur ou par un support, on tend, par des coups de marteau appliqués sur le bouton de la branche mâle, à réunir les deux mors du percuteur à travers le calcul qui les sépare.

Le seul temps difficile de cette opération est celui dans lequel on cherche à saisir la pierre. Il est encore plus aisé de l'exécuter que de dire et surtout de faire comprendre comment on opère. Je m'efforcerai pourtant d'indiquer les mouvements de l'instrument dans cette manœuvre.

Saisir la pierre. — Ce temps est exécuté de deux manières : dans l'un on tâche de prendre la pierre là où elle est, sans la déplacer ; dans l'autre, on cherche à faire tomber le calcul entre les mors écartés de l'instrument.

A. *Préhension sans déplacement.* — La vessie ayant été distendue par une injection d'eau tiède, on introduit le *litholabe* courbe jusqu'à ce qu'il soit en contact avec la pierre. Il peut, dit M. Civiale, se présenter deux cas ; le calcul est à *l'orifice interne de l'urèthre*, ou il est plus loin. Dans le premier cas, on le pousse doucement vers la face postérieure de l'organe, afin de se réserver un petit espace entre la pierre et le col pour ouvrir l'instrument. Dès que celui-ci est entré dans la vessie, on immobilise sa branche mâle et on pousse la branche femelle en bas et en arrière entre une paroi latérale de la vessie et le calcul que l'on applique facilement sur la paroi opposée de la vessie à l'aide des deux branches écartées du litholabe. En imprimant à cet instrument un mouvement de rotation, on saisit le calcul entre ses mors.

Dans cette manœuvre, qui n'exige qu'un peu de prudence, il n'y a en réalité, dit M. Civiale, que deux mouvements lents et un peu étendus. Par le premier, la branche femelle glisse entre la pierre et la face interne de la vessie ; et par le second, les deux branches de l'instrument écartées autant que le volume de la pierre l'a exigé, sont inclinées en même temps de droite à gauche et de gauche à droite.

B. Pour faire tomber la pierre entre les mors du litholabe, il suffirait d'introduire l'instrument dans la vessie, d'appliquer la face convexe de ses mors contre la paroi inférieure de la vessie pour la déprimer. Le litholabe étant alors ouvert, la pierre tomberait dans l'écartement de ses deux branches que l'on n'aurait plus qu'à rapprocher.

Appréciation. — On peut certainement, sur le cadavre, recourir à ce dernier moyen ; mais, sur le vivant, le premier procédé est le seul par lequel on saisira le calcul sans violenter les parois de la vessie. La pierre étant saisie, on la broie, en frappant sur la branche mâle avec un marteau de plomb, pendant que l'on maintient solidement la branche femelle ; mais il faut d'abord reporter le bec de l'instrument en avant, pour s'assurer que la membrane muqueuse n'a point été pincée.

Au lieu du marteau de M. Heurteloup, M. Charrrière a imaginé d'adapter au manche de l'instrument un *pignon*, espèce de clef, qui, s'engrenant avec les dents de la branche mâle, peut pousser cette partie du percuteur et mettre son mors en contact avec celui de la branche femelle ; à l'aide de cet instrument, on écrase les calculs, tandis qu'avec un marteau on les fait éclater.

M. Leroy d'Étiolles a inventé un instrument dans lequel l'impulsion est plus forte qu'avec le pignon ; mais comme sa description serait difficile et longue, et qu'on en comprend le mécanisme dès qu'on l'a vu fonctionner une fois, je me contenterai de le mentionner.

Procédé de Jacobson. — L'instrument de Jacobson se compose d'une canule d'argent, ayant à peu près la forme d'une sonde de femme et dans laquelle passe une tige d'acier qui la dépasse du côté de la vessie et continue sa courbure, de manière que l'instrument entier représente une sonde ordinaire.

La tige d'acier est formée de deux moitiés articulées, qui, étant constituées par deux ou trois brisures, forment une anse, quand, au moyen d'une vis de rappel, on fait glisser l'une des branches sur l'autre.

Cet instrument est introduit fermé dans la vessie : on l'ouvre dès qu'on reconnaît qu'il est en contact avec la pierre, et l'on cherche à engager celle-ci dans son anse ; lorsqu'on a réussi, on écrase le calcul, en tournant la vis de rappel de manière à fermer l'instrument.

La poussière qui résulte de l'écrasement des calculs, sort avec l'urine. Quand on craint que la sécrétion urinaire ne soit insuffisante pour l'enlever en totalité, on peut faire des injections dans la vessie avec une sonde à double courant qui résulte de l'adossement de deux tubes, dont l'un donne issue au liquide qui a été injecté par l'autre (fig. 280).

Appréciation. — L'instrument de Jacobson est généralement abandonné ; moins solide que le percuteur, il n'a sur lui aucun avantage. L'instrument de M. Heurteloup, avec quelques petites modifications, est le seul qui soit resté dans la pratique. Personne ne se sert plus des pinces droites depuis qu'il est possible de pratiquer la lithotritie avec des instruments ayant à peu près la courbure des sondes ordinaires.

ARTICLE VI.

OPÉRATIONS QUE RÉCLAMENT LES ORGANES GÉNITO-URINAIRES DE LA FEMME.

Nous commencerons par les opérations des organes urinaires, et nous traiterons dans un chapitre particulier de celles que l'on pratique sur les organes de la génération.

§ 1er. — Cathétérisme.

Anatomie. — Le canal de l'urèthre de la femme est comme percé dans la paroi supérieure du vagin ; son méat urinaire est situé sur la limite inférieure du vestibule ; un petit repli de la membrane muqueuse le cache en partie. La direction de l'urèthre est celle d'une ligne, un peu convexe en bas, qui se rendrait directement d'avant en arrière au col de la vessie. Sa longueur est de 3 centimètres environ.

Opération. — La malade étant couchée sur le dos et ses cuisses étant écartées, le chirurgien éloigne les petites lèvres avec le pouce et le médius de la main gauche portés en pronation au-dessus de la vulve, et, de la main droite, il introduit dans le méat urinaire une sonde de femme qu'il tient comme une plume à écrire, en tournant sa concavité en haut. Une légère pression de haut en bas d'abord, puis d'avant en arrière, suffit pour que cet instrument parvienne dans la vessie.

Lorsque, par pudeur, la malade ne veut pas se laisser découvrir, le cathétérisme peut encore être pratiqué : le chirurgien écartant les petites lèvres, comme nous venons de le dire, porte l'indicateur sur la petite languette qui recouvre le méat urinaire, et, l'ayant reconnue, il retire son doigt 5 millimètres plus haut et glisse la sonde immédiatement au-dessous. On réussit facilement en opérant ainsi, sans avoir besoin, comme le conseillent quelques chirurgiens, de toucher au clitoris.

Je repousse également le procédé qui consiste à introduire un doigt dans le vagin et à glisser la sonde sur sa face palmaire tournée en avant ; parce qu'une pareille opération peut produire une excitation qui ne devrait point être pardonnée par les femmes dont la pudeur est alarmée par le premier procédé que nous avons décrit.

§ 2. — Dilatation de l'urèthre.

La brièveté de l'urèthre permet d'y introduire un morceau de racine de gentiane qui, par un contact de quelques heures avec une membrane humide, acquiert un développement considérable ; l'élargissement du canal étant proportionné au volume acquis par la racine de gentiane, permet d'extraire de la vessie des corps étrangers du volume du bout du doigt.

§ 3. — Taille chez la femme.

Anatomie. — Nous ajouterons à ce que nous avons dit précédemment qu'un appareil érectile composé de deux parties latérales renflées qu'on appelle *bulbes*, et du clitoris qui n'en est que la terminaison supérieure, forme une espèce de fer à cheval au-devant de la moitié antérieure de l'orifice du vagin. Cet appareil a un développement si considérable, qu'on est sûr de l'atteindre en incisant le vestibule transversalement d'une petite lèvre à l'autre.

Les veines par lesquelles il est constitué se continuent avec un plexus veineux qui entoure le col vésical, mais qui est surtout très-développé entre la paroi inférieure de la vessie et le vagin.

Opération. — On peut extraire un calcul chez la femme par une incision au-dessus de l'urèthre ; par l'incision de ce conduit, et enfin par une ouverture faite à la cloison vésico-vaginale.

Taille vestibulaire. — Un cathéter ayant été placé dans la vessie de manière que sa cannelure soit tournée en haut et en avant, faites entre le clitoris et le méat urinaire une incision semi-lunaire qui, commençant entre le méat urinaire et la petite lèvre du côté droit, vient se terminer au même point de l'autre côté, en passant au milieu de l'espace qui existe entre le clitoris et l'ouverture du vagin.

Cette incision comprend : la membrane muqueuse du vestibule, le muscle constricteur du vagin, et presque nécessairement une partie des bulbes droit et gauche.

Portant alors l'indicateur au fond de la plaie, on cherche la cannelure du cathéter, et se guidant sur elle comme pour la taille latéralisée chez l'homme, on y glisse un long bistouri droit avec lequel on incise la paroi antérieure de la vessie soit de bas en haut (Celse), soit transversalement (Lisfranc).

Une tenette étant introduite par cette plaie, rien n'est plus facile que de saisir la pierre et de l'extraire. Si l'on éprouvait quelque difficulté à pratiquer ce temps de l'opération, l'indicateur introduit dans le vagin servirait à repousser la pierre dans l'intervalle des mors de la tenette.

Taille uréthrale. — *Procédé de Colot.* — Un cathéter cannelé ayant été introduit dans la vessie, on glisse dans sa cannelure, tournée en haut, un long bistouri étroit, avec lequel on incise le col de la vessie et la paroi antérieure de l'urèthre, jusque auprès du ligament sous-pubien : la plaie ainsi faite permet d'extraire des calculs d'un diamètre de 20 à 25 millimètres.

Au lieu d'un cathéter, on peut se servir d'une sonde cannelée, le long de laquelle on glisse un long bistouri droit.

Procédé de Fleurant. — Ce procédé consiste à introduire dans la vessie, par le canal de l'urèthre, un lithotome double que l'on ouvre au moment de le retirer. Les deux lames de cet instrument incisent l'urèthre et le col de la vessie à droite et à gauche, en faisant une plaie semi-lunaire.

Taille vésico-vaginale. — La malade étant couchée sur le bord d'un lit que son siége déborde, ses cuisses étant fléchies et maintenues par des aides, le chirurgien introduit dans la vessie un cathéter cannelé dont la convexité déprime le bas-fond de ce viscère, et dont la plaque, relevée du côté du pubis, est confiée à un aide qui la tient dans une immobilité complète. Un gorgeret de bois, dont la convexité est en arrière, ayant été introduit dans le vagin, dont il déprime la paroi inférieure, est mis en contact avec la convexité du cathéter. Le chirurgien, faisant alors écarter les grandes lèvres, cherche la cannelure du cathéter avec l'indicateur de la main gauche, et y plonge un bistouri pointu à 3 centimètres du méat urinaire. L'incision du bas-fond de la vessie doit être de 20 à 25 millimètres : pour la terminer, l'opérateur abaisse le bistouri comme s'il voulait inciser sur la concavité du gorgeret.

Appréciation. — La taille vésico-vaginale donne presque toujours lieu aux fistules vésico-vaginales. C'est un accident tellement grave, qu'un chirurgien prudent ne peut plus, dans l'état actuel de la science, y exposer une malade, quel que soit le volume du calcul qu'il faut extraire.

La taille *vestibulaire* a le grand inconvénient de nécessiter l'incision d'une région dans laquelle se trouve le prolongement des bulbes vaginaux, dont la blessure entraînerait une hémorrhagie plus ou moins dangereuse.

La taille *uréthrale* a moins d'inconvénient que les deux autres ; l'incision directement en haut est généralement préférée aux incisions latérales, parce que celles-ci exposent aux infiltrations urineuses.

La lithotritie est si facile chez les femmes, qu'on n'a plus que très-rarement l'occasion de pratiquer la taille par les méthodes qui viennent d'être décrites. Si une pierre volumineuse avait une dureté qui fût une contre-indication de la lithotritie, c'est à la taille hypogastrique qu'il conviendrait d'avoir recours. Cette opération se pratique absolument de la même manière dans les deux sexes.

ARTICLE VII.

OPÉRATIONS QU'ON PRATIQUE SUR LA VULVE, LE VAGIN ET L'UTÉRUS.

Nous ne parlerons pas des opérations réclamées par les végétations de la vulve, dont le traitement est le même que celui des végétations de l'anus ; nous ne dirons rien aussi des abcès de cette région, ni des corps étrangers du vagin qui réclament les mêmes soins que ceux du rectum.

§ 1er. — Kystes des grandes lèvres.

Il existe entre le muscle sphincter et le bulbe du vagin une bourse séreuse, qui est susceptible de se transformer en kyste par l'accumulation d'une plus ou moins grande quantité de sérosité. Cette maladie ne disparaissant jamais spontanément, ou sous l'influence des agents résolutifs, il n'y a qu'une opération qui puisse en débarrasser la malade.

Injection. — Après avoir ponctionné le kyste avec un petit trocart, on injecte, comme pour tout autre kyste, de la teinture d'iode en quantité suffisante pour distendre l'enveloppe de la tumeur.

Après avoir fait écouler le liquide de l'injection, on applique sur la grande lèvre des compresses trempées dans un liquide résolutif.

Excision. — Faites entre la grande et la petite lèvre une incision longitudinale qui dépasse le kyste par ses deux extrémités ; disséquez les lèvres de l'incision, et quand la tumeur isolée ne tient plus aux parties sous-jacentes que par un pédicule plus ou moins large, excisez d'un coup de bistouri toute la partie qui fait saillie en dehors de la paroi du vagin.

Appréciation. — L'excision n'est pas une opération facile, quand on veut enlever la presque totalité de la tumeur, parce que les kystes ayant une implantation profonde adhèrent le plus souvent à la surface externe du bulbe, qu'il serait dangereux de blesser.

§ 2. — Imperforation du vagin.

L'imperforation du vagin peut dépendre : 1º de ce que la membrane hymen ferme complétement l'orifice de ce conduit; 2º d'une oblitération par une couche épaisse de parties molles; 3º d'adhérences existant entre les parois opposées du vagin.

1º Lorsque l'oblitération est due à la membrane hymen, il suffit d'inciser crucialement cette membrane et d'exciser les angles de la division pour remédier à ce petit défaut de conformation; comme les malades ne s'aperçoivent de cet état qu'à l'époque de leur puberté, c'est ordinairement pour donner issue au sang des règles, accumulé au-dessus de l'hymen, qu'on réclame l'intervention du chirurgien : l'opération est alors encore plus simple que si la membrane n'était pas distendue.

2º Quand une couche épaisse de parties molles ferme le vagin extérieurement, Amussat veut qu'on déprime la membrane muqueuse au point où doit s'ouvrir ce conduit, en la pressant avec le bout d'une sonde. Je crois qu'avant de faire une ponction, il est bon, en effet, de préciser l'intervalle qui doit exister entre le rectum et le canal de l'urèthre, pour ne pas s'exposer à léser ces organes; mais un doigt introduit dans le rectum suffira toujours pour guider le trocart, à moins qu'il n'y ait une couche extrêmement épaisse au-devant du vagin, cas dans lequel la dépression de la membrane muqueuse de la vulve ne sera que d'un bien faible secours. Je n'insisterai pas sur la ponction du vagin : en se reportant à ce que nous avons dit de l'oblitération du rectum, il sera bien facile d'en faire l'application au sujet qui nous occupe.

3º Les adhérences des parois opposées du vagin ne peuvent être détruites que par une dissection attentive et prudente. Dans un cas je fis écarter les parois antérieure et postérieure de la partie restée libre en les repoussant avec des valves confiées à des aides; puis j'incisai au fond du vagin en suivant la ligne de jonction des deux parois; à mesure que mon bistouri pénétrait, les aides exerçaient sur les valves une pression plus grande qui achevait de séparer les parois dont j'avais incisé les adhérences. Il ne s'écoulait qu'une petite quantité de sang, parce que j'opérais très-prudemment ; mais il me fallut plusieurs séances pour arriver auprès du col de l'utérus, qu'un doigt, introduit dans le vagin, sentait alors très-facilement. Je n'avais plus qu'à inciser quelques millimètres, lorsque la malade, qui était jeune, voulut absolument retourner auprès de son mari.

En résumé, cette opération consiste à écarter les parois de la partie libre du vagin, et à inciser dans la direction de la ligne qui existe à leur point d'union.

§ 3. — Exploration de l'utérus.

On explore l'utérus de deux manières : par le *toucher* avec un doigt introduit dans le vagin ; par l'inspection à l'aide du *spéculum*.

Toucher. — La malade peut être à genoux, debout ou couchée. Cette position ne changeant pas grand'chose au manuel opératoire, nous supposerons la malade au lit et ayant les cuisses fléchies sur le bassin : le chirurgien porte la pulpe de son indicateur droit, préalablement huilé ou couvert de cérat, au niveau de l'anus, et ramenant ce doigt d'arrière en avant, il l'engage entre les grandes lèvres, puis entre les petites, dans l'intervalle desquelles il trouve l'orifice du vagin. Pour pénétrer facilement jusqu'au col de l'utérus, il importe que l'indicateur soit huilé jusqu'à ses commisures et que le pouce étendu soit un peu écarté, tandis que les trois autres doigts sont légèrement fléchis dans la paume de la main, ou mieux appliqués sur le périnée dans la direction du sillon fessier. Le toucher de cette partie permet d'apprécier le volume des deux lèvres du *museau de tanche*, leur consistance, leur régularité, leur écartement, etc. ; il constate l'existence d'une tumeur du col, et soulevant l'utérus lui-même, il permet d'en apprécier le développement, la mobilité, le poids, etc. Le toucher par le vagin est encore d'un grand secours pour le diagnostic des maladies de la vessie et du rectum.

Application du spéculum. — Le spéculum a subi de nombreuses modifications : tantôt *cylindrique* ou légèrement *conique*, tantôt composé d'un nombre variable de valves qui peuvent glisser l'une sur l'autre, de manière à diminuer le volume de l'instrument; il peut encore être constitué par deux valves qui forment bascule et s'éloignent d'un côté, quand de l'autre elles se rapprochent.

Quel que soit le spéculum dont on se serve, il importe de donner une position convenable à la femme que l'on veut examiner.

La malade étant couchée sur le dos, son siége dépassant un peu le bord du lit, et reposant sur un coussin qui résiste à la pression, deux aides s'emparent de ses jambes et fléchissent fortement ses cuisses sur le tronc; cette flexion des cuisses rend l'introduction du spéculum beaucoup plus facile que si les membres inférieurs reposaient sur une chaise et qu'ils pussent se contracter. Le chirurgien, placé en face du périnée, écarte les grandes et les petites lèvres avec le pouce et l'indicateur de la main gauche portée en pronation, et, de la main droite, tenant comme une plume à écrire un spéculum préalablement huilé, il introduit cet instrument dans l'orifice du vagin; puis, le poussant lentement et avec douceur d'abord un peu de haut en bas, puis horizontalement, il le fait parvenir au fond du vagin.

Lorsque le col de l'utérus ne vient pas s'engager tout de suite dans le spéculum, on retire un peu cet instrument, et le poussant successivement dans plusieurs directions, on ne tarde pas à découvrir l'orifice inférieur du museau de tanche, dont on peut alors apprécier la coloration et le volume.

L'application du spéculum est une opération trop simple pour que nous donnions à ce paragraphe des développements qui ne seraient propres qu'à fatiguer l'esprit.

§ 4. — Déchirure du périnée.

Procédé de Roux. — Ce procédé consiste à aviver les lèvres de la division et à les réunir par une suture enchevillée.

Procédé de M. Heurteloup. — La suture décrite par M. Heurteloup dans le *Journal des connaissances médico-chirurgicales*, me semble devoir trouver son application pour remédier à la déchirure du périnée.

Voici en quoi elle consiste :

Les parties que l'on veut réunir étant mises en contact, un aide les maintient en cet état, en les pressant l'une contre l'autre; le chirurgien, prenant alors une longue aiguille courbe A , fig. 281, l'enfoncé profondément à travers les tissus dont on veut obtenir la réunion. Une tige d'argent B, plate et de même dimension que l'aiguille conductrice, s'adapte au chas de celle-ci par un crochet, de telle sorte que lorsqu'on retire l'aiguille conductrice, elle la remplace en traversant les tissus qu'on veut réunir.

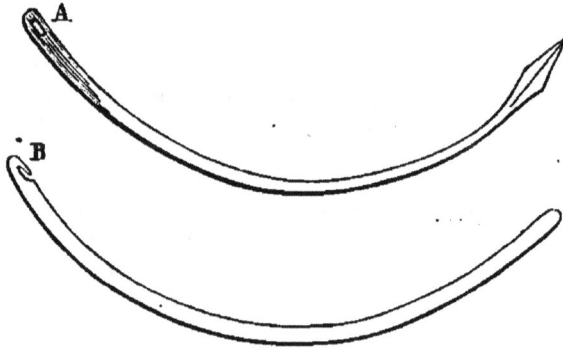

FIG. 281.

La tige plate, que M. Heurteloup appelle *aiguille à demeure*, étant placée, on la fixe au moyen de pièces de contention appelées *coquilles*. La figure 282 fera comprendre l'appareil instrumental dont l'auteur se sert pour cette suture.

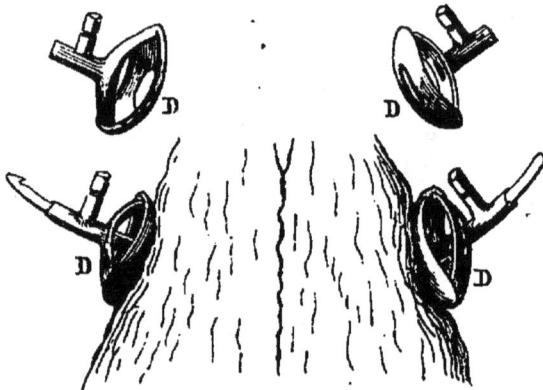

FIG. 282.

Lorsque le chirurgien juge que la réunion est suffisante, il desserre les vis, recule les pièces de contention et ne les enlève jamais tout d'un coup; il desserre un jour, puis un second, puis un troisième, pour produire l'effet que M. Heurteloup appelle de *seconde intention*. Ce n'est qu'à cette époque du travail de la réunion que l'aiguille à demeure doit être retirée.

Procédé de Dieffenbach. — Dieffenbach, appliquant sa mé-

thode d'autoplastie à la déchirure du périnée, incisait la peau
d'avant en arrière, 1 centimètre 1/2 en dehors de la division,
réunissait les bords avivés de la déchirure, à l'aide d'une suture
qui était entrecoupée au milieu de la plaie, et entortillée à ses
deux extrémités.

Le procédé de Roux est ordinairement suffisant. Si exceptionnellement les bords de la plaie étaient tiraillés par la suture, il
serait facile de faire de chaque côté le débridement conseillé par
Dieffenbach.

§ 5. — Fistules recto-vaginales.

Les fistules recto-vaginales qui n'ont qu'une ouverture étroite
peuvent être traitées par la *cautérisation* répétée à de longs
intervalles. Si l'ouverture de communication est plus longue que
large, on pourra essayer de n'en cautériser que les extrémités,
d'après le procédé sur lequel M. Cloquet a insisté pour la guérison des divisions du voile du palais.

Quand le vagin et le rectum communiquent par une large
ouverture, la suture seule offre une chance de guérison.

Les bords de la fistule ayant été avivés, on les réunit par une
suture à points séparés, dont on n'enlève les fils qu'au bout de
quatre ou cinq jours.

Si l'on craignait que les lèvres de la division ne fussent sollicitées en sens inverse de leur réunion, il serait prudent de détacher la paroi postérieure du vagin de son insertion sur le col de
l'utérus, d'après la méthode des débridements, instituée par
Dieffenbach, dont M. Jobert a fait une heureuse application
au traitement des fistules vésico-vaginales (voyez page 312);
mais en opérant ainsi, il ne faudrait pas oublier que le péritoine
descend jusque sur la face postérieure du vagin.

Nous avons parlé à l'article de l'*anaplastie vaginale* de la suture des bords de la fistule; nous n'avons donc plus rien à dire
à ce sujet, ne croyant pas devoir décrire les procédés et les
instruments nombreux auxquels on a eu recours pour obtenir
la réunion des lèvres de ces fistules. M. Jobert pense que l'insuccès de l'opération ne tenait pas, comme on le croyait, à l'im-
perfection de la suture, mais à la distension des parties réunies,
qui a lieu, tant que la paroi du vagin n'a pas été détachée de son
insertion sur le col de l'utérus. Mais le soin que l'on apporte
aujourd'hui à aviver de larges surfaces, pour les réunir avec des
fils métalliques, tend à démontrer le contraire.

Avant de recourir à la *suture*, si la fistule était très-étroite, il serait bon d'essayer la *cautérisation* faite comme nous l'avons dit dans le paragraphe précédent.

Décollement de la paroi du vagin. — Une femme affectée d'une fistule recto-vaginale m'ayant été adressée par M. Velpeau, lorsque je remplaçais Gerdy à l'hôpital de la Charité; la communication entre le rectum et le vagin étant très-large; du tissu de cicatrice entourant l'ouverture dans une assez grande étendue, je craignis que la suture seule ne fût impuissante dans un cas aussi grave.

Reconnaissant d'ailleurs que le débridement par l'incision du vagin à son insertion sur l'utérus ne pouvait avoir aucune influence sur les bords d'une ouverture fistuleuse que des tissus indurés entouraient dans une grande longueur, je pensai que le seul moyen de maintenir en contact les lèvres avivées de la fistule était d'en produire le relâchement par le décollement des parois naturellement unies du vagin et du rectum.

Ayant donc introduit dans le rectum une plaque de bois que je glissai jusqu'au delà de la fistule, je fis écarter les parois du vagin par des valves confiées à des aides; puis avec un bistouri pointu j'avivai promptement les bords de l'ouverture par une incision elliptique.

Après le premier temps de l'opération, je procédai au second : les jambes et les cuisses de la malade étant fortement fléchies sur le bassin, je fis une large incision transversale, un peu convexe en avant, dont le milieu correspondait exactement à l'intervalle qui existe entre l'anus et la vulve. Les lèvres de cette incision étant maintenues suffisamment écartées, je disséquai la paroi antérieure du rectum jusqu'au delà de la fistule, en la séparant de celle du vagin.

Cela étant fait, je réunis ensemble les deux bords de l'ouverture fistuleuse du rectum par une suture à points séparés dont les fils passaient par la plaie périnéale. J'en fis autant pour l'ouverture du vagin, et je n'eus pour l'une et pour l'autre de ces sutures aucune difficulté à maintenir les lèvres des plaies en contact.

Au bout de cinq jours, j'avais enlevé tous les fils, et la plaie du vagin paraissait fermée, lorsque cette femme, qui n'était plus réglée depuis cinq ou six mois, eut subitement des règles d'une telle abondance qu'elles me firent craindre une hémorrhagie.

Ce n'était que les règles; mais l'écoulement de sang qu'elles produisirent parvint, au bout de vingt-quatre heures, à écarter des parties qui seraient certainement restées unies sans cet accident.

L'opération que je viens de décrire, bien qu'elle ait beaucoup diminué les dimensions de la fistule, et atténué l'infirmité pour laquelle la malade l'avait réclamée, ne peut être considérée que comme un échec; et pourtant si un cas semblable m'était présenté, je n'hésiterais pas à recourir au même procédé, tant je suis convaincu qu'il n'a échoué que par une circonstance étrange et qui eût été impuissante, si elle s'était produite quelques jours plus tard. Dans un cas semblable, après la séparation du rectum et du vagin, je pratiquerais le rapprochement des bords des deux plaies par la suture que Gély conseille pour les plaies de l'intestin.

§ 6. — Fistules vésico-vaginales.

Cautérisation. — Lorsque la fistule est étroite, la cautérisation avec le nitrate d'argent, avec le caustique Filhos, ou mieux avec un *électro-cautère*, répétée un certain nombre de fois, peut rapprocher les bords de l'ouverture et amener la guérison.

M. Leroy d'Étiolles a conseillé la cautérisation radiée faite avec un fer rouge décrivant des rayons sur le vagin tout autour de la fistule.

Le procédé de M. Cloquet est encore applicable aux fistules vésico-vaginales. Avec beaucoup de patience, il donnera peut-être le résultat que tant de chirurgiens ont demandé à la suture.

Suture. — La suture la plus employée est la suture à points séparés. Elle ne présente ici rien de particulier, si ce n'est que pour passer les fils, on doit le plus souvent se servir d'un porte-aiguille approprié à la direction de la plaie.

La suture entortillée a bientôt été abandonnée à cause de la difficulté de son exécution et de l'inconvénient de la présence des épingles dans le vagin.

La suture *en bourse*, employée par Sanson et Dieffenbach, pourrait être avantageuse; il en serait de même de celle de Gély.

Le temps le plus difficile des opérations qui ont pour but de remédier aux fistules vésico-vaginales est celui de l'avivement. Pour le pratiquer plus facilement, quelques chirurgiens, saisissant le col de l'utérus avec des pinces de Museux, l'abaissent et l'entraînent au dehors, de manière à rapprocher de la vulve l'orifice dont il faut aviver les bords.

Lorsque l'utérus est fixé dans le bassin, ou peu mobile, le

chirurgien peut faire écarter les parois du vagin par des aides munis de valves, et, saisissant les bords de la fistule avec des pinces à dents de souris, les exciser dans tout leur pourtour.

On peut encore attirer l'orifice fistuleux au dehors, au moyen d'une sonde de femme passant de la vessie dans le vagin. En relevant la partie extérieure de cet instrument, on abaisse l'ouverture de la fistule vers l'orifice vulvaire, et, avec un peu de dextérité, il est assez facile de faire l'avivement.

La difficulté que l'on éprouve à enlever les fils de la suture a donné l'idée de recourir à des instruments unissants. La *sonde-érigne* de Lallemand, l'*érigne vaginale* de M. Laugier, et beaucoup d'autres instruments ont été imaginés dans le but de maintenir les lèvres de la plaie en contact, et de les soutenir plus solidement que par la suture, en s'exposant à les déchirer.

Il me semble qu'une serre-fine avec un long manche pourrait remplacer tous ces instruments. Une griffe semblable à celle dont M. Malgaigne se sert pour la rotule pourrait encore, en rapprochant les parties voisines de la fistule, empêcher le tiraillement des lèvres de la plaie.

Lorsque les fistules vésico-vaginales ont résisté à la suture et à la cautérisation, Vidal a proposé d'oblitérer la partie antérieure du vagin, de manière à fermer la voie par laquelle l'urine s'écoule continuellement, et à forcer ainsi ce liquide à sortir par ses voies naturelles. De tous les procédés imaginés pour atteindre ce but, je ne décrirai que celui de A. Bérard, qui me semble préférable à tous les autres.

La membrane muqueuse ayant été incisée circulairement à l'entrée du vagin, on dissèque de bas en haut une espèce de manchette longue d'environ 2 centimètres, et, passant autour du bord libre un fil circulaire, comme dans la suture en bourse, on attire avec une sonde les deux bouts de ce fil dans la vessie et hors de l'urèthre. De cette manière, les surfaces saignantes de la manchette de membrane muqueuse s'adossent et se mettent en contact.

Trois points de suture enchevillée affrontent ensuite l'entrée du vagin qui a été dépouillée de sa membrane muqueuse.

Méthode américaine. — Le traitement des fistules vésico-vaginales était extrêmement incertain, lorsque M. Marion Sims, instituant une opération nouvelle, est venu nous prouver que les insuccès, si fréquents jusque dans ces dernières années, dépendent de la difficulté de mettre exactement en contact les lèvres avivées de la fistule. Je dis que l'opération est nouvelle, parce qu'au lieu d'aviver des bords on avive des surfaces, et que l'on fait la suture à l'aide de fils métalliques qui peuvent rester longtemps en place sans produire de déchirure.

Cette opération a été pratiquée en Amérique un grand nombre de fois avant de l'être en France, c'est donc avec justice qu'on lui a donné le nom de *méthode américaine*.

Je décrirai tous les temps de l'opération minutieusement, à cause de l'importance que les auteurs du procédé ont attachée à de petites modifications de chacun de ces temps.

Position de la malade. — Au décubitus dorsal, les chirurgiens américains préfèrent une position tout opposée dans laquelle la malade s'appuie sur les genoux et sur les coudes. Comme l'opération est toujours de longue durée, quelques chirurgiens consentent à ce que la malade s'incline un peu sur l'un des côtés.

Cette position, qui ne permet pas d'anesthésier les opérées, est très-commode pour la facilité des manœuvres opératoires.

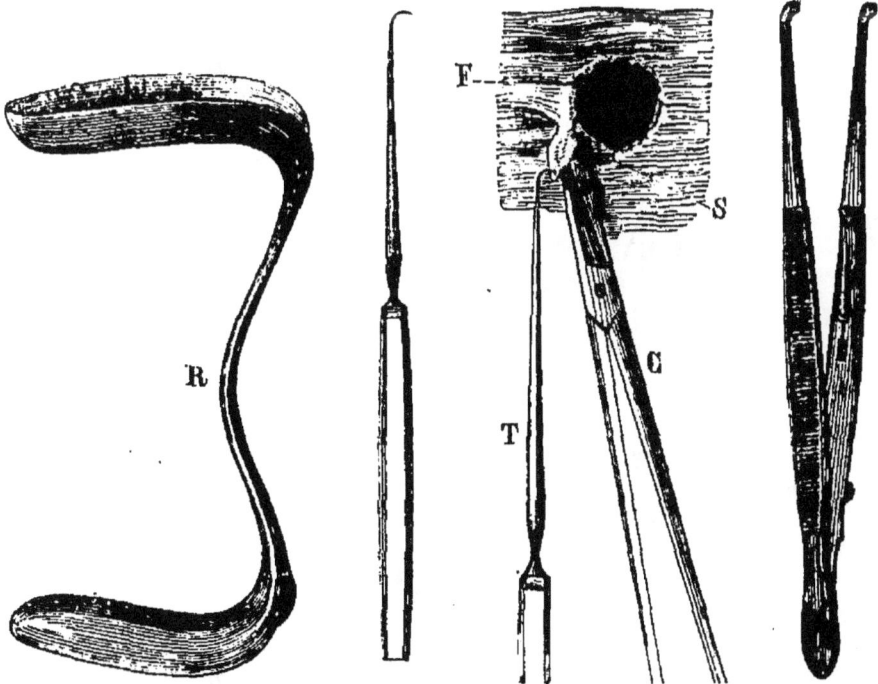

FIG. 283.

R. Partie médiane ou manche du spéculum dont les deux extrémités sont semblables.

FIG. 284.

T. Ténaculum soulevant la partie que l'on veut exciser pour l'avivement.
C. Ciseaux coupant pour aviver.
S. Surface avivée.

FIG. 284 bis.

Avivement. — La malade étant dans la position que je viens d'indiquer, le chirurgien introduit dans le vagin une valve demi-cylindrique que l'on a appelée, en France, *speculum de Bozeman* (voy. fig. 283), dont la concavité est tournée vers la fistule, tandis que la surface convexe répond au sacrum. Un aide maintient cette valve par son manche, l'opérateur avive les bords de la fistule et excise dans une grande étendue, mais très-superficiellement, la partie du vagin qui avoisine la solution de continuité ; en d'autres mots, il avive sur une large surface. L'avivement se fait avec le bistouri courbe sur le plat ou avec des ciseaux ayant la même courbure. La figure 284 montre bien comment on pratique cet avivement. Dans cette figure, on voit que la membrane muqueuse est soulevée à l'aide d'une espèce de ténaculum dont M. Sims se sert habituellement pour ce temps de l'opération.

Ce chirurgien a aussi recours, pour ce temps de l'opération, à l'emploi d'une pince à griffes recourbées (fig. 284 *bis*).

Suture proprement dite. — Soit que l'on se serve de fils

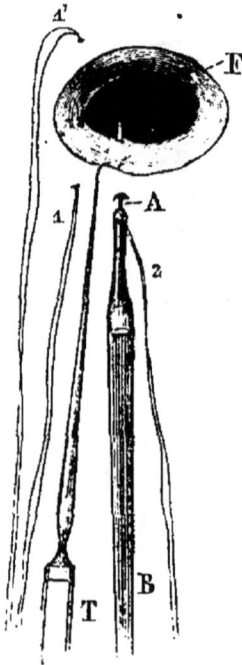

FIG. 285.

A. Aiguille traversant la membrane muqueuse et venant sortir au-dessous d'elle, pour entrer dans le point opposé.

B. Pince porte-aiguille.

T. Ténaculum soutenant le bord de la fistule pour faciliter le passage de l'aiguille.

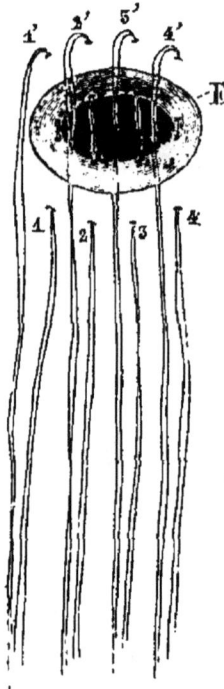

FIG. 286.

Fils traversant les deux bords de la fistule.

d'argent ou de fils de fer recuit, soit que l'on emploie des fils de plomb, il est très-important que les liens qui doivent maintenir les lèvres de la solution de continuité ne pénètrent pas jusque dans la vessie ; ces fils doivent être enfoncés à 1 centimètre du bord de la plaie, pénétrer obliquement dans les tissus de manière à cheminer entre les parois du vagin et de la vessie, sortir au devant du bord vésical de la fistule, entrer dans le bord opposé toujours entre les parois adossées de la vessie et du vagin pour sortir dans le dernier conduit à 1 centimètre du bord de la solution de continuité ; on doit en appliquer un assez grand nombre pour que chacun d'eux ait un moindre effort à supporter. En Amérique, une distance de 5 millimètres environ les sépare les uns des autres.

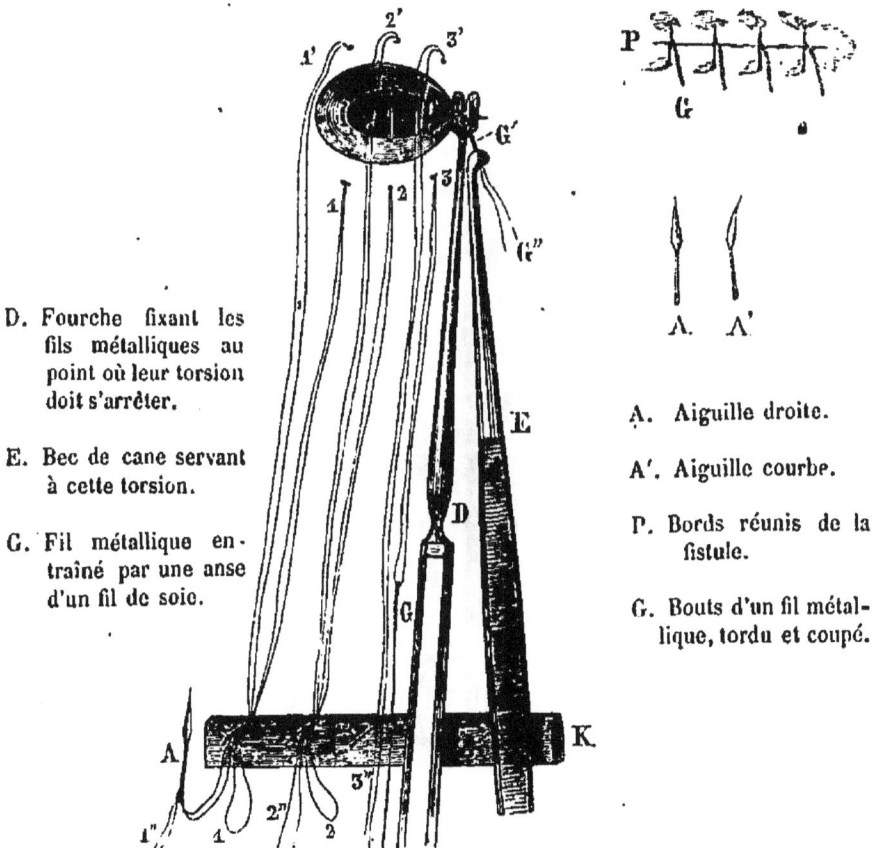

D. Fourche fixant les fils métalliques au point où leur torsion doit s'arrêter.

E. Bec de cane servant à cette torsion.

G. Fil métallique entraîné par une anse d'un fil de soie.

A. Aiguille droite.

A'. Aiguille courbe.

P. Bords réunis de la fistule.

G. Bouts d'un fil métallique, tordu et coupé.

FIG. 287.

Les figures 285, 286 et 287, feront bien comprendre comment on passe les fils.

Il est très-important que les fils traversent les deux lèvres de la plaie perpendiculairement à la direction de celle-ci, pour que leurs deux chefs soient bien en face l'un de l'autre.

Pour placer les fils métalliques d'une manière plus sûre, M. Bozeman a proposé d'introduire d'abord des fils de soie ou de lin, à l'aide d'une aiguille fixée sur un porte-aiguille à coulisse. Ces fils servent ensuite à entraîner dans le trajet qu'ils ont parcouru les fils métalliques, dont un bout recourbé en crochet se fixe facilement. M. Marion Sims se sert d'un crochet et d'une petite fourche à pointes mousses (fig. 288) pour donner un point d'appui à l'aiguille qui entraîne les fils de la suture à travers les lèvres de la plaie.

Pour introduire directement les fils métalliques, M. Simpson se sert d'une aiguille porte-fil. M. Marion Sims emploie une pince semblable à celle de Dieffenbach (fig. 290). Les ciseaux

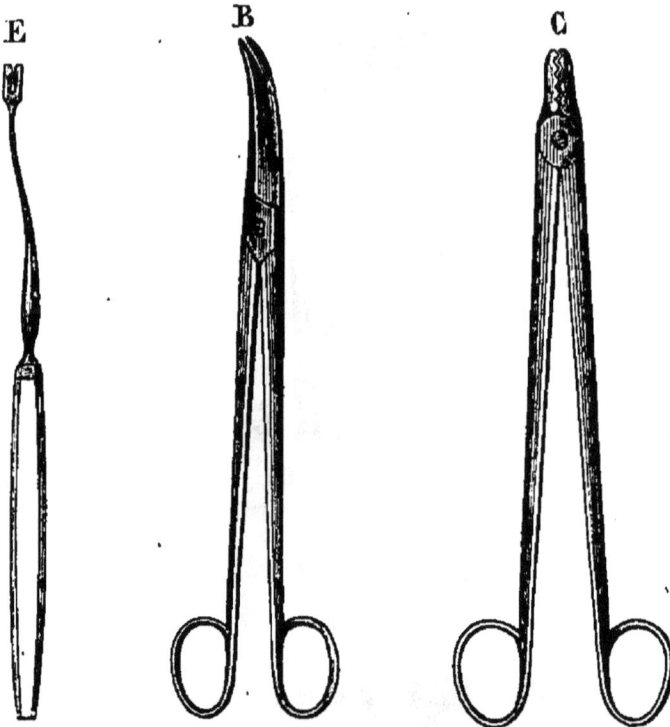

FIG. 288.   FIG. 289.   FIG. 290.

sont courbés sur le plat, et leurs lames sont très courtes relativement à la longueur du manche (fig. 289) (1).

(1) Je dois à l'obligeance de M. Marion Sims la communication des dessins relatifs à la fistule vésico-vaginale.

Constriction des fils. — Pour mettre en contact les bords
avivés de la plaie, M. Bozeman se sert d'une tige d'acier montée
sur un manche et terminée par une petite plaque percée à son
centre. Les deux chefs d'un fil ayant été passés dans le trou de
cette plaque, le chirurgien les saisissant de la main gauche, fait
glisser l'instrument sur eux jusqu'à ce que les lèvres de la plaie
soient en contact.

M. Bozeman a appelé cet instrument *suture adjuster*. M. Sims
saisissant les deux bouts du fil métallique avec un long bec-de-
cane, les tord sur eux-mêmes et coupe ensuite tout ce qui n'est
pas utile à la solidité de la suture. On peut encore fixer les deux
chefs, ainsi rapprochés, à l'aide d'une petite boule de plomb
que l'on écraserait sur eux, à la manière des tubes de Galli ;
mais pour que ces boules ne puissent pas s'enfoncer dans la
paroi avec laquelle elles seraient en contact, M. Bozeman a imaginé de recouvrir la suture par une plaque de plomb ovalaire
qui est perforée à son centre dans un nombre de points égal à
celui des fils employés. Cette plaque ayant été placée, on écrase
avec un davier une petite boule de plomb sur les chefs des fils,
au niveau de chacune des ouvertures de la plaque, de telle sorte
que la suture est arrêtée par un système qui rappelle la fermeture d'un habit à l'aide des boutonnières et des boutons.

Déjà ces sutures métalliques ont donné des résultats qui les
mettent bien au-dessus des procédés autoplastiques, à l'aide
desquels on a tenté de guérir les fistules vésico-vaginales ; elles
ne sont pas seulement un moyen de guérison pour cette maladie,
elles doivent encore nous enseigner à traiter les autres fistules
et à les aviver autrement que nous ne l'avons fait jusqu'ici.

§ 7. — **Prolapsus du vagin.**

Excision de la membrane muqueuse de l'entrée du vagin
(Dieffenbach). — La paroi du vagin ayant été repoussée en haut
et remise en place, le chirurgien forme autour de l'orifice vaginal, avec la membrane muqueuse des grandes lèvres, des plis
qu'il fixe avec des pinces et qu'il excise avec des ciseaux.

On peut réunir les lèvres des petites plaies, ou laisser la
cicatrisation se faire par seconde intention.

On voit que cette opération n'est autre chose que le procédé
de Dupuytren pour le prolapsus du rectum.

Rétrécissement de la vulve, épisioraphie (Frike, de Hambourg). — L'épisioraphie consiste à aviver les grandes lèvres dans

les deux tiers postérieurs de leur étendue, en excisant une couche mince de la membrane muqueuse qui recouvre leur face interne, et à les unir par la suture, de manière à prolonger le périnée en avant, dans une étendue de 3 ou 4 centimètres.

Excision d'un lambeau du vagin (Marshal Hall). — Saisissant avec des pinces la membrane muqueuse du vagin, qui est lâche et proémine à l'orifice externe de ce conduit, le chirurgien en détache un lambeau elliptique, d'une longueur proportionnée au degré de la maladie. Après avoir lavé à grande eau la plaie qui résulte de cette excision, on en réunit les bords par une suture enchevillée ou à points séparés.

Cautérisation (R. Gérardin, Laugier). — On a tenté d'obtenir la rétraction des parties relâchées, en pratiquant sur la membrane muqueuse des cautérisations assez profondes pour donner naissance à du tissu inodulaire; mais il faudrait que les cautérisations fussent bien étendues pour que la rétraction des parties brûlées pût annuler la laxité de la paroi du vagin.

Pessaires. — L'application des pessaires est encore la méthode qui s'oppose le plus sûrement au prolapsus vaginal. Ceux qui réussissent le mieux remplissent entièrement le vagin; tels sont les pessaires en bondon, dont nous parlerons dans un instant (voyez *Rétroversion de l'utérus*). Mais je crois que la maladie ne peut être combattue efficacement que par des pessaires qui restent longtemps en place, sans qu'on en renouvelle l'application plus souvent que tous les mois; dans ce cas, les soins de propreté de la malade doivent se borner à des injections faites par le conduit qui existe au centre des pessaires en bondon.

Convaincu qu'on ne peut pas obtenir la guérison du prolapsus du vagin en renouvelant souvent l'application des pessaires, je repousse, pour les cas où l'on veut obtenir une cure radicale, l'usage du pessaire à air (voyez § 9), qui doit être retiré tous les jours pour que la malade puisse se laver.

§ 8. — Prolapsus de l'utérus.

On a employé contre le prolapsus de l'utérus les mêmes moyens qui ont été indiqués pour le prolapsus du vagin.

La méthode la plus efficace est, sans contredit, l'application des pessaires. Ceux qui ont la forme dite *en bondon* conviennent pour le vagin; ceux qu'on appelle *en gimblette* sont les meilleurs pour le prolapsus utérin. Dans ce dernier cas, on peut avoir recours au *pessaire à air* (fig. 291), qui remplit le fond du vagin, et s'oppose efficacement à la descente de la matrice. De toutes les autres méthodes, il n'y a, je crois, que le *rétrécissement de la vulve* qui ait été suivi d'une guérison solide, et encore M. Frike, qui, en 1835, avait obtenu douze succès à Hambourg, échoua-t-il dans une tentative qu'il fit à Paris.

Tout en approuvant l'application des pessaires pour le traitement du prolapsus utérin, je reste convaincu qu'il n'est pas de moyen thérapeutique dont on ait plus abusé.

§ 9. — Rétroversion et antéversion, flexion et antéflexion de l'utérus.

Ces déviations de l'utérus, bien étudiées depuis quelques années, sont un peu mieux connues qu'elles ne l'étaient il y a dix ans; mais l'expérience n'a pas encore définitivement prononcé sur la valeur des divers traitements employés pour en obtenir la guérison.

Ceinture hypogastrique à plaque. — La partie importante de cette ceinture, que tous les médecins connaissent, est une plaque d'acier, rembourrée et garnie de peau, qu'on applique sur la région hypogastrique, où elle est fixée par une courroie dont le corps de la malade est entouré; à l'aide d'une clef, on tourne une vis qui sert à incliner la plaque, suivant les besoins de la malade; ordinairement cette inclinaison est telle, que le bord supérieur de la plaque est plus éloigné de l'axe du corps que son bord inférieur, afin que le plan incliné, qui est ainsi formé, soutienne solidement la masse intestinale.

Il est facile de comprendre l'action de cette ceinture dans les cas d'antéversion et d'antéflexion, puisqu'elle pousse en arrière la paroi abdominale et, par suite, l'utérus.

Mais comme cet appareil est encore utile lorsqu'il s'agit d'une rétroversion ou d'une rétroflexion, son efficacité ne peut plus alors être expliquée de la même manière; on pense que, dans ce dernier cas, c'est en fixant la matrice et en la rendant immobile par la compression du ventre, qu'on calme les douleurs.

Pessaires. — Quoique la plupart des pessaires servent autant au prolapsus du vagin et au prolapsus de l'utérus qu'aux déviations de ce dernier organe, j'ai voulu, afin de ne pas donner trop d'étendue à la description dont l'application de ces instruments est, d'ordinaire, abandonnée aux bandagistes, n'en parler un peu longuement qu'à propos des déviations utérines.

On distingue les pessaires en *vaginaux* et en *utérins*. Les premiers représentent un cylindre creux, plus ou moins régulier, ayant le plus souvent une légère courbure, dont la concavité est tournée en avant ; on les appelle *pessaires en bondon :* ils ont un volume assez considérable pour remplir le vagin. M. Malgaigne a proposé de rétrécir le bondon dans son milieu, de manière à lui donner la forme d'un sablier.

Les pessaires utérins, dits *en gimblette*, ont une forme annulaire. Il y en a d'autres qui, percés à leur centre, comme les précédents, ont une forme quadrangulaire ou elliptique ; il y en a qui représentent un ovale échancré à ses deux extrémités ; d'autres ont une tige (*pessaires à tige, pessaires à bilboquet*); il y en a enfin qui sont constitués par une sorte de gouttière, dont le bord supérieur est placé derrière le col de l'utérus, dont la face postérieure repose dans la concavité de cet instrument. Ce sont ces derniers pessaires que M. Hervez de Chégoin vante contre les antéversions de l'utérus pour repousser le col de la matrice en avant, et pour faire basculer son corps en arrière.

Application. — La malade étant couchée, après avoir vidé sa vessie, et ses cuisses étant écartées, le chirurgien graisse le pessaire et l'introduit d'avant en arrière, et un peu de haut en bas, en ayant soin de faire entrer cet instrument par son extrémité la moins large. Le pessaire en bondon doit être placé de telle sorte que sa concavité soit en avant et son gros bout en bas. Le pessaire en gimblette, introduit dans le sens de sa longueur, est tourné en travers quand il est au fond du vagin ; il doit être placé de manière que le col réponde à son centre ; dans cette position, une moitié du pessaire est logée entre le col et le fond de la paroi postérieure du vagin, tandis que l'autre moitié est placée en avant du museau de tanche.

Pour que le vagin soit propre, la malade devra faire des injections au moins une fois par jour.

Les pessaires en gimblette et en bondon tiennent d'eux-mêmes ; on fixe la tige des pessaires à tige et à bilboquet à une serviette qui, passant au-devant de la vulve, est fixée par ses deux extrémités à un cordon qui entoure le corps.

Pessaire à air (Gariel). — Le pessaire à air consiste en une vessie de caoutchouc qui communique avec un tube de la même substance ; à ce tube est adaptée une virole qui permet ou interrompt à volonté la communication de la vessie avec l'air extérieur.

Cette poche de caoutchouc ayant été huilée extérieurement, on en chasse l'air, et la roulant sur elle-même dans le sens de sa longueur, on l'introduit au fond du vagin ; pendant qu'un doigt la maintient en cet endroit, un aide l'insuffle avec la bouche par l'ouverture du tube dont une extrémité est restée au dehors. Quand on juge que l'insufflation est suffisante, on tourne la virole, et l'air, emprisonné, continue à remplir le vagin, jusqu'à ce qu'on tourne la virole en sens contraire.

Il ne faut pas croire qu'il y ait avantage à ce que ce pessaire soit extrêmement distendu ; il est alors difficilement supporté par les malades, tandis qu'il ne cause aucune douleur quand sa distension n'est pas assez grande pour lui donner la résistance d'un corps solide.

A. Utérus.
B. Vessie.
C. Rectum.
D. Poche interne du pessaire.
E. Poche externe comprimée.
F. Robinet établissant ou interrompant la communication entre les deux poches.

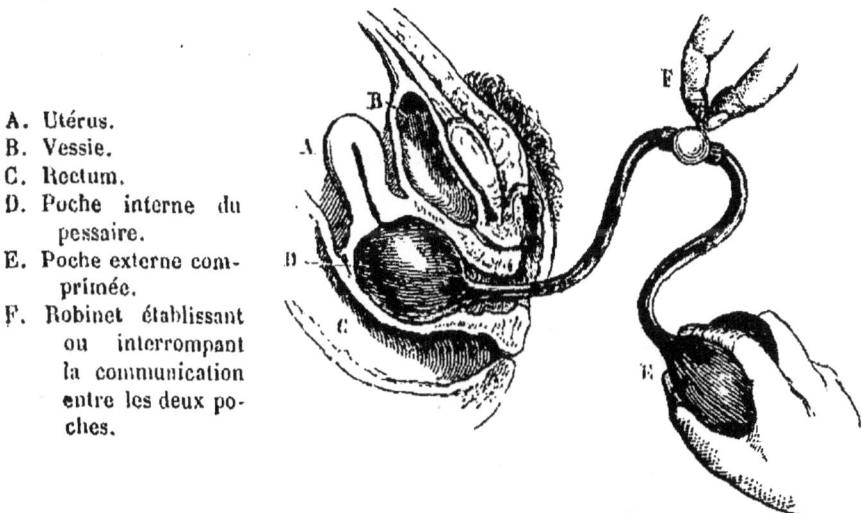

FIG. 291.

Pour que les malades ne soient pas forcées de recourir à la bouche d'un aide, M. Gariel a eu l'idée d'adapter au tube du pessaire le tube d'une autre vessie de caoutchouc, que la malade insuffle elle-même et dont elle permet la communication avec la vessie interne, lorsque celle-ci a été introduite au fond du vagin (fig. 291).

Redresseur utérin. — Reconnaissant l'insuffisance des moyens employés contre les déviations de l'utérus, M. Simpson (d'Édimbourg) a proposé de redresser et de fixer cet organe à l'aide d'un instrument particulier qu'il appelle *redresseur utérin.* Valleix, qui s'est fait, en France, le propagateur de la méthode du chirurgien écossais, a fait subir au *redresseur utérin* des modifications qui ont été généralement adoptées. Je lui emprunterai la description qu'il fait de cet instrument dans ses Leçons cliniques de la Pitié ; mais auparavant je dois dire quelques mots d'un mode d'exploration de l'utérus qui a la plus grande importance. L'instrument dont M. Simpson s'est servi le premier est une sonde pleine, fortement recourbée sur elle-même et graduée ; M. Huguier y a ajouté un curseur qui marque la limite de son introduction (fig. 292) ; Valleix l'a fait redresser et a remplacé le curseur de

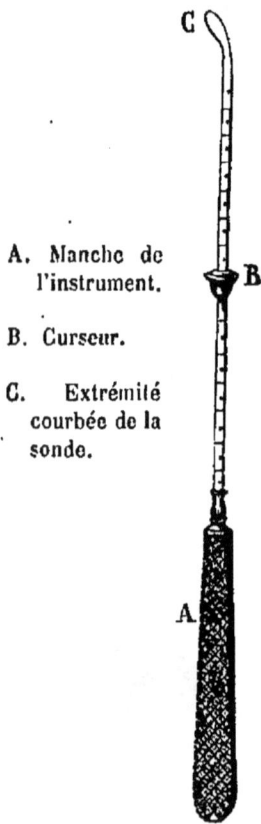

A. Manche de l'instrument.

B. Curseur.

C. Extrémité courbée de la sonde.

A. Tige destinée à pénétrer dans l'utérus.
B. Articulation de la tige précédente avec la tige vaginale.
C. Tige pleine du plastron entrant dans la tige vaginale.
D. Anneaux inférieurs du plastron.
E. Anneaux supérieurs du plastron pour les liens qui forment ceinture.

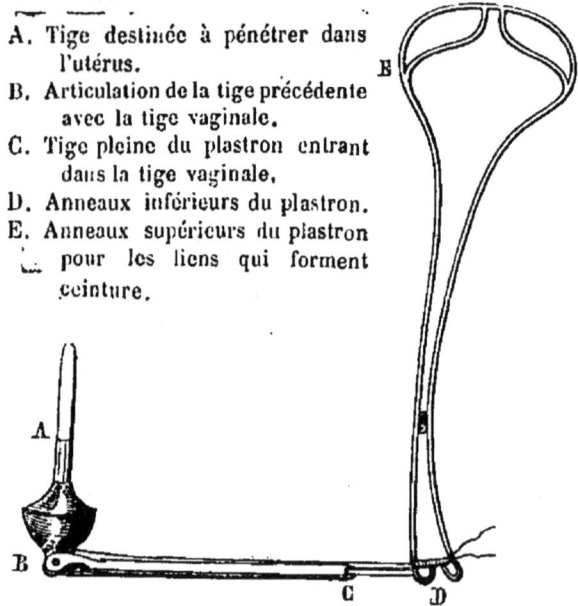

Fig. 292.   Fig. 293.

M. Huguier par une échancrure qu'il a fait creuser à 6 centimètres 1/4 de l'extrémité de l'instrument, parce que, suivant lui, c'est la moyenne de la profondeur normale de l'utérus. La sonde, ayant sa convexité en arrière, est glissée sur l'indicateur introduit dans le vagin, et poussée doucement dans la cavité du col ; à partir de ce point, elle doit être dirigée suivant l'axe du détroit supérieur du bassin. Quand le chirurgien rencontre la moindre résistance, il tourne le bec de la sonde d'un autre côté, jusqu'à ce qu'il l'ait fait pénétrer dans la cavité utérine. Le sens dans lequel on a dû porter la sonde indique le genre de déviation de l'utérus.

C'est avec cet instrument qu'on remet la matrice da sa position normale, en la faisant basculer d'arrière en avant dans les rétroversions et les rétroflexions, et d'avant en arrière dans les antéversions et antéflexions.

« Le *redresseur utérin, à tige articulée*, est constitué par une tige destinée à pénétrer dans la cavité utérine (fig. 293). Cette tige, de métal et d'ivoire, d'une longueur variable suivant les cas, a le volume d'une plume d'oie ; elle surmonte un disque de métal de 2 centimètres de diamètre ; elle est fixée à la face supérieure de ce disque, sur laquelle doit reposer le museau de tanche quand la tige sera dans l'utérus. Cette première partie de l'appareil est unie par une articulation à ressort avec une autre tige de métal qui, devant rester dans le vagin, a reçu le nom de *tige vaginale*.

» Le ressort, situé à l'articulation du disque avec la tige vaginale, est disposé de telle sorte qu'il sert à maintenir ces deux parties fléchies à angle droit l'une sur l'autre : en ouvrant le ressort, on peut abaisser le disque et la tige utérine qui le surmonte jusqu'à ce qu'ils se continuent en ligne droite avec la tige vaginale. Le mécanisme du ressort ne s'oppose pas à ce qu'après avoir été unies dans cette position, les deux tiges puissent être fléchies de nouveau l'une sur l'autre ; mais, lorsqu'on arrive à l'angle droit, le ressort entre en jeu (à la façon de ceux adaptés à certains couteaux dits poignards) et les maintient fixées dans cette situation.

» La tige vaginale est creusée pour recevoir une tige pleine qui s'unit à angle droit, sans articulation, avec un *plastron* destiné à se fixer sur l'abdomen. La direction du plastron est donc à peu près parallèle à celle de la tige utérine, et les mouvements imprimés à l'une de ces deux portions de l'instrument doivent se communiquer à l'autre, quand l'appareil est en place, la tige du plastron étant introduite dans la cavité de la tige vaginale.

» Les deux parties distinctes dont se compose l'appareil sont maintenues réunies à l'aide d'un fil passé dans un trou pratiqué à la tige vaginale, près de l'articulation ; ce fil est noué sur le plastron.

» Le plastron est fixé le long de l'abdomen, à l'aide de deux liens situés à sa partie supérieure et formant *ceinture ;* deux autres liens devant servir de sous-cuisses sont attachés à sa partie inférieure, près du point sur lequel doit être noué le fil qui unit les deux portions de l'instrument.

» Cet instrument, ainsi constitué, diffère de celui de M. Simpson d'abord par le volume du disque ; le sien est ovale et son plus grand diamètre a plus de 4 centimètres 1/2. Une autre différence, et celle-là est capitale, c'est que dans l'instrument de M. Simpson le disque supportant la tige utérine est soudé sur la tige vaginale : la flexion est donc permanente, et, pour introduire l'instrument, il faut adapter à la tige vaginale un manche fortement recourbé en sens contraire. »

Introduction du redresseur utérin. — L'utérus ayant été rétabli dans sa direction normale à l'aide de la sonde utérine, le redresseur articulé est introduit dans l'utérus comme le serait une sonde droite. Pour cela il doit être préalablement ouvert, de telle sorte que la tige utérine et le disque qui la supporte fassent avec la tige vaginale une ligne droite (fig. 294). Comme cette partie de l'appareil n'offre pas assez de longueur pour pouvoir être facilement manœuvrée, on se sert d'un manche porte-tige presque droit qui pénètre dans la cavité de la tige vaginale, et que l'on retire ensuite pour placer le plastron.

La face palmaire de l'indicateur introduit dans le vagin guide la tige utérine. Lorsque cette partie de l'instrument a pénétré en entier dans la cavité de l'utérus, le doigt qui l'a guidée

A. Porte-tige.

B. Tige vaginale du redreseur.

C. Articulation de la tige vaginale et de la tige utérine.

D. Tige utérine.

FIG. 294.

sent le col venir au contact du disque; alors il faut rétablir la flexion d'une tige sur l'autre, et, pour cela, il suffit de porter en haut, en le poussant en arrière, le manche qui entraîne la tige vaginale.

Il ne reste plus après cela qu'à appliquer le plastron et à le fixer, en nouant les liens dont on a parlé dans la description de l'appareil.

Une précaution capitale pour le succès du traitement, c'est d'introduire dans l'utérus une tige assez courte pour que son extrémité n'aille pas heurter le fond de l'organe; la plus grande

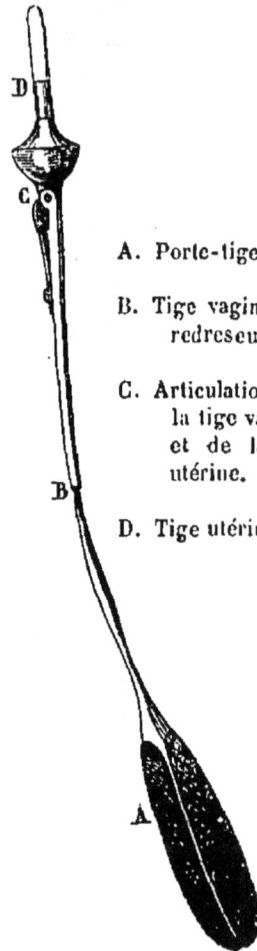

longueur qu'on puisse lui donner est, suivant Valleix, de 10 millimètres.

Le redresseur utérin peut rester longtemps en place; mais il faut s'empresser de l'enlever, dès qu'il détermine le moindre mouvement fébrile. Quelle que soit la tolérance de la matrice, l'instrument doit toujours être retiré quelques jours avant les règles, et il ne doit être replacé que cinq ou six jours après.

Appréciation. — Cette méthode qui, comme toutes les idées qui nous arrivent de l'Allemagne ou de l'Angleterre, a eu un moment de grande vogue, est, aujourd'hui, généralement abandonnée, et personne de nous ne pense à y avoir recours.

§ 10. — **Polypes de l'utérus.**

Les polypes de l'utérus peuvent être *muqueux*, comme ceux des fosses nasales ; ils semblent aussi parfois être constitués par le tissu hypertrophié du col de l'utérus ; mais, dans l'immense majorité des cas, ils sont *fibreux*.

Les polypes naissent de la cavité de l'utérus, quelquefois de la partie voisine du col, rarement du col lui-même.

Ils récidivent rarement, et en cela ils diffèrent essentiellement de ceux des fosses nasales.

On les traite par *excision, torsion, arrachement, broiement*, par la *ligature* et par la *cautérisation*.

1° *Excision*. — La malade étant couchée sur le bord d'un lit que son siége déborde, des aides fléchissant fortement ses cuisses sur le bassin, le chirurgien introduit un spéculum à charnière mobile, et, saisissant le col de l'utérus avec des pinces de Museux, il l'attire en bas, pendant qu'un aide rend cet abaissement plus facile en pressant sur l'hypogastre.

La charnière mobile du spéculum ayant été retirée, on enlève cet instrument lui-même, pour que le col de l'utérus puisse descendre jusqu'à l'orifice extérieur du vagin. A ce moment de l'opération, le polype se trouve entre les lèvres de la vulve ; le chirurgien le saisissant avec les doigts ou bien avec une forte pince à griffes, passe de forts ciseaux droits ou courbes entre lui et la paroi utérine, et coupe son pédicule le plus près possible de son insertion sur l'utérus.

2° *Torsion*. — Le spéculum ayant été placé, le chirurgien saisit le polype avec des pinces et le tord sur son pédicule, comme nous l'avons dit pour les polypes des fosses nasales.

3° *Arrachement.* — L'arrachement n'est guère que la fin de la torsion. Seul il constituerait une méthode insuffisante qui exposerait à la déchirure du polype.

4° *Broiement.* — On peut broyer les polypes mous en les pressant entre les mors d'une forte pince; mais ce n'est que pour les cas exceptionnels où la mollesse des polypes est très-grande, qu'il est permis de tenter une pareille méthode.

5° *Ligature.* — La ligature peut être faite lorsque le polype est *hors de la vulve*, ou lorsqu'il est seulement saillant *dans le fond du vagin.*

On a même imaginé des instruments pour porter une ligature dans la cavité de l'utérus; mais quand le col de cet organe est assez ouvert pour que le doigt puisse y constater la présence d'un polype, et pour que des instruments puissent fonctionner dans la cavité utérine, il est bien plus simple d'attirer le polype dans le vagin ou d'attendre qu'il y soit descendu de lui-même. S'il est trop volumineux pour sortir avant la ligature, il ne sera guère moindre après, et l'on aura beaucoup de peine à l'extraire.

Nous ne décrirons donc que les deux premières opérations.

Ligature hors de la vulve. — La malade étant dans la position que nous avons indiquée pour l'excision, et le col ayant été saisi et amené au dehors, comme nous l'avons dit pour cette opération, le chirurgien passe autour du pédicule du polype une forte ligature de fil ciré qu'il étreint vigoureusement.

Lorsque le pédicule est très-volumineux, il vaut mieux passer une double ligature dans son milieu et étreindre ses deux moitiés.

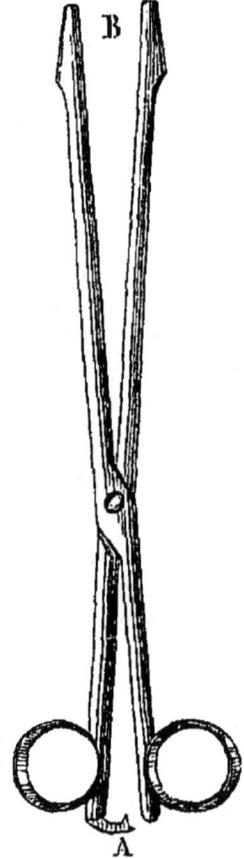

FIG. 295.

Ligature dans le fond du vagin. — Après ce que nous avons dit de la ligature des polypes des fosses nasales, il sera bien facile de faire l'application de cette méthode aux polypes de l'utérus faisant saillie dans le vagin : une ligature ayant été passée autour du pédicule de la tumeur, à l'aide du double porte-ligature de M. Cloquet (fig. 295), il ne reste plus qu'à l'étreindre à l'aide d'un des serre-nœuds représentés fig. 213.

6° *Cautérisation*. — La cautérisation pourrait être utile, si le pédicule du polype n'avait pas été coupé assez près de la paroi sur laquelle il s'implante ; mais, seule, elle ne sera jamais de quelque utilité que dans les cas rares de polypes muqueux d'un petit volume.

Si l'on avait recours à la cautérisation, le fer rouge serait le moyen le plus expéditif, le plus sûr et le plus inoffensif, à la condition toutefois que le polype serait implanté sur le col et non sur une paroi de l'utérus, parce qu'alors l'action du fer rouge pourrait s'étendre trop loin. On n'a point à craindre cette extension lorsque le polype s'insère sur le col de l'utérus, l'opérateur ayant toujours le pouvoir de s'y opposer par des injections d'eau froide, répétées jusqu'à ce que tout indice d'inflammation ait complétement disparu.

Appréciation. — Le *broiement*, la *cautérisation*, sont des méthodes qui ne peuvent être employées qu'exceptionnellement. J'en dirai autant de la *torsion* et de l'*arrachement*, parce que l'utérus n'ayant point la fixité des parois sur lesquelles s'implantent les polypes des fosses nasales, ne peut pas résister assez pour que l'arrachement n'expose point à des violences, à des déplacements graves de l'utérus et à la distension des ligaments qui soutiennent cet organe.

Il ne peut y avoir d'embarras qu'entre la ligature et l'excision. La ligature n'a sur l'excision d'autre avantage que de mettre à l'abri des hémorrhagies ; mais cet avantage est largement compensé par le temps, toujours fort long, qu'il faut pour que le fil coupe le pédicule du polype. Les hémorrhagies sont d'ailleurs très-rares à la suite de l'excision, parce que les polypes fibreux étant très-peu vasculaires, il ne s'écoule une notable quantité de sang que dans les cas où les ciseaux ont atteint le tissu de l'utérus. Il sera toujours facile alors de prévenir les hémorrhagies, en appliquant sur la surface saignante un tampon de charpie imbibé d'une solution concentrée de perchlorure de fer.

En résumé, l'*excision* me paraît préférable à toutes les autres méthodes ; expéditive, presque sans danger, d'une exécution facile, elle n'expose pas plus qu'une autre aux récidives.

§ 11. — Tamponnement du vagin.

Le tamponnement du vagin se fait comme celui du rectum ; il est même plus facile que ce dernier à cause de la possibilité de se servir du *spéculum* pour porter les tampons de charpie au fond du vagin. Rappeler les détails d'une aussi petite opération serait une répétition plus que superflue.

§ 12. — Cancer du col de l'utérus.

Anatomie. — Le col de l'utérus fait au fond du vagin une saillie que l'on a nommée *museau de tanche*, à cause de sa forme. Cette partie est percée d'un orifice à son centre chez les femmes qui n'ont point eu d'enfant, et divisée en deux parties, appelées *lèvres*, chez celles qui ont été mères; la lèvre antérieure est généralement plus épaisse, mais un peu moins allongée que la postérieure.

Les rapports du péritoine avec l'insertion du vagin sur le col de l'utérus ont une grande importance au point de vue de la chirurgie opératoire.

Le cul-de-sac formé par la réflexion du péritoine, passant de l'utérus sur la vessie, est à 15 millimètres au moins de la partie antérieure du fond du vagin, tandis qu'en arrière le tiers supérieur de ce conduit est tapissé par un feuillet péritonéal; il résulte de là qu'on peut enlever le col de l'utérus à une plus grande hauteur en avant qu'en arrière, sans entrer dans la cavité du péritoine; mais cette disposition est compensée par les rapports de la vessie qui repose en avant sur la paroi antérieure du vagin.

Opération. — On a fait la *ligature* du col de l'utérus affecté de cancer; mais cette opération, qui ne différerait guère de la ligature d'un polype, étant abandonnée depuis longtemps, je n'en dirai rien.

Les méthodes auxquelles on a recours pour détruire le cancer du col de l'utérus sont : l'*excision* et la *cautérisation*.

Excision. — La malade étant couchée sur le dos, on introduit dans le vagin un spéculum à valves, qui permet de saisir le col de l'utérus avec des pinces de Museux. Le spéculum étant alors retiré, on attire le col de la matrice hors de la vulve par une traction lente et sans secousse.

Les grandes et les petites lèvres étant écartées par des aides, le chirurgien tournant en avant le tranchant d'un bistouri qu'il porte en arrière du col, retranche toute la partie malade en incisant dans le tissu sain. On peut aussi se servir de ciseaux forts et un peu courbes sur le plat, pour faire cette excision.

Lorsque la matrice est immobile et ne peut pas être attirée hors de la vulve, on est forcé de laisser le spéculum en place jusqu'à la fin de l'opération, qui consiste alors à exciser le col avec un bistouri courbé sur le plat. Si cette pratique n'était pas généralement abandonnée, il serait facile d'imaginer un instrument analogue à l'amygdalotome, mais dont les anneaux se réuniraient à angle droit avec la tige.

Si je devais pratiquer l'excision du col de l'utérus, je préférerais l'*écraseur* de M. Chassaignac aux ciseaux, au bistouri et à toute sorte d'instruments tranchants ; parce que le danger de cette opération provient de l'ouverture des vaisseaux utérins qui restent béants après l'incision, tandis qu'ils doivent nécessairement être affaissés et même oblitérés sous l'étreinte de l'écraseur.

Cautérisation. — On cautérise le col de l'utérus avec des agents chimiques, tels que la pâte de Vienne, la potasse caustique, le caustisque Filhos, le nitrate d'argent, le nitrate acide de mercure, etc., ou bien on porte sur la partie malade un ou plusieurs fers rougis au feu. C'est toujours, comme on le voit, les deux espèces de cautères : *potentiel* et *actuel*.

Quel que soit le mode de cautérisation qu'on adopte, l'application d'un spéculum plein, d'ivoire ou d'étain, est le préliminaire obligé de l'opération.

Cautère potentiel. — Quand on se sert d'un caustique liquide, on le porte ordinairement sur la partie malade à l'aide d'un pinceau de charpie qui en est imbibé ; et pour qu'il ne s'en écoule pas sur le vagin, on s'empresse de remplir le spéculum d'une assez grande quantité d'eau pour annihiler l'action de la partie du caustique qui pourrait se répandre sur la paroi vaginale.

Quand on emploie la pâte de Vienne ou la potasse caustique, il faut préalablement tamponner avec de la charpie ou de la ouate la partie du vagin qui est au-dessous du col, dans la crainte qu'une parcelle du caustique ne tombe et ne vienne faire une eschare en ce point.

Cautère actuel. — Le spéculum étant en place, un fer rougi à blanc, dont la forme varie suivant l'étendue de la lésion, est porté sur le col de l'utérus, où on le laisse pendant quelques secondes, temps suffisant pour que sa chaleur soit à peu près éteinte. Si l'on juge cette première cautérisation insuffisante, on applique un second et même un troisième fer ; et, tout de suite après, on remplit le spéculum d'eau froide, propre à calmer la chaleur qui s'est communiquée aux parties voisines de la partie brûlée.

Cette opération, ne portant que sur le col de l'utérus, dont la sensibilité est presque nulle, ne cause d'autre douleur que celle qui provient d'un peu de chaleur du fond du vagin. On évite ce petit accident de la cautérisation en ayant le soin, avant de la pratiquer, d'éponger les mucosités du col de l'utérus, qui, entrant en fusion par le contact du fer rouge, causent la sensation pénible dont quelques malades se plaignent.

L'eschare provenant de cette cautérisation tombe vite, du sixième au dixième jour.

On répète l'opération au bout de ce temps, lorsqu'on a pour but de détruire une tumeur cancéreuse. On attendrait au contraire que la cicatrisation fût complète, si l'on avait cautérisé des fongosités du col n'ayant pas les caractères du cancer.

Procédé de M. Simpson. — La malade étant couchée *en pronation* en travers du lit et les jambes pendantes, le chirurgien se sert, pour attirer le col de l'utérus hors de la vulve, d'une large et forte pince à crochets qui est articulée à la manière d'un forceps, au lieu de l'être comme les ciseaux. Les branches de cette pince étant introduites séparément, M. Simpson pense qu'il est plus facile de les placer d'une manière précise près de la ligne de réflexion du vagin sur l'utérus.

Cette modification du procédé ordinaire est surtout utile lorsque le volume de la tumeur ou sa tendance aux hémorrhagies sont un obstacle à l'introduction du spéculum. On guide alors chacune des branches de la pince sur le doigt indicateur introduit dans le vagin.

§ 13. — Extirpation de l'utérus.

L'utérus ne devant être extirpé que dans les cas de cancer, affection qui récidive presque toujours, je trouve beaucoup plus sage de laisser les malades mourir de leur maladie que de chercher à les guérir par une opération qui a tué plus de femmes qu'elle n'en a sauvé. Récamier a tenté six ou sept fois l'extirpation de la matrice, et toujours la mort a suivi de près l'opération. Je sais bien que plusieurs observations de guérison ont été publiées ; mais, pour me convertir à une semblable pratique, il faudrait qu'après avoir assisté à ces opérations, je pusse vérifier par moi-même que les malades n'y ont pas succombé. Jusque-là je regarderai l'extirpation comme une opération qu'il est inutile de décrire.

CHAPITRE X.

OPÉRATIONS DYSTOCIQUES.

§ 1er. — Application du forceps.

Le *forceps* est une espèce de longue pince dont les mors sont représentés par de larges cuillers entre lesquelles existe toujours un intervalle, alors même que l'instrument est fermé (fig. 296).

Il est constitué par deux branches, dont l'une appelée *branche mâle* (fig. 297), porte un pivot destiné à s'articuler avec la mortaise de la *branche femelle* (fig. 298). Le manche des branches est légèrement recourbé en dehors ; les cuillers sont percées d'une large fenêtre qui diminue le volume de l'instrument, et dans laquelle les bosses pariétales du fœtus peuvent se loger en partie.

A. *Règles générales.*

J'emprunterai à l'excellent livre de M. Cazeaux l'énoncé des règles générales de l'application du forceps :

« 1° L'instrument ne doit être appliqué que sur la tête du fœtus, que celle-ci soit fléchie ou étendue, c'est-à-dire dans les présentations du sommet et de la face, ou bien que, restée seule après l'extraction du tronc, elle se présente par sa base.

» 2° Il faut que les cuillers soient appliquées *autant que possible* sur les côtés de la tête, et de manière que la concavité des bords soit dirigée vers le point de la tête qu'on veut ramener sous la symphyse du pubis.

» 3° La branche postérieure est celle qu'il faut, en général, introduire la première.

» 4° La branche mâle se tient toujours de la main gauche et s'applique toujours sur le côté gauche du bassin (fig. 299) ; la branche femelle se tient toujours de la main droite, et s'applique toujours sur le côté droit du bassin.

» 5° La main opposée à celle qui tient la cuiller doit toujours être introduite avant elle pour la diriger. »

B. *Application du forceps dans les diverses présentations de la tête.*

Cette application varie peu, suivant que la tête est arrêtée au détroit inférieur ou au détroit supérieur du bassin.

1° La tête étant au détroit inférieur.

a. *Position occipito-antérieure.* — L'occiput est placé dans l'axe du corps de la mère, derrière ou sous la symphyse des pubis; chacun des pariétaux est, par conséquent, en rapport avec la fosse obturatrice interne de son côté.

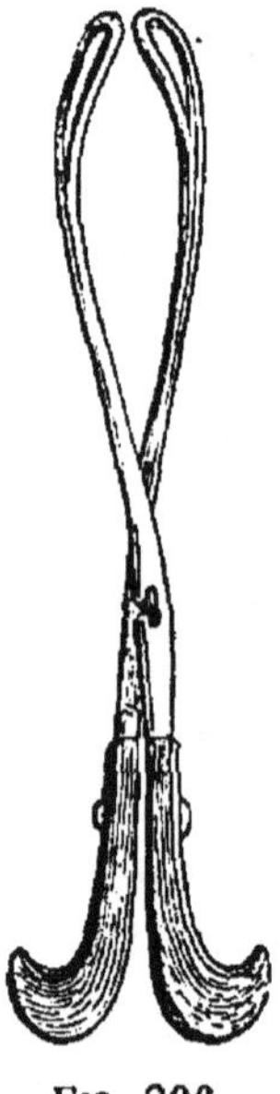

FIG. 296. 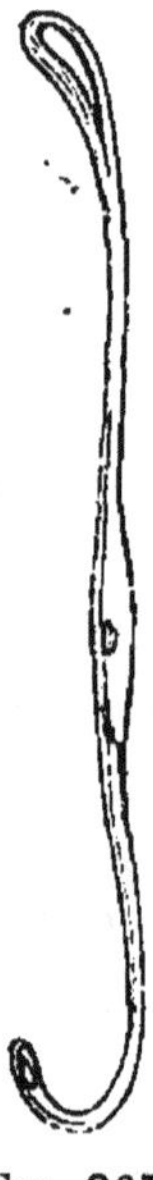   FIG. 297. 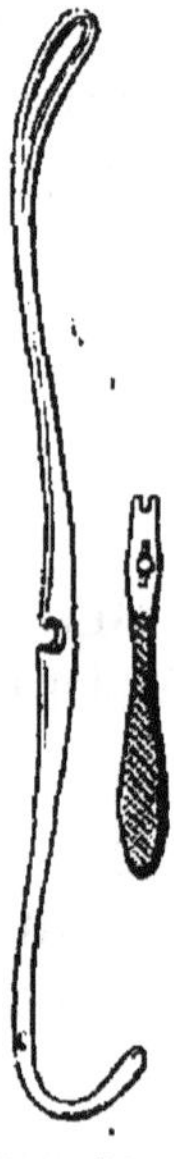   FIG. 298.

Opération. — Les cuillers du forceps ayant été huilées ou cératées, la femme étant sur le lit préparé pour l'accouchement, mais son bassin en dépassant un peu le bord, le chirurgien glisse trois doigts de la main droite entre la lèvre du côté gauche et la tête du fœtus; puis, de la main gauche, prenant comme une plume à écrire ou à pleine main le milieu de la branche mâle du forceps, il fait glisser la convexité de la cuiller sur la face palmaire des doigts, jusqu'à ce que la bosse pariétale droite de la tête du fœtus corresponde à la concavité de cette partie de l'instrument.

Le manche de l'instrument qui, en commençant, était couché obliquement en avant de la cuisse droite (fig. 299), est abaissé peu à peu entre les deux cuisses, à mesure que la cuiller s'avance dans le vagin ; puis il est confié à un aide qui le tient abaissé.

La même opération ayant été faite de l'autre côté, avec la branche femelle portée par la main droite de l'opérateur sur la face palmaire des doigts de sa main gauche, il ne reste plus qu'à rapprocher les deux branches et à faire entrer le pivot de

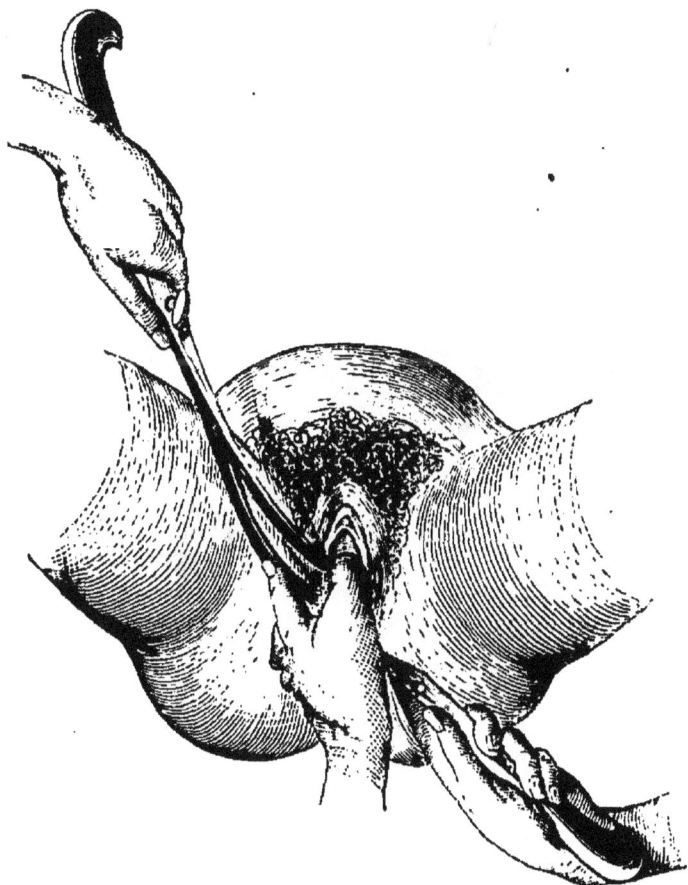

Fig. 299 (1).

l'une dans la mortaise de l'autre. Cette partie de l'opération n'offre aucune difficulté, lorsque les deux branches sont bien parallèles. (La figure 300 représente le forceps appliqué dans cette position.)

(1) Nous avons emprunté au livre de M. Cazeaux toutes les figures relatives aux opérations dystociques.

Le chirurgien, saisissant d'une main l'extrémité des deux manches, et de l'autre le point d'entrecroisement des deux branches, exerce des tractions d'abord en bas et un peu en avant, dans l'axe du détroit inférieur, puis directement en avant, lorsque l'occiput se dégage au-dessous de la symphyse.

On pourrait achever l'accouchement sans désemparer : mais il vaut mieux que le chirurgien, désarticulant aussitôt le forceps, termine l'opération avec ses mains.

b. *Position occipito-postérieure.* — La seule différence qu'il y ait entre cette opération et celle qui précède, c'est que, dans la position occipito-postérieure, il faut, lorsque le forceps est appliqué, exercer d'abord des tractions en avant et un peu en haut, pour que l'occiput soit la première partie qui apparaisse hors de la vulve.

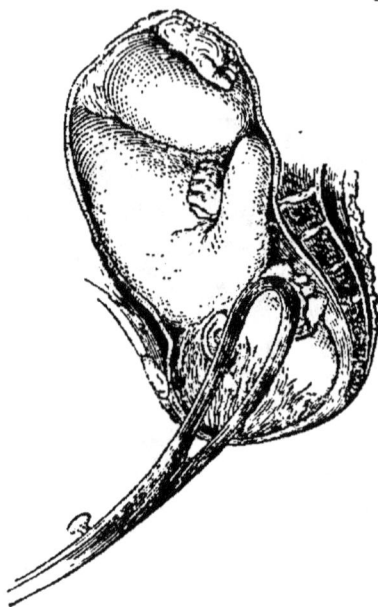

Fig. 300.

c. *Position occipito-iliaque gauche antérieure.* — L'un des côtés de la tête regardant obliquement en avant et à droite, l'autre en arrière et à gauche, la *branche mâle* sera appliquée en *arrière et à gauche*, et la *branche femelle* en *avant et à droite*.

L'introduction des cuillers subit, dans cette position, une modification qu'il est trop facile de comprendre pour que nous ayons besoin d'y insister.

Les branches du forceps ayant été articulées, on imprime à la tête de l'enfant un mouvement de rotation, par suite duquel l'occiput est amené sous la symphyse pubienne, c'est-à-dire dans la position *occipito-antérieure* dont nous avons déjà parlé.

d. *Position occipito-iliaque droite postérieure.* — La seule différence qu'il y ait, pour l'application du forceps, entre cette position et celle qui précède, c'est que le mouvement de rotation qu'on imprime à la tête porte l'occiput contre le sacrum, et le menton derrière la symphyse du pubis.

e. *Position occipito-iliaque droite antérieure.* — Les branches du forceps ayant été appliquées comme dans la position occipito-iliaque *gauche* antérieure, on imprime à la tête un mouvement de rotation de droite à gauche, qui ramène l'occiput au-dessous de la symphyse pubienne.

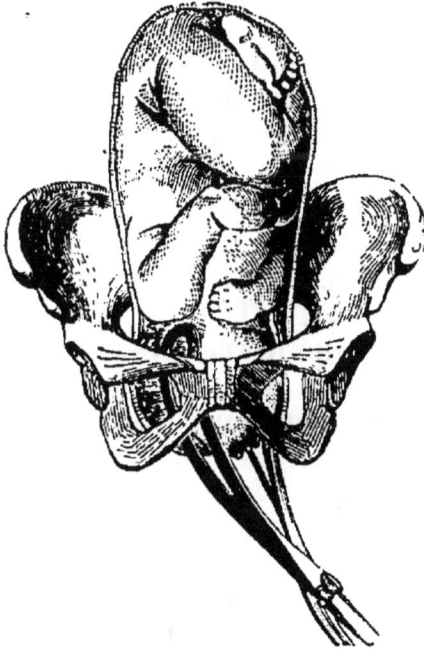

FIG. 304.

f. *Position occipito-iliaque gauche postérieure.* — Les branches du forceps ayant été appliquées comme pour la position occipito-iliaque *droite* postérieure, on fait décrire à la tête un arc de cercle qui porte l'occiput en arrière, et le menton derrière la symphyse du pubis.

g. *Position occipito-iliaque gauche transversale.* — La branche mâle ayant été portée au fond du vagin, comme nous l'avons indiqué pour la position occipito-antérieure, est dirigée vers la symphyse sacro-iliaque gauche, d'où on la repousse vers la concavité du sacrum. La branche femelle, portée d'abord contre la fosse obturatrice interne, est ramenée ensuite derrière la symphyse pubienne, où on l'articule avec la branche mâle.

Les deux branches étant articulées, on imprime à la tête un mouvement de rotation qui amène l'occiput derrière le pubis, et le front en avant du sacrum.

h. *Position occipito-iliaque droite tranversale.* — La seule différence qu'il y ait entre cette position et la précédente, c'est que la branche femelle doit être appliquée la première.

2° La tête étant au détroit supérieur.

Lorsque la tête est arrêtée au détroit supérieur du bassin, la main sur laquelle on glisse le forceps doit être introduite tout entière, et il faut que l'extrémité des doigts sépare la tête de l'enfant du col de l'utérus, qui, sans cette précaution, pourrait être saisi entre les branches du forceps.

Pour faire descendre la tête au détroit inférieur du bassin, on exerce des tractions sur elle en bas et un peu en arrière, c'est-à-dire dans l'axe du détroit supérieur.

Nous venons de dire comment on doit faire l'application régulière du forceps; mais il ne faut pas croire que dans la pratique le centre de la concavité des cuillers corresponde toujours aux bosses pariétales. Quand on a recours à cette opération, un peu de lenteur ou d'hésitation pourrait compromettre la vie de l'enfant. Il importe donc de passer les cuillers le plus tôt possible, en suivant les règles que nous venons de rappeler; mais si l'on s'apercevait que le forceps n'a pas saisi le crâne aussi symétriquement qu'il serait à désirer, ce n'est pas une raison pour recommencer l'opération, pourvu que les branches de l'instrument s'articulent sans difficulté et que la convexité des cuillers soit, à la sortie du bassin, parallèle aux branches descendantes du pubis.

§ 2. — Accouchement prématuré artificiel.

Les opérations qui ont pour but de provoquer l'accouchement naturel sont : la *dilatation du col,* le *tamponnement du vagin,* la *ponction de l'œuf,* le *décollement des membranes* et l'*injection utérine.*

57

Dilatation du col (Kluge). — La vessie et le rectum ayant été préalablement vidés, la femme est couchée sur le bord de son lit ; ses cuisses étant fléchies et maintenues par des aides, le chirurgien, placé en face du périnée, introduit au fond du vagin le doigt indicateur gauche, dont la pulpe de la première phalange, appuyant sur la lèvre postérieure du museau de tanche, sert de guide à un cylindre d'éponge préparée, de 5 centimètres de long et de 1 centimètre de diamètre, que l'on introduit dans le col de l'utérus à l'aide d'une longue pince. M. P. Dubois se sert de spéculum pour porter l'éponge préparée dans le col. On peut indifféremment employer cet instrument, ou prendre pour guide le doigt introduit dans le vagin.

L'éponge préparée est traversée par une corde qui sert à en opérer l'extraction, lorsqu'au bout de douze heures on suppose que la dilatation est suffisante. Pour qu'elle reste dans la cavité du col, on tamponne le vagin avec de la charpie ou une grosse éponge ordinaire.

Quelques heures après l'extraction du corps dilatant, des douleurs surviennent, annonçant le commencement du travail de l'accouchement.

Tamponnement du vagin. — Il suffit de mentionner ici cette petite opération qui ressemble entièrement au tamponnement du rectum. M. Schœller (de Berlin), auteur de cette méthode, a pratiqué cinq fois cette opération, et quatre fois les enfants vivaient en venant au monde.

Ponction de l'œuf. — Cette opération est pratiquée chaque jour par des sages-femmes dans un but criminel ; elle n'offre aucune difficulté. Une sonde quelconque introduite dans l'utérus à travers l'orifice du col suffit pour perforer les membranes et donner issue au liquide amniotique. La *sonde utérine* serait très-commode pour cette opération.

Les accoucheurs se servent d'une espèce de sonde à dard, dont ils font saillir la lance quand ils ont reconnu que l'instrument est arrivé sur l'œuf.

M. Meisner (de Leipsick), dans le but de modérer l'écoulement du liquide amniotique, a proposé de ponctionner l'œuf dans sa moitié supérieure. Pour cela, il a inventé un instrument qui consiste en une canule courbe à laquelle s'adaptent deux mandrins, dont l'un est terminé supérieurement par un bouton olivaire, l'autre par un trocart. La canule est introduite dans le col, puis dans l'utérus avec le mandrin mousse, et lorsqu'elle a dépassé le col, on la dirige de bas en haut vers la moitié supérieure de l'œuf, entre ses membranes et la paroi utérine. Tournant alors l'extrémité de l'instrument vers l'œuf, on tâche de l'appliquer sur un point fluctuant pour ne pas s'exposer à blesser l'enfant, et, remplaçant le mandrin mousse par le mandrin qui porte le trocart, on pousse la pointe de ce dernier instrument contre les membranes, et on le retire après qu'il les a perforées. Une cuillerée de liquide amniotique s'étant écoulée par la canule, on retire cet instrument et l'on attend que les contractions utérines expulsent l'enfant.

Décollement des membranes. — Ce moyen, auquel on n'aura que rarement recours, consiste à introduire une sonde métallique entre l'œuf et les parois de l'utérus. M. Dubois, en pratiquant le décollement des membranes, a décollé le placenta sans qu'aucun accident se soit produit, mais cette pratique pourrait donner lieu à une hémorrhagie et aux conséquences les plus graves.

Injections vaginales. — Les injections d'eau dans le vagin sont aujourd'hui considérées comme suffisantes pour provoquer l'avortement. On comprend, d'après cela, quel abus on peut faire d'une pratique considérée par quelques médecins comme tout à fait inoffensive.

Injection utérine. — M. Cahen, qui a eu recours à cette méthode, en donne la description suivante : « Je me sers, dit-il, d'une petite seringue contenant de 60 à 80 grammes d'eau de goudron, et dont la canule, longue de 20 à 22 centimètres, a de 3 à 5 millimètres de diamètre à son extrémité, et présente une courbure semblable à celle d'une sonde de femme. Je fais coucher la malade à plat sur le dos, le siége élevé ; puis, glissant deux doigts jusqu'à la lèvre postérieure, je m'en sers pour guider la canule que j'introduis entre l'œuf et la paroi antérieure de l'utérus. Je pousse alors l'injection doucement et avec lenteur, ayant soin de relever un peu la seringue pour éviter que l'ouverture ne s'applique sur la paroi utérine, et de varier au besoin la direction de l'instrument toutes les fois qu'il y a quelque obstacle à la sortie du liquide. La seringue est retirée, et dix minutes après la femme peut se lever et marcher ; si, au bout de six heures, il n'y a pas de signe de travail, on renouvelle l'injection. »

Appréciation. — La méthode de M. Cahen paraît très-inoffensive ; il y a lieu d'espérer qu'elle sera aussi efficace que peu dangereuse.

La *ponction de l'œuf* est la méthode la plus sûre et peut-être la moins douloureuse; mais elle expose à des dangers très-grands, tant pour la mère que pour l'enfant.

La *dilatation du col* me semble devoir être beaucoup moins dangereuse que la méthode précédente, elle est d'ailleurs d'une exécution facile et provoque sûrement des contractions de l'utérus.

§ 3. — Symphyséotomie.

Lorsque la cavité du bassin est insuffisante pour le passage de la tête du fœtus, dans le but de l'agrandir, on sépare les os iliaques droit et gauche, en incisant le cartilage qui les réunit sur la ligne médiane. Cette opération est appelée *symphyséotomie*.

Procédé ordinaire. — La malade étant couchée en supination, après avoir vidé sa vessie, la région pubienne ayant été rasée, le chirurgien fait, avec un bistouri, au milieu de l'intervalle qui existe entre les deux épines du pubis, une incision commençant 1 centimètre au-dessus de la symphyse et allant jusqu'auprès du clitoris.

Comme il n'y a aucun vaisseau important à ménager, on arrive très-vite sur le cartilage de la symphyse. Portant le tranchant d'un fort couteau en ce point, on incise de part en part le cartilage, et prolongeant la section en bas, on divise les ligaments sous-pubiens. Quand cette division est complète, on confie le reste de l'opération à la nature, si les forces de la femme sont suffisantes et si les contractions utérines sont assez énergiques. Dans le cas contraire, on termine l'accouchement à l'aide du forceps.

Section sous-cutanée (Imbert, de Lyon). — Faites une ponction de la peau entre le clitoris et la symphyse; puis, passant par là un fort bistouri boutonné, portez-le au-dessous et en arrière de l'arcade du pubis, et, tournant son tranchant en avant, incisez le cartilage de la symphyse de bas en haut et d'arrière en avant, en ayant soin de modérer l'action du bistouri, pour qu'il n'incise pas la peau qui correspond à la symphyse.

Section des branches du pubis (Stoltz, Galbiati). — Craignant d'avoir un espace insuffisant pour le passage de l'enfant, on a scié les branches du pubis. M. Stoltz a pensé que la section d'un seul côté pourrait suffire; M. Galbiati veut qu'on incise à droite et à gauche de la symphyse.

Dans le procédé de M. Stoltz, on incise de haut en bas la peau qui recouvre la branche qu'on veut couper, et passant une scie à chaîne derrière ces os, on les divise comme nous l'avons dit pour les résections.

En passant derrière les os une sonde à résection de Blandin, il serait tout aussi facile de scier d'avant en arrière, en se servant d'une scie ordinaire.

Quel que soit le mode opératoire auquel on ait eu recours, il importe, après l'accouchement, de maintenir les os iliaques dans l'immobilité la plus complète, pour hâter leur réunion ; mais, avec les précautions les plus minutieuses, on est très-heureux quand la consolidation s'est opérée au bout de trois ou quatre mois.

Appréciation. — Jusqu'à ce que des faits nombreux soient venus militer en faveur de la section des os, je regarderai toujours cette opération comme une des plus graves que l'on puisse pratiquer ; elle est infiniment plus dangereuse que la symphyséotomie, et n'a sur elle d'autre avantage que d'agrandir un peu plus l'espace par lequel l'enfant doit sortir.

Quant au choix du procédé de symphyséotomie, j'inclinerais pour la section sous-cutanée ; mais les faits ne sont pas encore assez nombreux, et l'expérience n'a pas encore prononcé.

§ 4. — Opération césarienne.

L'*opération césarienne* consiste à extraire le fœtus par une incision faite à la paroi abdominale et à l'utérus.

Lorsque le plus petit diamètre du bassin n'est que de 5 centimètres, l'opération césarienne est le seul moyen qu'on ait pour extraire le fœtus, l'*embryotomie* ne pouvant être pratiquée que dans les cas où ce diamètre est de 54 à 60 millimètres.

On peut parvenir à l'utérus par une *incision verticale de la ligne blanche*, par une *incision transversale*, par une *incision latérale* et enfin par le *vagin*.

Incision de la ligne blanche. — Plusieurs aides maintiennent la malade sur un lit étroit et élevé ; l'un d'eux presse avec les deux mains sur les côtés du ventre et tâche de fixer l'utérus sur la ligne médiane ; un autre repousse les intestins en haut, en pressant d'avant en arrière sur le fond de la matrice. Le chirurgien, placé à gauche du lit, pratique sur la ligne blanche une incision longue de 15 centimètres, qui, commençant 3 centimètres au-dessus du pubis, se termine en haut près de l'ombilic.

Cette incision comprend la peau, le tissu cellulaire et la ligne blanche. Les couches les plus profondes des fibres aponévrotiques qui s'entrecroisent sur la ligne médiane ne sont divisées qu'avec prudence, à cause du voisinage des intestins. Quand on est arrivé sur le feuillet pariétal du péritoine, on l'incise en dédolant, de manière à pouvoir passer l'indicateur gauche par l'ouverture qui lui est faite. On glisse sur la face palmaire de ce doigt un bistouri boutonné, avec lequel on termine l'incision de cette membrane. Le tissu de l'utérus est ensuite divisé couche par couche, dans la direction de la ligne blanche et dans le point le plus élevé de sa paroi antérieure. Lorsqu'on est parvenu aux enveloppes du fœtus, on y fait une ponction par laquelle on introduit un bistouri boutonné, dont on se sert pour ouvrir l'œuf dans une étendue de 15 centimètres environ ; un aide s'empresse de saisir les bords de cette incision et de les attirer vers la plaie extérieure, afin d'empêcher le liquide amniotique de se répandre dans la cavité du péritoine.

Le fœtus est alors extrait, et aussitôt l'utérus, revenant sur lui-même, exprime le placenta vers la plaie, par laquelle le chirurgien l'entraîne en l'enroulant dans les membranes de l'œuf, comme on fait pour un accouchement naturel.

Le sang et les autres liquides contenus dans l'utérus ayant été épongés avec soin, on réunit les bords de la plaie extérieure à l'aide d'une suture enchevillée, en laissant près du pubis une ouverture suffisante pour l'écoulement des liquides qui viendraient à s'épancher en arrière de la paroi abdominale.

La plaie de l'utérus se ferme d'elle-même et très-promptement, sous l'influence des contractions qui se produisent dans les parois de ce viscère, dès qu'elles cessent d'être distendues par le fœtus et ses membranes.

Incision transversale. — On fait cette incision du côté où la matrice est le plus inclinée ; commençant au niveau du bord externe du muscle droit, 10 centimètres environ au-dessus du pubis, elle se dirige horizontalement vers la colonne vertébrale, dans une étendue qui varie de 12 à 15 centimètres.

Incision latérale. — La seule différence qui existe entre ce procédé et celui de l'incision de la ligne blanche, est qu'au lieu d'inciser sur la ligne médiane, on incise verticalement 4 ou 5 centimètres en dehors du muscle droit.

On a encore pratiqué l'opération césarienne en incisant la paroi abdominale comme pour la ligature de l'artère iliaque interne : refoulant le feuillet pariétal du péritoine de dehors en dedans, on est arrivé, par ce procédé, sur la partie inférieure de la paroi antérieure de l'utérus, que l'on a divisée assez largement pour extraire le fœtus.

§ 5. — Embryotomie.

L'*embryotomie* est une opération dans laquelle on divise certaines parties du fœtus pour l'extraire par morceaux, lorsqu'on ne peut pas en débarrasser la mère autrement.

L'opération varie suivant la *présentation*.

Présentation de la tête : crâniotomie. — L'un des instruments dont on se sert pour cette opération porte le nom de *ciseaux de Smellie* (fig. 302 et 303). Ses lames sont tranchantes par leur bord externe, et très-aiguës à leur pointe ; elles ont une solidité qui permet de les enfoncer dans les os mous du fœtus à terme. L'autre, appelé *céphalotribe*, a la forme d'un forceps ; mais ses cuillers sont pleines et non fenêtrées. Une vis semblable à celle d'un étau, placée à l'extrémité des poignées de l'instrument, sert à rapprocher les cuillers en écrasant le corps qui leur est interposé.

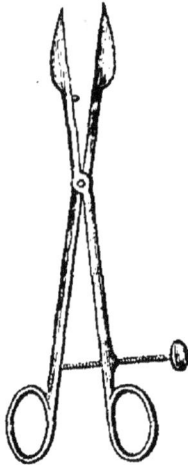 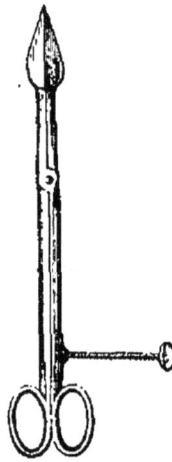

FIG. 302.   FIG. 303.

Opération. — La malade étant dans la position qu'on donne aux femmes qui accouchent, le chirurgien introduit sa main gauche tout entière dans le vagin, et, glissant l'indicateur et le médius jusque dans l'utérus, il s'en sert pour guider les *ciseaux de Smellie*, qu'il porte avec la main droite au delà du col dilaté de l'utérus, après avoir *boutonné* avec une boule de cire la pointe de cet instrument fermé, lorsqu'il n'est pas muni d'une gaîne qui le recouvre à la manière de certains ténotomes.

Quand on reconnaît que la pointe des ciseaux appuie sur un des os du crâne du fœtus, on l'enfonce par des mouvements de vrille jusqu'à ce que les lames aient pénétré tout entières dans la cavité crânienne. Ouvrant alors l'instrument, on écarte ses lames, dont le bord tranchant divise largement la boîte crâ- nienne (fig. 304). Les ciseaux étant ensuite tournés dans une autre direction, on les ouvre de nouveau, de manière à faire une plaie cruciale.

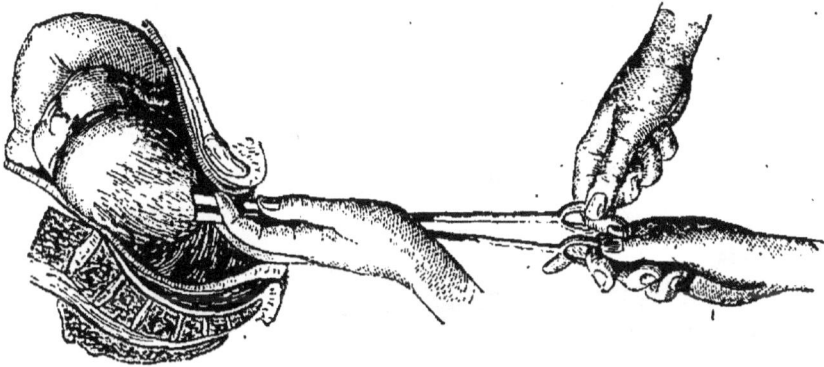

Fig. 304.

La masse cérébrale ayant été agitée par cet instrument, on cherche à en extraire une partie, et pour que cette extraction soit plus facile, quelques chirurgiens veulent qu'on délaye cette bouillie par des injections d'eau tiède.

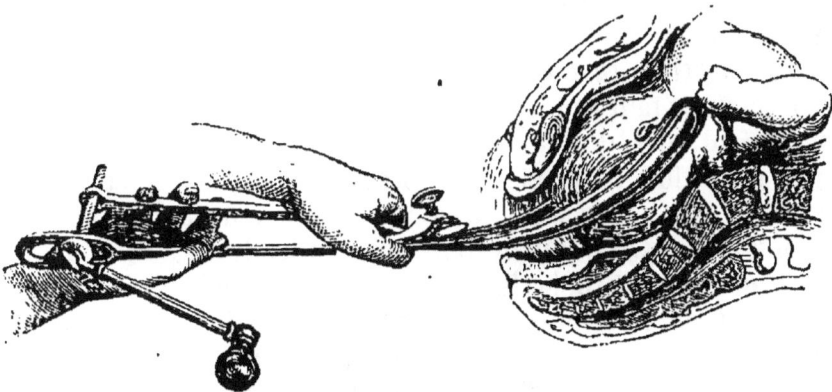

Fig. 305.

Si l'accouchement doit être terminé promptement à cause de la faiblesse de la malade; si l'on n'attend aucun résultat des contractions trop peu énergiques de l'utérus, il faut s'empresser d'appliquer le *céphalotribe.*

L'application de cet instrument se fait comme celle du forceps, et quand ses cuillers embrassent le crâne du fœtus, on les serre de manière à l'aplatir, en tournant la vis qui traverse les deux poignées (fig. 305). Quand l'aplatissement est suffisant, on attire la tête au dehors par des mouvements alternatifs d'un côté à l'autre, par lesquels on dégage successivement le côté droit et le côté gauche.

Si l'on n'avait pas de céphalotribe, on pourrait remplacer cet instrument par un crochet que l'on introduirait dans une partie solide du crâne.

Le céphalotribe appliqué (fig. 305) est maintenant peu employé ; on se sert le plus ordinairement de celui de M. Depaul (fig. 306), dont la manœuvre est beaucoup plus facile que celle de l'instrument de la figure 305.

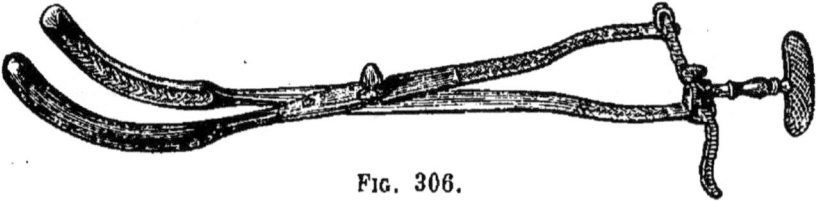

FIG. 306.

Présentation du bassin. — Lorsque après la sortie des membres inférieurs et du tronc, la tête reste accrochée par une partie rétrécie du bassin, l'opération diffère peu de celle que nous venons de décrire ; mais les difficultés sont bien plus grandes, et plus d'une fois l'opérateur a dû retrancher le tronc pour agir plus à l'aise sur la tête.

Présentation du tronc. — Le corps du fœtus étant en travers et la version étant rendue impossible par une difformité du bassin, il faut, dès que la mort de l'enfant ne laisse plus l'espoir d'une évolution naturelle, s'empresser de diviser ce corps pour l'extraire par morceaux ; c'est ordinairement à la décollation qu'on a recours. Le chirurgien, ayant introduit sa main gauche dans l'utérus, accroche le cou de l'enfant avec son indicateur, et glissant de forts ciseaux sur la face palmaire de ce doigt, il s'en sert pour trancher le cou par plusieurs incisions successives, qui pénètrent de plus en plus profondément. Dans quelques cas, le fœtus est trop haut pour que le doigt puisse l'atteindre ; on se sert alors d'un crochet mousse pour abaisser la partie sur laquelle la section doit porter.

M. Robert Lee opère autrement. Après avoir perforé le tronc, il passe un crochet mousse sous une partie solide, telle que le rachis, puis il attire le corps en double à travers les détroits du bassin. Pour que le passage soit plus facile, il diminue le volume du fœtus en retranchant les membres qu'il peut dégager.

Appréciation. — Lorsque le bassin de la malade est tellement étroit qu'il est possible que le corps du fœtus le traverse, il faut absolument choisir entre l'opération césarienne, la symphyséotomie et l'embryotomie. Les accoucheurs ne sont pas encore unanimes sur le choix qu'il convient de faire; mais voici en quelques mots l'appéciation des accoucheurs qui m'inspirent le plus confiance :

Quand le rétrécissement est peu considérable, la symphyséotomie peut suffire pour extraire l'enfant.

L'embryotomie étant moins dangereuse que l'opération césarienne, on doit pratiquer cette opération toutes les fois que le plus petit diamètre du bassin est de 54 millimètres.

Lorsque le diamètre du bassin n'excède pas 50 millimètres, c'est forcément à l'opération césarienne qu'il faut avoir recours.

FIN.

TABLE DES MATIÈRES

SECTION PREMIÈRE.

www.ingramcontent.com/pod-product-compliance
Lightning Source LLC
Chambersburg PA
CBHW031441210326
41599CB00016B/2072